Neurocritical Care Management of the Neurosurgical Patient

神经重症监护
外科与重症医师双视角

原著 [美] Monisha Kumar
[美] W. Andrew Kofke
[美] Joshua M. Levine
[美] James Schuster

主译 张洪钿 王清华 吴 喜

中国科学技术出版社
·北京·

图书在版编目（CIP）数据

神经重症监护：外科与重症医师双视角 /（美）莫尼沙·库马尔（Monisha Kumar）等原著；张洪钿，王清华，吴喜主译 . —北京：中国科学技术出版社，2023.1

书名原文：Neurocritical Care Management of the Neurosurgical Patient

ISBN 978-7-5046-9651-9

Ⅰ . ①神… Ⅱ . ①莫… ②张… ③王… ④吴… Ⅲ . ①神经系统疾病—险症—监护（医学）Ⅳ . ① R741.059.7

中国版本图书馆 CIP 数据核字（2022）第 100569 号

著作权合同登记号：01-2022-1370

策划编辑　宗俊琳　焦健姿
责任编辑　孙　超
文字编辑　郭仕薪
装帧设计　佳木水轩
责任印制　徐　飞

出　　版　中国科学技术出版社
发　　行　中国科学技术出版社有限公司发行部
地　　址　北京市海淀区中关村南大街 16 号
邮　　编　100081
发行电话　010-62173865
传　　真　010-62179148
网　　址　http://www.cspbooks.com.cn

开　　本　889mm×1194mm　1/16
字　　数　928 千字
印　　张　35
版　　次　2023 年 1 月第 1 版
印　　次　2023 年 1 月第 1 次印刷
印　　刷　运河（唐山）印务有限公司
书　　号　ISBN 978-7-5046-9651-9/R·2914
定　　价　398.00 元

Elsevier (Singapore) Pte Ltd.

3 Killiney Road, #08–01 Winsland House I, Singapore 239519

Tel: (65) 6349–0200; Fax: (65) 6733–1817

This translation of *Neurocritical Care Management of the Neurosurgical Patient* by Monisha Kumar, W. Andrew Kofke, Joshua M. Levine, James Schuster was undertaken by China Science and Technology Press and is published by arrangement with Elsevier (Singapore) Pte Ltd.

Neurocritical Care Management of the Neurosurgical Patient by Monisha Kumar, W. Andrew Kofke, Joshua M. Levine, James Schuster 由中国科学技术出版社进行翻译，并根据中国科学技术出版社与爱思唯尔（新加坡）私人有限公司的协议约定出版。

神经重症监护：外科与重症医师双视角（张洪钿　王清华　吴喜，译）

ISBN: 978-7-5046-9651-9

注　意

本译本由中国科学技术出版社完成。相关从业及研究人员必须凭借其自身经验和知识对文中描述的信息数据、方法策略、搭配组合、实验操作进行评估和使用。由于医学科学发展迅速，临床诊断和给药剂量尤其需要经过独立验证。在法律允许的最大范围内，爱思唯尔、译文的原文作者、原文编辑及原文内容提供者均不对译文或因产品责任、疏忽或其他操作造成的人身及（或）财产伤害及（或）损失承担责任，亦不对由于使用文中提到的方法、产品、说明或思想而导致的人身及（或）财产伤害及（或）损失承担责任。

译者名单

主　　译　张洪钿　中国人民解放军总医院（第七医学中心）

　　　　　王清华　南方医科大学珠江医院

　　　　　吴　喜　内蒙古兴安盟人民医院

副 主 译　王玉海　中国人民解放军联勤保障部队第904医院

　　　　　王育胜　揭阳市人民医院

　　　　　张永哲　内蒙古通辽市医院

　　　　　王子敬　山东济宁医学院附院邹城院区

　　　　　郭松韬　内蒙古兴安盟人民医院

译 校 者　（以姓氏笔画为序）

　　　　　丁志权　南方医科大学珠江医院

　　　　　王　宁　首都医科大学宣武医院

　　　　　王小峰　渭南市中心医院

　　　　　王华松　暨南大学附属珠海市人民医院

　　　　　王昱霖　南方医科大学珠江医院

　　　　　王洪亮　安徽医科大学第二附属医院

　　　　　王超民　南方医科大学珠江医院

　　　　　云　强　内蒙古自治区人民医院

　　　　　付　强　新疆医科大学第一附属医院

　　　　　刘　超　聊城市人民医院脑科医院

　　　　　刘师林　安徽医科大学第二附属医院

　　　　　刘慧峰　中国人民解放军联勤保障部队第292医院

　　　　　齐洪武　中国人民解放军联勤保障部队第980医院

　　　　　孙浩珊　南方医科大学珠江医院

　　　　　杜　辉　南方医科大学珠江医院

　　　　　李　峰　南方医科大学珠江医院

　　　　　杨　凯　山西医科大学附属晋中医院

　　　　　肖玲珑　南方医科大学珠江医院

　　　　　吴欣志　南方医科大学珠江医院

吴桂玮　南方医科大学珠江医院

沈　杰　安徽医科大学第二附属医院

张亿乐　安徽医科大学第二附属医院

张国宾　天津市环湖医院

张怡村　神外世界公众平台

张树葆　聊城市人民医院脑科医院

张盛帆　南方医科大学珠江医院

武晋廷　清华大学玉泉医院

范劢慷　复旦大学附属中山医院

赵　迪　河北医科大学第一医院

赵　浩　首都医科大学宣武医院

赵庭生　安徽医科大学第四附属医院

党　帅　南阳市中心医院

梁敬心　贵州医科大学第二附属医院

曾　鹏　东莞东华医院

曾慧君　南方医科大学珠江医院

谭春玉　南方医科大学珠江医院

学术秘书　吴小敏

内容提要

　　本书引进自 ELSEVIER 出版集团，由美国宾夕法尼亚大学神经病学、神经外科、神经重症，以及麻醉部门的联合主任 Monisha Kumar 教授与多位权威专家共同编写。全书共 6 个部分，首先回顾了神经外科患者术后监护的核心，即神经麻醉学原则，然后重点介绍了血管神经外科、肿瘤神经外科、癫痫外科、功能神经外科和创伤神经外科的各种开颅手术，同时介绍脊柱神经外科手术、血管内介入神经外科手术，并对特殊手术进行了专门讨论，包括心室分流、颅内压监测的放置及多学科联合手术（如联合耳鼻咽喉科或整形外科及周围神经外科）。本书由神经外科医生、神经介入科医生、神经重症监护医生联合撰写，融合了多学科医生的观点，具有广泛的适用性，可供临床多学科医生参考阅读。

补充说明：本书收录图片众多，其中部分图表存在第三方版权限制的情况，为保留原文内容完整性计，存在第三方版权限制的图表均以原文形式直接排录，不另做中文翻译，特此说明。

原书编者名单

Manish K. Aghi, MD, PhD
Department of Neurological Surgery, Center for Minimally Invasive Skull Base Surgery, University of California, San Francisco, CA, USA

Zarina S. Ali, MD
Assistant Professor, Department of Neurosurgery, University of Pennsylvania, Philadelphia, PA, USA

Dorothea Altschul, MD
Clinical Assistant Professor of Neurology, Neurological Surgery, Columbia University College of Physicians and Surgeons, New York, NY, USA

Zirka H. Anastasian, MD
Assistant Professor of Anesthesiology, Department of Anesthesiology, Columbia University Medical Center, New York, NY, USA

Safdar Ansari, MD
Assistant Professor, Chief, Division of Neurocritical Care, Department of Neurology, University of Utah School of Medicine, Salt Lake City, UT, USA

William J. Ares, MD
Department of Neurological Surgery, University of Pittsburgh Medical Center, Pittsburgh, PA, USA

Mark Attiah, BA
Medical Student, Perelman School of Medicine, University of Pennsylvania, Philadelphia, PA, USA

Anthony M. Avellino, MD, MBA
Chief Executive Officer, OSF HealthCare Neuroscience Service Line and Illinois Neurological Institute; Professor of Neurosurgery and Pediatrics, University of Illinois College of Medicine at Peoria, Peoria, IL, USA

Rafi Avitsian, MD
Section Head, Neurosurgical Anesthesiology, Associate Professor of Anesthesiology, Neuroanesthesia Fellowship Program Director, Anesthesiology and Neurological Institutes, Cleveland Clinic, Cleveland, OH, USA

Neeraj Badjatia, MD, MSc
Chief of Neurocritical Care, Program in Trauma, Associate Professor of Neurology, Neurosurgery, Anesthesiology, University of Maryland School of Medicine, Baltimore, MD, USA

Robert L. Bailey, BS, MD
Physician, Department of Neurosurgery, Paoli Hospital, Paoli, IN, USA

Nicholas Bastidas, MD, FAAP
Attending, Plastic Surgery, Assistant Professor, Surgery, Hofstra Northwell School of Medicine, Manhasset, NY, USA

Paulomi Bhalla, MD
Neurocritical Care Fellow, Department of Neurology, Hospital of the University of Pennsylvania, Philadelphia, PA, USA

Adarsh Bhimraj, MD
Head, Section of Neurologic Infectious Diseases, Cleveland Clinic, Cleveland, OH, USA

Joshua T. Billingsley, MD, MS
Cerebrovascular Surgery, Department of Neurosurgery, University of Florida at Orlando Health, Orlando, FL, USA

Thomas P. Bleck, MD
Professor and Associate Chief Medical Officer, Departments of Neurological Sciences, Neurosurgery, Anesthesiology, and Medicine, Rush University Medical Center, Chicago, IL, USA

Christine Boone, BS
MD, PhD Candidate, Department of Neurosurgery, The Johns Hopkins University School of Medicine, Baltimore, MD, USA

Steven Brem, MD
Chief, Neurosurgical Oncology, Co-Director, Penn Brain Tumor Center, Department of Neurosurgery, Abramson Cancer Center, Perelman School of Medicine, University of Pennsylvania, Philadelphia, PA, USA

Vivek Buch, MD
Neurosurgery Resident, Department of Neurosurgery, Hospital of the University of Pennsylvania, Philadelphia, PA, USA

Richard W. Byrne, MD
Professor and Chairman, Department of Neurosurgery, Rush University Medical Center, Chicago, IL, USA

Daniel P. Cahill, MD, PhD
Associate Professor, Department of Neurosurgery, Massachusetts General Hospital, Boston, MA, USA

Justin M. Caplan, MD
Resident Department of Neurosurgery, Johns Hopkins University School of Medicine, Baltimore, MD, USA

Nohra Chalouhi, MD
Department of Neurological Surgery, Thomas Jefferson University Hospital, Philadelphia, PA, USA

Catherine S. Chang, MD
Resident Division of Plastic Surgery, University of Pennsylvania, Philadelphia, PA, USA

Jason J. Chang, MD
Assistant Professor of Neurological Surgery, Oregon Health & Science University, Center for Health & Healing, Portland, OR, USA

Steven D. Chang, MD
Robert C. and Jeannette Powell Professor, Director, Stanford Neuromolecular Innovations Program, Director, Stanford Neurogenetics Oncology Program, Co-Director, Stanford CyberKnife Program, Department of Neurosurgery, Stanford University School of Medicine, Stanford, CA, USA

Navjot Chaudhary, MD
Clinical Assistant Professor, Department of Neurosurgery, Stanford University, Stanford, CA, USA

H. Isaac Chen, MD
Assistant Professor, Department of Neurosurgery, Hospital of the University of Pennsylvania, Philadelphia, PA, USA

Randall M. Chesnut, MD, FCCM, FACS
Department of Neurological Surgery and Orthopaedics and Sports Medicine, University of Washington School of Medicine, Harborview Medical Center, University of Washington School of Global Health, Seattle, WA, USA

E. Antonio Chiocca, MD, PhD, FAANS
Harvey W. Cushing Professor of Neurosurgery, Established by the Daniel E. Ponton Fund, Harvard Medical School, Neurosurgeon-in-Chief and Chairman, Department of Neurosurgery, Co-Director, Institute for the Neurosciences at the Brigham, Brigham and Women's/ Faulkner Hospital, Surgical Director, Center for Neurooncology, Dana-Farber Cancer Institute, Boston, MA, USA

Rohan Chitale, MD
Assistant Professor, Department of Neurosurgery, Vanderbilt University Medical Center, Nashville, TN, USA

Claudia F. Clavijo, MD
Assistant Professor, Department of Anesthesiology,

University of Colorado School of Medicine, Aurora, CO, USA

William T. Curry, Jr., MD
Associate Professor and Attending Neurosurgeon, Director of Neurosurgical Oncology, Department of Neurosurgery, Massachusetts General Hospital, Harvard Medical School, Boston, MA, USA

Andrew Dailey, MD
Associate Professor, Department of Neurosurgery, University of Utah School of Medicine, Salt Lake City, UT, USA

Rahul Damani, MD, MPH
Assistant Professor, Division of Vascular Neurology and Neurocritical Care, Department of Neurology, Baylor College of Medicine, Houston, TX, USA

Daniel J. DiLorenzo, MD, PhD, MBA
Functional and Epilepsy Neurosurgery Fellow, Department of Neurosurgery, Rush University Medical Center, Chicago, IL, USA

Christopher F. Dowd, MD
Professor, Department of Radiology and Biomedical Imaging, University of California, San Francisco, San Francisco, CA USA

Emad N. Eskanadar, MD
Professor in Surgery, Charles Anthony Pappas Chair of Neurosciences, Harvard Medical School, Department of Neurosurgery, Massachusetts General Hospital, Boston, MA, USA

James J. Evans, MD
Professor, Department of Neurological Surgery, Thomas Jefferson University, Philadelphia, PA, USA

Brenda G. Fahy, MD, MCCM
Associate Chair and Chief, Division of Critical Care, Department of Anesthesiology, University of Florida, Gainesville, FL, USA

Christopher J. Farrell, MD
Assistant Professor, Department of Neurological Surgery, Thomas Jefferson University, Philadelphia, PA, USA

Anna K. Finley Caulfield, MD
Clinical Associate Professor, Department of Neurology and Neurological Sciences, Stanford University, Stanford, CA, USA

Alana M. Flexman, MD
Assistant Professor, Department of Anesthesiology, Pharmacology and Therapeutics, University of British Columbia, Vancouver, BC, Canada

Sunil V. Furtado, MS, MCh, DNB
Clinical Instructor, Department of Neurosurgery, Stanford University School of Medicine, Stanford, CA, USA

Alexander J. Gamble, DO
Resident in Neurosurgery, Hofstra Northwell School of Medicine, Manhasset, NY, USA

Paul A. Gardner, MD
Associate Professor, Department of Neurological Surgery, University of Pittsburgh School of Medicine, Co-Director, Center for Cranial Base Surgery, University of Pittsburgh Medical Center, Pittsburgh, PA, USA

John G. Gaudet, MD
Assistant Professor of Anesthesiology, Department of Anesthesiology, Columbia University Medical Center, New York, NY, USA

Emily J. Gilmore
Assistant Professor of Neurology, Department of Neurology, Yale University School of Medicine, New Haven, CT, USA

C. Rory Goodwin, MD, PhD
Neurosurgery Resident, Department of Neurosurgery, The Johns Hopkins University School of Medicine, Baltimore, MD, USA

William B. Gormley, MD, MPH
Director, Neurosurgical Critical Care, Brigham and Women's Hospital, Department of Neurosurgery, Harvard Medical School, Boston, MA, USA

M. Sean Grady, MD
Charles Harrison Frazier Professor and Chairman, Department of Neurosurgery, The University of Pennsylvania, Philadelphia, PA, USA

Ramesh Grandhi, MD
Department of Neurological Surgery, University of Pittsburgh Medical Center, Pittsburgh, PA, USA

Benjamin F. Gruenbaum, MD
Resident Physician, Department of Anesthesiology, Yale University School of Medicine, New Haven, CT, USA

Shaun E. Gruenbaum, MD
Clinical Fellow, Neurosurgical Anesthesiology, Department of Anesthesiology, Yale University School of Medicine, New Haven, CT, USA

James S. Harrop, MD
Professor of Neurological and Orthopedic Surgery, Thomas Jefferson University, Philadelphia, PA, USA

J. Claude Hemphill, III, MD
Professor, Department of Neurology and Neurological Surgery, Kenneth Rainin Chair in Neurocritical Care, University of California, San Francisco, Co-Director, Brain and Spinal Cord Injury Center, Director, Neurocritical Care, San Francisco General Hospital, San Francisco, CA, USA

Todd M. Herrington, MD, PhD
Instructor in Neurology, Fellow in Movement Disorders, Department of Neurology, Massachusetts General Hospital, Boston, MA, USA

Lawrence J. Hirsch
Professor of Neurology, Department of Neurology, Yale University School of Medicine, New Haven, CT, USA

Kyle S. Hobbs, MD
Neurocritical care fellow, Division of Neurocritical Care and Stroke, Department of Neurology, Stanford University School of Medicine, Stanford, CA, USA

Brian L. Hoh, MD
James and Newton Eblen Professor, Department of Neurosurgery, Chief, Division of Cerebrovascular Surgery, University of Florida, Gainesville, FL, USA

Yin C. Hu, MD
Assistant Professor, Westchester Neurovascular Institute, Westchester Medical Center, Department of Neurosurgery, New York Medical College, Valhalla, NY, USA

Christina Huang, MD
Department of Neurological Surgery, Keck School of Medicine, University of Southern California, Los Angeles, CA, USA

Judy Huang, MD
Professor of Neurosurgery, Program Director, Neurosurgery Residency Program, Fellowship Director, Cerebrovascular Neurosurgery, Johns Hopkins University School of Medicine, Department of Neurosurgery, Baltimore, MD, USA

Robert W. Hurst, MD
Professor of Radiology, Department of Radiology, Hospital of the University of Pennsylvania, Children's Hospital of Philadelphia, Philadelphia, PA, USA

Michael E. Ivan, MD
Department of Neurological Surgery, University of Miami, Chief of Service, Cranial and Neuro-oncology, JSCH, Director of Research, University of Miami Brain Tumor Initiative, Miami, FL, USA

Pascal Jabbour, MD
Division Director of Neurovascular Surgery and Endovascular Neurosurgery, Department of Neurological Surgery, Thomas Jefferson University Hospital, Philadelphia, PA, USA

Ian Kaminsky, MD
Assistant Professor, Department of Radiology, Tufts University, School of Medicine, Interventional Neuroradiologist, Lahey Hospital & Medical Center, Burlington, MA, USA

Suhail Kanchwala, MD
Assistant Professor of Surgery, Division of Plastic Surgery, University of Pennsylvania, Philadelphia, PA, USA

Gregory Kapinos, MD, MS, FASN
Attending, Neurocritical Care, Assistant Professor, Neurosurgery and Neurology, Hofstra Northwell School of Medicine, Manhasset, NY, USA

Craig Kilburg, MD
Resident, Department of Neurosurgery, University of Utah School of Medicine, Salt Lake City, UT, USA

Koffi M. Kla, MD
Assistant Professor, Department of Anesthesiology, Vanderbilt University School of Medicine, Nashville, TN, USA

W. Andrew Kofke, MD, MBA, FCCM, FNCS
Professor, Director Neuroscience in Anesthesiology and Critical Care Program, Co-Director Neurocritical Care, Co-Director Perioperative Medicine and Pain Clinical Research Unit, Department of Anesthesiology and Critical Care, Department of Neurosurgery, University of Pennsylvania, Philadelphia, PA, USA

David Kung, MD
Fellow, Neurovascular Surgery and Endovascular Neurosurgery, Thomas Jefferson University, Philadelphia, PA, USA

Shih-Shan Lang, MD
Instructor, Division of Neurosurgery, Children's Hospital of Philadelphia, Philadelphia, PA, USA

Sean D. Lavine, MD
Clinical Associate Professor in Neurological Surgery, Columbia College of Physicians and Surgeons, New York, NY, USA

Peter Le Roux, MD, FACS
Brain and Spine Center, Lankenau Medical Center, Wynnewood, PA, USA

Lorri A. Lee, MD
Professor, Departments of Anesthesiology and Neurological Surgery, Vanderbilt University School of Medicine, Nashville, TN, USA

Vincent Lew, MD
Department of Anesthesia and Perioperative Care, University of California, San Francisco, CA, USA

Caitlin Loomis, MD
Assistant Professor, Department of Neurology, Yale University, New Haven, CT, USA

Timothy Lucas, MD, PhD
Assistant Professor of Neurosurgery, Department of Neurosurgery, Hospital of the University of Pennsylvania, Philadelphia, PA, USA

K.H. Kevin Luk, MD, MS
Assistant Professor, Department of Anesthesiology and Pain Medicine, University of Washington, Seattle, WA, USA

Tracy S. Ma, MD
Neurosurgery Resident, Department of Neurosurgery, Perelman School of Medicine, University of Pennsylvania, Philadelphia, PA, USA

Brian Mac Grory
Resident Physician Department of Neurology, Yale University School of Medicine, New Haven, CT, USA

Luke Macyszyn, MD, MA
Assistant Professor of Neurosurgery and Orthopedics, David Geffen School of Medicine at UCLA, Los Angeles, CA, USA

Stephen T. Magill, MD, PhD
Resident Physician, Department of Neurological Surgery, University of California, San Francisco, San Francisco, CA, USA

Geoffrey T. Manley, MD, PhD
Professor, Vice-Chairman, Department of Neurological Surgery, University of California, San Francisco, Chief, Neurological Surgery, Co-Director, Brain and Spinal Cord Injury Center, San Francisco General Hospital, San Francisco, CA, USA

Edward M. Manno, MD FCCM, FANA, FAAN, FAHA
Head, Neurological Intensive Care Unit, Cleveland Clinic, Cleveland, OH, USA

Neena I. Marupudi, MD, MS
Neurosurgery Resident, Wayne State University School of Medicine, Detroit, MI, USA

Hesham Masoud, MD
Assistant Professor of Neurology, Neurosurgery and Radiology, SUNY Upstate Medical University, Syracuse, NY, USA

Christopher M. Maulucci, MD
Assistant Professor, Department of Neurosurgery, Tulane University, New Orleans, LA, USA

Christopher Melinosky, MD
Neurocritical Care Fellow, Department of Neurology, University of Maryland School of Medicine, Baltimore, MD, USA

Jennifer Gutwald Miller, MD
Attending, Neurocritical Care, Christiana Care Health System, Newark, DE, USA

Bradley J. Molyneaux, MD, PhD
Assistant Professor, Departments of Neurology and Critical Care Medicine, University of Pittsburgh Medical Center, Pittsburgh, PA, USA

Bryan Moore, MD
Hospital of the University of Pennsylvania, Division of Neurocritical Care, Department of Neurology, Philadelphia, PA, USA

Patricia L. Musolino, MD, PhD
Instructor, Department of Neurology, Massachusetts General Hospital, Boston, MA, USA

Raj K. Narayan, MD, FACS
Professor and Chairman, Department of Neurosurgery, Hofstra Northwell School of Medicine and Executive Director, Northwell Neuroscience Institute, Manhasset, NY, USA

Sandra Narayanan, MD, FAHA
Assistant Professor, Depts of Neurosurgery and Neurology, Wayne State University School of Medicine, Detroit, MI, USA

Neeraj Naval, MD
Assistant Professor of Neurology, Neurosurgery and Anesthesiology and Critical Care Medicine, Johns Hopkins University School of Medicine, Department of Neurology, Director, Neurosciences Critical Care, Johns Hopkins Bayview Medical Center, Baltimore, MD, USA

Cuong Nguyen, MD
Hospital of the University of Pennsylvania, Division of Interventional Neuroradiology, Department of Radiology, Philadelphia, PA, USA

Peggy Nguyen
Department of Neurology, Keck School of Medicine, University of Southern California, Los Angeles, CA, USA

Thanh Nguyen, MD, FRCP
Associate Professor, Departments of Neurology, Radiology and Neurosurgery, Boston University School of Medicine, Boston, MA, USA

Raul G. Nogueira, MD
Professor of Neurology, Neurosurgery and Radiology, Emory University School of Medicine, Marcus Stroke & Neuroscience Center, Grady Memorial Hospital, Atlanta, GA, USA

Alexander Norbash, MD, MHCM
Professor and Chairman, Department of Radiology, University of California, San Diego CA, USA

David Okonkwo, MD, PhD
Associate Professor, Department of Neurological Surgery, University of Pittsburgh Medical Center, Pittsburgh, PA, USA

Mark E. Oppenlander, MD
Clinical Assistant Professor, Department of Neurosurgery, University of Michigan, Ann Arbor, MI, USA

Santiago Ortega Gutierrez, MD, MSc
Clinical Assistant Professor, Departments of Neurology, Anesthesia, Neurosurgery & Radiology, University of Iowa Hospitals & Clinics, Iowa City, IA, USA

Bryan A. Pukenas, MD
Assistant Professor of Radiology, Department of Radiology, Hospital of the University of Pennsylvania, Children's Hospital of Philadelphia, Philadelphia, PA, USA

Alfredo Quiñones-Hinojosa, MD, FAANS, FACS
William J. and Charles H. Mayo Professor, Neurologic Surgery Chair, Mayo Clinic College of Medicine, Jacksonviille, FL, USA

Preethi Ramchand, MD
Neurology Resident, Department of Neurology, Perelman School of Medicine, University of Pennsylvania, Philadelphia, PA, USA

Jordina Rincon-Torroella, MD
Post-doctoral Fellow, Department of Neurosurgery, The John Hopkins University, Baltimore, MD, USA

Jonathan Rosand, MD, MSc
Professor and Medical Director of the Neurosciences Intensive Care Unit, Chief, Division of Neurocritical Care and Emergency Neurology, Department of Neurology, Massachusetts General

Hospital, Harvard Medical School, Boston, MA, USA

Robert H. Rosenwasser, MD
Chairman, Department of Neurological Surgery, Thomas Jefferson University Hospital, Philadelphia, PA, USA

W. Caleb Rutledge, MD
Department of Neurological Surgery, Center for Minimally Invasive Skull Base Surgery, University of California, San Francisco, CA, USA

R. Alexander Schlichter, MD
Chief of Neuroanesthesia, Department of Anesthesiology and Critical Care, Perelman School of Medicine, University of Pennsylvania, Philadelphia, PA, USA

James M. Schuster, MD, PhD
Associate Professor of Neurological Surgery, Director of Neurotrauma, University of Pennsylvania, Philadelphia, PA, USA

Daniel M. Sciubba, MD
Director, Spine Tumor and Spine Deformity Research, Co-Director, Spinal Column Biomechanics and Surgical Outcomes, Associate Professor of Neurological Surgery, Oncology, Orthopaedic Surgery, Radiation Oncology and Molecular Radiation Sciences, Department of Neurosurgery, The Johns Hopkins University School of Medicine, Baltimore, MD, USA

Benjamin K. Scott, MD
Assistant Professor, Department of Anesthesiology, University of Colorado School of Medicine, Aurora, CO, USA

Alfred Pokmeng See, MD
Neurosurgery Resident, Brigham and Women's Hospital, Department of Neurosurgery, Harvard Medical School, Boston, MA, USA

Ganesh M. Shankar, MD, PhD
Instructor, Department of Neurosurgery, Massachusetts General Hospital, Boston, MA, USA

Yoram Shapira, MD, PhD
Professor and Chairman, Department of Anesthesiology and Critical Care, Ben-Gurion University of the Negev, Beer-Sheva, Israel

Deepak Sharma, MBBS, DM, MD
Professor and Division Chief, Neuroanesthesiology & Perioperative Neurosciences, Department of Anesthesiology and Pain Medicine, University of Washington, Seattle, WA, USA

Kevin N. Sheth, MD
Chief, Division of Neurocritical Care and Emergency Neurology; Chief, Clinical Research, Department of Neurology; Director, Neurosciences Intensive Care Unit, Yale School of Medicine and Yale New Haven Hospital, New Haven, CT, USA

Lori A. Shutter, MD, FCCM, FNCS
Professor, Departments of Critical Care Medicine, Neurology and Neurosurgery, University of Pittsburgh School of Medicine, Medical Director, Neurovascular Intensive Care Unit, University of Pittsburgh Medical Center, Pittsburgh, PA, USA

James E. Siegler, MD
Resident Physician, Department of Neurology, Hospital of the University of Pennsylvania, Philadelphia, PA, USA

Michelle J. Smith, MD
Hospital of the University of Pennsylvania, Department of Neurosurgery, Philadelphia, PA, USA

Carl H. Snyderman, MD, MBA
Professor, Departments of Otolaryngology and Neurological Surgery, University of Pittsburgh School of Medicine, Co-Director, Center for Cranial Base Surgery, University of Pittsburgh Medical Center, Pittsburgh, PA, USA

Gary K. Steinberg, MD, PhD
Bernard and Ronni Lacroute–William Randolph Hearst Professor of Neurosurgery and the Neurosciences, Chairman, Department of Neurosurgery, Stanford University School of Medicine, Stanford, CA, USA

Michael F. Stiefel, MD, PhD, FAANS
Director, Capital Institute for Neurosciences, Director, Stroke and Cerebrovascular Center, Capital Health System, Pennington, NJ, USA

Geoffrey P. Stricsek, MD
Resident Physician, Department of Neurological Surgery, Thomas Jefferson University, Philadelphia, PA, USA

Jose I. Suarez, MD
Professor and Head, Division of Vascular Neurology and Neurocritical Care, Department of Neurology, Baylor College of Medicine, Houston, TX, USA

Gene Sung, MD, MPH
Department of Neurology, Keck School of Medicine, University of Southern California, Los Angeles, CA, USA

Peter Syre, MD
Chief Resident, Department of Neurosurgery, University of Pennsylvania, Philadelphia, PA, USA

Pekka O. Talke, MD
Professor, Department of Anesthesia and Perioperative Care, University of California, San Francisco, San Francisco, CA, USA

Rafael J. Tamargo, MD
Walter E. Dandy Professor of Neurosurgery, Professor of Neurosurgery and Otolaryngology-Head and Neck Surgery, Director of Cerebrovascular Neurosurgery, Neurosurgical Co-Director, The Johns Hopkins Neurocritical Care Unit, Johns Hopkins University School of Medicine, Department of Neurosurgery, Baltimore, MD, USA

Robert Taylor, MD
Stroke and Neurovascular Center of Central California, Santa Barbara, CA, USA

Anurag Tewari, MD
Neuroanesthesia Fellow, Anesthesia Institute, Cleveland Clinic, Cleveland, OH, USA

Stavropoula Tjoumakaris, MD
Department of Neurological Surgery, Thomas Jefferson University Hospital, Philadelphia, PA, USA

Chitra Venkatasubramanian, MBBS, MD, MSc
Clinical Associate Professor, Division of Neurocritical care and Stroke, Department of Neurology, Stanford University School of Medicine, Stanford, CA, USA

Andrew S. Venteicher, MD, PhD
Resident physician, Department of Neurosurgery, Massachusetts General Hospital, Harvard Medical School, Boston, MA, USA

Michael S. Weinstein, MD
Associate Professor of Surgery and Critical Care Medicine, Thomas Jefferson University, Philadelphia, PA, USA

Peggy White, MD
Assistant Professor of Anesthesiology, Department of Anesthesiology, University of Florida, Gainesville, FL, USA

Anthony J. Wilson, MD
Resident, Division of Plastic Surgery, University of Pennsylvania, Philadelphia, PA, USA

James M. Wright, MD
Department of Neurological Surgery, Case Western Reserve School of Medicine, Cleveland, OH, USA

Debbie Yi, MD
Assistant Professor, Department of Emergency Medicine, UC San Francisco, San Francisco, CA, USA

Patricia Zadnik, MD
Resident Physician, Department of Neurosurgery, Hospital of the University of Pennsylvania, Philadelphia, PA, USA

Eric L. Zager, MD
Professor of Neurosurgery, Department of Neurosurgery, University of Pennsylvania, Philadelphia, PA, USA

Mario Zanaty, MD
Senior Clinical Research Fellow, Department of Neurological Surgery, Thomas Jefferson University Hospital, Philadelphia, PA, USA

Alexander Zlotnik, MD, PhD
Associate Professor, Department of Anesthesiology and Critical Care, Ben-Gurion University of the Negev, Beer-Sheva, Israel

原书序

　　在人生的某些阶段，需要一些医疗照护的手段使生命处于平衡状态，而神经重症监护室（neurosurgical intensive care unit, NICU）就是其中一个手段。尽管神经外科患者的术后监护已经存在了数十年，但涉及多学科的 NICU 仍然是新兴领域，其历史可以追溯到 20 世纪 80 年代。迄今为止，许多以证据为基础的决策在 NICU 仍然没有统一的定论，NICU 技术依旧依赖于神经重症医生的经验教训。

　　这本教科书融合了专业医生的智慧，他们的奉献精神令人印象深刻。这些专业医生清析地呈现了他们自己的技术要点，而且详细描述了相关的技术依据。关注神经外科患者使本书在医学文献中处于特殊位置。神经外科医生、神经麻醉医生和神经重症监护医生之间需要密切合作，这对于 NICU 的患者得到良好照护至关重要，而且这种合作本身并不能代替彼此的关注点、能力和过程。对于神经重症监护医生而言，理解神经外科就像神经外科医生理解神经重症监护一样重要。如果不知道急诊室发生了什么，就不可能为从急诊室转移到重症监护病房的患者提供高质量的护理。同样了解手术室中发生事件也同等重要。但是，对于神经重症监护医生而言，相比于手术室，他们更熟悉急诊科。这本由神经外科医师、神经麻醉医生和神经重症监护医生撰写的教科书，定义了融合这两种方法所需的关键问题。

　　Kumar 博士和她的合著者提出了一种独特的观点，该观点模拟了 NICU 的现状，在这种情况下，患者的护理是由多位医护人员，以及患者和家人共同完成。值得注意的是，本书许多章节都指出了需要弥补的不足，以帮助 NICU 进行决策。概述这些内容可以使神经重症监护医生参与研究，以了解与特定患者的临床重要结果相关的干预措施。尽管护理人员之间的专业范围有所不同，但是所有人都能分享好的临床结果，并且本文中显示的知识体系是 NICU 对神经外科患者护理的绝妙指南。

Walter Koroshetz, MD

Director, National Institute of

Neurological Disorders and Stroke

译者前言

神经重症监护室的主要工作，是针对神经外科患者进行术后治疗。如果不全面了解手术室中的情况而治疗神经外科患者，可能会严重阻碍神经重症监护医生为其提供最佳监护。

对于神经重症监护医生而言，理解神经外科就像神经外科医师理解神经重症监护一样重要。如果不知道急诊室发生了什么，就不可能为从急诊室转移到重症监护病房的患者提供高质量的护理。同样，了解手术室中的相关事件也同等重要，但目前多数神经重症监护医生对围术期的知识较为匮乏。神经重症监护医生不仅要了解相关的神经解剖结构、手术方式和麻醉方面的知识，而且还要了解可能出现的神经外科的术后并发症，这是实施神经重症监护的基础。但是，目前大部分神经重症监护相关的教科书都侧重于特定的疾病状态、病理生理状况或医疗并发症，忽视了影响患者重症监护管理的具体神经外科手术过程或麻醉注意事项，而这些信息可能是重要的。

本书的鲜明特色在于融合了多学科专家的观点，可以帮助神经重症监护医生在处理临床问题时进行多方面的思考。多学科团队的建立不仅是多学科的组合，更需要融合与交叉。美国宾夕法尼亚大学 NICU 团队促成了神经病学、神经外科和麻醉学之间的合作，该团队自成立之初就代表了神经病学、神经外科、麻醉学、神经重症监护等各学科之间的共同愿望。美国宾夕法尼亚大学 NICU 模式带来了卓有成效的临床、学术和研究项目，并得到了国内和国际的广泛认可。该团队的模式及经验，值得国内正在兴建脑科中心的医疗机构借鉴。

由于中外专业术语及语言表述习惯有所不同，中文翻译版可能存在疏漏或欠妥之处，敬请读者不吝赐教，予以指正，在此致谢。真心希望本书中文版能为国内更多不同学科背景的医生提供有益参考。

原书前言

神经重症监护是一个新兴领域，其致力于治疗危及生命的神经系统疾病和神经外科疾病，以及有神经系统疾病并发症风险的患者。NICU 的大部分工作都是治疗神经外科术后患者，如果不全面了解手术室（operating room, OR）中的情况而给予治疗，可能会严重阻碍神经重症监护医生为其提供最佳监护。神经重症监护医生不仅要了解相关的神经解剖结构、手术方式和麻醉方面的知识，而且还要了解可能出现的选择性和非选择性神经外科术后并发症，这是实施神经重症监护的基础。但是，神经重症监护课程并未全面讲解术前评估、围术期评价和术中管理方法。这本书旨在深入了解围术期的神经外科评估和可能会影响患者的重症监护管理的麻醉因素。

随着神经重症监护领域的成熟，必须逐渐认识并弥补这些知识差距。神经重症监护包括内科、急诊医学、普通外科、麻醉学和神经病学等许多不同的专业，这样进一步加剧了知识差距。神经重症监护医生因为专业的多样性可以掌握各种技能；但是，可能难以掌握一套标准而全面的技能。尽管对神经外科的基本了解（包括恰当的体位、手术技术和相关的神经解剖）仍然是照顾术后神经外科患者的首要条件，但这些内容在临床培训中经常被忽略。

在过去的 10 年中，监护和患者移交的过渡发生了巨大变化。外科专业的交接通常侧重于手术干预，而医学专业的交接则更注重于当前病史。这些截然不同的方法在 NICU 中交叉存在，NICU 经常又是内科和外科结合的 ICU。外科 ICU 查房包括对每位术后患者的解剖结构、麻醉和并发症进行回顾，与之不同的是，NICU 通常关注每位患者的最初表现和症状。尽管追溯患者的初始症状可能很重要，但早期 ICU 病程可能与手术过程所表现出的症状和体征更相关。目前尚无法明确以简洁明了的方式提供有关神经外科患者围术期信息，是否是重症监护医生有价值的参考资料。这就是本书编写的动力。

此外，在过去的 10 年中，术中监测的选择和方法已不断更新，并将继续如此。新型监测器收集的生理数据，可提供每位患者关于手术和麻醉反应的重要信息。了解这些监测技术的优缺点，对神经重症患者的规范护理至关重要。同样，越来越多的证据表明，在监护过渡期间，关键信息会逐渐被忽略。如果接待患者的医生有足够知识来询问问题并找出可能丢失的详细信息，则预见性的询问可以增强手术室和 ICU 工作人员之间的沟通。

本书旨在为神经外科患者的重症监护管理提供重要的参考。许多可用的神经重症监护教科书都侧重于特定的疾病状态、病理生理状况或医疗并发症，但是，没有描述影响患者重症监护管理的具体神经外科手术过程或麻醉注意事项。

本书分六个部分，第一部分回顾了应用于神经外科患者术后监护的核心神经麻醉学原则。本部分的各章重点介绍了麻醉药的神经生理学作用、患者的手术体位、脑脊髓和血管内神经外科手术的特殊麻醉注意事项，术中神经监测和脑卒中风险等。

第二至第五部分为本书的主体内容。在大多数情况下，由神经外科医生或神经介入科医生与神经重症监护医生合作撰写每一章。第二部分重点介绍各种开颅手术，包括血管神经外科、肿瘤神经外科、癫痫外科、功能神经外科和创伤神经外科。第三部分专门介绍脊柱外科手术。第四部分重点介绍血管内神经外科手术。第五部分专门讨论特殊手术过程，包括心室分流和神经监测仪放置、组合的神经外科手术步骤（如联合耳鼻咽喉科或整形外科），以及周围神经外科。

第二至第五部分遵循统一的风格和结构，各章均按照三个方面编写，即神经解剖学和手术步骤、围术期注意事项及 ICU 并发症。对于神经解剖学和手术步骤，回顾了相关的神经解剖学和手术的操作步骤。对于围术期注意事项，介绍了相关的神经监测、手术部位和麻醉选择。而 ICU 并发症，则循证回顾了潜在手术并发症和相关重症监护管理策略。

第六部分专门讨论了神经外科手术的潜在 ICU 并发症，包括迟发的颅内高压、血流动力学并发症、颅内高压或癫痫持续状态。

编者非常感激美国宾夕法尼亚大学的 NICU 团队促成了神经病学、神经外科和麻醉学之间的合作。美国宾夕法尼亚大学 NICU 从成立之初就代表了神经病学、神经外科、麻醉学、神经重症监护各学科之间的共同愿望。美国宾夕法尼亚大学 NICU 模式带来了卓有成效的临床、学术和研究项目，得到了国内和国际上的广泛认可。通过努力，我们与神经麻醉、神经重症监护和神经外科领域的专家建立了伙伴关系，其中许多人对此作出了巨大贡献。我们相信，这本教科书将具有广泛的适用性，并将为神经外科医生、麻醉医生，以及神经重症监护医生服务。我们希望它也可以为不同背景的医学生提供参考。

M. A. Kumar, MD

W. A. Kofke, MD, MBA

J. M. Levine, MD

J. M. Schuster, MD, PhD

致 谢

我们对本书的所有撰稿人致以衷心的感谢。我们还要感谢 Elsevier 的编辑、设计和制作人员，特别是 Charlotta Kryhl、Sharon Nash、Trinity Hutton 和 Julie Taylor，他们在本书的制作过程中给予了特别的帮助。我们要感谢前麻省总医院的 Rae Allain 博士，因为他的好建议最终形成本书。我们还要感谢诊所、手术室和重症监护室的护士们照顾我们的患者，没有他们我们就无法完成工作。最后，要感谢我们的患者及其家人，我们很高兴能够有机会参与他们的治疗、治愈和康复。

谨以本书献给诊所、手术室和重症监护室的护士们。

Monisha Kumar
W. Andrew Kofke
Joshua M. Levine
James M. Schuster

感谢我的父母、我的女儿、我的丈夫，以及一直支持我的 CC。

感谢 RJS 耗尽心血培育我、训练我，给我完成任务的信心。

Monisha Kumar

目　录

第二部分 开颅手术

第一篇 血管神经外科

第四部分　血管内神经外科

第一部分
神经麻醉与围术期护理
Neuroanesthesia and Perioperative Care

第 1 章　麻醉药、术中药物治疗对麻醉后恢复的影响

Effects of Anesthetics, Operative Pharmacotherapy, and Recovery from Anesthesia

Zirka H. Anastasian　John G. Gaudet　著
张树葆　王昱霖　译
吴　喜　校

一、概述

即使在神经外科手术干预后，包括麻醉药、药物治疗和手术在内的术中因素，也可能对患者造成长时间的影响，甚至一直持续到病情恢复。本章的目的是探讨麻醉效果和手术操作等术中因素对患者术后恢复的影响，包括呼吸功能、恶心呕吐、血糖控制、温度变化、疼痛管理，以及谵妄和认知功能障碍。

要　点

- 麻醉药、镇静药和阿片类药物会通过降低对低氧血症和高碳酸血症的化学反应性来抑制呼吸兴奋性。
- 麻醉药对呼吸肌的作用取决于药物、剂量、患者的意识状态和特定的肌肉群。
- 阻塞性睡眠呼吸暂停患者术后呼吸抑制的危险因素包括睡眠呼吸暂停的严重程度、全身阿片类药物的剂量、镇静药的使用情况、手术部位和侵入性，以及快速眼动期（rapid eye movement, REM）呼吸暂停反弹的潜在危险等。
- 使用神经肌肉阻滞药时，有必要监测神经肌肉阻滞药的程度，并考虑神经肌肉阻滞药逆转的充分性和潜在不良反应。

二、呼吸肌的影响

参与呼吸的肌肉是骨骼肌，可以根据其解剖功能分为两类，即上呼吸道扩张肌和呼吸泵肌肉。上呼吸道扩张肌抵消呼吸泵肌肉产生的负吸气压力，使吸气过程产生气流[1]。

手术本身可通过功能破坏（如肌肉损伤）、术后疼痛导致通气受限，以及膈神经损伤导致膈肌功能障碍等直接影响呼吸泵肌。术后影响膈肌功能障碍的其他因素包括炎症[2]和反射性迷走神经抑制作用[3]。腹部手术的间接作用可能会增加腹腔内压力。腹腔内压力升高会降低胸壁顺应性并增加呼吸功，因而进一步加重呼吸泵的肌肉压力[1]。

上呼吸道肌肉通常比呼吸泵肌肉对麻醉药和镇静药更敏感。动物实验表明，尽管挥发性麻醉药如巴比妥类和苯二氮䓬类药物均会减少上呼吸道（舌下神经）和呼吸泵肌肉（膈神经）的神经输入，但上呼吸道神经输入的减少远多于呼吸泵肌肉[4]。在人类临床研究中，即使低催眠浓度的丙泊酚、异氟烷和七氟醚也会增加咽部功能障碍的发生率，进而会增加患者在麻醉恢复期间咽内容物误吸的风险。在使用丙泊酚治疗的患者中，对咽部收缩模式的影响可能最明显，因为使用丙泊酚会导致咽部收缩明显减少[5]。相反，氯胺酮会减少上呼吸道和呼吸肌的神经输入。氯胺酮相对于其他麻醉药而言，减少了对上呼吸道肌肉的

神经输入[4]。氯胺酮对舌肌的活动没有抑制作用。与其他麻醉药不同，氯胺酮保留了高水平的上呼吸道扩张肌的活动，其效果类似于清醒的患者[6]。然而，氯胺酮是催涎药，这有时会引起问题。

阿片类镇痛药能导致上呼吸道扩张肌和呼吸泵肌肉功能障碍引起呼吸抑制。阿片类药物会降低动物的舌肌活动，降低喉外展肌中的迷走神经运动神经元活性，并增加内收肌中的迷走神经运动神经元活性[7-9]。这些变化导致上呼吸道阻力增加，可能会导致声带闭合，以及咽部气流阻塞[9]。阿片类药物的镇痛作用还增加了腹部肌肉活动，从而使呼气末肺体积和功能残气量迅速下降，导致严重的肺不张[10]。即使使用保守剂量的阿片类药物也会导致胸壁僵硬[11]。

> 临床要点：上呼吸道肌肉通常比呼吸泵肌肉更易受麻醉药和镇静药的影响。

控制通气会固定膈胸膜并破坏膈胸膜功能。控制通气与膈肌的蛋白水解有关，长时间使用会导致膈肌萎缩和功能障碍[12]。不超过 18h 的控制通气会导致膈肌萎缩并降低收缩功能[13]。控制通气的持续时间与膈肌变薄、膈肌损伤及膈肌萎缩相关[14, 15]。

神经肌肉阻滞药（neuromuscular blocking agents，NMBA）经常在手术过程中使用，以提供最佳的手术条件。四次成串刺激（train-of-four，TOF）是评估肌群神经肌肉阻滞的常规方法。TOF 比值由一次 TOF 肌颤搐后的最后一次肌颤搐高度与第一次肌颤搐高度的比率确定。由于手部便于监测，因此经常用这种方法来评估拇收肌的恢复。TOF 比值为 0.6 或更高，预示用力肺活量的可接受恢复[16, 17]，多年来 TOF 比值达到 0.7 被认为是神经肌肉功能充分恢复的指标[18]。使用 NMBA 后，通常情况下膈肌比周围肌肉恢复更快，如手肌。因此，潮气量通常得以保留，而外围监测仍可注意到残余麻痹[19, 20]。但是，TOF 比值为 0.6 甚至 0.8 可能不足以确保呼吸功能的恢复。

TOF 比值小于 1.0 与 1 秒钟用力吸气量（forced inspiratory volume in one second，FIV_1）、气道阻塞、咽功能受损和吞咽能力降低有相关性[16, 21]。

即使使用神经刺激器、主观触觉或视觉评估也会引起间接反应，众所周知间接神经刺激是不准确的。一旦 TOF 比值超过 0.4，多数临床医生就无法检测到四种刺激后抽搐的任何退缩现象[22]。除非能够客观地证明完全恢复（TOF 比值＞ 0.9）是自发的，否则常规使用非去极化逆转药（胆碱酯酶抑制药）是一个非常有利的案例[23, 24]。0.015～0.025mg/kg 的新斯的明是引起 TOF 比值减少的最小剂量，对于 0.04～0.05mg/kg 的剂量，其 TOF 比值为 2 或 3[23]。

然而，神经肌肉阻滞逆转并非没有后果。临床推荐剂量的新斯的明，在用于已经从神经肌肉阻滞中恢复的患者时，实际上会导致神经肌肉传导失败[25]。胆碱酯酶抑制药能通过多种机制导致神经肌肉传递失败，包括乙酰胆碱受体脱敏[26]、神经肌肉传导阻滞、开发通道阻滞[27, 28]。在没有突触后神经肌肉阻滞的情况下给予新斯的明，也会损害上呼吸道扩张肌容量、舌肌功能和膈肌功能[28]。因此，完全从 NMBA 影响中恢复的患者给予不恰当的逆转可能导致继发性神经肌肉损伤。新斯的明还可能具有其他全身性作用，包括心动过缓、支气管炎、支气管痉挛和消化道蠕动、毒蕈碱胆碱能作用。因此，需要同时服用抗胆碱能药物如阿托品或格隆溴铵。

> 临床要点：当使用肌肉松弛剂时，监测神经肌肉阻滞对于评估残余阻滞是必要的。通过 TOF 比值检查临床神经退缩是不可靠的。

三、麻醉对呼吸控制的影响

在最小的肺泡浓度（minimum alveolar concentration，MAC）下，50% 的患者不会因疼痛刺激而移动，所有挥发性麻醉药（在没有其他抑制药的情况下）都会增加呼吸频率，减少潮气量，减少分钟通气并增加动脉 PCO_2。通过动脉 PCO_2 的增加来衡量呼吸抑制作用的顺序为恩氟醚＞地氟醚＞异氟醚＞七氟醚＞氟烷[29]。挥发性麻醉药以剂量依赖性方式破坏动物和人对低氧血症的通气反应性[30, 31]。造成该现象的部位在周围的化学感受器[32]。挥发性麻醉药也降低了对高碳酸血症的通气反应，但对高碳酸血症的反应比对低氧的反应更易耐受[33]。在亚麻醉药浓度下，类似于从麻醉中恢复的患者（0.1 MAC），挥发性麻醉药可使急性低氧反应降低 30%～50%。效能的顺序是氟烷＞氟醚＞七氟醚＞异氟醚＞地氟醚，这反映了试剂的代谢程度。这种作用可能是通过对周围化学循环的优先作用介导的[34]。低剂量麻醉药也解除了周围化学感受器活性与低氧通气抑制之间的联系[34]。亚麻醉性挥发性麻醉药对高碳酸血症通气反应的影响微乎其微或不存在[35]。

> 临床要点：在亚麻醉药浓度下，挥发性麻醉药会降低急性低氧反应。

四、麻醉影响支气管树、纤毛功能以及表面活性剂的产生

挥发性麻醉药是有效的支气管扩张药，可通过直接抑制平滑肌的收缩来放松气道平滑肌。这种作用被认为是由于对支气管上皮的直接作用和对反射神经通路的间接抑制所致。动物模型表明，氟烷（1 MAC），恩氟烷（1 MAC）和异氟烷（1.5 MAC）会同等程度地降低支气管气道阻力[36]。体外模型表明，异氟烷优先舒张细支气管而不是支气管[37]。氟烷、恩氟烷、七氟醚和异氟烷不会影响基线肺阻力和动态肺顺应性，但会减弱组胺引起的阻力增加和顺应性降低[38]。除挥发性麻醉药外，静脉麻醉药还会影响支气管张力。氯胺酮具有支气管扩张药的作用，可能是由于抑制儿茶酚胺的再摄取和作为拟交感神经药的作用所致[39]。在动物研究中，丙泊酚还具有支气管保护作用，这种作用通过降低基础气道张力和减轻组胺引起的支气管收缩实现。丙泊酚也具有抑制呼吸道迷走神经的作用[40, 41]。

通过纤毛状呼吸上皮的向上清除，气管支气管树中的异物被清除。麻醉或重症监护患者的纤毛运动能力受损可能使他们易患呼吸道并发症，包括感染和肺不张。众所周知，吸入气体湿度较差、袖带式气管导管、吸入的氧气含量高及正压通气都会降低纤毛运动并减少黏液产生。氟烷、恩氟烷、氟烷和氧化亚氮，以及阿片类物质的氧化亚氮都剂量依赖性的引起犬黏膜纤毛运动的降低[42, 43]。异氟烷的人体研究表明，该酶对黏液的产生没有抑制作用。然而，对纤毛运动的影响数据却是矛盾的[44, 45]。包括丙泊酚、右美托咪定和硫喷妥钠在内的静脉麻醉药，对纤毛功能没有影响。氯胺酮和芬太尼的高剂量给药可增加纤毛摆动频率。

最后，挥发性麻醉药会导致磷脂酰胆碱（表面活性剂的主要脂质成分）逐渐可逆地减少。这种可逆性在 2h 内有效[46]。

五、麻醉对睡眠、快速眼动反弹和阻塞性睡眠呼吸暂停引起的呼吸觉醒的影响

麻醉药、镇静药和阿片类药物会损害呼吸觉醒，定义为呼吸刺激引起的睡眠觉醒。这些药物降低了对缺氧[47]和高碳酸血症[48]的化学反应性，抑制了对上呼吸道负压的反射性反应[49]，并降低了觉醒的程度。

REM 睡眠期间，出现自发性肌张力减低。在睡眠的任何阶段，肌电图活动都处于最低水平[50]。上呼吸道扩张肌的神经驱动减少，使患者容易出现气道不稳定和低氧血症[51]。REM 睡眠期也减少了低氧通气和高碳酸通气的反应。因此，REM 反弹（即由于睡眠不足或麻醉抑制了 REM 睡眠而导致的 REM 睡眠增加）会导致更多的低氧血症发作，这是由于呼吸觉醒受损[52]引起的（图 1-1）。麻醉药对 REM 反弹的作用因

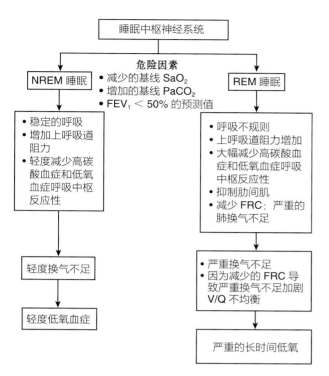

▲ 图 1-1　重度至极重度 COPD 患者的非快速眼动（effect of nonrapid eye movement, NREM）和快速眼动（REM）睡眠对夜间动脉血红蛋白饱和度的影响，1 秒钟用力呼气量（forced expiratory volume in one second, FEV₁）通常低于 50%

危险因素表示 NREM 和 REM 之间的差异睡眠导致低氧血症。COPD. 慢性阻塞性肺疾病；FRC. 功能残气量（呼气末肺容量）；PaCO₂ 二氧化碳的动脉分压；SaO₂ 血红蛋白的动脉血氧饱和度（%），通常以百分比表示；V/Q 肺通气 / 肺灌注（经许可转载，引自 Barkoukis, TJ & Littner, MR. *Therapy in Sleep Medicine*. © 2012 Elsevier, Inc. 版权所有）

具体药物而异。小鼠挥发性麻醉治疗 6h 会导致 REM 反弹[53]，而在人类志愿者中 3h 的异氟烷对 REM 睡眠没有影响[54]。苯二氮䓬类和阿片类药物在停药后会引起 REM 反弹[55]。丙泊酚对 REM 反弹没有影响[56]。

阻塞性睡眠呼吸暂停（obstructive sleep apnea, OSA）是一种以睡眠期间上呼吸道周期性、部分或完全阻塞为特征的综合征。反之，这会引起从睡眠中反复觉醒，以恢复呼吸道通畅。气道阻塞也可能导致发作性睡眠相关的氧饱和度降低，短暂性高碳酸血症和心血管功能障碍。术后即使患者无相应症状，OSA 患者也面临特殊挑战，必须加以解决，以最大限度地降低围术期发病和死亡

的风险。术后呼吸抑制的危险因素可能包括潜在的睡眠呼吸暂停的严重程度、阿片类药物或镇静药的使用、手术过程的部位和程度，以及 REM 反弹期间发生呼吸暂停的可能性。对可能面临上述风险的 OSA 患者进行术后干预应考虑镇痛、充足氧合、患者体位、监测。最近发布的与 OSA 患者术后管理有关的指南[57] 包括以下内容。

1. 提供支持术后持续气道正压通气的证据（A3-B 类证据）[58]。

2. 建议考虑使用局麻技术。这是因为缺乏足够的文献来评估 OSA 患者与不同类型的术后镇痛有关的结果（局部镇痛与全身镇痛，以及基础镇痛率的影响）。

3. 建议提供补充氧合，但这是在文献不足的情况下。

4. 支持以非仰卧方式设置患者体位（B1-B 类证据）[59]。

5. 使用术后脉搏血氧饱和度监测设备（B3-B 类证据）[60]。

六、麻醉和手术对术后恶心和呕吐的影响

> **要　点**
>
> ◆ 术后恶心和呕吐（postoperative nausea and vomiting, PONV）是多因素的，涉及麻醉药危险因素、手术危险因素和个体危险因素。
>
> ◆ PONV 的预防和治疗应着重于识别风险因素，减少基线风险因素以及干预多模式预防和治疗方案。
>
> ◆ 一些神经外科手术，特别是涉及颅后窝的神经外科手术，患 PONV 的风险较高。

使用挥发性麻醉药进行全身麻醉时，普外科手术患者 PONV 的平均发生率为 20%～30%，颅骨切开术患者为 50% 以上，而在幕下颅骨开颅术

中的发生率会更高[61, 62]。多种因素造成 PONV 的发生，涉及麻醉药、外科手术及个人风险因素（图 1-2）。麻醉的危险因素包括使用挥发性麻醉药、氧化亚氮，以及术中和术后使用阿片类药物。吸入麻醉药和阿片类药物的致吐作用似乎与剂量有关[61, 63]。手术时间长短也影响 PONV 发生的可能性。持续时间每增加 30min，PONV 的风险就会比基线增加 60%。但是，患者的具体因素，包括女性、不吸烟状态和 PONV 病史，可能是最重要的决定因素。经过验证的基于风险因素的评分系统包括女性、不吸烟者、无 PONV 病史，以及术后使用阿片类药物。其中无风险因素的相应风险为 10%，具有一个风险因素的相应风险为 20%，两个风险因素为 40%，三个危险因素为 60%，当出现四个危险因素时，其相应的风险高达 80%[64]（表 1-1）。

神经外科手术后的恶心和呕吐，可能增加高血压、迷走神经兴奋和术后静脉出血的风险。预防 PONV 的麻醉学指南侧重于确定危险因素、减轻加重因素和采取适当的预防措施[65]。常用的止吐药、种类、机制，以及常见的不良反应如下。

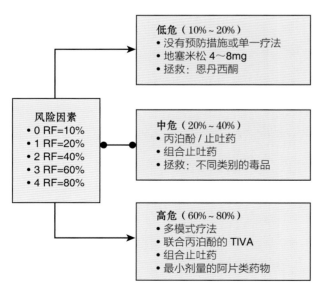

▲ 图 1-2 PONV 的危险因素和治疗策略
经许可转载，引自 Keyes, M. Management of postoperative nausea and vomiting in ambulatory surgery: the big little problem. *Clinics in Plastic Surgery*. © 2013 Elsevier, Inc. 版权所有

表 1-1　PONV 的风险

风险因素	女性 非吸烟者 有 PONV 史 术后使用阿片类药物
PONV 的风险因素	10%：无风险因素 20%：一个风险因素 40%：二个风险因素 60%：三个风险因素 80%：四个风险因素

5- 羟色胺（5-HT$_3$）受体拮抗药（恩丹西酮、多拉西酮、格雷司琼和托吡司琼）[66]。这些药物几乎没有镇静作用，对脑血流动力学或颅内压没有影响[67]。不良反应包括可能引起头痛、头晕[68]和可能产生肌张力障碍 / 脑病反应[69]。

甲氧氯普胺是 D$_2$ 受体和 5-HT$_3$ 受体拮抗药[70]，能增加胃动力[71]，可以产生肌张力障碍反应（包括呼吸功能不全和锥体外系症状）。因此帕金森病患者禁用。

皮质类固醇（地塞米松）在减少恶心和呕吐方面的机制尚不明确，但认为与以下作用可能有关，包括参与抗炎作用、对孤束核的直接作用、与 5- 羟色胺和受体蛋白 NK1 和 NK2 的相互作用、调节下丘脑 - 垂体 - 肾上腺轴、减轻疼痛，以及减少阿片类药物的使用[72]。不良反应包括血糖异常和给药后生殖器疼痛 / 灼烧感。

低剂量的丙泊酚是一种机制尚不明确的止吐药。丙泊酚有术后止吐特性，使其成为麻醉药的普遍选择，并成为术后有恶心和呕吐风险患者的辅助用药[68]。

吩噻嗪（异丙嗪和氯丙嗪）是具有中度抗组胺和抗胆碱能特性的 D$_2$ 受体拮抗药[70]，均可引起锥体外系反应[68]。

苯乙胺（麻黄碱）是一种拟交感神经药，用于产科止吐和腹部手术患者[73]，但会增加心率和血压。

丁苯酮（氟哌利多、氟哌啶醇）是 D$_2$ 受体拮抗药[70]，对脑血流动力学或颅内压影响很小，而且可以降血压。不良反应包括轻度镇静、烦躁不安和锥体外系反应。因此帕金森病和 QT 间隔延长的患者禁用。

抗组胺药（二苯海明酸盐、羟嗪）阻断孤束核细胞中的组胺受体，可以产生一定的镇静作用[68]。

抗胆碱能药（透皮东莨菪碱）作用于中枢系统，阻止冲动从前庭核向中枢神经系统和网状激活系统[68, 74] 较高区域传导。中枢胆碱能拮抗作用可导致谵妄，可通过中枢作用的胆碱酯酶抑制药毒扁豆碱逆转。此外，还可导致轻度的镇静和头晕。

神经激肽拮抗药（阿瑞匹坦）通过阻断 P 物质（一种调节性神经肽）与胃肠道和中枢神经系统区域迷走神经传入中的 NK$_1$ 受体结合。常见的不良反应包括疲劳、头痛和便秘[75]。

总之，与单一疗法预防 PONV 相比，联合疗法疗效更好。应结合使用具有不同作用机制的药物以优化疗效[76]。

术后，当止吐药的预防剂量失败时，应从另一种机制中选择抢救剂量。目前尚未证明在给药后的前 6h 内，重复预防剂量是有效的[77]。

七、麻醉和手术对术后血糖控制的影响

要　点

◆ 最佳的血糖管理，尤其是在急性脑损伤患者中，仍然是一个有争议的问题，因为低血糖症和高血糖症均会导致严重的不利影响。

许多临床前研究证实高血糖对缺血性脑组织有害[78, 79]。另外，许多回顾性研究也报道了有各种神经系统问题的患者存在高血糖与其不良预后有关联[80]。Sieber 等报道，常规的选择性神经外科手术患者高血糖水平与术后缺血性脑损伤的程度相关[81]。因此，该阶段已为所需的前瞻性随机研究奠定了基础。在 2001 年 Van den Berghe 等

报道了针对危重手术患者以严格血糖控制为目标使用强化胰岛素治疗（目标范围为 80～110mg/dl）。其研究小组及后续的研究提出了建议，要求在重症患者中广泛使用强化胰岛素治疗（intensive insulin therapy，ⅡT）[82]。为了说明ⅡT 对术后神经外科患者的安全性，ⅡT 严格的血糖控制导致医源性低血糖风险增加了 3 倍[83]。重症监护下血糖正常使用葡萄糖算法调节试验评价生存期，一项大型（6104 例患者）、多中心、国际随机试验报告表明，在成人重症监护室（ICU）患者中，ⅡT 针对严格的血糖控制（目标范围为 81～108mg/dl）与常规血糖控制（目标＜ 144～180mg/dl）相比，死亡率更高[84]。

对于罹患急性脑损伤和接受神经外科手术的患者来说，如何给予最佳血糖管理仍然是一个有争议的问题。低血糖症和高血糖症均会导致严重的不良反应。尽管在神经重症监护和神经外科 ICU 患者中控制高血糖可能会有益处[85-87]，但低血糖症的实际发生率和影响尚不明确。这可能是基于以下事实，即尚不明确发生低血糖的时间关系、最佳控制水平，以及如压力或类固醇给药等混杂因素的影响。因此，需要更多特别是缺血性或潜在缺血性大脑中细胞内葡萄糖水平与外周血葡萄糖水平的相关性信息。当前指南提示＞ 180～200mg/dl 的高血糖水平应进行胰岛素治疗[88]。

糖皮质激素在神经外科 ICU 中的广泛使用影响了最佳的葡萄糖管理。糖皮质激素可稳定血脑屏障并增加脑脊液的吸收。当以低剂量（如 10mg 美沙酮）给药时，其用于预防 PONV 是有益的。它们通常用于神经外科手术，以减少原发性和转移性肿瘤的血管性水肿。使用单一剂量的地塞米松会明显增加糖尿病和非糖尿病患者的血糖浓度[89, 90]。

> 临床要点：尽管高血糖会带来负面影响，但亦应避免低血糖症可能会在受伤的大脑中发生的局部变化。

八、麻醉和手术对温度调节的影响

要 点

◆ 术中和术后进行低温治疗具有有害的和潜在的神经保护双重作用。

◆ 低温治疗后应逐步复温，并小心避免并发症。

体温异常是由于热量损失和热量产生之间的不平衡所引起。辐射、传导、对流和蒸发机制会导致热量损失[91]。下丘脑在很大程度上负责将核心温度保持在正常范围内（35.0～37.5℃，95.0～99.5 ℉）[92]。它接收来自 C（温暖）和 Aδ（冷）纤维的周围输入，并通过自动传出和内分泌信号调节热量的产生（基础代谢率，发抖）和热量分布（周围血管舒缩，出汗）[93]。传入、传出信号的中断或者下丘脑功能障碍，都可能导致中心（肺动脉、膀胱、鼻咽、下食管、鼓膜）或周围（腋、口、直肠）的体温过低（任何核心温度＜35℃）或体温过高（任何核心温度＞37.5℃）。核心温度通常高于外围温度。核心体温指数为轻度（32～35.0℃，90～95.0 ℉），中度（28～32℃，82～90 ℉），重度（20～28℃，68～82 ℉）或深度（＜20℃，68 ℉）。严重的体温过高（任何＞40.0℃，104.0 ℉的核心温度）有时候被称为高热症[94]。

尽管全麻后经常看到体温过低，但很少发生体温过高，若出现体温过高应立即查明原因，因为它可能是过敏反应或异常药物反应的表现[95]。恶性体温过高可致命，需要引起关注，但这种情况很少见。大多数全麻药会影响周围血管舒缩功能和下丘脑功能，但会保留出汗机制和下丘脑输入[96]。全麻开始后，由于血流向周围组织的重新分布，热量损失加速。诱导前的皮肤变暖通过减少中央和周围腔室之间的温度梯度以减弱这种现象[97]。氯胺酮[98]、咪达唑仑[99]及氧化亚氮[100]等药物可能有助于保持血管舒缩张力并减少热损

失。在维持全麻的过程中，由于药物的作用，下丘脑温度设定点被重新调节至较低的水平。肌肉松弛剂对寒战的抑制进一步减少了热量的产生[101]。在神经麻醉期间，交感神经血管痉挛和改变的传入信号共同导致体温过低，分别是由于热量散失加快和表观温度异常升高[102]。皮肤变暖可能无法防止体温过低[103]。频繁联合使用催眠药与神经麻醉药会产生镇静作用，也会加剧热流失。

全麻和（或）神经麻醉都可能加剧脑部或脊髓损伤患者的温度变化。脑损伤后，下丘脑功能障碍或应激诱导的免疫调节会导致体温过低或过高[104]。在精神状态改变的患者中，环境暴露和支气管呼吸会造成发热。脊髓损伤后，感染或血栓并发症会造成长期体温过高，而造成热量大量流失的主要原因可能是神经源性血管瘫痪[105]。

发热显然会造成神经系统损伤，进而导致患者临床预后不良[106]。尽管体温过低有多种全身性有害的不良反应，但它也可能对颅脑外伤（traumatic brain injury，TBI）或大面积脑卒中的患者有神经保护作用[107, 108]。亚低温会减轻 TBI 后颅内高压引起的继发性脑损伤[109]。对于脑卒中患者，尽管在动物模型中具有强大的优势，但低温的临床治疗效果却不明显。在缺乏临床试验的有力证据下，可以考虑使用低温来治疗大面积脑卒中患者的颅内高压[110]。在临床上，低温治疗的益处尚不明确，部分原因是复温的有害作用[111]。脑或脊髓损伤的患者应小心逐步复温以免出现严重后果。一般而言，损伤和（或）体温过低的程度越严重，复温的过程就越需要进行严格监控。在所有脑部或脊髓损伤病例中，都应避免体温过高，因为高温显然是有害的[112]。

临床要点：体温过低在手术期间和手术后很常见，在某些情况下可能具有神经保护作用。但是体温过高显然是有害的，所以应避免。

九、麻醉和手术对疼痛和疼痛控制的影响

> **要　点**
>
> ◆ 对于慢性疼痛患者或有发生慢性疼痛风险的患者，应考虑使用多模式镇痛药，包括对乙酰氨基酚、非甾体抗炎药（nonsteroidal antiinflammatory drug，NSAID）、局部麻醉药、加巴喷丁类药物、氯胺酮和阿片类药物进行镇痛。
> ◆ 必要时，应考虑与疼痛专家合作镇痛。

开颅手术后多达 2/3 的患者会遭受术后疼痛[113]。与幕上开颅手术相比，进行幕下开颅手术的患者疼痛评分更高。这种不良反应部分是由于未使用或未充分使用阿片类药物，以减少与使用阿片类药物有关的镇静作用。也可能是由于缺乏对镇痛药的需求，或者难以从脑部手术恢复过程中评估疼痛。

脊柱手术后的疼痛是一个特别困难的挑战。这些患者通常患有慢性疼痛，严重的残疾和心理困扰，并且许多患者既往接受过神经外科手术[114]。脊柱手术后处理疼痛的挑战在于治疗的患者具有多种严重术后疼痛和服用过镇痛药[115]。术后疼痛管理困难的因素包括无阿片类药物耐受的慢性疼痛，心理困扰而导致的严重残疾，大手术或手术失败后的再次手术[114]。在存在此类危险因素的情况下，应与疼痛专家合作制订并调整围术期镇痛计划。

阿片类药物仍然是神经外科手术后镇痛的主要手段。尽管大多数药物具有共同的药效学性质（μ 受体激动作用），但它们的药代动力学特征往往存在显著差异[116]。当需要从麻醉作用中快速恢复神经功能时，通常选用半衰期较短的药物。除非与其他非阿片类镇痛药配合使用，否则使用此类短效药物可能会导致术后镇痛效果欠佳。另外，半衰期较长的药物可能更适合在出现疼痛和恢复疼痛时优化镇痛效果。阿片类药物引起的不良反应包括呼吸抑制、镇静和长时间木僵。对肥胖患者或者有呼吸暂停、阻塞性或限制性肺病等呼吸系统危险因素的患者进行围术期镇痛时，应考虑与疼痛专家合作。恶心、呕吐、便秘和胃排空缓慢合并肠内营养延迟等因素，也会使其使用复杂化[117]。长时间的高阿片类药物血浆水平会造成有害刺激（阿片类药物引起的痛觉过敏）[118]和增强免疫抑制敏感性[119]。为了降低阿片类药物不良反应的发生率和严重性，现代镇痛管理方法使用多模式途径给药，这种模式将多种镇痛药与阿片类药物联合使用[120]。

对乙酰氨基酚可治疗轻度至中度术后疼痛。发热患者使用后可在 15min 内引起体温明显下降。与口服或直肠途径相比，静脉注射对乙酰氨基酚可能更有效。但是，由于静脉注射制剂的成本相对较高，因此医生对静脉注射的使用仍然存在考虑[121]。

神经外科手术后使用非甾体抗炎药（如酮咯酸）仍存在争议。一方面，酮咯酸是一种具有强止痛作用的非镇静药物，已被证实可以降低术后阿片类药物的需求量[122]。但另一方面，酮咯酸对血小板功能[123]和骨骼形成均具有抑制作用[124]，后者是脊柱融合手术成功的关键因素。在缺乏强有力临床证据的情况下，颅内手术[125]或脊柱融合手术后应该谨慎使用酮咯酸[126]。此外，患有肾功能不全和胃肠道出血的患者或有此类风险的患者应避免使用 NSAID[127]。

氯胺酮在亚麻醉浓度下对脊髓具有有效的镇痛作用[128]，其也可能具有有益的抗炎作用[129]。低剂量推注（0.1～0.5mg/kg，最好在切开前给药）联合连续输注 [2～5μg/（kg·min）] 可以改善术后疼痛，同时减少阿片类药物的摄入，而不会增加高剂量时观察到的异常兴奋性皮层、海马和致幻作用的风险。尽管开颅手术中使用氯胺酮仍存在争议，但初步的临床证据表明，氯胺酮对镇静、通气、严重颅脑外伤的患者可能有益[130]。慢性脊柱疼痛和阿片类药物依赖患者在进行脊柱手术时应考虑使用[131]。

加巴喷丁和普瑞巴林是口服抗惊厥药，它们能阻断钙通道，后者在背根神经节中被上调，并

导致神经损伤后的神经性疼痛症状（痛觉过敏、异常性疼痛）。大量临床研究表明，它们也可能具有镇痛、阿片类药物保护和抗焦虑的作用[128]。由于此类药物出现头晕和镇静的发生率很高，因此在开颅手术前用作镇痛药非常有争议[132]，此类药物普遍用于老龄或者肾功能不全患者。在接受重大脊柱手术的患者中似乎最适宜选用加巴喷丁胺类药；然而，使用时机和最佳剂量仍不清楚[133]。

最后，还可以使用局部麻醉药减轻术后疼痛，以减少疼痛信号从外周向中枢神经系统的传递。目前已证实开颅手术中，在切开前使用利多卡因、丁哌卡因或罗哌卡因阻断局部头皮，可减轻术后疼痛和阿片类药物的用量。在局麻药中添加小剂量肾上腺素可有助于延长阻滞时间，而无全身血流动力学影响[134]。局麻药也可在接受大脊柱手术的患者的硬膜外腔或静脉内给药。硬膜外/全身麻醉与术后硬膜外联合麻醉，比全身麻醉与术后全身阿片类药物镇痛可产生更好的疼痛控制和更低的手术应激反应。但是，由于交感神经阻滞的潜在显著不良反应，使用硬膜外导管的患者术后应仔细监测并转诊给疼痛专家[135]。另外，围术期静脉给予利多卡因可能会改善复杂脊柱手术后的术后疼痛管理。支持该策略的证据仍然有限[136]，需要进一步的研究以确认初步结果，证明其安全性和明确剂量[136]。

十、麻醉和手术对意识和认知的影响

要　点

- 老年人在术后常发生术后谵妄（postoperative delirium，POD）和术后认知能力下降（postoperative cognitive decline，POCD）。
- 在阐明导致 POD 和 POCD 的机制之前，管理人员应尽早识别有风险的患者并避免任何破坏脑生理的行为。
- 治疗可以包括减轻围术期心理和生理的压力，以及使用右美托咪定和抗精神病药。

POD 和 POCD 是大脑功能障碍的两种截然不同的形式，在老龄患者大手术后经常会遇到[137]。尽管尚不清楚这两种疾病是否具有共同的病理生理机制，但它们显然与增加并发症的风险相关，导致住院时间更长[138]、花费显著增加及出现更高的死亡率。快速、经常波动的意识改变是 POD 的标志表现。精神运动改变（躁动或更常见的是运动不足）和急性认知障碍是睡眠/苏醒周期异常或视觉/听觉障碍经常观察到的其他重要标志。POD 通常在术后 1~3 天出现。它可能会持续几天到几周。《精神障碍诊断和统计手册》的几种标准诊断量表，可以用于多种场合，包括 ICU[139]。在某些明显的认知功能减退状态下，应考虑非惊厥性癫痫发作，据报道 19% 的 ICU 患者会罹患[140]。

POCD 有一个微妙的、亚急性的表现，主要表现为记忆力丧失和执行功能障碍，导致无法进行简单的日常活动。POCD 通常在术后数周到数月内出现。在几个月的时间内，它可能仅是部分可逆的。POCD 的诊断必须由有经验的医生在一定时间内通过一系列神经认知测验的结果来证实，与基线评估相比明显下降[141]。对 POCD 的教育和认识非常重要，因为许多患者及其家人可能没有注意这种疾病的潜在范围。

由于对手术的应激反应似乎在术后脑功能障碍的发生中起着核心作用，因此旨在减少组织损伤和（或）限制其对大脑的影响的策略可能是有益的。微创外科手术技术与较低的 POD 发生率相关[142]。尚不清楚它们在降低 POCD 风险中的作用。同样，在手术期间和术后使用多模式、保留阿片类药物镇痛策略有效减轻疼痛引起的应激反应可能是有益的[143]。目前正在研究针对围术期炎症激活或神经内分泌反应的其他神经保护策略[144]。最后，事实证明，使用安慰、定向和维持视觉或听觉辅助手段的感觉输入来减轻围术期的心理压力与其他策略一样有效[145]。

显然，在阐明导致 POD 和 POCD 的机制之前，应对有风险的患者进行早期识别（表 1-2），并避免任何对大脑生理的破坏。依靠多模式、多学科策略的患者管理在手术前开始并在术后持续进行最为成功[146]。总体而言，应尽早识别脑缺氧或能量输送不足（低氧血症、贫血、低血压、低血糖、脑卒中），脑代谢过多（体温过高、癫痫发作、药物戒断），和任何急性体内平衡失调（肾衰竭或肝衰竭、药物毒性、全身性炎症）相关的状态，并及时治疗。尽管大多数催眠药已显示出增加 POD 的风险，而不论给药剂量或持续时间如何，右美托咪定可能是有利的，应考虑将其用于镇静或作为高危患者全身麻醉的补

充[147]。有趣的是，最近的证据表明麻醉深度过深可能有较高风险发生 POD 和 POCD[148]。

用于逆转肌肉麻痹的抗胆碱能药物可能会造成 POD 和 POCD。然而，最近的报道未能证实这一假说[149]。抗精神病药已成功用于预防和治疗过动性 POD。确切的潜在机制尚不明确；一些作者建议，这可能会将 POD 过度活跃的发作转变为过度不足的发作，进而无法解决问题[150]。如果没有可逆的脑功能障碍，则应谨慎使用。非典型抗精神病药，如利培酮或奥氮平具有相对较好的不良反应，但仅可口服。此外，氟哌啶醇可以静脉内或肌肉内给药[151]。

> 临床要点：POD 和 POCD 的管理应侧重于及早发现有风险的患者，并最大限度地减少对脑部生理功能的破坏。

十一、总结

麻醉药、手术中使用的药物及手术本身对恢复中的患者可能会有影响。应通过术前危险因素识别术后可能会出现呼吸功能障碍、PONV、高血糖、体温过低，疼痛和认知功能障碍的患者，并在术后管理中充分考虑手术中情况。

表 1-2 术后谵妄的病因和诱因

病　因	诱　因
认知能力减少（高龄、认知减损）	使用多种影响中枢神经系统的药物
感觉障碍（视觉、听觉）	疼痛 尿路梗阻 / 导尿
虚弱（营养不良、脱水）	低氧血症 低血压
物质依赖（酒精、毒品）	感染 电解质异常
伴随器官功能障碍的严重疾病	环境变化
载脂蛋白 E4 基因型	睡眠 / 觉醒障碍

参 考 文 献

[1] Sasaki N, Meyer MJ, Eikermann M. Postoperative respiratory muscle dysfunction: pathophysiology and preventive strategies. *Anesthesiology*. 2013;118(4):961–978.

[2] Krause KM, Moody MR, Andrade FH, et al. Peritonitis causes diaphragm weakness in rats. *Am J Respir Crit Care Med*. 1998;157 (4 Pt 1):1277–1282.

[3] Ford GT, Grant DA, Rideout KS, Davison JS, Whitelaw WA. Inhibition of breathing associated with gallbladder stimulation in dogs. *J Appl Physiol (1985)*. 1988;65(1):72–79.

[4] Nishino T, Shirahata M, Yonezawa T, Honda Y. Comparison of changes in the hypoglossal and the phrenic nerve activity in response to increasing depth of anesthesia in cats. *Anesthesiology*. 1984;60(1):19–24.

[5] Sundman E, Witt H, Sandin R, et al. Pharyngeal function and airway protection during subhypnotic concentrations of propofol, isoflurane, and sevoflurane: volunteers examined by pharyngeal videoradiography and simultaneous manometry. *Anesthesiology*. 2001;95 (5):1125–1132.

[6] Eikermann M, Grosse-Sundrup M, Zaremba S, et al. Ketamine acti vates breathing and abolishes the coupling between loss of consciousness and upper airway dilator muscle dysfunction.

Anesthesiology. 2012;116(1):35–46.

[7] Hajiha M, DuBord MA, Liu H, Horner RL. Opioid receptor mechanisms at the hypoglossal motor pool and effects on tongue muscle activity in vivo. *J Physiol*. 2009;587(Pt 11):2677–2692.

[8] Campbell C, Weinger MB, Quinn M. Alterations in diaphragm EMG activity during opiate–induced respiratory depression. *Respir Physiol*. 1995;100(2):107–117.

[9] Lalley PM. Mu–opioid receptor agonist effects on medullary respiratory neurons in the cat: evidence for involvement in certain types of ventilatory disturbances. *Am J Physiol Regul Integr Comp Physiol*. 2003;285(6):R1287–R1304.

[10] Chawla G, Drummond GB. Fentanyl decreases end–expiratory lung volume in patients anaesthetized with sevoflurane. *Br J Anaesth*. 2008;100(3):411–414.

[11] Vaughn RL, Bennett CR. Fentanyl chest wall rigidity syndrome: a case report. *Anesth Prog*. 1981;28(2):50–51.

[12] Shanely RA, Zergeroglu MA, Lennon SL, et al. Mechanical ventilation–induced diaphragmatic atrophy is associated with oxidative injury and increased proteolytic activity. *Am J Respir Crit Care Med*. 2002;166(10):1369–1374.

[13] Levine S, Nguyen T, Taylor N, et al. Rapid disuse atrophy of dia-

phragm fibers in mechanically ventilated humans. *N Engl J Med.* 2008;358(13):1327–1335.

[14] Grosu HB, Lee YI, Lee J, Eden E, Eikermann M, Rose KM. Diaphragm muscle thinning in patients who are mechanically ventilated. *Chest.* 2012;142(6):1455–1460.

[15] Jaber S, Petrof BJ, Jung B, et al. Rapidly progressive diaphragmatic weakness and injury during mechanical ventilation in humans. *Am J Respir Crit Care Med.* 2011;183(3):364–371.

[16] Eikermann M, Groeben H, Husing J, Peters J. Accelerometry of adductor pollicis muscle predicts recovery of respiratory function from neuromuscular blockade. *Anesthesiology.* 2003;98(6):1333–1337.

[17] Ali HH, Wilson RS, Savarese JJ, Kitz RJ. The effect of tubocurarine on indirectly elicited train–of–four muscle response and respiratory measurements in humans. *Br J Anaesth.* 1975;47(5):570–574.

[18] Ali HH, Savarese JJ, Lebowitz PW, Ramsey FM. Twitch, tetanus and train–of–four as indices of recovery from nondepolarizing neuromuscular blockade. *Anesthesiology.* 1981;54(4):294–297.

[19] Donati F, Meistelman C, Plaud B. Vecuronium neuromuscular block ade at the diaphragm, the orbicularis oculi, and adductor pollicis muscles. *Anesthesiology.* 1990;73(5):870–875.

[20] Eikermann M, Vogt FM, Herbstreit F, et al. The predisposition to inspiratory upper airway collapse during partial neuromuscular blockade. *Am J Respir Crit Care Med.* 2007;175(1):9–15.

[21] Cedborg AI, Sundman E, Boden K, et al. Pharyngeal function and breathing Pattern during Partial Neuromuscular Block in the Elderly: Effects on Airway Protection. *Anesthesiology.* 2014;120 (2):312–325.

[22] Viby–Mogensen J, Jensen NH, Engbaek J, Ording H, Skovgaard LT, Chraemmer–Jorgensen B. Tactile and visual evaluation of the response to train–of–four nerve stimulation. *Anesthesiology.* 1985;63(4):440–443.

[23] Kopman AF, Eikermann M. Antagonism of non–depolarising neuromuscular block: current practice. *Anaesthesia.* 2009; 64(Suppl 1): 22–30.

[24] Viby–Mogensen J. Postoperative residual curarization and eviden–cebased anaesthesia. *Br J Anaesth.* 2000;84(3):301–303.

[25] Caldwell JE. Reversal of residual neuromuscular block with neostig mine at one to four hours after a single intubating dose of vecuronium. *Anesth Analg.* 1995;80(6):1168–1174.

[26] Yost CS, Maestrone E. Clinical concentrations of edrophonium enhance desensitization of the nicotinic acetylcholine receptor. *Anesth Analg.* 1994;78(3):520–526.

[27] Legendre P, Ali DW, Drapeau P. Recovery from open channel block by acetylcholine during neuromuscular transmission in zebrafish. *J Neurosci.* 2000;20(1):140–148.

[28] Eikermann M, Fassbender P, Malhotra A, et al. Unwarranted administration of acetylcholinesterase inhibitors can impair genioglossus and diaphragm muscle function. *Anesthesiology.* 2007;107 (4):621–629.

[29] Teppema LJ, Baby S. Anesthetics and control of breathing. *Respir Physiol Neurobiol.* 2011;177(2):80–92.

[30] Hirshman CA, McCullough RE, Cohen PJ, Weil JV. Depression of hypoxic ventilatory response by halothane, enflurane and isoflurane in dogs. *Br J Anaesth.* 1977;49(10):957–963.

[31] Knill RL, Gelb AW. Ventilatory responses to hypoxia and hypercapnia during halothane sedation and anesthesia in man. *Anesthesiology.* 1978;49(4):244–251.

[32] Morray JP, Nobel R, Bennet L, Hanson MA. The effect of halothane on phrenic and chemoreceptor responses to hypoxia in anesthetized kittens. *Anesth Analg.* 1996;83(2):329–335.

[33] Pandit JJ. The variable effect of low–dose volatile anaesthetics on the acute ventilatory response to hypoxia in humans: a quantitative review. *Anaesthesia.* 2002;57(7):632–643.

[34] Teppema LJ, Dahan A. The ventilatory response to hypoxia in mammals: mechanisms, measurement, and analysis. *Physiol Rev.* 2010;90(2):675–754.

[35] Pandit JJ. Effect of low dose inhaled anaesthetic agents on the ventilatory response to carbon dioxide in humans: a quantitative review. *Anaesthesia.* 2005;60(5):461–469.

[36] Hirshman CA, Edelstein G, Peetz S, Wayne R, Downes H. Mechanism of action of inhalational anesthesia on airways. *Anesthesiology.* 1982;56(2):107–111.

[37] Mazzeo AJ, Cheng EY, Stadnicka A, Bosnjak ZJ, Coon RL, Kampine JP. Topographical differences in the direct effects of isoflurane on airway smooth muscle. *Anesth Analg.* 1994;78

(5):948–954.

[38] Katoh T, Ikeda K. A comparison of sevoflurane with halothane, enflurane, and isoflurane on bronchoconstriction caused by hista–mine. *Can J Anaesth.* 1994;41(12):1214–1219.

[39] Cook DJ, Carton EG, Housmans PR. Mechanism of the positive inotropic effect of ketamine in isolated ferret ventricular papillary muscle. *Anesthesiology.* 1991;74(5):880–888.

[40] Hashiba E, Hirota K, Suzuki K, Matsuki A. Effects of propofol on bronchoconstriction and bradycardia induced by vagal nerve stim–ulation. *Acta Anaesthesiol Scand.* 2003;47(9):1059–1063.

[41] Hirota K, Sato T, Hashimoto Y, et al. Relaxant effect of propofol on the airway in dogs. *Br J Anaesth.* 1999;83(2):292–295.

[42] Forbes AR. Halothane depresses mucociliary flow in the trachea. *Anesthesiology.* 1976;45(1):59–63.

[43] Forbes AR, Horrigan RW. Mucociliary flow in the trachea during anesthesia with enflurane, ether, nitrous oxide, and morphine. *Anesthesiology.* 1977;46(5):319–321.

[44] Raphael JH, Butt MW. Comparison of isoflurane with propofol on respiratory cilia. *Br J Anaesth.* 1997;79(4):473–475.

[45] Lichtiger M, Landa JF, Hirsch JA. Velocity of tracheal mucus in anesthetized women undergoing gynecologic surgery. *Anesthesiology.* 1975;42(6):753–756.

[46] Molliex S, Crestani B, Dureuil B, et al. Effects of halothane on surfactant biosynthesis by rat alveolar type II cells in primary culture. *Anesthesiology.* 1994;81(3):668–676.

[47] Zhang Z, Zhuang J, Zhang C, Xu F. Activation of opioid mu-receptors in the commissural subdivision of the nucleus tractus solitarius abolishes the ventilatory response to hypoxia in anesth–etized rats. *Anes thesiology.* 2011;115(2):353–363.

[48] Zhang Z, Xu F, Zhang C, Liang X. Activation of opioid mu receptors in caudal medullary raphe region inhibits the ventilatory response to hypercapnia in anesthetized rats. *Anesthesiology.* 2007;107 (2):288–297.

[49] Eastwood PR, Szollosi I, Platt PR, Hillman DR. Collapsibility of the upper airway during anesthesia with isoflurane. *Anesthesiology.* 2002;97(4):786–793.

[50] Roth T, Roehrs T. Sleep organization and regulation. *Neurology.* 2000;54(5 Suppl 1):S2–S7.

[51] Cherniack NS. Respiratory dysrhythmias during sleep. *N Engl J Med.* 1981;305(6):325–330.

[52] Rosenberg J, Wildschiodtz G, Pedersen MH, von Jessen F, Kehlet H. Late postoperative nocturnal episodic hypoxaemia and associated sleep pattern. *Br J Anaesth.* 1994;72(2):145–150.

[53] Pick J, Chen Y, Moore JT, et al. Rapid eye movement sleep debt accrues in mice exposed to volatile anesthetics. *Anesthesiology.* 2011;115(4):702–712.

[54] Moote CA, Knill RL. Isoflurane anesthesia causes a transient alter–ation in nocturnal sleep. *Anesthesiology.* 1988;69(3):327–331.

[55] Kay DC, Eisenstein RB, Jasinski DR. Morphine effects on human REM state, waking state and NREM sleep. *Psychopharmacologia.* 1969;14 (5):404–416.

[56] Tung A, Lynch JP, Mendelson WB. Prolonged sedation with propofol in the rat does not result in sleep deprivation. *Anesth Analg.* 2001;92 (5):1232–1236.

[57] Practice guidelines for the perioperative management of patients with obstructive sleep apnea: an updated report by the American Society of Anesthesiologists task force on perioperative management of patients with obstructive sleep apnea. *Anesthesiology.* 2014;120 (2):268–86.

[58] Neligan PJ, Malhotra G, Fraser M, et al. Continuous positive airway pressure via the Boussignac system immediately after extubation improves lung function in morbidly obese patients with obstructive sleep apnea undergoing laparoscopic bariatric surgery. *Anesthesiol–ogy.* 2009;110(4):878–884.

[59] Pevernagie DA, Shepard Jr JW. Relations between sleep stage, posture and effective nasal CPAP levels in OSA. *Sleep.* 1992;15 (2):162–167.

[60] Bolden N, Smith CE, Auckley D, Makarski J, Avula R. Perioperative complications during use of an obstructive sleep apnea protocol following surgery and anesthesia. *Anesth Analg.* 2007;105(6): 1869–1870.

[61] Gan TJ, Meyer TA, Apfel CC, et al. Society for Ambulatory Anesthesia guidelines for the management of postoperative nausea and vomit–ing. *Anesth Analg.* 2007;105(6):1615–1628. table of contents.

[62]　Fabling JM, Gan TJ, El-Moalem HE, Warner DS, Borel CO. A randomized, double-blinded comparison of ondansetron, droperidol, and placebo for prevention of postoperative nausea and vomiting after supratentorial craniotomy. *Anesth Analg*. 2000;91(2): 358-361.

[63]　Roberts GW, Bekker TB, Carlsen HH, Moffatt CH, Slattery PJ, McClure AF. Postoperative nausea and vomiting are strongly influenced by postoperative opioid use in a dose-related manner. *Anesth Analg*. 2005;101(5):1343-1348.

[64]　Apfel CC, Laara E, Koivuranta M, Greim CA, Roewer N. A simplified risk score for predicting postoperative nausea and vomiting: conclusions from crossvalidations between two centers. *Anesthesiology*. 1999;91(3):693-700.

[65]　Gan TJ, Meyer TA, Apfel CC, et al. Society for Ambulatory Anesthesia guidelines for the management of postoperative nausea and vomiting. *Anesth Analg*. 2007;105(6):1615-1628. table of contents.

[66]　Seynaeve C, Verweij J, de Mulder PH. 5-HT3 receptor antagonists, a new approach in emesis: a review of ondansetron, granisetron and tropisetron. *Anticancer Drugs*. 1991;2(4):343-355.

[67]　Jacot A, Bissonnette B, Favre JB, Ravussin P. The effect of ondansetron on intracranial pressure and cerebral perfusion pressure in neurosurgical patients. *Ann Fr Anesth*. 1998; 17(3):220-226.

[68]　Kovac AL. Prevention and treatment of postoperative nausea and vomiting. *Drugs*. 2000;59(2):213-243.

[69]　Ritter MJ, Goodman BP, Sprung J, Wijdicks EF. Ondansetron-induced multifocal encephalopathy. *Mayo Clin Proc*. 2003;78 (9):1150-1152.

[70]　Hamik A, Peroutka SJ. Differential interactions of traditional and novel antiemetics with dopamine D2 and 5-hydroxytryptamine3 receptors. *Cancer Chemother Pharmacol*. 1989;24(5):307-310.

[71]　MacLaren R, Kiser TH, Fish DN, Wischmeyer PE. Erythromycin vs metoclopramide for facilitating gastric emptying and tolerance to intragastric nutrition in critically ill patients. *JPEN*. 2008;32 (4):412-419.

[72]　Chu CC, Hsing CH, Shieh JP, Chien CC, Ho CM, Wang JJ. The cellular mechanisms of the antiemetic action of dexamethasone and related glucocorticoids against vomiting. *Eur J Pharmacol*. 2014;722:48-54.

[73]　Rothenberg DM, Parnass SM, Litwack K, McCarthy RJ, Newman LM. Efficacy of ephedrine in the prevention of postoperative nausea and vomiting. *Anesth Analg*. 1991;72(1):58-61.

[74]　Crowell Jr EB, Ketchum JS. The treatment of scopolamine-induced delirium with physostigmine. *Clin Pharmacol Ther*. 1967;8(3): 409-414.

[75]　Curran MP, Robinson DM. Aprepitant: a review of its use in the prevention of nausea and vomiting. *Drugs*. 2009;69(13):1853-1878.

[76]　Eberhart LH, Morin AM, Bothner U, Georgieff M. Droperidol and 5-HT3-receptor antagonists, alone or in combination, for prophylaxis of postoperative nausea and vomiting. A meta-analysis of randomised controlled trials. *Acta Anaesthesiol Scand*. 2000;44 (10):1252-1257.

[77]　Kovac AL, O'Connor TA, Pearman MH, et al. Efficacy of repeat intravenous dosing of ondansetron in controlling postoperative nausea and vomiting: a randomized, double-blind, placebo-controlled multicenter trial. *J Clin Anesth*. 1999;11(6):453-459.

[78]　Siemkowicz E. Hyperglycemia in the reperfusion period hampers recovery from cerebral ischemia. *Acta Neurol Scand*. 1981;64 (3):207-216.

[79]　Prado R, Ginsberg MD, Dietrich WD, Watson BD, Busto R. Hyperglycemia increases infarct size in collaterally perfused but not endarterial vascular territories. *J Cereb Blood Flow Metab*. 1988;8 (2):186-192.

[80]　Pulsinelli WA, Levy DE, Sigsbee B, Scherer P, Plum F. Increased damage after ischemic stroke in patients with hyperglycemia with or without established diabetes mellitus. *Am J Med*. 1983;74(4): 540-544.

[81]　Sieber F, Smith DS, Kupferberg J, et al. Effects of intraoperative glucose on protein catabolism and plasma glucose levels in patients with supratentorial tumors. *Anesthesiology*. 1986;64(4):453-459.

[82]　Van den Berghe G, Wouters P, Weekers F, et al. Intensive insulin therapy in critically ill patients. *N Engl J Med*. 2001;345 (19):1359-1367.

[83]　Bilotta F, Caramia R, Paoloni FP, Delfini R, Rosa G. Safety and efficacy of intensive insulin therapy in critical neurosurgical patients. *Anesthesiology*. 2009;110(3):611-619.

[84]　Finfer S, Chittock DR, Su SY, et al. Intensive versus conventional glucose control in critically ill patients. *N Engl J Med*. 2009;360 (13):1283-1297.

[85]　Rostami E. Glucose and the injured brain-monitored in the neurointensive care unit. *Front Neurol*. 2014;5:91.

[86]　Kruyt ND, Biessels GJ, DeVries JH, et al. Hyperglycemia in aneurysmal subarachnoid hemorrhage: a potentially modifiable risk factor for poor outcome. *J Cereb Blood Flow Metab*. 2010;30(9): 1577-1587.

[87]　Latorre JG, Chou SH, Nogueira RG, et al. Effective glycemic control with aggressive hyperglycemia management is associated with improved outcome in aneurysmal subarachnoid hemorrhage. *Stroke*. 2009;40(5):1644-1652.

[88]　Van den Berghe G. What's new in glucose control in the ICU? *Intensive Care Med*. 2013;39(5):823-825.

[89]　Pasternak JJ, McGregor DG, Lanier WL. Effect of single-dose dexamethasone on blood glucose concentration in patients undergoing craniotomy. *J Neurosurg Anesthesiol*. 2004;16(2):122-125.

[90]　Hans P, Vanthuyne A, Dewandre PY, Brichant JF, Bonhomme V. Blood glucose concentration profile after 10 mg dexamethasone in non-diabetic and type 2 diabetic patients undergoing abdominal surgery. *Br J Anaesth*. 2006;97(2):164-170.

[91]　Sessler DI. Temperature monitoring and perioperative thermoregulation. *Anesthesiology*. 2008;109(2):318-338.

[92]　Clapham JC. Central control of thermogenesis. *Neuropharmacology*. 2012;63(1):111-123.

[93]　Nomoto S, Shibata M, Iriki M, Riedel W. Role of afferent pathways of heat and cold in body temperature regulation. *Int J Biometeorol*. 2004;49(2):67-85.

[94]　Hernandez M, Cutter TW, Apfelbaum JL. Hypothermia and hyperthermia in the ambulatory surgical patient. *Clin Plast Surg*. 2013;40(3):429-438.

[95]　Herlich A. Perioperative temperature elevation: not all hyperthermia is malignant hyperthermia. *Paediatr Anaesth*. 2013;23(9): 842-850.

[96]　Lenhardt R. The effect of anesthesia on body temperature control. *Front Biosci (Schol Ed)*. 2010;2:1145-1154.

[97]　Roberson MC, Dieckmann LS, Rodriguez RE, Austin PN. A review of the evidence for active preoperative warming of adults undergoing general anesthesia. *AANA J*. 2013;81(5):351-356.

[98]　Ikeda T, Kazama T, Sessler DI, et al. Induction of anesthesia with ketamine reduces the magnitude of redistribution hypothermia. *Anesth Analg*. 2001;93(4):934-938.

[99]　Bjelland TW, Dale O, Kaisen K, et al. Propofol and remifentanil versus midazolam and fentanyl for sedation during therapeutic hypothermia after cardiac arrest: a randomised trial. *Intensive Care Med*. 2012;38(6):959-967.

[100]　Lenhardt R, Negishi C, Sessler DI, Ozaki M, Tayefeh F, Kurz A. Paralysis only slightly reduces the febrile response to interleukin-2 during isoflurane anesthesia. *Anesthesiology*. 1998;89(3):648-656.

[101]　Imamura M, Matsukawa T, Ozaki M, et al. Nitrous oxide decreases shivering threshold in rabbits less than isoflurane. *Br J Anaesth*. 2003;90(1):88-90.

[102]　Arkilic CF, Akca O, Taguchi A, Sessler DI, Kurz A. Temperature monitoring and management during neuraxial anesthesia: an observational study. *Anesth Analg*. 2000;91(3):662-666.

[103]　Butwick AJ, Lipman SS, Carvalho B. Intraoperative forced air-warming during cesarean delivery under spinal anesthesia does not prevent maternal hypothermia. *Anesth Analg*. 2007;105. (5):1413-1419. table of contents.

[104]　Childs C. Human brain temperature: regulation, measurement and relationship with cerebral trauma: part 1. *Br J Neurosurg*. 2008;22(4): 486-496.

[105]　Price MJ. Thermoregulation during exercise in individuals with spinal cord injuries. *Sports Med*. 2006;36(10):863-879.

[106]　Greer DM, Funk SE, Reaven NL, Ouzounelli M, Uman GC. Impact of fever on outcome in patients with stroke and neurologic injury: a comprehensive meta-analysis. *Stroke*. 2008;39(11):3029-3035.

[107]　Choi HA, Badjatia N, Mayer SA. Hypothermia for acute brain injury- mechanisms and practical aspects. *Nat Rev Neurol*. 2012;8(4): 214-222.

[108]　Rivera-Lara L, Zhang J, Muehlschlegel S. Therapeutic hypothermia for acute neurological injuries. *Neurotherapeutics*. 2012;9(1):73-86.

[109] Urbano LA, Oddo M. Therapeutic hypothermia for traumatic brain injury. *Curr Neurol Neurosci Rep*. 2012;12(5):580–591.

[110] Jeon SB, Koh Y, Choi HA, Lee K. Critical care for patients with massive ischemic stroke. *J Stroke*. 2014;16(3):146–160.

[111] Povlishock JT, Wei EP. Posthypothermic rewarming considerations following traumatic brain injury. *J Neurotrauma*. 2009;26(3): 333–340.

[112] Badjatia N. Hyperthermia and fever control in brain injury. *Crit Care Med*. 2009;37(7 Suppl):S250–S257.

[113] Flexman AM, Ng JL, Gelb AW. Acute and chronic pain following craniotomy. *Curr Opin Anaesthesiol*. 2010;23(5):551–557.

[114] Ip HY, Abrishami A, Peng PW, Wong J, Chung F. Predictors of postoperative pain and analgesic consumption: a qualitative systematic review. *Anesthesiology*. 2009;111(3):657–677.

[115] Cahana A, Dansie EJ, Theodore BR, Wilson HD, Turk DC. Redesigning delivery of opioids to optimize pain management, improve outcomes, and contain costs. *Pain Med*. 2013;14(1):36–42.

[116] Drewes AM, Jensen RD, Nielsen LM, Droney J, Christrup LL, Arendt Nielsen L, et al. Differences between opioids: pharmacological, experimental, clinical and economical perspectives. *Br J Clin Pharmacol*. 2013;75(1):60–78.

[117] Benyamin R, Trescot AM, Datta S, Buenaventura R, Adlaka R, Sehgal N, et al. Opioid complications and side effects. *Pain Physician*. 2008;11(2 Suppl):S105–S120.

[118] Brush DE. Complications of long–term opioid therapy for management of chronic pain: the paradox of opioid–induced hyperalgesia. *J Med Toxicol*. 2012;8(4):387–392.

[119] Rittner HL, Roewer N, Brack A. The clinical (ir)relevance of opioidinduced immune suppression. *Curr Opin Anaesthesiol*. 2010;23 (5):588–592.

[120] Young A, Buvanendran A. Recent advances in multimodal analgesia. *Anesthesiol Clin*. 2012;30(1):91–100.

[121] O'Neal JB. The utility of intravenous acetaminophen in the perioperative period. *Front Public Health*. 2013;1:25.

[122] De Oliveira Jr GS, Agarwal D, Benzon HT. Perioperative single dose ketorolac to prevent postoperative pain: a meta–analysis of randomized trials. *Anesth Analg*. 2012;114(2):424–433.

[123] Bauer KA, Gerson W, Wright CT, et al. Platelet function following administration of a novel formulation of intravenous diclofenac sodium versus active comparators: a randomized, single dose, crossover study in healthy male volunteers. *J Clin Anesth*. 2010;22 (7):510–518.

[124] Pountos I, Giannoudis PV, Jones E, English A, Churchman S, Field S, et al. NSAIDS inhibit in vitro MSC chondrogenesis but not osteogenesis: implications for mechanism of bone formation inhibition in man. *J Cell Mol Med*. 2011;15(3):525–534.

[125] Magni G, La Rosa I, Melillo G, Abeni D, Hernandez H, Rosa G. Intracranial hemorrhage requiring surgery in neurosurgical patients given ketorolac: a case–control study within a cohort (2001– 2010). *Anesth Analg*. 2013;116(2):443–447.

[126] Li Q, Zhang Z, Cai Z. High–dose ketorolac affects adult spinal fusion: a meta–analysis of the effect of perioperative nonsteroidal antiinflammatory drugs on spinal fusion. *Spine (Phila Pa 1976)*. 2011;36(7):E461–E468.

[127] Davies NM, Reynolds JK, Undeberg MR, Gates BJ, Ohgami Y, Vega Villa KR. Minimizing risks of NSAIDs: cardiovascular, gastrointestinal and renal. *Expert Rev Neurother*. 2006; 6(11):1643–1655.

[128] Weinbroum AA. Nonopioid IV, adjuvants in the perioperative period: pharmacological and clinical aspects of ketamine and gabapentinoids. *Pharmacol Res*. 2012;65(4):411–429.

[129] Dale O, Somogyi AA, Li Y, Sullivan T, Shavit Y. Does intraoperative ketamine attenuate inflammatory reactivity following surgery? A systematic review and meta–analysis. *Anesth Analg*. 2012;115 (4):934–943.

[130] Chang LC, Raty SR, Ortiz J, Bailard NS, Mathew SJ. The emerging use of ketamine for anesthesia and sedation in traumatic brain injuries. *CNS Neurosci Ther*. 2013;19(6):390–395.

[131] Grathwohl KW. Does ketamine improve postoperative analgesia? More questions than answers. *Pain Med*. 2011;12(8):1135–1136.

[132] Ture H, Sayin M, Karlikaya G, Bingol CA, Aykac B, Ture U. The analgesic effect of gabapentin as a prophylactic anticonvulsant drug on postcraniotomy pain: a prospective randomized study. *Anesth Analg*. 2009;109(5):1625–1631.

[133] Khurana G, Jindal P, Sharma JP, Bansal KK. Postoperative pain and long–term functional outcome after administration of gabapentin and pregabalin in patients undergoing spinal surgery. *Spine (Phila Pa 1976)*. 2014;39(6):E363–E368.

[134] Guilfoyle MR, Helmy A, Duane D, Hutchinson PJ. Regional scalp block for postcraniotomy analgesia: a systematic review and meta analysis. *Anesth Analg*. 2013;116(5):1093–1102.

[135] Ezhevskaya AA, Mlyavykh SG, Anderson DG. Effects of continuous epidural anesthesia and postoperative epidural analgesia on pain management and stress response in patients undergoing major spinal surgery. *Spine (Phila Pa 1976)*. 2013;38(15):1324–1330.

[136] Farag E, Ghobrial M, Sessler DI, et al. Effect of perioperative intravenous lidocaine administration on pain, opioid consumption, and quality of life after complex spine surgery. *Anesthesiology*. 2013;119(4):932–940.

[137] Krenk L, Rasmussen LS. Postoperative delirium and postoperative cognitive dysfunction in the elderly – what are the differences? *Minerva Anestesiol*. 2011;77(7):742–749.

[138] Rudolph JL, Marcantonio ER. Review articles: postoperative delirium: acute change with long–term implications. *Anesth Analg*. 2011;112(5):1202–1211.

[139] Luetz A, Heymann A, Radtke FM, et al. Different assessment tools for intensive care unit delirium: which score to use? *Crit Care Med*. 2010;38(2):409–418.

[140] Claassen J, Mayer SA, Kowalski RG, Emerson RG, Hirsch LJ. Detection of electrographic seizures with continuous EEG monitoring in critically ill patients. *Neurology*. 2004;62(10):1743–1748.

[141] Rudolph JL, Schreiber KA, Culley DJ, et al. Measurement of postoperative cognitive dysfunction after cardiac surgery: a systematic review. *Acta Anaesthesiol Scand*. 2010;54(6):663–677.

[142] Salata K, Katznelson R, Beattie WS, Carroll J, Lindsay TF, Djaiani G. Endovascular versus open approach to aortic aneurysm repair surgery: rates of postoperative delirium. *Can J Anaesth*. 2012;59 (6):556–561.

[143] Sieber FE, Mears S, Lee H, Gottschalk A. Postoperative opioid consumption and its relationship to cognitive function in older adults with hip fracture. *J Am Geriatr Soc*. 2011;59 (12):2256–2262.

[144] Bilotta F, Gelb AW, Stazi E, Titi L, Paoloni FP, Rosa G. Pharmacological perioperative brain neuroprotection: a qualitative review of randomized clinical trials. *Br J Anaesth*. 2013; 110 (Suppl 1):i113–i120.

[145] Colombo R, Corona A, Praga F, et al. A reorientation strategy for reducing delirium in the critically ill. Results of an interventional study. *Minerva Anestesiol*. 2012;78(9):1026–1033.

[146] Deschodt M, Braes T, Flamaing J, et al. Preventing delirium in older adults with recent hip fracture through multidisciplinary geriatric consultation. *J Am Geriatr Soc*. 2012;60(4):733–739.

[147] Zhang H, Lu Y, Liu M, et al. Strategies for prevention of postoperative delirium: a systematic review and meta–analysis of randomized trials. *Crit Care*. 2013;17(2):R47.

[148] Radtke FM, Franck M, Lendner J, Kruger S, Wernecke KD, Spies CD. Monitoring depth of anaesthesia in a randomized trial decreases the rate of postoperative delirium but not postoperative cognitive dysfunction. *Br J Anaesth*. 2013;110(Suppl 1):i98–i105.

[149] Watne LO, Hall RJ, Molden E, et al. Anticholinergic activity in cerebrospinal fluid and serum in individuals with hip fracture with and without delirium. *J Am Geriatr Soc*. 2014;62(1):94–102. http://dx. doi.org/10.1111/jgs.12612. Epub 2014 Jan 2.

[150] Butterfield S. Clearing or clouding the mind? Debate over antipsychotics as delirium treatment. *ACPHospitalist [Internet]*; 2011. Available from: http://www.acphospitalist.org/archives/2011/11/delirium.htm.

[151] Popp J, Arlt S. Prevention and treatment options for postoperative delirium in the elderly. *Curr Opin Psychiatry*. 2012;25(6):515–521.

第 2 章 神经外科手术的患者体位

Patient Positioning for Neurosurgical Procedures

Shaun E. Gruenbaum　Benjamin F. Gruenbaum　Yoram Shapira　Alexander Zlotnik　**著**

张树葆　**译**

张洪钿　**校**

一、概述

患者体位是神经外科手术的关键组成部分，对体位的要求也比其他任何外科专业都更严格。其他外科专业手术基本都是在仰卧位进行的，几乎不需要麻醉医生的协助；然而，在神经外科手术中的体位摆放需要外科医生、麻醉医生和护理人员共同合作完成。

正确的患者体位可以确保足够的手术空间，让手术医生感到舒适，而且能将患者受伤的风险降至最低。神经外科手术有几种常用体位。所有手术室人员必须全面了解神经外科手术所采用的各种体位，以及与该体位相关的独特风险和可能的术后影响。

用于神经外科手术的四个主要体位包括仰卧位、侧卧位、俯卧位和坐位。手术前应仔细评估患者，并且应权衡手术体位益处与特定风险之间的关系，这些益处涉及他们的手术入路和医生的舒适度。

摆放患者体位的每一步都应该是一种合作的努力，并且应该以有效且安全的方式完成。相互交流对于最大限度地降低患者风险至关重要。将患者的头部固定在立体定位框架中，放置头部和颈部，以及放置患者的身体时，应格外小心。在文献中详细讨论了患者体位的一般原理。在本章中，我们将集中讨论适合神经外科手术体位的特定注意事项。

二、一般原则

> **要 点**
>
> ◆ 确定患者体位是神经外科手术过程的重要环节，应在术前评估中进行计划。
> ◆ 四肢体位应根据美国麻醉医生学会预防围手术期周围神经病的实践指导原则进行摆放。
> ◆ 在摆放体位过程中和转动床头时可能需要暂时断开患者的监护仪、输液管路和呼吸机的连接；这些措施应该在手术室人员的配合下有效地完成。

神经外科手术患者体位的总体目标是在保持患者安全的同时提供最佳的手术暴露。制订患者体位是神经外科手术过程的重要组成部分，这一步骤可能比其他任何专业都更为重要。其他外科专业的体位摆放通常很少需要麻醉医生的参与，而神经外科手术的体位摆放则需要外科医生、麻醉医生和护理人员之间的通力合作[1]。特别是在耗时较长的手术中，由于体位的直接影响或者解剖方向欠佳的间接影响，不良体位摆放可能造成严重的并发症。

许多患者的体位都有各自的相关风险，外科医生、护理人员和麻醉医生必须意识到这一点[2]。因此必须权衡特定体位的风险与手术通道和舒适性的利弊。术前应对患者进行全面评估，并应在当时考虑并计划好最佳体位。已计划好的手术体位应尽早通知手术室护士和麻醉医生，以便他们准备所有必要的设备。麻醉医生应该能够预见特定体位可能造成的潜在并发症，并做好相应治疗的准备。

有关适当的使用防护垫和四肢体位摆放的基本原则，应基于美国麻醉医生协会预防围手术期周围神经病的实践指导原则[3]（表 2-1）。全身麻醉后应该用胶布贴住患者的眼睛，长时间手术时应考虑润滑眼睛。手臂应保持在中立位置，手臂外展限制在 90° 内。四肢的骨突处应适当使用防压疮垫，以防止皮肤压迫、破裂及周围神经病。

在进行全身麻醉并放置动脉和静脉管路后，手术室工作台通常要从麻醉医生那里旋转 90° 或 180°。在短暂的时间内，患者可能会与监护仪、输液管路和呼吸机断开连接。这需要在外科手术团队和麻醉团队之间进行仔细协调以确保患者安全，并且应及时将患者与呼吸机和监护仪重新连接。

表 2-1　减少围手术期上下肢周围神经病变的体位策略

	病变部位	体位策略
上肢	臂丛神经病变	手臂外展不应超过 90°
	尺骨神经病变（肘）	避免手或前臂内翻
	放射神经病变（臂）	避免长期接触硬表面对肱骨螺旋槽造成压力
	中位神经病变（肘）	术前检查避免将肘部拉伸超出患者舒适度
下肢	坐骨神经病变	术前检查时避免伸展腘肌超过患者舒适度
		避免过度屈髋
	腓神经病变	避免在腓骨头附近接触硬面或硬物造成的压力

经许可转载，引自 American Society of Anesthesiologists Practice Advisory for the Prevention of Perioperative Peripheral Neuropathies. *Anesthesiology*. 2011 Apr;114(4):741–54.

> 临床要点：将床旋转 90°～180° 通常需要将监护仪、输液管和呼吸机与患者断开连接。这是一个危险的时刻，应在外科手术团队和麻醉团队的配合下有效完成。

三、头部固定和体位

要　点

- Mayfield 头架中钉头固定头部时会极大地刺激患者，如果没有及时预料并且没有给予药物预防，则可能会导致严重的高血压和心动过速。
- 摆放患者体位进行神经外科手术时，头和颈部的放置是重要的考虑因素之一，正确放置可确保最佳的手术方式和术中暴露。
- 为了方便静脉和淋巴引流，并最大限度地减少颈部弯曲时气管插管的扭结机会，下颌隆突和胸骨柄之间必须始终保持至少 2～3 指宽的距离。

（一）头部固定

通常在进行神经外科手术之前将头固定在立体定位的 Mayfield 头架内。放置立体定位框架需要在患者头皮上以 60～80 磅 / 平方英寸（psi；1 磅 ≈ 0.45kg，1 英寸 = 2.54cm）的压力放置 3～4 个外部头钉。头钉具有强烈的刺激作用，类似于手术切口。如果未提前预料和治疗，则会导致大量儿茶酚胺释放，以及相关的高血压和心动过速。此外，如果患者的头部固定在立体定位框架中后又出现移动，则可能导致患者头皮或颈椎发生严重撕裂伤。

头钉引起的严重高血压可能会导致手术部位，甚至在远离手术区域的另一个颅内部位出现脑水肿和脑出血加剧[4, 5]。如果出血量很大，则可能需要进行手术干预。固定头部引发的高血压导致的恶性脑水肿可能会影响颅内手术期间的暴露。因此，预见头钉固定的后遗症，确保适当的疼痛控制，并使血压保持在正常范围内是非常重要的。这对于脑血管病变（如动静脉畸形或脑动脉瘤）、已知凝血障碍或使用抗凝剂的患者，以及血脑屏障功能受损的患者尤其重要。使用头架时，应该经常监测血压，最好使用有创动脉监测血压。

有慢性难治性高血压病史的患者在使用头钉时极有可能发生严重的高血压。头部固定需要外科手术团队与麻醉团队之间不断沟通，与头部固定相关的血流动力学反应应提前预见并应预先干预。无论患者是清醒状态或是麻醉状态，固定其头部之前，都应先用局部麻醉药浸润头皮[6]。应加深麻醉，并在适当的情况下，对麻醉的患者进行肌松。若计划在神经外科手术过程中使用阿片类药物，则理想情况下应在钉扎头部之前使用，以进一步减弱对钉扎的反应。

值得注意的是，钉扎产生的血流动力学反应通常是短暂的，并且在患者的头部固定后，立体定位框架不再存在刺激。因此，小剂量的阿片类药物（如瑞芬太尼 1μg/kg）无论是否与丙泊酚联合应用，都可能比大剂量的异丙酚或挥发性麻醉药有优势，因为后者可能在头部固定后导致严重低血压。

Mayfield 头架固定头部还会带来其他一些并发症[7]。在颅骨薄的儿童或成人中，过度用力可能会导致颅骨凹陷性骨折。有时，骨折可能非常严重，导致不良的预后。同样，对于患有已知或疑似颅骨骨折的外伤患者，固定头部时应格外小心。

临床医生在术后应即刻认识到与钉扎相关的潜在并发症（表 2-2）。手术结束取下头钉时，在放置头钉处会出现渗血。通常，用纱布敷料加压足以止血。有时，可能需要用缝线或缝钉封闭这些小孔。此外，头钉的移除可能会增加静脉空气栓塞（venous air embolism，VAE）的风险。坐姿手术发生 VAE 风险最高的，提倡在针上放置抗

生素软膏以预防 VAE[6]。

表 2-2　神经外科各种因素和体位可能引起的术后并发症

危险因素		术后并发症
其他因素	头架钉	• 头钉部位出血 • VAE
	头颈位置	• 颈部不适或疼痛 • 臂丛神经损伤 • 术后脑静脉或淋巴引流不足引起的气道阻塞 • 椎或颈动脉阻塞引起的颈椎缺血和四肢瘫痪
体位因素	仰卧位	• 由于压力点填充不足引起下腰痛和周围神经病（特别是尺骨） • 与颈部旋转或屈曲有关的并发症（见前文）
	侧卧位	• 腋动脉压迫引起的臂丛神经损伤 • 压力和拉伸性麻痹（尤其是由于下肢的体位不当引起的腓神经和股外侧皮神经损伤）
	俯卧位	• 术后失明（OIN 最常见） • 压疮 • 臂丛神经损伤 • 四肢瘫痪造成的血管压缩
	坐位	• 气脑 • 四肢瘫痪（极度的头颈部弯曲造成颈椎缺血） • 压力支撑和机械通气导致严重 VAE

OIN. 视神经缺血性病变；VAE. 静脉空气栓塞

（二）头部和颈部的体位放置

头颈部的放置是神经外科手术患者体位摆放最重要的方面之一[8]，因为头部的方向为神经外科医生提供了适宜的手术方法和手术暴露。头部和颈部的位置摆放有几个基本原则需要考虑，外科医生和麻醉医生要保持警惕，预防并发症发生。首先，应在术前评估患者的颈部活动度和稳定性，并确定术中头颈位置。如果患者有颈部活动受限相关的神经系统症状，则应避免或尽量避免过度屈曲、过度伸展、侧屈或旋转[6]。

颈部过度屈曲可能导致头部静脉和淋巴引流阻塞，导致舌部和面部肿胀，并增加颅内压。过度弯曲还会导致椎动脉受压，从而导致脑缺血，以及氧合和通气困难。因此，建议下颌隆突与胸骨柄之间始终保持至少 2～3 指宽的距离。此外，

外科手术和麻醉小组应注意避免导致下巴受压力，以免出现皮肤破裂或压迫性坏死。

术后与头颈部体位有关的并发症可能会即刻出现[6]（表 2-2）。颈部过度拉紧可能会导致臂丛神经损伤或术后不适及疼痛。长时间压迫患者的下巴可能会导致皮肤破裂或压力性坏死。脑静脉或淋巴引流不充分会造成颈部和气道肿胀，导致术后气道阻塞。此外，如果在手术期间长时间阻塞椎动脉或颈动脉，可能会导致颈椎缺血和四肢瘫痪。

四、体位

要 点

- ◆ 仰卧位是神经外科手术最简单、最常采用的体位，不需要任何特殊设备。
- ◆ 侧卧位进行神经外科手术的风险包括颈静脉扭结和臂丛神经损伤、周围神经损伤，以及通气－灌注不协调。
- ◆ 患者俯卧位时需要断开监护仪、输液管道和呼吸机的连接，但这些操作应谨慎而有效地进行。
- ◆ VAE 是一种潜在的灾难性并发症，在坐位手术时最可能发生，因此在这种体位下进行手术已受到广泛争议。

神经外科手术体位通常选择仰卧位、侧卧位、俯卧或坐位，或以上一种姿势稍做变化。每一种体位都有独特的相关优势和风险，这些情况在术前评估中应予以考虑（表 2-3）。全面了解与这些体位相关的风险对于确保神经外科手术过程中的患者安全至关重要。特别是经过长时间的手术后，不合适的体位可能会增加患者术后并发症的发生率。

（一）仰卧位

仰卧位是神经外科手术中最常用的体位[8]。仰卧位容易摆放，且相关并发症最低。此外，仰卧姿势不需要任何特殊设备。

对于仰卧位患者，应特别注意四肢摆放。手臂通常放置在患者侧面的中立位置，并且需要包裹起来，从而在手术过程中避免损伤。在铺无菌巾之前，麻醉医生应确认动脉和静脉输液通路良好。根据美国麻醉医生学会预防围术期周围神经病变任务的建议，应很好地填充压力点[3]。仰卧位时尺神经和下背部特别易受伤。手臂应平放并下置软垫，膝盖下放置枕头抬高以减轻下部的压力。

由于静脉压力低，所以回心静脉与患者体位密切相关。仰卧位时重力对静脉血流的影响极小。对于颅内手术，通常建议抬高头部或将特伦德伦伯卧位反向调整至 30°，以利于静脉回流，降低颅内压，并改善脑灌注压[9, 10]。但是，一些研究表明，反向特伦德伦伯卧位实际上可能通过降低颅骨和心脏的静水压力来降低脑灌注压力[11]。此外，抬头位可降低胸腔内压力并改善机械通气期间的呼吸力学。值得注意的是，头部抬高的程度决定了手术部位相对于心脏水平的高度。因此，头部抬高的程度决定了 VAE 的相关风险。

> 临床要点：对于仰卧位的颅内手术，头部抬高或将特伦德伦伯卧位反转至 30° 可能有助于静脉回流并降低颅内压，但可能会因颅腔和心脏水平的静水压降低而出现脑灌注压降低。

仰卧位最大风险是通常需要适度的颈部旋转才能达到最佳的手术条件[6]。经常使用毯子或枕头将同侧肩膀抬高以实现颈部旋转[12]。老年患者旋转颈部需要注意，可能会出现颈内静脉或颈部动脉扭结的情况。此外，如果肩部过度牵引，臂丛神经可能会被拉伸和损伤。

仰卧位造成的术后并发症很少见（表 2-2）。下背部疼痛和周围神经病变（尤其是尺神经）可能是由于压力点填充（压力点下面放置软垫）不

表 2-3　神经外科手术中常用的四个基本体位相关的优势和风险

	优　势	风　险
仰卧位	• 最简单的体位 • 不需要任何特殊设备 • 并发症发生率最低 • 患者呼吸道通畅	• 周围神经病变 • 下背部受损 • 可能需要适度的颈部旋转和肩膀牵引，这可能导致颈内静脉扭结或臂丛神经损伤
侧卧位	• 颞叶的最佳手术入路 • 能通过 3/4 俯卧位进入颅后窝而静脉栓塞的风险较低（与俯卧位相比），并且增加外科医生的舒适度（与坐位相比）	• 颈静脉扭曲和臂丛神经损伤 • 周围神经损伤 • 通气 / 灌注不匹配 • 肺部积液
俯卧位	• 进入枕骨下区域或脊柱后位手术最佳入路 • 与坐位相比，静脉栓塞的风险低	• 通常需要与监护仪、血管通路和呼吸机断开 • 俯卧时可能造成伤害 • 降低肺顺应性，增加气道峰值压力 • 颅内压增高 • 通气不良 • 手臂放在患者的侧面，会造成血管通路无法使用 • 术后失明
坐位	• 颅后窝手术的最佳入路 • 减少组织回缩，提高手术暴露程度及降低脑神经损伤风险 • 促进脑脊液引流，降低颅内压 • 促进脑静脉回流，减少潜在术中失血 • 气道通畅	• 严重低血压和低脑灌注压 • 静脉空气栓塞的风险最高（与其他体位相比） • 很多临床医生主张筛查卵圆孔

足所致。仰卧位引起的大多数并发症与头部旋转或屈曲有关。

（二）侧卧位

侧卧位（图 2-1）为颞叶手术提供了最佳手术入路，可用于颅底外侧部、颅后窝或枕下外侧区域的手术[6, 8]。患者仰卧位时，当身体一侧使用长肩垫并转动头部时，患者的头部和身体可以接近侧卧位。但是，真正的侧卧位要求患者的臀部垂直于地板。外侧入路相关的风险包括颈静脉扭结、臂丛神经损伤、周围神经损伤，以及通气和灌注不匹配。

首先将患者仰卧在手术台上，待全麻后再摆放侧卧位。将患者侧向滚动，在患者的上胸部下方放置腋窝软垫，以最大限度地减少上臂重要结构的压迫，而前臂则放在软垫扶手上。另一侧手臂放在抬高的软垫扶手上，扶手固定在患者面前的手术台上。另一侧肩膀稍稍外展，肘部保持最小屈曲。用豆袋或其他支撑装置将患者的躯干固定在侧卧位。

摆放侧卧位时，应特别注意患者下侧手臂的位置[6]。摆放侧卧位特别需要注意正确放置腋窝软垫，以防止臂丛神经受压或对下方肩部的压力。腋窝软垫应放置在上胸部下方，而不是腋窝下。腋窝软垫放置不正确可能会导致（而不是防止）臂丛神经损伤[12]。患者的头部应固定并充分支撑，以防止对颈椎造成任何伤害。在两腿之间应放置一个枕头，并屈曲膝关节，以免压迫腓骨头和腓神经。侧卧位时还应注意避免颈部过度屈曲，因为这样会导致颈静脉扭结、迟发性面部肿胀和臂丛神经病变[13]。

> 临床要点：患者侧卧位，上胸部下方放置腋窝垫时应注意，以防止臂丛神经损伤。

由于重力的作用，在血管压力超过肺泡压力的下部肺相关区域（西部区域 3）灌注最好。在全麻机械通气的患者中，手术床上方 18cm 处的肺部灌注不良，但吸气量最大。侧卧位时，通气

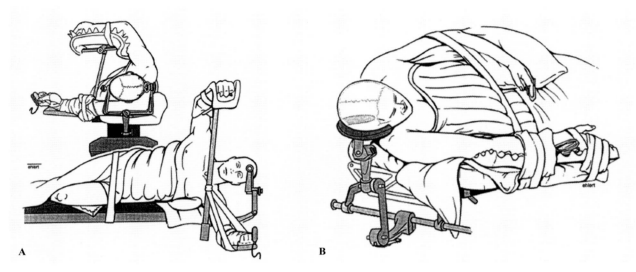

▲ 图 2-1 侧卧位

A. 下侧臂悬挂手术台下，上侧臂置于臂板上；B. 下侧臂置于手术台和臂板上，上侧臂放在身上，下面放置枕头（经许可转载，引自 Goodkin R, Mesiwala A. General principles of operative positioning. In: Winn RH, ed. *Youmans Neurological Surgery*, 5th ed. Philadelphia: Saunders; 2004; with permission.）

和灌注之间的不匹配情况加剧[14]。此外，如果向患者输注大量液体，随着时间的推移，液体可能积聚在下侧肺内积聚。如果发生这种情况，呼吸道的峰值压力可能会增加，并且可能难以为患者充分通气和给氧。增加的呼吸道压力可能变得更加明显，因低氧血症导致呼气末正压增加可能会造成血液流向下侧肺，导致低氧血症更加恶化。

公园长椅位是改良的侧卧位（图 2-2），用于无须坐位即可进入颅后窝的手术[8, 12]。在这种体位时，患者被放置在手术台上足够高的位置，稍微弯曲的下侧手臂可以挂在床的边缘。然后用悬带固定下侧臂。患者的脖子向地板方向弯曲，头部向地板方向旋转。公园长椅位特别容易发生静脉淤滞和深静脉血栓形成[7]。在可行的情况下应使用加压靴，而且应该在患者进入手术室时使用加压靴。

3/4 俯卧位（图 2-2）在许多方面都与俯卧位相似，可用于进入颅顶枕区和颅后窝的手术。与坐位相比，3/4 俯卧位具有多个优势。即使头部高于心脏水平，与坐位相比，VAE 的风险也较低。此外，3/4 俯卧位为外科医生提供了更多的舒适感，同时减少了外科医生手臂和肩膀的疲劳[8]。

侧卧位手术导致的术后并发症包括由于腋动

脉受压引起的臂丛神经损伤，压力性麻痹和伸展损伤[6]（表 2-2）。特别注意的是，下肢放置不当可能会导致与腓神经损伤和股外侧皮神经损伤有关的症状。

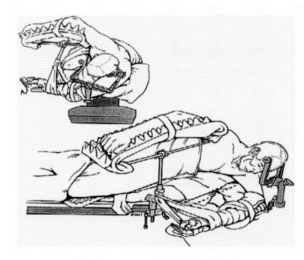

▲ 图 2-2 3/4 俯卧位（侧卧位）

原则上 3/4 俯卧位定位类似于侧卧位，头部可以放在手术台上或头架中。改良的公园长椅体位，是下侧臂可放在身体后面或脸下方的悬带中。采用枕下入路时，需要用胶带将上侧肩朝脚下的方向牵拉。但是，这可能会导致臂丛神经受拉伸出现术后神经病变（经许可转载，引自 Goodkin R, Mesiwala A. General principles of operative positioning. In: Winn RH, ed. *Youmans Neurological Surgery*, 5th ed. Philadelphia: Saunders; 2004.）

（三）俯卧位

俯卧位通常用于枕下区或后颈椎的手术[12]，需要使用多种俯卧配置和支撑架（图 2-3）。摆放俯卧位之前，患者通常需要仰卧于手术床上接受全麻诱导。建立静脉和动脉通道，并留置尿管。将头部固定在 Mayfield 头架中（用于颅内和颈椎手术），随后将患者放置手术台上。另外，特殊的手术台（如 RotoProne）具有使患者俯卧旋转的能力，而无须将患者转移到另一张床上。

安放患者俯卧位时应格外谨慎，并应与数名工作人员合作。麻醉医生确保气管插管的安全性，而外科医生（不是麻醉医生）负责转换体位时的头部和脊柱控制。外科医生在这一过程中必须特别小心，将头部保持在稳定且中立的位置，以防脊柱受伤。俯卧位的患者可能需要将患者与呼吸机回路和监护仪断开，从而造成短暂的缺少监护或通气。转换体位期间，必须特别注意监视所有管路，包括导尿管和气管插管。外科手术团队和麻醉团队之间必须合作，以确保患者得到有效的转身并能及时重新连接呼吸机和监护仪。

患者安放置俯卧位并重新连接到呼吸机回路和监护仪后，应检查患者的身体，四肢和眼睛。安放身体时，应特别注意避免腹腔内压力过大。

腹部的压力过大可能会阻塞下腔静脉，降低静脉回流并增加腰椎手术的出血（第 7 章），并且可能会阻止或损害通气期间的最佳膈肌移动度。提供足够的胸部支撑可以减轻腹部压力。手臂和膝盖的骨突处应该置软垫，以防止由于机械压力导致皮肤破裂。肩膀的外展角度不得超过 90°，手臂弯曲，膝盖弯曲，并且应该避免足底过度弯曲。男性生殖器应自由下垂，眼睛应该用胶带封住并避免受到眼眶压迫，乳房应使用充分填充软垫支撑。头部应按照手术指示固定在中立或旋转。

如果患者的头部未固定在 Mayfield 头架中，则应使用俯卧的泡沫枕头，该枕头应具有眼、鼻和气道的通气口。应当指出，俯卧枕头只能在一个高度上使用，较矮小的患者可能会出现颈部过度伸展[7]。在手术过程中，应至少每 15min 检查一次眼睛，以确保没有受眼眶压迫[15]。俯卧位手术时间长时，可能会出现明显的面部水肿。在气管插管被套住后，袖带周围无泄漏可能需要进行术后通气。

与仰卧位相比，俯卧位可能会因患者的肺顺应性降低，从而导致更高的气道压峰值。此外，俯卧位会减少回心静脉血流，增加全身和肺血管阻力[6]。俯卧位还会增加颅内压，对于颅内顺应性降低的患者应谨慎使用[16]。俯卧位有利于改善通气和灌注的匹配，从而改善了动脉氧合和脑组织氧

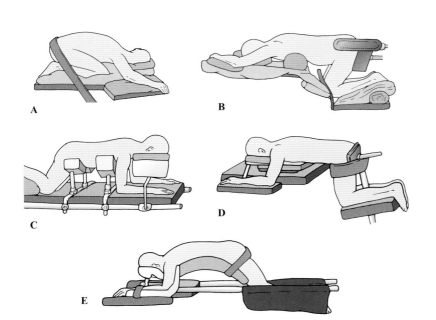

◀ 图 2-3 脊柱手术时旨在使椎骨静脉扩张最小化的定位架示例

A. 蜷曲位；B. 加拿大架；C.Relton Hall 型架；D. 安德鲁斯架；E. 威尔逊架［经许可转载，引自 Schonauer C, Bocchetti A, Barbagallo G, Albanese V, Moraci A. Positioning on surgical table. *European Spine Journal*. 2004;13(Suppl. 1):S50–S5.］

合，并增加脑灌注压。与坐位相比，俯卧位手术可提供良好的后入路，而 VAE 的风险明显降低。

> 临床要点：术后视力丧失最常见的相关危险因素包括俯卧位、手术时间超过 6h、术中低血压和大量失血。

俯卧位术后视力丧失是一种罕见但有毁灭性的并发症（表 2-2）。视力丧失的发生率和机制至今尚未明确[17]。术后视力丧失的四个原因包括缺血性视神经病变（最常见的原因，约占术后视力丧失病例的 89%）、视网膜中央动脉阻塞、皮质梗死和眼外伤。术后视力丧失最常见的相关危险因素包括俯卧位、手术时间超过 6h、术中低血压和大量失血。然而，应该指出的是，危险因素是基于回顾性报告中的关联而推测的[18]。目前尚无有效的治疗缺血性视神经病变的方法（见第 4 章）。其他潜在的术后并发症包括褥疮、臂丛神经损伤、血管压迫和后期四肢瘫痪[6]。

（四）坐位

坐位（图 2-4）通常用于颅后窝或颈椎后路的手术[12]。尽管在颅后窝手术时也可以使用俯卧位和侧位，但坐位可提供多种生理优势。重力促进了脑脊液引流，因此比其他任何体位都更能降低颅内压[19]。与其他体位相比，坐位因组织回缩较少而改善了颅后窝的暴露程度，并且降低了脑神经损伤概率。此外，坐位还可改善脑静脉引流，促进血液从术区回心。与其他体位相比，这可带来最佳的手术条件，并可能减少手术失血量。

与俯卧位相比，麻醉医生在坐位时更容易接近患者的呼吸道。此外，坐位时胸腔内压力更低且便于通气。在发生心搏骤停的情况下，坐位的心肺复苏（cardiopulmonary resuscitation，CPR）比俯卧位更容易，并且床的位置易于进行 CPR。

采用坐位进行神经外科手术会带来重大且可能危及生命的风险。重力影响静脉回流会使患者血压明显著低，从而减少大脑灌注压。上述情况可以通

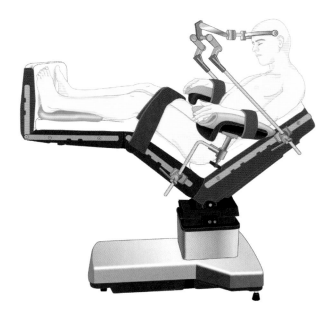

▲ 图 2-4　使用 Mayfield 头架的坐位

实际上，这是改良的卧位，因为腿保持尽可能高以促进静脉回流。必须支撑手臂以防肩部过度牵拉。请注意，头枕支架最好安装在手术台前部，以便在不先卸下头部固定器的情况下可以实现紧急调整或放低患者的背部。如果头架连接到手术台的中部，则无法完成上述操作（经许可转载，引自 Cassorla L, Lee J-W. Patient positioning and anesthesia. In: Miller RD, ed. *Miller's Anesthesia*. Maryland Heights: Churchill-Livingstone; 2009: pp. 1151-70.）

过以下方式缓解血压下降，包括摆放坐位之前输注一定量液体、给予一定剂量血管加压素、下肢施以松紧带加压或将患者体位逐渐定位到坐位。此外，坐位还会造成肺部和全身血管阻力增加[20]。

采用坐位进行神经外科手术时，VAE 是一种潜在的灾难性并发症。当手术部位和心脏之间存在开放的静脉压力梯度时，可能会发生 VAE。坐姿发生 VAE 的风险因手术类型而异。颅后窝手术中会暴露出无法塌陷的静脉窦，这些手术的风险特别高。卵圆孔未闭（patent foramen ovale，PFO）的患者引起全身循环复杂血栓的风险进一步增加。Stendel 及其同事[21]证实了 27% 的颅后窝病变患者会发生 PFO。他们进一步证明了在坐位颅后窝手术期间 75% 的患者中存在 VAE。值得注意的是，VAE 的风险不是坐位所独有的，也可能发生在俯卧或侧卧位手术过程中，前提是手术床中的静脉压力低于大气压，这通常会发生在手术水平高于心脏水平时。

尽管没有单一的监测方式可以准确预测所有

VAE 病例，但通常可通过潮气末二氧化碳、心前区多普勒或经食管超声心动图检测 VAE [22]。如果发生 VAE，由于肺无效腔的增加，低氧血症可迅速发生。右心劳损可进一步导致心肌缺血、明显的低血压和心搏骤停。严重的空气栓塞可导致脑卒中和四肢瘫痪等严重的神经系统后遗症。VAE 患者还会出现血小板减少，增加出血的风险 [23]。

由于 PFO 患者发生 VAE 的风险高，因此许多临床医生主张采用对比增强的经食管、经胸超声心动图进行常规术前筛查。近年来，经颅多普勒检查已成为一种廉价、无创且简便的评估 PFO 的方法 [21]。简而言之，将含有少量空气的对比剂注入肘前静脉，如果存在从右到左的分流，则对比剂将绕过肺循环，并在脑基底动脉产生微栓塞信号。微气泡的数量表示 PFO 的严重程度。当首选坐位进行神经外科手术并且在筛查发现 PFO 时，一些专家建议在术前应首先通过手术处理 PFO [24]。

在坐位颅后窝手术中，多达 3% 的患者可能发生术后张力性肺气肿 [25]。空气进入硬膜外腔时，当足量空气进入硬膜外腔以致产生占位效应时便会出现张力性肺气肿，这将进一步导致致命的脑疝发生。一些专家建议在关闭硬脑膜后应减少分钟通气量，以使脑部扩张 [26]，在颅后窝手术后的前 14 天应避免使用氧化亚氮。放置脑室造口引流管可进一步降低风险，该引流术通常在坐位颅后窝大手术后放置。

下巴靠在胸部的颈部极度屈曲，再加上使用阻塞静脉和淋巴引流的口咽气道或经食管探头，可导致术后严重的舌水肿 [26]。这可能导致术后气道阻塞和低氧血症。仔细定位颈部和正确放置咬合块而不是口咽气道可以降低这种风险。

坐位的神经外科手术很少会导致周围神经病变。坐位最常见的受损神经是腓总神经，会导致足下垂。腓总神经受伤可能是由于缺血性压迫或坐骨神经拉伸所致。

坐位对神经外科手术的风险收益比已经引起了很大的争议 [24, 27]。近年来，由于担心其相关的并发症，坐位在美国已不再推崇。如今，在美国以坐位

完成的最常见的手术是插入深部脑刺激器 [8]，或者偶尔难以触及的病变，如松果体肿瘤。在欧洲，坐位仍然很受欢迎，是颅后窝手术的首选体位 [28]。

没有证据明确证实侧卧位或俯卧位的神经外科手术比坐位更安全。许多专家认为，害怕坐位会发生灾难性并发症是没有根据的 [29]。在一支经验丰富的外科手术团队和麻醉团队的共同努力下，坐位神经外科手术可以安全地进行，并且比俯卧位有利 [22, 30, 31]。Orliaguet 及其同事 [32] 回顾性分析了 85 例经坐位或俯卧位行颅后窝开颅手术的儿科患者，发现坐位在术中和术后并发症更少，而且重症监护和住院时间更短。如果在神经外科手术中首选坐位，则外科和麻醉团队必须合作以尽早发现 VAE。虽然这一前提近年来受到了挑战，但存在从右向左的心内分流通常被认为是坐位手术的绝对禁忌证。有限的数据表明，即使是患有 PFO 的患者也可以在坐位中安全地进行手术，发生 VAE 的风险很小 [33-35]。相对的禁忌证包括严重的动脉粥样硬化性冠状动脉疾病和严重的低血压或高血压。

在术后初期，颅内积气很常见，并且可能在术后持续数周 [6]（表 2-2）。无论使用氧化亚氮与否，坐位手术都可能发生气颅。头颈过度屈曲时，颈椎缺血可导致四肢瘫痪。如果发生严重的 VAE，术后可能需要持续的加压支持和机械通气。

五、总结

神经外科手术的持续时间长，并且患者被手术单完全盖住，恰当的体位尤其重要。在决定患者手术体位时，应充分权衡获得最佳手术通道、外科医生舒适度，以及特定体位风险这三者的利弊。全面的术前评估至关重要，应将决定的体位尽早告知麻醉医生和护理人员。正确的患者体位需要所有手术室人员之间的合作和沟通。

将患者的头固定在 Mayfield 立体定位框架中，定位头部和颈部，以及定位身体时，都应该特别注意和充分考虑患者安全性。固定头部可能会导致严重的高血压和心动过速，麻醉医生应对

此进行提前预知。固定之前，应先给予患者一定剂量阿片类药物或麻醉药，并在此期间仔细监测血压。在头和颈部的定位过程中，应考虑患者的术前活动能力。不鼓励过度屈曲，并且下颌隆突和胸骨柄之间应始终保持至少2～3指宽距离。

所有神经外科手术都应考虑到每个体位具有独特的优势和风险。所有体位都有可能损伤周围神经，所以放置四肢时应格外小心。同样，所有部位在心脏上方的手术都有发生VAE风险，其中坐位风险最高。

参 考 文 献

[1] Kroll DA, Caplan RA, Posner K, Ward RJ, Cheney FW. Nerve injury associated with anesthesia. *Anesthesiology*. 1990;73(2):202–207.

[2] McCaig C. Review: positioning for neurosurgery. *AORN J*. 1978;28(6):1053–1060.

[3] American Society of Anesthesiologists Task Force on Prevention of Perioperative Peripheral N. Practice advisory for the prevention of perioperative peripheral neuropathies: an updated report by the American Society of Anesthesiologists Task Force on prevention of perioperative peripheral neuropathies. *Anesthesiology*. 2011;114(4):741–754.

[4] Brisman MH, Bederson JB, Sen CN, Germano IM, Moore F, Post KD. Intracerebral hemorrhage occurring remote from the craniotomy site. *Neurosurgery*. 1996;39(6):1114–1121. discussion 21–2.

[5] Koller M, Ortler M, Langmayr J, Twerdy K. Posterior–fossa haemorrhage after supratentorial surgery—report of three cases and review of the literature. *Acta Neurochir*. 1999;141(6):587–592.

[6] Rozet I, Vavilala MS. Risks and benefits of patient positioning during neurosurgical care. *Anesthesiol Clin*. 2007;25(3):631–653.

[7] Silverman RB. Ruskin KJ, Rosenbaum SH, Rampil IJ, eds. *Positioning for Neurosurgery*. New York: Oxford University Press; 2014.

[8] Lapointe G, Kemp J, Rajan G, Walter GE, Abdulrauf SI. Ellenbogen RG, Abdulrauf SI, Sekhar LN, eds. *Principles of Surgical Positioning*. Philadelphia: Saunders; 2012.

[9] Fan JY. Effect of backrest position on intracranial pressure and cerebral perfusion pressure in individuals with brain injury: a systematic review. *J Nurosci Nurs: Journal of the American Association of Neuroscience Nurses*. 2004;36(5):278–288.

[10] Winkelman C. Effect of backrest position on intracranial and cerebral perfusion pressures in traumatically brain–injured adults. *Am J Crit Care: An Official Publication, American Association of Critical-Care Nurses*. 2000;9(6):373–380. quiz 81–2.

[11] Rosner MJ, Coley IB. Cerebral perfusion pressure, intracranial pressure, and head elevation. *J Neurosurg*. 1986;65(5):636–641.

[12] Du R, Lee CZ. Gupta AK, Gelb AW, eds. *Surgical Positioning*. Philadelphia: Elsevier; 2008.

[13] Shimizu S, Sato K, Mabuchi I, Utsuki S, Oka H, Kan S, et al. Brachial plexopathy due to massive swelling of the neck associated with craniotomy in the park bench position. *Surg Neurol*. 2009;71(4):504–508. discussion 8–9.

[14] Nyren S, Mure M, Jacobsson H, Larsson SA, Lindahl SG. Pulmonary perfusion is more uniform in the prone than in the supine position: scintigraphy in healthy humans. *J Appl Physiol*. 1999;86(4):1135–1141.

[15] American Society of Anesthesiologists Task Force on Perioperative B. Practice advisory for perioperative visual loss associated with spine surgery: a report by the American Society of Anesthesiologists Task Force on Perioperative Blindness. *Anesthesiology*. 2006;104(6):1319–1328.

[16] Nekludov M, Bellander BM, Mure M. Oxygenation and cerebral perfusion pressure improved in the prone position. *Acta Anaesthesiol Scand*. 2006;50(8):932–936.

[17] Uribe AA, Baig MN, Puente EG, Viloria A, Mendel E, Bergese SD. Current intraoperative devices to reduce visual loss after spine surgery. *Neurosurg Focus*. 2012;33(2).

[18] Goepfert CE, Ifune C, Tempelhoff R. Ischemic optic neuropathy: are we any further? *Curr Opin Anaesthesiol*. 2010;23(5):582–587.

[19] Gale T, Leslie K. Anaesthesia for neurosurgery in the sitting position. *J Clin Neurosci: Official Journal of the Neurosurgical Society of Australasia*. 2004;11(7):693–696.

[20] Ueki J, Hughes JM, Peters AM, et al. Oxygen and 99mTc–MAA shunt estimations in patients with pulmonary arteriovenous malformations: effects of changes in posture and lung volume. *Thorax*. 1994;49 (4):327–331.

[21] Stendel R, Gramm HJ, Schroder K, Lober C, Brock M. Transcranial Doppler ultrasonography as a screening technique for detection of a patent foramen ovale before surgery in the sitting position. *Anesthesiology*. 2000;93(4):971–975.

[22] Lindroos AC, Niiya T, Randell T, Romani R, Hernesniemi J, Niemi T. Sitting position for removal of pineal region lesions: the Helsinki experience. *World Neurosurg*. 2010;74(4–5):505–513.

[23] Schafer ST, Sandalcioglu IE, Stegen B, Neumann A, Asgari S, Peters J. Venous air embolism during semi–sitting craniotomy evokes thrombocytopenia. *Anaesthesia*. 2011;66(1):25–30.

[24] Fathi AR, Eshtehardi P, Meier B. Patent foramen ovale and neurosurgery in sitting position: a systematic review. *Br J Anaesth*. 2009;102 (5):588–596.

[25] Standefer M, Bay JW, Trusso R. The sitting position in neurosurgery: a retrospective analysis of 488 cases. *Neurosurgery*. 1984;14 (6):649–658.

[26] Porter JM, Pidgeon C, Cunningham AJ. The sitting position in neurosurgery: a critical appraisal. *Br J Anaesth*. 1999;82(1):117–128.

[27] Engelhardt M, Folkers W, Brenke C, et al. Neurosurgical operations with the patient in sitting position: analysis of risk factors using transcranial Doppler sonography. *Br J Anaesth*. 2006;96(4):467–472.

[28] Schaffranietz L, Gunther L. The sitting position in neurosurgical operations. Results of a survey. *Anaesthesist*. 1997;46(2):91–95.

[29] Ammirati M, Lamki TT, Shaw AB, Forde B, Nakano I, Mani M. A streamlined protocol for the use of the semi–sitting position in neurosurgery: a report on 48 consecutive procedures. *J Clin Neurosci: Official Journal of the Neurosurgical Society of Australasia*. 2013;20(1):32–34.

[30] Kaye AH, Leslie K. The sitting position for neurosurgery: yet another case series confirming safety. *World Neurosurg*. 2012;77 (1):42–43.

[31] Rath GP, Bithal PK, Chaturvedi A, Dash HH. Complications related to positioning in posterior fossa craniectomy. *J Clin Neurosci: Official Journal of the Neurosurgical Society of Australasia*. 2007;14 (6):520–525.

[32] Orliaguet GA, Hanafi M, Meyer PG, et al. Is the sitting or the prone position best for surgery for posterior fossa tumours in children? *Paediatr Anaesth*. 2001;11(5):541–547.

[33] Misra BK. Neurosurgery in the semisitting position in patients with a patent foramen ovale. *World Neurosurg*. 2014 Jul–Aug;82(1–2):e41–e42. http://dx.doi.org/10.1016/j.wneu.2013.07.098. Epub 2013 Aug 3.

[34] Feigl GC, Decker K, Wurms M, et al. Neurosurgical procedures in the semisitting position: evaluation of the risk of paradoxical venous air embolism in patients with a patent foramen ovale. *World Neurosurg*. 2014;81(1):159–164.

[35] Nozaki K. Selection of semisitting position in neurosurgery: essential or preference? *World Neurosurg*. 2014;81(1):62–63.

第3章 开颅术中的麻醉管理
Anesthetic Considerations for Craniotomy

Deepak Sharma　K.H Kevin Luk　**著**

武晋廷　**译**

王清华　**校**

一、概述

开颅手术的麻醉管理包括基于神经病理生理学、外科手术计划和系统性合并症的术前、术中和术后的综合考虑。尽管具体的麻醉注意事项取决于神经系统疾病的性质和临床表现，但本章介绍了开颅手术的一般注意事项。麻醉医生术前的目标是评估和充分了解患者的情况，并构建一个与神经外科手术计划相一致的麻醉方案。术中主要考虑的因素是要使患者失去意识，并对手术和心理创伤不敏感，尽量减少对手术的应激反应，保持良好生理功能，提供最佳手术条件。术后注意事项包括进行适当的镇痛、维持血流动力学稳定、充分的通气/吸氧、纠正电解质失衡，以及简易神经功能评定。

二、麻醉前评估和优化

要点

- 正确的麻醉前评估对麻醉管理至关重要。
- 美国麻醉医生学会（American Society of Anesthesiologist, ASA）分类用于对患者术前健康状况进行分层。
- 内科医生会诊和常规检查不能取代麻醉医生的麻醉前评估。没有基础数据和基本原理的手术"体检证明"不是一个适当和有用的咨询。

麻醉护理在应从麻醉前评估开始，旨在评估和优化患者的医疗状况，并制订适当的麻醉计划。麻醉前评估的其他潜在益处包括提高围术期护理的安全性和协调性，优化资源利用率，改进成果及患者满意度。一个重要方面是安排必要的调查和咨询，以消除不必要的术前常规"筛查测试"。与正在治疗的特定神经病理学过程相比，患者原有的基础状况可能需要更严格的检查。例如，可能需要在术前对起搏器类的植入式心脏设备进行检查，以确保最佳的围术期功能；然而，内科医生会诊并不能取代麻醉医生在麻醉前的评估。

事实证明，麻醉前诊所的使用可提高手术室的效率，并最大限度地减少由于患者准备不足而引起的意外延误和取消[1]。对于急诊手术，在手术前要做一个简短的、集中的评估。ASA 身体状况分类是一个普遍接受的系统，用于对患者既往健康状况进行分层（表 3-1），并与围术期的发病率和死亡率相关[2]。ASA 身体状况 3～5 级独立预测颅内手术患者围术期心血管并发症的风险增加，同时也是围术期死亡率的危险因素[3]。同时存在心、肺、肝、肾等疾病具有特殊的麻醉意义。心脏评估遵循美国心脏病学会/美国心脏协会指南[4]。心脏病患者接受非心脏手术的总体风险是通过修订的心脏风险指数来评估的，根据该指数[5]，存在 3 个或 3 个以上因素与 9% 的心脏病发病率相关，这会影响神经重症监护室（intensive care unit, ICU）的术后管理，因素包括高危手术、缺血性心脏病病史、充血性心力衰竭病史、脑血管疾病史、术前胰岛素治疗，以及术前血清肌酐水平大于 2.0mg/dl。术后肺部并发症的危险因素包括高龄、ASA 评分 2 级及以上、功能依赖、慢性阻塞性肺疾病和充血性心力衰竭[6]。

表 3-1　ASA 身体状况分类

ASA 身体状况分类	疾病状态
1	正常健康的患者
2	有轻微系统疾病的患者
3	有严重系统疾病的患者
4	有严重系统疾病的患者，随时有生命危险
5	垂死的患者，如果不进行手术，预计将无法生存
6	被宣布为脑死亡的患者，器官正被切除用来捐献

ASA. 美国麻醉医生学会（引自 Relative Value Guide 2008 of the American Society of Anesthesiologists. A copy of the full text can be obtained from ASA, 520 N. Northwest Highway, Park Ridge, IL 60068-2573.）

对患者当前服用药物的回顾是至关重要的，因为这些药物可能涉及重要的麻醉问题。例如，如果患者正在接受抗惊厥药物治疗，那么会对非去极化肌肉松弛剂的拮抗增加，因此麻醉时需要增加用量[7]。服用类固醇可能与术中高血糖和肾上腺抑制有关[8]。β 受体拮抗药治疗通常需持续到围术期[9]，而血管紧张素转换酶抑制药和血管紧张素受体拮抗药通常在大的开颅手术前停用，以避免术中低血压。抗癫痫治疗的中断可能影响围术期癫痫发作的易感性。讨论相关的社会 / 宗教背景（有人可能不想接受输血）及个人偏好（如"拒绝复苏"命令）对麻醉计划至关重要。如果计划进行清醒开颅手术，术前应与患者建立良好的关系。

全面的身体检查对于麻醉计划至关重要。体液摄入减少、呕吐或使用利尿药和对比剂的患者术前可予以纠正脱水，以防止麻醉后出现低血压。术前重要参数的记录为指导血流动力学管理提供了基线

值。术前气道评估是十分必要的，以确保在麻醉下有足够的氧合和通气能力。改良的 Mallampati 评分、甲颏距离、存在咬合或咬合不足，以及颈部屈伸范围共同用于评估困难插管的风险。在近期进行额颞开颅手术并且可能发展为颞下颌关节假性强直的患者[10]、进行垂体手术的肢端肥大症患者，以及颈椎病变或颈椎固定装置（内部或外部）的患者[11]，应预料到气道困难。如果认识到潜在的插管困难，可以根据设备和资源的可用性制订适当的计划和备用计划。意识水平低下的患者对麻醉药的需求可能减少，并且更可能在术后慢慢从麻醉中苏醒过来。脑干损伤或后组颅神经功能障碍的存在使患者更容易发生误吸，气管拔管可选择性延迟。与 Hunt 和 Hess 分级低的患者相比，Hunt 和 Hess 分级较高的颅内动脉瘤破裂的患者更容易出现脑自动调节受损（因此，易受血流动力学波动的影响），以及相关的气道反射减弱和心肺、代谢和电解质失衡[12]。颅内占位病变患者的库欣反射（高血压、心动过缓和呼吸不规则）会触发快速干预，以急剧降低颅内压（intracranial pressure，ICP）。最后，可以识别既往存在的运动缺陷，以避免继发于琥珀酰胆碱的危及生命的高钾血症[13]。

神经影像学的回顾与麻醉管理有关。计算机断层扫描（computed tomography，CT）和磁共振成像扫描被用来预测术中脑肿胀和出血的风险。中线移位程度、瘤周水肿、诊断为多形性胶质母细胞瘤或转移瘤是脑肿胀的独立预测因素[14]。影像学中硬膜下血肿的存在与紧急开颅术中的高血糖和低血压有关[15, 16]。脑血管造影可提供有关侧支血管的信息，这有助于预测动脉瘤手术临时阻断期间脑缺血的风险（因此需要神经保护性干预措施）。上矢状窦或其他硬脑膜窦附近的肿瘤提示有出血和静脉空气栓塞的风险。

临床要点：正确的麻醉前评估至关重要——内科医生会诊与常规筛查测试不能替代麻醉前评估。

三、麻醉管理的目标

术中麻醉管理的总目标是使患者失去知觉和静止不动，以便进行手术。此外，还需提供足够的镇痛，并维持体内平衡和生命功能。开颅手术的具体麻醉目标见框 3-1。这些目标是通过选择合适的药物，仔细定量血流动力学和通气参数，以及进行警惕的神经监测来实现的，稍后将对其进行详细描述。

框 3-1　开颅手术的麻醉目标

- 提供足够的剂量保证患者失去知觉、镇痛和静止不动
- 优化脑血流和氧合
- 颅内压控制
- 避免继发生理损伤（低血压、低氧、高血糖 / 低血糖、高碳酸血症 / 低碳酸血症、高热、癫痫发作）
- 提供最佳手术操作条件（降低颅压）
- 易于术中神经生理监测
- 提供术中神经保护
- 避免与体位相关的并发症
- 完成手术后的早期苏醒以促进神经系统评估

四、开颅手术的气道管理

要　点

- 颅内疾病患者应小心保护气道，同时避免低氧血症、高碳酸血症和血流动力学紊乱。
- 患有肢端肥大症、颈椎病或固定术的患者，以及气道受限的患者（清醒的开颅手术和立体定向手术），应预期将进行困难插管。

颅内疾病患者的气道管理是一个既涉及安全迅速地放置气管导管，又涉及抵消喉镜检查引起的交感神经兴奋及其对颅内压和血压影响的微妙平衡。对于肢端肥大的垂体瘤切除患者及开颅手术期间气道通路受限的情况（如清醒开颅手术和立体定向神经外科手术），可能会遇到困难的气道管理。对于晚期的肢端肥大症患者，清醒的

纤支镜插管通常被认为是最安全的方法。对于可能急诊开颅手术的饱腹患者，ICP 急剧增加可能引起呕吐继而导致误吸，这种情况增加了插管过程中的误吸风险，因此需要进行快速顺序插管。尽管几乎没有数据表明琥珀酰胆碱可能会增加 ICP，但颅内压短暂升高的临床意义尚不明确[17]。喉镜检查和插管过程中的高血压可导致未破裂的动脉瘤破裂 / 再出血，可通过使用以下一种或多种药物来降低血压，包括阿片类药物、利多卡因、β 受体拮抗药、钙通道阻滞药或额外的异丙酚推注。麻醉医生通常在麻醉诱导之前会放置一条动脉血压导管以监测动脉血压。

对于进行清醒开颅手术的患者，通常使用入睡 – 清醒 – 入睡麻醉技术，即在手术暴露的初始阶段放置头皮阻滞并诱导全身麻醉，将其唤醒以进行神经认知测试，然后重新麻醉以完成手术切除和闭合。在麻醉的初始阶段，气道插入喉罩（laryngeal mask airway，LMA）通常用以保持气道通畅。在这一阶段，有些麻醉医生不喜欢用经口插管来保持气道，这时可选用鼻咽气道进行气道建立。在神经认知测试中，患者可以顺利脱离麻醉状态，LMA 可以被移除。对于在最后的切除和手术闭合阶段，可以重新插入 LMA 以促进足够的气体交换，避免高碳酸血症和脑肿胀。

临床要点：
- 存在神经系统疾病的患者在气道管理期间必须注意避免低氧血症和高碳酸血症。
- 熟悉 ASA "困难气道" 算法和备用气道设备的可用性至关重要。

五、麻醉药的选择

要　点

- 麻醉药的选择取决于患者的神经系统状况、手术计划和神经生理监测。

◆ 总之，异丙酚降低脑血流量（cerebral blood flow，CBF）并维持脑代谢率（cerebral metabolic rate，CMR）和 CBF 之间的耦合，而吸入麻醉药会增加 CBF 的剂量依赖性。

◆ 麻醉药对脑干诱发电位影响最小，而皮质运动诱发电位对麻醉药最敏感。

最常用的静脉麻醉药是异丙酚。常用的吸入麻醉药有异氟醚、七氟醚和地氟醚。导致意识丧失和产生遗忘的麻醉药（所谓的平衡麻醉）通常与强效阿片类药物结合以提供镇痛（瑞芬太尼、芬太尼、吗啡或氢吗啡酮），和神经肌肉阻断剂结合（通常为维库溴铵、罗库溴铵或顺式阿曲库铵）以保持静止不动。右旋美托咪定是一种具有镇静作用的 α_2 肾上腺素受体激动药，越来越多地被用于开颅手术，特别是清醒的开颅手术。使其适合作为开颅手术的辅助物的特性包括无呼吸抑制的镇静和镇痛、神经内分泌和血流动力学反应的减弱、麻醉和阿片类药物需求的减少，以及有利于在停输后快速清除的良好药代动力学[18]。静脉麻醉药和吸入麻醉药在药效学和药代动力学特性方面大不相同，同时麻醉药的选择取决于患者的神经系统状况、手术计划、共存疾病，以及计划的神经生理学监测。

大多数麻醉药都能降低 CMR。但是，一般而言，异丙酚可降低 CBF 并维持 CMR 和 CBF 之间的耦合，而吸入麻醉药对 CBF 具有剂量依赖性[19, 20]。吸入麻醉药以低于 1.0 的最低肺泡浓度（minimum alveolar concentration，MAC）剂量使用时，会降低 CBF，但在较高浓度下往往会引起脑血管舒张，从而导致 CBF 增加及脑内血流与代谢之间的解耦联[20]，但对动脉血二氧化碳分压（$PaCO_2$）的变化保持一定的反应性。对于颅内顺应性已经减少的患者，这种"过度灌注"可能会增加 ICP 和发生脑肿胀[21]。

各种吸入麻醉药之间也存在显著差异。异氟醚比等浓度的七氟醚可引起更多的脑血管扩张[22]。

既往患有颅内高压的患者或大脑受伤可能对吸入剂的脑血管舒张作用更为敏感，即使浓度较低也是如此。然而，通过过度通气降低 $PaCO_2$ 可以避免吸入药物的脑血管舒张作用。另一方面，丙泊酚麻醉下患者的低碳酸血症会导致过度的脑血管收缩，并可能导致脑缺血[23]。

正电子发射断层扫描研究表明，尽管七氟醚和异丙酚在所有脑区都能同样地降低 CMR，但七氟醚只在某些脑区降低 CBF，异丙酚在所有脑结构中降低 CBF，并且只有异丙酚能降低大脑皮层和小脑的血容量[19]。在一项对幕上脑肿瘤患者随机给予丙泊酚芬太尼、异氟醚芬太尼或七氟醚芬太尼麻醉的开放性研究中显示，接受丙泊酚麻醉的患者颅内压显著降低，脑灌注压（cerebral perfusion pressure，CPP）升高[21]。接受丙泊酚麻醉的患者硬脑膜打开后的脑肿胀也较低，但接受丙泊酚麻醉的患者动静脉氧分压差较高，颈静脉饱和度和二氧化碳反应性较低[21]。此外，异氟醚和地氟醚在 1.5 MAC 时会损害大脑的自动调节，而丙泊酚则会保持这种功能[24]。这些和其他类似的发现表明，丙泊酚麻醉对颅内肿瘤患者具有潜在的益处。重要的是，创伤性脑损伤（traumatic brain injury，TBI）后异丙酚诱导的爆发抑制可能不会降低动脉 – 颈静脉血氧差异测量的局部缺血负荷水平[25]。然而，麻醉医生通常有效地使用低剂量吸入剂作为平衡麻醉的一部分，以在开颅手术期间提供最佳手术条件[26]。

在选择麻醉药时，还要考虑许多其他因素，如对诱发电位信号质量的影响。尽管异丙酚麻醉不影响全身感觉诱发电位（somatosensory-evoked potentials，SSEP），但吸入药物可引起潜伏期的剂量依赖性增加和幅度的降低，低于 1.0 MAC 的浓度通常与皮质 SSEP 的监测相一致[27]。然而，考虑到运动诱发电位监测，许多麻醉医生更喜欢使用异丙酚麻醉，特别是对那些可能有神经功能缺陷的患者。应当指出的是，尽管医生倾向于使用丙泊酚，但地氟醚小于 0.5 MAC 也与运动诱发电位兼容[28, 29]。氯胺酮也经常被用来支持运动诱发电位，但它的使用需要考虑增加 CMR 和 CBF 的可能性。运动诱发电位也排除了神经肌肉阻断剂的使用，麻醉药对脑干诱发电位的影响最小。麻醉药的选择也取决于术中皮层电图或运动描记的需要。越来越多的证据表明七氟醚可能引起癫痫 [30]。

> 临床要点：
> - 挥发性麻醉药仅在高于 1.0 MAC 的浓度下才会引起脑血管舒张。
> - 低浓度挥发性麻醉药可安全地与轻度过度通气结合使用，而不会引起脑肿胀。

六、麻醉中的血流动力学管理

要　点

- 根据"脑创伤委员会"的指导原则，创伤性脑损伤（traumatic brain injury，TBI）患者建议维持脑灌注压（CPP）为 50～70mmHg。
- 怀疑有动脉瘤的患者应避免血压过高。
- 切除大型动静脉畸形后，血压会自动降低，防止正常的灌注压突破和充血。
- 新的数据表明，脑自动调节的下限和上限可能变化更大，并且自动调节的范围比既往认为的要窄。
- 开颅手术期间，最好使用加热的不含葡萄糖的等渗液体。

优化血流动力学参数对于维持开颅手术期间充足的脑灌注非常重要。患有神经外科疾病的患者大脑的自动调节功能可能会损害 [31]，因此对血流动力学波动的敏感性增加。血流动力学管理的目标根据颅内病变及其合并症不同而不同。当前的指南建议重度 TBI 患者的 CPP 维持在 50～70mmHg，平均动脉压高于 90mmHg。对于 CT 提示多个病变、有硬膜下血肿和病变较大 [15] 的患者来说，术中减压后出现低血压的概率较

高。对于闭塞性脑血管疾病（如烟雾病和颅内动脉狭窄）的患者，尤其要避免低血压的发生。相反，在进行开颅手术以夹闭动脉瘤的患者中，目标是避免血压急剧升高，而这种升高可能会因跨壁压力升高而引起再出血。有时可以使用钙通道阻滞药（如尼卡地平）和短效 β 受体拮抗药（如艾司洛尔）来降低血压。但是在临时阻断期间，应升高血压以确保血液流过侧支血管，避免脑缺血。动脉瘤一旦被夹闭后，血压管理的目标可以恢复正常。有时，为了便于大的基底动脉瘤的夹闭，术中会使用大剂量腺苷（0.2～0.3mg/kg）造成心跳短暂停跳 [32]。动静脉畸形切除后，应积极控制血压，以防止充血和正常的灌注压力突破。

有创动脉血压监测用于开颅术中血流动力学指标的测定。动脉瘤性蛛网膜下腔出血后心肌休克并不少见，可导致 Takotsubo 样心肌病。心肌功能障碍常在 TBI 后出现。尽管尚未充分认识到血管升压药对脑血管的作用，但选择正性肌力药和血管升压药可能会导致这种合并症。动脉压力传感器调零并放置在外耳道的高度，以确保足够的 CPP 和 CBF，在坐位开颅手术的患者中尤其要谨慎。

通常会给予开颅手术患者不含葡萄糖的温热等渗静脉注射液。应避免使用乳酸林格液等低渗液体，因为它们会加重脑水肿和脑肿胀。尽管使用利尿药可以促进脑松弛，但目标仍然是维持术中血容量的稳定。白蛋白可能与 TBI 患者的预后不良有关，应避免使用 [33]。由于脑盐消耗、尿崩症、低钾血症和低钙血症常与颅内疾病有关，因此应在麻醉下定期监测电解质并进行相应的纠正。手术失血有时可能很严重，因此需要输血。一些典型的例子包括切除大型动静脉畸形或脑膜瘤、术中动脉瘤破裂和意外血管损伤。尽管既往通常认为 10g/dl 的血红蛋白水平是最佳携氧能力和血液流变性之间的平衡，以促进脑微血管的灌注，但神经外科患者的输血时机还未有定论。然而，近期在神经外科患者中已提倡较低的血红蛋白值。虽然神经外科手术患者的贫血与不良预后相关，但是异体血的输注同样与不良预后相关。术中输

血的决定通常是基于患者整体的体液和血流动力学状态、血红蛋白值和失血的速度，并考虑到患者的心脏和神经功能障碍，包括脑血管储备的估计（即血管舒张能力对贫血的补偿）。虽然急性等容血液稀释在开颅手术中的安全性已得到证实[34]，但这一做法并没有获得普遍性的认可。

临床要点：开颅手术期间最好使用不含葡萄糖的温热等渗静脉注射液。严格的血流动力学控制至关重要。

七、术中监测

术中神经监测的细节将在第 6 章讨论。简而言之，ASA 建议对吸入式麻醉药进行心电图、血压、脉搏血氧饱和度、二氧化碳图、温度和麻醉药浓度监测。动脉管线也可用于血流动力学监测，以及对 PaO_2、$PaCO_2$、葡萄糖水平和电解质的抽血采样。诱发电位监测和脑电图的应用日益广泛。此外，静脉空气栓塞的监测可包括经食管超声心动图或心前多普勒。应用经颅多普勒超声监测脑血流速度，手术中可提供有用的信息[35]。颈静脉血氧饱和度测定可以在术中使用，以优化向大脑的氧气输送[36]。颈静脉饱和度维持在 50%～70%，可以反映总体脑部氧气输送和代谢需求之间的平衡，对术中个体化血压和通气参数非常有用[36]。

八、术中颅压管理及脑松弛

要　点

- 应有选择地使用过度换气——避免长时间过度换气。
- TBI 患者不应使用类固醇治疗。

开颅手术患者常有颅内压升高。脑组织松弛有助于手术暴露和脑组织回缩。框 3-2 列出了术中用于使脑组织松弛和降低 ICP 的各种干预措施。

简而言之，维持足够的麻醉和镇痛对于避免与脑血流增加相关的脑代谢需求增加至关重要，这种脑血流增加可能会导致顺应性差的脑肿胀。为了避免直接的脑血管扩张，应使用低浓度的挥发性麻醉药，并且在预期会出现脑肿胀的患者中，通常首选异丙酚进行静脉麻醉（但要避免低血压）[21]。最佳的患者体位至关重要，因为颈部过度屈曲或旋转会导致脑静脉引流阻塞，从而导致脑肿胀。轻微抬高头部有助于大脑静脉引流。在控制通气的情况下避免高碳酸血症是关键，而适度低碳酸血症（$PaCO_2$ 为 30～35mmHg）被推荐用于促进手术暴露。对于患有幕上脑肿瘤的患者，术中过度换气可改善外科医生评估的脑体积，并降低 ICP[37]。但是，过度换气 / 长时间过度换气会导致脑缺血，因此必须避免[38]。

框 3-2　术中脑松弛和颅内压控制策略

- 维持足够的麻醉和镇痛深度
- 选择适当的麻醉药（预期脑肿胀的患者使用静脉麻醉药）
- 头部略微抬高的最佳体位，避免颈部过度屈曲或旋转
- 优化血流动力学参数
- 正常到中度低二氧化碳的控制性通气（$PaCO_2$ 为 30～35mmHg）*
- 甘露醇（渗透性利尿药）
- 呋塞米
- 高渗盐水
- 脑脊液引流（脑室外引流）
- 患有肿瘤 / 血管性水肿的类固醇激素#
- 治疗发热 / 癫痫发作
- 治疗发热 / 癫痫发作

*. 只有在紧急情况下或其他颅内压降低操作失败时，才应使用短时间的控制性通气（$PaCO_2$ < 30mmHg）；#. 颅脑外伤者不应使用类固醇

脑自动调节受损患者的血流动力学稳定性和避免高血压对颅内环境至关重要。甘露醇（0.25～1.0g/kg）可引起利尿，并使脑组织松弛。3% 高渗盐水可以产生类似的脑组织松弛的作用，这种作用与动静脉氧和乳酸差异有关[39]。有时会使用呋塞米来增强甘露醇的脑组织松弛作用。甘露醇和（或）呋塞米利尿引起的尿量通常用等渗的晶体或生理盐水来进行体液平衡。对于有脑室引流装置的患者，脑脊液引流可能是快速降低 ICP 和放松大脑的一种有效且便捷的方法，但考虑到动

脉瘤再出血或颅内低血压 / 脑下垂的潜在风险，应谨慎使用。类固醇有助于减少血管源性水肿，可能有益于肿瘤患者，但不应用于 TBI 患者，因为它们已被证明会导致预后不良。最后，应及时治疗发热和癫痫发作，在难治性病例中，可尝试通过硫喷妥钠或异丙酚抑制发作。

> **临床要点：**
> - TBI 患者不应使用类固醇。
> - 必须避免长时间过度换气。
> - 使用甘露醇 / 呋塞米使颅内压降低可导致术后持续的电解质失衡，应积极监测和纠正。

九、血糖管理

> **要　点**
> - 术中血糖水平可能会波动，必须进行监测。
> - 高血糖和低血糖都对脑有损害，目标是保持血糖正常。

考虑到低血糖和高血糖都与神经外科患者的不良预后相关，麻醉管理的目标是维持正常血糖。手术应激反应和围术期使用类固醇通常会导致术中高血糖。实际上，对于术前血糖水平正常的患者，在开颅手术期间可能会观察到新发的术中高血糖[40, 41]。由于神经外科患者严格控制血糖的益处尚未得到确凿的证明，而且在麻醉下血糖水平可能会大幅波动[40, 41]，因此麻醉医生应定期监测血糖，并将血糖水平维持在 150～200mg/dl。

十、体温管理

> **要　点**
> - 术中应使用强制空气加热毯、加温静脉输液器和调节手术室温度以避免体温过低。

全身麻醉引起的体温降低是由周围血管舒张及人体热量从核心区重新分布导致的。强制空气加热毯，加温静脉输液器和调整手术室温度是在麻醉条件下维持体温正常的方法。然而，体温过高对大脑的有害作用是众所周知的。尽管实验室研究和动物实验数据表明，亚低温（33～35℃）对缺血性脑损伤和 TBI 模型的脑功能障碍有保护作用，但亚低温有效性的临床数据并不同样令人鼓舞。国际动脉瘤手术低温试验未能证明常温组（36.5℃）和亚低温组（33℃）在格拉斯哥昏迷量表评分、Rankin 评分、Barthel 指数或美国国立卫生研究院卒中量表（NIHSS）评分方面存在差异[42]。此外，亚低温组术后菌血症发生率较高。术中低温在其他神经外科疾病中的临床益处也未得到证实。因此，尽管麻醉下温度可能会自发降低，但麻醉医生的目标是术中正常体温，当然也要避免体温过高。

十一、全身麻醉苏醒

> **要　点**
> - 开颅术后的苏醒应该快速且平稳，尽量减少血流动力学变化及避免气道拉伤。
> - 使用艾司洛尔、利多卡因或右美托咪定可降低苏醒反应。

开颅手术麻醉苏醒的目的是让患者清醒，以便神经系统检查能够可靠地进行。术前插管的患者、神经系统状况差的患者，以及脑干周围长期手术的患者都有可能保留气管插管。从麻醉中苏醒需要仔细的计划，以实现及时、平稳的苏醒，同时尽量减少血流动力学的干扰和气管插管的牵拉。另外，应逐渐停用麻醉药，并对患者进行自发通气试验，以确定他们的呼吸驱动和每分钟通气量是否合适。随着现代短效麻醉药的使用，在大多数情况下可以快速苏醒[43, 44]。尽管人们普遍认为，系统研究显示，在开颅术后的恢复和认知功能方面，使用超短效阿片类全静脉麻醉与传统的平衡挥发性技术相比没有任何益处[43, 44]。然而，与接受七氟醚的患者相比，接受地氟醚的患者拔管和恢复时间可能更短[44]。地氟醚还可使超重和肥胖患者开颅术后早期认知功能恢复并逆转为正常血压和正常 pH 值。在麻醉方案中加入右美托咪定是另一种有助于缓解神经外科患者出现谵妄和缩短恢复时间的策略[45]，头皮阻滞已被证明可改善恢复情况。

与麻醉苏醒情况有关的肾上腺素激增可用短效阿片类药物或降压药，如艾司洛尔或尼卡地平治疗。利多卡因或恰当地使用瑞芬太尼可预防苏醒期间咳嗽和气管拉伤。右美托咪定同时具有镇静和镇痛作用，但不会引起呼吸抑制，也有助于及时平稳地苏醒。围术期患者出现高血压与术后颅内出血发生率增加有关，因此应予以避免[46]。意外的延迟苏醒要求排除可能的混杂因素，如非惊厥性癫痫持续状态、药物过量、体温过低和血糖过低，然后再进行影像学检查以排除颅内原因。

> 临床要点：开颅术后患者严禁在深度麻醉下拔管。拔管应平稳，无血流动力学反应，患者可进行有效的神经系统检查。

十二、术后即刻管理

要　点

- 阿片类药物是开颅术后疼痛控制的主要手段，但应谨慎使用，以避免呼吸和神经系统抑制。
- 局部头皮阻滞可预防和减轻颅后疼痛和应激反应。
- 选择性 5- 羟色胺受体（5-HT₃）拮抗药是预防 PONV 的首选药物。
- 神经功能恶化、呼吸窘迫、口咽分泌物过多或癫痫发作的患者可能需要重新插管。
- 有效的交接和充分的沟通对于患者安全至关重要。

术后即刻恢复出现在麻醉后监护室或神经内科重症监护室，密切监测患者的氧合和通气是否充分、血流动力学是否稳定、疼痛控制、神经恢复和任何并发症。关于开颅手术部位对疼痛严重程度影响的数据有些矛盾。尽管存在过量不良反应的相关风险，如呼吸抑制、低氧血症和（或）二氧化碳潴留、CBF 和颅内压增加，但仍应明智地使用强效阿片类药物，如芬太尼、吗啡和氢吗啡酮，包括患者自控镇痛（patientcontrolled analgesia，PCA），仍然是术后疼痛管理的基石[47]。在麻醉药品之外使用曲马多可以更好地控制一些患者的疼痛，减少与麻醉性疼痛药物相关的不良反应，鼓励术后早期活动，并减少总住院费用[48]。重要的是，除了呕吐的高发生率外，曲马多的确有增加癫痫发作的风险。环氧合酶 -2 抑制药帕瑞西布在幕上开颅术后除了头皮局部浸润麻醉、静脉注射对乙酰氨基酚和吗啡 PCA 外，没有任何益处[49]。术前口服加巴喷丁能预防开颅幕上肿瘤切除术后患者的癫痫发作，可降低术后疼痛评分和吗啡总用量，但术后镇静作用增强。局部头皮阻滞可减轻开颅术后疼痛和应激反应，但似乎仍未得到充分利用。尽管已发表的区域性头皮阻滞随机对照试验规模较小且方法学质量有限，但 Meta 分析显示术后疼痛减轻[50]。

择期开颅术后 PONV 可影响多达 2/3 的患者。选择性 5- 羟色胺（5-HT₃）受体拮抗药因其良好的安全性被认为是预防 PONV 的首选药物。在硬脑膜闭合时给予昂丹司琼 4mg 对预防选择性开颅术后呕吐是安全有效的；然而，有效性可能有很大的变化。格雷司琼 1mg 可预防幕上开颅术后呕吐。对已发表数据的 Meta 分析表明，使用 5-HT₃ 受体拮抗药可在 24h 和 48h 显著降低呕吐的累积发生率，但不会减少恶心的发生率[51]。单次服用 600mg 加巴喷丁也能降低 24hPONV 的发病率。基于不同的止吐机制，用于抢救 PONV 的其他选择包括甲氧氯普胺、氟哌利多和东莨菪碱。

术后保持足够的通气和氧合是至关重要的。再插管的一些常见指征是神经功能恶化、呼吸窘迫、大量口咽分泌物和癫痫发作。神经系统的恶化可能与周围水肿、脑出血或脑梗死的残留肿瘤有关。手术结束时未拔管或需要再插管的患者通常需要接受影像学检查，然后转移到重症监护室。系统和详细的交接沟通对于促进护理从麻醉提供者到 ICU 的平稳过渡至关重要。表 3–2 总结了与开颅手术相关的一些可能的围术期并发症，这些并发症在过渡到重症监护时可能需要特别注意。

> 临床要点：开颅手术后必须谨慎使用麻醉药，以免发生呼吸道或神经功能抑制的风险。

十三、总结

开颅手术中成功的麻醉管理需要谨慎的结合生理和药理学原理，并恰当地使用监测方式来实施全面的围术期管理计划。麻醉护理的关键要素包括全面的麻醉前评估和优化；在手术室中提供麻醉护理，包括失去知觉、镇痛、血流动力学和通气控制；促进手术暴露和术中神经监测；患者转入 ICU 之前立即进行术后护理，包括神经功能的恢复、控制疼痛、PONV 和血流动力学的稳定。

表 3–2　与开颅手术相关的可能的围术期并发症，在转向重症监护时需要特别注意

并发症	可能的机制
延迟苏醒	• 残留麻醉药 • 体温过低 • 低血糖 • 脑缺血 • 气脑 • 颅内血肿
呼吸抑制 / 通风不足	• 过量的阿片类镇痛药 • 残余神经肌肉阻滞 • 手术原因（尤其是脑干附近手术后）
低氧血症	• 术后肺不张 • 流体过载
低血压	• 补液不足 • 由于使用依托咪酯抑制肾上腺
贫血 / 凝血障碍	• 用包装的红细胞 / 血液产品不足以替代外科手术失血
电解质异常	• 使用渗透性或髓袢利尿药进行术中脑松弛 • 尿崩症 • 抗利尿激素分泌不当综合征 • 脑耗盐综合征
低体温	• 麻醉引起的体热再分配 • 诱导体温过低，以保护大脑
开颅术后疼痛	• 镇痛不足
术后恶心和呕吐	• 接受麻醉 / 手术
周围神经病变 / 皮肤损伤	• 手术过程中的患体位
舌肿 / 舌损伤	• 由于咬合阻塞、气管导管、手术体位引起的颈部屈曲的联合压力

参 考 文 献

[1] Fischer SP. Development and effectiveness of an anesthesia preoperative evaluation clinic in a teaching hospital. *Anesthesiology*. 1996;85(1):196–206.

[2] Wolters U, Wolf T, Stützer H, et al. ASA classification and perioperative variables as predictors of postoperative outcome. *Br J Anaesth*. 1996;77(2):217–222.

[3] Akavipat P, Ittichaikulthol W, Tuchinda L, et al. The Thai Anesthesia Incidents (THAI Study) of anesthetic risk factors related to perioperative death and perioperative cardiovascular complications in intracranial surgery. *J Med Assoc Thai*. 2007;90(8):1565–1572.

[4] American College of Cardiology/American Heart Association Task Force on Practice Guidelines (Writing Committee to Revise the 2002 Guidelines on Perioperative Cardiovascular Evaluation for Noncardiac Surgery); American Society of Echocardiography; American Society of Nuclear Cardiology; Heart Rhythm Society; Society of Cardiovascular Anesthesiologists; Society for Cardiovascular Angiography and Interventions; Society for Vascular Medicine and Biology; Society for Vascular Surgery. Fleisher LA, Beckman JA, Brown KA, et al. ACC/AHA 2007 guidelines on perioperative cardiovascular evaluation and care for noncardiac surgery: executive summary: a report of the American College of Cardiology/American Heart Association Task Force on Practice Guidelines (Writing Committee to Revise the 2002 Guidelines on Perioperative Cardiovascular Evaluation for Noncardiac Surgery. *Anesth Analg*. 2008;106(3):685–712.

[5] Lee TH, Marcantonio ER, Mangione CM, et al. Derivation and prospective validation of a simple index for prediction of cardiac risk of major noncardiac surgery. *Circulation*. 1999;100(10):1043–1049.

[6] Smetana GW, Lawrence VA, Cornell JE. American College of Physicians. Preoperative pulmonary risk stratification for noncardiothoracic surgery: systematic review for the American College of Physicians. *Ann Intern Med*. 2006;144(8):581–595.

[7] Wright PM, McCarthy G, Szenohradszky J, et al. Influence of chronic phenytoin administration on the pharmacokinetics and pharmacodynamics of vecuronium. *Anesthesiology*. 2004;100(3):626–633.

[8] Pasternak JJ, McGregor DG, Lanier WL. Effect of single-dose dexamethasone on blood glucose concentration in patients undergoing craniotomy. *J Neurosurg Anesthesiol*. 2004;16(2):122–125.

[9] Fleisher LA, Beckman JA, Brown KA, et al. 2009 ACCF/AHA focused update on perioperative beta blockade incorporated into

the ACC/ AHA 2007 guidelines on perioperative cardiovascular evaluation and care for noncardiac surgery: a report of the American College of Cardiology Foundation/American Heart Association Task Force on Practice Guidelines. *Circulation*. 2009;120(21):e169–e276.

[10] Kawaguchi M, Sakamoto T, Furuya H, et al. Pseudoankylosis of the mandible after supratentorial craniotomy. *Anesth Analg*. 1996;83 (4):731–734.

[11] Sharma D, Prabhakar H, Bithal PK, et al. Predicting difficult laryngoscopy in acromegaly: a comparison of upper lip bite test with modified Mallampati classification. *J Neurosurg Anesthesiol*. 2010;22 (2):138–143.

[12] Tenjin H, Hirakawa K, Mizukawa N, et al. Dysautoregulation in patients with ruptured aneurysms: cerebral blood flow measurements obtained during surgery by a temperature–controlled thermoelectrical method. *Neurosurgery*. 1988;23(6):705–709.

[13] Yentis SM. Suxamethonium and hyperkalaemia. *Anaesth Intensive Care*. 1990;18(1):92–101.

[14] Rasmussen M, Bundgaard H, Cold GE. Craniotomy for supratentorial brain tumors: risk factors for brain swelling after opening the dura mater. *J Neurosurg*. 2004;101(4):621–626.

[15] Sharma D, Brown MJ, Curry P, et al. Prevalence and risk factors for intraoperative hypotension during craniotomy for traumatic brain injury. *J Neurosurg Anesthesiol*. 2012;24(3):178–184.

[16] Pecha T, Sharma D, Hoffman NG, et al. Hyperglycemia during craniotomy for adult traumatic brain injury. *Anesth Analg*. 2011;113 (2):336–342.

[17] Brown MM, Parr MJ, Manara AR. The effect of suxamethonium on intracranial pressure and cerebral perfusion pressure in patients with severe head injuries following blunt trauma. *Eur J Anaesthesiol*. 1996;13(5):474–477.

[18] Tanskanen PE, Kyttä JV, Randell TT, et al. Dexmedetomidine as an anaesthetic adjuvant in patients undergoing intracranial tumour surgery: a double–blind, randomized and placebo–controlled study. *Br J Anaesth*. 2006;97(5):658–665.

[19] Kaisti KK, Långsjö JW, Aalto S, et al. Effects of sevoflurane, propofol, and adjunct nitrous oxide on regional cerebral blood flow, oxygen consumption, and blood volume in humans. *Anesthesiology*. 2003;99(3):603–613.

[20] Kaisti KK, Metsähonkala L, Teräs M, et al. Effects of surgical levels of propofol and sevoflurane anesthesia on cerebral blood flow in healthy subjects studied with positron emission tomography. *Anesthesiology*. 2002;96(6):1358–1370.

[21] Petersen KD, Landsfeldt U, Cold GE, et al. Intracranial pressure and cerebral hemodynamic in patients with cerebral tumors: a randomized prospective study of patients subjected to craniotomy in propofol–fentanyl, isoflurane–fentanyl, or sevoflurane–fentanyl anesthesia. *Anesthesiology*. 2003;98(2):329–336.

[22] Matta BF, Heath KJ, Tipping K, et al. Direct cerebral vasodilatory effects of sevoflurane and isoflurane. *Anesthesiology*. 1999;91 (3):677–680.

[23] Kawano Y, Kawaguchi M, Inoue S, et al. Jugular bulb oxygen saturation under propofol or sevoflurane/nitrous oxide anesthesia during deliberate mild hypothermia in neurosurgical patients. *J Neurosurg Anesthesiol*. 2004;16(1):6–10.

[24] Strebel S, Lam AM, Matta B, et al. Dynamic and static cerebral autoregulation during isoflurane, desflurane, and propofol anesthesia. *Anesthesiology*. 1995;83(1):66–76.

[25] Johnston AJ, Steiner LA, Chatfield DA, et al. Effects of propofol on cerebral oxygenation and metabolism after head injury. *Br J Anaesth*. 2003;91(6):781–786.

[26] Talke P, Caldwell JE, Brown R, et al. A comparison of three anesthetic techniques in patients undergoing craniotomy for supratentorial intracranial surgery. *Anesth Analg*. 2002;95(2):430–435.

[27] Boisseau N1, Madany M, Staccini P, et al. Comparison of the effects of sevoflurane and propofol on cortical somatosensory evoked potentials. *Br J Anaesth*. 2002;88(6):785–789.

[28] Sloan TB, Toleikis JR, Toleikis SC, et al. Intraoperative neurophysiological monitoring during spine surgery with total intravenous anesthesia or balanced anesthesia with 3 % desflurane. *J Clin Monit Comput*. 2014;19 [Epub ahead of print].

[29] Chong CT, Manninen P, Sivanaser V, et al. Direct comparison of the effect of desflurane and sevoflurane on intraoperative motor–evoked potentials monitoring. *J Neurosurg Anesthesiol*. 2014;30

[Epub ahead of print].

[30] Pilge S, Jordan D, Kochs EF, et al. Sevoflurane–induced epileptiform electroencephalographic activity and generalized tonic–clonic seizures in a volunteer study. *Anesthesiology*. 2013;119(2):447.

[31] Sharma D, Bithal PK, Dash HH, et al. Cerebral autoregulation and CO_2 reactivity before and after elective supratentorial tumor resection. *J Neurosurg Anesthesiol*. 2010;22(2):132–137.

[32] Bendok BR, Gupta DK, Rahme RJ, et al. Adenosine for temporary flow arrest during intracranial aneurysm surgery: a single–center retrospective review. *Neurosurgery*. 2011;69(4):815–820.

[33] SAFE Study Investigators; Australian and New Zealand Intensive Care Society Clinical Trials Group; Australian Red Cross Blood Service; George Institute for International Health. Myburgh J, Cooper DJ, Finfer S, et al. Saline or albumin for fluid resuscitation in patients with traumatic brain injury. *N Engl J Med*. 2007;357(9):874–884.

[34] Oppitz PP, Stefani MA. Acute normovolemic hemodilution is safe in neurosurgery. *World Neurosurg*. 2013;79(5–6):719–724.

[35] Sharma D, Ellenbogen RG, Vavilala MS. Use of transcranial Doppler ultrasonography and jugular oximetry to optimize hemodynamics during pediatric posterior fossa craniotomy. *J Clin Neurosci*. 2010;17(12):1583–1584.

[36] Sharma D, Siriussawakul A, Dooney N, et al. Clinical experience with intraoperative jugular venous oximetry during pediatric intracranial neurosurgery. *Paediatr Anaesth*. 2013;23(1):84–90.

[37] Gelb AW, Craen RA, Rao GS, et al. Does hyperventilation improve operating condition during supratentorial craniotomy? A multicenter randomized crossover trial. *Anesth Analg*. 2008;106(2):585–594.

[38] Curley G, Kavanagh BP, Laffey JG. Hypocapnia and the injured brain: more harm than benefit. *Crit Care Med*. 2010;38(5):1348–1359.

[39] Rozet I, Tontisirin N, Muangman S, et al. Effect of equiosmolar solutions of mannitol versus hypertonic saline on intraoperative brain relaxation and electrolyte balance. *Anesthesiology*. 2007;107 (5):697–704.

[40] Pecha T, Sharma D, Hoffman NG, et al. Hyperglycemia during craniotomy for adult traumatic brain injury. *Anesth Analg*. 2011;113 (2):336–342.

[41] Sharma D, Jelacic J, Chennuri R, et al. Incidence and risk factors for perioperative hyperglycemia in children with traumatic brain injury. *Anesth Analg*. 2009;108(1):81–89.

[42] Todd MM, Hindman BJ, Clarke WR, et al. Intraoperative Hypothermia for Aneurysm Surgery Trial (IHAST) Investigators. Mild intraoperative hypothermia during surgery for intracranial aneurysm. *N Engl J Med*. 2005;352(2):135–145.

[43] Lauta E, Abbinante C, Del Gaudio A, et al. Emergence times are similar with sevoflurane and total intravenous anesthesia: results of a multicenter RCT of patients scheduled for elective supratentorial craniotomy. *J Neurosurg Anesthesiol*. 2010;22(2):110–118.

[44] Magni G1, Rosa IL, Melillo G, et al. A comparison between sevoflurane and desflurane anesthesia in patients undergoing craniotomy for supratentorial intracranial surgery. *Anesth Analg*. 2009;109 (2):567–571.

[45] Soliman RN, Hassan AR, Rashwan AM, et al. Prospective, randomized study to assess the role of dexmedetomidine in patients with supratentorial tumors undergoing craniotomy under general anaesthesia. *Middle East J Anesthesiol*. 2011;21(3):325–334.

[46] Basali M, Mascha EJ, Kalfas I, et al. Relation between perioperative hypertension and intracranial hemorrhage after craniotomy. *Anesthe- siology*. 2000;93(1):48–54.

[47] Sudheer PS, Logan SW, Terblanche C, et al. Comparison of the analgesic efficacy and respiratory effects of morphine, tramadol and codeine after craniotomy. *Anaesthesia*. 2007;62(6):555–560.

[48] Rahimi SY, Alleyne CH, Vernier E, et al. Postoperative pain management with tramadol after craniotomy: evaluation and cost analysis. *J Neurosurg*. 2010;112(2):268–272.

[49] Williams DL, Pemberton E, Leslie K. Effect of intravenous parecoxib on post–craniotomy pain. *Br J Anaesth*. 2011;107(3):398–403.

[50] Guilfoyle MR, Helmy A, Duane D, et al. Regional scalp block for post– craniotomy analgesia: a systematic review and meta–analysis. *Anesth Analg*. 2013;116(5):1093–1102.

[51] Neufeld SM, Newburn–Cook CV. The efficacy of 5–HT3 receptor antagonists for the prevention of postoperative nausea and vomiting after craniotomy: a meta–analysis. *J Neurosurg Anesthesiol*. 2007;19 (1):10–17.

第 4 章 脊柱手术的围术期麻醉和 ICU 注意事项
Perioperative Anesthetic and ICU Considerations for Spinal Surgery

Koffi M. Kla　Lorri A. Lee　**著**

武晋廷　李　峰　**译**

王玉海　**校**

一、概述

在美国进行的脊柱外科手术数量超过世界上任何其他国家。在过去的 30 年中，腰椎融合手术的数量急剧上升，在 1980 年增加了 2 倍，在 1990 年增加了 3 倍，1998—2008 年增加了 2.4 倍[1, 2]。脊柱外科手术的急剧增长归因于许多变化，包括人口迅速老龄化和退行性脊柱疾病、先进的手术技术和设备，以及在实践中向更具器械化的脊柱融合手术的转变，这些疾病既往都是通过简单的减压手术来进行治疗的[3]。多节段脊柱重建可能需要 8～12h 或更长时间，并且会导致大量失血。这些病例经常发生在重要结构或其附近，处于俯卧位或侧卧位，发生气道水肿和体位损伤发生的可能性更大。脊柱融合术数量增长最快的人群是 60 岁以上的患者，他们有更多的基础疾病和更高的并发症发生率[1, 4]。长时间手术与高失血量相结合会导致严重的神经系统损伤或气道受损，而老年患者有更多合并症，且经常需要重症监护，并在术后进行持续的康复。本章面向神经重症医生，讨论所有脊柱手术的并发症或相关问题，以及对特定部位并发症的关注。

（一）术前计划：脊柱外科手术路径

> **要 点**
>
> ◆ 为了改善脊柱损伤患者预后和缩短住院时间、增加患者满意度、康复性训练，脊柱临床路径和手术后康复应尽早开展。

脊柱手术的术前准备可有助于优化患者的手术方式及术后管理。许多医院已经开发出脊柱外科手术的临床途径，其中可能涉及物理治疗师、营养师和疼痛管理医生的多学科团队，他们可以帮助规划术前和术后治疗。研究表明，术前镇痛优化，蛋白质补充和锻炼程序（预康复）及术后早期康复，可减少术后疼痛，缩短住院时间，并节省数千美元的费用[5-7]。

临床要点：与多学科团队一起开发脊柱临床护理路径。

- 与麻醉医生就严重并存的疾病进行咨询。
  - 考虑保守管理。
  - 考虑分期手术。
- 考虑进行物理治疗前的康复。
  - 争取家庭支持在家中锻炼。
- 术前改善营养。
  - 对于病态肥胖，在择期手术之前可能需

要减重。

- 服用慢性阿片类药物需要咨询疼痛专家。
  - 考虑停用大剂量阿片类药物。
  - 考虑开始使用非阿片类镇痛药。
  - 服用丁丙诺啡的患者需要特殊的镇痛方案，可能需要在术前停药。
- 制订多模式镇痛方案。
- 评估住院物理治疗 / 专业治疗的可能性。
- 术后营养评估。
  - 可能需要进行吞咽评估。
  - 蛋白质补充。
- 评估需要出院到康复中心或熟练护理机构的可能性。
- 不断地重新评估患者的状态，以预测术后护理需求。

（二）疼痛控制

要 点

- 慢性阿片类药物的使用在择期脊柱手术的患者中很常见，可能会使术后过程复杂化，导致呼吸抑制、住院时间延长和患者不满意。
- 咨询疼痛管理服务并开发多模态镇痛算法，以最大限度减少阿片类药物的使用，可改善短期和长期疗效。

疼痛可能是延迟脊柱损伤患者恢复的主要问题。术前服用阿片类药物的患者术后对阿片类药物的需求可能增加。一项对脊柱手术患者的研究发现，20% 的患者存在阿片依赖，其中腰椎减压融合术患者的阿片依赖率最高（23.8%），女性患者的阿片依赖率最高（22.8%）[8]。一项对 2378名腰椎融合术患者的研究发现，与镇痛有关的死亡占所有长期死亡的 21%，占所有潜在生命损失的 31.4%[9]。建议在患者入院前咨询疼痛服务

机构的建议，或对患有慢性疼痛问题和高剂量阿片类药物需求的患者进行围术期管理。对于脊柱损伤患者的高肥胖率和相关的阻塞性睡眠呼吸暂停，这可能尤其成问题[10]。围术期应用多种镇痛药物，如加巴喷丁、对乙酰氨基酚、氯胺酮、非甾体抗炎药（如果不是禁忌证）和其他药物，以尽量减少阿片类药物的用量[11]。

（三）急性脊柱损伤：神经重症医师和麻醉医生的术前评估和优化

要 点

- 在早期保持脊柱的稳定对脊柱外伤至关重要。
- 急性脊髓损伤的神经源性休克可能需要容量复苏和阿托品 / 加压素 / 肌力支持以维持足够的脊髓灌注。
- 颅内病理改变共存导致颅内顺应性差（如创伤性脑损伤）的患者中，急性脊髓损伤后处于俯卧位会增加颅内压，因为俯卧位会增加腹内和胸内压力，减少静脉回流和心输出量，以及肾脏灌注。
- 建议术前与麻醉医生和外科医生沟通，优化患者的血流动力学、氧合、凝血和输血参数，以改善预后。

神经重症监护室可以在术前和术后管理脊柱损伤患者。对手术过程和潜在并发症的了解将使重症监护医生能够更好地为患者做好手术准备。在脊柱大手术前在神经重症监护室接受治疗的患者可能有严重创伤、急性肺损伤、急性脊髓损伤和（或）创伤性脑损伤。稳定脊柱对于创伤患者的活动是至关重要的，手术应尽快安全进行。术前对患者进行仔细的神经系统检查对于提供基础的神经系统评估非常重要，这样术后任何新的神经损伤都可以迅速得到解决。急性脊髓损伤的治疗目标包括限制继发性损伤和最大限度的脊髓灌

注。神经源性休克可引起血流动力学不稳定，导致心动过缓、心脏功能障碍、低血压和全身血管阻力降低，并经常需要阿托品、大量复苏和血管加压药 / 正性肌力支持以维持脊髓灌注[12]。

（四）输血阈值与凝血障碍的纠正

要 点

- 重症监护病房（ICU）的输血阈值可能需要根据手术室中的预期事件，以及手术过程中对血液储备的估算进行调整。
- 在脊柱手术中必须避免凝血功能障碍、血小板减少和血小板减少症。

许多研究表明，在非手术环境下，ICU 的输血阈值较低，可降低发病率和死亡率。对于低出血风险区域的小手术，手术室很少需要输血。然而，对于大型脊柱手术，出血可能相对较快。术前血细胞比容大于 21% 可能会提供出血的安全空间。应权衡输血的风险与快速出血的风险。在评估输血阈值时，对手术的了解、患者的疾病、当地的手术实践和血液制品的现成可用性是关键因素。在大型脊柱外科手术中，凝血障碍疾病可能非常有害，因为存在大量的去皮骨骼创面，很难完全烧灼。抗纤溶蛋白已被证明可以减少脊柱手术中的失血和输血。尽管它们似乎不会增加血栓事件的风险，但对于高血栓风险的患者应谨慎[13]。使用抗纤维蛋白溶解剂的决定应与手术团队共同决定，并应根据患者情况而定。

二、脊柱手术患者围术期的护理

要 点

- 液体管理的目标应是维持正常血容量。
- 急性脊髓损伤的平均动脉压（mean arterial pressure, MAP）目标应接近或高于基线 MAP。

- 术中常见空气、脂肪、骨髓和骨水泥栓塞，特别是在椎弓根螺钉置入和骨水泥注射过程中。
- 手术持续时间达到 5h 或更长与多种医疗和手术并发症显著增加相关。
- 体位损伤常见于主要脊柱手术，可能包括压疮、需要术后机械通气的面部和气道水肿、神经损伤和术后视力丧失（postoperative visual loss, POVL）。

大型脊柱手术麻醉医生需要考虑许多因素。对于术前入住 ICU 的患者，神经重症监护治疗可通过确保术前血容量正常、优化终末器官功能障碍、纠正凝血障碍和交叉配血输血来促进围术期护理。术前与麻醉医生就患者情况详细的谈话将确保良好的治疗护理过渡。

临床要点：
- 脊柱神经状态 / 稳定性。
  - 对于运动缺陷超过 48h 的脊髓损伤患者，避免使用琥珀酰胆碱。
  - 神经源性休克。
- 急诊手术。
- 同时关注以下疾病或状况。
  - 严重的心脏疾病、俯卧或大范围复苏。
  - 严重 COPD 并伴有 CO_2 滞留或限制性肺疾病和前胸手术。
  - 颅内压升高与俯卧位。
  - 急性肾损伤与俯卧位。
- 俯卧位与仰卧位。
- 气道问题与脊柱疾病。
  - 颈椎不稳、严重颈椎狭窄或急性颈脊髓损伤。
- 疼痛管理。
- 预期的 EBL。
  - 手术的功效、手术技术、患者状况，以及麻醉 / 凝血功能。

- 凝血障碍性疾病。
  - 比腹部或肢体手术更严格的控制，因为有弥漫性出血和可能的高 EBL，术后血肿可能导致严重的永久性神经功能障碍。
- 血液和血液制品的可获得性与患者是否接受输血。
- 充分开放的静脉通路。
- 动脉线监测。
  - 脉搏压力变化（pulse pressure variation，PPV）和冲程体积变化（stroke volume variation，SVV）表示在俯卧位中采用正压通气时的流体反应性。
- 液体管理。
  - 晶体与胶体。
    ○ 考虑俯卧位形成水肿的可能性。
    ○ 较低的胶体给药百分比会使俯卧位缺血性视神经病变的风险增加。
  - 目标导向的液体疗法。
- 输血阈值。
  - 考虑快速失血和心脏病的可能性，这些疾病可能无法耐受产品的快速输注。
  - 部分大出血病例通常会在一夜之间流失 1～2 个单位的浓缩红细胞。
- 目标 MAP 范围。
  - 如果急性脊髓损伤，则接近基线 MAP。
  - 对于运动诱发电位（MEP）或体感诱发电位（somatosensory-evoked potential，SSEP）的任何重大变化，将 MAP 增加到基线。
- 预期手术时间。
  - 随着手术时间的延长，手术并发症增加。
- 术中神经监测及其对麻醉药的影响。
- 手术体位损伤。
  - SSEP 具有近 100% 的特异性，可以发现早期神经损伤。

- 俯卧超人体位和侧卧位会增加神经受伤的风险。
- 皮肤压疮很常见：考虑在俯卧位将高风险部位填充保护。
- 在白齿之间（而非口腔气道）使用咬合器，防止舌头卡在牙齿之间，这对 MEP 神经监测至关重要，并防止气管内插管阻塞。
- 执行并经常记录和定期的眼鼻检查。
- 术后通气的可能性。
- ICU 病床的利用率。
- 特定部位并发症。

COPD. 慢性阻塞性肺疾病；EBL. 预计大出血；PRBC. 压缩红细胞；MAP. 平均动脉压；ICU. 重症监护室

（一）液体和血流动力学管理

几项回顾性研究表明，随着输注液体总量的增加，脊柱手术的预后较差，但这些高剂量通常与高 EBL 有关[14]。对于俯卧位的大型脊柱手术，使用目标导向的液体疗法治疗结果的数据很少。从动脉管路压力追踪获得的 PPV 和 SVV 是流体反应性的有用指标，但是俯卧位的阈值略高（例如，PPV 俯卧的 14%～15% 与 9%～11% PPV 仰卧相比），表明容积反应性高于仰卧位[15]。

在脊柱手术期间所需的最佳 MAP 仍存在争议。急性脊髓损伤患者的血压目标旨在维持近基线 MAP 水平，以优化脊髓灌注并最大限度减少继发性损伤。一些病例报道和系列报道表明，在某些情况下，诱发电位的下降标志着即将发生的神经损伤，可以随着 MAP 的升高从而使电位下降逆转[16]。此外，最低的 MAP 是手术 Apgar 评分的三个决定因素之一（以及最低的心率和 EBL），这与脊柱手术患者的预后差有关[17]。然而，正如在利用运动诱发电位的出血性猪模型中所证明的那样，充足的心输出量和氧气输送与 MAP 同样重要，甚至更加重要[18]。

（二）术中栓塞

虽然术中栓塞可发生在其他类型的脊柱手术中，但在主要的胸腰椎侧凸翻修术中尤其常见。胸腰段脊柱有脊髓的大静脉通道，这些手术涉及的众多椎体节段及大量椎弓根螺钉的插入可以解释它们在这些手术中的频率。一项利用经食管超声心动图检查俯卧位的研究发现，在给脊柱植入器械的过程中，特别是在椎弓根螺钉插入过程中，中度至高度栓子的发生率高达 80%[19]。有时用于椎体增大、椎体成形术或后凸成形术的骨水泥注射会漏入血管，导致肺栓塞伴急性心力衰竭，或通过未闭的卵圆孔栓塞到大脑或其他重要器官。大多数患者的血流动力学效应没有受到成千上万的微小栓子的影响，但是它们可能导致外科手术炎症和其他并发症。

（三）手术时间与并发症

手术时间越长，并发症的发生率越高[20]。Kim 等分析了 4588 例腰椎融合术病例，发现随着手术时间的延长，总体并发症风险增加（表 4-1）。与持续时间少于 2h 的手术相比，持续 5h 或更长时间的手术与再次手术率、手术部位感染、败血症、伤口裂开、深静脉血栓形成（deep vein thrombosis，DVT）和术后输血的增加相关。

（四）体位相关并发症

1. 生理变化

重症监护医师和麻醉医生应注意手术室俯卧位引起的生理变化，包括腹内和胸内压力增加、静脉回流和心输出量减少、肾灌注减少和颅内压升高。低血容量会夸大这些变化。对于颅内压控制不佳或心肺功能异常脆弱的患者，应考虑保守治疗或推迟手术。

评估俯卧位效果的一个重要考虑因素是气道的完整性。使用一些俯卧枕头会导致气管内管扭结并伴有气道阻塞。在位于俯卧枕头中的俯卧患者可能容易发生意外拔管。大多数麻醉医生特别注意用胶带固定气道，并将呼吸回路固定在床上或头架上，以避免气道紧张。

临床要点：

Ⅰ. 俯卧位的生理变化。

- 腹内压升高。
  - 肾脏灌注减少。
- 胸腔内压力升高。
  - 峰值气道压力增加。
  - 中心静脉压升高。
    - 头部静脉压力增加。

表 4-1　手术时间延长的并发症风险 *

	优势比	95% CI	*P* 值
所有并发症	5.73	3.69～8.89	< 0.001
术后输血	12.19	5.33～27.87	< 0.001
败血症	4.41	1.72～11.31	0.002
再手术率	2.17	1.25～3.79	0.006
深静脉血栓	17.22	2.20～134.65	0.007
伤口裂开	10.98	1.32～91.37	0.027
切口深部感染	9.72	1.18～80.22	0.035

*. 单节段腰椎融合术持续 5h 以上与持续 2h 以下的比较
经许可转载，引自 Kim BD, Hsu WK, De Oliveira GS, Saha S, Kim JYS. Operative duration as an independent risk factor for postoperative complications in single-level lumbar fusions. *Spine*. 2014;39(6):510-20.

○ 颅内压升高，颅内顺应性较差。

○ 间质性水肿增加。

- 静脉回流减少。

  – 心输出量减少。

  ○ 末端器官灌注减少。

  – 全身血管阻力增加。

Ⅱ. 俯卧位生理变化可能导致的并发症。

- 低血压。

- 静脉回流减少引起的相对血容量不足。

  – 可能会影响预负荷依赖的患者，如严重的肺动脉高压、严重的主动脉瓣狭窄等。

- 如果相对血容量不足和持续低血压，则会发生急性肾损伤。

- 胸腔内高压导致氧合和通气不足。

  – 如果能获得足够的潮气量，则俯卧位的氧合通常会改善。

- 颅内压升高，颅内顺应性较差（如脑外伤）。

- 面部浮肿。

  – 球结膜水肿和眼睑闭合不良。

- 气道水肿。

  – 术后机械通气。

- 缺血性视神经病变（视力丧失）。

2. 面部和口咽水肿需要术后机械通气

俯卧位手术后可能出现面部和口咽水肿。这尤其容易发生在长时间静脉输液的时候。面部和口咽水肿会导致术后气道问题。有些患者需要在术后插管直到肿胀消退。气道水肿可通过直接喉镜或纤维支气管镜检查来评估，此外还可以在气囊放气的情况下检查气管插管与气管内壁之间的渗漏。如果只出现较小的渗漏就能预测拔管后喘鸣，并增加再次插管的风险[21]。对于已经拔管的患者，即使术前插管并不困难，浮肿也会使面罩通气和重新插管变得困难。

3. 周围神经和皮肤的体位性损伤

臂丛神经拉伸损伤可能发生在肩部如图 4-1 所示的捆绑。为了增加颈椎和上段胸椎暴露，手臂从后面被捆绑。臂丛神经也可能因胸部支撑物直接受压而发生损伤。尺神经有受到直接压力或拉伸损伤的危险。Kamel 等的一项研究表明，躯体感觉诱发电位的变化对即将发生的神经损伤具有近 100% 的特异性，这种神经损伤会发生在 7.5% 侧卧位体位中。并且在 7% 的俯卧超人体位操作中，这种神经损伤很容易通过重新摆体位或松开约束带而反转[22]。俯卧位的危险部位包括前额、下巴、脸颊、鼻子、舌头、胸部和髂骨嵴，对有压疮风险的皮肤区域进行填充可以降低压疮的风险，但缺乏确切的数据。

4. 术后视力丧失

术后视力丧失是一种罕见但存在潜在灾难性的并发症，与俯卧位脊柱手术相关。其诊断、危险因素和检查方法将在本章结尾处详细说明。

三、手术步骤及并发症

要　点

- 所有脊柱融合手术的总并发症发生率约为 10%，但是某些手术（如脊柱侧弯的大型脊柱重建术）的并发症发生率可能高达 61%。

- 了解特定手术的解剖学和潜在并发症，以及患者群体，对于预防或早期发现并发症至关重要。

- 因站立跌倒而导致颈椎骨折的老年患者，其早期死亡率可能高达 13%～50%，这取决于是否存在神经功能缺陷。

- 鉴于术前患者的整体状态，术前住在 ICU 的患者，并发症发生率可能比公布的数据高。

对脊柱外科手术患者最常见的并发症类型加以了解，为整个围术期管理提供了预防措施，并在术前、术中和术后加强了检查。2005—2010 年，国家外科质量改进计划（National Surgical Quality

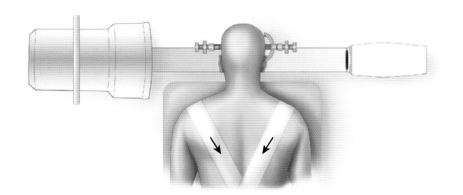

◀ 图 4-1　肩膀被胶带轻柔地拉到尾部

经许可转载，引自 Vaccaro AR, Baron EM. *Operative techniques: spine surgery*, 2nd ed. Philadelphia, PA: Elsevier/Saunders; 2012.

Improvement Project，NSQIP）5887 例脊柱融合手术的总并发症发生率为 10%[23]，但脊柱侧弯的大型胸腰椎手术的并发症发生率高达 61%[24]。某些患者群体，如患有齿状突骨折和神经功能缺损的老年患者，可能具有高达 50% 的早期死亡率[25]。

表 4-2 显示了可能在 ICU 诊断或住 ICU 继续治疗的接受大型脊柱手术的严重并发症。了解这些脊柱手术的周围解剖结构，以及手术过程中脊髓和周围神经所支配的肌肉和皮肤，对于预测、诊断和治疗并发症至关重要（图 4-2）。

许多并发症将在后文中进一步详细讨论，涵盖不同的脊柱治疗方法（第 31～33 章）。

（一）颈椎前路手术

> **要　点**
>
> - 吞咽困难在颈椎前路手术后常见，可能与水肿或神经损伤有关。有症状的患者建议进行吞咽功能检查。
> - 喉返神经（recurrent laryngeal nerve，RLN）损伤导致声带麻痹引起的声嘶占 2%～3%，但无症状更常见。
> - 高达 5%～6% 的患者会再次插管，术后约 24h 出现症状。一项研究显示危险因素包括手术时间超过 5h、失血量超过 300ml、C_4 或更高节段的手术，以及三个以上节段的暴露。

颈椎前路手术是用于治疗多种颈椎病的常用方法。前入路中，有风险的结构包括喉上神经、喉返神经、交感干、脊髓副神经、食管、气管、颈动脉和颈静脉（图 4-3）。颈椎前路手术的并发症发生率相对较低，约为 3%，但吞咽困难是非常常见的[26]。报道的损伤包括脑脊液漏、喉返神经损伤、神经根损伤、四肢瘫痪和死亡。

1. 神经损伤

颈椎前路手术后术后脊髓病加重率（0.2%）或新发神经系统损伤的发生率相对较低[27]，尽管在 $C_{4\sim5}$ 水平附近进行的脊髓病手术中，C_5 麻痹延迟发作的发生率高达 8.5%[28]。术中 SSEP 监测具有约 50% 的敏感性和近 100% 的特异性，可以检测与手术和体位有关的即将发生的神经损伤。术中体位相关的损伤通常可以通过肩带松脱、移除附在颅钳上的重物或重新摆放头部或手臂体位来纠正。如果怀疑术后部位存在神经损伤，外科医生将经常进行 CT 扫描以确保椎弓根螺钉不在神经根附近。对于非手术部位的损伤，应尽早由神经科医生进行评估。可以进行电生理测试，但必须延迟数周才能确保准确性。

2. 喉返神经损伤

喉返神经损伤通常表现为术后嗓音改变和(或)声音嘶哑。症状发生率为 2.3%～24.2%，大多数患者在 1 年内康复[29]。单侧或双侧（从对侧进行翻修手术可见）声带麻痹均可引起气道受损，如果患者拔管后表现出呼吸窘迫，应在鉴别早期考虑。耳鼻咽喉科医师会诊有助于诊断声带功能障碍。如果有，应进行言语和吞咽评估，以尽量减

表 4-2　脊柱融合手术相关并发症

并发症	前入路椎间盘切除术和融合[26-37, 39-42]	颈椎后路手术[37-40, 43-54]	胸腰椎融合治疗脊柱侧弯[24, 45-50]	老年人齿状突骨折手术（伴有高段神经功能缺损）[25, 51-53]
	范围（%）	范围（%）	范围（%）	范围（%）
住院死亡率或90天死亡率	0.1～0.3	0.7	0.5～3.5	10～50
1年死亡率	0.2～2			5～36
肺炎	1	6.2	10.5*	5～90
呼吸衰竭	1			3～40
气管切开术				3～25
长时间插管或重新插管	1～6			1～13
喉返神经麻痹	2～24	NA	NA	3
伤口血肿	0.6～0.7	1.3	2.7	1～5
心脏疾病（心力衰竭、梗死、心律不齐）	0.3～3	0.8	2.8	2～38
深静脉血栓形成/栓塞	0.6～2	0.8	1～4	2～6
脑卒中			1.4	0～3
椎动脉损伤	0.3	4.1	NA	
吞咽困难	10～79	0～21	0	7～13
新的或恶化的神经功能缺损	0.2	0.03～12	4～7.4	4
C_5 麻痹	7～8.5	4.8～9.5	NA	
硬膜外血肿	0.2	1.5	4.5	
股外侧皮神经损伤	NA		20	
食管/咽穿孔	0.3～1.5	NA	NA	

*. 描述为"肺部并发症"，不包括肺栓塞；NA. 不适用

少误吸的风险。严重呼吸系统损害的患者应重新插管，如果出现双侧神经损伤，可能需要气管切开术。

3. 水肿或血肿引起的再插管和气道阻塞

较为致命的并发症之一是由于血肿或咽水肿引起的术后气道阻塞。血肿会迅速扩大，造成解剖结构的扭曲，这会增加气道管理的难度。颈椎前路椎间盘切除融合术后血肿的发生率为 0.6%～0.7%，其危险因素包括弥漫性特发性骨增生、后纵韧带骨化、肝素治疗、手术时间延长、多次手术[30]。

在关于颈椎前路手术的两项小型研究中，一项研究发现，311 名患者中有 6.1% 有气道并发症，其中 6 名患者需要重新插管[31]。另一项研究发现 133 例患者中有 7 例（5.2%）需要再次插管。在第一项研究中，需要再次插管的患者，平均症状出现时间为 24h，在第二项研究中，平均症状出现时间为 3h。气道并发症的危险因素包括手术时间超过 5h、失血量超过 300ml、暴露于三个椎体以上。第一项研究中对 C_2、C_3 或 C_4 进行手术；第二项研究中进行术前脊髓病和多节段椎体切除术[31]。两项研究都将气道损害归因于水肿而不是血肿[31, 32]。根据这些研究发现，建议在转出 ICU 前，特别是在术后第 1 天，应仔细评估患者的通气和气道。最近对 2002—2011 年全国住院患者样本数据库的分析显示，262 425 名颈椎前路

手术患者在入院期间再次插管的发生率为 0.56%（n=1464）[33]。胸椎体切除术可能进一步增加术后上气道阻塞的风险[32]。

血肿或水肿引起的气道阻塞的急诊插管是一项挑战。在床边打开颈部可以缓解迅速扩大的血肿带来的压力，但对头部水肿或血肿没什么帮助。根据气道损伤的情况和程度，可使用各种气道设备（包括直接喉镜）进行清醒或睡眠插管。紧急气道设备（如纤维支气管镜、电视喉镜、气管切开术托盘）、麻醉医生和气道外科医生，应尽可能为这些高危患者插管。在对成功拔管缺乏确定性的情况下，为此类患者拔管时，可以考虑上述支持。

4. 咽部和食管穿孔

咽部和食管穿孔是颈椎前路手术中罕见但可能致命的并发症，可导致气胸、纵隔炎、败血症和呼吸衰竭。报告发病率为 0.25%～1.49%，死亡率高达 19%[34]。穿孔可能会在最初几天内出现症状或因硬件侵蚀食管而延迟数年。三个最常见的症状和体征是吞咽困难、颈部脓肿、吸入性肺炎[34]。

5. 吞咽困难

吞咽困难是颈椎前路手术后最常见的并发症。Arecent 文献综述发现，术后第 1 周有 1%～79% 的患者出现吞咽困难，术后第 1 个月有 50%～56% 的患者出现吞咽困难，而术后第 6 个月有 8%～21% 的患者出现吞咽困难[35]。发病率随时间逐渐降低，但是在术后 2 年内多达 11%～13% 的患者会出现吞咽困难。吞咽评估应获得更多的临床症状病例，以减少误吸的风险。在某些情况下，术后需要管饲肠内营养，如果顽固和严重，可能需要胃造口。

（二）颈椎后路手术

要 点

- C_5 麻痹发生在颈椎后路手术的 4.8%～9.5% 中，平均症状在术后 7 天发作。
- 经关节螺钉的 C_{1-2} 融合中，超过 4% 会发生椎动脉损伤。

颈椎后路入路可用于神经减压并通过融合治疗脊柱不稳定。颈椎后路融合术后神经损伤的总发生率为 0.03%[36]。C_5 麻痹相对常见，范围从椎板成形术后的 4.8% 到椎板切除和融合术后的 9.5%，平均症状在术后 7 天发作[37]。与颈椎前路手术相比，吞咽困难较少见[38]。血栓栓塞事件的发生频率大致相同[39]，后路手术中肺炎的发生率呈上升趋势（表 4-2）[40]。

椎动脉损伤

颈椎手术对椎动脉的损伤是毁灭性的，可导致严重的问题，如瘘管、假性动脉瘤、夹层、出血和血栓形成、栓塞、脑缺血，甚至死亡。

这种并发症引起的脑卒中通常涉及后循环，因此可能导致与脑干或枕皮质功能有关的问题。椎动脉损伤发生在颈椎前路手术中约占 0.3%[41]，后路手术和 C_{1-2} 关节螺钉置入术中高达 4.1%[42]。术中血管造影可用于评估修复情况和进一步干预的必要性。术后处理包括密切的神经监测，可能包括获得磁共振图像（MRI）或 CT 血管造影，以排除假性动脉瘤或其他解剖异常或闭塞。此外，还需要抗凝和抗血小板治疗来帮助预防血栓栓塞事件。

（三）胸腰椎

要 点

- 失血量可能非常大，随着翻修手术、肋骨转移切除术、截骨术和更多的水平融合，失血量会增加。
- 可能需要在 ICU 持续复苏、纠正凝血障碍和延长机械通气时间。

胸椎和腰椎的手术可以从后面、前面或侧面进行。这些方法的详细描述可以在后文中找到。对于大血管，如髂动脉、髂静脉，以及肠、胸膜等结构的损伤可导致危及生命的并发症。胸腰段后路融合时间延长与许多术后并发症有关，包括体位相关的并发症、EBL 升高、大量液体移位、手术持续时间延长及邻近重要结构。在研究中并

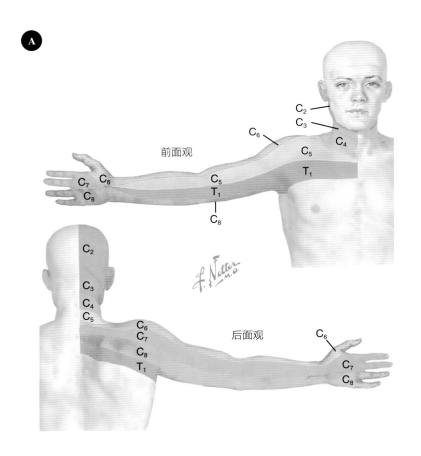

	神经节段	运 动	感 觉	反 射	备 注
颈 神 经 根	C_1	• 颏舌骨肌 • 甲状舌骨肌 • 头直肌	无	无	颈丛的一部分，参与构成颈袢
	C_2	颈长肌 / 头长肌	顶部头皮	无	经背侧支支配肌肉
	C_3	膈肌	枕部头皮	无	参与构成膈神经、肩胛背神经
	C_4	膈肌	颈根部	无	分支到膈神经、肩胛背神经及 肩胛提肌
	C_5	三角肌	肩与手臂外侧	二头肌反射	肩胛背神经、C_5 根分支
	C_6	• 肱二头肌 • 桡侧腕长、短伸肌	前臂和拇指外侧	肱挠肌反射	最常受压的颈神经根
	C_7	• 肱三头肌 • 腕屈肌、尺侧腕屈肌	前臂后部、手中央和 中指	三头肌反射	从 C_7 椎体上发出
	C_8	指浅屈肌、指深屈肌	前臂内侧、手指尺侧	无	从 C_7 椎体下发出
	T_1	骨间肌	手臂内侧	无	只有胸神经根进入臂丛神经

▲ 图 4–2 了解危险脊髓区域所支配的皮肤和肌肉，以及手术部位附近的解剖结构，如主要血管、食管、喉返神经等，将使神经重症监护医生了解术后潜在的并发症

A. 上肢皮肤

B 根据 Keegan 和 Garrett 的说法，皮肤界线的示意图划分为不同的节段。实际上，在任何两个相邻的皮节之间都有相当多的重叠

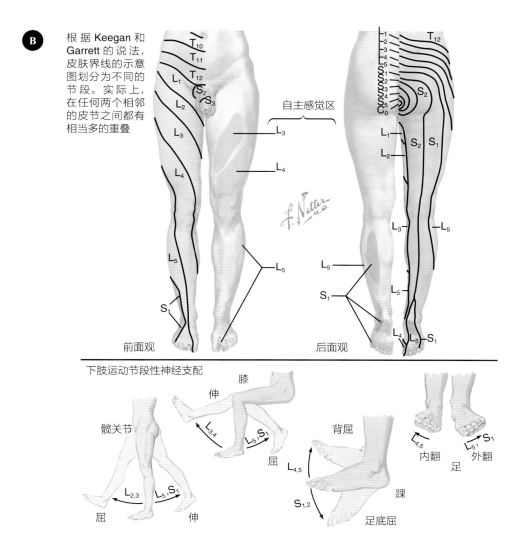

	神经节段	运 动	感 觉	反 射	备 注
腰骶神经根	L_1	腹内斜肌	腹股沟区	无	很少损伤的神经根
	L_2	腰大肌	大腿上部	无	髋关节屈曲试验
	L_3	股四头肌	大腿前内侧	无	用股四头肌来测定 L_3 和 L_4
	L_4	胫骨前肌	腿内侧、足踝、足	髌反射	通过足踝背屈测试
	L_5	踇长伸肌	背 / 足底，第 1 蹼间隙、侧腿	腘绳肌反射	最常见的是压缩的腰神经根；用踇背屈测试
	S_1	腓肠肌	外侧脚、后腿	跟腱	踝 – 足底屈曲 / 足趾行走试验
	S_{2-4}	肛门括约肌	肛周感觉	肛门张闭（肛门张开与关闭交替）	测试马尾神经张力以评估马尾神经综合征

▲ 图 4–2（续）　了解危险脊髓区域所支配的皮肤和肌肉，以及手术部位附近的解剖结构，如主要血管、食管、喉返神经等，将使神经重症监护医生了解术后潜在的并发症

B. 下肢皮肤（经许可转载，引自 Thompson JC, ed. *Netter's concise orthopaedic anatomy*, 2nd ed. Philadelphia, PA: Saunders, Elsevier; 2010: pp. 62–3.）

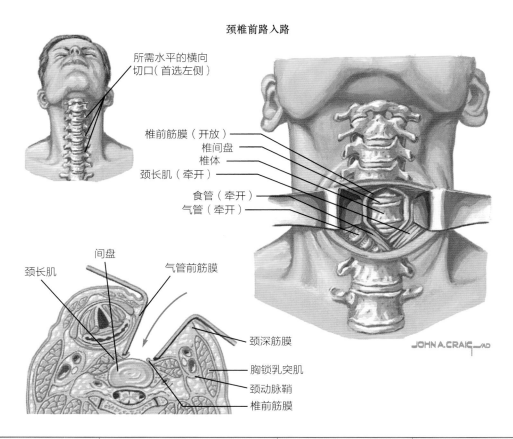

颈椎前路入路

所需水平的横向切口（首选左侧）

椎前筋膜（开放）
椎间盘
椎体
颈长肌（牵开）
食管（牵开）
气管（牵开）

颈长肌
间盘
气管前筋膜

颈深筋膜
胸锁乳突肌
颈动脉鞘
椎前筋膜

JOHN A. CRAIG—AD

应　用	内部层次	风　险	备　注
前入路			
• 颈椎前路椎间盘切除术和融合治疗颈椎病和（或）颈椎病 • 肿瘤或活检	**浅层** 颈深筋膜：胸锁乳突肌侧移 气管前筋膜：颈动脉鞘外侧化 **深层** 颈长肌间的椎前筋膜（左右）	• 喉返神经 • 交感神经 • 颈动脉 • 颈内动脉 • 迷走神经 • 甲状腺下动脉	• 可以暴露 $C_3 \sim T_1$ • 右喉返神经更易受损伤；许多外科医生在左侧手术 • 甲状腺动脉限制了入路的延伸

▲ 图 4-3　颈椎前路椎间盘切除融合术的手术入路

注意许多有受伤危险的结构，包括颈动脉、颈内静脉和颈外静脉、咽、食管、喉返神经、胸膜和其他结构（经许可转载，引自 Thompson JC, ed. *Netter's concise orthopaedic anatomy*, 2nd ed. Philadelphia, PA: Saunders, Elsevier; 2010: p. 73.）

发症发生率各不相同，为 17.8%～80%，其危险因素包括患者的年龄、融合节段范围、EBL 和手术时间[43, 44]。

1. 失血

无论采用何种方法，失血量都是显著的，并且可以持续到术后。虽然严重的血管损伤在腰椎前路手术中很少见，但是如果髂血管受到损伤，失血量将很快增多且很难控制。硬膜外静脉出血是导致失血过多的常见原因之一。这些手术的某些方面，如肋骨切除术由于节段性肋间血管和复杂的椎体静脉引流系统，截骨术有可能导致更大的失血量。在前路或前外侧入路治疗下，颈椎或高胸段椎骨有损伤颈部和胸部主要血管结构的危险。实现外科止血可能是一个挑战。根据手术技术、融合水平和患者情况，EBL 可能在 1.5～6L 或更多之间变化[45, 46]。如后文所述，术后可能需要用液体和血液制品复苏，以达到正常的血容量，同时纠正任何体温或凝血问题。

2. 术后神经系统并发症及再手术原因分析

脊柱手术后多达 4% 的患者可能会出现脊髓损

伤加重 [5]。人工椎间盘的植入或取出可能引起 20% 的患者发生股外侧皮神经损伤（感觉痛），但绝大多数患者在 3 个月内恢复 [47]。术后神经功能缺损也可能是由于植入物位置不当或在手术过程中意外造成的。这些缺陷可能无须重新手术即可解决；但是，有些患者可能需要返回手术室重新放置硬件。由于椎弓根螺钉靠近主动脉等主要血管，因此也可能需要重新放置。术后两年杆状或椎弓根螺钉断裂或松动是常见的，可能需要再次手术。外科医生通常会在术后进行 CT 扫描，以评估手术部位是否有意外的新发或恶化的神经功能缺损，以此来评估植入装置是否发生错位。手术部位内或附近迅速发展的神经功能缺损应警惕潜在硬膜外血肿的出现（见本章后文硬膜外血肿检查）。

（四）前 - 后路分期脊柱手术

要　点

- 与非分期手术相比，关于有计划地进行前后分期脊柱手术的并发症的发生率在文献中存在争议。
- 术中情况恶化可能会迫使分期手术，以纠正因失血、凝血障碍、血流动力学不稳定或酸中毒而危及生命的疾病。

有些患者需要在不同的日子进行分期脊柱手术，通常是因为预期的长时间手术会导致高失血或脊柱前后联合入路。如果手术是分期进行的，且手术间隔很短，患者可能需要在两个阶段之间进行术后控制性通气。目前已经获得了与分期脊柱手术相关并发症发生率的各种结果。对 11 265 例脊椎脊柱手术的患者进行的分析显示 [48]，分期手术的患者的总并发症发生率明显高于当天手术的患者，总并发症发生率分别为 28.4% 和 21.7% （$P < 0.0001$）。这些数据来自一个国家的数据库，目前尚不清楚是否由于危及生命的并发症而计划或实施了分期手术。相比之下，其他研究有的报告了分期手术与未分期手术 [46] 之间在并发症方面无差异，有的发现前、后分期手术相距超过 21 天减少了输血需求并改善了患者的功能 [49]。鉴于这些矛盾的数据，需要更多的研究来澄清这一点问题。但是，如果术中患者状况迅速恶化，并且无法针对失血、凝血障碍、酸中毒、低血压和其他生理参数进行矫正，则分期手术可能是一项挽救生命的操作。

（五）老年人颈椎骨折

要　点

- 老年颈椎骨折患者从站立状态摔倒后，在医院的发病率和死亡率非常高。神经损伤的存在可使早期死亡率增加 50%。
- 外科治疗与保守治疗存在争议，应个体化分析。
- 应为所有患者制订预防性胃肠减压与预防摔倒措施。

站立摔倒后持续的颈椎骨折老年患者并发症发生率很高（62%），早期死亡率很高（13%）[50-52]。当伴有急性脊髓损伤时，死亡率可能高达 50% [25]。由心力衰竭、呼吸衰竭、肺炎、肝衰竭、脑卒中、DVT 和感染引起的并发症应该严格考虑保守治疗，但是对于这些可能已经患有延髓功能障碍和吞咽困难的老年患者，Halo Vests 支架的耐受性不佳。使用这些支架可能会增加误吸风险和降低运动能力。所有患者都应采取胃肠减压的预防措施。无论选择何种治疗方法，都应征求有关授权书、高级指令和不复苏命令的决定。

四、其他并发症及术后处理问题

要　点

- 大型脊柱手术会导致术中和术后大量失血，并需要持续在 ICU 进行复苏。

◆ 有症状的术后硬膜外血肿最常见于胸腔手术后，可导致需要紧急减压的脊髓压迫。MRI 或 CT 脊髓造影应立即进行，因为症状发作至减压时间少于 6～8h 与更好的神经学预后相关。

◆ 对 POVL 的任何主述都应立即进行眼科急会诊，以排除非常罕见的 POVL 病因，这些病是可逆的，需要立即治疗。

（一）神经重症监护室的复苏管理

许多接受脊柱手术的患者术中都会有大量失血。这些患者在术中可能需要大量的液体和血液制品，复苏可能会持续到术后。ICU 术后护理的目标之一是恢复体液平衡，确保足够的载氧能力并纠正酸碱紊乱。特别注意术中失血及术后需要引流而产生液体损耗。另外，需要经常对血细胞比容、凝血参数和酸碱状态进行实验室评估，并注意血流动力学状况，有助于指导复苏工作。第 7 章会对术后失血的处理方法进行更详细的综述。

（二）术后硬膜外血肿

术后硬膜外血肿是脊柱手术的潜在破坏性并发症，可导致脊髓受压和永久性神经功能障碍。需要立即诊断和减压，以最大限度地减少与扩大血肿相关的脊髓损伤。它被认为是外科急症，因此需要在术后进行频繁的神经系统评估。体征和症状可能包括从手术部位剧烈疼痛到轻瘫到瘫痪的范围。报道的发生率从腰椎椎板切除术的 0% 到胸椎椎板切除术的 4.5%[53]。在 1/2 的患者中，腰部手术后硬膜外血肿的症状几乎在手术伤口引流物去除后不久就显现出来。减压时间与神经功能恢复相关，症状减压时间为 6～8h 效果更佳。MRI 或 CT 脊髓造影是首选的诊断方法，因为 CT 平扫对血肿显示不佳。

（三）术后视力丧失

POVL 是俯卧位与脊柱手术相关的可怕的围术期并发症。它的发病率相对罕见，报道的最高比例为 500 例脊柱手术中出现 1 例（0.2%）[54]。脊柱融合手术的全国患病率较低，为 0.03%，但是发病率因手术和检查中心而异。成人脊柱手术后最常见的 POVL 病因是缺血性视神经病变（ischemic optic neuropathy，ION）。一项多中心回顾性病例对照研究确定了 ION 的六个危险因素，即男性、肥胖、使用 Wilson 框架、手术持续时间长、EBL 高、胶体替代液使用量少[54]。关于 ION 的病理生理学的主要理论是，俯卧位会增加头部的静脉压力并促进水肿形成，最终损害视神经灌注。美国麻醉医生协会主要根据系列病例、病例报道、病例对照研究和专家意见，为预防这种并发症制订了实践咨询[55]。皮质盲和视网膜中央动脉阻塞（central retinal artery occlusion，CRAO）是成人脊柱手术相关的 POVL 的较不常见原因。皮质盲症是由栓塞或长时间的低血压引起。CRAO 通常与俯卧位的脊柱手术有关，对眼球施加压力，但可能是栓塞现象的结果。在整个手术过程中，经常和定期的眼睛检查可以很容易地防止由于眼球受压而导致的 CRAO。这些不同的 POVL 病因可以通过包括眼底镜检查在内的眼科检查加以区分（表 4-3）尽管通常建议优化血流动力学和氧气输送，这可能涉及输血，但 ION、皮质盲和 CRAO 尚无行之有效的治疗方法。恢复通常很差，恢复到基础视力并不常见。任何 POVL 的主诉都应立即进行眼科会诊和头部 CT 或 MRI 检查，以排除极为罕见的颅内肿块或出血。POVL 更罕见的原因是可逆的，需要立即治疗，包括急性闭角型青光眼、球后血肿、后路可逆性脑病和垂体卒中。

五、总结

在过去的 30 年中，脊柱外科手术的数量急剧增加。随着患者并发症和外科手术复杂性的增加，在术前和术后对这些患者进行重症监护管理的需求也在增加。术前患者的优化将改善预后。

康复和疼痛管理可能是术后顺利康复的主要障碍，应尽早与这些专家进行协商。脊柱手术后患者将面临许多重症监护问题，需要引起注意，包括在 ICU 中进行频繁的持续复苏。了解特定部位并发症的知识对于脊柱外科手术患者的治疗至关重要。复杂的脊柱外科手术与较长时间的机械通气或重新插管相关，尤其是在颈椎前路手术后。ICU、麻醉医生和外科团队之间就患者需求进行的持续交流，对于高危患者成功进行复杂脊柱手术至关重要并应尽可能最大化。

表 4-3　俯卧位脊柱手术相关 POVL 的三大原因 *

	缺血性视神经病变	视网膜中央动脉闭塞	皮质盲
相关因素	前路后路俯卧位手术引起的 ION：静脉压升高 / 俯卧位 /Wilson 架 / 肥胖 / 男性 / 高 EBL / 手术时间长 更低的胶体体积百分比前路手术 ION：可能由于比较小的杯盘比	栓塞、眼球受压	栓塞、严重的低血压 / 灌注不足
发作症状	PION：觉醒后立即出现 AION：术后可能会延迟 1～3 天出现	觉醒后立即出现	觉醒后立即出现
视力障碍	垂直视野、暗点、完全丧失视力、无光感	患眼视力几乎或完全丧失	单侧梗死：对侧同侧偏盲 双侧梗死：完全丧失视力或中央管状
瞳孔光反射	异常：RAPD 单侧；可能消失	迟钝甚至消失、RAPD	正常
其他症状		如果由眼球压迫引起，可能有同侧眼周创伤（角膜擦伤、瘀伤、眼肌麻痹等）	
眼底镜检查	PION：正常 AION：视盘肿胀、血管变细、眼底出血	视网膜缺血；黄斑部常有樱桃红色斑点；血管变细	正常
特殊试验	视觉诱发电位	视网膜电图	
影像检查	头颅 CT 或 MRI 排除颅内病变肿块 / 出血	头部 CT 或 MRI 排除颅内肿块 / 出血	头部 CT 或 MRI 评估分水岭梗死与栓塞模式
治疗	没有被证实有效：通常建议优化血压 / 氧气输送。	没有被证实有效：建议优化灌注；使用吸入的二氧化碳，乙酰唑胺。术后患者动脉内溶栓治疗存在争议。	建议优化灌注和提高携氧量
恢复	恢复不大	恢复不大	优于 ION，但很少达到基础视力

*. 任何 POVL 的主诉都应立即进行眼科会诊，以排除极罕见的 POVL 病因，如果及时提供，这些病因是可逆的治疗（急性闭角型青光眼、球后血肿、后路可逆性脑病和垂体卒中）；EBL. 估计失血量；ION. 缺血性视神经病变；PION. 后 ION；AION. 前 ION；RAPD. 相对传入性瞳孔缺损；CT. 计算断层扫描；MRI. 磁共振成像

参 考 文 献

[1] Deyo RA, Mirza SK. Trends and variations in the use of spine surgery. *Clin Orthop Relat Res*. 2006;443:139–146.

[2] Rajaee SS, Bae HW, Kanim LE, et al. Spinal fusion in the United States: analysis of trends from 1998 to 2008. *Spine*. 2012;37 (1):67–76.

[3] Deyo RA, Mirza SK, Martin BI, et al. Trends, major medical complications, and charges associated with surgery for lumbar spinal stenosis in older adults. *JAMA*. 2010;303(13):1259–1265.

[4] Li G, Patil CG, Lad SP, et al. Effects of age and comorbidities on complication rates and adverse outcomes after lumbar laminectomy in elderly patients. *Spine*. 2008;33(11):1250–1255.

[5] Nielsen PR, Jorgensen LD, Dahl B, et al. Prehabilitation and early rehabilitation after spinal surgery: randomized clinical trial. *Clin Rehabil*. 2010;24(2):137–148.

[6] Nielsen PR, Andreasen J, Asmussen M, et al. Costs and quality of life for prehabilitation and early rehabilitation after surgery of the lumbar spine. *BMC Health Serv Res*. 2008;8:209–215.

[7] McGregor AH, Probyn K, Cro S, et al. Rehabilitation following surgery for lumbar spinal stenosis. *Cochrane Database Syst Rev*. 2013 Dec 9;12. http://dx.doi.org/10.1002/14651858.CD009644.pub2.

[8] Walid MS, Hyer L, Ajjan M, et al. Prevalence of opioid dependence in spine surgery patients and correlation with length of stay. *J Opioid Manag*. 2007;3(3):127–128 30–2.

[9] Juratli SM, Mirza SK, Fulton–Kehoe D, et al. Mortality after lumbar fusion surgery. *Spine*. 2009;34(7):740–747.

[10] Patel N, Bagan B, Vadera S, et al. Obesity and spine surgery: relation to perioperative complications. *J Neurosurg Spine*. 2007;6(4):291–297.

[11] Porhomayon J, Leissner KB, El–Solh AA, Nader ND. Strategies in postoperative analgesia in the obese obstructive sleep apnea patient. *Clin J Pain*. 2013;29(11):998–1005.

[12] Stevens RD, Bhardwaj A, Kirsch JR, et al. Critical care and perioperative management in traumatic spinal cord injury. *J Neurosurg Anesthesiol*. 2003;15(3):215–229.

[13] Gill JB, Chin Y, Levin A, Feng D. The Use of antifibrinolytic agents in spine surgery: a meta–analysis. *J Bone Joint Surg Am*. 2008;90(11):2399–2407.

[14] Siemionow K, Cywinski J, Kusza K, Lieberman I. Intraoperative fluid therapy and pulmonary complications. *Orthopedics*. 2012;35(2):e184–e191.

[15] Biais M, Bernard O, Ha JC, et al. Abilities of pulse pressure variations and stroke volume variations to predict fluid responsiveness in prone position during scoliosis surgery. *Br J Anaesth*. 2010;104(4):407–413.

[16] Jarvis JG, Strantzas S, Lipkus M, et al. Responding to neuromonitoring changes in 3–column posterior spinal osteotomies for rigid pediatric spinal deformities. *Spine*. 2013;38(8):E493–E503.

[17] Ziewacz JE, Davis MC, Lau D, et al. Validation of the surgical Apgar score in a neurosurgical patient population. *J Neurosurg*. 2013 Feb;118(2):270–279.

[18] Lieberman JA, Feiner J, Lyon R, Rollins MD. Effect of hemorrhage and hypotension on transcranial motor–evoked potentials in swine. *Anesthesiology*. 2013;119(5):1109–1119.

[19] Takahashi S, Kitagawa H, Ishii T. Intraoperative pulmonary embolism during spinal instrumentation surgery. A prospective study using transoesophageal echocardiography. *J Bone Joint Surg Br*. 2003;85(1):90–94.

[20] Kim BD, Hsu WK, De Oliveira Jr GS, et al. Operative duration as an independent risk factor for postoperative complications in single–level lumbar fusion: an analysis of 4588 surgical cases. *Spine*. 2014;39 (6):510–520.

[21] Wittekamp BH, van Mook WN, Tjan DH, et al. Clinical review: postextubation laryngeal edema and extubation failure in critically ill adult patients. *Crit Care*. 2009;13(6):233.

[22] Kamel IR, Drum ET, Koch SA, et al. The use of somatosensory evoked potentials to determine the relationship between patient positioning and impending upper extremity nerve injury during spine surgery: a retrospective analysis. *Anesth Analg*. 2006;102(5):1538–1542.

[23] Schoenfeld AJ, Carey PA, Cleveland 3rd AW, et al. Patient factors, comorbidities, and surgical characteristics that increase mortality and complication rate after initial spine arthrodesis: a prognostic study based on 5,887 patients. *Spine J*. 2013;13(10):1171–1179.

[24] Smith JS, Sansur CA, Donaldson 3rd WF, et al. Short–term morbidity and mortality associated with correction of thoracolumbar fixed sagittal plane deformity: a report from the Scoliosis Research Society Morbidity and Mortality Committee. *Spine*. 2011;36(12):958–964.

[25] Patel A, Smith HE, Radcliff K, et al. Odontoid fractures with neurologic deficit have higher mortality and morbidity. *Clin Orthop Relat Res*. 2012;470(6):1614–1620.

[26] Gruskay JA, Fu M, Basques B, et al. Factors affecting length of stay and complications following elective anterior cervical discectomy and fusion: a study of 2164 patients from the American College of Surgeons National Surgical Quality Improvement Project Database (ACS NSQIP). *Clin Spine Surg*. 2016;29(1):E34–E42.

[27] Fountas KN, Kapsalaki EZ, Nikolakakos LG, et al. Anterior cervical discectomy and fusion associated complications. *Spine*. 2007;32 (21):2310–2317.

[28] Hashimoto M, Mochizuki M, Aiba A, et al. C5 palsy following anterior decompression and spinal fusion for cervical degenerative diseases. *Eur Spine J*. 2010;19(10):1702–1710.

[29] Tan TP, Govindarajulu AP, Massicotte EM, et al. Vocal cord palsy following anterior cervical spine surgery: a qualitative systematic review. *Spine J*. 2014;14(7):1332–1342.

[30] O'Neill KR, Neuman B, Peters C, et al. Risk factors for postoperative retropharyngeal hematoma after anterior cervical spine surgery. *Spine*. 2014;39(4):E246–E252.

[31] Sagi HC, Beutler W, Carroll E, et al. Airway complications associated with surgery on the anterior cervical spine. *Spine*. 2002;27(9):949–953.

[32] Emery SE, Smith MD, Bohlman HH. Upper–airway obstruction after multilevel cervical corpectomy for myelopathy. *J Bone Joint Surg Am*. 1991;73(4):544–551.

[33] Marquez–Lara A, Nandyala SV, Fineberg SJ, et al. Incidence, outcomes, and mortality of reintubation after anterior cervical fusion. *Spine*. 2014;39(2):134–139.

[34] Phommachanh V, Patil YJ, McCaffrey TV, et al. Otolaryngologic management of delayed pharyngoesophageal perforation following anterior cervical spine surgery. *Laryngoscope*. 2010;120(5):930–936.

[35] Riley 3rd LH, Vaccaro AR, Dettori JR, et al. Postoperative dysphagia in anterior cervical spine surgery. *Spine*. 2010;35(9 Suppl):S76–S85.

[36] Marquez–Lara A, Nandyala SV, Hassanzadeh H, et al. Sentinel events in cervical spine surgery. *Spine*. 2014;39(9):715–720.

[37] Nassr A, Eck JC, Ponnappan RK, et al. The incidence of C5 palsy after multilevel cervical decompression procedures: a review of 750 consecutive cases. *Spine*. 2012;37(3):174–178.

[38] Smith–Hammond CA, New KC, Pietrobon R, et al. Prospective analysis of incidence and risk factors of dysphagia in spine surgery patients: comparison of anterior cervical, posterior cervical, and lumbar procedures. *Spine*. 2004;29(13):1441–1446.

[39] Oglesby M, Fineberg SJ, Patel AA, et al. The incidence and mortality of thromboembolic events in cervical spine surgery. *Spine*. 2013;38(9): E521–E527.

[40] Anastasian ZH, Gaudet JG, Levitt LC, et al. Factors that correlate with the decision to delay extubation after multilevel prone spine surgery. *J Neurosurg Anesthesiol*. 2014;26(2):167–171.

[41] Burke JP, Gerszten PC, Welch WC. Iatrogenic vertebral artery injury during anterior cervical spine surgery. *Spine J*. 2005;5(5):508–514 discussion 14.

[42] Wright NM, Lauryssen C. Vertebral artery injury in C1–2 transarticular screw fixation: results of a survey of the AANS/CNS section on disorders of the spine and peripheral nerves. *J Neurosurg*. 1998;88 (4):634–640.

[43] Nasser R, Yadla S, Maltenfort MG, et al. Complications in spine surgery. *J Neurosurg Spine*. 2010;13(2):144–157.

[44] Carreon LY, Puno RM, Dimar 2nd JR, et al. Perioperative complications of posterior lumbar decompression and arthrodesis in older adults. *J Bone Joint Surg Am*. 2003;85–A(11):2089–2092.

[45] Smorgick Y, Baker KC, Bachison CC, et al. Hidden blood loss during posterior spine fusion surgery. *Spine J*. 2013;13(8):877–881.

[46] Maddox JJ, Pruitt DR, Agel J, et al. Unstaged versus staged posterior–only thoracolumbar fusions in deformity: a retrospective comparison of perioperative complications. *Spine J*. 2014;14 (7):1159–1165.

[47] Mirovsky Y, Neuwirth M. Injuries to the lateral femoral cutaneous nerve during spine surgery. *Spine*. 2000;25(10):1266–1269.

[48] Passias PG, Ma Y, Chiu YL, et al. Comparative safety of simultaneous and staged anterior and posterior spinal surgery. *Spine*. 2012;37(3):247–255.

[49] Hassanzadeh H, Gjolaj JP, El Dafrawy MH, et al. The timing of surgical staging has a significant impact on the complications and functional outcomes of adult spinal deformity surgery. *Spine J*. 2013;13(12):1717–1722.

[50] Schoenfeld AJ, Bono CM, Reichmann WM, et al. Type II odontoid fractures of the cervical spine: do treatment type and medical comorbidities affect mortality in elderly patients? *Spine*. 2011;36(11):879–885.

[51] White AP, Hashimoto R, Norvell DC, Vaccaro AR. Morbidity and mortality related to odontoid fracture surgery in the elderly population. *Spine*. 2010 Apr 20;35(9 Suppl):S146–S157.

[52] Vaccaro AR, Kepler CK, Kopjar B, et al. Functional and quality–of–life outcomes in geriatric patients with type–II dens fracture. *J Bone Joint Surg Am*. 2013 Apr 17;95(8):729–735.

[53] Aono H, Ohwada T, Hosono N, et al. Incidence of postoperative symptomatic epidural hematoma in spinal decompression surgery. *J Neurosurg Spine*. 2011;15(2):202–205.

[54] Postoperative Visual Loss Study Group. Risk factors associated with ischemic optic neuropathy after spinal fusion surgery. *Anesthesiology*. 2012;116:15–24.

[55] American Society of Anesthesiologists Task Force on Perioperative Visual Loss. Practice advisory for perioperative visual loss associated with spine surgery: an updated report by the American Society of Anesthesiologists Task Force on Perioperative Visual Loss. *Anesthesiology*. 2012;116(2):274–285.

第5章 血管内神经外科手术麻醉相关注意事项

Anesthetic Considerations for Endovascular Neurosurgery

Pekka O. Talke   Alana M. Flexman   Christopher F. Dowd   著
赵庭生 译
王子敬 校

一、概述

介入神经放射学（interventional neuroradiology，INR）越来越多地被应用于治疗各种不同的颅内病变。需要神经介入处理的患者范围从无任何神经缺失症状的门诊患者到神经系统严重受损的患者[1]。血管内神经放射学的治疗可以是序贯的，如未破裂动脉瘤患者的栓塞；相比之下也有一些过程可能是紧急的，如急性缺血性脑卒中的血管内治疗。与患者和手术相关的因素将指导决定患者是否接受全身麻醉或镇静。尽管存在这种差异，关于血管内手术治疗麻醉注意事项仍有一些共同之处。本章的目的是讨论在神经介入手术中有关麻醉的具体问题，以及回顾复习神经外科介入手术常用麻醉的管理。

二、介入神经放射学

> **要 点**
>
> - 麻醉医生应该是现代介入神经放射学设计中的一部分。
> - 麻醉医生在诊疗过程中与患者的接触通常是有限的。
> - 麻醉医生在介入手术过程中暴露在辐射下的风险很高。

最先进的神经介入放射手术室是专为神经介入手术设计的。这些复杂的空间利用双平板数字血管造影设备和软件产生高分辨率和三维图像。在神经介入放射组合中有一个大的平板显示器面板，允许程序人员（放射科医生或外科医生）在整个过程中查看实时和既往获得的图像。与神经介入放射手术室相邻的是控制室，控制室与其之间隔着一扇加铅墙，以防止辐射。控制室的放射科医生能够控制透视设备。控制室包含用于查看的显示实时及既往的影像学图片。理想情况下，麻醉团队应该有一个工作站或生理监控室来使暴露在介入手术过程中的放射风险最小化。

神经介入放射手术室的典型布局对麻醉专家具有独特的意义。例如，在手术过程中，麻醉医生对患者的接触极其有限（图5-1）。通常情况下，麻醉医生被安排在患者的另一侧作为程序师，而麻醉设备则被安排在远离患者一侧的位置，以减少在手术过程中对设备移动的干扰。一个巨大的平板屏幕占据了操作者对面的空间，巨大的双翼透视设备环绕着患者的头部。麻醉医生需要预料到与此安排相关的后勤工作，包括增加监控设备和静脉/动脉导管。

介入神经外科的设计应该充分考虑来自外科医生、麻醉医生和其他辅助人员的进入。麻醉医生应该能够观察患者，并且能够方便地使用麻醉机和输液泵等设备。麻醉团队应该能够使用显示实时荧光透视图像的监视器，以便与手术相配合

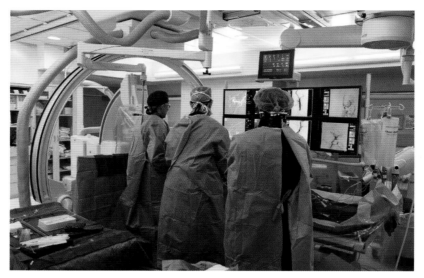

▲ 图 5-1 加州大学旧金山分校的介入神经放射手术室配备了最先进的双平面血管造影设备

患者平躺在平板显示器和介入放射科医生之间的窗帘下。透视管环绕着患者的头部。这张照片显示了麻醉医生对介入神经外科病房患者的有限接触

并预测患者风险增加的时间段。最近越来越多的关注集中在优化介入神经外科的设计上，以减少对麻醉医生和手术操作者的辐射暴露。而事实往往并非如此 [2]。

> 临床要点：麻醉医生应该遵循临床诊疗规范，以预测高危时段。

放射性暴露

虽然现代荧光透视手术降低了医务人员的潜在辐射暴露，但仍应注意尽量减少辐射暴露。与其他介入手术相比，介入神经放射学由于复杂性和持续时间的增加，以及频繁持续辐射暴露的需要而增加了辐射暴露的可能性。最近一项研究表明，由于介入放射神经外科的典型结构，在神经介入血管造影过程中，麻醉人员暴露于面部的辐射量是放射治疗人员的 3 倍 [2]。本研究中暴露的增加与在这些复杂的过程中需要更多的药理学干预（如给药或输注速度的改变）有关。所有在介入神经外科手术室工作的人员都需要接受辐射安全方面的教育，并使用防护服和设备，如铅围裙、甲状腺防护罩、防护眼镜和含铅屏幕。

三、介入放射操作流程

> **要 点**
>
> - 在神经介入手术中，血管内操作通常是经过股动脉。
> - 闭合装置可用于封堵动脉切开处。
> - 血管内对比剂具有肾毒性，可能引起过敏反应。

虽然介入手术的方式各不相同，但有几个共同的组成部分。所有手术均采用血管内技术，通过一条大血管，通常通过股动脉，偶尔也通过股静脉（如用于治疗一些硬膜动静脉瘘）。当血管进入较大的血管鞘后，通过血管鞘插入各种大小和设计的导管，以勾画血管解剖并进行介入操作。通常情况下，在手术结束时取出血管内导管，并通过按压股动脉或使用特殊的闭合装置来止血。使用封闭装置止血要快得多，甚至对术后肝素化的患者也是如此。无论采用何种方法止血，患者术后均应仰卧数小时，并监测穿刺部位出血情况。

对比剂显影

几乎所有的介入手术都要求患者接受血管内对比剂。血管内对比剂的使用对麻醉医生有几个意义。首先，这些对比剂具有肾毒性，可能导致肾功能恶化。静脉补液可以降低这种风险，肾功能差的患者可能不能耐受使用对比剂。其次，患者有对对比剂发生过敏反应的风险，尽管这种情况在新配方中很少见。过敏反应包括皮疹甚至危及生命。已知对对比剂过敏的患者可以用类固醇（如泼尼松）和抗组胺药（如苯海拉明和雷尼替丁）进行预防性处理[3]。预防性使用抗过敏药物可能减少但不能消除过敏反应的风险；因此，麻醉医生必须时刻警惕这些反应。

临床要点：

- 对已知的对比剂过敏患者应进行预防性抗过敏处理。
- 肾功能损害的患者可能不适合接受神经介入手术。

四、神经介入组的麻醉

要　点

- 对需要严密控制血流动力学的患者应进行持续的动脉内血压监测。
- 许多手术可以使用镇静或全身麻醉。这种选择取决于患者的情况和操作者熟悉的偏好。
- 在介入手术中，患者可以用肝素抗凝。肝素作用可能被鱼精蛋白逆转，也可能不被逆转。

（一）术前评估

拟行介入手术的患者应通过详细的病史、体格检查和复查化验结果进行评估。应记录术前神经症状和体征、血红蛋白和凝血状态，以及使用对比剂时患者的肾功能，都应进行检查。在适当的时候，应评估患者是否适合局部麻醉和镇静。严重焦虑的患者、神经系统严重受损的患者，以及在漫长的手术过程中不能可靠合作的患者，都可能不是局部麻醉/镇静的理想人选。患者必须能够忍受可能很长的手术过程的仰卧位。

（二）监测

理想的情况下，麻醉医生应该能够同时观察患者，方便地使用麻醉机和监视器，并能够跟踪程序图像以预测高危时间。所有全身麻醉的患者都应使用标准的麻醉监视器进行监测，如无创血压、脉搏血氧仪、心电图、体温、神经肌肉监测、呼气末二氧化碳和麻醉气体分析。如果患者服用镇静药，也需要类似的监测，包括通过呼气末二氧化碳取样监测呼吸速率。危重患者经常监测颅内压，典型的是通过脑室外引流（external ventricular drain，EVD）。考虑到手术时间的长度及对比剂负荷和静脉液体负荷，通常会插入导尿管。通常患者失血很少，一路静脉通道足以完成手术。

许多接受神经介入手术的患者受益于连续的、有创的动脉血压测量。例如，密切的血流动力学监测对蛛网膜下腔出血（subarachnoid hemorrhage，SAH）、急性缺血性脑卒中或烟雾病患者至关重要。最后，一些手术与血流动力学变化明显相关，如蛛网膜下腔出血进行血管内治疗[4]。发生脑血管痉挛患者的有创性血压监测通常是通过留置在桡动脉内的导管，但是偶尔也通过股动脉鞘的侧孔实施监测。

对于因 ICP 升高而需要 EVD 的患者，在转运和手术过程中都需要特别护理。EVD 的管理计划必须与麻醉团队清楚地沟通，因为患者可能有数小时需要仰卧在 ICU 外。同样，当患者被转回 ICU 时，麻醉团队也需要告知导管室是如何管理 EVD 的。为了安全起见，EVD 通常在传输过程中被夹住，因为在过程中引流管可能得不到可靠地安放；尽管如此，考虑到 ICP 增加的风险，必须小心确保 EVD 不被保留且长时间未被观察到。在神经介入导管室中，应持续监测 ICP，必要时定期排出脑脊液。

（三）麻醉技术

介入手术过程中的镇静和全身麻醉的目的是维持患者生命体征平稳，最大限度地减少患者的运动，并为高质量的图像采集提供最佳的环境。许多手术可以使用局部麻醉和镇静，但选择全麻或局部麻醉是因人而异的，这取决于许多因素，包括患者选择、术者习惯偏好、合并症及手术要求（表 5-1）。手术后，应尽可能地减轻患者疼痛，以促进早期神经系统评估。

表 5-1　神经介入手术的全身麻醉与镇静

	全身麻醉	镇　静
PRO	• 提高麻醉舒适性 • 不可移动患者 • 更好地显影质量 • 气道安全 • 降低吸入性风险 • 更好地控制血压 • 更好地控制通气	• 评估神经功能的能力 • 花费时间较少 • 可能不需要麻醉团队
CON	• 无法评估神经功能状况 • 全身麻醉相关风险 • 增加血流动力学的不稳定性 • 花费更多的时间	• 舒适性差 • 使患者更焦虑 • 需要更多地移动患者 • 降低图像质量 • 呼吸功能抑制 • 气道相关并发症风险 • 吸入风险

局部麻醉常用于要求患者可配合长时间平躺，通常用于简单的程序，如诊断性脑血管造影。在局麻药浸润的帮助下，通过股动脉进入血管的不适感相对较小。各种抗焦虑药物可以用来改善患者的舒适度，药物的选择是基于个人和机构的偏好。服用过镇静药的患者应保持清醒和配合，以便在图像采集期间能够屏住呼吸并保持静止。临床通常使用咪达唑仑和芬太尼的联合用药。不配合的患者应避免过度镇静，因为这会导致呼吸抑制和气道阻塞。此外，神经功能受损的患者可能因镇静而恶化，导致嗜睡、气道保护不足和误吸。在脑卒中治疗过程中，大约 3% 的镇静手术转变为全身麻醉[5]。

全麻通常用于复杂的血管内神经放射治疗，其优点包括改善患者的舒适度，稳妥可靠的固定患者和优越的图像质量[6]。全麻的缺点是与全麻本身有关的风险，即时间延长，以及在手术过程中无法评估患者的神经功能状态[6]。此外，全麻与镇静相比具有更大的血流动力学变异性[7]。在宾夕法尼亚大学医院，对难以配合的患者或无法保护自己气道的患者采用全身麻醉。此外，全麻可用于需要长时间固定的手术（如脊髓血管造影）或固定对于避免导管引起的穿孔至关重要的手术（如动脉瘤栓塞）。全身麻醉可通过静脉或吸入麻醉药或两者的结合来实现。麻醉管理的目标应该是在手术后迅速从麻醉中苏醒，并考虑到及时的神经评估。神经肌松剂经常用于确保在关键时期患者保持平稳状态，以减少导管穿透血管造成的风险。在图像采集期间暂停通气，以减少呼吸运动造成的伪影。

（四）抗凝

如果需要的话，麻醉医生将进行抗凝并准备治疗可能的并发症。尽管基本诊断脑血管造影可以不抗凝，但还是有许多患者在他们的神经介入手术过程中使用抗凝。当血管内导管进入较小的脑动脉时，患者通常选择抗凝以减少导管诱发血栓形成的发生率。这是通过静脉注射肝素（70U/kg），然后每小时补充剂量或注射肝素实现的。通过激活凝血时间监测肝素无效，目标为 250～300s（正常的 2～3 倍）[8]。肝素在使用鱼精蛋白治疗结束时可能逆转，也可能不能逆转。在转运患者时，肝素、鱼精蛋白或其他抗凝剂的使用应明确告知 ICU 团队。

五、神经介入患者术后管理

要　点

◆ 术后管理之间差异显著。一些患者当天就回家了；有些患者病情危重，需要到 ICU 进行治疗和（或）观察。

◆ 麻醉和 ICU 团队需要清楚地沟通介入手术中做了什么，使用了哪些药物及任何并发症。

清楚地沟通患者病情是非常重要的，必要时还应包括神经放射学家、神经外科医生、神经血管神经学家、神经重症监护医生和重症监护护士。跨学科交流应包括患者的基础神经状态和诊断、血流动力学管理、ICP/EVD 的管理，以及术后通气的需要。应使用适当的血流动力学监测仪、药物和人员，在神经介入导管室和其他科室之间进行转移。

神经介入手术患者的术后监护因患者和手术方式而异。接受血管造影的患者通常会在当日出院。大多数接受择期手术（如颅内动脉瘤栓塞术）的患者会在 ICU 过渡一夜进行神经系统监测，但术后需要的护理较少。与此相反，神经介入病房的急诊患者通常在手术后进入 ICU，并需要加强术后护理。

尽管血管内神经介入手术的发病率和死亡率可能低于颅内手术，但仍可能发生并发症（框 5-1）。手术相关的颅内出血是主要的并发症，可表现为突发的心动过缓和高血压。这种并发症可通过造影过程中对比剂外渗诊断，并需要及时地处理降低颅内压（如脑室穿刺外引流）。如果发生颅内出血，任何剩余的肝素发生了药效应立即用鱼精蛋白逆转。其他导管相关并发症包括血管痉挛、穿通和破裂、血栓栓塞。许多患者在手术开始时接受经皮硝酸甘油软膏，以防止导管引起的痉挛。术后患者应监测通过股动脉血管通路的并发症，包括血肿形成（包括腹膜后）和肢体缺血。栓塞材料的使用与这些材料进入大脑和全身血管的栓塞风险有关。

框 5-1　血管内神经介入手术相关并发症

- 脑动脉穿通
- 动脉剪切损伤
- 动脉阻塞
- 脑水肿
- 血栓形成
- 对比剂过敏
- 对比剂相关肾损伤
- 血管痉挛
- 正常组织（脑、肺）栓塞
- 动脉穿刺点血肿
- 出血（动脉切开处和腹膜后）
- 肢体缺血
- 假动脉瘤形成（动脉穿刺点）
- 动脉穿刺点感染
- 吸入
- 上呼吸道阻塞

六、普通介入操作

（一）诊断性脑血管造影

诊断性脑血管造影是为了确定脑血管解剖和调查潜在的脑血管病理。在此过程中，对比剂分别注入颈内动脉和椎动脉，以分别研究前后循环血管。对比剂也可注射到颈外动脉以研究颅外循环（图 5-2）。如前所述，镇静或全身麻醉的选择在很大程度上取决于实施者的偏好，因为几乎没有证据表明一种麻醉比另一种更有效。任何计划的血管内介入除了诊断血管造影，都应该在手术前清楚地告知，因为可能需要全身麻醉。一般说，神经功能无损伤、配合的患者可以接受局部麻醉和镇静以减轻焦虑。相反，不配合、气道保护不足或有明显神经缺陷的患者可能需要全身麻醉。对于脊髓病变血管造影术的患者通常也会接受全身麻醉，以最大限度地减少与运动相关的对图像质量的影响。如果决定在诊断性血管造影后行进一步的干预，可以诱导全身麻醉。在图像采集过程中，暂停通气以减少移动。

> **临床要点：** 脑血管造影患者术前不需要抗凝治疗。

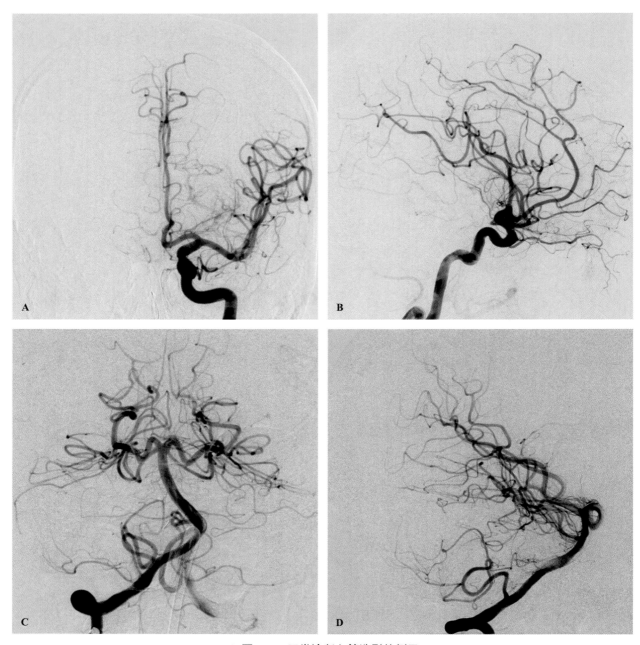

▲ 图 5-2　正常诊断血管造影的例子

脑前后循环的血管造影图像。（A、B）左颈动脉内注射对比剂后的正位和侧位图像；（C、D）右椎动脉注射对比剂后的正位和侧位图像

（二）颅内动脉瘤栓塞

颅内动脉瘤的血管内治疗使用的越来越多，需要用可解脱的铂圈填塞动脉瘤囊腔[9]。引导导管通过股鞘（同轴系统）选择性地进入脑动脉，使引导导管的末端位于动脉瘤囊内。可解脱的铂线圈通过引导导管插入动脉瘤腔内（图 5-3）。在

这个过程中，患者的静止至关重要，因为引导导管和线圈都有可能穿透动脉瘤。由于这个原因，在动脉瘤栓塞时需使用全身麻醉。导管引起的颅内出血可伴有血压突然升高或心动过缓，显像可看到血管内对比剂外渗。麻醉医生应警惕这种并发症，特别是当引导导管进入动脉瘤囊腔并导入弹簧圈时，应立即告知动脉瘤血流动力学的任何

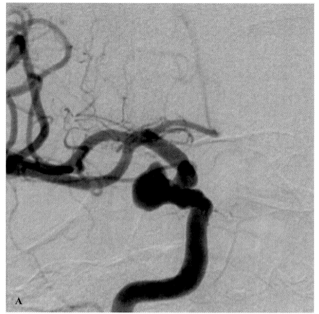

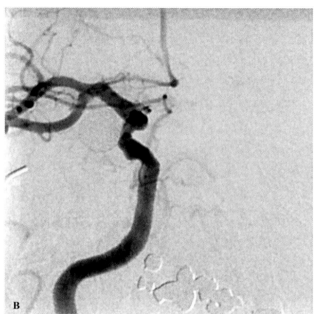

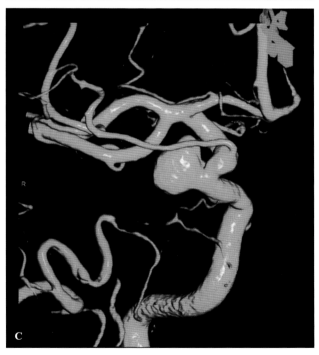

▲ 图 5-3　右颈动脉动脉瘤在（A）和（B）动脉瘤盘绕前后；（C）动脉瘤栓塞前的 3D 血管造影重建图像

变化。

有时动脉瘤的血管内栓塞可能会由于解剖学特征而具有挑战性，如宽颈动脉瘤颈。可以通过穿过动脉瘤颈置入血管内支架来实现栓塞。动脉瘤通过支架之间的空间栓塞，或通过支架辅助栓塞，或在支架展开前将球囊插入动脉瘤囊内。另一种方法是，在动脉瘤颈部暂时用球囊辅助，以保留动脉瘤囊内的弹簧圈。

接受弹簧圈栓塞治疗的患者可能有未破裂的动脉瘤、破裂的动脉瘤或多发性动脉瘤。因为当患者到达导管室时，他们可能需要镇静或插管，他们最后的神经系统状态应该告知麻醉团队。良好的血流动力学控制对所有颅内动脉瘤患者至关重要，因为即使是短暂的高血压也可能导致动脉瘤破裂或再出血。相反，低血压也应避免，因为这些患者的大脑自我调节功能经常被打破，一些患者可能出现蛛网膜下腔出血后血管痉挛。麻醉诱导、插管和麻醉苏醒是血流动力学最不稳定的时期。应清楚地传达血压管理目标和放射学检查结果。在手术过程中，通过改变麻醉深度和输注血管加压剂（如肾上腺素）来维持血压目标。一旦动脉瘤被固定或栓塞，就允许出现容量性高血压；然而，如果不是所有的动脉瘤都得到了栓塞治疗，应当避免过高的血压。

临床要点：
- 蛛网膜下腔出血患者可能会发生血管痉挛。
- 血流动力学管理取决于多种因素。
- 麻醉医生应该做好治疗医源性脑出血的准备。

（三）脑血管痉挛的血管内治疗

脑血管痉挛和迟发性脑缺血在蛛网膜下腔出血后很常见，并与发病率和死亡率的增加有关[10]。脑血管痉挛的治疗通常包括提升血压、避免低血容量和贫血的治疗，以及预防性使用钙通道阻滞药尼莫地平[10]。除了这些治疗外，神经介入组脑血管痉挛的血管内治疗也得到了越来越多的应用，尤其是经药物治疗后仍有持续性临床血管痉挛的患者。血管内治疗可能包括近端血管的球囊血管成形术，以及动脉内注射脑血管扩张药，如钙通道阻滞药（维拉帕米、尼卡地平）或米力酮。此类患者的麻醉医生应在手术过程中继续采用术前策略，包括诱导高血压。对接受这些手术的麻醉考虑不仅包括与神经系统严重受损的患者有关，还包括这些干预措施对血流动力学的影响。既往的研究已经证明动脉内注射钙通道阻滞药与血压持续或偶尔显著降低有关[4, 11-13]。

临床要点：使用动脉内血管扩张药治疗血管痉挛将产生短期和长期的血流动力学影响。

（四）动静脉畸形

动静脉畸形（arteriovenous malformation，AVM）是一种异常的血管群，它包含一个或多个直接流入静脉的动脉。结果，静脉被"动脉化"，并暴露在异常的高血压之下。AVM 出血通常发生于引流静脉、病灶或病灶动脉瘤。在全麻期间，应避免高血压发作，以降低动静脉曲张相关动脉瘤破裂的风险。对于可能存在颅内压升高和脑灌注压受限的动静脉血栓破裂患者，应避免低血压。

AVM 可通过放射外科（伽马刀）或血管内栓塞治疗。AVM 的栓塞主要是为了减少术中出血量，但有时也可能是唯一的治疗方法。患者将首先需要诊断性脑血管造影，以确定 AVM 的解剖结构及进食和引流血管（图 5-4）。诊断性血管造影也将识别任何与 AVM 相关的动脉瘤。诊断血管造影的信息对于评估各种治疗方案的相关风险和计划手术切除至关重要。血管内栓塞 AVM 可以使用线圈、颗粒或胶 [聚乙烯醇颗粒（polyvinyl alcohol particles，PVA）、氰基丙烯酸正丁胶（n-butyl cyanoacrylate glue，NBCA）、二甲亚砜中的乙烯 - 乙烯醇与钽（tantalum，Onyx）]。栓塞是选择性地将微导管插入 AVM 动脉进行的。

诊断血管造影可以在镇静状态下进行。然而，如果有栓塞的可能，全麻是首选。由于微导管选择性地插入脑小动脉，患者将接受肝素治疗以减少导管引起的血栓栓塞。动静脉破裂的患者可能在手术前插管，这取决于他们的神经状况。麻醉方面的考虑不仅包括对颅内出血患者的处理，还包括注射材料可能无意中导致全身栓塞。一些用于栓塞 AVM 的材料可能通过高流量分流进入肺循环。在长时间的栓塞过程中，足够的栓塞物质可能会沉积在肺内，导致急性肺栓塞和低氧血症。栓塞材料也可能进入大脑的正常区域，导致术后神经功能缺损。最后，如果 AVM 的很大一部分被栓塞，患者可能有发生正常灌注压突破相关脑水肿和出血的风险。这被认为是由于之前暴露在相对低灌注压下的邻近脑组织的自我调节不足所致。

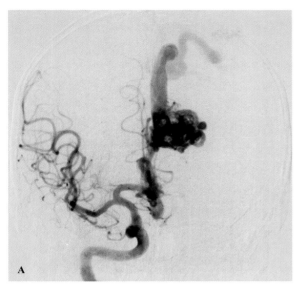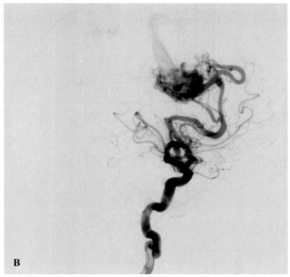

▲ 图 5-4　AVM 的血管造影图像

正位（A）和侧位（B）显示供血动脉、畸形血管团和引流静脉

临床要点：用于栓塞的材料可能会通过 AVM，栓塞肺组织导致缺氧。

（五）急性缺血性脑卒中的治疗

要　点

- 时间是至关重要的，时间就是大脑。
- 镇静和全身麻醉哪个更好目前还存在争议。
- 梗死后出血概率很高，出血常发生在术后。

急性缺血性脑卒中的血管内治疗是一个确切的紧急情况，闭塞的动脉应在脑卒中症状开始后6h 内尝试血管内再通 [14]。患者通常直接从急救室到导管室，有些患者可能在急救室接受了静脉组织纤溶酶原激活剂，但没有临床改善。在这些手术过程中，时间是至关重要的，以减少神经元细胞死亡，任何再灌注的延迟都应该减少 [15]。这类患者多为老年人，伴有高血压和血管疾病等慢性病。血管内再通脑血管的治疗包括药物动脉内溶栓或机械取栓（图 5-5）。目前有几种取栓装置可用，如支架和线圈回收器。在使用镇静药的患

者中，移除血栓可能会由于对脑血管的牵引而引起患者的不适。

文献中对这些病例的麻醉处理缺乏信息。最近，神经外科学、麻醉学和重症监护学就急性缺血性脑卒中的麻醉管理达成了专家共识声明 [16]。在这些手术中，镇静和全身麻醉的选择是有争议的。几项回顾性研究表明，全麻或深度镇静与神经系统预后差有关。然而，由于回顾性设计的固有局限性和纳入偏倚，这些研究必须谨慎解释，因为更严重的脑卒中患者更有可能接受全身麻醉 [17]。目前，麻醉的选择是基于患者和程序的因素及机构的偏好。

急性缺血性脑卒中患者的血压管理非常重要，是麻醉医生最关心的问题。只要有创血压监测不会明显延迟再灌注，建议首选使用基线血压与死亡和依赖性之间呈 U 形关系，提示应避免过度高血压和低血压 [18, 19]。如果使用全身麻醉，即使是短暂的低血压也不能被接受。最近的一项研究发现，在接受血管内治疗的急性缺血性脑卒中患者中，血压持续超过 140mmHg 是神经系统预后不良的独立预测因子 [7]。一旦闭塞的大脑动脉被成功地再通，神经介入医生和神经危重症监护团队应讨论降低血压的目标。

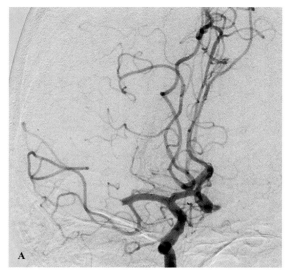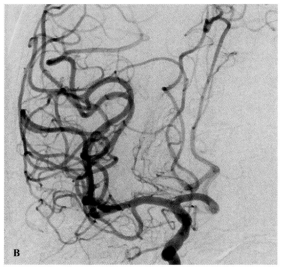

▲ 图 5-5　大脑中动脉机械取栓成功前（A）后（B）的大脑中动脉急性缺血性脑卒中

在手术过程中和术后存在出血转化的固有风险。急性缺血性脑卒中的血管内治疗与术中颅内出血发生率（3%～10%）相关[14]。如果出现颅内出血，任何有效的肝素应立即用鱼精蛋白逆转，收缩压应维持在 140～180mmHg。如有必要，可在导管室行脑室穿刺外引流以治疗颅内压升高。

这些患者术后需要加强监护，插管时间的长短取决于手术前的神经状态以及介入手术的成功与否。跨学科交流对于确保最佳的患者术后监护是至关重要的，因为重症监护团队通常在手术后才参与。

（六）颈动脉和颅内动脉血管内支架植入

有症状或严重颈动脉狭窄的患者可能会行介入手术，用于颈动脉和颅内近端动脉的血管内球囊成形术和支架植入术。根据病变的特点、患者的合并症和医院的偏好，这些手术可以使用局部麻醉和镇静或全身麻醉。如果选择全身麻醉，应避免低血压，以保持足够的侧支循环和脑血流量。

麻醉医生必须做好处理颈动脉和脑动脉支架植入术并发症的准备。因为这些程序与高发生率的血栓栓塞，保护装置被用于在术中捕获栓塞材料在扩张血管的远端。其他手术风险包括动脉的剥离或闭塞，这可能需要进一步的手术干预。最后，靠近颈动脉的扩张可能导致严重的心动过缓甚至心搏停止。如果心动过缓的风险很高，如颈动脉球部扩张，可采用经皮起搏或抗胆碱能药物（如甘氨酸、阿托品）预防或治疗。当计划植入动脉内支架时，患者通常预先使用抗血小板药物（如阿司匹林和氯吡格雷）以减少支架相关血栓的形成。在手术过程中也可以使用抗血小板药物，肝素的逆转剂鱼精蛋白应随时可用，以防血管损伤。术后，接受颈动脉或脑动脉扩张的患者应经常进行评估，因为有动脉闭塞或血栓栓塞的风险。此外，狭窄动脉扩张可能增加脑灌注，超出自身调节控制，导致高灌注和神经系统恶化。

> 临床要点：接受支架治疗的患者通常预先使用抗血小板药物。

（七）颅内肿瘤

术前血管肿瘤栓塞常用于减少术中出血量，诱导肿瘤软化，缩短手术时间[20]。一旦通过脑血管造影术确定了肿瘤的血供，这些血管可以用线圈、颗粒或胶 [PVA、NBCA 或二甲亚砜中的乙烯 - 乙烯醇与钽（Onyx）] 栓塞。由于脑膜瘤具有颅内和颅外双重血管供应，因此通常术前栓塞。同样，栓塞可以使用线圈、颗粒或［PVA、NBCA 或乙烯 – 乙烯醇与钽（Onyx）在二甲亚砜］。肿瘤的整个血管供应很少被栓塞，因为无意栓塞和损害正常脑结构的风险太高。这些手术通常是在全身麻醉的情况下进行的，因此患者需要不活动，而且手术的时间可能很长。麻醉的考虑与肿瘤本身有关，手术的风险与所有血管内手术的一般风险相近。

（八）动静脉瘘

动静脉瘘是动脉和静脉之间的异常连接。颅内瘘最常见的是硬膜动静脉瘘和颈动脉海绵窦瘘。根据解剖位置的不同，患者可能会出现各种症状。使用血管内科或外科技术能够治疗瘘管。治疗瘘管的血管内通路可以来自动脉侧或静脉侧，也可以同时来自两者。在这些过程中的麻醉问题主要与手术本身有关。手术过程通常很长，为了患者的舒适，全麻是首选。如果瘘管静脉侧的血压无意中升高，手术会增加颅内出血的风险。

七、总结

在介入神经放射手术室中接受治疗的患者对各种治疗有广泛的诊断范围和程序范围。全麻或局麻的选择受患者神经系统状态、对长时间静止卧位的耐受性、预期的不适程度和机构偏好等相关因素的影响。支持一种麻醉技术优于另一种的证据是缺乏的。血管内神经放射治疗的潜在并发症包括与对比剂暴露相关的肾毒性和过敏反应、颅内出血、脑卒中或栓塞对健康大脑的影响，以及股动脉穿刺部位的并发症。手术后，尽管干预水平各不相同，但大多数患者需要重症监护。神经危重症护理、麻醉和介入放射科之间的良好沟通是必不可少的。

参 考 文 献

[1] Hughey AB, Lesniak MS, Ansari SA, et al. What will anesthesiologists be anesthetizing? Trends in neurosurgical procedure usage. *Anesth Analg.* 2010;110:1686–1697.

[2] Anastasian ZH, Strozyk D, Meyers PM, et al. Radiation exposure of the anesthesiologist in the neurointerventional suite. *Anesthesiology.* 2011;114:512–520.

[3] Tramer MR, von Elm E, Loubeyre P, et al. Pharmacological prevention of serious anaphylactic reactions due to iodinated contrast media: systematic review. *BMJ.* 2006;333:675.

[4] Flexman AM, Ryerson CJ, Talke PO. Hemodynamic stability after intraarterial injection of verapamil for cerebral vasospasm. *Anesth Analg.* 2012;114:1292–1296.

[5] Jumaa MA, Zhang F, Ruiz–Ares G, et al. Comparison of safety and clinical and radiographic outcomes in endovascular acute stroke therapy for proximal middle cerebral artery occlusion with intubation and general anesthesia versus the nonintubated state. *Stroke.* 2010;41:1180–1184.

[6] McDonagh DL, Olson DM, Kalia JS, et al. Anesthesia and sedation practices among neurointerventionalists during acute ischemic stroke endovascular therapy. *Front Neurol.* 2010;1:118.

[7] Davis MJ, Menon BK, Baghirzada LB, et al. Anesthetic management and outcome in patients during endovascular therapy for acute stroke. *Anesthesiology.* 2012;116:396–405.

[8] Lee CZ, Young WL. Anesthesia for endovascular neurosurgery and interventional neuroradiology. *Anesthesiol Clin.* 2012;30:127–147.

[9] Brown Jr RD, Broderick JP. Unruptured intracranial aneurysms: epi–demiology, natural history, management options, and familial screen–ing. *Lancet Neurol.* 2014;13:393–404.

[10] Connolly Jr ES, Rabinstein AA, Carhuapoma JR, et al. Guidelines for the management of aneurysmal subarachnoid hemorrhage: a guideline for healthcare professionals from the American Heart Association/American Stroke Association. *Stroke.* 2012;43:1711–1737.

[11] Linfante I, Delgado–Mederos R, Andreone V, et al. Angiographic and hemodynamic effect of high concentration of intra–arterial nicardipine in cerebral vasospasm. *Neurosurgery.* 2008;63:1080–1086.

[12] Schmidt U, Bittner E, Pivi S, et al. Hemodynamic management and outcome of patients treated for cerebral vasospasm with intraarterial nicardipine and/or milrinone. *Anesth Analg.* 2010;110:895–902.

[13] Avitsian R, Fiorella D, Soliman MM, et al. Anesthetic considerations of selective intra–arterial nicardipine injection for intracranial vasospasm: a case series. *J Neurosurg Anesthesiol.* 2007;19:125–129.

[14] Jauch EC, Saver JL, Adams HP, et al. Guidelines for the early management of patients with acute ischemic stroke: a guideline for healthcare professionals from the American Heart Association/American Stroke Association. *Stroke.* 2013;44:870–947.

[15] Saver JL. Time is brain—quantified. *Stroke.* 2006;37:263–266.

[16] Talke PO, Sharma D, Heyer EJ, et al. Society for neuroscience in anesthesiology and critical care expert consensus statement: anesthetic management of endovascular treatment for acute ischemic stroke: endorsed by the society of neuroInterventional surgery and the neurocritical care society. *J Neurosurg Anesthesiol.* 2014;26:95–108.

[17] Flexman AM, Donovan AL, Gelb AW. Anesthetic management of patients with acute stroke. *Anesthesiol Clin.* 2012;30:175–190.

[18] Castillo J, Leira R, Garcia MM, et al. Blood pressure decrease during the acute phase of ischemic stroke is associated with brain injury and poor stroke outcome. *Stroke.* 2004;35:520–526.

[19] Leonardi–Bee J, Bath PM, Phillips SJ, et al. Blood pressure and clinical outcomes in the International Stroke Trial. *Stroke.* 2002;33:1315–1320.

[20] Shah AH, Patel N, Raper DM, et al. The role of preoperative embolization for intracranial meningiomas. *J Neurosurg.* 2013;119:364–372.

第 6 章　特殊神经外科手术的术中神经监测

Intraoperative Neuromonitoring for Specific Neurosurgical Procedures

Claudia F. Clavijo　Benjamin K. Scott　著

赵庭生　译

张国宾　校

一、概述

术中神经生电生理监测包括对麻醉患者的一个或多个神经通路电活动的持续评估。这些监测模式的目的是在神经系统尚可逆转时，或在手术检测无法预防的情况下，以最大限度地减少手术切除过程中对这些结构的损害。近几十年来，中枢神经系统监测已成为神经危重症护理的一个基本组成部分，即一门主要以预防继发性脑和脊髓损伤为导向的学科。脑代谢、脑氧分压、脑灌注和颅内压的监测在其他地方讨论（见第 47 章）。在本章中，我们将重点关注对主要感觉和运动通路的术中功能性监测，以及这些监测技术在特定神经外科手术过程中通常的应用和解释方式。术中神经监测的发现，特别是从基线开始的变化，应作为术后转移护理的一部分进行通报，并可帮助强化专科医生对手术后的影像学或有针对性的临床评估作出早期决定。

二、诱发电位

> **要　点**
>
> ◆ 诱发电位是指被靶向神经通路刺激后所产生的一种电生理反应。

◆ 躯体感觉诱发电位（somatosensory evoked potentials，SSEP）是最常用的方式，为对后柱 – 内侧丘系路径进行连续直接监测。

◆ MEP 监控运动皮质通过皮质脊髓束和皮质核束的传出途径。

◆ 运动诱发电位 MEP 不能连续运行。相反，它们是在特定的时间间隔或当担心潜在的伤害时进行。在测试之间不会检测到变化。

◆ SSEP 监控依赖于时间总和。SSEP 波形的变化可能滞后于 MEP 的变化。

◆ 听觉脑干反应（auditory brainstem responses，ABR）相对不受麻醉药的影响。

◆ 在全身麻醉的患者中使用视觉诱发电位是有争议的，因为个体间的差异很大，并且麻醉药暴露时信号不稳定。

◆ 针对危险解剖路径的多模态方法提高了敏感性，并能克服单个模态的弱点。

（一）躯体感觉诱发电位

SSEP 是测量皮质或皮质下对周围感觉神经或混合神经刺激的电生理反应。它们对背侧丘脑 – 内侧丘系通路提供了直接的监测。SSEP 在 20 世纪 70 年代末首次被描述[1]，并且它们仍然是术中神经监测（intraoperative neuromonitoring，IONM）最广泛使用的方式。SSEP 几乎可以从任何含有感觉纤维的神经中测量出来，但是，手臂通常使用中位神经或尺神经来监测，而腿部使用腓神经或胫后神经进行监测。使用针状接触电极和 200~400mA 的电流刺激周围神经，激活快速传导 Ia 肌肉传入纤维和 II 组皮神经纤维，产生两种类型的传输，即正下行（脉冲沿法线方向传播）和反下行（沿反向传播）。正向运动刺激可以被看作是脚或手的抽搐，而正向感觉刺激产生SSEP。皮质反应在相应的对侧初级躯体感觉皮质上方的头皮上被检测到（图 6-1）。在某些情况下，可在颈后测量到颅内皮质下反应。这些反应变位为正极和负极的连续测量，然后被绘制成电压和时间图表，可比较量化过程中的响应强度，从刺激到反应振幅（μV）和时间，称为潜伏期（ms）（图 6-2 和图 6-3）[2]。

潜伏期是患者身高和四肢长度的函数，通常随年龄增长而延长，并受到神经病变、温度和药物作用的影响。振幅也受患者因素的影响。因为没有真正的基于人群的正常值，所以在监测过程中患者要作为自己的基线。重要的是要认识到，相对于肌肉伪影、脑电图（electroencephalogram,

EEG）和心电图（electrocardiogram，ECG）活动及环境电子干扰，这些测量的电信号是非常低的振幅。因此，时间总和用于计算 500~2000 次重复刺激的平均值，从而允许减除电子干扰和重放有意义的信号。

SSEP 在躯体感觉通路有明显风险的手术中使用，特别是当及时发现新的缺陷可以采取纠正措施时。SSEP 监测适合的病例包括颈椎和胸椎融合、脊髓肿瘤切除、动静脉畸形、将周围神经和臂丛置于危险境地的手术（为了避免与体位相关的神经麻痹），以及胸腹动脉瘤修复。在肿瘤切除过程中，它们对脑干、皮质下和皮质结构的监测也至关重要；这些监测同样也适用于颈动脉内膜切除手术、颅内动脉瘤夹闭，以及半球、脑深部和颅后窝手术。脊髓电生理监测是最常见的应用。

SSEP 监视有几个实际的优点。虽然缺乏以人群为基础的正常值，但对于一个患者在稳态条件下，波形往往是一致和可重复的。因此，他们的振幅和潜伏期可以量化、记录，并连续评估，以与患者的手术前基线比较。由于信号趋于稳

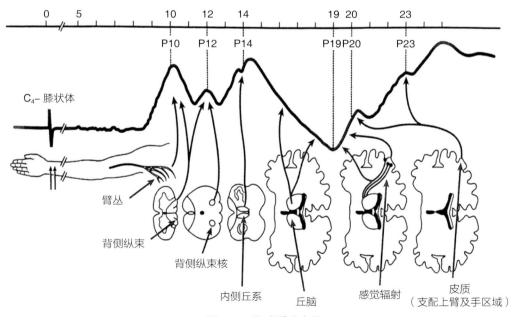

▲ 图 6-1　体感诱发电位

图像显示的解剖感觉皮质（C_4）和相应的躯体感觉诱发电位高峰使用国际 10~20 系统。正峰值标记为 "P"，后面是以 ms 为单位的时间［经许可转载，引自 Wiederholt WC, et al., Stimulating and recording methods used in obtaining short-latency somatosensory evoked potentials (SEPs) in patients with central and peripheral disorders. *Ann N Y Acad Sci.* 1982;388:349–58.］

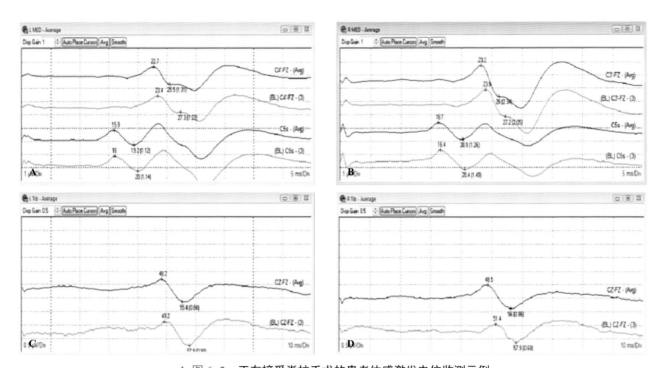

▲ 图 6-2　正在接受脊柱手术的患者体感激发电位监测示例

A. 左侧正中神经；B. 右侧正中神经；C. 左侧胫后神经；D. 右侧胫后神经

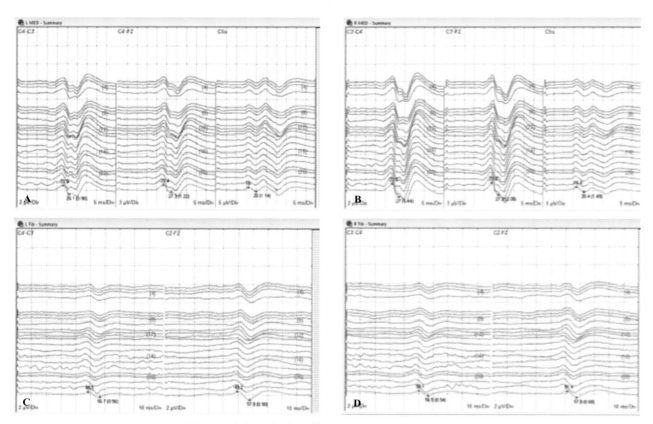

▲ 图 6-3　脊柱手术结束时躯体感觉诱发电位的汇总或叠加

A. 左正中神经；B. 右正中神经；C. 左胫后神经；D. 右胫后神经信号。底部的红线表示基线。黑线表示整个案例中不同时间点的信号

定，振幅或潜伏期的变化与损伤密切相关。损伤部位，即周围神经、脊髓或脑的定位是可以确定的，因为多处损伤部位可以同时确定。根据现有证据，当振幅低于基线的 50% 和（或）潜伏期增加超过 10% 时，SSEP 出现显著变化（图 6-4）[3]。

术中 SSEP 下降超过警戒阈值通常是由于相对低体温、麻醉效果或二氧化碳张力的变化导致，但应该提示搜索可逆创伤的原因，包括位置相关神经拉伸或压缩，缺血或缺氧损伤，急性手术损伤神经或脊髓，以及低灌注。大多数麻醉药会引起振幅的剂量依赖性降低，在高剂量时也能延长潜伏期。手术团队、麻醉医生和神经监测团队之间的密切协调是必不可少的，以尽量减少不必要的麻醉诱导的 SSEP 变化。最好选择稳定和最小变化的麻醉模式，以产生易于解释的信号，同时确保合适的麻醉目标。

SSEP 监测的主要缺点与依赖于时间总和的信号中出现变化所需的时间有关。有证据表明，SSEP 波形的变化可能比 MEP 的变化晚 16min，在急性损伤发生后很长一段时间内，可能已经太晚而无法采取纠正措施[4]。SSEP 也有较低的可能性检测到受牵拉或被手术器械压迫的神经根。因此，许多中心倾向于将 SSEP 监测与其他模式结合使用。

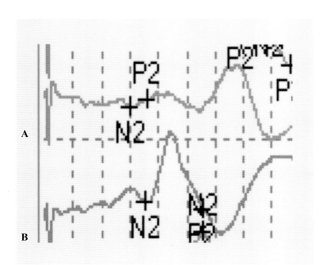

▲ 图 6-4　主动脉弓手术患者躯体感觉诱发电位变化示例

在 26℃（A）与 37℃（B）基线信号相比，体感诱发电位潜伏期有所增加

虽然尚未有确切证据证明 SSEP 监测可改善手术结果，但已有多项研究报道了 SSEP 监测的益处。1995 年，脊柱侧弯研究会报告，引入 IONM 后，脊柱侧弯手术相关的主要神经功能缺损减少了 50%。SSEP 对检测明显的脊髓损伤具有 92% 的敏感性和 98% 的特异性。意料之中的是，当有经验的监测团队参与病例时，与没有经验的团队相比，神经缺陷减少了 50%[5]。基于现有证据，SSEP 监测已成为许多中心的标准监护，但具体的适应证仍存在争议。医疗补助计划和私人保险公司最近的决定挑战了现有的报销模式，并重新引起了人们对监控成本和效益的关注，尤其是在低风险的脊柱手术中。

> 临床要点：单一监测模式很少单独使用——一种针对有神经损伤风险的解剖路径量身定做的多模式方法提高了敏感性，并可以克服单个监测模式的弱点。

（二）运动诱发电位

运动障碍可能是脊髓损伤最严重的后果。SSEP 常被用来监测脊髓功能，包括运动功能障碍，尽管 SSEP 监测的是通过脊髓背柱传输的信号，但由于运动通路位于前柱，SSEP 只能通过感觉通路同时存在功能障碍来间接评价运动功能。在解剖学上，前（运动）路和后（感觉）路是分离的。血管供应也是不同的，由于较弱的血管吻合网络，不能为缺血提供足够的储备，前路更容易缺血。由于解剖环境和 SSEP 监测的弱点，MEP 在运动功能损伤概率较高的外科病例中已成为常见做法，如矫正骨骼轴向畸形、切除髓内脊髓和颅内肿瘤，以及影响脊髓灌注的血管手术。MEP 最常见的情况是在脊柱末端以上接受轴性骨骼手术的患者。MEP 与 SSEP 和肌电图（electromyography，EMG）监测相结合，以提高这些技术的敏感性和可信度，因为它们与术后运动功能有更好的相关性。多项研究表明，短暂或永久的 MEP 信号丢失与长期运动功能障碍之间存在相关性[6-8]。

运动通路的监测可以通过刺激运动皮质来完成，使用电极放置在头皮上，紧临运动皮质（经颅 MEP）或直接在运动皮质（直接 MEP）上，其中前者在临床实践中最为常见。直接皮质刺激用于手术切除肿瘤时在运动皮质附近的手术中绘制电位运动图。两种技术已被描述，即 60Hz 和五列技术。60Hz 技术应用在 1～3s 内 60Hz 频率的刺激。另一方面，在五列技术中，5～7 个高频刺激（256～512Hz）被直接应用于运动皮质以记录肌肉 MEP。尽管两种技术都有癫痫发作的报道，但是在 60Hz 技术中更常见[9]。虽然理论上从 20 世纪 80 年代就可以实现[10]，但是早期记录 MEP 的努力受到了这些信号微弱程度的限制。随着 20 世纪 90 年代中期高频、低压多脉冲刺激的引入，更好的信号重复性和麻醉耐受性的增加，使术中 MEP 监测成为可能[11]。

使用电或磁技术经颅刺激运动皮质，可激发通过皮质脊髓束传递的下行反应（图 6-5）。这种反应产生的肌肉活动可以在肌肉附近被记录为复合肌肉动作电位（compound muscle action potential，CMAP），也可以在前角细胞中被记录为脊髓突触反应，将电极置于硬膜外或硬膜下间隙作为"直接波"（D 波）记录[12, 13]。D 波信号的振幅趋向于更稳定和耐麻醉作用。不幸的是，他们不能区分损伤部位在哪一侧。另一方面，肌肉记录可适当区分单侧病变和评估特定神经，但麻醉技术对其影响较大；因此，在监测 MEP 时需要特殊的麻醉考虑。

必须选择合适的肌肉来有效地定位运动缺陷。建议手术平面以下每侧至少监测两条肌肉，手术平面以上至少有一条肌肉使用控制。一些常用的肌肉是拇短展肌、胫骨前肌和拇展肌，但其他肌肉可能会根据需要被使用（图 6-6 和图 6-7）。

MEP 在多种手术中都取得了成功。最近的研究表明，在髓内脊髓肿瘤切除术中，MEP 是

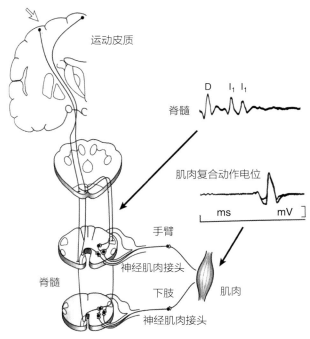

▲ 图 6-5　运动诱发电位

图像显示运动路径解剖和不同的模式，可以用来记录反应。反应可以通过脊髓（D 波）记录下来。在经过脊髓前角和神经肌肉连接处后，也可以记录肌肉附近的反应，即 CMAP［经许可转载，引自 Jameson LC, Sloan TB. Monitoring the brain and the spinal cord. *Anesthesiol Clin.* 2006 Dec;24(4):777–91.］

一个有用的监测工具。他们已经成功地用于确定肿瘤的边缘，因此，最大限度地切除和最大限度地减少运动损伤的风险。与单纯的 SSEP 相比，D 波和 CMAP 都与良好运动结果的可能性增加相关[14, 15]。

在脊髓血管供应可能受损的情况下，MEP 监测可快速检测缺血并实施纠正措施。这些病例包括外科或介入放射治疗胸腹动脉瘤修复和正确的前胸腹外科手术。在这些手术过程中，由于侧支循环不足，特别是通过 Adamkiewicz 动脉和骨盆供应到脊髓尾侧可能发生灌注不足，使脊髓处于缺血的危险。

在颅内血管外科手术中，特别是在夹闭大脑中、前、基底和颈动脉区域的动脉瘤时，运动通路的不同组成部分，包括运动皮质、锥体细胞、皮质脊髓束和内囊都存在危险。在这些病例中，MEP 被用来检测术中灌注不足（血管痉挛或动脉

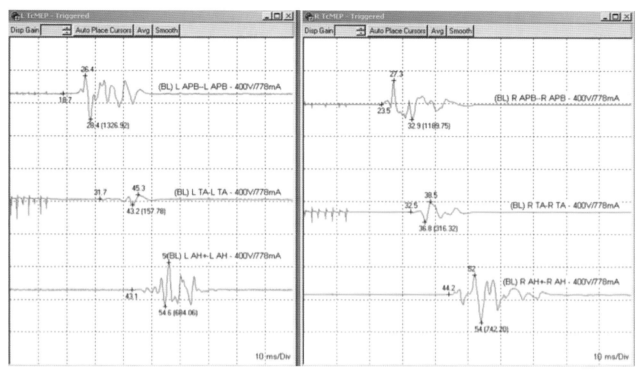

▲ 图 6-6　颈椎手术患者经颅诱发电位（TcMEP）监测示例

右、左拇短展肌（abductor pollicis brevis，APB）、胫骨前肌（tibialis anterior，TA）、拇展肌（abductor hallucis，AH）信号

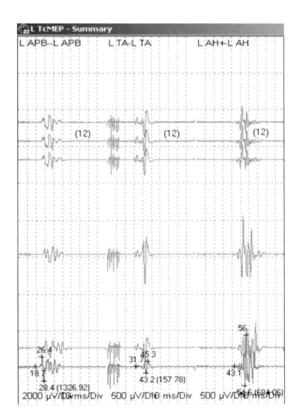

▲ 图 6-7　经颅运动诱发电位概述

在整个手术过程中监测 APB、TA 和 AH。底部红色的信号表示基线。粉红色的信号表示手术中不同时间点的反应

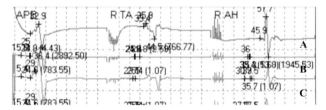

▲ 图 6-8　运动诱发电位变化示例

在接受降主动脉瘤血管内修复手术的患者中，基线信号检测到 APB、TA 和 AH 的反应（A）。左髂关节在手术过程中被阻塞。未检测到左腿的反应（B）。解除阻塞后恢复信号（C）

瘤夹放置不当）[16, 17]。

在脑肿瘤切除过程中，直接刺激运动皮质有助于发现肿瘤边界，减少运动损伤的可能性。在本例中，瞬时运动改变已被证明与可逆的术后运动无力和术中永久性的 MEP 改变有关，并伴有不可逆的运动功能障碍[18]。同样，运动信号变化的大小与术后运动缺损的严重程度相关[18, 19]。

MEP 常见的不良反应包括肌肉酸痛、瘀伤和针刺电极插入处出血。更严重的并发症，包括舌裂伤、心律失常、头皮烧伤、意识和下颌骨骨折。最可怕的并发症可能是直接的皮质热损伤和

脑损伤，这是由于电过度刺激产生癫痫病灶或诱发癫痫患者的癫痫[20]。幸运的是，在过去的17年里，只有2例热损伤的报道。这些并发症极其罕见，MEP对大多数患者是安全的。相对禁忌证包括癫痫、皮质病变、颅骨缺陷、高颅内压和颅内设备的存在。颅外有植入的生物医学设备，如心脏起搏器和除颤器、迷走神经刺激器和药物输送泵，也被认为是相对禁忌证[21, 22]。

与SSEP监测一样，采用MEP时必须考虑特殊的麻醉事项。麻醉、外科和神经监测团队之间的协调是至关重要的。应避免使用吸入麻醉，尽可能采用全静脉注射技术。由于MEP依赖于运动，神经肌肉封闭与MEP监测不兼容。除了信号本身的脆弱性，MEP的主要缺点是它们不能连续运行。相反，它们是在特定的时间间隔或有可能造成潜在伤害时进行的。在任何一种情况下，都有可能直到神经损伤发生后很长一段时间才发现变化。

目前很难建立标准来确定什么时候运动反应的变化是显著的，因为即使在清醒控制的受试者中，这些变化也存在很大差异[22]，而这种差异在全身麻醉时会加剧[23]。因此，提出了各种警报标准。大多数作者认为，基线时CMAP的缺失是一个明确的变化（图6-8）。刺激强度＞50V的上升，获得相同信号所需刺激次数的增加，以及＞幅度比基线降低80%，也被用来定义运动反应的变化。变化的程度与术后运动功能的变化没有相关性，但信号的缺失应及时告知外科医生和麻醉医生，以便实施正确的术中探查。

对进行术中MEP的患者可能需要特殊的麻醉技术。麻醉的目标通常包括减少吸入麻醉药和肌肉松弛药物的使用，而是利用被称为全静脉麻醉（total intravenous anesthesia，TIVA）相结合的镇静催眠药如异丙酚、氯胺酮或右美托咪定、依托咪酯等镇静药物，以及瑞芬太尼和舒芬太尼等阿片类药物镇痛。联合使用时，这些药物具有协同作用，在不需要神经肌肉阻滞的情况下减少患者的活动[24, 25]。与任何药物方案相同，全静脉注

射技术可能会在术中和术后产生不良影响。接受氯胺酮治疗的患者术后可能出现幻觉。接受依托咪酯治疗的患者可能有肾上腺抑制或药源性乳酸酸中毒的问题，停止瑞芬太尼可导致明显和突发的疼痛。此外，不使用神经肌肉阻断剂可能会增加手术咳嗽或运动的风险，这可能导致关键部位的手术损伤，并导致术后遗留功能缺损。最后，术中输注异丙酚可能导致低血压，接受全静脉麻醉的脊柱手术患者更有可能在术中使用去甲肾上腺素注入以减轻低血压，通常去甲肾上腺素需要维持到拔除气管插管时，但可能会持续到进入恢复室或重症监护室。

> 临床要点：运动诱发电位对麻醉药极为敏感。因此，术中应用药物需要谨慎选择，并与手术、麻醉和监护团队密切配合。

（三）听觉脑干诱发电位

听觉脑干诱发电位（auditory brainstem responses，ABR）是刺激后从脑干获得的诱发电位反应又称为脑干听觉诱发反应（brainstem auditory evoked responses，BAER）和脑干听觉诱发电位（brainstem auditory evoked potentials，BAEP），这些诱发电位相对不受麻醉药影响，通常是10ms的刺激，通过频率在1000～4000Hz范围内波动或调节通道进行的。这个声音激活了听觉通路。声音先刺激中耳，然后振动激活了耳蜗的毛细胞，脉冲通过前庭蜗神经到达脑干，随后到达听觉皮质，产生了一系列按部就班的诱发电位信号。

获得通过面神经进行标记的峰值，其中嗅神经、动眼神经和三叉神经峰值对监测最有用（图6-9和图6-10）。波I由前庭蜗神经的颅外部分产生，而波II由前庭蜗神经的颅内部分产生。波III由耳蜗核产生。波IV和V分别起源于外侧丘、橄榄复合体、下丘和对侧外侧丘。波VI出现在内侧膝状核中，波VII出现在丘脑皮质辐射中。波形的命名有助于在受伤时确定大致的位置[26]。

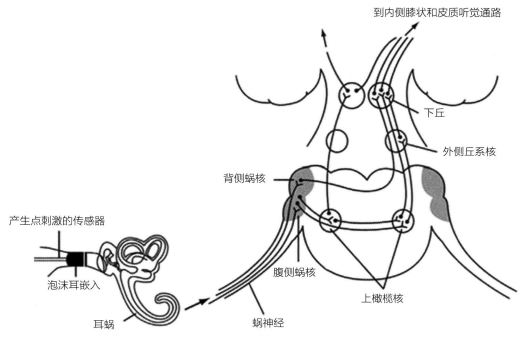

▲ 图 6-9　听性脑干反应

图像显示了刺激后正常脑干反应，并且相应的峰按惯例用罗马数字标记。Ⅰ.Corti 器和面神经；Ⅱ.耳蜗神经核；Ⅲ.上橄榄核；Ⅳ.外侧丘系；Ⅴ.下丘脑；Ⅵ.内侧膝状体；Ⅶ.听辐射（经许可转载，引自 Mahla ME. Neurological monitoring. In: Cucchiara RF, Black S, Michenfelder JD, eds. *Clinical neuroanesthesia*, 2nd ed. New York: Churchill Livingstone; 1998.）

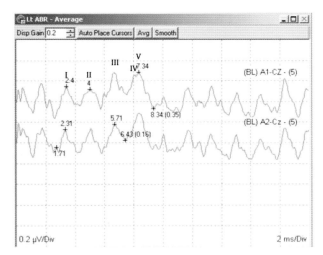

▲ 图 6-10　听神经瘤切除患者的听性脑干反应示意
图示检测到的经典波形，最常见的术后波形。波形情况帮助确定损伤的位置

从脑干听觉神经通路的直接记录（来自岩骨尖的耳蜗微音）和从脑神经Ⅷ的暴露部分（耳蜗动作电位）的记录也被用来监测听觉功能。

　　ABR 主要用于累及颅后窝的手术，因为该区域的肿瘤累及耳蜗神经并不少见。它们也有助于

监测脑干功能，主要是在有直接操作、定位或血管供应改变的危险情况下。小脑肿瘤或血管畸形和微血管减压治疗三叉神经痛常采用。

　　与其他诱发电位监测一样，跟踪并记录波形的振幅和潜伏期，并将变化实时报告给手术组。最常见的变化是波Ⅴ的潜伏期增加和峰间潜伏期从Ⅰ到Ⅴ的增加。这些变化通常是由于牵开器放置在后窝，本质上是可逆的。由于耳蜗血供的损害或神经的横断，可能会发生完全丧失波形Ⅰ。听力丧失是可观察到的后果。波形可能由于听力通路的去同步而丢失，与听力损失并不一定相关。在大多数患者中，如果Ⅰ波和Ⅴ波被保留，听力不会受到损害。当两者都丧失时，听力通常会受到影响。

（四）视觉诱发电位

　　视觉诱发电位（Visual evoked potential，VEP）是眼光刺激的一种反应。在全麻的患者，通过闭眼闪光刺激或放置在巩膜层的刺激器已被描述。

反应是由双侧的视觉皮质产生的。在实际应用中，VEP 难以应用于临床。个体间和个体内部的差异性，以及 MEP 的不稳定性在反应中是常见的。一些作者报道了使用 VEP 的良好结果 [27-30]，但其他作者还没有发现反应和术后功能结果之间的相关性 [31-37]。由于上述特点，很难确定普遍的标准。尽管报道的结果相互矛盾，但 VEP 在颅面、垂体和枕叶皮质手术中，以及在前视束手术中被用于监测前视通路。已经研究了几种麻醉技术来促进术中对视觉通路的监测。大多数作者认为 VEP 对吸入剂敏感，且与剂量有关。振幅和潜伏期都受到不同吸入剂在高浓度下的影响——当氧化亚氮加入麻醉方案时尤其如此。氧化亚氮浓度在 10%～50% 对潜伏期没有影响，但对振幅有很大影响。丙泊酚类麻醉药与氯胺酮联合使用；阿片类药物，如芬太尼、舒芬太尼和瑞米芬太尼；以低于 0.5 的平均肺泡浓度（mean alveolar concentration，MAC）的吸入剂为靶点的技术可以促进术中 VEP[38]。

三、肌电图学

要点

◆ 肌电图在检测周围神经损伤或刺激方面是有用的，可以连续（自发）和（或）周期性刺激。

◆ 肌电信号对麻醉效果和血压变化有抵抗性，但它们会受到神经肌肉阻滞的影响。

◆ 肌电图在评估脊神经根方面特别有用，通常用于监测含有运动成分的脑神经，以避免手术损伤导致的残疾、畸形和疼痛。

肌电图利用肌肉反应来监测神经束。肌电图监测可通过记录自发活动或记录近端刺激后运动路径的活动来实现。自发的活动可以连续监测使用所谓的自由运行肌电图。为了检测肌肉活动，针头被放置在目标肌肉附近，这些肌肉的电活动被记录下来。神经刺激和损伤产生自发的高频运动单位电位爆发。刺激也可能来源于神经收缩、热刺激、机械或化学刺激。

在受刺激肌电图（直接刺激定位 / 识别神经或测试其远端运动功能）时，有意使用双极性或单极电极激活神经。低强度电流和短时间刺激即可识别脑神经。短暂的活动爆发关注持续和高振幅。当检测到连续和同步的连续活动时，应怀疑神经损伤。必须排除神经缺血、压迫或牵引。不幸的是，当出现神经横切时难以发现反应。

与 IONM 的其他模式一样，与麻醉团队的协调是必不可少的。肌电信号对吸入性药物、血压变化和温度波动相对耐受，但可受肌肉阻滞的影响。一些专家认为，如果 ≥ 25% 的 CMAPS 没有被抑制 [39]，肌电图仍然可以被遵循，另外一些专家称，当患者处于不完全的神经肌肉阻滞状态时，从微弱或既往受损的神经接收神经信号是难以接受的；因此，在肌电图监测中使用神经肌肉阻滞是有争议的。

肌电图常用来监测脑神经的运动功能（表 6-1 总结了最常用的监测脑神经）。面神经（Ⅶ）是最常见的脑神经监测。它的监测对前庭神经鞘瘤（也称听神经瘤）尤为有效。神经可以非常接近或包裹于肿瘤内，电生理监测可以帮助维持其完整性。NIH 建议在听神经瘤手术中对面神经进行常规监测，其依据是使用监测后效果有所改善的数据 [40]。面部神经的监测也用于其他桥小脑角手术和头颈部手术，如腮腺肿瘤切除。

在头颈部手术中，刺激脑神经Ⅸ和Ⅹ也被用来评估这些神经的完整性。在甲状腺切除、甲状旁腺切除、颈前路脊柱融合和颈部解剖时，尤其推荐刺激喉返神经和迷走神经喉上分支，特别是在再次探查、二次手术、恶性肿瘤和解剖可能出现畸变时。电极可以直接放置在环甲肌或声肌中，或者更常见的是使用含有接触电极的专用肌电图气管内管。这样的气管内管难以行 MRI，如果术后需要气管导管，必须在术后复查 MRI 前

表 6-1　肌电图最常监测脑神经和神经根及相应的肌肉

脑神经	肌肉的支配
Ⅲ	眼外肌
Ⅳ	眼外肌
Ⅴ	咬肌、颞肌
Ⅵ	眼外肌
Ⅶ	眼轮匝肌、口轮匝肌、颊肌、额肌
Ⅸ	茎突咽肌
Ⅹ	咽部、喉部
Ⅺ	胸锁乳突肌、斜方肌
Ⅻ	舌肌

将其改为标准的气管导管。

在脊髓手术中，肌电图通常被认为比 SSEP 对神经根的监测更敏感。主要原因是 SSEP 中获得的皮质反应是多根神经根刺激的结果，而肌电图可以通过跟踪特定肌肉的活动来监测单个神经根（表 6-2 显示了最常监测的神经根和肌肉）。在微创技术中，肌电图在指导硬体放置方面特别有用。例如，在椎弓根螺钉放置时，推荐使用肌电图来评估椎弓根壁的完整性，并检测可能威胁神经根的椎弓根破口。可以通过螺孔或螺杆本身进行刺激。由于皮质骨比软组织具有更高的电阻，刺激阈值越低，越有可能突破骨壁。

在马尾神经的干预中，如肿瘤切除或栓系的神经松解，保护支配肛门和尿道括约肌及腿部的神经根是主要的问题。肌电图可能有助于区分神经和非功能性组织。马尾、脊髓和神经根的反射弧也可以通过神经传导研究来监测。外周神经受到刺激（产生 M 波），刺激激活脊髓灰质中的运动神经元（H 反射）。因此，H 反射被用来评估神经和脊髓灰质中的感觉和运动传出通路，以及反射弧的组成部分。H 反射可以从不同的神经 - 肌肉组合监测。在下肢，常用的是胫后神经腓肠肌联合术。一些作者报道，H 反应对脊髓

相关性的检测比 SSEP 更敏感。在检测到 SSEP 变化之前的几分钟内，这个信号就会丢失。据报道，抑制的程度与受伤的程度相关[41, 42]。H 反射试验最常与 SSEP 和 MEP 联合用于脊柱监测。

表 6-2　最常监测的神经及相应肌肉

脊神经根	肌肉的支配
C_1	无
C_2	胸锁乳突肌
C_3	胸锁乳突肌、斜方肌
C_4	斜方肌、肩胛提肌
C_5	三角肌、肱二头肌
C_6	二头肌、三头肌、肱桡肌、旋前肌、桡侧腕屈肌
C_7	三头肌、旋前圆肌、桡侧腕屈肌、前臂伸肌
C_8	肱三头肌、前臂尺侧肌、手内肌
T_1	手部内肌、尺侧腕屈肌
T_2, T_3, T_4, T_5, T_6	肋间肌、椎旁肌
T_6, T_7, T_8	上腹直肌、肋间肌、椎旁肌
T_8, T_9, T_{10}	腹直肌、肋间肌、椎旁肌
T_{10}, T_{11}, T_{12}	下腹直肌、肋间肌、椎旁肌
L_1	腰方肌、椎旁肌、内斜肌、髂腰肌、提臀肌
L_2	髂腰肌、股四头肌、长内收肌、大收肌
L_3	股四头肌、髂腰肌、长内收肌、大收肌
L_4	股四头肌、胫骨前肌、长内收肌、大收肌、髂腰肌
L_5	胫骨前肌、腓肠肌、内收肌
S_1	腓肠肌、踇展肌
S_2	腓肠肌、踇展肌
$S_2 \sim S_5$	尿道括约肌、肛门括约肌

与 SSEP 和 MEP 监测一样，EMG 也有优缺点。与 MEP 监测不同，自发肌电图是连续的。然而，由于电干扰（如烧灼）和受温度变化的影响，EMG 有很高的假阳性率。刺激肌电图并不是对神

经功能的直接测试，而是对椎弓根绝缘和完整性的测试，因此，在必须通过几个螺钉或因术野出血改变传导的情况下，可能出现假阳性。由于这些优点和缺点，多模式方法通常用于监测脊髓。通常结合 SSEP、MEP 和 EMG 来提高敏感性和早期发现可能的损伤，减少永久性损伤的可能性。

临床要点：术中神经根或周围神经损伤风险高时，应采用肌电图监测。

四、脑电图学

要　点

* 术中脑电图除了在切除中发现癫痫病灶和皮质外，还常用于检测局部缺血。
* 由于手术的优先顺序，蒙太奇手术通常是基本的。
* 要特别注意可能预示局部损伤的不对称变化或不适当的减速。
* 脑电图可用于指导大剂量麻醉、冷却或术中心搏骤停期间的突发抑制。

EEG 在 IONM 中的作用是测量大脑皮质功能，并实时检测广泛的总变化。虽然脑皮质动作电位的振幅大于突触后电位，但脑电图波形是脑皮质神经元突触后活动的结果。导联是根据手术需要选择的，有时由于空间限制或干扰手术野的无菌条件，导联必须进行修改。对于颅内手术，可以添加头皮、硬膜下或皮质电极条来聚焦特定区域。脑电图经常与其他监测技术（如 SSEP）联合使用。在这种情况下，SSEP 的标准电极导联可以作为 EEG 导联的一部分。当目标是检测粗大的变化时，更复杂的高空间分辨率的导联通常是不必要的。

根据它们的频率分类，β 为 13～30Hz、α 为 8～12Hz、δ 为 4～7Hz 和 δ 为 < Hz。当患者处于

清醒状态且未进行麻醉时，脑电波的频率与清醒状态相关。而对于全麻患者，麻醉深度影响脑电图频率。在感应过程中，可以看到波的活动，然后波的频率就会减慢。随着麻醉深度的增加，可以看到爆发性抑制和脑电抑制。

在获得基线脑电图后，随后的波形需要与患者自身的基线信号进行比较。在整个病例中，应特别注意对称性及振幅和频率的变化，因为它们可以检测到手术引起的大脑皮质损伤。与其他神经监测方式一样，与麻醉医生的协调是非常重要的，尤其是在关键时刻。麻醉方案应该是稳定的，以解释临床脑电图，因为麻醉药的剂型，可以产生一个突发抑制模式，这可能会干扰变化的检测。

脑电图监测对于直接危及大脑皮质的手术有效。例如，切除动静脉畸形、颈动脉内膜切除术、动脉瘤修整，其可能损伤供应皮质的血管。在主动脉弓手术中，当进行脑保护时，针对的是突发抑制和脑等位电沉默。监测脑电波对于癫痫手术中检测致痫性组织也很重要，当切除功能失调的大脑时，监测脑电波也很重要[13]。

需要神经电生理监测的特殊手术

通常涉及术中神经电生理监测的外科手术可分为四组。表 6-3 给出了具体的步骤和推荐的神经监测。

骨骼手术在解剖学上可细分为颈椎、胸椎和腰椎手术。对于颈椎干预，最常见的监测技术是SSEP、MEP 和自动肌电图。在胸部手术中，刺激肌电图被加入到前面提到的神经监测技术中。对于腰椎器械，SSEP 和自动肌电图和刺激肌电图都是适用的。在离体腰椎椎间盘切除术中，仅肌电图可能被认为是足够的。

最常见的需要术中监测的头颈部手术是乳突手术、耳蜗植入、腮腺切除术、甲状腺切除术和根治性颈部清扫术。对于所有这些手术，推荐自动和刺激肌电图（主要是脑神经Ⅶ和Ⅹ）。

神经外科手术可分为脊柱手术（肿瘤、血管）、颅后窝手术（听神经瘤、桥小脑角、血管）和幕上手术（大脑中动脉动脉瘤、运动皮质肿瘤）。在脊柱肿瘤或血管相关手术的情况下，推荐结合 SSEP 和 MEP。

ABR 联合肌电图在听神经瘤、桥小脑角手术和其他颅后窝血管介入方面有帮助。

在治疗幕上血管介入手术如大脑中动脉瘤时，可以使用 MEP。当需要干预皮质中的肿瘤时，MEP 联合使用 SSEP 可以提供更好的敏感性。

在神经血管内手术中，术中神经监测可以检测不断变化的神经损伤，促进快速干预和纠正诱发因素，包括四肢缺血和由于定位引起的神经撞击或牵张，从而最大限度地减少永久性神经损伤的可能性。根据危险区域推荐不同的神经监测方式。脑电监测对脑皮质缺血非常敏感，但对脑皮质下区域的变化不敏感。SSEP 和 MEP 常与 EEG 结合使用，以增加解剖学上的覆盖。

虽然术中神经监测超出本章的讨论范围，但在开放性心血管手术（主动脉弓手术、胸腹主动脉瘤修复），以及以影像学为基础的腹、胸主动脉瘤介入治疗中已成为常规[43-46]。

五、结论

尽管关于特定适应证和报警阈值的共识仍然是一个挑战，但术中神经生理监测已成为广泛外科手术中事实上的监测标准。尽管每种模式都缺乏可靠的结果数据，但所综述的监测技术在努力提高神经和血管外科手术的安全性和有效性方面发挥着重要作用。多模态电生理监测方法，针对有危险的解剖入路，通常用于扩大解剖上的覆盖范围，提高检测出即将发生的中枢和周围神经系统手术损伤的敏感性。术中神经电生理监测的目的是为外科医生和麻醉医生提供必要和及时的信息，以减少永久性神经损伤的风险。对于一些外科手术干预，神经监测已经在降低发病率方面取得了效果，并已成为监护标准。这些技术的改进和对新模式的研究使其他基于证据的显示可能即将出现。

表 6-3　具体操作及推荐的神经电生理监测

手术类型		推荐的电生理监测					
		躯体感觉诱发电位	运动诱发电位	自身肌电图	肌电图刺激	听觉脑干反应	脑电图
脊柱骨科	颈椎	×	×	×			
	胸椎	×	×	×	×		
	腰椎	×		×	×		
头颈外科	甲状腺			×			
	甲状旁腺			×	×		
	颈部清扫			×	×		
	乳突			×	×		
	耳蜗植入			×	×		

（续表）

手术类型			推荐的电生理监测					
			躯体感觉诱发电位	运动诱发电位	自身肌电图	肌电图刺激	听觉脑干反应	脑电图
神经外科	脊柱	肿瘤	×	×				
		血管	×	×				
		颅后窝						
		听神经瘤	×		×	×	×	
		脑桥小脑三角区手术	×	×	×	×	×	
		血管	×	×	×		×	
	幕上	运动皮质肿瘤	×	×				
		大脑中动脉瘤		×				
血管外科		主动脉弓	×					×
		降主动脉	×	×				
		胸主动脉内修复术（TEVAR）	×	×				

参 考 文 献

[1] Nash Jr CL, Lorig RA, Schatzinger LA, et al. Spinal cord monitoring during operative treatment of the spine. *Clin Orthop Relat Res*. 1977;126:100–105.

[2] Sloan TB, Jameson L, Janik D. Evoked potentials. In: Cottrell JE, Young WL, eds. *Neuroanesthesia*. Philadelphia: Mosby Elsevier; 2010:115–130.

[3] Toleikis JR. Intraoperative monitoring using somatosensory evoked potentials. A position statement by the American Society of Neuro–physiological Monitoring. *J Clin Monit Comput*. 2005;19(3):241–258.

[4] Hilibrand AS, Schwartz DM, Sethuraman V, et al. Comparison of transcranial electric motor and somatosensory evoked potential monitoring during cervical spine surgery. *J Bone Joint Surg Am*. 2004;86–A (6):1248–1253.

[5] Nuwer MR, Dawson EG, Carlson LG, et al. Somatosensory evoked potential spinal cord monitoring reduces neurologic deficits after scoliosis surgery: results of a large multicenter survey. *Electroencephalogr Clin Neurophysiol*. 1995;96(1):6–11.

[6] MacDonald DB, Al Zayed Z, Khoudeir I, et al. Monitoring scoliosis surgery with combined multiple pulse transcranial electric motor and cortical somatosensory–evoked potentials from the lower and upper extremities. *Spine*. 2003;28(2):194–203.

[7] Devlin VJ, Schwartz DM. Intraoperative neurophysiologic monitoring during spinal surgery. *J Am Acad Orthop Surg*. 2007;15(9):549–560.

[8] Weinzierl MR, Reinacher P, Gilsbach JM, et al. Combined motor and somatosensory evoked potentials for intraoperative monitoring: intraand postoperative data in a series of 69 operations. *Neurosurg Rev*. 2007;30(2):109–116, discussion 116.

[9] Selenyi A, Joksimovic B, Seifert V. Intraoperative risk of seizures associated with transient direct cortical stimulation. *J Clin Neurophysiol*. 2007;24(1):39–43.

[10] Merton PA, Morton HB. Stimulation of the cerebral cortex in the intact human subject. *Nature*. 1980;285(5762):227.

[11] Taniguchi M, Nadstawek J, Langenbach U, et al. Effects of four intravenous anesthetic agents on motor evoked potentials elicited by magnetic transcranial stimulation. *Neurosurgery*. 1993;33(3):407–415.

[12] Jameson LC. Transcranial motor evoked potentials. In: Koht A, Sloan TB, Toleikis JR, eds. *Monitoring the Nervous System for Anesthesiologist and Other Health Care Professionals*. New York: Springer; 2012:27–45.

[13] Minahan RE, Mandir AS. Basic neurophysiologic intraoperative monitoring techniques. In: Husain AM, ed. *A Practical Approach to Neurophysiologic Intraoperative Monitoring*. New York: Demos Medical Publishing; 2008:21–44.

[14] Lang EW, Chesnut RM, Beutler AS, et al. The utility of motor–evoked potential monitoring during intramedullary surgery. *Anesth Analg*. 1996;83(6):1337–1341.

[15] Sala F, Palandri G, Basso E, et al. Motor evoked potential monitoring improves outcome after surgery for intramedullary spinal cord tumors: a historical control study. *Neurosurgery*. 2006;58 (6):1129–1143, discussion 1129–1143.

[16] Neuloh G, Schramm J. Monitoring of motor evoked potentials

compared with somatosensory evoked potentials and microvascular Doppler ultrasonography in cerebral aneurysm surgery. *J Neurosurg*. 2004;100(3):389–399.

[17] Szelényi A, Langer D, Kothbauer K, et al. Monitoring of muscle motor evoked potentials during cerebral aneurysm surgery: intraoperative changes and postoperative outcome. *J Neurosurg*. 2006;105 (5):675–681.

[18] Mikuni N, Okada T, Nishida N, et al. Comparison between motor evoked potential recording and fiber tracking for estimating pyramidal tracts near brain tumors. *J Neurosurg*. 2007;106(1):128–133.

[19] Zhou HH, Kelly PJ. Transcranial electrical motor evoked potential monitoring for brain tumor resection. *Neurosurgery*. 2001;48 (5):1075–1080.

[20] Sloan TB, Janik D, Jameson L. Multimodality monitoring of the central nervous system using motor-evoked potentials. *Curr Opin Anaesthesiol*. 2008;21(5):560–564.

[21] Macdonald DB. Intraoperative motor evoked potential monitoring: overview and update. *J Clin Monit Comput*. 2006;20(5):347–377.

[22] Wassermann EM. Variation in the response to transcranial magnetic brain stimulation in the general population. *Clin Neurophysiol*. 2002;113(7):1165–1171.

[23] Koht A, Sloan TB. Intraoperative monitoring: recent advances in motor evoked potentials. *Anesthesiol Clin*. 2016;34(3):525–537.

[24] Sloan TB, Toleikis JR, Toleikis SC, et al. Intraoperative neurophysiological monitoring during spine surgery with total intravenous anesthesia or balance anesthesia with 3% desflurane. *J Clin Monit Comput*. 2015;29(1):77–85.

[25] Sloan TB. Muscle relaxant use during intraoperative neurophysiologic monitoring. *J Clin Monit Comput*. 2013;27(1):35–46.

[26] Seubert CN, Herman M. Auditory evoked potentials. In: Koht A, Sloan TB, Toleikis JR, eds. *Monitoring the Nervous System for Anesthesiologist and Other Health Care Professionals*. New York: Springer; 2012:47–68.

[27] Goto T, Tanaka Y, Kodama K, et al. Loss of visual evoked potential following temporary occlusion of the superior hypophyseal artery during aneurysm clip placement surgery. Case report. *J Neurosurg*. 2007;107(4):865–867.

[28] Kodama K, Goto T, Sato A, et al. Standard and limitation of intraoperative monitoring of the visual evoked potential. 2010;152 (4):643–648.

[29] Sasaki T, Itakura T, Suzuki K, et al. Intraoperative monitoring of visual evoked potential: introduction of a clinically useful method. *J Neurosurg*. 2010;112(2):273–284.

[30] Herzon GD, Zealear DL. Intraoperative monitoring of the visual evoked potential during endoscopic sinus surgery. *Otolaryngol Head Neck Surg*. 1994;111(5):575–579.

[31] Cedzich C, Schramm J, Mengedoht CF, et al. Factors that limit the use of flash visual evoked potentials for surgical monitoring. *Electroencephalogr Clin Neurophysiol*. 1988;71(2):142–145.

[32] Cedzich C, Schramm J. Monitoring of flash visual evoked potentials during neurosurgical operations. *Int Anesthesiol Clin*. 1990;28 (3):165–169.

[33] Lorenz M, Renella RR. Intraoperative monitoring: visual evoked potentials in surgery of the sellar region. *Zentralbl Neurochir*. 1989;50(1):12–15.

[34] Chacko AG, Babu KS, Chandy MJ. Value of visual evoked potential monitoring during trans-sphenoidal pituitary surgery. *Br J Neurosurg*. 1996;10(3):275–278.

[35] Wiedemayer H, Fauser B, Armbruster W. Visual evoked potentials for intraoperative neurophysiologic monitoring using total intravenous anesthesia. *J Neurosurg Anesthesiol*. 2003;15(1):19–24.

[36] Wiedemayer H, Fauser B, Sandalcioglu IE, et al. Observations on intraoperative monitoring of visual pathways using steady-state visual evoked potentials. *Eur J Anaesthesiol*. 2004;21(6):429–433.

[37] Neuloh G. Time to revisit VEP monitoring? *Acta Neurochir (Wien)*. 2010;152(4):649–650.

[38] Toleikis SC, Toleikis JR. VEP. In: *Monitoring the Nervous System for Anesthesiologist and Other Health Care Professionals*. New York: Springer; 2012:69–93.

[39] Toleikis JR. Electromyography. In: Koht A, Sloan TB, Toleikis JR, eds. *Monitoring the Nervous System for Anesthesiologist and Other Health Care Professionals*. New York: Springer; 2012:137–164.

[40] Acoustic Neuroma. *NIH Consens Statement*. 1991;9:1.

[41] Leis AA, Zhou HH, Mehta M, et al. Behavior of the H-reflex in humans following mechanical perturbation or injury to rostral spinal cord. *Muscle Nerve*. 1996;19(11):1373–1382.

[42] Leppanen RE. Intraoperative applications of the H-reflex and F-response: a tutorial. *J Clin Monit Comput*. 2006;20(4):267–304.

[43] Barone FC, Feuerstein GZ, White RF. Brain cooling during transient focal ischemia provides complete neuroprotection. *Neurosci Biobehav Rev*. 1997;21(1):31–44.

[44] Bachet J, Guilmet D, Goudot B, et al. Cold cerebroplegia. A new technique of cerebral protection during operations on the transverse aortic arch. *J Thorac Cardiovasc Surg*. 1991;102(1):85–93.

[45] Bernard SA, Gray TW, Buist MD, et al. Treatment of comatose survivors of out-of-hospital cardiac arrest with induced hypothermia. *N Engl J Med*. 2002;346(8):557–563.

[46] Bernard SA, Buist M. Induced hypothermia in critical care medicine: a review. *Crit Care Med*. 2003;7:2041–2051.

第 7 章 术中灾难性事故
Intraoperative Catastrophes

W. Andrew kofke **著**

刘　超　谭春玉　**译**

王清华　**校**

神经外科手术过程中会遭遇一系列可导致灾难性事故的问题（框 7-1）。灾难性事故一旦发生，重点要判断原因并降低其损伤程度。为使患者得到最佳救治，麻醉科、神经外科和 ICU 团队全程密切配合至关重要。本章将阐述几种术中发生以后需要转入神经 ICU 的灾难性事故情况。

一、失血

危及生命的失血被定义为丢失超过 1 个血容量（约 75ml/kg）或需要补充超过 10 个单位血细胞 [1]，此情形在神经外科手术中相对少见 [2]。导致此种灾难的因素主要包括距离静脉窦与动脉过近、动脉瘤操作、术区富含血管、原发性或继发性凝血功能异常。

（一）神经解剖与操作规程

要　点

- 神经外科手术过程中容易诱发出血的因素。
- 矢状窦或硬膜窦破裂。
- 动脉瘤破裂。
- 颈动脉或其他主要动脉破裂。
- 血运丰富的肿瘤手术。
- 椎静脉淤血。
- 凝血障碍。
- 静脉容量与失血量失衡。

在神经外科手术过程中，很多神经解剖及凝血因素可导致出现灾难性大出血。

以下几种神经解剖或血液方面的因素会导致神经手术中过量失血。

1. 矢状窦

在手术过程中进入矢状面和其他硬脑膜窦，可能会导致快速和大量的失血。硬脑膜窦不易压迫止血，手术控制可能非常困难。有时需要结扎窦道，但这是一种万不得已的选择，因为其可能导致静脉性水肿和梗死 [3]，本章后文将讨论（图 7-1）。

2. 动脉瘤

动脉瘤夹闭过程中很可能出现术中动脉瘤破裂，这可能导致明显失血 [4, 5]。因此，控制动脉瘤供血动脉近端的流入血流是神经外科手术中的一种常用方法。通过这种方法，可以在动脉瘤的供血动脉放置临时阻断夹，或者提前解剖暴露好供血动脉以便（动脉瘤术中出血时）能紧急处理 [6]。有时需要通过一个额外的颈部切口暴露颈内动脉 [7] 或术前将球囊导管置入供血动脉。

3. 垂体

垂体位于颅内颈动脉海绵状部分之间。这意

框 7-1　神经外科并发症

- 失血
- 静脉空气栓塞
- 弥漫性脑肿胀
- 心搏骤停
- 过敏反应
- 中枢性高热

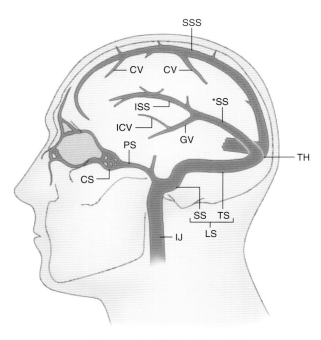

▲ 图 7-1　颅内静脉引流示意图

CS. 海绵窦；CV. 皮层静脉；GV. 大脑大静脉；ICV. 大脑内静脉；IJ. 颈内静脉；ISS. 下矢状窦；LS. 侧窦；PS. 岩下窦；SS. 乙状窦；*SS. 直窦；SSS. 上矢状窦；TH. 窦汇；TS. 横窦（经许可转载，引自 Gates P, Barnett HJ, Mohr JP, et al., eds. *Stroke: Pathophysiology, Diagnosis and Management.* New York: Churchill Livingstone; 1986.）

味着其在经蝶入路垂体切除术中有被损伤的危险[8]（图 7-2）。此外，一些肿瘤可能侵及海绵窦[9]。这些因素所导致的失血，一般可以通过压迫止血得到控制；但也可能引起高颅压或脑卒中。

4. 血运丰富的肿瘤

有些肿瘤血运丰富，不容易整体切除，可能需要进行瘤内切除，扩大解剖和连续切除。因此，对于血运丰富的病变，如血管瘤和一些脑膜瘤，可能导致大量失血[10, 11]。可考虑在手术切除前给予术前栓塞，以尽量减少术中失血[12]。

5. 椎静脉损伤或脊髓肿瘤

脊柱手术可能会造成大量失血。切除肿瘤时，可能会出现明显的出血[13] 或者在进行多层椎体切除或固定时出现广泛的骨剥离[14, 15]。通常这些患者处于俯卧位。手术台对突出的腹部产生的压力可能引起静脉淤血加重，并导致出血（图 7-3）[16]。若将患者放置在一个框架上，允许其腹部悬空而不受压，可能会降低出血风险（见第 2 章，图 2-3）[17]。

6. 凝血障碍、血小板减少症、血小板疾病

当凝血系统功能障碍时，血管开放和组织床

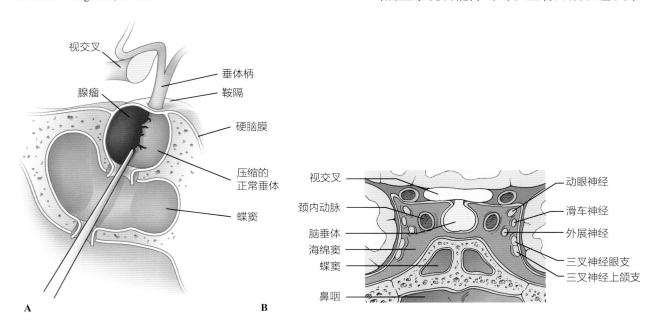

▲ 图 7-2　A. 经蝶窦入路垂体切除手术；B. 垂体及周围结构的冠状图

垂体侧位靠近颈内动脉和几条脑神经（图 A 经许可转载，引自 Kronenberg, HM, et al., eds. *Williams Textbook of Endocrinology*, 11th ed. New York: Saunders, Elsevier; 2008: p. 177. 图 B 经许可转载，引自 Foulad A, Bhandarkar N. Pituitary Gland Anatomy. Medscape Reference. 2001. Available from: emedicine.medscape.com/article/1899167-overview.）

渗出可能造成危及生命的剧烈出血。问题可能来自内源性或获得性缺陷、凝血蛋白功能障碍、血小板功能障碍或数量不足，以及多种伴随问题[18]。

7. 静脉通路与容量管理

建立静脉通路，虽然是麻醉操作的基本内容，但也可能具有特殊挑战性。一般情况下，对于预期失血较多的手术，至少需要两个 16 或 14

号规格的静脉导管。有时，甚至可能需要将更大的导管放置在中央静脉中。图 7-4[19] 所示为不同导管和输注系统下最大加压流速的数据比较。

在大量快速失血的情况下，单纯输血是不够的，还需要快速和高流量的输液，通常需要机械支持。这可以通过多种方式实现，可选择血袋周围的高压充气袋或多种泵系统（图 7-5）[19]。

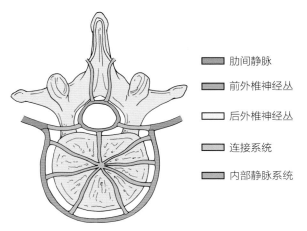

▲ 图 7-3　巴特森神经丛

该图显示了静脉连接，通过静脉连接，下半身阻塞的血流（如腹部压迫）可以分流到椎体静脉系统，从而在腰椎手术中增加失血量（经许可转载，引自 Schonauer C, Bocchetti A, Barbagallo G, Albanese V, Moraci A. Positioning on surgical table. *Eur Spine J*. 2004;13(Suppl. 1):S50–S5.）

图例：
- 肋间静脉
- 前外椎神经丛
- 后外椎神经丛
- 连接系统
- 内部静脉系统

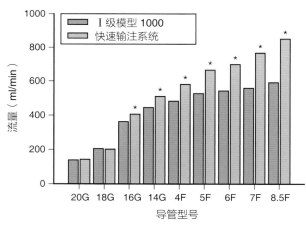

▲ 图 7-4　与 1 级相比，快速输液系统的流速和导管大小

值得注意的是，所有导管 14G 的 1 级装置的流量影响最小。
*P ＜ 0.05；16G 或更大的导管相比于 18G 或更小的导管还有明显的非线性增加〔经许可转载，引自 Barcelona SL, et al. A comparison of flow rates and warming capabilities of the level 1 and rapid infusion system with various-size intravenous catheters. *Anesth Analg*. 2003 Aug;97(2):358–63.〕

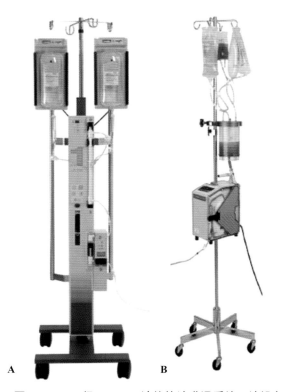

▲ 图 7-5　A. 1 级 H-1200 液体快速升温系统。该设备由供应商提供的图显示，刚性压力泵容纳标准血液和晶体袋，为快速输液提供恒定的 **300mmHg** 压力；一个开关用于控制快速和简易压力泵；铝热交换器传热速度比塑料快 **1000** 倍；逆流 **42℃**循环水浴，确保患者接受正常血液和静脉输液；还有一个集成的空气探测器 / 夹子，可以检测血液和晶体中空气的存在，提醒临床医生，并自动停止流动，允许快速清除空气，而无须断开与患者的连接或更换一次性物品。**B. Belmont** 快速灌注器使用电磁感应加热，一次加热到目标温度，并使用智能软件监控和控制输液。触摸屏可指定注射流速为 **2.5 ～ 1000ml/min**。该屏幕连续显示注入总量、注入速度、流体温度和系统压力。一次性设置是为了方便设置和主动排气

（二）围术期管理

估计失血的方法是基于浸泡海绵的方法进行的；冲洗——从术区吸引的混有血液冲洗水；还有洒在术野、外科医生身上及地板上的血液。由于包含了灌洗液，吸引器罐的容量可能高估了失血量。失血量也可以通过连续的血红蛋白检测来估量，包括输入和丢失的血液和液体的量[20]。

其他的围术期的考虑需要在考量术前和术中可用血量的基础上作出决定。其他考虑包括术前需要使用血小板、新鲜冷冻血浆（fresh frozen plasma，FFP）、冷冻沉淀、凝血酶原复合物浓缩物（prothrombin complex concentrate，PCC）、重组因子Ⅶa 或其他特异性因素输液[18]。此外，使用抗凝治疗的患者需要对术前停止抗凝的安全性和时间及是否需要逆转进行评估。达比加群和类似物仍然是机制不清，但一些学者建议术前注射活化的 PCC（因子Ⅷ旁路抑制药）。在人类志愿者中，PCC 被发现能有效逆转利伐沙班，但对达比加群无效[21]。神经外科医生在围术期考虑的另一个问题为是否采用术前栓塞以减少术中出血[9, 12, 22]。最终，由麻醉团队决定是否需要启动失血方案，是否使用输液泵，以及静脉通路的范围。

对于创伤手术和预期有大量失血的神经外科手术患者，通常实施手术止血，或损害控制性手术。损伤控制性手术主要包括以下三种情形。第一情况旨在通过手术填塞和封闭等紧急操作减少出血，为以后的最终修复做好准备（图 7-6）[1]。当这种情况发生在神经外科时，很可能随之而来的是严重的神经缺陷。第二种情况涉及止血辅助器材的使用，如浸渍高岭土的纱布垫、医用黏合剂、骨蜡和其他促进伤口血栓形成的药物。上述辅助器材的使用在创伤外科手术中已有充分的描述，在神经外科手术中也有报道[23, 24]。危害性控制手术的第三方面是使用低压复苏[1]。这方面的损伤控制性手术是有争议的，因为虽然低血压可以减缓出血，但它也可能加重水肿或萎缩区域不可逆转的缺血性脑损伤。

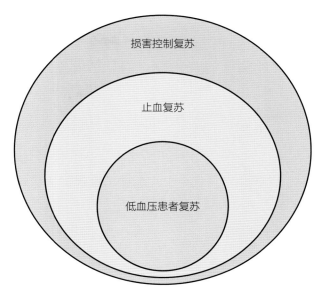

▲ 图 7-6　低血压复苏、止血复苏、损伤控制复苏的关系
经许可转载，引自 Riha GA, Schreiber MA. Update and new developments in the management of the exsanguinating patient. *J Intensive Care Med.* 2013;28(1):46–57.

（三）术后并发症

> **要　点**
>
> ◆ 大量输血后并发症。
> ◆ 活动性出血。
> ◆ 神经组织梗死。
> ◆ 致死三联征。
> > ➢ 体温过低。
> > ➢ 凝血障碍。
> > ➢ 酸中毒。
> ◆ 输血相关性肺损伤。
> ◆ 电解质紊乱。
> ◆ 器官衰竭。

对于一个在神经外科手术中大量失血后到达神经科 ICU 的患者来说，需要注意许多问题。首先是确定神经功能缺损是否与局部血肿的占位效应或动 - 静脉血流障碍有关。如果在手术过程中占位效应加重，可行的话将清除血肿。然而，某些情况下这在技术上也许不可行，特别是在难以探及的解剖位置。

1. 控制出血点

控制出血点是必需的。这通常在神经外科医生手术过程中直视下进行。然而，有时为了通过介入治疗手段控制出血，则需要快速神经放射学的辅助。

2. 手术性与非手术性出血

注重区分是手术性出血和非手术性出血，这一点很重要[1]。手术性出血意味着解剖血管出血，通常是由于手术或介入治疗。非手术性出血是指出血来自先前创伤的组织、黏膜和血管穿刺点的出血，意味着可能存在凝血障碍或血小板减少症。

3. 动脉性梗死

有时术中为了控制出血则必须将某些动脉闭塞。上述处理后是否会导致脑卒中或恶性脑水肿取决于侧支循环的情况[5]。

4. 静脉性梗死

静脉栓塞偶尔出现，特别是在结扎矢状窦或在血栓形成的静脉窦进行操作的情况下容易出现，还有时是在动静脉切除过程中误扎了引流静脉或者出血引发占位效应，这可能导致明显的静脉梗死[3]或脑水肿[25]。

5. 必须诊断和处理失血导致的系统性并发症

最重要的是所谓的低体温、酸中毒和凝血功能障碍组成的致命三联征[1]。其中任何一个因素都会增强其他因素的效应[1]，这对患者的处理提出了严峻挑战。低体温是众所周知的大量输血的并发症[26]。许多血液制品处于冷冻状态，因此在给药的时候需要应用复温器。尽管如此，保持体温正常仍是很困难的。维持体温非常重要，这是正反馈的一部分，因为低温会引起凝血[27]。

6. 大量输血后常出现稀释性凝血病和血小板减少[28,29]

尤其是血小板计数的减少遵循一个标准的洗涤方程，这也是支持稀释理论的主要原因[28]。尽管神经外科出血的血小板阈值通常被认为是 $< 10^5/ml$[31]，当血小板计数 $< 65000/ml$[29]或者国际标准化比率 > 1.5[30]，出血往往加剧[29]。因此，目前的共识要求同时使用 FFP 和血小板作为大规模输血治疗的一部分[32]辅以护理人员凝血评估[33]。然而，这可能是一个持续的问题，术后需要警惕。此外，弥散性血管内凝血（disseminated intravascular coagulation，DIC）可能迟发出现，这都是由于休克状态[34]脑组织中释放组织凝血活酶导致的[35]。乳酸酸中毒可能是术后的一个持续性问题，它会干扰血小板功能，增强纤维蛋白原降解[1]，通常最合适的处理方法是减少乳酸的产生和改善肝脏的清除功能。这需要优化液体状态和心输出量。

7. 术后出血

由于前面提到的凝血问题，需要持续关注术后血肿的发展，这可能会损害神经功能。尤其是术区的血肿扩大，包括硬膜下血肿[36]、脊膜外血肿[37]。

8. 输血相关肺损伤（Transfusion-associated lung injury，TRALI）

输注血制品后出现 TRALI 的风险会增加，发生 TRALI 的风险从每 5000 单位输注红细胞（packed red blood cells，PRBC）每例至每 2000 单位 FFP 每例到每 400 单位血小板每例[26]。其发病机制订义尚不明确，但对于女性供体而言，似乎与肺抗体相关性炎症有关[26]。唯一的疗法是支持性护理。

9. 电解质紊乱

大量输血可引起多种电解质异常。钾，完整的细胞通常是富含钾离子，可是如果输入正常 pH 的液体，钾离子会移动到细胞内。尽管如此，广泛的血液置换会产生难治性的高钾血症，特别是那些因急性失血导致的相关性急性肾损伤或在年龄较小的患者。钙，PRBC 和 FFP 均含有柠檬酸，可与钙结合[26]。FFP 含有较高的柠檬酸盐水平。这通常是在血液输注或甲状腺低灌注时出现问题。因此，为了能做到及时替换，严格监测钙离子水平很有必要。在输注血液制品过程中出现难以解释的低血压时给予经验性钙离子给药是合理的。大量输血碱中毒时伴随的柠檬酸盐被代谢成碳酸氢盐，因此在大量输血后的几天，代谢性碱中毒非常常见[26]。

10. 其他系统性问题

这种情况可能发生在术后低血压或休克状态，可能与术中大量失血有关。其中包括缺血后缺氧性脑病（尤其是心搏骤停时）、乳酸中毒[38]、急性肾或肝损伤、DIC、急性呼吸窘迫综合征（acute respiratory distress syndrome，ARDS）[39]、过度兴奋或欠兴奋、多器官衰竭[38]。

> 临床要点：低钙血症可能是由于大量输血引起的柠檬酸结合[26]。低钙血症可能加重因失血性导致低血容量引起的低血压。当出现输血治疗后仍无改善的低血压时可经验性给予钙剂治疗。

二、静脉空气栓塞

静脉空气栓塞（Venous air embolism，VAE）是神经外科众所周知的并发症[40, 41]。

要　点

- ◆ 诱发 VAE 的因素。
  - ➢ 坐位开颅手术。
  - ➢ 头围过大。
  - ➢ 低静脉压。
  - ➢ 硬膜窦裂伤。
  - ➢ 开放的板障静脉骨蜡发热、封堵不全。
  - ➢ 医源性因素。

VAE 产生的神经解剖学和病理生理学基础是在外科手术时静脉或窦的开放，由于静脉或窦的压力是标准大气压，使得手术室空气进入静脉导致剂量（空气）相关的系统后果。当手术部位高于心脏时，静脉压力通常变得足够低，以产生空气携带效应，其程度高于静脉压力（即以 cm 为

单位的手术部位高于以 cm 为单位的静脉压力）。因此，非常低的组织静脉压通常是由于低血容量或非常高的手术部，也可能发生在坐位手术时，这些情形都会为 VAE 的发生创造条件。以下是可能出现 VAE 的常见情况。

1. 坐位开颅手术[42]

在一些神经外科手术中，患者采用坐位是最佳的选择。这种体位可以改善术野暴露，减少出血。出血减少是由于静脉血压和体积的下降，但这是 VAE 的诱发因素。

2. 头围较大

新生儿和年龄较小的儿科患者头部相对于身体的其他部分比成年人大。因此，即使神经外科手术时采用仰卧位，由于手术部位远远高于心脏水平，也可以创造出可导致 VAE 的条件[43]。此外，对于这类较小的患者，排气是避免产生致命后果的重要措施。

3. 低中心静脉压（central venous pressure，CVP）

如果头部没有足够高于心脏水平，低血容量导致的低 CVP 也可能会诱发 VAE，包括典型的头部抬高 15° ～30° 甚至仰卧位的病例[43]。除了失血和术前液体限制外，使用利尿药如甘露醇，如果与维持红细胞增多症无关，也可以产生这样的情况。

4. 窦入侵[44]

大多数静脉在撕裂时会自行塌陷，可能会限制空气携带的程度。然而，硬膜窦不会塌陷或收缩。如果头部升高，则会进一步增强大气压。

5. 骨内空气夹带

颅骨中的双重静脉与鼻窦相似，因为两者都不能塌陷，在进入头骨时可能会造成空气进入[45]。因此，标准的神经外科操作是开颅过程中在骨窗的边缘抹上骨蜡，以限制这一问题。

6. 输液系统错误

医源性因素也可导致空气栓塞，其中包括错误地设置静脉输液装置而未排气；使用快速输液系统，将血袋中的残余空气挤压到静脉中；以及使中央套管端口打开，从而导致空气夹带。

（一）围术期的考虑

要 点

◆ 静脉空气栓塞监测。
  ➢ 食管听诊器。
  ➢ 潮气末 CO_2 分压监测。
  ➢ 潮气末 N_2 分压监测。
  ➢ 胸前多普勒。
  ➢ 食管超声心动图。

诊断和术中入路。术中入路需要在右心房放置多头中心静脉导管（如 Bunegin–Albin）[46]。这是心电引导下最容易完成的置管，通常是从肛门静脉[41]。但必须避免低血容量。一些麻醉医生会根据手术情况及液体入量调节 CVP 或施加呼气末正压（positive end–expiratory pressure，PEEP），以确保手术部位的静脉压力保持在 0 以上[41]。

VAE 的发生一般通过使用心前区多普勒和潮气末 CO_2 来监测[41, 47]。VAE 发生前一般会在多普勒上出现刺耳的报警并伴之以潮气末 CO_2 分压的急剧下降。中心导管的抽吸可产生空气，证实诊断并有助于治疗。一些学者还使用潮气末氮分压或超声心动图来辅助诊断 VAE。

血流动力学的减少与进入空气的剂量有关。它可以从没有明显影响，到适度减少心输出量，再到使心搏骤停。心脏和肺动脉的空气栓塞进展可能会使标准的复苏抢救无效。

术中管理。神经外科医生被告知发生了 VAE 以后要给患者吸 100% 的氧气。他们首先应将术野充满生理盐水。如果可行，手术部位应接近心脏水平，然后努力提高静脉压力，包括快速输液、检测颈静脉压，并应用 PEEP。此外，还应抽吸静脉导管以减少空气的机械效应，随后给予血流动力学支持，包括心肺复苏（cardiopulmonary resuscitation，CPR）。如果遇到心肺复苏无效的情况，也许就要实施心脏手术干预，包括物理去除空气栓子或给予机械循环支持。

（二）术后并发症

要 点

◆ VAE 后的术后问题。
  ➢ 主要器官局灶性动脉闭塞。
  ➢ 炎症反应。
  ➢ 凝血障碍。
  ➢ 伤口感染。
  ➢ 血流动力学不稳定。
  ➢ 体外支持。

术后问题与 VAE 的严重程度有关。对于所有几种 VAE，仍然有可能通过心脏间隔缺损或经肺途径进行从右到左的空气分流[48]。因此，需要评估脑、心脏、内脏和肾脏器官缺血的程度。头颅计算机断层扫描（CT）可显示动脉空气栓塞[49]。

对于轻微的 VAE 和最小的的血流动力学降低，只需要观察组织损伤的程度。对于证实有中度至重度器官缺血的 VAE，需要心肺支持，并采取所有可用的措施来提供支持，直到空气被重新吸收或去除。这可能包括高压治疗或体外膜支持。虽然没有基于询证医学的指南，如果考虑神经系统症状是由于空气栓塞所致，也可以考虑人工升高血压和高压氧治疗[50]。

如果不得不中止手术，那么伤口可能已经被污染或没有被充分闭合。应考虑预防性抗生素，当病情稳定时，需要二次手术或妥善闭合创口。空气和血液之间的界面可以引起炎症反应和 $DIC^{[51]}$，应该加以监测。

> 临床要点：严重的 VAE 需要最大的生命支持和高流量的氧气，并考虑高压氧和体外支持。

三、恶性脑肿胀

神经外科手术中常出现非预期的弥漫性脑肿

胀[52]，需要到神经重症监护室进行护理救治。发生弥漫性脑肿胀的主要原因有静脉阻塞、脑实质出血、与潜在疾病或术中脑外伤有关的脑水肿、高血压[53, 54]，以及极度低氧血症和高碳酸血症。

（一）神经解剖和手术

要 点

- 弥漫性脑肿胀的诱因。
- 引流静脉闭塞。
- 脑实质出血。
- 潜在疾病过程中的进行性脑水肿。
- 颅外静脉压增高。
- 低氧血症。
- 高碳酸血症。
- 渗透压梯度有利于水分子进入。

术中弥漫性脑肿胀的原因有以下几个方面

1. 静脉闭塞

在开颅手术过程中静脉回流受影响可能会出现在以下几种情况：第一种是矢状窦阻断，一般情况采取本措施是为了减少失血[55]。第二个情况可能发生在动静脉畸形切除过程中。静脉永久性闭塞以后如果仍有动脉流血流，则会出现严重的静脉水肿和甚至可能导致出血。这种情况在切除血供丰富的肿瘤时有时偶尔也会出现类似的过程[56]。第三种发生静脉闭塞的情况是各种原因导致的开颅过程中发生脑疝，疝出区域的静脉引流可能会受到影响从而加重了水肿性脑疝的严重程度。

2. 脑实质出血

这种情况可能出现在动脉瘤或动静脉畸形手术过程中，或自发性出现在深部非手术区域的脑组织，通常与血压急剧升高有关[53, 54]，但不是必然的。

3. 脑组织水肿

在开颅手术中，细胞毒性或血管源性水肿导致明显的脑水肿可能基于以下几个原因[57]。它可能是潜在疾病的预期发展过程，如创伤性脑挫裂伤[53, 54]、脑内血肿[58]、脑瘤[56]。此外，在手术过程中，也可能出现与神经外科操作相关的额外脑水肿，通常与手术需要到达某个脑组织特定区域有关[59]。偶尔恶性脑水肿也会伴随硬膜下出血或动脉瘤破裂而发生。最后，在大的动静脉畸形切除术后，如果血压控制不佳，可以出现术后充血继而导致脑肿胀[60, 61]。

4. 颅外静脉压增高

颅外静脉压要明显升高才会产生和加重脑水肿。无论是从疾病本身或还是从操作上来讲，这可能发生在头部静脉引流障碍[62]。然而，最常见的原因可能是由于神经肌肉阻滞或阿片类药物剂量不足而引起的意外的严重咳嗽。当出现这种情况，颅骨是开放的，合并静脉压力增加的咳嗽和动脉高压均可能导致大脑暂时性膨出。如果开颅手术时发生脑疝，则会出现静脉阻塞，引起恶性脑水肿，这可能需要切除部分疝出的脑组织。

代谢性因素或是导致脑水肿和肿胀的因素包括低氧血症、高碳酸血症、低钠血症和渗透压梯度。

（二）围术期管理

1. 外科手术

神经外科医生应通过关注术区的静脉引流以防止或减轻与手术操作相关的脑肿胀，并尽可能还纳脑组织。有时可能需要手术切除水肿的脑组织或行去骨瓣减压术[63]。有时可行脑室造瘘[64]或者放置腰大池引流[65]使得脑组织充分松弛，以减少实行去骨瓣减压术的必要性。

当突然发生不明原因的脑肿胀时，需考虑隐匿性 IPH、脑积水或动脉瘤性出血。这些通常可以在术中通过超声进行诊断[66]。这时可能需要暂停手术行急诊 CT 检查以后再行 IPH 清除或减压手术。任何动脉高血压[53, 54]均需要进行适当管理。

2. 麻醉反应

通常由麻醉医生掌控代谢问题，并且需要将代谢指标控制作为主要目标。这可能意味着纠正气道问题，诊断和管理气体交换问题，避免系统性高血压，以及评估和纠正渗透压因素。无论如何，对于所有的术中脑肿胀的情况，麻醉组可以通过诱导巴比妥酸盐或异丙酚的强烈抑制[67]、过度通气，以治疗低氧血症，并给予高渗盐水[68]或者甘露醇来减轻脑水肿。与治疗颅内高压一样，避免低血压和高血压也是处理术中恶性脑水肿的重要方面[53]。

> 临床要点：在手术室处理脑水肿或脑肿胀的治疗方式主要包括过度通气、大剂量异丙酚或巴比妥酸盐、高渗治疗和维持脑营养灌注压。

（三）术后并发症

> **要 点**
>
> - 术后弥漫性脑肿的后果。
>   - 水肿的进展。
>   - 脑缺血。
>   - 颅内高压。
>   - 麻醉药延迟效应。
>   - 脑实质内出血的进展。

术中水肿问题的后果主要与团队是否能够迅速解决问题有关。如果问题没有得到解决，术后团队将不得不解决以下几个问题。

1. 进行性脑水肿和颅内高压

引起水肿的原因包括缺血、静脉阻塞或组织创伤[69]。这可能导致或加重水肿、缺血区域的神经功能缺损，更广泛的延迟效应[70-72]或颅内压升高，需要以治疗为导向的精细化 ICP 控制。如果与术后静脉血栓有关[73]，可能需要考虑抗凝或血管内溶栓治疗[74]。

2. 出血

术中或术后可能发生新的 IPH，建议连续的 CT 来评估血块的稳定性，并进行适当的血压管理，通常收缩压 < 160mmHg 以防止术后 IPH。如果血肿很大，则需要返回手术室清除血肿和或行去骨瓣减压术。

四、心搏骤停

（一）神经解剖与操作

> **要 点**
>
> - 神经外科手术中心搏骤停的诱发因素。
>   - 医疗错误。
>   - 麻醉。
>   - 手术部位。
>   - 失血。
>   - 静脉空气或血栓栓塞。
>   - 冠状动脉或主要瓣膜病。
>   - 迷走神经过度兴奋。
>   - 窒息。
>   - 过敏反应。
>   - 恶性高热。

术中心搏骤停主要来自医源性、出血性、栓塞、代谢、医疗或气道相关原因。

1. 医源性原因包括与麻醉问题/错误有关的心搏骤停[75]或手术失误或灾难[76]。事故的情形主要包括给药错误[77, 78]，过量给钾；不适当使用琥珀胆碱；快速苯妥英给药；麻醉药过量；中线位置相关动脉穿刺、气胸、心包积液或血胸；无意中的气道问题；人为因素，如警惕性较低、团队合作不良[79]或意外静脉给药[80]。

2. 失血过多和（或）入液不足导致低血容量将导致进行性低血压，这可能诱发心搏骤停[76, 81, 82]。

3. 术中血栓栓塞[76]或者 VAE[83]都会导致心搏骤停。

4. 代谢性因素与器官功能障碍、药物作用或毒性摄入有关的问题可能导致致命性心律失常，诱发心搏骤停[84]。此外，脑灌注或操作[42,85]，脊髓损伤[86]，或者注射腺苷[87]可能引起严重的心动过缓。

5. 心脏问题可能导致术中心搏骤停。冠状动脉疾病背景下的心肌供需失衡可能导致急性心肌功能障碍和致死性心律失常。严重心肌病可能导致心搏骤停，可能与麻醉药、液体给药或出血相关的前负荷或后负荷的变化有关。一些严重的原发性的心脏瓣膜异常可能导致心搏骤停。最值得注意的是严重的主动脉瓣狭窄，随着术中血压的降低，可能导致心肌灌注不足和随后的难治性心搏骤停[88]。

6. 拔管后或困难插管后窒息低氧血症或窒息（低氧血症加上高碳酸血症）可能与气管内管（ETT）的放置或移除有关。据报道，气道事故是麻醉相关发病率和死亡率的主要原因[89]。

7. 插管困难可能与面罩通气困难或 ETT 放置困难有关。此外，努力确保困难的通气会造成气道创伤[90,91]。在通气困难的情况下，不合时宜地将插管置入食管，或气道创伤将产生严重的低氧血症时，心搏骤停可能随之而来[92,93]。

8. 拔管困难通常与可能干扰自发或辅助通气的非预期的新气道异常有关[94]。拔管后梗阻性咽部和喉水肿可能与手术体位[95,96]、头位[96]、延长口咽气道或其他装置[97-99]，以及插管创伤[90]等有关。此外，意外的血管性水肿会产生拔管后气道阻塞[92]。

术中意外脱管可导致窒息性心搏骤停，因为患者所处的体位给予重新插管或面罩/喉罩气道（mask/laryngeal mask airway，LMA）通气都很困难。例如，患者处于俯卧位、头向前屈曲，或其他难以保持气道通畅的体位所发生的术中脱管。有文献报道（发生术中脱管以后）可使用 LMA 补救技术[100]和进行纤维支气管镜检查[101]。

（二）围术期的管理

要　点

- 非高级心脏生命支持（non-advanced cardiac life support，ACLS）在围术期心搏骤停中的管。
- 管理出血和输液并发症。
- 关注 VAE。
- 非常规体位的气道管理。
- 过敏反应。
- 局部麻醉毒性。
- 治疗性低温的决策。
- 体外支持的作用。

神经外科心搏骤停的处理需要使用标准的 ACLS 程序。然而，鉴于这种心搏骤停的情况不在 ACLS 指南所指的常规情况下，通常需要采用变通或未经确证的方法。这可能包括使用体外支持[84]或非常规胸外按压技术，例如，两人在患者侧位给背部按压或在俯卧位给予背部按压。

1. 体位相关的挑战

患者为了便于进行神经外科手术操作所采取的体位（见第 2 章）给发生心搏骤停时的处理带来了很大挑战。而且是典型的 ACLS 指南中没有明确推荐处理方法的挑战。

（1）俯卧位：患者在俯卧位发生心搏骤停时一般要求立即将患者采取仰卧位，以便进行适当的胸外按压。外科医生必须迅速覆盖手术切口，就地将患者头部从固定架上撤出，然后打开担架或床，迅速进入手术室。俯卧位会导致与许多 IV 不能被观察到，因此让患者采取仰卧位将有助于识别和修复可能导致心搏骤停的任何 IV 通路问题。尽管如此，也有一些关于患者在俯卧位时进行有效的心肺复苏的讨论和案例报道[102]。

如果心搏骤停的原因是意外脱管，麻醉医生可能通过重新建立通气和氧合来挽救这种情况。

通常这将涉及 LMA 的放置[100]。

(2) 坐位或抬头位：为了确保 CPR 期间的大脑灌注，头部需要更接近心脏水平。如果手术取完全坐位并且头部固定向前倾，那么需要调整手术床以保证脑灌注，避免发生 VAE 和胸部受到挤压。有些人提出了一种预先特定的床的设置，可以在不移除固定针的情况下快速促进这些目标[103]。这需要迅速覆盖好手术切口。

(3) 侧卧位或侧俯卧位：在上述体位出现的心搏骤停需要将患者转移到到手术室床上并取仰卧位，而外科医生需要迅速覆盖伤口，并在转运过程中固定头位。患者在侧俯卧位时采取上述操作可能显得很笨拙。在这种情况下，有人建议两人在患者的侧位给予前后方向按压[84]。

2. ACLS 操作规程的演化

在 ACLS 指南的基础上，术中发生心搏骤停的几种情况下的复苏方法有待进一步讨论。

(1) 出血：如果心搏骤停是由于失血，那么需要针对容量、血液、血小板和 FFP 替代等方面积极采取措施。快速使用含有柠檬酸盐的血液制品会引起低钙血症使病情恶化，因此需要经验性地定时检测 $CaCl_2$ 和游离钙水平[26]。积极处理低体温是有必要的。

(2) 麻醉或手术者：评估在手术过程中可能出现的导致心搏骤停必须考虑和治疗的可干预的问题。

• 如果手术靠近中线或靠近胸部，应考虑气胸或血胸。

• 脊柱手术中若出现无明显原因的心搏骤停，应考虑髂血管、腔静脉或主动脉的大血管损伤[104]。

• 当手术部位在心脏上方时，中心静脉导管开放或静脉给药系统充气的错误的操作均可能出现 VAE[40,41]。

• 如果近期有股动脉或髂动脉的支架植入，应考虑腹膜后血肿[105]。

• 高钾血症可能是由于内源性的医学问题、无意中给钾、应用琥珀胆碱或血液制品引起的。如果既往存在横纹肌溶解，或与连接后胆碱能受体密度增加等情况，患者可能对琥珀酰胆碱诱导的高钾血症更易感。这些情况会导致包括瘫痪和长时间卧床休息[106]。

• 不适当的气道控制可能是病因。气道必须经常被检查。必须重视未识别的 ETT 扭结或阻塞，或 ETT 脱落等问题。如果面罩或喉罩无法增强通气和氧合，则需要行气管插管术[107]。针刺环甲膜切开术已被证明是一种能快速达到充分氧合以减轻低氧性停搏的方法[92]。

• 过敏反应可能是一个促成因素。考虑到手术过程中可能出现的多种药物和乳胶暴露，这是评估术中心脏停搏潜在原因的重要方面[108]。

• 如果在手术期间中心温度下降到＜30℃出现体温过低，那么发生致命心律失常并导致心搏骤停的可能性会增加[109]。

• 局麻药物毒性可引起心搏骤停被认为可能与丁哌卡因毒性有关的心搏骤停需要腹腔输液[110]。

• 中枢性高热引起心搏骤停的情况比较罕见。

(3) 治疗性低温：在院外心搏骤停的背景下，数据显示低温有益，尽管关于低温的深度和神经保护作用是否实际上是预防发烧仍存在争议。在手术期间或手术后实施决定是否采用这个治疗手段其实并不容易。由于患者仍处于麻醉状态下，不能可靠地评估心肺复苏后的精神状态，以确定是否有意识水平下降，而只有存在意识水平下降才支持使用低温。此外，低温可能产生凝血障碍，这可能导致术后出血。如果发生颅内或脊髓内出血，这可能会否定低温治疗所发挥的任何优势。

(4) 体外支持：鉴于术中发生心搏骤停的患者身处手术室中，附近通常有设备和专业设施，对于施行 CPR 无反应时，考虑静脉 - 动脉旁路循环支持和气体交换的选择是也许是合适的。但这并不简单，因为这种方法通常包括抗凝，但如果临床情况可以接受，就应该考虑使用。这在难治性丁哌卡因中毒[111]、低温症[112]、大量静脉或血栓或空气栓塞[113-115]或其他潜在可逆原因的情况下尤为适用。

（三）术后并发症

要 点

- ◆ 过敏反应的治疗。
- ◆ 去除过敏原，考虑乳胶。
- ◆ 肾上腺素。
- ◆ 支气管扩张药。
- ◆ H_1 和 H_2 拮抗药。
- ◆ 糖皮质激素。
- ◆ 凝血功能监测与治疗。

术中心搏骤停后的术后处理需要持续考虑术中对病因的关注。

1. 持续性出血

需要持续关注和警惕治疗后出血，凝血障碍和血小板减少。

2. 缺血、缺氧性脑病是术后应立即关注的问题

在术后早期很难确定。先前提到的有关低温治疗应用的担忧一直持续到术后。认知功能的评估因残留麻醉作用而变得模糊，认知功能的评估需要麻醉团队参与。可以考虑用纳洛酮或氟匹马嗪逆转一些麻醉作用，但要谨慎考虑继发高血压[116] 和（或）诱发癫痫的潜在不良反应[117]。

3. 温度

危险性低温需要治疗，因为其有诱发心律失常、中枢神经系统抑制和凝血障碍的风险。相反，这些患者容易发热[118] 必须积极预防或治疗[119]。

4. 感染

通常情况下，患者在到达时手术伤口已被纱布或织物包裹迅速闭合，或用布帘简单地覆盖。注意防止手术部位感染。适当给予抗生素，并且在可行的情况下，尽可能快地返回手术室完成手术、止血的操作，或者仅仅是采取伤口无菌操作缝合。

5. 过敏反应

持续抗过敏反应的治疗必须持续到术后。

6. 中枢性高热（malignant hyperthermia，MH）

是一种罕见的麻醉并发症。术中和术后 MH 的处理方法见框 7-2。

框 7-2 中枢性高热危象的处理

- 在 MH 危机期间
  由卫生保健专业人员处理
- 拨打 MH 24 小时热线（仅用于紧急情况）
  - 美国：1+800 644 9737
  - 美国以外：00+1+209 417 3722
- 开始 MH 急性期急救治疗
  - 停止挥发性药物和琥珀酰胆碱；寻求帮助；拿到丹曲林钠；通知医生。
  - 丹曲林钠 2.5mg/kg 快速静脉注射，如有可能，通过大静脉给药。
  - 碳酸氢盐治疗代谢性酸中毒
  - 给患者降温
  - 心律失常：通常对酸中毒和高钾血症的治疗有反应。
  - 高钾血症
  - 关注事项：潮末 CO_2 分压、电解质、血气、肌酸激酶、血清肌红蛋白、中心温度、尿量和颜色、凝血机制。

改编自 MHAUS。如果现在需要管理 MH 危机 2014（引用 2014 年 4 月 23 日，2014）；可以从 http://www.mhaus.org/healthcare-professionals 获取

五、总结

在神经外科手术中会出现一些灾难性的问题。它们通常是由与患者解剖和病理相关的各种共同相互作用的因素引起的，其中可能包括手术体位、麻醉和神经外科团队的经验、不同的医院之间经验的差异性、落实制度的到位性和资源的可及性。

参 考 文 献

[1] Riha GA, Schreiber MA. Update and new developments in the management of the exsanguinating patient. *J Intensive Care Med*. 2013;28(1):46–57.

[2] Couture DE, Ellegala DB, Dumont AS, Mintz PD, Kassell NF. Blood use in cerebrovascular neurosurgery. 2002:994–997.

[3] Schaller B, Graf R, Wienhard K, Heiss WD. A new animal model of cerebral venous infarction: ligation of the posterior part of the superior sagittal sinus in the cat. *Swiss Med Weekly*. 2003;133(29–30):412–418.

[4] Batjer H, Samson DS. Management of intraoperative aneurysm rup-

ture. *Clin Neurosurg*. 1990;36:275–288.

[5] Elijovich L, Higashida RT, Lawton MT, etal. Predictors and Outcomes of Intraprocedural Rupture in patients treated for ruptured intracranial aneurysms: the CARAT study. *Stroke*. 2008;39(5):1501–1506.

[6] Dhandapani S, Pal S, Gupta S, Mohindra S, Chhabra R, Malhotra S. Does the impact of elective temporary clipping on intraoperative rupture really influence neurological outcome after surgery for ruptured anterior circulation aneurysms? A prospective multivariate study. *Acta Neurochir*. 2013;155(2):237–246.

[7] Kumon Y, Sakaki S, Kohno K, Ohta S, Ohue S, Oka Y. Asymptomatic, unruptured carotid–ophthalmic artery aneurysms: angiographical differentiation of each type, operative results, and indications. *Surg Neurol*. 1997;48(5):465–472.

[8] Ghatge SB, Modi DB. Treatment of ruptured ICA during transsphenoidal surgery: two different endovascular strategies in two cases. *Intervent Neuroradiol*. 2010;16(1):31–37.

[9] Orozco LD, Buciuc RF, Parent AD. Endovascular embolization of prominent intercavernous sinuses for successful transsphenoidal resection of cushing microadenoma: case report. *Neurosurgery*. 2012;71(suppl 1):onsE204–onsE208.

[10] Karadimov D, Binev K, Nachkov Y, Platikanov V. Use of activated recombinant factor Ⅶ (NovoSeven) during neurosurgery. *J Neurosurg Anesth*. 2003;15(4):330–332.

[11] Cushing H. Original memoirs: the control of bleeding in operations for brain tumors: with the description of silver "clips" for the occlusion of vessels inaccessible to the ligature. 1911, *Yale J Biol Med*. 2001;74(6):399–412.

[12] Bateman BT, Lin E, Pile–Spellman J. Definitive embolization of meningiomas. A review. *Intervent Neuroradiol*. 2005;11(2):179–186.

[13] Manke C, Bretschneider T, Lenhart M, et al. Spinal metastases from renal cell carcinoma: effect of preoperative particle embolization on intraoperative blood loss. *American Journal of Neuroradiology*. 2001;22:997–1003.

[14] Hu SS. Blood loss in adult spinal surgery. In: Szpalski M, Gunzburg R, Aebi M, Weiskop RB, eds. *Haemost Spine Surg*. Springer; 2005.

[15] Elgafy H, Bransford RJ, McGuire RA, Dettori JR, Fischer D. Blood loss in major spine surgery: are there effective measures to decrease massive hemorrhage in major spine fusion surgery? *Spine*. 2010;35 (suppl 9S):S47–S56.

[16] Rigamonti A, Gemma M, Rocca A, Messina M, Bignami E, Beretta L. Prone versus knee–chest position for microdiscectomy: a prospective randomized study of intra–abdominal pressure and intraoperative bleeding. *Spine*. 2005;30(17):1918–1923.

[17] Park CK. The effect of patient positioning on intraabdominal pressure and blood loss in spinal surgery. *Anes Analg*. 2000;91 (3):552–557.

[18] Gerlach R, Krause M, Seifert V, Goerlinger K. Hemostatic and hemorrhagic problems in neurosurgical patients. *Acta Neurochir*. 2009;151(8):873–900.

[19] Barcelona SL, Vilich F, Cote CJ. A comparison of flow rates and warming capabilities of the Level 1 and rapid infusion system with varioussize intravenous catheters. *Anesth Analg*. 2003;97(2):358–363.

[20] Thornton JA. Estimation of blood loss during surgery. *Ann R Coll Surg Engl*. 1963;33:164–174.

[21] Eerenberg ES, Kamphuisen PW, Sijpkens MK, Meijers JC, Buller HR, Levi M. Reversal of rivaroxaban and dabigatran by prothrombin complex concentrate: a randomized, placebo–controlled, crossover study in healthy subjects. *Circulation*. 2011;124(14):1573–1579.

[22] Manke C, Bretschneider T, Lenhart M, et al. Spinal metastases from renal cell carcinoma: effect of preoperative particle embolization on intraoperative blood loss. *Am J Neuroradiol*. 2001;22(5):997–1003.

[23] Lapierre F, D'Houtaud S, Wager M. Hemostatic agents in neurosurgery. In: Signorelli F, ed. *Explicative Cases of Controversial Issues in Neurosurgery*. InTech; 2012. http://www.intechopen.com/about–intech. html.

[24] Block JE. Severe blood loss during spinal reconstructive procedures: the potential usefulness of topical hemostatic agents. *Med Hypotheses*. 2005;65(3):617–621.

[25] Hartmann A, Stapf C, Hofmeister C, et al. Determinants of neurological outcome after surgery for brain arteriovenous malformation. *Stroke*. 2000;31(10):2361–2364.

[26] Sihler KC, Napolitano LM. Complications of massive transfusion. *Chest*. 2010;137(1):209–220.

[27] Watts DD, Trask A, Soeken K, Perdue P, Dols S, Kaufmann C. Hypothermic coagulopathy in trauma: effect of varying levels of hypothermia on enzyme speed, platelet function, and fibrinolytic activity. *Journal of Trauma - Injury, Infection and Critical Care*. 1998;44 (5):846–854.

[28] Levy JH. Massive transfusion coagulopathy. *Semin Hematol*. 2006;43(suppl 1):S59–S63.

[29] Miller RD, Robbins TO, Tong MJ, et al. Coagulation defects associated with massive blood transfusions. *Ann Surg*. 1971;174(5):794–801.

[30] Horlocker TT, Wedel DJ, Rowlingson JC, et al. Regional anesthesia in the patient receiving antithrombotic or thrombolytic therapy: American Society of Regional Anesthesia and Pain Medicine Evidence Based Guidelines (third edition). *Reg Anesth Pain Med*. 2010;35 (1):64–101.

[31] Chan KH, Mann KS, Chan TK. The significance of thrombocytopenia in the development of postoperative intracranial hematoma. *J Neurosurg*. 1989;71(1):38–41.

[32] Greer SE, Rhynhart KK, Gupta R, Corwin HL. New developments in massive transfusion in trauma. *Curr Opin Anaesthesiol*. 2010;23 (2):246–250.

[33] Johansson PI, Ostrowski SR, Secher NH. Management of major blood loss: an update. *Acta Anaesthesiol Scand*. 2010;54(9):1039–1049.

[34] Ledgerwood AM, Blaisdell W. Coagulation challenges after severe injury with hemorrhagic shock. *J Trauma Acute Care Surg*. 2010;72(6):1714–1718.

[35] Pathak A, Dutta S, Marwaha N, Singh D, Varma N, Mathuriya SN. Change in tissue thromboplastin content of brain following trauma. *Neurol India*. 2005;53(2):178–182.

[36] Basali A, Mascha E, Kalfas I, Schubert A. Relation between perioperative hypertension and intracranial hemorrhage after craniotomy. *Anesthesiology*. 2000;93(1):48–54.

[37] Glotzbecker MP, Bono CM, Wood KB, Harris MB. Postoperative spinal epidural hematoma: a systematic review. *Spine*. 2010;35(10): E413–E420.

[38] Shere–Wolfe RF, Galvagno Jr SM, Grissom TE. Critical care considerations in the management of the trauma patient following initial resuscitation. *Scand J Trauma Resuscitation Emerg Med*. 2012; 20: 68.

[39] Park PK, Cannon JW, Ye W, et al. Transfusion strategies and development of acute respiratory distress syndrome in combat casualty care. *J Trauma Acute Care Surg*. 2013;75(2 suppl 2):S238–S246.

[40] Mirski MA, Lele AV, Fitzsimmons L, Toung TJK. Diagnosis and treatment of vascular air embolism. *Anesthesiology*. 2007;106 (1):164–177.

[41] Palmon SC, Moore LE, Lundberg J, Toung T. Venous air embolism: a review. *J Clin Anesth*. 1997;9(3):251–257.

[42] Albin MS, Babinski M, Maroon JC, Jannetta PJ. Anesthetic management of posterior fossa surgery in the sitting position. *Acta Anaesthe- siol Scand*. 1976;20(2):117–128.

[43] Harris MM, Yemen TA, Davidson A, et al. Venous embolism during craniectomy in supine infants. *Anesthesiology*. 1987;67(5):816–819.

[44] Gómez–Perals LF, Bayo R, Lorenzana–Honrado LM, Antona–Díaz M, Cabezudo JM. Severe intraoperative air embolism during convexity meningioma surgery in the supine position: case report. *Surg Neurol*. 2002;57(4):262–266.

[45] Wilkins RH, Albin MS. An unusual entrance site of venous air embolism during operations in the sitting position. *Surg Neurol*. 1977;7 (2):71–72.

[46] Bunegin L, Albin MS, Helsel PE, Hoffman A, Hung TK. Positioning the right atrial catheter: a model for reappraisal. *Anesthesiology*. 1981;55(4):343–348./

[47] Chang JL, Albin MS, Bunegin L, Hung TK. Analysis and comparison of venous air embolism detection methods. *Neurosurgery*. 1980;7 (2):135–141.

[48] Fathi AR, Eshtehardi P, Meier B. Patent foramen ovale and neurosurgery in sitting position: a systematic review. *Br J Anaesth*. 2009;102(5):588–596.

[49] Imanishi M, Nishimura A, Tabuse H, Miyamoto S, Sakaki T,

Iwasaki S. Intracranial gas on CT after cardiopulmonary resuscitation: 4 cases. *Neuroradiology.* 1998;40(3):154–157.

[50] Benson J, Adkinson C, Collier R. Hyperbaric oxygen therapy of iatrogenic cerebral arterial gas embolism. *Undersea Hyperb Med.* 2003;30(2):117–126.

[51] El-Sabbagh AM, Toomasian CJ, Toomasian JM, Ulysse G, Major T, Bartlett RH. Effect of air exposure and suction on blood cell activation and hemolysis in an in vitro cardiotomy suction model. *ASAIO J.* 2013;59(5):474–479.

[52] Langfitt TW, Kassell NF. Acute brain swelling in neurosurgical patients. *J Neurosurg.* 1966;24(6):975–983.

[53] Marshall W, Jackson J, Langfitt T. Brain swelling caused by trauma and arterial hypertension. Hemodynamic aspects. *Arch Neurol.* 1969;21:545.

[54] Marshall W, Weinstein J, Langfitt T. The pathophysiology of brain swelling produced by mechanical trauma and hypertension. *Surg Forum.* 1968;19:431.

[55] Salunke P, Sodhi HBS, Aggarwal A, et al. Is ligation and division of anterior third of superior sagittal sinus really safe? *Clin Neurol Neurosurg.* 2013;115(10):1998–2002.

[56] Rasmussen M, Bundgaard H, Cold GE. Craniotomy for supratentorial brain tumors: risk factors for brain swelling after opening the dura mater. *J Neurosurg.* 2004;101(4):621–626.

[57] Whittle IR, Viswanathan R. Acute intraoperative brain herniation during elective neurosurgery: pathophysiology and management considerations. *J Neurol Neurosurg Psychiatry.* 1996;61 (6):584–590.

[58] Fehr M, Anderson D. Incidence of progression or rebleeding in hypertensive intracerebral hemorrhage. *J Stroke Cerebrovasc Dis.* 1991;1:111.

[59] Wise BL, Andrews RJ, Bringas JR. A review of brain retraction and recommendations for minimizing intraoperative brain injury. *Neurosurgery.* 1994;35(1):172–173.

[60] Miller C, Mirski M. Anesthesia considerations and intraoperative monitoring during surgery for arteriovenous malformations and dural arteriovenous fistulas. *Neurosurg Clin North Am.* 2012;23 (1):153–164.

[61] Batjer H, Devous MS, Meyer Y, Purdy P, Samson D. Cerebrovascular hemodynamics in arteriovenous malformation complicated by normal perfusion pressure breakthrough. *Neurosurgery.* 1988;22:503.

[62] Duke BJ, Ryu RK, Brega KE, Coldwell DM. Traumatic bilateral jugular vein thrombosis: case report and review of the literature. *Neurosurgery.* 1997;41(3):680–683.

[63] Lang SS, Kofke WA, Stiefel MF. Monitoring and intraoperative management of elevated intracranial pressure and decompressive craniectomy. *Anesthesiol Clin.* 2012;30(2):289–310.

[64] Paine JT, Batjer HH, Samson D. Intraoperative ventricular puncture. *Neurosurgery.* 1988;22(6 I):1107–1109.

[65] Samadani U, Huang JH, Baranov D, et al. Intracranial hypotension after intraoperative lumbar cerebrospinal fluid drainage. *Neurosurgery.* 2003;52(1):148–151. discussion 51–52.

[66] van Velthoven V, Auer LM. Practical application of intraoperative ultrasound imaging. *Acta Neurochir.* 1990;105(1–2):5–13.

[67] Marshall LF, Hoi Sang U. Treatment of massive intraoperative brain swelling. *Neurosurgery.* 1983;13(4):412–414.

[68] Suarez JI. Hypertonic saline for cerebral edema and elevated intracranial pressure. *Cleve Clin J Med.* 2004;71(suppl 1):S9–S13.

[69] Simard JM, Kent TA, Chen M, Tarasov KV, Gerzanich V. Brain oedema in focal ischaemia: molecular pathophysiology and theoretical implications. *Lancet Neurol.* 2007;6(3):258–268.

[70] Cho CW, Kim BG, Na HS, Choi ES, Jeon YT. Delayed emergence from anesthesia resulting from posterior cerebral artery infarction after Guglielmi detachable coil embolization. *Korean J Anesthesiol.* 2014;65(6 suppl):S113–S114.

[71] Chen Z, Zhang X, Jiang Y, Wang S. Delayed emergence from anesthesia resulting from bilateral epidural hemorrhages during cervical spine surgery. *J Clin Anesth.* 2013;25(3):244–245.

[72] Nakazawa K, Yamamoto M, Murai K, Ishikawa S, Uchida T, Makita K. Delayed emergence from anesthesia resulting from cerebellar hemorrhage during cervical spine surgery. *Anesth Analg.* 2005;100(5):1470–1471.

[73] Kozasa Y, Takaseya H, Koga Y, et al. A case of delayed emergence from anesthesia caused by postoperative brain edema associated with unexpected cerebral venous sinus thrombosis. *J Anesth.* 2013;27(5):764–767.

[74] Nimjee SM, Powers CJ, Kolls BJ, Smith T, Britz GW, Zomorodi AR. Endovascular treatment of venous sinus thrombosis: a case report and review of the literature. *J Neurointerv Surg.* 2011;3(1):30–33.

[75] Liu EHC, Koh KF. A prospective audit of critical incidents in anaesthesia in a university teaching hospital. *Ann Acad Med Singapore.* 2003;32(6):814–820.

[76] Irita K, Kawashima Y, Morita K, et al. Critical events in the operating room among 1,440,776 patients with ASA PS 1 for elective surgery. *Jpn J Anesthesiol.* 2005;54(8):939–948.

[77] Irita K, Tsuzaki K, Sawa T, et al. Critical incidents due to drug administration error in the operating room: an analysis of 4,291,925 anesthetics over a 4 year period. *Jpn J Anesthesiol.* 2004;53(5):577–584.

[78] Kelly WN. Potential risks and prevention, part 1: fatal adverse drug events. *Am J Health-System Pharm.* 2001;58(14):1317–1324.

[79] Bedell SE, Deitz DC, Leeman D, Delbanco TL. Incidence and characteristics of preventable iatrogenic cardiac arrests. *JAMA.* 1991;265 (21):2815–2820.

[80] Aldridge J. Potential air embolus from a level 1 rapid infuser. *Anaesthesia.* 2005;60(12):1250–1251.

[81] Biboulet P, Aubas P, Dubourdieu J, et al. Fatal and non fatal cardiac arrests related to anesthesia. *Can J Anaesth.* 2001;48(4):326–332.

[82] McGrane S, Maziad J, Netterville JL, Saied NN. Therapeutic hypothermia after exsanguination. *Anesth Analg.* 2012;115(2):343–345.

[83] Matjasko J, Petrozza P, Cohen M, Steinberg P. Anesthesia and surgery in the seated position: analysis of 554 cases. *Neurosurgery.* 1985;17(5):695–702.

[84] Takei T, Nakazawa K, Ishikawa S, Uchida T, Makita K. Cardiac arrest in the left lateral decubitus position and extracorporeal cardiopulmonary resuscitation during neurosurgery: a case report. *J Anesth.* 2010;24(3):447–451.

[85] Doyle DJ, Mark PWS. Reflex bradycardia during surgery. *Can J Anaesth.* 1990;37(2):219–222.

[86] Dixit S. Bradycardia associated with high cervical spinal cord injury. *Surg Neurol.* 1995;43:514.

[87] Luostarinen T, Takala RSK, Niemi TT, et al. Adenosine-induced cardiac arrest during intraoperative cerebral aneurysm rupture. *World Neurosurg.* 2010;73(2):79–83.

[88] Cheitlin MD. Pathophysiology of valvular aortic stenosis in the elderly. *Am J Geriatr Cardiol.* 2003;12(3):173–177.

[89] Cheney FW, Posner KL, Lee LA, et al. Trends in anesthesia-related death and brain damage: a closed claims analysis. *Anesthesiology.* 2006;105(6):1081–1086.

[90] Domino KB, Posner KL, Caplan RA, Cheney FW. Airway injury during anesthesia: a closed claims analysis. *Anesthesiology.* 1999;91 (6):1703–1711.

[91] Dworacek H, Dworacek H. Larynx injury caused by intubation anesthesia. *Wien Klin Wochenschr.* 1958;70(37):680–681.

[92] Kofke WA, Horak J, Stiefel M, Pascual J. Viable oxygenation with cannula-over-needle cricothyrotomy for asphyxial airway occlusion. *Br J Anaesth.* 2011;107(4):642–643.

[93] Peterson GN, Domino KB, Caplan RA, Posner KL, Lee LA, Cheney FW. Management of the difficult airway: a closed claims analysis. *Anesthesiology.* 2005;103(1):33–39.

[94] Cavallone LF, Vannucci A. Extubation of the difficult airway and extubation failure. *Anesth Analg.* 2013;116(2):368–383.

[95] Ito J, Ohtsuka M, Kurahashi K. A case of laryngopharyngeal edema after a spinal tumor resection in prone position with extensive neck flexion. *Jpn J Anesthesiol.* 2012;61(2):189–192.

[96] Miura Y, Mimatsu K, Iwata H. Massive tongue swelling as a complication after spinal surgery. *J Spinal Disord.* 1996;9(4):339–341.

[97] Huehns TY, Yentis SM, Cumberworth V. Apparent massive tongue swelling. A complication of orotracheal intubation on the intensive care unit. *Anaesthesia.* 1994;49(5):414–416.

[98] Sriram K, Khorasani A, Mbekeani KE, Patel S. Tongue necrosis and cleft after prolonged transesophageal echocardiography probe placement. *Anesthesiology.* 2006;105(3):635.

[99] Gupta R. Unilateral transient sialadenopathy: another complication

of oropharyngeal airway. *Anesthesiology*. 1998;88(2):551–552.

[100] Abrishami A, Zilberman P, Chung F. Brief review: airway rescue with insertion of laryngeal mask airway devices with patients in the prone position. *Can J Anesth*. 2010;57(11):1014–1020.

[101] Hung MH, Fan SZ, Lin CP, Hsu YC, Shih PY, Lee TS. Emergency airway management with fiberoptic intubation in the prone position with a fixed flexed neck. *Anesth Analg*. 2008;107(5):1704–1706.

[102] Tobias JD, Mencio GA, Atwood R, Gurwitz GS. Intraoperative cardiopulmonary resuscitation in the prone position. *J Pediatr Surg*. 1994;29(12):1537–1538.

[103] Cassorla L, Lee J–W. Patient positioning and anesthesia. In: Miller RD, ed. *Miller's Anesthesia*. Maryland Heights, MO: Churchill–Livingstone; 2009:1151–1170.

[104] Fantini GA, Pappou IP, Girardi FP, Sandhu HS, Cammisa Jr FP. Major vascular injury during anterior lumbar spinal surgery: incidence, risk factors, and management. *Spine*. 2007;32(24):2751–2758.

[105] Murai Y, Adachi K, Yoshida Y, Takei M, Teramoto A. Retroperitoneal hematoma as a serious complication of endovascular aneurysmal coiling. *J Korean Neurosurg Soc*. 2010;48(1):88–90.

[106] Martyn JAJ, Richtsfeld M. Succinylcholine–induced hyperkalemia in acquired pathologic states: etiologic factors and molecular mechanisms. *Anesthesiology*. 2006;104(1):158–169.

[107] Apfelbaum JL, Hagberg CA, Caplan RA, et al. Practice guidelines for management of the difficult airway: an updated report by the American Society of Anesthesiologists Task Force on Management of the Difficult Airway. *Anesthesiology*. 2013;118(2):251–270.

[108] Hepner DL, Castells MC. Anaphylaxis during the perioperative period. *Anesth Analg*. 2003;97(5):1381–1395.

[109] Trinkle JK, Franz JL, Furman RW, Mobin–Uddin K, Bryant LR. Circulatory arrest during deep hypothermia induced by peritoneal dialysis. *Arch Surg*. 1971;103(5):648–649.

[110] Picard J, Ward SC, Zumpe R, Meek T, Barlow J, Harrop–Griffiths W. Guidelines and the adoption of 'lipid rescue' therapy for local anaesthetic toxicity. *Anaesthesia*. 2009;64(2):122–125.

[111] Long WB, Rosenblum S, Grady IP. Successful resuscitation of bupivacaine–induced cardiac arrest using cardiopulmonary bypass. *Anesth Analg*. 1989;69(3):403–406.

[112] Sepehripour AH, Gupta S, Lall KS. When should cardiopulmonary bypass be used in the setting of severe hypothermic cardiac arrest? *Interactive Cardiovascular and Thoracic Surgery*. 2013;564–569.

[113] Cooley DA, Beall Jr AC. Surgical treatment of acute massive pulmonary embolism using temporary cardiopulmonary bypass. 1962. *Chest*. 2009;136(5 suppl):pp e30.

[114] Frickey N, Kraincuk P, Zhilla I, Binder T, Plöchl W. Fulminant pulmonary embolism treated by extracorporeal membrane oxygenation in a patient with traumatic brain injury. *J Trauma Inj Infect Crit Care*. 2008;64(3):E41–E43.

[115] Mohamed H, Zombolas T, Schultz J, et al. Massive carbon dioxide gas embolism: a near catastrophic situation averted by use of cardiopulmonary bypass. *J Extra-Corporeal Techn*. 2009;41(2):110–113.

[116] Estilo AE, Cottrell JE. Naloxone, hypertension, and ruptured cerebral aneurysm. *Anesthesiology*. 1981;54(4):352.

[117] Spivey WH. Flumazenil and seizures: analysis of 43 cases. *Clin Ther*. 1992;14(2):292–305.

[118] Greer DM, Funk SE, Reaven NL, et al. Impact of fever on outcome in patients with stroke and neurologic injury: a comprehensive metaanalysis. *Stroke*. 2008;39(11):3029–3035.

[119] Hypothermia After Cardiac Arrest Study Group. Mild therapeutic hypothermia to improve the neurologic outcome after cardiac arrest. *N Engl J Med*. 2002;346(8):549–556.

第二部分
开颅手术
Craniotomy

第一篇　血管神经外科
Vascular Neurosurgery

第8章　颈动脉内膜剥脱术
Carotid Endarterectomy

Joshua T. Billingsley　Peggy White　Brenda G. Fahy　Brian L. Hoh　著

王华松　译

王育胜　校

一、概述

脑卒中对我国人民的影响不容低估，为最常见的致命性神经系统疾病，每年约有 79.5 万人出现新的或复发性脑卒中，即每 4 分钟就有 1 人死于脑卒中[1]。2010 年，美国每 19 例死亡中就有 1 例是脑卒中造成的。在今后 20 年中，与脑卒中有关的直接医疗费用总额预计将增加两倍，从 716 亿美元增至 1841 亿美元[2]，大约 87% 的脑卒中是缺血性的，其余的是不同病因的出血性[3]。大多数缺血性脑卒中是由心脏或颅外动脉的栓塞引起的脑动脉闭塞的结果，而栓塞物质的常见来源是动脉粥样硬化以及病变的颈动脉。颈动脉狭窄占所有脑卒中的 1/5，颈动脉内膜切除术（carotid endarterectomy，CEA）是预防脑卒中最常见的外科手术[4, 5]。因此，许多研究包括多个前瞻性随机试验，已经确定 CEA 在预防症状性和无症状性颈动脉狭窄患者脑卒中的作用。

几项大型前瞻性随机试验已经证明 CEA 的有效性，从而确立了它在预防脑卒中方面的是一种重要外科手术方法。北美症状性颈动脉内膜切除术试验（north american symptomatic carotid endarterectomy trial，NASCET）表明，在有症状性颈动脉严重狭窄（70%～99%）的患者中，与接受 CEA 治疗的患者相比，在 2 年内同侧脑卒中的累积风险降低了 17%[6]。此外，与此同时，严重或致命脑卒中的风险降低了近 11%。对于有中度狭窄症状的患者（50%～69%），效果不太明显，对于那些接受 CEA 治疗的患者，观察到在 30 天内死亡或脑卒中患者减少了 10.6%[7]。尽管存在争议，但在其他一些被广泛引用的研究，如无症状颈动脉粥样硬化研究（asymptomatic carotid atherosclerosis study，ACAS）[8] 和无症状颈动脉外科试验（asymptomatic carotid surgery trial，ACST）证明，对于颈动脉无症状狭窄＞60% 的患者，手术有中等获益[9]。与接受药物治疗的患者相比，接受 CEA 治疗的患者脑卒中的风险降低了 6%，致残或致命性脑卒中的风险降低了 2.6%。

CEA 是脑卒中外科治疗的主要方法，为了协助脑卒中患者在 CEA 之前和之后的管理，将在这里阐述相关解剖和手术过程，以及阐述手术过程中降低围术期相关风险的必要因素。重要的是，本章的其余部分将致力于认识和管理术后并发症。

二、神经解剖和手术过程

要　点

◆ 神经解剖和手术过程
> 多项前瞻性随机试验已经确定颈动脉内膜切除术在预防颈动脉狭窄患者脑卒中的作用。
> 颈动脉分叉的位置在颈动脉内膜切除术中起着重要的作用。颈部的高分叉，靠近下颌骨的角度，可以使手术显露困难和增加并发症。
> 颈动脉内膜切除术可以在全麻或仅使用局麻药的情况下进行，每种方法各有优缺点。

（一）颈动脉解剖

人类主动脉弓通常有三个分支。从右至左分别为无名动脉、左颈总动脉（common carotid artery，CCA）和左锁骨下动脉。右锁骨下动脉起源于无名动脉，无名动脉也是右锁骨下动脉的起源。相反，左侧 CCA 通常直接起源于主动脉弓。主动脉弓分支最常见的变异，常被错误地描述为动脉弓，左侧 CCA 与无名动脉有共同的起源（图 8-1）。另一个常见的变异是左颈动脉作为无名动脉的分支出现。

在头侧，动脉在颈动脉鞘内行走，与颈袢、迷走神经和颈内静脉一起。颈部 CCA 无正常分支。颈动脉分叉为颈动脉间动脉和颈外动脉，颈动脉分叉的位置存在解剖上的差异（图 8-2）。大约 80% 的情况下，分叉位于 $C_3 \sim C_5$。其次是 $C_5 \sim C_6$[10]，约占人口的 13%。分叉的位置在 CEA 的手术计划中是很重要的。颈部的高分叉，靠近下颌骨的角度，可以使手术显露困难和增加并发症。在分叉的远端，颈内动脉走行于颈外动脉后外侧，然后逐渐向内侧在颈动脉管处进入颅底。

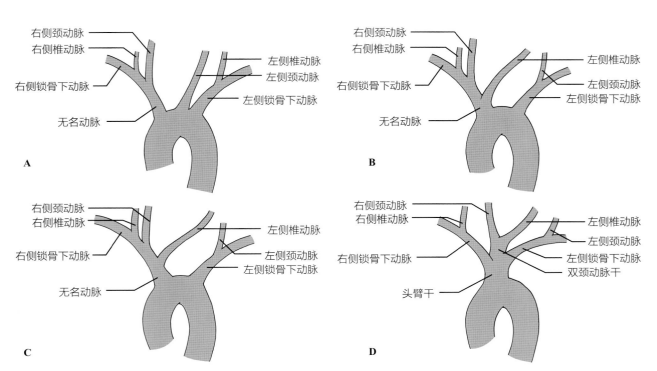

▲ 图 8-1　**A.** 人类最常见的主动脉弓解剖结构。右侧锁骨下动脉起源于无名动脉，也起源于右侧锁骨下动脉。相反，左侧 **CCA** 通常直接起源于主动脉。**B.** 人类主动脉弓最常见的变异，常被错误地描述为动脉弓，左颈动脉与无名动脉同源。**C.** 左颈动脉是下一个最常见的动脉弓变异中无名动脉的分支。**D.** 一种动脉弓只有一个分叉的头臂干。这在人类身上很少见

经 M. E. Robin Barry, MA. 许可转载

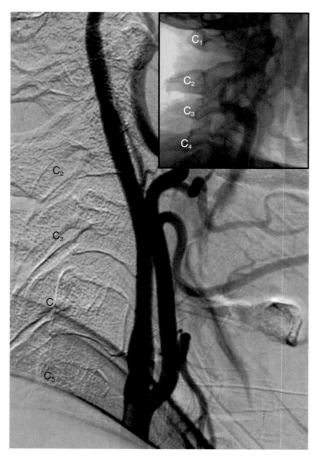

▲ 图 8-2　颈动脉分叉数字减影血管造影 80% 的颈动脉分叉位于 $C_3 \sim C_5$。其次最常见的位置发生在约 13% 的人口中的 $C_5 \sim C_6$。这里的分叉出现在 C_5 的上终板，在下颌骨角的下面

经 M.E. Robin Barry, MA. 许可转载

（二）手术计划

CEA 可以在全身麻醉或局部麻醉技术下进行。如何选择取决于患者的因素、个人偏好、外科医生和麻醉医生的技术技能，每种选择都有其优缺点。局麻（local anesthetics，LA）技术的支持者强调了血流动力学稳定性的改善，血流动力学显著变化可以得到更可靠的评估，这可能表明介入的必要性，包括分流或平均动脉压（mean arterial pressure，MAP）的增加，以及术后神经评估的即时可用性。这项技术的缺点是，它要求患者在整个手术过程中静止不动，因此要求外科医生保持高效。这项技术的另一个风险是增加患者的焦虑和精神状态的改变，使患者不能保持静

止和（或）不能保护气道，这可能需要紧急转换为全麻（general anesthetic，GA）。

麻醉由麻醉医生在颈浅和颈深丛阻滞的情况下进行，外科医生通常在交叉夹住颈动脉前注射 LA。为了能让患者术后的神经系统得到检查，通常术中不给予额外的镇静药。为了患者的舒适，必要时一些麻醉医生可能会使用低剂量的瑞芬太尼或小剂量的抗焦虑药。

深层颈丛阻滞可引起并发症。严重的并发症包括血管内注射引起的 LA 中毒、膈神经功能障碍引起的呼吸窘迫（膈神经由 $C_3 \sim C_5$ 神经根支配）、LA 浸润到硬膜外或硬膜下间隙引起的癫痫，以及虽然可能性较小的同侧气胸。此外，还有未完成或失败的风险，需要转换到 GA。

相比之下，GA 技术的支持者认为其益处包括减少患者焦虑、改善镇静 / 镇痛、安全的气道、最佳的氧合和通气，以及对手术迟钝的交感神经反应。一般可以单独使用气管内麻醉，也可以与浅颈丛阻滞联合使用。作者倾向于使用 GA 和 LA 的联合麻醉，这样可以在围术期保护气道，减少血流动力学的改变。

当给予 GA 时，可以通过术中神经监测来评估整个过程中的脑灌注和皮层细胞完整性。在这种情况下使用的模式包括脑电图和体感诱发电位，两者都需要技术设备和受过训练的人员来记录和解释追踪。血管完整性可以通过脑血氧测定、颈动脉残端压力或经颅多普勒超声监测。麻醉医生决定增加 MAP，建议放置分流管，或通过抑制脉冲来诱导脑保护，通常是基于使用这些特殊模式时注意到的变化。

值得一提的是，在 CEA 期间是否使用分流是有争议的。分流是利用硅胶管段连接颈总动脉与颈内动脉，有效绕过病变动脉段的一种方法，这在期间维持血流到颅内循环，避免潜在的缺氧事件。

部分外科医生经常使用分流器，声称它可以避免同侧大脑灌注不足，使外科医生能够从容不迫地工作，但其他外科医生认为这是不必要的，

因为大脑灌注不足是 CEA 期间脑卒中的一个非常少见的原因，而且，放置一个分流管可能形成微栓子导致脑卒中。因此，部分外科医生只在术中神经监测提示脑灌注不足的情况下才使用分流器。

最近的一项研究比较了行 CEA 手术的患者在有或没有分流时的手术结果[11]。超过 3000 名患者被纳入研究，他们匹配了许多关键患者和程序相关的变量，研究发现两组患者术后脑卒中或短暂性脑缺血发作（transient ischemic attack，TIA）发生率无显著差异。有趣的是，当一项分析仅限于对侧颈动脉严重狭窄或闭塞的患者时，使用分流器与两倍高的脑卒中 /TIA 发生率相关。

一些大型随机对照试验评估了 GA 和 LA 在颈动脉手术中的应用。这项具有里程碑意义的研究，即颈动脉手术的全身麻醉和局部麻醉（General Anesthesia versus Local Anesthesia for carotid surgery，GALA），登记了来自 24 个国家 95 个中心的 3526 名患者[12]。结果显示，在所有主要终点，包括脑卒中、心肌梗死（myocardial infarction，MI）和死亡，LA 和 GA 之间没有统计学上的显著差异。

另一项研究评估了麻醉方式和围术期相关因素，包括住院时间、手术死亡率、脑卒中、感染、血肿和脑神经损伤[13]。GA 组有更多的围术期血流动力学不稳定的情况，需要静脉血管活性药物或输液治疗。两组间其他测量变量没有差异。在 CEA 过程中和术后 3 天内，还监测了应激的关键标志物，如促肾上腺皮质激素、皮质醇、催乳素、血流动力学和 C 反应蛋白，在麻醉下接受该过程的患者的应激反应方面没有显著差异[14]。

临床要点：没有明确的证据支持一种麻醉方式优于另一种。因此，麻醉的选择应注重患者的因素，以及麻醉医生和外科医生的偏好。

（三）手术治疗

将患者置于仰卧位，头部转离手术一侧 30°。颈部轻微伸长。在肩膀下面放一条卷好的毛巾可以协助摆放此体位，在手术切开之前，在透视下将颈动脉分叉的解剖位置定位到适当的颈椎椎体水平，并用皮肤标志物标定（图 8-3A），然后沿着胸锁乳突肌（sternocleidomastoid muscle，SCM）的内侧边缘切开，切开皮下组织清晰暴露颈阔肌，在整个手术过程中，必须进行仔细的止血，因为患者将接受肝素治疗，出血会阻碍外科医生的视野并妨碍解剖结构的识别。在伤口上放置一个自动牵开器来打开表面组织，如果牵开器放置在伤口深处，会损伤喉返神经或喉上神经，所以牵开器只用于打开皮肤和皮下组织。在 SCM 下继续进行解剖，以确定颈内静脉和一个分支，即面部共同静脉。通常有必要对面部常见静脉进行双扎和横切，以便进一步分离。然后用 SCM 轻轻向外侧缩回颈内静脉，露出颈动脉。暴露颈动脉可以看到颈动脉鞘，颈动脉鞘可以从下面开始向上延伸到肩胛舌骨肌。

然后，解剖颈动脉、颈内动脉（ICA）、颈外动脉（ECA）及甲状腺上动脉（图 8-3B）。此时，必须识别和保护舌下神经，以避免损伤。它位于 ECA 和 ICA 的表面，在二腹肌下面。此外，由于解剖继续充分暴露颈动脉系统，也必须避免对迷走神经的损伤。迷走神经走行在颈动脉和颈内静脉之间的深处。如果需要在这一区域进行解剖，就必须警惕迷走神经及其喉上分支，因为这一神经的损伤会导致术后吞咽困难和音量变化。

颈动脉球可注射 2% 利多卡因 2ml，以减少因动脉操作所经历的心动过缓和低血压。血管袢环绕 CCA、ICA 和 ECA。在继续这一阶段前，有必要充分暴露近端 CCA，以及远端 ICA 暴露要超过斑块水平。

使用无菌标记笔画出动脉切开术切口位置。在封管之前，肝素静脉注射剂量为 100U/kg。从

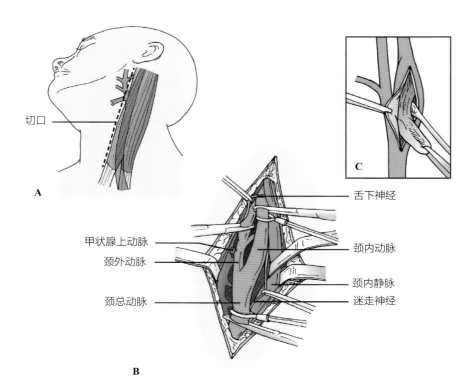

▲ 图 8-3 **A.** 手术从沿胸锁乳突肌内侧缘切开开始。手术切口的位置应与患者颈动脉分叉的解剖位置相适应。**B.** 手术视野显示颈总动脉、颈内动脉、颈外动脉和甲状腺上动脉的解剖。充分暴露近端颈总动脉和颈内动脉，远远超过斑块，是必要的。**C.** 夹住血管并切开动脉后，将斑块与动脉壁小心分离，从颈总动脉开始向上工作

经 M.E. Robin Barry, MA 许可转载

ICA，CCA，然后 ECA 开始按顺序夹紧血管。按此顺序夹紧被认为可以减少栓塞的风险。从分叉下面 1cm 处开始用 11 号刀片切开动脉。随着血管开放，从 CCA 下方开始，斑块与动脉壁分离，向近端延伸至 ICA。最后，尽可能近端地从 ECA 取出斑块（图 8-3C）。当斑块被清除时，必须使动脉壁保持光滑。在去除斑块的整个过程中，用肝素盐水连续冲洗以冲洗掉所有碎片。

在细致地清除所有碎片后，行 6-0 缝合血管。在关闭最后几条缝合线之前取出 ICA 夹，冲洗血管并评估通畅程度。首先从 ECA 中取出血管夹，然后从 CCA 中取出，最后从 ICA 中取出。重新接近颈动脉鞘，颈阔肌在另一层缝合，表皮下缝合以及缝合皮肤。

三、围术期注意事项

要　点

◆ 围术期注意事项
> 围术期心肌梗死是颈动脉内膜切除术增加发病率和死亡率的主要原因。
> 根据患者的表现、病史和共患病情况，患者应接受与他们的估计风险水平相适应的术前检查。
> 其他增加手术风险的危险因素包括年龄、性别和充血性心力衰竭史。

颈动脉血管重建术后导致发病率和死亡率增加的重要事件之一是围术期心肌梗死（periprocedural myocardial infarction，PMI）[15, 16]。这种情况最常发生在手术后 24~48h，通常是由稳定的冠状动脉疾病（coronary artery disease，CAD）引起的，

导致心肌供氧和手术后应激增加所导致的需求增加之间不匹配[17]。

颈动脉血管重建术、内膜剥脱和支架植入试验（carotid revascularization endarterectomy versus stenting trial，CREST）是首批大规模显示 PMI 对 CEA 术后结果意义的研究之一。在本研究中 PMI 包括 CK-MB 或肌钙蛋白升高超过正常上限，并伴有胸痛或缺血性心电图改变。PMI 与死亡率独立相关，当发生心肌梗死并进行颈动脉血运重建时，死亡率仍是持续 4 年的风险[17, 18]。与没有经历任何围术期事件的对照组相比，PMI 是死亡率的一个强预测因子[18]。因为大多数接受颈动脉血管重建的患者也会有 CAD，手术前心脏评估是必要的[19]。

根据患者的表现、病史和共病的风险评估水平，患者应该进行进一步的术前检查。本讨论将着重于心脏评估。中危和高危患者应在手术前进行无创心脏检查，包括心电图和静息心电图。应该考虑对这些患者进行压力测试，但这通常是有争议的。一项跨国研究随机抽取 770 名接受血管手术的中危患者进行术前压力测试或不进行测试[20]。少数高危患者在手术前进行冠状动脉重建。术后 30 天，两组之间 PMI 或心脏死亡的发生率无显著差异（1.8% vs. 2.3%，P=0.62）。在另一项类似的随机试验中，术前多巴酚丁胺压力测试并不能改善血管手术患者的预后[21]。目前的建议支持对有一个或多个围术期心脏危险因素和功能低下的患者进行额外的无创应激测试[22]。对于需要治疗的活动性不稳定冠状动脉疾病，是否在术前、术后或合并 CEA 进行冠状动脉重建术尚无共识。一些研究对手术分期还是同时进行作了比较，但没有明确的结果[23, 24]。

研究发现年龄、性别和充血性心力衰竭（congestive heart failure，CHF）史会增加这一人群的手术风险。75 岁及以上的女性和有 CHF 病史的女性术后脑卒中或死亡更常见[25-27]。CEA 后，女性脑卒中或死亡的可能性是男性的 3 倍[25]。75 岁以上的患者和有 CHF 病史的患者患脑卒中或死亡的可能性要高出 4 倍[25]。

四、围术期并发症

要　点

◆ 围术期并发症
➢ 术后并发症往往与麻醉技术、手术技术或患者基础疾病直接相关。
➢ 颈动脉内膜切除术最常见和最严重的术后并发症是心肌梗死和脑卒中。
➢ 术后高血压是影响 CEA 术后发病率和死亡率的唯一最重要的可变因素。

框 8-1　CEA 并发症严重程度排序

- 脑卒中
- 心肌梗死
- 高血压综合征
- 高灌注状态
- 术后切口出血
- 脑神经损伤 – 舌下神经
- 癫痫
- 心脑血管 – 围术期并发症
  - 高血压
  - 低血压

大多数术后并发症与麻醉技术、手术技术或患者基础疾病直接相关。并发症包括心肌梗死、脑卒中、高血压、脑充血、脑出血、癫痫、颈部血肿和（或）脑神经功能障碍（框 8-1）。许多并发症发生在手术后 24～48h，但也可能在出院后几天到几个月出现。那些需要立即注意并有可能增加发病率和（或）导致死亡的并发症通常发生在术后早期，因此这将是急性期优化护理讨论的重点。

（一）心肌梗死

术后低血压可影响 5%～10% 的 CEA 患者[28, 29]。良性低血压通常只持续 24～48h，一般给予去氧肾上腺素和液体反应良好。血流动力学波动和心律失常，包括心动过缓，可归因于颈动脉窦或迷走神经功能障碍。然而，当低血压难以治疗时，医生需要保持对心肌梗死的高度怀疑。这些患者需要进行心电图和心肌酶谱检查。

心肌梗死是 CEA 后死亡的独立预测因子[30]。大多数研究将心肌梗死定义为心脏生物标志物升高和心电图改变伴或不伴胸痛；然而，只有在 CEA 被独立确认后，生物标志物的升高才会导致 4 年以上的死亡率上升[31, 32]。在最近的一项研究中，曾被认为是 CEA 后良性事件的非 ST 段抬高性心梗被证明与较高的住院死亡率密切相关[33]。

围术期心肌梗死增加颈动脉血管重建患者的发病率和死亡率。在 CREST 研究的亚分析中，接受 CEA 的患者（2.3%）发生的围术期心肌梗死（1.1%，$P=0.03$）[31]。动脉内膜切除术高危患者支架植入术和血管成形术的研究报道显示，CEA 患者术后心梗率为 5.9%，而 CAS 患者术后心肌梗死率为 2.4%[34]。这两项研究都采用了术后患者心肌酶谱的常规采集。重要的是，MI 的定义包括肌钙蛋白阳性，而不考虑总胆固醇和 CK-MB，这可能导致 MI 被过度诊断。这些比率高于其他研究，可以归因于通过基于生物标志物的 MI 的自由定义来识别无症状患者。在其他研究中，如有症状的严重颈动脉狭窄患者的动脉内膜切除术与血管成形术、国际颈动脉支架植入研究、支架保护血管成形术与颈动脉内膜切除术，围术期心肌梗死的发生率为 0.4%~0.8%[34-36]。在这些研究中，MI 的定义更为保守，基于临床症状和心脏检查，并包括阳性的生物标志物升高。

对这些研究的进一步分析表明，既往有心肺疾病或肾功能不全的患者更容易发生围术期心肌梗死。该人群应考虑使用大剂量他汀类药物和双重抗血小板治疗。任何心肌缺血的指示都应该经过彻底的检查，特别是在 CEA 的设置中。提高临床怀疑和及早发现积极处理可以进一步减少心肌损伤的程度。

（二）高血压

术后高血压是影响 CEA 术后围术期发病率和死亡率的唯一重要因素[29]。它在高达 73.5% 的患者中可见，其中最强的预测之一是既往高血压[29]。这种情况可导致伤口血肿或高灌注综合征[37]。CEA 后 48h 内发作性高血压的最佳管理包括短效静脉降压药的使用。最佳降药物能舒张外周血管，对脑血管和心肌传导的影响最小，这些理想的血流动力学目标通常可以通过尼卡地平输液获得，但其他药物如硝酸甘油或拉贝洛尔也可以有效。所有的决定都应基于患者基础情况来选择最佳的治疗方案。

术后高血压的另一个原因是压力反射失败综合征发生颈动脉窦或迷走神经受损。这是典型的双侧颈动脉疾病，与剥离和斑块清除有关。虽然这种症状通常在 24~48h 消退，但在 CEA 后可持续 12 周[38]。

（三）高灌注状态

高灌注综合征是大脑自我调节功能失控的情况，通常发生在一侧存在严重的血管狭窄，同时存在对侧血管狭窄和（或）控制不良的高血压。当颈动脉狭窄的情况持续一段时间后，就会出现这种情况，因为这会在大脑血管系统中形成远端低血流状态。颅内动脉 / 小动脉在这种情况下最大限度地扩张，试图增加流向缺失组织的血流。这种长期的血管扩张解除了该区域的脑内自我调节，导致 MAP 与脑灌注压呈更线性的关系。在颈动脉血流正常化后，如 CEA 后，持续或发作性高血压可能引起所谓的正常灌注压突破。这可能导致从脑水肿到颅内出血（intracranial hemorrhage，ICH）等一系列并发症。颈动脉狭窄纠正后，收缩压维持在 110~150mmHg[39]。

脑出血和脑水肿在神经影像学上很明显，可能与经颅多普勒超声速度增加有关。术后急性期严格控制血压可以预防这些并发症。

（四）颅内出血

脑出血发生在 < 1% 的 CEA 中，通常发生在严重狭窄矫正后。与 ICH 相关的条件包括高灌注综合征、抗凝和围术期缺血。手术后 ICH 通常

是毁灭性的，其发病率和死亡率显著增加。在一项回顾性病例对照研究中，评估了 CEA 术后与脑出血相关的危险因素，研究期间接受 CEA 的患者中有 0.4% 发展为同侧脑出血。在先前的脑卒中范围内发生的 ICH 是由于梗死后内皮细胞基底层受损，使动脉壁弱化，增加突破性出血的倾向。先前存在的高血压和淀粉样变性也是 ICH 的危险因素，因为它们可能导致微血管损伤。

有趣的是，最近对大量颈动脉血管重建术患者的研究表明，与 CEA 相比，CAS 患者发生 ICH 的频率显著增加了 6～7 倍[40]。此外，对于这些患者，出现 ICH 在出院前死亡率增加 30 倍。在另一项研究中，近 4500 例 CEA 或 CAS 术后患者的 ICH 与高灌注综合征相关，虽然没有统计学意义，但在 CAS 发生 ICH 的频率更高[41]。CEA 患者出现脑高灌注的症状和体征时，未能坚持严格的血压控制方案与脑出血的发生显著相关。

> 临床要点：术后血肿的形成可以迅速成为危及生命的紧急情况。在血肿迅速形成的情况下，需要立即采取行动，包括缝线释放和确保气道安全。

（五）脑卒中

CEA 围术期发生脑卒中的风险约为 5%。术后再狭窄和脑卒中可归因于手术技术、微栓子分流、肝素逆转时使用鱼精蛋白及交叉夹住颈动脉时的灌注不足[42]。

在 ACST-1 试验中，2707 名患者被随机分配到医疗管理组或立即 CEA 组，随访中位数为 80 个月[46]。主要终点包括新的颈动脉闭塞。使用双超或血管造影术评估和确定颈内动脉的血流。在同侧或对侧，7.3% 的患者出现新的颈动脉闭塞。中位闭塞时间为 73～75 个月，每年闭塞风险为 1.1%。直接 CEA 组闭塞的风险较低，而在医疗管理组高狭窄的患者闭塞的风险较高。与闭塞发展相关的危险因素包括男性、单纯的医疗

管理、超过 70% 的狭窄、糖尿病和高血压。性别和颈动脉闭塞的延迟是唯一有统计学意义的因素。所有因素都与脑卒中的发生有关，在随访期间 11% 的患者发生脑卒中。本研究对单纯药物治疗与 CEA 治疗的脑卒中风险进行了比较。急性围术期脑卒中的机制包括移植物闭塞、血管弯曲、交叉钳灌注不足或栓子。

（六）颈部血肿

CEA 后颈部血肿的形成是一个潜在的威胁生命的并发症。许多因素可导致血肿的形成，包括围术期使用抗血小板药物、术中使用鱼精蛋白不逆转的肝素化、外科技术（外翻）、GA 出现时拔出气管导管时的反射性咳嗽，或失控的高血压发作造成缝线压力增高。对微小血肿的漏报和对血肿形成了的不同解释，如 Baracchin 等报告血肿的发生率为 1.5%～12%[43]。NASCET 研究报告，5.5% 的 CEA 患者记录有伤口血肿[6]，其中大多数通过观察得到保守处理；1.4% 需要手术探查。

术中应用鱼精蛋白逆转肝素可显著降低术后出血的发生率和严重程度。研究表明，它可以显著降低术后血肿形成的风险，并将血栓性并发症（如心肌梗死或缺血性脑卒中/颈动脉再狭窄）的风险降至最低[43]。在一组中，Mazzalai 等显示鱼精蛋白逆转组没有出现颈部血肿，而未使用肝素逆转组出现颈部血肿的比例为 8.2%[43]。此外，脑卒中的发生率并不显著，鱼精蛋白组为 0.5%，而非逆转组为 0%。

在 NASCET 试验中，未接受鱼精蛋白治疗的患者发生颈部血肿的风险为 5.5%，接受逆转治疗的患者发生颈部血肿的风险为 1.8%（P=0.0004）[6]。在这个人群中，脑卒中发生率具有可比性，但没有达到统计学意义。同样，对 GALA 试验的事后分析显示，与未接受肝素逆转治疗的组相比，鱼精蛋白组术后血肿形成风险在统计学上显著降低（7.4% vs. 10.4%）[12]。鱼精蛋白组脑卒中率为 2.9%，非鱼精蛋白组为 4.4%。

目前对于抗血小板治疗的围术期处理尚无共

识。一些外科医生更倾向于继续使用抗血小板药物，因为再狭窄或冠状动脉栓塞的风险很高。然而，这些患者有较高的出血风险，必须在术后仔细观察，特别是如果术后肝素没有逆转。

如果术后确实发生出血，应谨慎观察患者。巨大且扩张的颈部血肿可以非常迅速地引起气道阻塞和组织变形。这种令人恐惧的并发症使经口气管插管困难，并使环甲状腺切开术或气管切开极为困难。血肿扩大导致气道阻塞的最初处理包括通过伤口开放立即减压。这优先在手术室进行，但如果血肿迅速扩大，危及气道，应立即在床边打开伤口。同时还应注意确保气道安全。

（七）癫痫

手术后癫痫是一种罕见的事件，通常是高血压脑病、脑水肿、高灌注综合征、脑缺血或 ICH 的结果。尽管发病率低，但 CEA 后癫痫发作与不良预后相关。根据 Nielsen 等的研究，CEA 后癫痫发作的发生率约为 3%[44]。所有这些患者均有同侧颈内动脉严重狭窄。在另一项集中于 CEA 后癫痫发作的表现管理和结果的大型研究中，CEA 后 30 天内的发病率约为 1%。癫痫发作与年龄和性别无关[45]，几乎所有患者都有不稳定的高血压和严重的双侧颈动脉和（或）脊椎疾病。所有 8 名患者在癫痫发作时血压均显著升高。应立即对所有患者进行计算机断层扫描，3 次扫描显示白质水肿、1 次 ICH 和 1 次弥漫性出血水肿。但也有 3 次扫描是正常的。其中 7 名患者有左前额皮质缺陷。其中两名患者要么死亡，要么严重脑卒中致残。虽然不能得出 CEA 后癫痫发作的直接因果关系，但本研究强烈提示 CEA 后高灌注综合征在癫痫发作中起着重要作用。因此，及时治疗高血压和癫痫可能是有益的。

五、结论

颈动脉内膜切除术是治疗有症状和无症状颈动脉狭窄的必要手术。多项随机对照试验已经证实了这种手术在降低脑卒中风险和提高患者生存率方面的好处。然而，对细节的细致关注是获得良好效果的必要条件，这不仅包括在手术过程中，也包括术前和术后的护理。外科医生、麻醉医生和神经强化医生都是手术成功的关键因素。

参 考 文 献

[1] Go AS, Mozaffarian D, Roger VL, et al. Heart disease and stroke statistics—2014 update: a report from the american heart association. *Circulation*. 2014;129(3):e28–e292.

[2] Ovbiagele B, Goldstein LB, Higashida RT, et al. Forecasting the future of stroke in the United States: a policy statement from the American Heart Association and American Stroke Association. *Stroke*. 2013;44 (8):2361–2375.

[3] Woo D, Gebel J, Miller R, et al. Incidence rates of first–ever ischemic stroke subtypes among blacks: a population–based study. *Stroke*. 1999;30(12):2517–2522.

[4] Go AS, Mozaffarian D, Roger VL. Heart disease and stroke statistics— 2013 update: a report from the American Heart Association. *Circulation*. 2013;127(1):e6–e245.

[5] Rajamani K, Chaturvedi S. Medical management of carotid artery disease. *Semin Neurol*. 2005;25(4):376–383.

[6] North American Symptomatic Carotid Endarterectomy Trial C. Beneficial effect of carotid endarterectomy in symptomatic patients with high–grade carotid stenosis. *N Engl J Med*. 1991;325 (7):445–453.

[7] Barnett HJ, Taylor DW, Eliasziw M, et al. Benefit of carotid endarterectomy in patients with symptomatic moderate or severe stenosis. North American Symptomatic Carotid Endarterectomy Trial Collaborators. *N Engl J Med*. 1998;399:1415–1425.

[8] Endarterectomy for asymptomatic carotid artery stenosis. Executive Committee for the Asymptomatic Carotid Atherosclerosis Study. *JAMA*. 1995;273(18):1421–1428.

[9] Halliday A, Mansfield A, Marro J, et al. Prevention of disabling and fatal strokes by successful carotid endarterectomy in patients without recent neurological symptoms: randomised controlled trial. *Lancet*. 2004;363(9420):1491–1502.

[10] Thomas JB, Antiga L, Che SL, et al. Variation in the carotid bifurcation geometry of young versus older adults: implications for geometric risk of atherosclerosis. *Stroke*. 2005;36(11):2450–2456.

[11] Bennett KM, Scarborough JE, Cox MW, Shortell CK. The impact of intraoperative shunting on early neurologic outcomes after carotid endarterectomy. *J Vasc Surg*. 2015;61(1):96–102.

[12] Group GTC, Lewis SC, Warlow CP, et al. General anaesthesia versus local anaesthesia for carotid surgery (GALA): a multicentre, randomised controlled trial. *Lancet*. 2008;372(9656):2132–2142.

[13] Watts K, Lin PH, Bush RL, et al. The impact of anesthetic modality on the outcome of carotid endarterectomy. *Am J Surg*. 2004;188 (6):741–747.

[14] Marrocco-Trischitta MM, Tiezzi A, Svampa MG, et al. Perioperative stress response to carotid endarterectomy: the impact of anesthetic modality. *J Vasc Surg*. 2004;39(6):1295–1304.

[15] Riles TS, Kopelman I, Imparato AM. Myocardial infarction following carotid endarterectomy: a review of 683 operations. *Surgery*. 1979;85 (3):249–252.

[16] Hertzer NR, Lees CD. Fatal myocardial infarction following carotid endarterectomy: three hundred thirty–five patients followed 6–11 years after operation. *Ann Surg*. 1981;194(2):212–218.

[17] Stilp E, Baird C, Gray WA, et al. An evidence–based review of the impact of periprocedural myocardial infarction in carotid revascular-ization. *Cathet Cardiovasc Intervent*. 2013;82(5):709–714.

[18] Gray WA, Simonton CA, Verta P. Overview of the 2011 Food and Drug Administration Circulatory System Devices Panel meeting on the ACCULINK and ACCUNET Carotid Artery Stent System. *Circulation*. 2012;125(18):2256–2264.

[19] Schouten O, Bax JJ, Poldermans D. Preoperative cardiac risk assess ment in vascular surgery patients: seeing beyond the perioperative period. *Eur Heart J*. 2008;29(3):283–284.

[20] Poldermans D, Bax JJ, Schouten O, et al. Should major vascular surgery be delayed because of preoperative cardiac testing in intermediate–risk patients receiving beta–blocker therapy with tight heart rate control? *J Am Coll Cardiol*. 2006;48(5):964–969.

[21] Falcone RA, Nass C, Jermyn R, et al. The value of preoperative pharmacologic stress testing before vascular surgery using ACC/AHA guidelines: a prospective, randomized trial. *J Cardiothoracic Vasc Anest*. 2003;17(6):694–698.

[22] Adams Jr HP, del Zoppo G, Alberts MJ, et al. Guidelines for the early management of adults with ischemic stroke: a guideline from the American Heart Association/American Stroke Associa-tion Stroke Council, Clinical Cardiology Council, Cardiovascular Radiology and Intervention Council, and the Atherosclerotic Peripheral Vascular Disease and Quality of Care Outcomes in Research Interdisciplinary Working Groups: the American Academy of Neurology affirms the value of this guideline as an educational tool for neurologists. *Stroke*. 2007;38 (5):1655–1711.

[23] Naylor AR, Mehta Z, Rothwell PM. A systematic review and metaanalysis of 30–day outcomes following staged carotid artery stenting and coronary bypass. *Eur J Vascular Endovascular Surg*. 2009;37 (4):379–387.

[24] Chiappini B, Dell'Amore A, Di Marco L, Di Bartolomeo R, Marinelli G. Simultaneous carotid and coronary arteries disease: staged or combined surgical approach? *J Cardiac Surg*. 2005;20 (3):234–240.

[25] Goldstein LB, Samsa GP, Matchar DB, Oddone EZ. Multicenter review of preoperative risk factors for endarterectomy for asymptomatic carotid artery stenosis. *Stroke*. 1998;29(4):750–753.

[26] Tu JV, Wang H, Bowyer B, et al. Risk factors for death or stroke after carotid endarterectomy: observations from the Ontario Carotid Endarterectomy Registry. *Stroke*. 2003;34(11):2568–2573.

[27] Rothwell PM, Eliasziw M, Gutnikov SA, Warlow CP, Barnett HJ. Carotid Endarterectomy Trialists C. Endarterectomy for symptomatic carotid stenosis in relation to clinical subgroups and timing of surgery. *Lancet*. 2004;363(9413):915–924.

[28] Tan TW, Eslami MH, Kalish JA, et al. The need for treatment of hemodynamic instability following carotid endarterectomy is associated with increased perioperative and 1–year morbidity and mortality. *J Vasc Surg*. 2014;59(1):16–24 e1–2.

[29] Biller J, Feinberg WM, Castaldo JE, et al. Guidelines for carotid endarterectomy: a statement for healthcare professionals from a Special Writing Group of the Stroke Council, American Heart Association. *Circulation*. 1998;97(5):501–509.

[30] Pini R, Faggioli G, Longhi M, et al. Impact of postoperative transient ischemic attack on survival after carotid revascularization. *J Vasc Surg*. 2014;59(6):1570–1576.

[31] Mantese VA, Timaran CH, Chiu D, Begg RJ, Brott TG, Investigators C. The Carotid Revascularization Endarterectomy versus Stenting Trial (CREST): stenting versus carotid endarterectomy for carotid disease. *Stroke*. 2010;41(10 suppl):S31–S34.

[32] Blackshear JL, Cutlip DE, Roubin GS, et al. Myocardial infarction after carotid stenting and endarterectomy: results from the carotid revascularization endarterectomy versus stenting trial. *Circulation*. 2011;123 (22):2571–2578.

[33] Khan A, Adil MM, Qureshi AI. Non–ST–elevation myocardial infarction in patients undergoing carotid endarterectomy or carotid artery stent placement. *Stroke*. 2014;45(2):595–597.

[34] Yadav JS, Wholey MH, Kuntz RE, et al. Protected carotid–artery stenting versus endarterectomy in high–risk patients. *N Engl J Med*. 2004;351(15):1493–1501.

[35] Ederle J, Dobson J, Featherstone RL, et al. Carotid artery stenting compared with endarterectomy in patients with symptomatic carotid stenosis (International Carotid Stenting Study): an interim analysis of a randomised controlled trial. *Lancet*. 2010;375(9719):985–997.

[36] Group SC, Ringleb PA, Allenberg J, et al. 30 day results from the SPACE trial of stent–protected angioplasty versus carotid endarterectomy in symptomatic patients: a randomised non–inferiority trial. *Lancet*. 2006;368(9543):1239–1247.

[37] Schroeder T, Sillesen H, Sorensen O, Engell HC. Cerebral hyperperfusion following carotid endarterectomy. *J Neurosurg*. 1987;66 (6):824–829.

[38] Robertson D, Hollister AS, Biaggioni I, Netterville JL, Mosqueda-Garcia R, Robertson RM. The diagnosis and treatment of baroreflex failure. *N Engl J Med*. 1993;329(20):1449–1455.

[39] Naylor AR. Optimal medical therapy during carotid endarterectomy: a personal view. *Acta Chir Belg*. 2009;109:285–291.

[40] McDonald RJ, Cloft HJ, Kallmes DF. Intracranial hemorrhage is much more common after carotid stenting than after endarterectomy: evidence from the National Inpatient Sample. *Stroke*. 2011;42 (10):2782–2787.

[41] Ogasawara K, Sakai N, Kuroiwa T, et al. Intracranial hemorrhage associated with cerebral hyperperfusion syndrome following carotid endarterectomy and carotid artery stenting: retrospective review of 4494 patients. *J Neurosurg*. 2007;107 (6):1130–1136.

[42] Heyer EJ, Mergeche JL, Anastasian ZH, Kim M, Mallon KA, Connolly ES. Arterial blood pressure management during carotid endarterectomy and early cognitive dysfunction. *Neurosurgery*. 2014;74 (3):245–253.

[43] Baracchini C, Gruppo M, Mazzalai F, Lorenzetti R, Meneghetti G, Ballotta E. Predictors of neck bleeding after eversion carotid endarterectomy. *J Vasc Surg*. 2011;54(3):699–705.

[44] Nielsen TG, Sillesen H, Schroeder TV. Seizures following carotid endarterectomy in patients with severely compromised cerebral circula tion. *Eur J Vascular Endovascular Surg*. 1995;9(1):53–57.

[45] Naylor AR, Evans J, Thompson MM, et al. Seizures after carotid endarterectomy: hyperperfusion, dysautoregulation or hypertensive encephalopathy? *Eur J Vascular Endovascular Surg*. 2003;26(1):39–44.

[46] den Hartog AG, Halliday AW, Hayter E, et al. Risk of Stroke From New Carotid Artery Occlusion in the Asymptomatic Carotid Surgery Trial–1. *Stroke*. 2013;44:1652–1659.

第 9 章　动脉瘤手术
Aneurysm Surgery

Justin M. Caplan　Neeraj Naval　Judy Huang　Rafael J. Tamargo　著
张怡村　译
张洪钿　校

一、概述

1937 年，Walter E. Dandy 在约翰斯·霍普金斯大学医学院首次采用了脑动脉瘤显微外科夹闭术 [1]。在随后的 75 年中，在动脉瘤的颈部使用动脉瘤夹使其从颅内循环中消除的基本原则没有改变。然而，在动脉瘤手术入路、围术期处理、手术患者术中处理等方面发生了革命性的变化，极大地改善了患者的预后 [2]。这些年来，随着动脉瘤夹闭技术和方法的不断进步，治疗这些复杂疾病患者的知识基础也在不断提高 [3]。深刻了解手术中发生的情况对于这些复杂患者的术后护理至关重要。本章的目的是为那些参与该类患者术后神经危重症护理的人提供动脉瘤手术的全面概述。在相关的手术入路中，破裂和未破裂动脉瘤的区别是显而易见的。

动脉瘤性蛛网膜下腔出血（aneurysmal subarachnoid hemorrhage，SAH）会导致机体生理紊乱，基本上影响到身体的每一个系统，对这些患者的处理是复杂的，最好在专门的科室处理。但是，本章并非旨在作为 SAH 的神经重症监护病房（neurological intensive care unit，NICU）管理的综合指南，而是要回顾与手术本身相关问题的管理。SAH 的 NICU 管理概述在其他地方进行了回顾 [3]。

二、神经解剖和手术步骤

> **要　点**
>
> ◆ 所有压力点的适当填充对减少体位相关的伤害至关重要。
> ◆ 用于夹闭动脉瘤的外科手术入路旨在最大限度地去除颅骨，从而减少对脑部的牵拉。
> ◆ 术中神经生理监测对减少缺血风险至关重要。

动脉瘤手术通常为蛛网膜下腔的操作。通过解剖蛛网膜可接近动脉瘤，这一操作可使大脑粘连的区域彼此分开，从而打开脑血管所在的自然平面。对于未破裂、不复杂的动脉瘤，整个显微外科手术过程可能是无血的，没有皮层软脑膜侵犯的。对于较大或破裂的动脉瘤，可能需要更具侵袭性的解剖。一旦手术进行到硬膜下间隙，可以继续进行颅骨磨除，以显露隐藏的动脉瘤。例如，可以分别进行前床突或后床突磨除术，以方便进入眼动脉或基底动脉。

（一）显微神经外科

动脉瘤的处理遵循所有血管外科手术的原则，即首先确保近端和远端对载瘤血管的控制，然后暴露动脉瘤。动脉瘤手术的目的是通过在动脉瘤的颈部放置一个显微外科夹，同时保留所有流入、流出和穿支血管以防止出现脑缺血，从而使动脉瘤从循环中消失。在最简单的情况下，这需要一个动脉瘤夹。然而，在更复杂的情况下，动脉瘤可能需要使用多个动脉瘤夹和特殊形状的动脉瘤夹[4]。在这些措施都无法实施的病例中，可能需要牺牲载瘤血管进行动脉搭桥。当这些选择都不可用时，可以使用动脉瘤包裹和纤维蛋白胶加固。对于医生来说，了解每个病例的情况是很重要的，因为这可能会影响术后的处理，包括因夹闭动脉瘤引起的血管狭窄或动脉搭桥术后需要抗血小板治疗时提高血压的目标。

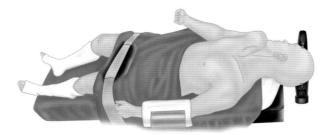

▲ 图 9–1　行翼点 / 眶颧入路时患者的体位

经许可转载，引自 Jandial, R, et al., eds. *Core Techniques in Operative Neurosurgery*. Philadephia, Saunders, Elsevier; 2011: pp. 4–12.

（二）患者体位和手术入路

认识到与体位有关的潜在术后并发症，如骨室或周围神经卡压综合征的形成需要了解患者的体位。患者体位取决于手术入路。一般来说，动脉瘤手术主要有两种入路包括额 – 蝶 – 颞部开颅（翼点入路）适用于前循环动脉瘤、基底动脉尖和小脑上动脉动脉瘤，和乙状窦后开颅 / 去骨瓣减压术治疗后循环动脉瘤 [小脑后下动脉（posterior inferior cerebellar artery，PICA）和小脑前下动脉（anterior inferior cerebellar artery，AICA）动脉瘤]。每一种手术入路都有改良，通过进一步的骨磨除术以接近难治的动脉瘤，包括翼点入路的改良眶颧入路和乙状窦后（远外侧）入路的 C_1 椎板切除术和枕髁切除术[5]。

行翼点 / 眶颧入路时，患者仰卧，同侧肩部抬高，头部转向一侧（图 9-1）。行乙状窦后 / 远外侧入路时，患者取"公园长椅"体位，侧向动脉瘤对侧（图 9-2）。所有相关区域的适当保护对于防止压迫性损伤和卡压伤至关重要。详情请参阅第 2 章。

每次开颅手术都是用金属钉固定头部，如 Mayfield 头架（Integra，Plainsboro，NJ）。当取下头架时，钉所在的位置会留下小伤口。这些通常可以通过伤口护理即可治愈，仅需使用抗生素软膏即可。由于头皮静脉与颅骨中的板障静脉相

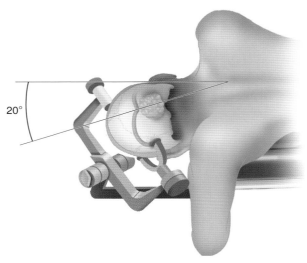

▲ 图 9–2　行乙状窦后 / 远外侧入路时，患者取"公园长椅"体位

经许可转载，引自 Jandial, R, et al., eds., *Core Techniques in Operative Neurosurgery*. Philadephia, Saunders, Elsevier; 2011: pp. 104–9.

连，而板障静脉又与硬脑膜静脉窦相连，因此很少有静脉空气栓塞的病例与 Mayfield 头架的取出有关[6, 7]。因此，在循环衰竭的情况下，特别是那些与呼气末二氧化碳下降相关的情况下，静脉性空气栓塞应该被鉴别诊断。局部麻醉药的使用可以减轻与头架放置相关的血流动力学改变[8]。

对于未破裂的动脉瘤患者，需要进行骨瓣复位术（即在术中取出的骨瓣在切口关闭前被还纳）。然而，在蛛网膜下腔出血的手术中，有时骨头不能被还纳（即颅骨切除术）以预防脑肿胀。骨头要么被冷冻保存（放在冰箱里），要么通过外科手术放置在腹部皮下。一旦脑肿胀在后期消退，骨头就会被还纳（即颅骨成形术）。骨瓣存

储的方法通常取决于外科医生的偏好，因为数据表明，在随后的感染风险方面可能没有区别[9]。乙状窦后入路可行骨瓣开颅术或颅骨切除术。然而，这种手术方式经常采用颅骨切除术，即使在未破裂的病例，以更好地保护硬脑膜后窝，后者比幕上硬脑膜更脆弱。在这些病例中，通常在初次手术时使用金属网进行颅骨成形术。对于神经重症监护病房的从业者来说，了解术后是否存在颅骨缺损是很重要的，以避免由于患者的体位或移动而造成意外的脑损伤（见下文）。

三、围术期注意事项

要 点

◆ 在整个治疗过程中与麻醉组的沟通是至关重要的。

◆ 当护理由手术团队转移给神经危重症组时，必须彻底交接。

◆ 从麻醉中醒来后，如果患者的神经系统检查与预期的改善有任何偏差，应立即进行头部 CT 检查。

（一）麻醉与术中药物

手术管理开始于一般的麻醉诱导。一般来说，假如尚未置管，会置入桡动脉管用于密切监测血流动力学。在作者的医院，对于未破裂的动脉瘤，没有常规开通中心静脉通路。当担心术中动脉瘤破裂时，可开通大静脉通路，以进行积极的体液复苏和快速输血。当空气栓塞的风险很高时（如在静脉窦附近手术时），应确保大静脉通路的安全。

术中给药取决于动脉瘤的位置和破裂状态。对于幕上开颅手术，作者常规给予抗癫痫药物（antiepileptic drug，AED）的负荷剂量为左乙拉西坦（levetiracetam，Keppra）500～1500mg 和（或）苯妥英钠 15～20mg/kg，无论动脉瘤破裂状态如何。颅后窝开颅手术不使用 AED。为了减少

脑容量，可以静脉注射甘露醇（0.25～1.0g/kg），并将呼气末 CO_2 浓度保持在 25～30mmHg。预防性的应用抗生素，如头孢唑林（每 4h 给予 2g）或克林霉素（每 6h 给予 600mg），可静脉注射，以防止手术部位感染。地塞米松也可用于减轻血管源性脑水肿（表 9-1）。

在完成麻醉诱导，动脉和（或）静脉放置导管及麻醉小组对手术药物的检查之后，患者被分送到手术团队。如果有动脉瘤夹闭术后进行术中血管造影计划，则在患者摆好体位和铺巾前放置股动脉鞘[10]。

（二）术中监护和临时夹闭

术中神经监测允许实时向神经外科医生反馈手术操作的电生理后果。脑电图（EEG）的改变和躯体感觉诱发电位（SSEP）和（或）运动诱发电位的减慢或丧失，为术后可能出现的功能缺损提供了有价值的信息，也为指导术后处理提供了指标。例如，在一份报告中，有 4% 的未破裂动脉瘤手术发生了 SSEP 改变；可逆变化与 20% 的脑卒中发生率相关，而不可逆变化与 80% 的脑卒中发生率有关[11]。

在动脉瘤手术中，暂时性动脉闭塞（又称暂时性夹闭）时，神经监测是必不可少的。在临时夹闭术中，传出和（或）传入血管被短暂阻塞，以促进动脉瘤游离和夹闭。临时夹闭的适应证包括术中动脉瘤破裂、可能导致栓子脱落的动脉瘤操作、高度膨胀的动脉瘤阻挡了最佳夹闭位置，以及需要打开动脉瘤以获得最佳夹闭位置[12]。神经监测的变化可能促使神经外科医生比预期的更早地取出临时夹。利用脑电图来实现爆发抑制也可能有助于防止缺血性脑梗死[13]。最近的数据表明，对于破裂和未破裂的动脉瘤，手术中暂时夹闭是安全的[14, 15]。

> 临床要点：术中神经电生理监测的变化可能有助于预测术后功能缺损，特别是未破裂动脉瘤的手术患者。

表 9-1　在手术室与麻醉团队一起审查参数 / 药物

		剂量 / 路径	间　隔	备　注
药物	头孢唑林钠	200mg IV	q4h	预防手术部位感染 皮肤切开后 1h 内给予
	克林霉素	600mg IV	q6h	预防手术部位感染 皮肤切开后 1h 内给予 用于头孢唑林过敏者
	地塞米松	4～10mg IV	q4h	松弛脑组织
	甘露醇	0.25～1.0g/kg IV	一次	手术开始时快速滴注 15min 用于大脑松弛 SAH 时大剂量使用
	左乙拉西坦	500～1500mg IV	q12h	幕上开颅术中预防癫痫
	苯妥英钠	15～20mg/kg IV	一次	幕上开颅术中预防癫痫
生理参数	呼气末二氧化碳	25～30		以允许脑松弛（因人而异）
	血压目标	正常		保持患者至少血压正常 如果使用临时夹闭，可能需要高血压（因人而异）

SAH. 蛛网膜下腔出血；IV. 静脉注射；q4h. 每 4 小时 1 次；q12h. 每 12 小时 1 次

（三）术中破裂

术中动脉瘤破裂对于神经外科医生来说是具挑战性的情景之一。术中破裂的发生率为 7%～19%；这种情况的发生是由于动脉瘤最初的破裂状态造成的[16-18]。术中发生破裂的患者围术期死亡率或致残率（31%）高于未发生破裂的患者（18%）[16]。当术中发生破裂时，丰富的手术经验可改善手术效果[18]。有趣的是，最近的证据表明，术中破裂不会增加血管痉挛的风险[19]。

一旦动脉瘤破裂，多种神经外科技术可以用来控制出血，包括用棉片直接压迫出血部位、在出血部位使用大的吸引器、暂时夹闭载瘤动脉（见前文），以及用腺苷诱导短暂性心搏骤停[20]。在后一种技术中，给予腺苷以引起短暂的心脏停搏和低血压，使外科医生能够清理手术视野，观察出血部位，并放置动脉瘤夹（永久的或暂时的）。Khan 及其同事最近证明了该技术与冠心病风险低的患者的 30 天围术期心脏并发症和死亡率相关的安全性[21]。腺苷诱导的血流停止也可用于软化动脉瘤，特别是那些位于颅底的和宽颈的动脉瘤[22]。

（四）术中动脉瘤栓塞的评估

一旦动脉瘤被栓塞，可以采用多种方式来确保动脉瘤完全闭塞，周围血管和穿支动脉通畅。术中全脑血管造影术是评估动脉瘤栓塞金标准，在许多机构被经常使用[10, 23, 24]。吲哚菁绿荧光血管造影利用的是一种可以在手术显微镜下看到的静脉荧光染料[25]。然而，这种技术有明显的假阴性率，因此单独使用时必须要小心[26, 27]。

（五）麻醉苏醒期

在手术结束时，在缝合切口和贴上敷料后，取出头架并将患者重返仰卧位（如果手术位置不是仰卧位），然后重回麻醉小组进行麻醉复苏。患者在转移到 NICU 复苏之前进行神经系统检查非常重要。术后检查将根据患者的术前神经系统状况和术中并发症而有所不同。麻醉药的选择也可能影响苏醒的时间[28]。对于未能以预期速度苏醒或未能出现预期检查结果的情况，应确定鉴别诊断。（有关更详细的讨论，见第 45 章。）如果已经充分排除了麻醉 / 代谢病因，则应在转移

NICU 前行头颅 CT 检查，以排除可能需要再次手术的急性病变（如硬膜外或脑内血肿）。

（六）术后即时期

手术结束时，患者应该直接由麻醉和神经外科团队运送到 NICU。神经外科组和麻醉团队都应给予神经重症团队充分告知，以确保所有团队成员了解手术室发生的情况及相应的术后计划。这个过程应该包括负责照顾患者的医生和责任护士，以及直接参与手术的神经外科医生和麻醉医生。为确保所有人的全神贯注，在所有线路和监视器都已从便携式设备转移到室内设备并固定好之后，才应开始交接。对手术细微差别的理解促使重症监护医务人员与神经外科和麻醉小组充分沟通，以商讨未解决的问题（表 9-2）。

表 9-2　外科团队与神经 ICU 团队交接的重要讨论点

重要讨论点	备　注
患者的确认	
动脉瘤位置和大小	
患者体位	预测可能和体位相关的骨室和周围神经卡压综合征
手术入路	
开颅术和颅骨切除术	
骨瓣的状态	患者是否需要防护帽
使用临时夹闭	预测缺血
牺牲血管	预测缺血（动脉或静脉）
脑电图 / 体感诱发电位的变化	缺血预测因子
脑水肿状态	确定血钠目标
引流管的放置	引流液连接到吸引球或直接排放
术后用药显示	
术后影像显示	

（七）引流管敷料和切口的管理

术后患者可能有一个或多个手术引流管。重要的是要区分术区引流管和脑室穿刺外引流管，前者

通常位于帽状腱膜下，引流可能积聚的术后渗血和浆液，后者插入脑室引流脑脊液（cerebros-pinal fluid，CSF）。术区引流管可以连接到一有负压的吸引球，以允许缓慢、连续地引流液体。当球装满时，它将失去吸力，表明应从收集容器中清空液体，进行测量和记录，然后重新施加吸力。在术后早期，这可能需要频繁地进行操作，但在此之后，这一频率将降低，但至少应每 8h 进行一次。在术后即刻，引流通常是血性的具有近似血液的外观并在几天内演变成薄的浆液性液体。这些引流管通常在术后第 1～3 天拔除。

外科敷料通常包括用无菌敷料覆盖的抑菌纱布，可以用胶带固定，也可以用纱布包裹。头部敷料必须压紧，当切口是一个马蹄形皮瓣，皮下可能产生积液，此时可以使用头套。理想情况下，敷料应保留到术后第二天，但如果需要，可以提前取出（例如，如果怀疑癫痫发作，可以放置头皮电极进行脑电图检查）。头部敷料敷得太紧可能会引起头痛。如果敷料和头皮之间不能插入一根手指，则认为敷料是紧的。可以在纱布上割开一些口子来减轻压力和缓解头痛。

外科伤口通常用可吸收和（或）不可吸收的深层组织缝合线缝合。皮肤用外科手术钉或不可吸收的缝合线（如尼龙）缝合。对于初次手术缝合线或手术钉术后留置 7～14 天，再次手术时，需要留置更长的时间。手术敷料应经常评估，特别是涉及使用头架的开颅术。偶尔针孔部位术后会有明显出血。如果敷料上的血迹超过最低限度，就应该怀疑这一点。在这种情况下，应更换敷料，并评估手术伤口和针孔部位。针孔部位的出血通常会在几分钟的手动压迫后停止；但是，有时可能需要缝合或手术缝合钉。

重要的是，ICU 小组要知道是否进行了开颅手术或去骨瓣减压术，以及是否进行了颅骨成形术来重建颅骨的任何骨缺损。对于行去骨瓣减压术的患者，应在患者的床上方张贴标志，以提醒所有护理人员和访客，头部的那一侧没有骨瓣。患者下床前应随时佩戴好防护帽，直到完成颅骨

成形术为止。如果需要将患者转至颅骨缺损一侧，可以使用"甜甜圈"枕头以防止在颅骨缺损部位施加压力。

临床要点：
- 手术引流管应保持自吸并根据需要排空。
- 如果需要脑电图检查，则可以比预期的更早去除外科手术敷料。
- 幕上去骨瓣减压术患者下床时应戴防护帽。

四、术后并发症

要 点

- 癫痫、脑积水和静脉血栓栓塞是罕见的症状，但这是与动脉瘤手术相关的重要并发症。

- 解剖上特定的并发症，如额叶神经麻痹、额窦侵犯、视神经病变等，应得到正确的认识和处理。

- 术后疼痛经常出现，应相应地进行治疗。

（一）死亡

Bekelis 等最近的一项研究检查了接受动脉瘤显微夹闭手术的全国患者样本[29]。该研究包括 7651 名患者，其中 48% 为未破裂动脉瘤，52% 为破裂动脉瘤（ruptured aneurysms，SAH）。未破裂动脉瘤的死亡率为 0.68%，SAH 的死亡率为 11.5%。在多因素分析中，未破裂动脉瘤患者的术前年龄和卒中是死亡的危险因素。对于 SAH 患者，凝血障碍、慢性阻塞性肺疾病、脑卒中和年龄是死亡的术前危险因素，而高胆固醇血症和冠状动脉疾病在多因素分析中降低了死亡的风险。

（二）癫痫

在最近一个 3098 例外科夹闭的大系列样本中，未破裂动脉瘤手术后的院内癫痫发作率为 2.7%[30]。在这项研究中，出血并发症与更高的癫痫发作风险相关。在国际蛛网膜下腔出血试验（International Subarachnoid Hemorrhage Trial，ISAT）中，从治疗到出院，癫痫发作率为 3.1%（1070 名患者中有 33 名）[31]。本试验的长期随访结果显示，出院后 1 年和 5 年分别有 5.1% 和 9.6% 的癫痫发作风险[32]。最近的一篇文献综述表明，术后早期癫痫发作的发生率为 2.3%，术后晚期癫痫发作的发生率为 5.5%[33]。

虽然实践上不尽相同，但在大多数 SAH 患者（72.7%）中，AED 平均使用 8.2 个月[33]。一项涵盖了 25 个学术中心的调查显示，这一比例为 52%[34]。然而，Raper 等报道了在接受和不接受 AED 的患者之间，以及在接受夹闭术和弹簧圈栓塞术的患者之间，早期癫痫发作的发生率没有区别[33]。在本研究中，苯妥英钠和丙戊酸钠是最常用的 AED。在 SAH 患者中，常规 AED 治疗的适应证和持续时间尚未明确。有证据表明，一个较短的疗程（3 天）可能与一个较长的疗程（7 天）相似[35]。此外，有证据表明，接受 AED 治疗的 SAH 患者，尤其是苯妥英钠患者的预后更差[36]。

美国心脏病学会 SAH 指南指出，预防性抗惊厥药物的使用可考虑在出血后即刻进行，但不建议常规长期治疗[37]。伴有脑出血、年龄 < 40 岁、大脑中动脉瘤、临床分级差和可卡因中毒的蛛网膜下腔出血患者有较高的癫痫发作风险[38]。神经外科医生可以考虑在手术室内给予额外的抗癫痫药物。初级或二级预防性抗癫痫药物的持续性和持续时间是基于危险分层的。

对于未破裂的动脉瘤，可在术中给予并在术后继续服用药物，在出院前停止用药。

（三）脑积水、脑脊液分流、终板开窗术

Bagley 于 1928 年在一个实验模型中首次描述了 SAH 后脑积水[39]。在蛛网膜下腔出血中，脑积水可以是交通性的、非交通性的或混合性的。蛛网膜下腔出血的脑积水发生率在文献中有所不同，但通常为 20%～50%[40-42]。对未破裂的

动脉瘤进行选择性显微外科夹闭术的患者通常不会出现脑积水。

在手术室，脑积水是通过脑脊液分流来处理的，通常有 3 种方法，即脑室穿刺外引流术、腰大池引流术、终板开窗术。影响选择方法的因素有很多，包括脑积水的病因学（非交通性 vs. 交通性）、外科手术方法（如椎终板末端的可及性），以及外科医生的偏爱。在急性脑积水和神经系统状况不佳的情况下，可在术前进行脑室造口术和腰大池引流术。脑室穿刺外引流术优于腰大池引流术，因为它具有良好的耐受性，不会有向下疝出的风险，并且可以精确测量颅内压，这对于神经系统检查结果不佳的高级别患者尤为重要。可以在床头或手术室行脑室穿刺外引流术[43]。过度的CSF 引流可能与远端小脑出血有关（见下文）[44]。

终板的开窗术是治疗非交通性脑积水的一个外科方法。终板位于视交叉上方，通过翼点入路很容易到达。根据作者的经验，终板开窗术会使分流依赖性降低 80%[45]。但是，其他研究未能证明其益处，并且美国心脏病学会当前的指南不认可其常规使用[46, 47]。

（四）术后影像

动脉瘤手术后，并非所有患者都需要常规的术后影像学检查。为了评估动脉瘤夹合适性，作者进行了术中血管造影[10]。至于颅脑影像，如果患者从术前神经系统基线麻醉后苏醒，常规的脑成像将被推迟，除非体格检查有改变。如果在术中进行了脑室穿刺外引流术，则头部 CT 可以用来评估引流管位置。Garrett 等证明了常规的术后头颅 CT 或脑室穿刺外引流术后 CT 扫描显示阳性的概率分别为 4.7% 和 6.5%[48]。根据这些发现进行干预的比率甚至更低。然而，在体格检查有变化的患者头颅 CT 有 30.3% 的阳性发现。

（五）静脉栓塞

SAH 后深静脉血栓形成（deep venous thrombosis，DVT）的发生率在文献中变异范围大，从未筛查人群的 0% 到接受常规筛查的无症状患者的 24%[49-54]。深静脉血栓形成的危险因素包括吸烟、种族和卧床时间[49, 53]。在动脉瘤手术和（或）SAH 术后，医生必须决定何时以及是否在机械预防的基础上进行化学性预防深静脉血栓。如果患者发生静脉血栓栓塞，那么必须作出一个决定，平衡抗凝治疗的风险和静脉血栓栓塞本身的风险。

多项研究表明多种 DVT 预防策略是安全的。对包括 7770 名神经外科患者在内的 30 项研究进行的 Meta 分析表明，低分子量肝素（low-molecular-weight heparin，LMWH）与弹力袜、间歇压缩装置（intermittent compression devices，ICD）与安慰剂相比显著降低了 DVT 的发生率，低分子肝素与非药物预防 DVT 的颅内出血发生率无差异[55]。低分子肝素（LMWH）与普通肝素（unfractionated heparin，UFH）在 VTE 或 ICH 风险上没有差异。然而，这项研究包含了一个神经外科混合人群，因此限制了对动脉瘤患者的普遍适用性。

特别是关于动脉瘤手术中 DVT 预防的资料是有限的。最近的 SAH 预防 DVT 指南建议，ICD 应用于所有患者，UFH 应考虑用于高危患者，并了解出血并发症增加的风险[54]。关于早期化学预防脑室穿刺外引流术后出血并发症，Tanweer 等最近的一项研究表明，与延迟预防的患者相比，脑室穿刺外引流术后出血并发症并无差异[56]。然而，作者也没有发现 VTE 发生率的差异。

所有患者入院时或术中应穿弹力袜。我们在术后 24h 开始化学预防，每 8～12h 皮下注射 5000 单位 UFH 并持续到患者出院。考虑到出血风险降低和易逆转性，UFH 可能比 LMWH 更可取。如果患者出现需要抗凝治疗的血栓，一项小型回顾性研究证明了其安全性[57]。对于需要抗凝治疗的患者先行头颅 CT 检查，然后我们开始静脉注射 UFH（不早于术后 24h）使活化部分凝血活酶时间（activated partial thromboplastin time，APTT）至 50～65s 的目标剂量（或 APTT 比率为 1.5～2.0）。在患者达到治疗剂量后，复查头颅 CT。

（六）远隔部位小脑出血

远隔小脑出血（Remote cerebellar hemorrhage，RCH）是一种罕见的并发症与 < 5% 的幕上开颅术相关[44]。引起 RCH 的病理生理机制尚不完全清楚，脑脊液容量减少可能与此有关[44]。总的来说，患者从 RCH 中恢复良好（> 50% 伴有轻度神经症状或完全康复），死亡发生率为 10%～15%[44]。RCH 的治疗在很大程度上是支持性的，尽管有时可能需要枕下减压。

（七）面神经额支的损伤

翼点开颅动脉瘤手术后有发生面神经额支瘫痪的可能[58]。这种损伤可能与神经的切口损伤、热损伤或牵拉损伤有关，术中抬起含有面神经的皮瓣可能增加损伤的风险。现在有几种解剖技术被常规地用来保护神经，包括筋膜间、筋膜下或肌下解剖[59, 60]。尽管采用了这些技术，患者仍有可能出现额支瘫痪，表现为单侧上面部无力（无法抬起单侧眉毛）。与面神经麻痹的皮质病因学不同，这种功能缺损将使下面部免受伤害，而皮质损伤预计会具有相反的模式（累及下面部而上面部免受伤害）。对于医生来说，这是一个重要的区别，以避免患者在翼点开颅术后因面部无力而进行不必要的缺血性检查，或错误地假设下面部无力是手术入路的并发症。

> 临床要点：额支瘫痪引起的单侧面部无力与皮质损伤的区别在于上面部的受累和下面部的功能保留。

（八）额窦的侵犯

在翼点 / 改良的眶颧和其他前颅底入路，额窦被有侵犯的危险，导致与颅内空间相通。额窦侵犯的影像学发生率为 9.1%[61]。鼻窦的修复通常包括黏膜切除、鼻窦颅骨化、用骨替代物填塞鼻腔和用血管化的周围移植物覆盖鼻窦。额窦侵犯

的早期并发症，如张力性气颅，是罕见的[62]。迟发性并发症包括脑脊液漏、黏液囊肿形成和感染。

（九）术后疼痛

颅内手术后的疼痛对于医生来说是一个重大挑战，因为大多数患者会遭受中度至重度疼痛[63]。在动脉瘤手术中，术后疼痛可能是手术干预的结果，但在蛛网膜下腔出血患者中，一些疼痛也可能与出血直接相关。这些患者的疼痛管理，就像所有的开颅手术患者一样，需要在镇痛和止痛药的不良反应之间取得平衡。例如，阿片类麻醉药通常在开颅术后镇痛中发挥作用，但可能受到恶心、呕吐、呼吸和精神状态抑制的限制。关于开颅术后疼痛处理的文献越来越多，但建议并不多见。最近的一项随机盲法研究表明，相对于麻醉药和对乙酰氨基酚，曲马多与麻醉性镇痛药物联用有好处[64]。然而，另一项比较吗啡、曲马多和可待因的研究显示，吗啡在镇痛方面优于曲马多，并且较少引起呕吐和干呕[65]。在开颅术后疼痛管理方面，最近的一种方法是静脉使用的患者自控镇痛（patient–controlled analgesia，PCA）。一项随机对照试验（randomized controlled tria，RCT）表明，与芬太尼按需给药相比，在幕上开颅手术后使用 PCA 镇痛更安全、更有效[66]。此外，RCT 研究结果显示，与颅后窝手术中按需治疗相比，使用 PCA 是有效的，尽管需要更大规模的试验来确定这种方法的安全性[67]。

对于术后镇痛，一个合理的策略可能是在术后即刻静脉注射短效麻醉药，然后在术后第 1 天过渡到口服镇痛药物。根据作者的经验，选择性动脉瘤手术的患者需要麻醉镇痛通常不超过 1～2 周。SAH 患者的疼痛可能更持久，这很可能是 SAH 引起的，而不是开颅手术引起的。

（十）感染

神经外科手术后总感染率很低。在一项对 844 名患者进行的大型研究中显示感染率为 4.1%，其中 75.5% 为金黄色葡萄球菌所致[68]。感染有

很多危险因素，包括以前的皮肤感染史[68-70]。随机对照试验已经证明围术期抗生素在减少神经外科感染方面是有益的[71, 72]。术前可考虑使用头孢唑啉或克林霉素等抗生素。术后抗生素可持续24h。与维持常温相比，术中低温治疗的患者术后菌血症发生率更高[73]。

（十一）视神经病变

眼动脉瘤对于神经外科医生来说是一个独特的挑战。视神经常位于眼动脉瘤的上方。为了发现动脉瘤和便于显微外科手术夹闭，首先必须将镰状韧带（视神经管上的硬膜折叠）切开。然后用高速磨钻或超声骨刀去除前床突。然后可以更安全地移动视神经，使动脉瘤颈与眼动脉的关系可视化，从而有利于夹闭。尽管有这些辅助

措施，这些动脉瘤治疗后新发的视力丧失率为27%[74]。考虑到视神经微血管缺血的倾向，一些外科医生将血红蛋白水平设定为＞11g/dl。术后应用大剂量类固醇可减少因动脉瘤夹对视神经的占位效应而引起的神经水肿。

五、结论

动脉瘤手术后患者的处理常常是具有挑战性的。然而，透彻理解这些病变的解剖和外科治疗方法，能够使神经危重症护理团队预见、避免和适当地处理与这些手术相关的并发症（表 9-3）。与医学的所有领域一样，神经外科和神经危重病护理团队之间需要频繁的沟通，给予患者最精细的护理是绝对必要的。

表 9-3　动脉瘤手术的并发症

并发症	可能避免的技巧
患者体位导致的压力伤害 / 骨筋膜室综合征	在摆放体位时确保合适的填充物
拔出针头时引起空气栓塞	坐位或半坐位的风险最高。足够的容量状态可能减少风险
头架应用对血流动力学的影响	局部麻醉 / 全身麻醉的应用
去骨瓣的患者发生脑损伤	在患者床头贴上标识，告知护理人员 / 访客颅骨状况，下床时使用防护帽
癫痫	抗癫痫药物
脑积水	终板开窗术
颅内出血	精细外科止血
深静脉血 / 静脉血栓栓塞	机械的和化学的预防
面神经额支损伤	筋膜间、筋膜下、肌下分离技术
打开额窦	基于术前影像的开颅计划 打开额窦后进行适当的修补
视神经病变	术后使用类固醇，避免贫血
术后疼痛	多模式镇痛，患者自控的镇痛
感染	切开头皮前，术后使用抗生素
术中动脉瘤破裂	临时夹闭
术中缺血	神经电生理监测
术后缺血	适当的血流动力学参数
空气栓塞	避免侵及静脉窦
远处小脑出血	减少脑脊液引流

参 考 文 献

[1] Dandy WE. Intracranial aneurysm of the internal carotid artery: cured by operation. *Ann Surg*. 1938;107(5):654–659.

[2] Naval NS, Chang T, Caserta F, Kowalski RG, Carhuapoma JR, Tamargo RJ. Improved aneurysmal subarachnoid hemorrhage outcomes: a comparison of 2 decades at an academic center. *J Crit Care*. 2012;28(2):182–188.

[3] Caplan JM, Colby GP, Coon AL, Huang J, Tamargo RJ. Managing subarachnoid hemorrhage in the neurocritical care unit. *Neurosurg Clin N Am*. 2013;24(3):321–337.

[4] Clatterbuck RE, Galler RM, Tamargo RJ, Chalif DJ. Orthogonal interlocking tandem clipping technique for the reconstruction of complex middle cerebral artery aneurysms. *Neurosurgery*. 2006;59(4 Suppl 2): ONS347–ONS351. discussion ONS351–2.

[5] Colby GP, Coon AL, Tamargo RJ. Surgical management of aneurysmal subarachnoid hemorrhage. *Neurosurg Clin N Am*. 2010;21 (2):247–261.

[6] El–Zenati H, Faraj J, Al–Rumaihi G. Air embolism related to removal of Mayfield head pins. *Asian J Neurosurg*. 2012;7(4):227.

[7] Prabhakar H, Ali Z, Bhagat H. Venous air embolism arising after removal of Mayfield skull clamp. *J Neurosurg Anesthesiol*. 2008;20 (2):158–159.

[8] Arshad A, Shamim MS, Waqas M, Enam H, Enam SA. How effective is the local anesthetic infiltration of pin sites prior to application of head clamps: a prospective observational cohort study of hemodynamic response in patients undergoing elective craniotomy. *Surg Neurol Int*. 2013;4:93.

[9] Inamasu J, Kuramae T, Nakatsukasa M. Does difference in the storage method of bone flaps after decompressive craniectomy affect the incidence of surgical site infection after cranioplasty? Comparison between subcutaneous pocket and cryopreservation. *J Trauma*. 2010;68(1):183–187.

[10] Chiang VL, Gailloud P, Murphy KJ, Rigamonti D, Tamargo RJ. Routine intraoperative angiography during aneurysm surgery. *J Neurosurg*. 2002;96(6):988–992.

[11] Wicks RT, Pradilla G, Raza SM, et al. Impact of changes in intraopera– tive somatosensory evoked potentials on stroke rates after clipping of intracranial aneurysms. *Neurosurgery*. 2012;70(5):1114–1124.

[12] Eftekhar B, Morgan MK. Indications for the use of temporary arterial occlusion during aneurysm repair: an institutional experience. *J Clin Neurosci*. 2011;18(7):905–909.

[13] Lavine SD, Masri LS, Levy ML, Giannotta SL. Temporary occlusion of the middle cerebral artery in intracranial aneurysm surgery: time limitation and advantage of brain protection. *J Neurosurg*. 1997;87 (6):817–824.

[14] Griessenauer CJ, Poston TL, Shoja MM, et al. The impact of temporary artery occlusion during intracranial aneurysm surgery on long–term clinical outcome: part I. Patients with subarachnoid hemorrhage. *World Neurosurg*. 2014;82(1–2):140–148.

[15] Griessenauer CJ, Poston TL, Shoja MM, et al. The impact of temporary artery occlusion during intracranial aneurysm surgery on long–term clinical outcome: part II. The patient who undergoes elective clipping. *World Neurosurg*. 2014;82(3–4):402–408.

[16] Elijovich L, Higashida RT, Lawton MT, et al. Predictors and outcomes of intraprocedural rupture in patients treated for ruptured intracranial aneurysms: the CARAT study. *Stroke*. 2008;39(5):1501–1506.

[17] Madhugiri VS, Ambekar S, Pandey P, et al. The pterional and suprabrow approaches for aneurysm surgery: a systematic review of intraoperative rupture rates in 9488 aneurysms. *World Neurosurg*. 2013;80 (6):836–844.

[18] Lawton MT, Du R. Effect of the neurosurgeon's surgical experience on outcomes from intraoperative aneurysmal rupture. *Neurosurgery*. 2005;57(1):9–15 discussion. 9–15.

[19] Sheth SA, Hausrath D, Numis AL, Lawton MT, Josephson SA. Intraoperative rerupture during surgical treatment of aneurysmal subarachnoid hemorrhage is not associated with an increased risk of vasospasm. *J Neurosurg*. 2014;120(2):409–414.

[20] Groff MW, Adams DC, Kahn RA, Kumbar UM, Yang BY, Bederson JB. Adenosine–induced transient asystole for management of a basilar artery aneurysm. Case report. *J Neurosurg*. 1999;91(4):687–690.

[21] Khan SA, McDonagh DL, Adogwa O, et al. Perioperative cardiac complications and 30–day mortality in patients undergoing intracranial aneurysmal surgery with adenosine–induced flow arrest: a retrospective comparative study. *Neurosurgery*. 2014;74(3):267–271. discussion, 271–2.

[22] Bendok BR, Gupta DK, Rahme RJ, et al. Adenosine for temporary flow arrest during intracranial aneurysm surgery: a single–center retrospective review. *Neurosurgery*. 2011;69(4):815–820. discussion, 820–1.

[23] Tang G, Cawley CM, Dion JE, Barrow DL. Intraoperative angiography during aneurysm surgery: a prospective evaluation of efficacy. *J Neurosurg*. 2002;96(6):993–999.

[24] Klopfenstein JD, Spetzler RF, Kim LJ, et al. Comparison of routine and selective use of intraoperative angiography during aneurysm surgery: a prospective assessment. *J Neurosurg*. 2004;100(2):230–235.

[25] Raabe A, Beck J, Seifert V. Technique and image quality of intraoperative indocyanine green angiography during aneurysm surgery using surgical microscope integrated near–infrared video technology. *Zentralbl Neurochir*. 2005;66(1):1–6. discussion, 7–8.

[26] Washington CW, Zipfel GJ, Chicoine MR, et al. Comparing indocyanine green videoangiography to the gold standard of intraoperative digital subtraction angiography used in aneurysm surgery. *J Neurosurg*. 2013;118(2):420–427.

[27] Caplan JM, Sankey E, Yang W, et al. Impact of indocyanine green videoangiography on rate of clip adjustments following intraoperative angiography. *Neurosurgery*. 2014;75(4):437–444.

[28] Bhagat H, Dash HH, Bithal PK, Chouhan RS, Pandia MP. Planning for early emergence in neurosurgical patients: a randomized prospective trial of low–dose anesthetics. *Anesth Analg*. 2008;107 (4):1348–1355.

[29] Bekelis K, Missios S, MacKenzie TA, et al. Predicting inpatient complications from cerebral aneurysm clipping: the Nationwide Inpatient Sample 2005–2009. *J Neurosurg*. 2014;120(3):591–598.

[30] Lai LT, O'Donnell J, Morgan MK. The risk of seizures during the inhospital admission for surgical or endovascular treatment of unruptured intracranial aneurysms. *J Clin Neurosci*. 2013;20(11):1498–1502.

[31] Molyneux AJ, Kerr RSC, Yu L–M, et al. International subarachnoid aneurysm trial (ISAT) of neurosurgical clipping versus endovascular coiling in 2143 patients with ruptured intracranial aneurysms: a randomised comparison of effects on survival, dependency, seizures, rebleeding, subgroups, and aneurysm occlusion. *Lancet*. 2005;366 (9488):809–817.

[32] Hart Y, Sneade M, Birks J, Rischmiller J, Kerr R, Molyneux A. Epilepsy after subarachnoid hemorrhage: the frequency of seizures after clip occlusion or coil embolization of a ruptured cerebral aneurysm: results from the International Subarachnoid Aneurysm Trial. *J Neurosurg*. 2011;115(6):1159–1168.

[33] Raper DMS, Starke RM, Komotar RJ, Allan R, Connolly ES. Seizures after aneurysmal subarachnoid hemorrhage: a systematic review of outcomes. *World Neurosurg*. 2013;79(5–6):682–690.

[34] Dewan MC, Mocco J. Current practice regarding seizure prophylaxis in aneurysmal subarachnoid hemorrhage across academic centers. *J Neurointerv Surg*. 2015;7(2):146–149.

[35] Chumnanvej S, Dunn IF, Kim DH. Three–day phenytoin prophylaxis is adequate after subarachnoid hemorrhage. *Neurosurgery*. 2007;60(1):99–102. discussion, 102–3.

[36] Rosengart AJ, Huo JD, Tolentino J, et al. Outcome in patients with subarachnoid hemorrhage treated with antiepileptic drugs. *J Neurosurg*. 2007;107(2):253–260.

[37] Bederson JB, Connolly ES, Batjer HH, et al. Guidelines for the management of aneurysmal subarachnoid hemorrhage: a statement for healthcare professionals from a special writing group of the Stroke Council, American Heart Association. *Stroke*. 2009;40(3):994–1025.

[38] Chang TR, Kowalski RG, Carhuapoma JR, Tamargo RJ, Naval NS. Cocaine use is an independent predictor of seizures after aneurysmal subarachnoid hemorrhage. *J Neurosurg*. 2016;124(3):730–735.

[39] Bagley C. Blood in the cerebrospinal fluid: resultant functional and organic alterations in the central nervous system. A. Experimental data. *Arch Surg*. 1928;17(1):18–26.

[40] van Gijn J, Hijdra A, Wijdicks EF, Vermeulen M, van Crevel H. Acute hydrocephalus after aneurysmal subarachnoid hemorrhage. *J Neurosurg*. 1985;63(3):355–362.

[41] de Oliveira JG, Beck J, Setzer M, et al. Risk of shunt–dependent hydrocephalus after occlusion of ruptured intracranial aneurysms by surgical clipping or endovascular coiling: a single–institution series and meta–analysis. *Neurosurgery*. 2007;61(5):924–933. discussion, 933–4.

[42] Dehdashti AR, Rilliet B, Rufenacht DA, de Tribolet N. Shunt–dependent hydrocephalus after rupture of intracranial aneurysms: a prospective study of the influence of treatment modality. *J Neurosurg*. 2004;101(3):402–407.

[43] Paine JT, Batjer HH, Samson D. Intraoperative ventricular puncture. *Neurosurgery*. 1988;22(6 Pt 1):1107–1109.

[44] Brockmann MA, Groden C. Remote cerebellar hemorrhage: a review. *Cerebellum*. 2006;5(1):64–68.

[45] Komotar RJ, Olivi A, Rigamonti D, Tamargo RJ. Microsurgical fenestration of the lamina terminalis reduces the incidence of shunt–dependent hydrocephalus after aneurysmal subarachnoid hemorrhage. *Neurosurgery*. 2002;51(6):1403–1412. discussion, 1412–3.

[46] Komotar RJ, Hahn DK, Kim GH, et al. Efficacy of lamina terminalis fen– estration in reducing shunt–dependent hydrocephalus following aneurysmal subarachnoid hemorrhage: a systematic review. Clinical article. *J Neurosurg*. 2009;111(1):147–154.

[47] Connolly ES, Rabinstein AA, Carhuapoma JR, et al. Guidelines for the management of aneurysmal subarachnoid hemorrhage: a guideline for healthcare professionals from the American Heart Association/ American Stroke Association. *Stroke*. 2012;43(6):1711–1737.

[48] Garrett MC, Bilgin–Freiert A, Bartels C, Everson R, Afsarmanesh N, Pouratian N. An evidence–based approach to the efficient use of computed tomography imaging in the neurosurgical patient. *Neurosurgery*. 2013;73(2):209–215. discussion, 215–6.

[49] Ray WZ, Strom RG, Blackburn SL, Ashley WW, Sicard GA, Rich KM. Incidence of deep venous thrombosis after subarachnoid hemorrhage. *J Neurosurg*. 2009;110(5):1010–1014.

[50] Mack WJ, Ducruet AF, Hickman ZL, et al. Doppler ultrasonography screening of poor–grade subarachnoid hemorrhage patients increases the diagnosis of deep venous thrombosis. *Neurol Res*. 2008;30(9): 889–892.

[51] Kshettry VR, Rosenbaum BP, Seicean A, Kelly ML, Schiltz NK, Weil RJ. Incidence and risk factors associated with in–hospital venous thromboembolism after aneurysmal subarachnoid hemorrhage. *J Clin Neurosci*. 2014;21(2):282–286.

[52] Tapaninaho A. Deep vein thrombosis after aneurysm surgery. *Acta Neurochir*. 1985;74(1–2):18–20.

[53] Serrone JC, Wash EM, Hartings JA, Andaluz N, Zuccarello M. Venous thromboembolism in subarachnoid hemorrhage. *World Neurosurg*. 2013;80(6):859–863.

[54] Vespa P. Participants in the International Multi–Disciplinary Consensus Conference on the Critical Care Management of Subarachnoid Hemorrhage. Deep venous thrombosis prophylaxis. *Neurocrit Care*. 2011;15(2):295–297.

[55] Collen JF, Jackson JL, Shorr AF, Moores LK. Prevention of venous thromboembolism in neurosurgery: a metaanalysis. *Chest*. 2008;134(2):237–249.

[56] Tanweer O, Boah A, Huang PP. Risks for hemorrhagic complications after placement of external ventricular drains with early chemical prophylaxis against venous thromboembolisms. *J Neurosurg*. 2013;119(5):1309–1313.

[57] Scheller C, Rachinger J, Strauss C, Alfieri A, Prell J, Koman G. Therapeutic anticoagulation after craniotomies: is the risk for secondary hemorrhage overestimated? *J Neurosurg*. 2014;75(01):2–6.

[58] Aoki N. Incision of facial nerve branch at aneurysm surgery. *J Neurosurg*. 1987;66(3):482.

[59] Yasargil MG, Reichman MV, Kubik S. Preservation of the frontotemporal branch of the facial nerve using the interfascial temporalis flap for pterional craniotomy. Technical article. *J Neurosurg*. 1987;67 (3):463–466.

[60] Coscarella E, Vishteh AG, Spetzler RF, Seoane E, Zabramski JM. Subfascial and submuscular methods of temporal muscle dissection and their relationship to the frontal branch of the facial nerve. Technical note. *J Neurosurg*. 2000;92(5):877–880.

[61] Patel RS, Yousem DM, Maldjian JA, Zager EL. Incidence and clinical significance of frontal sinus or orbital entry during pterional (fronto–temporal) craniotomy. *Am J Neurradiol*. 2000;21(7):1327–1330.

[62] Alibai EA, Rahmanian AK, Razmkon A, Nabavizadeh SA. Tension pneumocephalus following pterional craniotomy for treatment of intracavernous internal carotid artery aneurysm. *Emerg Radiol*. 2008;15(6):441–444.

[63] Gottschalk A, Berkow LC, Stevens RD, et al. Prospective evaluation of pain and analgesic use following major elective intracranial surgery. *J Neurosurg*. 2007;106(2):210–216.

[64] Rahimi SY, Alleyne Jr CH, Vernier E, Witcher MR, Vender JR. Postoperative pain management with tramadol after craniotomy: evaluation and cost analysis. *J Neurosurg*. 2010;112(2):268–272.

[65] Sudheer PS, Logan SW, Terblanche C, Ateleanu B, Hall JE. Comparison of the analgesic efficacy and respiratory effects of morphine, tramadol and codeine after craniotomy. *Anaesthesia*. 2007;62 (6):555–560.

[66] Morad AH, Winters BD, Yaster M, et al. Efficacy of intravenous patient–controlled analgesia after supratentorial intracranial surgery: a prospective randomized controlled trial. Clinical article. *J Neurosurg*. 2009;111(2):343–350.

[67] Morad A, Winters B, Stevens R, et al. The efficacy of intravenous patient–controlled analgesia after intracranial surgery of the posterior fossa: a prospective, randomized controlled trial. *Anesth Analg*. 2012;114(2):416–423.

[68] Lietard C, Thébaud V, Besson G, Lejeune B. Risk factors for neurosurgical site infections: an 18–month prospective survey. *J Neurosurg*. 2008;109(4):729–734.

[69] Faraday N, Rock P, Lin EE, et al. Past history of skin infection and risk of surgical site infection after elective surgery. *Ann Surg*. 2013;257 (1):150–154.

[70] Chiang H–Y, Kamath AS, Pottinger JM, et al. Risk factors and out–comes associated with surgical site infections after craniotomy or cra–niectomy. *J Neurosurg*. 2014;120(2):509–521.

[71] Young RF, Lawner PM. Perioperative antibiotic prophylaxis for prevention of postoperative neurosurgical infections. A randomized clinical trial. *J Neurosurg*. 1987;66(5):701–705.

[72] Blomstedt GC, Kytta€ J. Results of a randomized trial of vancomycin prophylaxis in craniotomy. *J Neurosurg*. 1988;69(2):216–220.

[73] Todd MM, Hindman BJ, Clarke WR, Torner JC. Intraoperative Hypothermia for Aneurysm Surgery Trial (IHAST) Investigators. Mild intraoperative hypothermia during surgery for intracranial aneu rysm. *N Engl J Med*. 2005;352(2):135–145.

[74] Kanagalingam S, Gailloud P, Tamargo RJ, Subramanian PS, Miller NR. Visual sequelae after consensusbased treatment of oph–thalmic artery segment aneurysms: the Johns Hopkins experience. *J Neuroophthalmol*. 2012;32(1):27–32.

第 10 章　颅内脑动静脉畸形和硬脑膜动静脉瘘

Intracranial Arteriovenous Malformations and Dural Arteriovenous Fistulas

Mario Zanaty　Nohra Chalouhi　Stavropoula Tjoumakaris　Robert H. Rosenwasser　Pascal Jabbour　**著**

张怡村 **译**

吴　喜 **校**

一、概述

脑动静脉畸形（brain arteriovenous malformations, AVM）是指动脉与静脉之间的异常连接，通过动静脉之间的异常联接形成动静脉分流或畸形血管巢（图 10-1）。成人患病率为每 10 万人中有 15～18 人，但由于成像技术的改进，患病率的估计数字正在增加[1]。大约有 50% 的 AVM 患者存在颅内出血（ICH），首次出现出血率为每 10 万人每年 0.55 例[2]。最近的证据表明，在未破裂 AVM 患者的死亡率或脑卒中方面，医疗管理优于医疗管理和介入治疗的结合[3]。但是，对手术治疗方案的选择、相关的神经解剖学和手术并发症的了解仍然是必要的，特别是对于那些与 AVM 出血相关的患者。使用 Spetzler-Martin 分级系统对 AVM 进行分类，并对手术风险进行分级[4]。

硬脑膜 AVM 或动静脉瘘（arteriovenous fistulas, AVF）是指动脉与脑膜静脉或硬脑膜窦之间的异常连接。这些病变被认为是后天形成的，包括静脉窦血栓形成、外伤和外科手术。尽管其中一些病变需要手术治疗，但许多患者可以通过血管内治疗得到有效治疗。硬膜性 AVF 可出现多种症状，包括疼痛、耳鸣、杂音，以及与出血或局灶性神经功能缺损相关的更严重的症状。决定症状和治疗的最重要特征为静脉引流模式[5, 6]（图 10-2）。

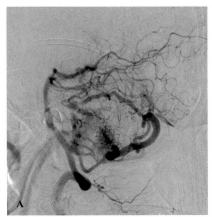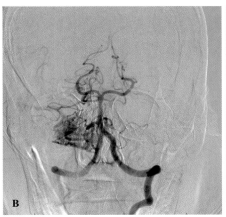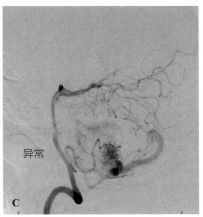

▲ 图 10-1　**63 岁男性，伴有 12mm×21mm 大小的右小脑 AVM，由小脑后下动脉远端和大脑上动脉分支供血**

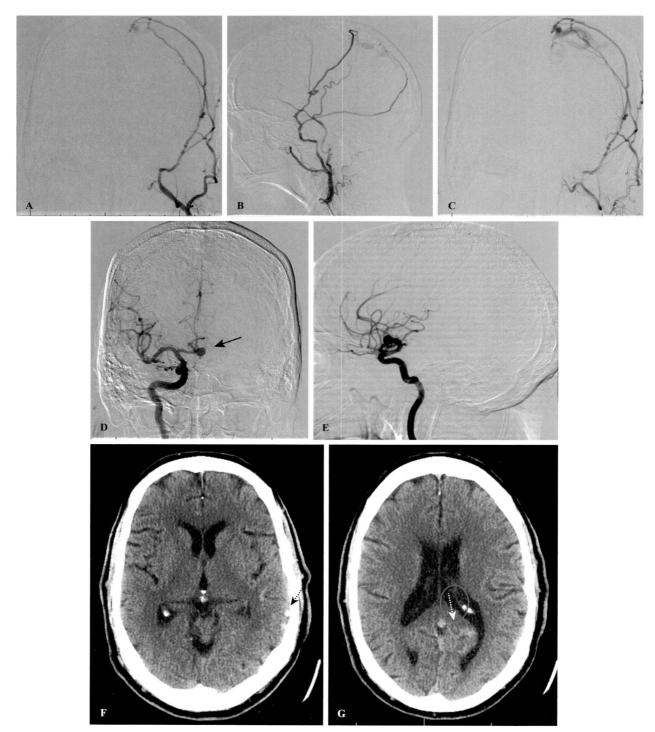

▲ 图 10–2 患者男性 72 岁。A 至 E. 造影显示硬脑膜动静脉瘘，由双侧脑膜中动脉供血，皮层静脉引流至上矢状窦，存在前交通动脉瘤 6.3mm×6.9mm；F 至 G. CT 显示左大脑半球后方的血管扩张，可能是静脉研究结果提示血管畸形，如动静脉瘘

二、神经解剖与手术步骤

要　点

- AVM 是异常的血管分流，伴有出血、头痛、癫痫发作和局灶性缺陷。
- 治疗的目标是彻底切除病变，因为部分治疗可能增加出血机会。
- AVM 可通过立体定向放射或手术切除。这通常是在血管内治疗减小病变以前。在部分情况下，这三种方法都适用于同一病变。
- 显微外科手术可以实现较高的完全清除率和持久的治疗效果，但可能会受到患者解剖结构和 AVM 位置的限制。

- 栓塞不足以治愈；它是放射科或外科切除术的补充。
- 放射治疗的目的是切除 AVM 以防止将来出血。这种治疗效果是时间依赖性的。
- 绝大多数硬脑膜动静脉瘘都是介入治疗。

AVM 是动脉和静脉之间绕过毛细血管网的高流量连接。虽然它们被认为是先天性的，但实质性 AVM 可能会发生重大的血管结构改变，如伴随的动脉瘤的形成。它们可以发生在大脑的任何地方。AVM 有三个组成部分，包括供血动脉、中央畸形血管巢、引流静脉（图 10-3）。中央畸形血管巢是发育不良的薄壁血管网，它的阻力决定了分流的程度。Nidal 血管通常是出血的来源，

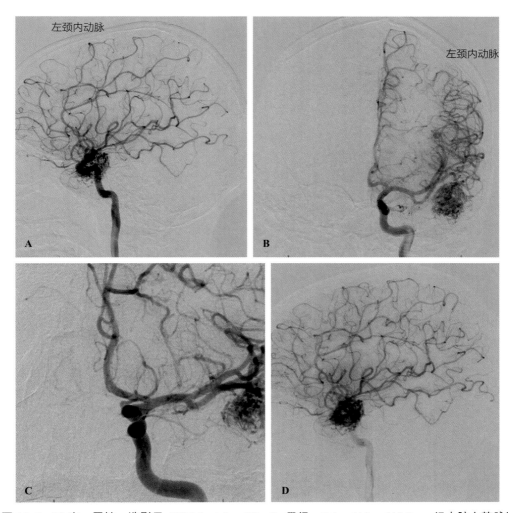

▲ 图 10-3　21 岁，男性，造影示 AVM Spetzler-Martin Ⅲ级，2.4cm×2cm×2.3cm，经小脑上静脉引流

但与 AVM 相关的动脉瘤也可能出血。AVM 多呈锥体状，其顶端指向脑室，基底部与皮质表面平行。有些人将 AVM 分为软脑膜型、脑实质型、脑室旁型或混合型。大约 7% 的 AVM 患者有伴发的动脉瘤，其中 75% 位于主要供血动脉上，可能由于血流增加引起的。动脉瘤也可能出现在中央畸形血管巢上或引流静脉上 [7]。

脑室 AVM 通常表现为脑实质内、脑室内、蛛网膜下腔或硬膜下出血。患者可能会出现头痛、癫痫、局灶性神经功能缺失或者精神状态改变 [2]。通常是通过 CT 或 MRI 进行诊断。在诊断中最有用的 MRI 序列包括 T_1 和 T_2 加权像和梯度回波序列。血管造影对于治疗计划是必要的。结合数字减影血管造影（digital subtraction angiography，DSA）和 MRI 对 AVM 的评价，显示了 AVM 供血动脉和引流静脉的走行，以及这些结构与周围实质的空间关系，单独使用任何一种技术都不能有效地确定这一点。在术前评估中将 MRI 添加到 DSA 中可增强外科医生预测与意外血管损伤相关的功能风险的能力 [8-12]（图 10-4）。治疗的目的是切除畸形和消除潜在的出血风险。

AVM 的治疗方法包括显微血管外科手术、血管内栓塞术、立体定向放射科手术或三者的结合。Spetzler-Martin 分级系统用于评估 AVM 手术的风险，用于指导治疗决策（表 10-1）。它根据 AVM 大小、静脉引流方式，以及与皮质功能区的关系来分配分数。得分越高，患病率和死亡率越高 [13]。本章主要讨论显微血管外科，因为其

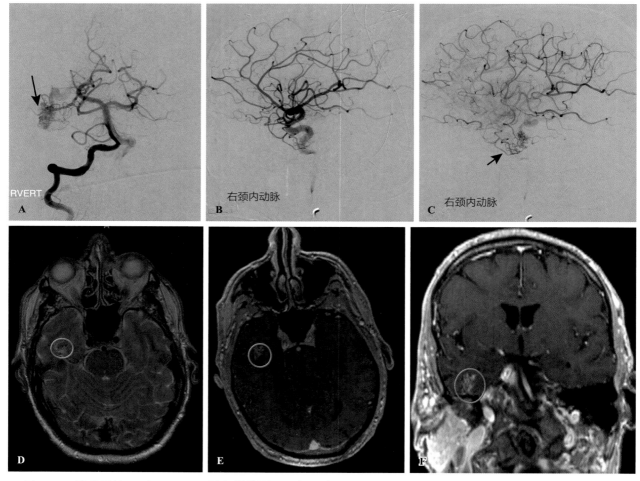

▲ 图 10-4　患者男性 58 岁。A 至 C. 脑血管造影显示右颞叶 AVM，Spetzler-Martin Ⅱ级，由右侧大脑后动脉远端的多个分支和颞后动脉供血，并通过两个引流静脉向深部引流；D 至 F. 同一名患者的 MRI 显示右前颞叶内有一小串异常血管，最大尺寸为 1.8cm，与 AVM 最稳合。静脉引流似乎是通过 Rosenthal 的右基静脉进入 Galen 的静脉

他章节详细讨论了所提及的其他手术方式（有关 AVM 血管内治疗的详细说明，见第 36 章及第 25 章立体定向放射科）。治疗应根据患者的解剖结构、治疗风险、既往出血史和 AVM 的形态（包括大小、血流状态、相关动脉瘤、位置和自然病史）为患者量身定制。对 137 项观察研究的 Meta 分析表明，由于技术进步和经验，随着时间的推移，接受 AVM 治疗的 13698 名患者的病死率和并发症率有所下降。在 Meta 分析中对治疗组的评估包括显微血管神经外科、血管内栓塞、立体定向放射科和分次放射治疗。作者的结论是，AVM 治疗仍然与相当大的不良事件和不良反应相关，证明了比较不同治疗方式的随机对照试验的必要性。

表 10-1 **AVM 的 Spetzler–Martin 分级**

特 征		得 分
大小	小< 3cm	1
	中等 3～6cm	2
	大> 6cm	3
位置	非功能区	0
	功能区	1
静脉引流方式	浅表静脉	0
	深部静脉	1

不同的处理方法各有利弊。放射治疗通常仅用于较小的病灶（< 3cm 病灶），尤其是较深的，手术难以触及的病灶。虽然它具有非侵入性的优点，但在完全消除病变之前需要 1～2 年[14]。血管内治疗是微创的，但是与手术相比具有较低的闭塞率和持久性[1]。小的病灶可以完全消失，而大的病灶可以缩小，进而为手术做准备[15]。当显微手术或放射科无适应证时，血管内治疗可作为一种姑息性治疗来控制患者的难治性癫痫发作[16]。AVM 手术切除前血管内治疗的主要缺点是，逆行和顺行栓塞及供应重要的脑组织动脉栓塞可能导致脑卒中。如果观察到临床症状恶化的迹象，使用临时可以放气的球囊，这可能缓解这个问题[17]。

深部引流的基底节或脑室附近的 AVM 需要特别的分离。考虑到深部 AVM 有更具挑战性的血管构筑，因而与栓塞相关的风险更高，因此，作者更倾向于在 < 3cm 的情况下进行放射科治疗，或在较大畸形的情况下进行分期栓塞，然后再行放射外科治疗。豆纹动脉外侧支供血的病变，在手术切除时，内囊损伤的风险较高，这使放射治疗成为一种更有吸引力的干预手段。对于 Ⅰ 级和 Ⅱ 级皮质 AVM，可以进行显微外科手术，而对于功能区的 Ⅲ 级 AVM，则需要进行放射科治疗或分期栓塞，然后进行放射科治疗。对于在非功能区的 Ⅲ 级 AVM 可以通过栓塞治疗，然后手术切除。最后，Ⅳ 级或更高级别的 AVM 可以保守治疗，除了以下两种情况。

• 如果 AVM 已经出现一次或者多次出血，并且患者已经有了预期切除后神经功能缺陷。

• 如果 AVM 有高盗血区或供血血管动脉瘤，部分栓塞可能减少将来出血的风险。

幕上深部 AVM 经大脑半球间经胼胝体或经皮质入路到达；幕下深部 AVM 入路更为复杂，不在本章讨论范围内。幕下 AVM 最常用的入路是经枕下、乙状窦后、颞下和岩部。根据位置和血管结构计划手术[15, 18-20]。

显微外科

手术体位类似于其他病变的手术，在其他章节中也有介绍。手术的目的是完全消除分流，这可以通过四个阶段来实现：将 AVM 的位置 / 血管结构与术前的血管造影进行比较；保存供应正常脑组织的动脉血管的所有分支；尽可能靠近瘘口的闭塞供血血管；完全切除病变，闭塞引流静脉。首先，应定位 AVM，评估供血血管和正常供应脑组织血管之间的关系。必须尽可能靠近 AVM 去分离供血血管，以保证正常脑组织血供，如果将来需要血管内治疗，则应避免逆行性静脉 / 动脉血栓。引流静脉也是必须仔细确认。当静脉不再出现动脉化时，AVM 完全塌陷后可将最后剩余的引流静脉分开。过早阻断引流静脉或在保证所有供血血管阻断前可能导致静脉高压和术中出血。在止血时，适当的使用吸引器和微血管夹，最低限度的回抽，可降低术后血肿的发生率。在包扎手术部位后，麻醉医生被要求在进行缝合前进行诱导 Valsalva 动作以评估止血情况。

应尽可能避免切除健康的脑组织。无框架立体定向装置或电生理监测可用于帮助定位 AVM。手术入路应根据 AVM 病灶的位置而定，以使入路角度与主要供血动脉垂直。必须要有一个大的切口，因为它可以容纳脑部肿胀，可以完全识别解剖结构，并在发生出血时提供即时的保护[18-20]。

根据邻近皮质功能区的程度，切除脑 AVM 可能会带来重大的功能风险。当涉及或靠近运动皮层时，外科医生经常对运动反应进行神经监测。在 AVM 切除术中，直接脑刺激可使运动诱发电位降低至初始值的 15%，这与术后运动功能的良好恢复有关[21]。相反，术中诱发电位的消失与通过降低改良 Rankin 评分导致的长期运动功能损害相关[22]。

因为手术切除的目的是完全消除 AVM，所以术中采用多种方法评估切除程度。Bilbao 等比较术中吲哚菁素视频血管造影（indocyanine videoangiography，ICGV）和 DSA 对术后残余脑 AVM 的评价，发现 ICGV 对残余 AVM 病灶的检出率较低，尤其是对深部、高级别病变[23]。硬脑膜动静脉瘘（DSA for dural AVF，DAVF）的

ICGV 和 DSA 假阴性率相似，分别为 8.7% 和 10.5%[23, 24]。术中超声的主要应用是在手术室不使用血管造影术的情况下确认手术切除范围[25]。它已用于 AVM 的外科治疗[25]，并且可以优化 AVM 的切除，而不会牺牲不必要的静脉。经颅多普勒检查显示与脑血管造影有很好的相关性，可用于检测 AVM 以及评估大小和位置[26]。

显微外科手术有较高的完全切除率和长久的结果[1]。手术的风险包括术中破裂、牵拉水肿和血管血栓形成，以及切除正常脑组织和正常灌注压突破（normal perfusion pressure breakthrough，NPPB）。即使存在这些风险，显微外科手术也能带来较高的满意结果[8]。对 2425 例接受过手术治疗的患者进行的 Meta 分析显示，显微手术切除术后死亡率为 3.3%，终身发病率为 8.6%。

DAVF 是由增厚的硬膜动脉和扩张的位于静脉窦上的引流静脉以及连接两者的微血管网构成。与脑 AVM 相比，DAVF 通常是后天性异常，而不是先天性异常，并且很少包含散在的病灶[5]。图 10-5 这些血管病变一般认为是由于硬脑膜静脉窦狭窄或闭塞所致，通常是由于窦血栓形成（乳突慢性感染）、外伤或手术所致。横窦是一个非常常见的位置，枕动脉是常见的供血动脉。另一个常见位置是海绵窦。根据供血动脉的来源可将其分为软脑膜、软脑膜混合型和纯硬脑膜型。常见的临床表现包括搏动性耳鸣、枕部杂音、头痛、视力损害和乳头水肿[5]。在这两个系统中，顺行

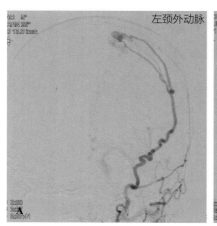
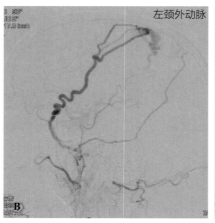
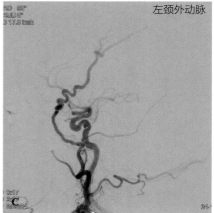

▲ 图 10-5　一位 67 岁女性的血管造影显示，动静脉瘘由双侧脑膜中动脉供血并有皮质静脉引流

进入蛛网膜下腔 / 皮质静脉的高级病变与较高的出血率和其他神经系统后遗症相关。在 MRI 上与预后较差的皮质静脉回流相关的 DAVF 倾向于显示软脑膜血管，而没有可识别的病灶[27, 28]。术前计划需要足够的影像学检查，以更好地了解病变。全脑血管造影术仍然是 DAVF 的最明确的诊断技术，尤其是位于脊柱内时 – 在对比剂注射的动脉期显示早期的静脉或硬膜窦充盈[10, 11]。

绝大多数 DAVF 可以通过血管内技术有效治疗，尤其是使用新型栓塞剂。即使不完全闭塞，也可在临床和影像学上追踪这些病变。手术治疗的目的包括结扎瘘口。部分切除不能防止将来出血的风险，因此术中血管造影被更频繁地使用[5]。

侵袭性 DAVF 手术包括完全切除病灶，通过凝固硬脑膜和供血动脉、静脉窦（如有累及），以及所有动脉化的软脑膜静脉，然后对在引流正常脑部的静脉窦骨骼化[5, 6]。

三、围术期注意事项

要　点

- 术中破裂可导致大量的危及生命的出血。
- NPPB 和闭塞性充血可引起严重的围术期的挑战。
- 必须进行血管造影以确认成功的治疗。

AVM 的主要考虑因素之一是它们是破裂的还是未破裂的。由于围手术期处理更为复杂，作者将重点关注破裂的 AVM。对于以出血为表现的患者，第一个问题是患者是否有已知的 AVM 和先前存在的影像，而不是最初的表现。其他重要问题包括患者的精神状况，颅内血量及相关的脑移位。对于 ICH 患者初次 CT 后考虑血管畸形，计算机断层血管造影术（CTA）通常会检测到 AVM，并给出大小、位置、引流方式及相关动脉瘤的信息。除了非常小的 AVM 外，试图切除具有明显移位和神经功能下降的患者的这些病

变是极具挑战性的[29, 30]。一种策略是做去骨瓣减压术，而不是积极清除脑出血。这通常可以控制 ICP，并允许进行进一步的检查，包括 MRI、血管造影及可能的栓塞，然后再进行进一步的手术治疗。在这种策略下，手术通常会延迟（最初出血后 3～4 周），这样可以液化血块，减少脑肿胀，有助于手术切除[29]。

四、正常灌注压突破和闭塞性充血

Spetzler 最初提出，低灌注可诱导病灶周围的局部血管长期扩张，使这一区域易于发生血管运动麻痹[31]。在 AVM 切除后恢复正常灌注后，正常灌注压力突破（NPPB）假定血管自动调节能力受损可能无法弥补动脉血流的增加，最终导致充血，水肿或脑出血。如果在血管造影上 AVM 的直径 > 4cm，则认为患者存在 NPPB 的高风险；有证据表明快速的瘘口血量阻碍了正常循环的可视化；供血动脉又长又粗；局灶性功能缺陷提示存在大脑半球缺血。这些特征提示血管床内有明显的盗血现象和自动调节功能丧失。避免 NPPB 的方法是分期栓塞，逐渐增加缺血半球的血流灌注，目前仍提倡这种方法。另一个建议包括术后降低血压。除低血压外，其他先前推荐的策略包括甘露醇、巴比妥昏迷、过度通气和类固醇。一般而言，围术期应避免低血压，因为尚不清楚它是否会影响 NPPB，并可能产生潜在的有害影响[31-33]。

闭塞性充血（OH）是另一种可能解释 AVM 切除后脑水肿和出血的机制。这一理论认为静脉流出道阻塞和邻近 AVM 的动脉血流停滞是病灶完全切除后高灌注损伤的主要原因。最近的证据与该理论的某些组成部分相矛盾。AVM 术后水肿和出血的根本原因仍有争议，NPPB 和闭塞性充血可能是这一现象的相关的和补充的解释。目前的推荐是切除术后维持正常血压，并消除残余 AVM 作为术后出血原因的可能性，因为术中影像学有公认的假阴性率[32-34]。

五、术中、术后注意事项

要　点

- 必须严格控制颅内压（ICP）、血压和容积状态。
- 脑出血与发病率和死亡率的增加有关。
- 术后出血必须考虑 AVM 残留问题，即使术中影像为阴性的 AVM。
- 关于 NPPB 和闭塞性低充血症（obliteration hyperemia，OH）在 AVM 血流动力学中的意义和作用仍存在争议。然而，维持正常血压已成为围术期的主要方法。

预防并发症的最好方法是预测并发症的发生，并提前制订应对策略（表 10-2）。术中破裂可导致大量失血，需要通过大口径静脉导管和（或）中心静脉导管进行充分的静脉输液和动脉导管监测。一些外科医生要求诱导性低血压以帮助控制术中

出血，这显然会引起神经系统后遗症 [30, 34]。严重失血的患者可能需要在神经重症监护室进行复苏。脑肿胀，无论其机制如何（脑部操作、缺血、NPPB、OH），都可能需要使用甘露醇，这也可以降低容积状态。在大脑明显肿胀的情况下，可以采用其他干预措施，如过度换气和使用戊巴妥或丙泊酚等药物引起的爆发抑制。丙泊酚和巴比妥类药物可使血压急剧下降，尤其是当患者因失血 / 甘露醇继发较低血容量时。巴比妥类药物的使用可显著延迟获得可靠的神经系统检查。外科医生经常要求患者术后保持爆发抑制状态，这显然使神经系统评估变得困难，并且在 NPPB 或 OH 的治疗或预防中起着不明确的作用。即使没有诱导爆发抑制，使用神经监测也需要更多地依赖于静脉麻醉药。同样，对于手术时间长的病例，这将延迟麻醉复苏 [30, 34-39]。

脑积水可能是由 AVM 破裂引起的脑室内出血引起的。发生这种情况时，必须急诊插入脑室引流导管。这些导管也可用于监测神经重症监护

表 10-2　并发症的预防和处理

	并发症	预　防	处　理
术中并发症	缺血性伤害	• 尽可能近地靠近瘘口去分离供血动脉	
	顺行 / 逆行栓塞	• 尽可能近地靠近瘘口去分离供血动脉	
	术中出血	• 减小 AVM 的体积 • 在闭塞供血动脉后闭塞引流静脉 • 充分的液体复苏	• 降低血压 • 临时夹闭 • 吸引 • 烧灼
	术中脑积水	• 术中避开脑室	• 插入脑室引流管
术后并发症	术后血肿	• 严密止血 • 减少牵拉 • 充分液体复苏 • 严格控制血压 • 凝血病的纠正	• 换气过度 • 利尿药 / 渗透剂治疗 • 巴比妥酸盐输注 • 手术清除 • 去骨瓣减压术
	术后脑积水	• 术中避开脑室	• 脑室腹腔分流
	正常灌注压力突破	• 严格控制血压 • 严格控制颅内压	• 肾上腺素能阻断手术
	癫痫	• 抗惊厥治疗 • 预防再出血 • 预防缺血	• 抗惊厥治疗

AVM. 动静脉畸形

病房患者的颅内压。

如果术中担心 ICP 升高，尤其是在术中破裂或脑肿胀的情况下，应考虑在手术结束时去骨瓣减压并减张缝合硬脑膜（颅骨切除术）。另外，对于那些麻醉复苏延迟的患者，除考虑使患者保持镇静或处于爆发抑制状态外，还应考虑进行脑室穿刺外引流术和（或）颅内压监护，可能应该考虑使用具有包括脑氧功能在内的多模态监测。连续脑电图监测也是一种有用的辅助手段[40-42]。

术后管理的基础是 ICP 和血压的控制、凝血障碍的纠正和正常血容量的维持（表 10-3）。患者至少应该在神经重症监护室接受治疗 24h[43]。床头抬高至 30°～40° 可以通过平衡 ICP 的降低与平均动脉压的降低（与仰卧状态相比）来优化灌注压。在用力或进行 Valsalva 动作时，使用粪便软化剂来降低 ICP。术后管理的其他重要方面包括疼痛控制、肺部清理和预防深静脉血栓形成。对于有癫痫发作的患者，应持续给予抗惊厥药物治疗；对于没有癫痫发作的患者，可给予短期的抗惊厥治疗。

如果患者在术中有明显的失血，评估血容量状态和是否需要对血容量不足进行复苏至关重要。基准的和一系列的神经系统检查对于发现潜在病情恶化至关重要。头部 CT 通常作为基本的检查，尤其是在患者没有可靠检查的情况下。如果有临床恶化或颅内压增加的迹象，应行头颅 CT 检查以了解是否有新的出血或脑肿胀增加。

上文已经讨论了这些术后问题的所推荐的机制，包括 NPPB 和 OH，残留 AVM 和术后常规出血。因为术中成像可能出现假阳性结果，因此应考虑术后成像，包括重复血管造影，特别是在考虑将患者送回手术室的情况下。新发性脑积水也可以治疗。新发作的癫痫也应该与新的神经问题相鉴别。新的神经功能缺损也可能需要磁共振来寻找新的缺血区域。

如前所述，关于先前归因于 NPPB 和（或）OH 的术后出血、脑肿胀和局部缺血的确切生理机制，仍然存在大量争论。此外，除了术前栓塞外，对于如何预防或治疗这些实质性问题并无共识。肾上腺素能阻断药已用于预防和治疗 NPPB[44]。除低血压外，其他规定的治疗包括甘露醇、巴比妥昏迷、过度通气和类固醇。目前的建议是维持正常血压和正常血容量[31-33]。

与所有复杂神经外科病例的护理一样，血管畸形的治疗需要麻醉、手术团队和神经危重症护理团队之间的无缝沟通，如在 NPPB 之类的问题上没有达成一致或共识时。

表 10-3　术后监测参数的实用性和目标

参　数	实用性	目　标
颅内压监测	• 预测工具 • 指导管理 • 严格的控制可能会带来好的预后 • 可能是昏迷患者神经系统损伤的唯一迹象	• ICP < 20～25mmHg
脑氧监测	• 可能反映组织缺血 • 允许实施治疗措施	• $PbtO_2$ < 20mmHg 时可能反映缺血
血流动力学监测	• 防止出血 • 防止灌注不足	• SBP = 90～110mmHg • CPP > 45～50mmHg • 等量液体 • 等渗透压

ICP. 颅内压；$PbtO_2$. 脑组织氧分压；SBP. 收缩压；CPP. 脑灌注压

六、结论

AVM 的切除虽然具有挑战性，但可以有很好的效果。建议分期手术、术前栓塞、围术期和术后密切随访。细致的血压和 ICP 控制可以改善患者的预后。

参 考 文 献

[1] Al–Shahi R, Fang JS, Lewis SC, Warlow CP. Prevalence of adults with brain arteriovenous malformations: a community based study in Scotland using capture–recapture analysis. *J Neurol Neurosurg Psychiatry*. 2002;73(5):547–551.

[2] Hartmann A, Mohr JP. Acute management of brain arteriovenous malformations. *Curr Treat Options Neurol*. 2015;17(5):346. http://dx.doi.org/10.1007/s11940-015-0346-5.

[3] Mohr JP, Parides MK, Stapf C, et al. Medical management with or without interventional therapy for unruptured brain arteriovenous malformations (ARUBA): a multicentre, non–blinded, randomised trial. *Lancet*. 2014;383:614–621.

[4] Spetzler RF, Martin NA. A proposed grading system for arteriovenous malformations. *J Neurosurg*. 1986;65(4):476–483.

[5] Signorelli F, Della Pepa GM, Sabatino G, et al. Diagnosis and management of dural arteriovenous fistulas: a 10 years singlecenter experience. *Clin Neurol Neurosurg*. 2015;128:123–129.

[6] Zhao LB, Suh DC, Lee DG, et al. Association of pial venous reflux with hemorrhage or edema in dural arteriovenous fistula. *Neurology*. 2014;82(21):1897–1904.

[7] Stapf C, Mohr JP, Pile–Spellman J, et al. Concurrent arterial aneurysms in brain arteriovenous malformations with haemorrhagic presentation. *J Neurol Neurosurg Psychiatry*. 2002;73(3):294–298.

[8] Novakovic RL, Lazzaro MA, Castonguay AC, Zaidat OO. The diagnosis and management of brain arteriovenous malformations. *Neurol Clin*. 2013;31:749–763.

[9] Josephson CB, White PM, Krishan A, Al–Shahi Salman R. Computed tomography angiography or magnetic resonance angiography for detection of intracranial vascular malformation in patients with intracerebral hemorrhage. *Cochrane Database Syst Rev*. 2014;9:CD009372.

[10] Sharma A, Westesson P. Preoperative evaluation of spinal vascular malformation by mr angiography: how reliable is the technique: case report and review of literature. *Clin Neurol Neurosurg*. 2008;110:521–524.

[11] Willems P, Brouwer P, Barfett J, terBrugge K, Krings T. Detection and classification of cranial dural arteriovenous fistulas using 4d–ct angiography: initial experience. *AJNR*. 2011;32:49–53.

[12] Suzuki H, Maki H, Taki WE. Evaluation of cerebral arteriovenous malformations: using image fusion combining three–dimensional digital subtraction angiography with magnetic resonance imaging. *Turkish Neurosurg*. 2012;22:341–345.

[13] Castel JP, Kantor G. Postoperative morbidity and mortality after microsurgical exclusion of cerebral arteriovenous malformations. Current data and analysis of recent literature. *Neurochirurgie*. 2001;47:369–383.

[14] Pollock BE, Lunsford LD, Kondziolka D, Maitz A, Flickinger JC. Patient outcomes after stereotactic radiosurgery for "operable" arteriovenous malformations. *Neurosurgery*. 1994;35(1):1–7.

[15] Spetzler RF, Martin NA, Carter LP, Flom RA, Raudzens PA, Wilkinson E. Surgical management of large AVMs by staged embolization and operative excision. *J Neurosurg*. 1987;67(1):17–28.

[16] Baranoski JF, Grant RA, Hirsch LJ, et al. Seizure control for intracranial arteriovenous malformations is directly related to treatment modality: a meta–analysis. *J Neurointerv Surg*. 2014;6(9):684–690.

[17] Crowley RW, Ducruet AF, Kalani MY, Kim LJ, Albuquerque FC, McDougall CG. Neurological morbidity and mortality associated with the endovascular treatment of cerebral arteriovenous malformations before and during the Onyx era. *J Neurosurg*. 2015;122 (6):1492–1497.

[18] O'Shaughnessy BA, Getch CC, Bendok BR, Batjer HH. Microsurgical resection of infratentorial arteriovenous malformations. *Neurosurg Focus*. 2005;19(2):e5.

[19] Pikus HJ, Beach ML, Harbaugh RE. Microsurgical treatment of arteriovenous malformations: Analysis and comparison with stereotactic radiosurgery. *J Neurosurg*. 1988;88(4):641–646.

[20] Sisti MB, Kader A, Stein BM. Microsurgery for 67 intracranial arteriovenous malformations less than 3 cm in diameter. *J Neurosurg*. 1933;79(5):653–660.

[21] Lepski G, Honegger J, Liebsch M, et al. Safe resection of arteriovenous malformation in eloquent motor areas aided by functional imaging and intraoperative monitoring. *Neurosurgery*. 2012;70:276–278.

[22] Bilbao CJ, Bhalla T, Dalal S, Patel H, Dehdashti AR. Comparison of indocyanine green fluorescent angiography to digital subtraction angiography in brain arteriovenous malformation surgery. *Acta Neurochir (Wien)*. 2015;157:351–359.

[23] Thind H, Hardesty DA, Zabramski JM, Spetzler RF, Nakaji PT. The role of microscope–integrated near–infrared indocyanine green videoangiography in the surgical treatment of intracranial dural arteriovenous fistulas. *J Neurosurg*. 2015;122:876–882.

[24] Zaidi HA, Abla AA, Nakaji P, Chowdhry SA, Albuquerque FC, Spetzler RF. Indocyanine green angiography in the surgical management of cerebral arteriovenous malformations: lessons learned in 130 consecutive cases. *Neurosurgery*. 2014;10:246–251.

[25] Fu B, Zhao J, Yu L. The application of ultrasound in the management of cerebral arteriovenous malformation. *Neurosci Bull*. 2008;24:387–394.

[26] Zuang L, Duan YY, Cao TS, Ruan LT. Potential of transcranial power doppled imaging on the diagnosis of cerebral arteriovenous malformation. *Chin J Ultrasonogr*. 2000;9:300–302.

[27] Shin D, Park K, Yeul G, et al. The use of magnetic resonance imaging in predicting the clinical outcome of spinal arteriovenous fistula. *Yonsei Med J*. 2015;56:397–402.

[28] Letourneau–Guillon L, Pablo Cruz J, Krings T. CT and MR imaging of non–cavernous dural arteriovenous fistulas: findings associated with cortical venous reflux. *Eur J Radiol*. 2015;84:1555–1563.

[29] Jafar JJ, Rezai AR. Acute surgical management of intracranial arteriovenous malformations. *Neurosurgery*. 1994;34(1):8–12.

[30] Hashimoto T, Young WL. Anesthesia–related considerations for cerebral arteriovenous malformations. *Neurosurg Focus*. 2001;11(5):e5.

[31] Rangel–Castilla L, Spetzler RF, Nakaji P. Normal perfusion pressure breakthrough theory: a reappraisal after 35 years. *Neurosurg Rev*. 2015;38:399–405.

[32] O'Connor TE, Fargen KM, Mocco J. Normal perfusion pressure breakthrough following AVM resection: a case report and review of the literature. *Open J Mod Neurosurg*. 2013;3:66–71.

[33] Zacharia BE, Bruce S, Appelboom G, Connolly Jr S. Occlusive hyperemia versus normal perfusion pressure breakthrough after treatment of cranial arteriovenous malformations. *Neurosurg Clin N Am*. 2012;23:147–151.

[34] Miller C, Mirski M. Anesthesia considerations and intraoperative monitoring during surgery for arteriovenous malformations and dural arteriovenous fistulas. *Neurosurg Clin N Am*. 2012;23:153–164.

[35] Ravussin P, Tempelhoff R, Modica PA, Bayer–Berger MM. Propofol vs. thiopental–isoflurane for neurosurgical anesthesia: comparison of hemodynamics, CSF pressure, and recovery. *J Neurosurg Anesthesiol*. 1991;3(2):85–95.

[36] Awad IA, Magdinec M, Schubert A. Intracranial hypertension after resection of cerebral arteriovenous malformations. Predisposing factors and management strategy. *Stroke*. 1994;25:611–620.

[37]　Batjer HH, Devous MD, Meyer YJ, Purdy PD, Samson DS. Cerebrovascular hemodynamics in arteriovenous malformation complicated by normal perfusion pressure breakthrough. *Neurosurgery*. 1988;22 (3):503–509.

[38]　Leblanc R, Little JR. Hemodynamics of arteriovenous malformations. *Clin Neurosurg*. 1990;36:299–317.

[39]　Woodcock J, Ropper AH, Kennedy SK. High dose barbiturates in nontraumatic brain swelling: icp reduction and effect on outcome. *Stroke*. 1982;13(6):785–787.

[40]　Scheufler KM, R€ohrborn HJ, Zentner J. Does tissue oxygen-tension reliably reflect cerebral oxygen delivery and consumption? *Anesth Analg*. 2002;95(4):1042–1048.

[41]　Scheufler KM, Lehnert A, Rohrborn HJ, Nadstawek J, Thees C. Individual value of brain tissue oxygen pressure, microvascular oxygen saturation, cytochrome redox level, and energy metabolites in detecting critically reduced cerebral energy state during acute changes in global cerebral perfusion. *J Neurosurg Anesthesiol*. 2004;16(3):210–219.

[42]　Menzel M, Soukup J, Henze D, et al. Brain tissue oxygen monitoring for assessment of autoregulation: preliminary results suggest a new hypothesis. *J Neurosurg Anesthesiol*. 2003;15(1):33–41.

[43]　Ogilvy CS, Stieg PE, Awad I, et al. Recommendations for the management of intracranial arteriovenous malformations : a statement for healthcare professionals from a special writing group of the stroke council, american stroke association. *Stroke*. 2001;32: 1458–1471.

[44]　Bloomfield EL, Porembka DT, Ebrahim ZY, et al. Analysis of cate-cholamine and vasoactive peptide release in intracranial arterial venous malformations. *J Neurosurg Anesthesiol*. 1996;8 (2):101–110.

第 11 章 海绵状血管畸形
Cavernous Malformations

Yin C. Hu　Michael F. Stiefel　**著**

张怡村　王育胜　**译**

张洪钿　**校**

一、概述

> **要 点**
>
> ◆ 对于反复出血,进行性神经系统恶化或顽固性癫痫的患者应进行海绵状瘤切除术。
> ◆ 发育性静脉异常是正常静脉引流的变体,必须保留以减少术后静脉梗死的风险。
> ◆ 一种由内而外的逐段切除技术,专门用于切除功能区皮质和脑干的海绵状畸形。
> ◆ 在非功能区皮质切除海绵状畸形周围的胶质细胞组织,但在功能区皮质保持原状。

海绵状畸形(cavernous malformations,CM)或海绵状血管瘤,占中枢神经系统血管病变的 5%~13%。大多数颅内 CM 位于幕上,而 9%~35% 位于幕下 [1, 2]。鉴于放射成像,特别是 MRI 的简便性、重复性和敏感性的提高,对偶发性 CM 的诊断正在上升。高达 40% 的 CM 是无症状的,这对了解其流行病学和自然史提出了挑战 [3]。

CM 界限清楚,不侵入脑组织。大体上,它有一个红色或略带紫色的桑葚样外观。组织学上,血管壁由一层缺乏肌细胞的内皮细胞组成,是动脉血管壁的典型组成部分。病灶附近或病灶内不同时期的出血是 CM 的主要特征。病变周围的胶质组织被先前出血残留的含铁血黄素染成黄色。钙化可能发生,在 CT 扫描中常被误认为出血。其他血管畸形可能与 CM 有关,特别是发育性静脉畸形(developmental venous anomalies,VA)。这些异常是正常静脉引流的变异,常与 CM,特别是脑干 CM 有关。

> 临床要点:致痫灶是由含铁血黄素沉积和海绵状畸形引起的胶质增生导致。随着时间的推移可能导致难治性癫痫。

二、神经解剖与手术步骤

临床症状取决于 CM 在神经系统中的位置。病变出血时一般压力不高,通常不会引起显著的临床症状。然而,在功能区如脑干,患者可能会因为小量出血而出现症状,甚至瘫痪。最常见的症状是癫痫、头痛和局灶性神经功能障碍。病灶周围含铁血黄素沉积和胶质增生可能是致痫的;随着时间的推移,CM 引起的癫痫可能会对药物治疗无效。

复发性出血、进行性神经功能恶化或顽固性癫痫患者应考虑行 CM 切除术。显微外科手术的复杂性是由 CM 的位置与周围神经组织的功能区关系决定的。手术的目的是彻底切除 CM,包括胶质组织。然而,有几个手术注意事项,在功能区,如脑干或运动皮层,胶质组织不能被切除,因为它会导致神经功能恶化。相关的 DVA 也必须精心保留，以维持正常的静脉引流和防止静脉梗死。彻底检查手术腔对于确保没有残留的 CM 是至关重要的，因为残留的 CM 可能会随着时间的推移而扩大并再次出血。

> 临床要点：发育性静脉异常通常与海绵状畸形（尤其是脑干中的畸形）相关。它们是正常静脉引流的变体，必须在手术期间予以保留。

切除 CM 的手术方法以两点法为指导，该方法用于脑干病变的切除[4]。手术路线包括颅骨和 CM 中心之间的最短距离，同时穿越最少数量的神经组织。通常，这是根据术前磁共振评估的，最佳患者体位、重力牵引、合适的入路、神经导航、最大限度地解剖蛛网膜，以及最小的正常脑组织侵犯，这些原则可以减少 CM 切除过程中手术操作对周围神经组织的副损伤。

幕上 CM 可以根据位置或功能区进一步分类。邻近脑回表面的非功能区皮质 CM 是最容易手术切除的病变，因为必须侵犯的神经组织数量最少（图 11-1）。当 CM 接近脑沟表面或位于非功能区脑沟时，可采用经脑沟分离术。有切除功能区皮质和（或）皮质下区域（即基底神经节、丘脑）CM 的报道[5-10]，但由于严重的手术并发症，所以报道较少。虽然在这组患者中，手术切除可获得良好的功能结果，但患者的选择仍然是关键因素[5, 11, 12]。功能磁共振成像、术中唤醒清醒开颅、无框架立体定向技术和术中定位是切除功能区和深部 CM 的有效辅助手段。

尾状核头部附近的病灶可以通过对侧大脑半球间经纵裂胼胝体入路到达，这样可以优化病灶的暴露。位于海马体上方、基底节前下方的 CM 可以通过分离外侧裂前部手术切除。最近报道了一种经颈动脉上额下入路切除基底节前下部 CM 的方法[13]。那些位于基底神经节后部的部分可通过经脑沟，经皮层，顶枕开颅入路到达。此外，小脑上 – 滑车上入路治疗位于丘脑后下的 CM 的技术方面也有报道[14]。岛叶或岛叶下 CM 可以通过分离侧裂远侧部，然后经岛叶切开皮质来切除。类似于脑干 CM 的切除，采用了一种由内而外的技术来切除功能区部位的病变。如果病变隐藏在皮层下，MRI 导航或超声可以帮助定

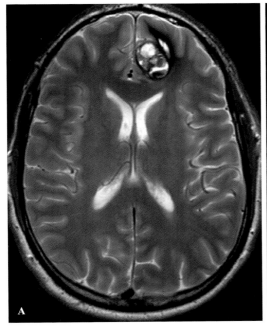
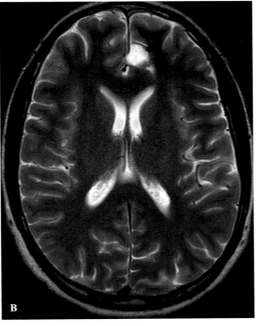

▲ 图 11-1　一名 32 岁的男性患者，其复发性头痛和癫痫发作是继发于左额叶海绵状瘤。术前 MRI T_2 序列（A）显示左侧 2.5cm 的额叶海绵状畸形伴有含铁血黄素环。术后 3 个月的 MRI T_2 序列（B）显示病变完全切除

位病变。小的皮质切开术和组织的温和分离是为了尽量减少对神经组织的破坏。通过包膜进入病变并排出血液，使其缩小，而不是沿着病变四周进行分离。电凝器尽可能少或在低电流强度下使用，或者根本不用。然后，从内部将 CM 从周围组织中分离出来，拉向手术腔的中心，进行分步切除。

> 临床要点：CM 的手术切除方法高度取决于病变的位置。方法的变化取决于外科医生，并且通常基于经验。在功能区，建议采用由内而外的技术切除 CM。

由于脑干的功能区，幕下 CM 相关出血的症状往往比幕上 CM 出血更严重。对有症状的脑干 CM 手术切除的最佳时机尚不清楚。当在出血后的急性或亚急性环境下进行切除时，报告的结果有好有坏 [15, 16]。出血后亚急性期手术可能更为可取，因为术中病变的可视化程度得到改善，患者的神经系统状态稳定 [17, 18]。

脑干 CM 的手术入路由病灶的位置决定。已经报道了不同的手术入路都能取得好的结果，但同时也取决于外科医生的经验。隐藏在脑干皮层下的 CM 要求精确的无框架立体定位。前文所述的

内 - 外切除技术适用于脑干 CM 的切除。

中脑的 CM 可以通过眶颧、翼点入路经前外侧切除，通过颞下入路经侧方切除，或通过外侧小脑幕下小脑上入路（lateral supracerebellar-infratentorial，LSCIT）经后方切除（图 11-2）。对于一些外科医生来说，经岩骨入路已经被一些微侵袭入路取代，因为经岩骨入路相关的手术并发症发病率较高 [19, 20]。然而，最大骨窗暴露以改善视觉效果和减少脑牵拉，这一原则仍适用于微侵袭入路。必要时，可采用联合入路，如远外侧 / 乙状窦后入路治疗桥延交界前外侧区病变。位于更低位置的脑桥后外侧 CM 通过乙状窦后入路，经过三叉神经和面神经之间的手术通道切除。类似的位置靠上的脑桥病变，可以通过 LSCIT 入路切除。邻近第四脑室软膜或延髓后部的病变可通过枕下入路进入。此外，膜帆入路可在不分离蚓部的情况下到达位于大脑脚中部下内侧的 CM。远外侧入路通常足以治疗延髓外侧和前外侧的 CM。

罕见的情况是，CM 发生在脑神经上，包括视神经和视交叉、动眼神经、滑车神经、面神经和前庭蜗神经。症状涉及受累的特定的脑神经。在某些患者中，影像学无法诊断，病变仅在手术期间得以确认。一般来说，术后受累神经的功能不会恢复，但随着时间的推移可能会有所改善。

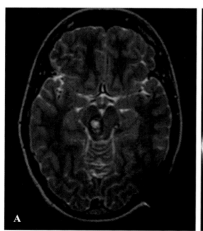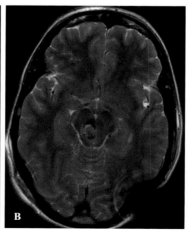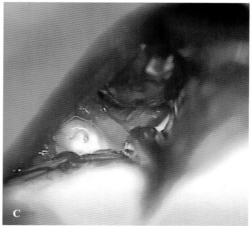

▲ 图 11-2　患者 28 岁，反复复视，左侧肢体麻木，检查发现右中脑海绵状畸形，有出血史。术前 MRI T₂ 序列（A）显示右后外侧中脑海绵状瘤，术后 MRI T₂ 序列（B）显示完全切除。术中对海绵状畸形进行影像学检查（C），采用外侧幕下小脑上入路切除病变

三、围术期注意事项

> **要　点**
>
> - 无框架立体定向对准确定位深部幕上和幕下 CM 是必要的。
> - 对于继发于 CM 的癫痫患者，术后应继续使用抗癫痫药物（AED）。
> - 神经影像学和显微外科工具的进步改善了以前认为无法切除的海绵状瘤的手术效果。

MRI 分辨率方面的进步可以更好地进行 CM 的解剖定位，反之又为 CM 的手术方法和治疗提供了信息。不同的 MRI 序列（即磁敏感加权成像）可以更好地识别与 CM 相关的 DVA。扩散张量成像可对白质纤维束进行追踪，并且 3D 重建显示围手术期神经结构与 CM 之间的关系[21]。术中无框架立体定向（MRI 引导）已成为显微血管神经外科的有力工具，显著提高了切除这些病变的手术通道的准确性，从而将手术并发症发病率降至最低。

显微外科技术的进步提高了显微外科切除 CM 的质量。吸引导管和双极电凝在切除过程中改善了深部病变（脑干、基底神经节）的手术可视性。CO_2 激光在某些情况下（如非钙化的 CM）有助于在困难区域切除 CM[22]。术中脑室底定位指导手术决策，优化手术路径，以及减少手术并发症[23]。对于多发性 CM 和癫痫患者，用硬膜下网格和条带进行颅内监测可能有助于确定癫痫灶。运动区和语言区的皮层定位可以提高对功能区结构和病变之间关系的理解。术中唤醒对位于功能区皮质的 CM 和致痫性胶质组织的切除可能有用。

> **临床要点**：显微外科技术、影像学和器械的进步将不可手术的 CM 重新分类为可手术的 CM，这些 CM 的患者通常神经功能良好和术后可接受的手术并发症发生率。

由于继发 CM 的难治性癫痫是一种手术指征，因此接受手术切除 CM 的患者术后应继续进行 AED 治疗。术后癫痫发作缓解的可能性为 > 70%[24, 25]。如果患者仍然没有癫痫发作，或者只有先兆或单纯的部分癫痫发作，那么在术后第一年将 AED 停用改为单一疗法是合理的。

CM 的完整切除不能保证手术治愈。完全切除后可发生新生 CM。这突出了这些病变的动态性质[26]。相关的 DVA、静脉高压和局部血流的改变可能导致复发，尤其是在脑干中。必须告知患者这种可能性，并强调术后进行连续影像监测的重要性。

> **临床要点**：完全切除后仍然复发证明 CM 是动态病变。

四、术后并发症

> **要　点**
>
> - 当相关的 DVA 在 CM 切除术中破裂，从而中断周围神经组织的正常静脉引流时，就会发生静脉梗死。
> - 脑干 CM 切除术的患者应在术后早期表现出足够的咳嗽和呕吐反射之后拔管
> - 手术腔内的早期再出血高度提示次全切除和残余 CM 的存在。

对于脑部 CM，与手术切除相关的并发症、患者的整体健康状况、CM 的位置，以及个性化的手术方法和技术有关。伤口感染和 CSF 漏并不是外科手术中所特有的，每个外科医生都应该预先采取措施尽可能避免这些并发症。为了解决这些并发症，经常需要对脑脊液漏口和伤口冲洗并进行缝合。需要适当足疗程的抗生素来治疗伤口感染。

术后所有患者均在重症监护室接受监护，以监测气道、呼吸和心脏异常情况，尤其是脑干 CM 切除后。维持正常的血压，并尽快进行神经系统检查以评估临床状况。术后早期常规 CT 扫描以排除出血或其他可治疗的情况。术后 MRI 检查最佳时机尚未确定。术后即刻 MRI 很难区分出血和术腔残留 CM。然而，扩大的手术腔或再出血高度提示残余 CM。返回手术室清除出血和残留的 CM 防止潜在出血。

> **临床要点：** 手术腔内扩大或新出血高度提示海绵状畸形残余。再次手术是必要的，以清除出血，减少占位效应，并切除残余 CM。

术后神经功能缺损对每种手术入路都有高度特异性。当相关的 DVA 在手术过程中破裂时，可能会发生静脉梗死。显著的占位效应可能导致颅内压升高，危及生命。可能需要行去骨瓣减压术或枕下骨瓣减压术。为了控制颅内压，可能需要行脑室外引流、高渗疗法、深度镇静和可能的药物性麻痹。应避免缺氧和低血压，以尽量减少继发性细胞损伤。在一些中心，可以测量并监测脑氧分压和血流量。脑微透析可用于监测脑代谢危机。

> **临床要点：** 如果相关的 DVA 在手术过程中破裂，则会发生静脉梗死。根据梗死的大小和位置，可能需要进行去骨瓣减压术以控制难治性颅内压升高。

行脑干 CM 切除术的患者术后早期不应拔管，因为可能存在气道损伤。只有当它们能保护呼吸道并能产生足够的咳嗽时，才应该拔管。此外，后组脑神经功能障碍的患者可能需要气管切开术和经皮内镜胃造瘘术（percutaneous endoscopic gastrostomy，PEG）。脑干 CM 手术的术后并发症可能包括核间眼肌麻痹、脑神经麻痹、虚弱、麻木、躯干和步态共济失调及痉挛。这些症状可能会随着时间的推移而改善，也可能不会。

> **临床要点：** 脑干 CM 切除术后早期拔管是不明智的，因为咳嗽和呕吐反应可能会受到影响。随着时间的推移，一些患者可能需要气管切开术和 PEG 置入术。

五、结论

CM 是一组异常的毛细血管和小静脉，它们会周期性出血，并在大脑或脊髓中引起出血。大多数 CM 会引起癫痫、头痛或出血。对于复发性出血、进行性神经功能恶化或顽固性癫痫的患者，应考虑切除 CM。有多种外科技术可用于治疗 CM，目的是尽可能彻底切除 CM，包括周边的胶质增生带。

参 考 文 献

[1] Detwiler PW, Porter RW, Zabramski JM, Spetzler RF. De novo formation of a central nervous system cavernous malformation: implications for predicting risk of hemorrhage. Case report and review of the literature. *J Neurosurg*. 1997;87(4):629–632. Review. PubMed PMID: 9322853.

[2] Labauge P, Brunereau L, Coubes P, et al. Appearance of new lesions in two nonfamilial cerebral cavernoma patients. *Eur Neurol*. 2001;45(2):83–88. PubMed PMID: 11244270.

[3] Leblanc GG, Golanov E, Awad IA, Young WL. Biology of vascular malformations of the brain NWC. Biology of vascular malformations of the brain. *Stroke*. 2009;40(12):e694–e702. PubMed PMID: 19834013. Pubmed Central PMCID: 2810509.

[4] Brown AP, Thompson BG, Spetzler RF. The two–point method: evaluating brain stem lesions. *BNI Q*. 1996;(12):20–24.

[5] Chang EF, Gabriel RA, Potts MB, Berger MS, Lawton MT. Supratentorial cavernous malformations in eloquent and deep locations: surgical approaches and outcomes. Clinical article. *J Neurosurg*. 2011;114(3): 814–827. PubMed PMID: 20597603.

[6] Matsuda R, Coello AF, De Benedictis A, Martinoni M, Duffau H. Awake mapping for resection of cavernous angioma and surrounding gliosis in the left dominant hemisphere: surgical technique and functional results: clinical article. *J Neurosurg*. 2012;117(6):1076–1081. PubMed PMID: 23039148.

[7] Wostrack M, Shiban E, Harmening K, et al. Surgical treatment of symptomatic cerebral cavernous malformations in eloquent brain regions. *Acta Neurochir*. 2012;154(8):1419–1430. PubMed PMID: 22739772.

[8] Zhou H, Miller D, Schulte DM, et al. Transsulcal approach supported by navigation–guided neurophysiological monitoring for resection of paracentral cavernomas. *Clin Neurol Neurosurg*. 2009;111(1):69–78. PubMed PMID: 19022559.

[9] Zotta D, Di Rienzo A, Scogna A, Ricci A, Ricci G, Galzio RJ.

Supratentorial cavernomas in eloquent brain areas: application of neuronavigation and functional MRI in operative planning. *J Neurosurg Sci*. 2005;49(1):13–19. PubMed PMID: 15990714.

[10] Li D, Zhang J, Hao S, et al. Surgical treatment and long–term outcomes of thalamic cavernous malformations. *World Neurosurg*. 2013;79(5– 6):704–713. PubMed PMID: 22381871.

[11] Zaidi HA, Chowdhry SA, Nakaji P, Abla AA, Spetzler RF. Contralateral interhemispheric approach to deep–seated cavernous malformations: surgical considerations and clinical outcomes in 31 consecutive cases. *Neurosurgery*. 2014;75(1):80–86. PubMed PMID: 24618803.

[12] Pandey P, Westbroek EM, Gooderham PA, Steinberg GK. Cavernous malformation of brainstem, thalamus, and basal ganglia: a series of 176 patients. *Neurosurgery*. 2013;72(4):573–589. discussion 88–89. PubMed PMID: 23262564.

[13] Waldron JS, Lawton MT. The supracarotid–infrafrontal approach: surgical technique and clinical application to cavernous malformations in the anteroinferior basal ganglia. *Neurosurgery*. 2009;64(3 Suppl): 86–95; discussion 95. PubMed PMID: 19240576.

[14] Sanai N, Mirzadeh Z, Lawton MT. Supracerebellar–supratrochlear and infratentorial–infratrochlear approaches: gravity–dependent variations of the lateral approach over the cerebellum. *Neurosurgery*. 2010;66(6 Suppl Operative):264–274. discussion 74. PubMed PMID: 20489515.

[15] Samii M, Eghbal R, Carvalho GA, Matthies C. Surgical management of brainstem cavernomas. *J Neurosurg*. 2001;95(5):825–832. PubMed PMID: 11702873.

[16] Mathiesen T, Edner G, Kihlstrom L. Deep and brainstem cavernomas: a consecutive 8–year series. *J Neurosurg*. 2003;99(1):31–37. PubMed PMID: 12854740.

[17] Sandalcioglu IE, Wiedemayer H, Secer S, Asgari S, Stolke D. Surgical removal of brain stem cavernous malformations: surgical indications, technical considerations, and results. *J Neurol Neurosurg Psychiatry*. 2002;72(3):351–355. PubMed PMID: 11861694. Pubmed Central PMCID: 1737795.

[18] Wang CC, Liu A, Zhang JT, Sun B, Zhao YL. Surgical management of brainstem cavernous malformations: report of 137 cases. *Surg Neurol*. 2003;59(6):444–454. discussion 54. PubMed PMID: 12826334.

[19] Abla AA, Turner JD, Mitha AP, Lekovic G, Spetzler RF. Surgical approaches to brainstem cavernous malformations. *Neurosurg Focus*. 2010;29(3):E8. PubMed PMID: 20809766.

[20] Gross BA, Dunn IF, Du R, Al–Mefty O. Petrosal approaches to brainstem cavernous malformations. *Neurosurg Focus*. 2012;33(2):E10. PubMed PMID: 22853828.

[21] Ulrich NH, Kockro RA, Bellut D, et al. Brainstem cavernoma surgery with the support of pre– and postoperative diffusion tensor imaging: initial experiences and clinical course of 23 patients. *Neurosurg Rev*. 2014;37(3):481–492. PubMed PMID: 24801720.

[22] Consiglieri GD, Killory BD, Germain RS, Spetzler RF. Utility of the CO_2 laser in the microsurgical resection of cavernous malformations. *World Neurosurg*. 2013;79(5–6):714–718. PubMed PMID: 22381271.

[23] Cohen–Gadol AA. Large pontine cavernous malformations: resection through the telovelar approach and mapping of the 4th ventricular floor. *Neurosurgery*. 2014;10(Suppl 4):655; discussion 655. PubMed PMID: 24932709.

[24] Robinson JR, Awad IA, Little JR. Natural history of the cavernous angioma. *J Neurosurg*. 1991;75(5):709–714. PubMed PMID: 1919692.

[25] Labauge P, Brunereau L, Levy C, Laberge S, Houtteville JP. The natural history of familial cerebral cavernomas: a retrospective MRI study of 40 patients. *Neuroradiology*. 2000;42(5):327–332. PubMed PMID: 10872151.

[26] Pozzati E, Acciarri N, Tognetti F, Marliani F, Giangaspero F. Growth, subsequent bleeding, and de novo appearance of cerebral cavernous angiomas. *Neurosurgery*. 1996;38(4):662–669. discussion 9–70. PubMed PMID: 8692382.

第 12 章　烟雾病搭桥手术
Bypass Surgeries for Moyamoya Disease

Chitra Venkatasubramanian　Sunil V. Furtado　Kyle S. Hobbs　Gary K. Steinberg　**著**

刘　超　王超民　**译**

王育胜　**校**

一、概述

搭桥手术是指通过直接将颈外动脉（external carotid，EC）分支与颈内动脉（internal carotid，IC）分支（EC-IC 搭桥）吻合，或通过静脉移植将两者连接以实现大脑血运重建的一种手术方式。这些术式最常用于烟雾病（moyamoya disease，MMD），也常用于孤立复杂动脉瘤或切除肿瘤时主动闭塞或"封堵"如 IC、大脑中动脉或小脑后下动脉等主干血管。最近发表的颈动脉闭塞手术研究（carotid occlusion surgery study，COSS）表明，对于症状性颈动脉闭塞患者，EC-IC 搭桥是一种治疗方式，但未能证明搭桥优于最佳的内科治疗[1]。

> **要　点**
>
> - MMD 是一种罕见的、特发性、进展性血管病变，可引起单侧或双侧颈内动脉（internal carotid arteries，ICA）远端、大脑中动脉（middle cerebral arteries，MCA）和前脑动脉（anterior cerebral arteries，ACA）的近端狭窄和闭塞，并发出细小分支以维持脑灌注。
> - MMD 可表现为短暂性脑缺血发作（transient ischemic attacks，TIA）、脑卒中或脑出血。
> - 行 EC-IC 搭桥可以恢复脑灌注和降低远期脑卒中的发病率。

MMD 是一种罕见的、慢性的、特发性和进展性的血管病变，其特征是单侧或双侧 ICA 的远端狭窄和闭塞，导致脑血流（cerebral blood flow，CBF）减少。它通常累及 MCA 和 ACA 近端。发病早期，脑灌注是由小血管形成的侧支循环维持，这些小血管对 CBF 降低有反应[2]。后期会导致脑缺血和实质内出血，也可以表现为头痛，癫痫或运动障碍。它最常见于亚裔患者，但在所有种族群体中都能发现[3, 4]。MMD 的发病年龄呈现双峰，分别呈现在 5 岁和 40 岁[2]。

大脑可以通过"自调节"，即小动脉反射性地扩张或收缩，以维持脑灌注压力（cerebral perfusion pressures，CPP）在 50~150mmHg 范围内的最佳水平。这种扩张脑血管来维持 CBF［正常范围为 45~55ml/（100g·min）］同时降低 CPP 的能力被称为脑血管储备（cerebrovascular reserve，CVR），这在 MMD 中明显减少。在 MMD，ICA 末端闭塞可能导致 CPP 的减少，因为小动脉已扩张到极限，自我调节能力丧失。这会导致受影响脑组织的区域氧提取分数（oxygen extraction fraction，OEF）增加，这能够暂时避免脑组织不可逆的缺血损伤；然而，如果 CPP 仍然很低，可能会发生永久性和持续性的缺血。

> 临床要点：EC-IC 搭桥术最常用于治疗烟雾病，它可以恢复脑灌注和降低远期脑卒中的发病率。

烟雾病的治疗方法是进行血运重建手术[4-7]。血运重建手术可通过增强脑血流来补充缺血区域的血流量以增加脑灌注。这就增加了 CBF 和 CVR，而降低 OEF[4-6]，从而在生理应激（如低血压和低氧血症）期间对低氧血症提供保护。随着影像学的发展，TIA 呈现降低趋势和后期出现缺血性脑卒中的风险在降低。本章将讨论典型烟雾病患者的术前影像、术中管理和术后神经危重症护理。

二、围术期管理

要 点

◆ 术前评估包括 MRI 灌注成像评估脑卒中风险，用或不用乙酰唑胺通过 Xenon 计算机断层扫描（Xe-CT）或单光子发射 CT（SPECT）评估 CBF 和 CVR，脑血管造影以选择供体血管进行搭桥。
◆ 患者充分扩容，并在手术前服用阿司匹林。
◆ 在双侧 MMD 患者中，手术首先在 CVR 更差、梗死风险更大的一侧进行。

术前评估

临床要点：术前评估包括脑卒中风险的评估、脑灌注、脑血管储备，以及进行搭桥供体血管的选择。

MMD 的影像学重点是评估脑血管反应性、缺血性和出血性发作，以及术后发生缺血和并发症的预测因素[7]，主要这包括以下几点。

• 组织缺血定量：脑 MRI 的 T_2 相和液体衰减反转恢复序列可确定白质和缺血负担更高的一侧的慢性梗死（图 12-1），而具有表观扩散系数的弥散加权成像（diffusion weighted imaging，DWI）可识别急性梗死。

• 组织灌注定量：采用钆螯合物示踪技术

进行灌注加权成像（Perfusion weighted imaging，PWI）MRI 或 CT 灌注（CT perfusion，CTP），可用于生成定量图，如相对 CBF、脑血容量（blood volume，CBV）、平均通过时间（mean transit time，MTT）和残余功能达峰时间（Tmax）[4, 6, 8, 9]。MMD 患者的 rCBV 升高、MTT 延迟、Tmax 延迟、rCBF 降低（图 12-1）。

• 脑血管反应性评估：脑血管储备可以通过在基线和血管扩张药（CO_2 或乙酰唑胺）给药后进行 Xe-CT 或 SPECT 或 PWI 扫描来计算[8, 9]。在 Xe-CT（图 12-2）中，患者吸入 O_2 和稳定的氙气的混合物。氙气通过扩散进入脑组织，其累积与区域 CBF 有关。在进行基线 Xe-CT 后，使用乙酰唑胺来获得 CVR。这项技术可以区分血流增加是否适当（是否具备完整的脑自调节），血流动力学储备是否良好，或是否存在盗血现象。

• 脑血管解剖成像：脑血管解剖可通过无创 MR 血管成像（MR angiography，MRA）或脑血管造影显示。后者用于 MMD 的疾病分期和确定病变程度（图 12-3）。颈外动脉（external carotid artery，ECA）造影被用来确定进行搭桥的供体血管。使用 NOVA 软件的定量分析 MRA 是一种新的技术，它能显示 ICA 和颞浅动脉（superficial temporal artery，STA）血管重建后的血流[7]。

• 神经心理测试：术前及术后进行神经心理测试和评估[10, 11]。

三、神经解剖与操作

要 点

◆ 直接搭桥是指将 ECA 的分支（通常是 STA）和 MCA 远端分支进行吻合，它能实现直接血流重建。
◆ 对 < 0.7mm 的动脉进行直接吻合在技术上具有挑战性，而且血管闭塞的风险更高。

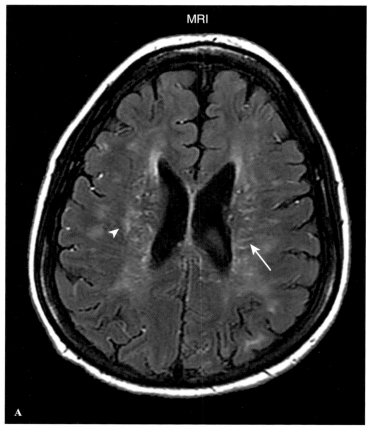

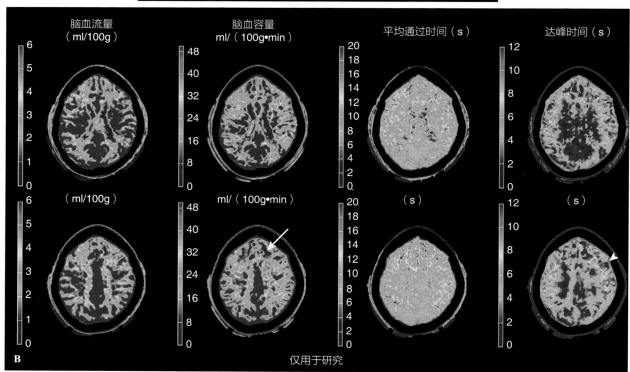

▲ 图 12-1 术前组织缺血和基线脑灌注成像

A. 术前 MRI 显示双侧白质中广泛的慢性分水岭区梗死（箭头）和明显的软脑膜和豆状核纹状体侧支（箭）；B. 术前 CT 灌注显示深部白质、双额皮质低灌注、脑血容量低（图蓝色区域，箭）、脑血容量低、达峰时间延长。颞顶区 CBV 升高，达峰时间延长，提示侧支血流（箭）

◆ 间接搭桥包括在脑表面铺设血管组织（动脉、肌肉、颅骨、网膜），以间接诱导血管重建，主要包括脑 - 硬膜 - 动脉血管融通术（encephalo–duro–arterio–synangiosis，EDAS）和脑 - 硬膜 - 动脉 - 颞肌血管贴敷术（encephalo–duro–arterio–myo–synangiosis，EDAMS）。这些术式一般用于儿童。

（一）手术治疗

术前准备

至少在手术前 5 天和 2 天分别停止使用抗血小板药物（阿司匹林除外）和抗高血压药物。患者需要充分扩容。

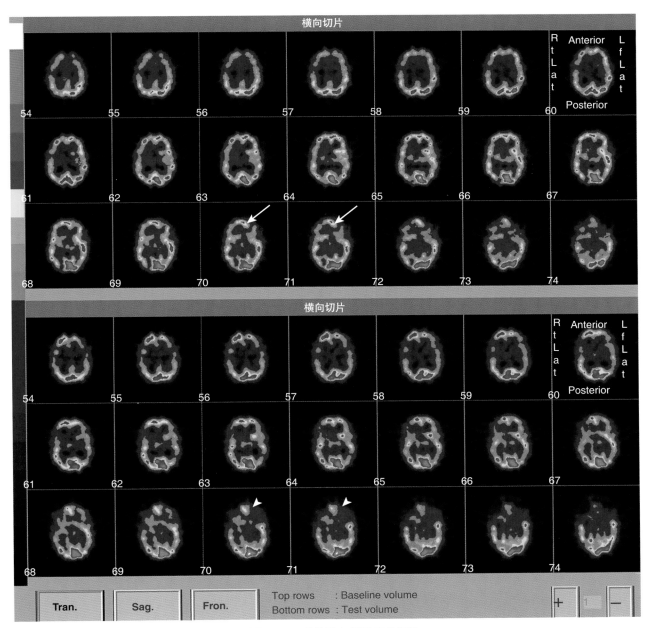

▲ 图 12-2 术前脑血管反应性评估

在 SPECT 基线扫描中，双额叶区域有灌注不足，左侧较差（箭）。服用乙酰唑胺后，低灌注区增大（箭），提示脑血供增加失败，脑血管储备不足和存在盗血现象

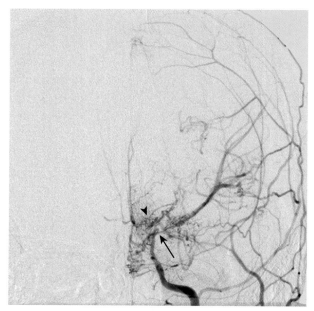

▲ 图 12-3　术前脑血管评价

左侧 CCA 脑血管造影（AP）显示终端 ICA 闭塞（箭），豆纹动脉有广泛的烟雾血管（箭头）

临床要点：对于双侧烟雾病的患者，应首先对脑血管储备更差、梗死风险更大的一侧进行手术。

一般来说，对于影响双侧半球的 MMD 患者，首先对 CVR 较差和梗死风险较大的那一侧半球进行搭桥。急性大面积脑梗死或脑出血的患者有希望从损伤中恢复。这最大限度地减少了在手术过程中进一步缺血的风险，并最大限度地减少了脑高灌注综合征（cerebral hyperperfusion syndrome，CHS）的发生率，后者由于脑的自调节功能失调引起充血而导致脑出血。

（二）直接血运重建

直接血运重建方法是将来自颅外循环的桥血管与受影响半球的颈内动脉系统 MCA 的远端分支（通常是 M_4 支）进行吻合，以实现血流重建（图 12-4）[7]。首选直接搭桥技术是由于其能实现为血流的即刻恢复。最常用 STA 分支作为供体血管。如果 STA 不可用（如先前的创伤、开颅或搭桥失败），则可以使用枕动脉。因解剖位置

使其特别适合 MCA 向后供血区缺血的患者。另一种较少见的方法是使用大隐静脉或桡动脉移植血管作为桥血管将颈外动脉或近端 STA 残端与 MCA 分支吻合。这些直径较大、血流量较高的桥血管，导致充血和 CHS 的风险更高。同样，供体和受体血管直径之间的不匹配可能增加与桥血管狭窄相关的闭塞风险。供体或受体血管的直径 < 0.7mm 也使吻合在技术上更加困难[12]。

STA-MCA 搭桥

为了避免低血压应采用全身麻醉。MAP 目标是根据患者的基线 MAP 设定。一般来说，对于成年患者，开始解剖动脉时，MAP 维持在 80～90mmHg，并在搭桥过程中增加到 90～100mmHg。在吻合完成前，维持压低温状态（33℃）[13, 14]。呼气末 CO_2 分压保持在 35～40mmHg，以保持脑血管适当舒张（图 12-5）。

应用多普勒超声对 STA 进行术前定位。从颧骨根部以上 1cm 处至选定的顶支或额支的远端，将 STA（包括其周围的血管筋膜袖）解剖。在保留血管完整的情况下将颞肌进行解剖并使其挛缩。经额颞顶骨行一直径约 6cm 的圆形骨窗，其基底覆盖侧裂并在桥血管下方。受体血管（通常是从侧裂处发出的额部 M_4 分支）从蛛网膜中分离，长度为 7mm。血管后方放置一清晰的背景板。然后准备供体血管时，用含有罂粟碱或尼卡地平的棉片覆盖受体血管。

供体血管的准备是首先在近端放置一个临时的微型动脉瘤夹，然后夹闭并修整远端的断端边缘，用肝素盐水冲洗血管，从供体动脉远端 1cm 处分离血管外膜。通过成角切割远端血管形成"鱼嘴"，这根血管远端开口与受体血管的直径相匹配。用靛蓝胭脂蓝染料突出供体和受体血管的血管边缘[12]。

受体血管的准备是在血管的近端和远端放置临时动脉瘤夹以便有计划地开放。在临时阻断前，应确保患者处于低温状态，并用丙泊酚使患者处于波动抑制状态，并使用额部头皮电极进行 EEG 监测。对表面的动脉血管壁行菱形切开。受

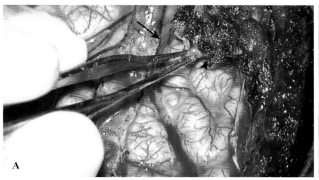
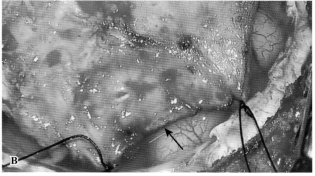

▲ 图 12-4　手术图像

间接吻合：颞浅动脉（STA）（箭头）和松解的颞肌（箭）一同置于软脑膜表面，然后将颞肌缝合在硬膜边缘（箭）

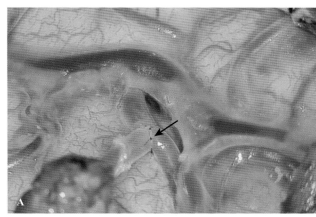
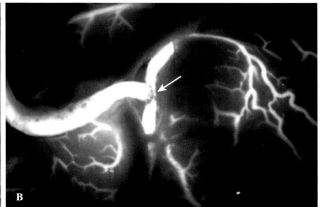

▲ 图 12-5　直接 STA-M$_4$ 搭桥术中图像，在直视下及术中 ICG 血管造影上可见搭桥吻合口血流良好（箭）

体血管用肝素化盐水冲洗。然后，用 10-0 单丝间断缝合吻合口的"脚跟"和"脚趾"（菱形开口的近端和远端角）进行吻合。在缝合最后一针之前，用肝素化盐水冲洗吻合口[15-17]。先打开供体血管的临时阻断夹，再打开受体血管的阻断夹。小出血可以在吻合处用一小块棉片、止血纱或吸收性明胶海绵施压迫止血。也可以加缝一针，但必须注意避免造成吻合口狭窄。采用多普勒超声和吲哚菁绿（indocyanine green，ICG）荧光血管造影可显示桥血管中的血流及其方向（图 12-5）。在达到实际目标低温之前开始复温，使得搭桥时体温在 33℃。

围术期供体和受体血管的血流定量信息可使用 Charbel 跨声速血流探针（Transonic Systems，Inc.）和热扩散探针（BowmanMonitor，Hemedex，Inc）等设备来评估。这一信息用于评

估术后出现并发症的可能性[7, 15-17]。例如，术后 MCA 血流量明显升高的患者与术后缺血性梗死、短暂性脑缺血发作和出血有关。在这类患者中，术后升高血压是有必要的。

扩大近端的骨窗磨孔以便于带外膜袖带的 STA 桥血管进入，并将带血管蒂组织袖的 STA 放置在皮质表面，随着时间的推移，可提供额外的间接血运重建。骨瓣用钛板固定，缝合颞肌和皮肤。可通过多普勒超声确认近段血流，间断检查桥血管通畅性[15-17]。为了防止术后渗血，特别是这些患者术后需继续服用阿司匹林时，需要进行严格的止血。术后 6 个月行血管造影检查桥血管是否通畅。

（三）间接血运重建

间接（搭桥）方法是将血管化组织覆盖于大

脑表面，从而利用 MMD 缺血脑组织的血管生成能力经过数月（至少 3 个月）至数年来驱动从桥血管到大脑皮质的新生血管生成。儿童从供体组织形成新生血管的可能性更大[18]。在 MMD 患者中，血管内皮生长因子、单核细胞趋化蛋白 -1、基质金属蛋白酶 -9 和血小板源性生长因子增加，而在脑脊液中，成纤维细胞生长因子增加，这可能是继发于缺血性脑组织的上调作用。这些（细胞因子）要么是血管生成状态的标志物，要么可以直接促进血管生成[19-21]。

间接血运重建的供体组织包括颞动脉及其周围的外膜和软组织、颞肌、颅骨、硬脑膜和网膜[20]。间接搭桥手术时间通常较短，减少麻醉风险，如低血压、低氧血症、高碳酸血症或低碳酸血症的情况较少。另一个理论优势是不需要临时阻断血管[7]。缺点是不会立即增加血流量，因此术后发生新的缺血性脑卒中的风险可能会增加。

最常见的间接血流重建技术是 EDAS[22]。在此术式中，STA 通过一个动脉上方的切口显露出来。对动脉连同软组织袖套小心地进行游离，长 8～10cm。血管留在原位，血液自动脉近端流出供应头皮。把血管拨到一侧，进行开颅手术。根据血管长度打开硬脑膜，然后逐步轻轻地打开血管下方的蛛网膜、间隙和皮质血管[22]。桥血管放置在皮质表面。软组织袖套被缝在硬脑膜边缘，以确保血管不移位。软膜血管再通使用类似的技术，但不同的是用 10-0 的丝线将 STA 缝合到软膜的一个线性开口的边缘以使血管直接连接到大脑表面[7, 22]。

EDAS 的一个常见改良是 EDAMS，这种术式采用更大的骨窗，以最大限度地暴露脑组织。颞肌在动脉入口的前部或后部被覆盖到骨窗[22]。如前所述，STA 被铺设在大脑表面；然而，在 EDAMS 中，肌肉覆盖在 STA 和大脑表面。最大限度切除硬脑膜边缘，将肌肉缝合在剩余的硬脑膜边缘，将肌肉固定在大脑表面。磨除骨瓣内板以容纳大块的肌肉，并在骨窗底部做一个能容纳额外组织的槽口形状的开口，然后把骨瓣放回肌肉和动脉组织上方。

可以采用间接搭桥和直接搭桥技术相结合，并且可以将软膜血管吻合加入 EDAS、EDAMS、硬脑膜、颅内外周和颞筋膜等术式，以增加大脑对 STA 或供体组织内血管的接触[22-25]。同样，在任何间接搭桥手术中可采用骨窗周围多处钻孔的方法，以增加间接血运重建的可能性[26]。带血管蒂的颅骨外膜也可以穿过骨孔覆盖在软膜脑膜上。

四、术后并发症

> 临床要点：术后应即刻严格控制血压和保证足够的血容量，以维持足够的脑灌注。

要 点

- 基于患者的基线 MAP 严格控制 MAP 直到手术完成。
- 保持良好的血容量，避免低灌注和术后缺血。
- 阿司匹林在术后第 1 天继续使用并终身服用，以保持桥血管通畅。
- 为了防止在颞骨上方的桥血管受到压迫，应避免使用贴合紧密的面罩。

（一）术后护理

虽然我们在第二次或单侧搭桥手术出院后进行常规的术后 MRI 检查，但除非临床需要，否则不进行常规的住院颅脑影像学检查。术后第 1 天每小时进行一次神经系统查体。阿司匹林在手术次日开始应用并终身服用，以维持桥血管的通畅。避免使用可能影响颞部上方桥血管供血的鼻罩或其他辅助呼吸器具。鼓励患者术后第 1 天步行，以减少肺不张和 DVT 的风险。患者在出院后进行例行随访，并在搭桥手术后的 6 个月、

3 年和 10 年进行专门的门诊随访。每次随访时要进行脑血管造影、脑 MRI 灌注和神经心理学评估。

术后血流动力学监测及血管内容积的维持

术后观察到的许多并发症是由于先前存在的 CBF 和 CVR 异常。在脑自调节受损严重的 MMD 病例中，脑组织和脑血管需要几个星期才能适应新的强健血流。手术时 DWI 阳性半球缺血区域是术后发生缺血性损伤的危险因素。维持一个类似于或略高于术前基线的 MAP 是很重要的。通常在入重症监护病房的术后第 1 天 MAP 保持在 90～110mmHg。维持足够的血容量也是至关重要的，以确保大脑通过桥血管得到良好的灌注，并防止术后梗死。中心静脉压（central venous pressure，CVP）能间接测量扩容是否充分，床旁超声心动图可评估下腔静脉收缩情况。

为了减轻或预防缺血，患者在术后第 1 天经验性给予不含葡萄糖的静脉液体。虽然没有明确的证据支持这一做法，但在成人非插管患者中，控制输液量以维持 CVP 在 6～8cmH$_2$O。为了达到这一目的，可以连续和一次性输注生理盐水。术后立即使 MAP 维持在一个小范围内，这是由患者的基线 MAP 所决定。如果 MAP 持续高于目标值，则使用艾司洛尔、硝普盐和尼卡地平等抗高血压药物。在相对低血压的情况下，则给予静脉输液和血管加压剂，如去甲肾上腺素。术后第 2 天 MAP 的目标值逐渐放宽到基线水平。如果临床状态能得到保证，MAP 可放宽到一个更大的范围，并可使用口服药物，如米多君。

（二）术后并发症

临床要点：术后新的局灶性神经功能缺损可能是由于缺血、脑高灌注综合征、局灶性低灌注、脑内或脑外或癫痫发作所致。提示应进行神经影像学和（或）脑电图监测。

要　点

- 突然出现局灶性神经功能缺损可能是由于缺血、CHS、出血或癫痫发作，必须立即用神经影像学和脑电图进行评估。
- CHS 的特点是原来缺血的大脑通过新的桥血管有很强的血流，并以头痛和局灶性神经功能缺损为先兆。
- 术后缺血可能是由于血流动力学波动、侧支循环和桥血管之间出现竞争性血流及桥血管闭塞或受到压迫。

框 12-1　术后并发症

- 脑缺血引起短暂的神经功能缺损或脑卒中
- 脑高灌注引起头痛或出血
- 硬膜下出血，通常无症状
- 硬膜外出血
- 癫痫发作
- 伤口裂开
- 桥血管受压或闭塞

术后出现的新的局灶性神经功能缺损可能由于缺血、CHS、轴外或轴内出血或癫痫引起。急诊 CT 扫描可排除出血。MRI 结合 DWI/PWI 可以评估缺血或高灌注。血管造影术也可用于观察桥血管的通畅程度和自身前后循环的状况。可以进行持续脑电图以排除癫痫发作。

（三）术后缺血

术后缺血是一种罕见的，但涉及任何搭桥手术的并发症，其发生的原因可能存在许多不同的机制，包括 CVR 失效、桥血管和本地侧支血流之间竞争导致的低灌注、桥血管闭塞和供体血管压迫。

1.脑血管储备衰竭引起的缺血

在 COSS 研究中[1]，15% 的患者有围术期脑卒中，其中大多数发生在搭桥后 2 天内，21% 的患者被认为是由于搭桥并发症导致。然而，源自桥血管闭塞的脑卒中是罕见的；在术后第 30 天，桥血管通畅率为 98%。其余的脑卒中发生在皮质边缘区或大的 MCA 核心区域[27]。同样，接受间接或直接搭桥治疗的成人和儿童 MMD 患者在 SPECT 上显示局灶性低灌注。这些患者在临床上表现为暂时性或少数永久性的神经功能缺损[28, 29]。成人术后缺血的危险因素包括术前 CT 低密度或 MRI、DWI 阳性病变和多次术前缺血发作，表明 CBF 不稳定[29]。如果在术后 MRI 上发现新的缺血区域，则使用补液和去氧肾上腺素提高 MAP 目标值，以增加脑灌注。对于长时间的低灌注，开始口服米多君。

2. 桥血管闭塞引起的缺血

桥血管闭塞引起术后缺血（图 12-6）是罕见的，多中心的数据表明，搭桥通畅率＞ 97%[27]。原因包括长期低血压、低血容量或术中出现吻合困难，特别是当供体和受体血管的直径太小或不匹配时[30]。术前给予阿司匹林抗血小板治疗能帮助保持桥血管通畅，同时应意识到有很小的可能性使出血风险增加。使用单一抗血小板药物治疗已被证明可以改善搭桥后的神经功能预后；双重抗血小板治疗可能与出血导致的更差的预后有关[31]。如果出现神经功能缺损，表明发生了吻合血栓形成，应立即进行血管成像（MRI/MRA、

CTA 或脑血管造影），以评估桥血管通畅性和是否需进行吻合口处理。

3. 对侧缺血

在罕见的情况下，新的脑卒中或扩大的低灌注区域带来的脑卒中风险发生在血管搭桥对侧的半球（图 12-7）。非常严重的双侧 CVR 受损是一个潜在的危险因素，术中和术后的血压波动将使其恶化。在 MRA、CTA 或脑血管造影中，对侧 ICA 或 MCA 可能由于自身调节受损的背景下血流动力学波动导致的血管血流下降而诱发新的闭塞。这突出了严谨地控制 MAP 在围术期的重要性。当这种情况发生时，MAP 是用输液和升压药来提高的。

4. 供体血管受压引起的缺血

搭桥手术后对 STA 的试验性压迫已被证明可导致受影响区域的脑电图显示慢波，并通过体感诱发电位导致中枢传导时间延长，提示局部缺血[32, 33]。头皮缝合太紧会压迫桥血管，需要手术处理。避免使用太紧的氧气面罩。在联合手术的情况下，颞肌肿胀可能压迫供体血管。血管受压也可能是由于脑外出血（硬膜外出血或硬膜下），需要及时发现和手术清除。

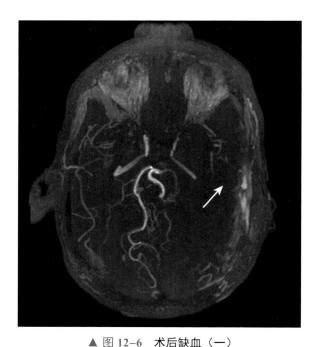

▲ 图 12-6 术后缺血（一）

Willis 环的 MRA 证实左侧 EC-IC 搭桥桥血管未显示（箭）

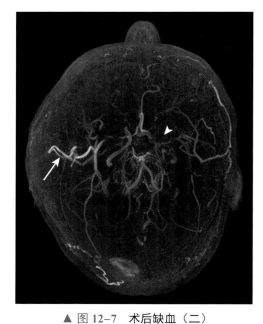

▲ 图 12-7 术后缺血（二）

另一位患者术后 Willis 环的 MRA 显示右 STA-MCA 搭桥手术（箭），对侧 ICA 末端出现新的闭塞（箭头）

（四）脑高灌注综合征

这一重要并发症在颈动脉内膜剥脱术后已被广泛报道 [7, 34, 35]，但在 EC-IC 搭桥手术后也经常发生 [36, 37]，尽管 EC-IC 搭桥的流量相对较低。从病理学上讲，它是由于流向大脑慢性缺血区域的血流迅速增加所致。

EC-IC 搭桥后 CHS 的确切发生率目前尚不清楚，而且差异很大，这可能是由于定义的差异 [35] 或部分研究纳入了仅有 CHS 影像学证据的无症状患者。据估计，在动脉粥样硬化闭塞性脑血管疾病接受 EC-IC 旁路治疗的患者中为 18% [37] 在成人发病的 MMD 患者中高达 28%～38% [36, 38]。

CHS 发展的危险因素包括 CVR 降低 [39, 40]，成年发病的 MMD 和出血性 MMD 的表现 [36]。虽然术中缺血程度是颈动脉内膜切除术中 CHS 的危险因素，但在 MMD 中还没有明确证明这一点 [36, 40]。

这种综合征在临床上以非特异性症状为特征，包括头痛、面部疼痛、呕吐、混乱、视觉障碍和局部癫痫发作（通常伴有继发性泛化）。其他障碍包括失语症、构音障碍、口面部失能症或感觉运动丧失，已被报道导致短暂或永久的障碍 [35]。其最严重的形式，即脑出血或蛛网膜下腔出血，可能是由 CHS 引起的。这可能是由于脆弱的烟雾侧支血管或进入缺血区域的血流量增加而导致的，并且可能是致命的 [28, 30, 35]。

任何搭桥患者术后出现新的神经功能缺损或癫痫病发作，均应怀疑是由于高灌注综合征导致。先进的成像方式，如 SPECT，可进行术前和术后 CBF 评估，这可能识别那些可发展成 CHS 的风险。定量 CBF 评估也可能区分 CHS 和缺血；然而，这种形式的应用仍较受限 [41]。出血或梗死 / 弥散病变不显示在 MRI 上。CHS 的影像学常被描述为在未发现梗死证据的灌注减少的分水岭区域，搭桥手术后区域 CBF 增加了 100%[35]。

任何有新发神经功能缺陷的患者都应该行急诊 CTP 或 PWI 的成像（图 12-8）以评估 CHS 与缺血。因 MRI 可显示缺血或水肿区域，因此

作为首选。脑血管造影可显示广泛通畅的桥血管及活跃、强健、充血的大脑半球。

关于出现新的术后神经缺损患者的治疗策略，有两个学派观点。一种观点认为功能障碍是由于 CHS，而主要的治疗目的是为了减少高灌注区的灌注 [7]。所以认为由于搭桥后 MMD 的脑血管自动调节改变，桥血管区域的 CBF 反映了全身血压，因此 CHS 的治疗包括降低血压。在一篇包含 144 例接受血流重建术患者的报道中，出现 CHS 的患者术后 MAP 呈上升趋势 [28]。然而，没有特定的已知 MAP 参数来避免 CHS。一般来说，收缩压（SBP）为 90～140mmHg[42]。使用尼卡地平、艾司洛尔和（或）硝普钠输注维持正常血压，若需要，在随后的几天过渡到口服抗高血压药物。如果患者具有与 CHS 一致的持续临床和影像学特征，以避免颅内出血 ICH 为目标，进一步降低血压。在罕见的情况下，对于持续的 CHS 难以控制血压，可用丙泊酚镇静处理 [43]。在最紧急的情况下，STA 结扎已被用于严重的 CHS[36]。对于因 CHS 表现为癫痫发作的患者，提示应抗癫痫治疗，是否存在亚临床癫痫持续状态应进行脑电图监测。与 CHS 相关的明显水肿或出血，可能需要高渗治疗和（或）手术干预。

另一种观点认为，术后出现神经功能缺损（暂时性或永久性）的患者，实际上是灌注减少了，这在 MRI 或 Xe-CT 上可以在一些区域（直接搭桥的同侧或对侧）得到证实，增加了侧支循环和桥血管之间的血流竞争的可能性。在这些情况下，MAP 被提升到比生理需要更高的范围。人们认为，局部灌注不足是在自我调节受损和血流波动的背景下造成的缺陷，与传统观点认为的高灌注相反 [43, 44]。

没有 ICH 的 CHS 预后通常是好的。神经功能缺陷通常是短暂的，通常在 2 周内缓解。虽然由 CHS 引起的短暂神经功能缺陷通常完全缓解，但目前尚不清楚其长期效应是什么。Hirooka 等的结果表明，颈动脉内膜剥脱术后 CHS 是术后 1 个月患者认知功能障碍的预测指标 [43]。最后，在颈动脉内膜剥脱术或颈动脉支架术后的一系列

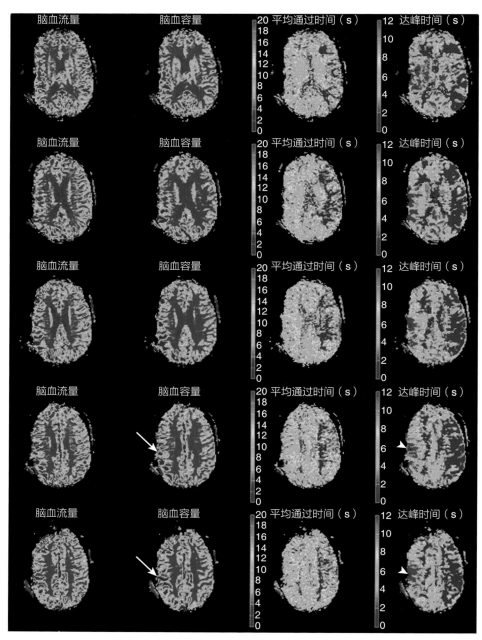

▲ 图 12-8　术后高灌注

直接 STA- MCA 搭桥术后 MRI 灌注成像显示在桥血管供应的右侧 MCA 区域有高脑血容量（箭）和低达峰时间（箭头）的高灌注区

CHS 患者中，ICH 的发生使死亡率从 3% 上升到 26%[42]，但缺乏与烟雾病患者相似的数据。

（五）硬膜下 / 硬膜外血肿

硬膜下血肿（subdural hematoma，SDH）是一种罕见的并发症，发生在术后 2 周至 2 个月[45]。危险因素包括术前脑萎缩，以及术后脑脊液漏引起的硬膜下积液。有人认为术后抗凝或抗血小板治疗也促进了 SDH 的发生，特别是当使用双重抗血小板药物时。然而，SDH 的发生率很低以至于可与术后应用阿司匹林维持桥血管通畅的好处相抵消。

硬膜外血肿是另一个重要的并发症。在接受间接搭桥手术的儿童 MMD 患者中，12.8% 的患者发生硬膜外血肿，4.8% 需要手术干预[46]。这些血肿是由间接搭桥置入的大肌瓣和覆盖在颅骨上方的皮瓣之间的渗血组成的，被认为是由于脑外细的烟雾血管的损伤所致。术中置入皮下引流可降低术后硬膜外血肿的可能性。

硬膜外血肿和硬膜下血肿的症状往往是非特异性的，包括精神状态的改变、恶心、呕吐、虚弱和发音障碍，这也可能与术后脑缺血有关。硬膜外和硬膜下血肿可以很容易地通过平扫 CT 识别，并可能需要手术引流或开颅，这取决于血肿的大小和临床症状；然而，如前所述，许多这类血肿都是保守治疗的。

（六）刀口裂开

手术中不太可能出现因血流转移引起的头皮缺血，但如果出现则可能导致头皮边缘坏死、伤口裂开和愈合不良。由于这是一种罕见的并发症，因此没有被广泛地报道。

（七）全身并发症

任何侵入性手术都可能出现系统性的术后并发症。术后 24h 发热需要进行标准的感染检查，包括血液和尿液培养、胸片和伤口评估。如果术后出现持续发热，应考虑伤口感染，并可能最终需要移除感染的骨瓣[47]。特别是在可能患有冠状动脉疾病的老年烟雾病患者中可发生心肌梗死。误吸是一种风险，特别是对于那些基础神经系统疾病可能合并吞咽困难的患者。DVT 或肺栓塞对医院的任何患者都是危险的，应该通过早期下床、序贯空气压缩泵，以及手术角度认为安全的预防性抗凝来避免。

五、结论

搭桥手术是治疗 MMD 的主要方法，也可考虑在复杂的脑肿瘤或脑动脉瘤病例中应用。这些手术可以直接或间接进行，每种方法都有其特殊的优点和缺点。这些操作是复杂的，可能需要复杂的神经成像和先进的神经监测。为了最好地治疗这些患者，彻底地了解 CBF 和自动调节机制是必需的。

致谢

我们要感谢 Cindy H. Samos 帮助整理手稿，Elizabeth E. Hoyte 帮助制作图表。

资助情况

Josef Huber 家族 Moyamoya 基金，Stanley and Alexis Shin，Reddy Lee Moyamoya 基金，William Randolph Hearst 基金会，Bernard and Ronni Lacroute，Russell and Elizabeth Siegelman（to GKS）。

参 考 文 献

[1] Powers WJ, Clarke WR, Grubb Jr RL, et al. Extracranial–intracranial bypass surgery for stroke prevention in hemodynamic cerebral ische-mia: the Carotid Occlusion Surgery Study randomized trial. *JAMA*. 2011;306(18):1983–1992.

[2] Ryan RW, Chowdhary A, Britz GW. Hemorrhage and risk of further hemorrhagic strokes following cerebral revascularization in Moya-moya disease: a review of the literature. *Surg Neurol Int*. 2012;3:72.

[3] Achrol AS, Guzman R, Lee M, et al. Pathophysiology and genetic factors in moyamoya disease. *Neurosurg Focus*. 2009;26(4):E4. [Research Support, Non–U.S. Gov't Review].

[4] Kuriyama S, Kusaka Y, Fujimura M, et al. Prevalence and clinicoepi-demiological features of moyamoya disease in Japan: findings from a nationwide epidemiological survey. *Stroke*. 2008;39(1):42–47. [Com– parative Study Research Support, Non–U.S. Gov't].

[5] Kanamaru K, Araki T, Kawakita F, et al. STA–MCA bypass for the treatment of ischemic stroke. *Acta Neurochir Suppl*. 2011;112:55–57.

[6] Kuroda S, Houkin K, Kamiyama H, et al. Regional cerebral hemody-namics in childhood moyamoya disease. *Childs Nerv Syst*. 1995;11 (10):584–590.

[7] Pandey P, Steinberg GK. Neurosurgical advances in the treatment of moyamoya disease. *Stroke*. 2011;42(11):3304–3310.

[8] Lee M, Zaharchuk G, Guzman R, et al. Quantitative hemodynamic studies in moyamoya disease: a review. *Neurosurg Focus*. 2009; 26(4):E5.

[9] Touho H, Karasawa J, Ohnishi H. Preoperative and postoperative evaluation of cerebral perfusion and vasodilatory capacity with 99mTc–HMPAO SPECT and acetazolamide in childhood Moyamoya disease. *Stroke*. 1996;27(2):282–289.

[10] Karzmark P, Zeifert PD, Tan S, et al. Effect of moyamoya disease on neuropsychological functioning in adults. *Neurosurgery*. 2008;62 (5):1048–1051. discussion 51–52.

[11] Mogensen MA, Karzmark P, Zeifert PD, et al. Neuroradiologic correlates of cognitive impairment in adult Moyamoya disease. *AJNR*. 2012;33(4):721–725.

[12] Guzman R, Lee M, Achrol A, et al. Clinical outcome after 450 revascularization procedures for moyamoya disease. Clinical

article. *J Neurosurg*. 2009;111(5):927–935. [Research Support, Non–U.S. Gov't].

[13] Bernard S, Buist M, Monteiro O, et al. Induced hypothermia using large volume, ice–cold intravenous fluid in comatose survivors of out–of–hospital cardiac arrest: a preliminary report. *Resuscitation*. 2003;56(1):9–13.

[14] Polderman KH, Rijnsburger ER, Peerdeman SM, et al. Induction of hypothermia in patients with various types of neurologic injury with use of large volumes of ice–cold intravenous fluid. *Crit Care Med*. 2005;33(12):2744–2751.

[15] Amin–Hanjani S, Singh A, Rifai H, et al. Combined direct and indirect bypass for moyamoya: quantitative assessment of direct bypass flow over time. *Neurosurgery*. 2013;73(6):962–967. discussion 7–8.

[16] Charbel FT, Meglio G, Amin–Hanjani S. Superficial temporal artery–to– middle cerebral artery bypass. *Neurosurgery*. 2005;56(1 Suppl): 186–190. discussion 186–190.

[17] Lee M, Guzman R, Bell–Stephens T, et al. Intraoperative blood flow analysis of direct revascularization procedures in patients with moyamoya disease. *J Cereb Blood Flow Metab*. 2011;31(1):262–274.

[18] Mizoi K, Kayama T, Yoshimoto T, et al. Indirect revascularization for moyamoya disease: is there a beneficial effect for adult patients? *Surg Neurol*. 1996;45(6):541–548. discussion 8–9. [Comparative Study].

[19] Kang HS, Kim JH, Phi JH, et al. Plasma matrix metalloproteinases, cytokines and angiogenic factors in moyamoya disease. *J Neurol Neurosurg Psychiatry*. 2010;81(6):673–678. [Research Support, Non–U. S. Gov't].

[20] Lim M, Cheshier S, Steinberg GK. New vessel formation in the central nervous system during tumor growth, vascular malformations, and Moyamoya. *Curr Neurovasc Res*. 2006;3(3):237–245. [Research Sup–port, Non–U.S. Gov't Review].

[21] Yoshimoto T, Houkin K, Takahashi A, et al. Angiogenic factors in moyamoya disease. *Stroke*. 1996;27(12):2160–2165.

[22] Patel NN, Mangano FT, Klimo Jr P. Indirect revascularization techniques for treating moyamoya disease. *Neurosurg Clin N Am*. 2010;21(3):553–563. [Review].

[23] Kim CY, Wang KC, Kim SK, et al. Encephaloduroarteriosynangiosis with bifrontal encephalogaleo(periosteal)synangiosis in the pediatric moyamoya disease: the surgical technique and its outcomes. *Childs Nerv Syst*. 2003;19(5–6):316–324. [Research Support, Non–U.S. Gov't].

[24] Kinugasa K, Mandai S, Tokunaga K, et al. Ribbon enchephalo–duro– arterio–myo–synangiosis for moyamoya disease. *Surg Neurol*. 1994;41 (6):455–461. [Case Reports].

[25] Scott RM, Smith JL, Robertson RL, et al. Long–term outcome in chil–dren with moyamoya syndrome after cranial revascularization by pial synangiosis. *J Neurosurg*. 2004;100(2 Suppl Pediatrics):142–149. [Research Support, Non–U.S. Gov't].

[26] Navarro R, Chao K, Gooderham PA, et al. Less invasive pedicled omental–cranial transposition in pediatric patients with moyamoya disease and failed prior revascularization. *Neurosurgery*. 2014;10 (Suppl 1):1–14.

[27] Reynolds MR, Grubb Jr RL, Clarke WR, et al. Investigating the mechanisms of perioperative ischemic stroke in the Carotid Occlusion Surgery Study. *J Neurosurg*. 2013;119(4):988–995.

[28] Hayashi T, Shirane R, Fujimura M, et al. Postoperative neurological deterioration in pediatric moyamoya disease: watershed shift and hyperperfusion. *J Neurosurg Pediatr*. 2010;6(1):73–81.

[29] Hyun SJ, Kim JS, Hong SC. Prognostic factors associated with perioperative ischemic complications in adult–onset moyamoya disease. *Acta Neurochir*. 2010;152(7):1181–1188.

[30] Mesiwala AH, Sviri G, Fatemi N, et al. Long–term outcome of superficial temporal artery–middle cerebral artery bypass for patients with moyamoya disease in the US. *Neurosurg Focus*. 2008;24(2):E15.

[31] Schubert GA, Biermann P, Weiss C, et al. Risk Profile in extracranial/ intracranial bypass surgery–the role of antiplatelet agents, disease pathology, and surgical technique in 168 direct revascularization procedures. *World Neurosurg*. 2013 Nov;82(5):672–677. http://dx.doi. org/10.1016/j.wneu.2013.06.010. Epub 2013 Jul 6.

[32] Dorfmuller G, Sollmann WP, Lorenz M, et al. Hemodynamic and electrophysiological evaluation following extracranial/intracranial bypass surgery. *Neurosurg Rev*. 1992;15(3):165–169.

[33] Nakamura T, Iwata Y. Postoperative evaluation of EC/IC bypass surgery–long–term follow up study by donor artery compression test. *No Shinkei Geka*. 2000;28(12):1057–1062.

[34] Coutts SB, Hill MD, Hu WY. Hyperperfusion syndrome: toward a stricter definition. *Neurosurgery*. 2003;53(5):1053–1058. discussion 8–60.

[35] van Mook WN, Rennenberg RJ, Schurink GW, et al. Cerebral hyper–perfusion syndrome. *Lancet Neurol*. 2005;4(12):877–888.

[36] Fujimura M, Mugikura S, Kaneta T, et al. Incidence and risk factors for symptomatic cerebral hyperperfusion after superficial temporal artery–middle cerebral artery anastomosis in patients with moyamoya disease. *Surg Neurol*. 2009;71(4):442–447.

[37] Yamaguchi K, Kawamata T, Kawashima A, et al. Incidence and predictive factors of cerebral hyperperfusion after extracranial–intracranial bypass for occlusive cerebrovascular diseases. *Neurosurgery*. 2010;67(6):1548–1554. discussion 54.

[38] Fujimura M, Shimizu H, Inoue T, et al. Significance of focal cerebral hyperperfusion as a cause of transient neurologic deterioration after extracranial–intracranial bypass for moyamoya disease: comparative study with non–moyamoya patients using N–isopropyl–p–[(123)I] iodoamphetamine single–photon emission computed tomography. *Neurosurgery*. 2011;68(4):957–964. discussion 64–65.

[39] Hosoda K, Kawaguchi T, Ishii K, et al. Prediction of hyperperfusion after carotid endarterectomy by brain SPECT analysis with semiquantitative statistical mapping method. *Stroke*. 2003;34(5):1187–1193.

[40] Komoribayashi N, Ogasawara K, Kobayashi M, et al. Cerebral hyperperfusion after carotid endarterectomy is associated with preoperative hemodynamic impairment and intraoperative cerebral ischemia. *J Cereb Blood Flow Metab*. 2006;26(7):878–884.

[41] Zhao WG, Luo Q, Jia JB, et al. Cerebral hyperperfusion syndrome after revascularization surgery in patients with moyamoya disease. *Br J Neurosurg*. 2013;27(3):321–325.

[42] Ogasawara K, Sakai N, Kuroiwa T, et al. Intracranial hemorrhage associated with cerebral hyperperfusion syndrome following carotid endarterectomy and carotid artery stenting: retrospective review of 4494 patients. *J Neurosurg*. 2007;107(6):1130–1136.

[43] Hirooka R, Ogasawara K, Sasaki M, et al. Magnetic resonance imaging in patients with cerebral hyperperfusion and cognitive impairment after carotid endarterectomy. *J Neurosurg*. 2008;108 (6):1178–1183.

[44] Mukerji N, Cook DJ, Steinberg GK. Is local hypoperfusion the reason for transient neurological deficits after STA–MCA bypass for moya–moya disease? *J Neurosurg*. 2015;122(1):90–94.

[45] Andoh T, Sakai N, Yamada H, et al. Chronic subdural hematoma following bypass surgery: report of three cases. *Neurol Med Chir*. 1992;32(9):684–689.

[46] Choi H, Lee JY, Phi JH, et al. Postoperative epidural hematoma covering the galeal flap in pediatric patients with moyamoya disease: clinical manifestation, risk factors, and outcomes. *J Neurosurg Pediatr*. 2013;12(2):181–186.

[47] Matsushima Y, Aoyagi M, Suzuki R, et al. Perioperative complications of encephalo–duro–arterio–synangiosis: prevention and treatment. *Surg Neurol*. 1991;36(5):343–353.

第 13 章　脑出血的血肿清除术
Evacuation of Intracerebral Hemorrhages

James E. Siegler　Patricia Zadnik　H. Isaac Chen　Shih-shan Lang　**著**

赵　迪　云　强　**译**

张洪钿　王育胜　**校**

一、概述

脑出血（intracerebral hemorrhage，ICH）是一种严重的脑卒中亚型，具有很高的发病率和死亡率。多项研究表明，ICH 的治疗需要严格的血压管理[1] 和专门的神经重症管理，然而，外科手术减压和血肿清除的作用一直存在争议[2-6]。这是由于发病群体先天的异质性和广泛使用口服抗凝药物的原因。此外，ICH 可能导致患者出现严重的神经系统后遗症，在手术干预之前应该考虑到患者的治疗目标及生活质量[7]。本章我们将回顾不同类型不同位置 ICH 患者的神经外科和神经内科治疗方法，以及指导 ICH 患者手术治疗策略的相关文献。

二、神经解剖学

要　点

◆ 脑出血是指血肿位于脑组织内部［或者脑室内出血（intraventricular hemorrhage，IVH）］。

◆ ICH 多与高血压继发的脑血管病变相关，典型的出血位置多见于基底节（壳核/尾状核）、丘脑、脑桥、小脑和大脑皮层下白质区域。

（一）解剖和病理

脑出血的特征是出血位于脑组织内部，而硬膜外血肿、硬膜下血肿及蛛网膜下腔出血均是出血位于脑组织外部。由于出血部位的不同，ICH 患者的临床表现是多样性的。基底节区出血及丘脑出血的临床表现多为对侧肢体的感觉及运动功能障碍。脑桥出血的临床表现则常常因为网状激活系统的损伤而导致昏迷及针尖样瞳孔改变。小脑出血的临床表现多为眩晕/头晕，共济障碍及恶心/呕吐，也可以因为第Ⅳ脑室受压而出现急性脑积水的表现[8]。

自发性脑出血（spontaneous ICH，sICH）最常见的病因是高血压性血管病变及脑动脉淀粉样变性，但也可能是由于一些其他的原因（表 13-1）。高血压性血管病变一般情况下被认为是脑内穿支动脉的内膜异常增生及玻璃样变性，从而导致动脉局部坏死并最终出现动脉壁破裂并出血。这种类型的血管病变通常影响供应丘脑、壳核、尾状、脑桥、中脑和小脑的血管。而脑动脉淀粉样变性的主要病理特点是 β 淀粉样蛋白在中小型动脉内的沉积，这种改变优先影响的是皮层动脉从而导致脑叶的出血[9, 10]。

ICH 后脑内血肿的大小、位置及脑室积血情况决定了外科手术的入路选择，而脑实质内的血肿往往需要开颅手术才能到达病变的部位。对于可以导致颅内压增高的 sICH，去骨瓣减压术是一种可以改善脑灌注及继发性脑缺血的救命手术策略[11]。

血肿的扩大与神经系统功能恶化及不良预后密切相关。一些研究已经表明，通过减少继发性脑缺血和血肿扩大，可以显著改善 ICH 患者的预后。CT 扫描已被证明可以识别"斑点征"，这是 ICH 后血肿内增强的一个点灶区域。有研究表明，"斑点征"与血肿的扩张有关，而血肿的扩张意味着更差的预后[12, 13]。

血肿扩大也常见于与抗凝相关的脑出血。常规抗凝（即华法林）可以增加任何类型 ICH 的风险高达 10 倍[14]。一些研究表明，逆转抗凝作用可以改善华法林相关 ICH 患者的预后，防止神经系统功能恶化和血肿扩大[15]。然而，还有一些研究表明，使用抗凝药的 ICH 患者的血肿扩大率与没有使用抗凝药物的 ICH 患者血肿扩大率相似[16]。作为所有 ICH 患者的治疗标准，立即逆转抗凝作用以防止血肿扩大是非常重要的。

自发性幕上 ICH 的外科干预在现有文献中得到了广泛的研究，最近一系列随机对照临床试验比较了脑出血患者分别接受手术干预与最佳内科治疗干预的疗效区别[5, 6]。脑出血的外科治疗试验（surgical trial in intracerebral haemorrhage，STICH）研究比较了幕上自发 ICH 患者接受不同治疗策略的预后，研究中一组患者发病后在 NICU 内接受保守治疗，而另外一组接受了早期手术干预（主要是开颅血肿清除）。研究结论是与 NICU 内的保守治疗相比，接受早期手术的患者在预后方面并没有整体的获益[5]。这项研究是第一次利用严格的随机对照试验方法来评估自发性 ICH 患者保守治疗与开颅治疗之间的预后差异；然而，试验中有 26% 的交叉率，此部分患者最初被随机分配到了保守治疗组而后转至手术治疗组。尽管随机试验有不足之处，但是这个研究结果提示那些出血位置位于皮层内 1cm 的患者可能会因为手术治疗策略而获益。此实验的高交叉率和结果中脑叶出血患者的潜在获益可能促

使了 STICH Ⅱ 研究的开展。STICH Ⅱ 研究比较了 ICH 患者在发病后 12h 内接受外科手术血肿清除治疗组与保守治疗组在 6 个月后的远期 GCS 评分[6]，作者的结论是早期手术治疗组并不会增加患者 6 个月后的死亡率或致残率，且在没有 IVH 的患者群体中 6 个月后的生存率还有较小的优势[6]。

表 13-1 ICH 的解剖部位

ICH 的病因	解剖定位
高血压	深部灰质、脑干、小脑、叶
创伤	皮质 / 叶
凝血障碍	小叶、小脑
血管病变	
缺血性梗死的转化	深部灰质、脑干、小脑、脑叶
淀粉样血管病	脑叶、深部灰质核团
AVM/ 海绵状血管瘤 /AVF/ 动脉瘤	皮质 / 脑叶、深部灰质核团、小脑、脑干
静脉窦血栓形成	皮质 / 叶、丘脑（直窦、盖伦静脉）
肿瘤	
继发性：肺癌、乳腺、肾细胞、黑色素瘤、绒毛膜癌、甲状腺乳头状癌	大脑皮层 / 脑叶、小脑
原发性：多形性胶质母细胞瘤、胶质瘤	脑叶
感染性因素	
感染性栓子	皮质 / 叶
单纯疱疹病毒性脑炎	中颞叶
毒性	
可卡因	深部灰质核团、脑干、叶
安非他明	深部灰质核团、脑干、叶

ICH. 脑出血；AVM. 脑动静脉畸形；AVF. 脑动静脉瘘

（二）神经外科干预

ICH 患者的手术干预策略主要包括脑室穿刺脑脊液外引流术、开颅颅内血肿清除术和去骨瓣

减压术。微创血肿清除术是一种开颅治疗手术的替代方案，并且作为一种新的治疗策略选择正在逐步显现出其优势。

开颅颅内血肿清除术是通过使用气动钻头在颅骨上钻一个或多个骨孔来形成一个骨瓣，一个骨孔是指使用气动或手动的设备在已知血肿附近区域的颅骨上钻孔。然后取下骨瓣，打开硬脑膜清除脑内血肿。如果没有颅内压增高的条件下尽可能缝合硬脑膜。然后使用塑料或钛制材料的连接片及颅钉还纳固定骨瓣。

与前面描述的开颅手术相比，去骨瓣减压手术采用了类似的方法，颅骨钻几个孔后使用气动铣刀沿骨孔成型骨瓣，十字形或放射状剪开硬脑膜，血肿清除术后可选择敞开硬脑膜或使用人工硬脑膜进行减张缝合修补，以进一步减轻术后的脑肿胀和改善 CPP。区别于开颅颅内血肿清除术，骨瓣不被还纳，其被储存在患者的腹部皮下或者颅骨库内[17]。有研究表明，对于颅内压增高的患者，去骨瓣减压手术的骨瓣直径要 > 12cm 才能有最佳的获益[18]。在一些特殊病例中，如双侧额叶损伤、双侧额叶硬膜下血肿或弥漫性损伤，可进行双额去骨瓣减压手术。

在 ICH 合并 IVH 的情况下，为预防或治疗梗阻性脑积水，几乎均需要行脑室钻孔外引流术（external ventricular drain，EVD）。脑室外引流设备可以联结液压耦合监测系统并外接监护仪以用来监测颅内压 ICP，这种连接方式及其他的颅内压监测设备可以持续地显示颅内压的波形，有经验的医生可以通过波形的变化来预测未来可能出现的 ICP 变化甚至临床表现的恶化[19]。在 ICP 的监测方式中，EVD 是首选的因为其还兼具脑脊液引流的功能，既可以监测脑脊液的相关化验，也可以用于治疗颅内压增高[20]。

不幸的是，这种装置在很大程度上受到颅内感染风险的限制，如脑膜炎和脑室炎，在多达 10% 的患者中发生，这种风险对 ICH 患者比其他神经系统疾病更严重[21]。同时，EVD 及其他 ICP 监测装置在放置的过程中，均伴随着一定的硬膜

下及脑实质内出血的风险[22]。

当 ICH 发病后血肿破入到脑室系统内时，血块可以影响脑脊液的重吸收，从而导致梗阻性脑积水，而 EVD 可将无法吸收的脑脊液引流出来。此外，出血量和发病初期格拉斯哥昏迷量表（Glasgow coma scale，GCS）评分与 ICH 患者的 30 天死亡率有关[23]，因此 EVD 可用来减少脑内的出血量。由于 EVD 提供了直接进入脑室系统的途径，它可以用于脑室内给药。在 CLEAR-IVH 实验中，作者研究了脑室内注入重组人组织纤溶酶原激活物（recombinant tissue plasminogen activator，rtPA）对 IVH 患者脑室内凝血块溶解的影响[24]。在出血后 12～24h，脑室内注入 rtPA 可以加速 IVH 患者在影像学上的血肿清除。但是，其效果因出血位置不同而受到不同影响，其有效性在血肿位于脑室中线附近最大，且 rtPA 耐受剂量较高[25]。脑室内注射 rtPA 对于清除后外侧脑室的血肿效果最差[25]。

微创清除脑内血肿的方式已经被提出可作为开颅行颅内血肿清除术的替代术式。在 IVH 的神经外科治疗策略中，还研究出了立体定向和内镜下颅内血肿的清除并局部给予 rtPA 治疗[26]。在 MISTIE 研究中，患者通过 EVD 接受 rtPA，然后内镜下行血肿抽吸[24]。研究者的报道指出，外科治疗组的平均血块大小减少了 46%，而保守治疗组仅为 4%[24]。在 MISTIE-II 研究中，研究人员还发现 IVH 患者接受外科手术后，血肿周围的继发水肿明显减轻[26]。虽然这些研究结果是令人鼓舞的，这些试验已经被用来评估外科治疗策略的安全性和有效性，但到目前为止还没有显示出任何远期生存率的获益。

（三）颅后窝出血

与幕上出血一样，60%～90% 的颅后窝出血（posterior fossa hemorrhage，PFH）病例也是由高血压引起的[27]。PFH 也可能与外伤性损伤或血管畸形有关。有个别报道指出在幕上手术、脊柱手术和自发性低颅压患者中可以出现小脑出血[1, 2]，

其原因可能是大量的脑脊液丢失及从硬脑膜的破口处持续的脑脊液流失。如果出血远离手术区域或者解剖缺陷，那可能是小脑上桥静脉一过性闭塞或破裂所致。还有较小的可能是，小脑 ICH 是与转移性病变相关。对于可能导致 ICH 的转移性肿瘤来说，肺腺癌脑转移及黑色素瘤是最常见的，在不考虑继发出血的情况下，它们占所有颅内转移性病变的 1/4 以上 [9]。相反的是，具有较高出血倾向的颅内转移性病变包括绒毛膜癌、甲状腺乳头状癌和肾细胞癌；然而，这些病变的发病率较低 [10]。

出血的位置（中线或半球）是决定临床症状和临床病程的重要因素。血肿位置可能比血肿的绝对体积对于预后来说更重要。一般来说，出血越偏外，血肿量越小，脑干结构受影响越小，患者的预后越好 [27]。

PFH 的手术治疗包括双侧枕下开颅术（suboccipital craniectomy，SOC），用于脑干减压及治疗第 IV 脑室受压而引起的梗阻性脑积水，术中可选择放置或不放置 EVD。目前指导外科决策的证据包括病例系列报道和临床实践指南，因为 PFH 研究缺乏临床对照，通常被排除在随机对照试验之外 [4, 5]。目前的文献支持对第 IV 脑室受压达到 III 级、第 IV 脑室完全闭塞或脑干受压或小脑内出血直径 > 40mm 和 GCS 评分在 13 分以下 [4] 的患者进行积极的外科干预 [28]。在已经出现四肢软瘫且脑干及脑室严重受压的患者中，手术干预可能并不能改变预后 [4, 18, 23, 22, 29]。

SOC 是 PFH 的首选治疗方法，手术入路选择是通过颈部后部的中线切口进行。骨瓣通常从枕骨大孔向上延伸到窦汇区（窦汇），而向下则需要开放寰椎（C_1）的后弓以满足减压的需求 [30]。硬脑膜需要被剪开以便定位血肿位置，冲洗、吸引及清除脑内血肿。与幕上血肿不同，颅后窝手术骨瓣通常在手术结束时及远期不会被还纳。

三、围术期注意事项

> **要 点**
>
> ◆ 脑出血的基础治疗包括气道保护、血流动力学稳定以及考虑先进的神经监测和（或）神经外科干预。
>
> ◆ 在抗凝相关 ICH 的情况下，应迅速逆转潜在的凝血障碍，以便于手术干预，防止血肿扩大，减轻神经功能恶化。

基础的 ICH 医疗管理策略依赖于血流动力学管理和机械通气支持以保证充足的器官灌注和功能 [22]。在具有必要的设备资源及训练有素的医护人员配置的神经重症护理单元中，救治此类患者可以降低发患者群的死亡率 [31]。治疗中必须制订严格的血压管理目标，因为血压的升高可能导致 ICH 进展、脑疝发生甚至死亡 [1]。然而，在血压的管理过程中应该谨慎行事，因为快速降低动脉血压可能导致脑缺血的风险。可使用动脉置管的侵入性监测方式持续评估血压变化。发热在 ICH 中很常见，ICH 本身可能引起发热，或由于治疗 ICH 的医源性并发症也会引起发热（如肺炎、尿路感染、深静脉血栓形成；表 13-2）。虽然没有随机试验来支持目标化温度管理或治疗性降温，但在这些患者的临床管理中应该维持在正常体温，因为发热与更高的死亡率显著相关 [32]。

> 临床要点：早期进入神经 ICU 治疗可防止 ICH 患者的死亡。

许多 ICH 患者可能由于意识障碍、不规则的呼吸模式（如 Kussmaul 或 Cheyne-Stoke 呼吸）和分泌物清除障碍而需要气管插管。在急性或慢性高血压人群的治疗过程中，应及时评估其他靶器官损害迹象，特别是肾和心脏损伤，应建议使用血液检测和心电图评估。血常规和凝血功能也

表 13-2　相关的医疗和神经系统并发症

ICH 的并发症
神经系统并发症
出血扩大
脑水肿伴 / 不伴脑疝
颅内高压
梗阻性脑积水
ICH 血肿清除后再出血
脑卒中
医源性并发症
院内感染
呼吸机相关性肺炎
留置导尿管相关尿路感染
中心静脉导管相关菌血症
颅内压监测引起的脑膜炎 / 脑室炎
由于 EVD 放置或开颅 / 开颅手术引起的蜂窝组织炎 / 伤口感染
发热
感染
深静脉血栓形成引起的发热
中枢神经系统发热
血管炎
靶器官功能障碍
急性肾损伤
呼吸机依赖型呼吸衰竭
充血性心力衰竭加重
谵妄
代谢异常或感染引起的谵妄
ICU 谵妄
药物导致的谵妄
药物中毒或药物过量撤药时的反跳

ICH. 脑出血；EVD. 脑室穿刺外引流；ICU. 重症监护室

必须检查，以确保正常的血小板计数和凝血功能，因为其改变可能增加再次出血的风险。

高血糖与 ICH 患者的不良结局相关[33]。然而，严格的血糖管理治疗在 ICH 患者的神经危重护理中还没有被证明是有效的，因为它可能导致全身低血糖的风险。在 ICH 的治疗中尚无有针对性的血糖管理指南，但根据作者的经验，随机血糖目标控制在 160~180mg/dl 对重症 ICH 患者可能是一种安全有效的方法。胰岛素输注的使用可以个体化考虑，但不应常规实施。

止血

对潜在凝血障碍的纠正应在发病后的几个小时内进行已经是一种标准管理策略[22]。血小板计数 < 10 000/ml 可能会在健康群体中导致自发性 ICH，患者应该积极接受输血治疗，以防大出血[34]。血小板聚集功能障碍最常见的原因是使用血小板抑制药，如阿司匹林，这类患者在发生 ICH 后应该积极输注血小板。对于其他可能导致血小板功能障碍的原因，如尿毒症等，并没有制订此类 ICH 病例的治疗指南。在这些情况下，去氨加压素的使用没有强力证据支持，但临床可以考虑使用[35]。

凝血级联反应功能障碍（遗传或获得性血友病）应通过特定因子替换或治疗获得性血友病的病因来纠正（如血浆置换或静脉使用类固醇可在针对凝血因子的自身抗体中考虑）[36]。肝功能不全可能导致一种混合型凝血障碍，凝血障碍 / 血栓倾向同时存在。虽然凝血标志物可能在潜在肝衰竭和 ICH 患者中表现为异常，但仅有有限的证据支持治疗这些实验室异常指标是有效的。有 1/8 的 ICH 患者是由于口服抗凝血药所导致的，且这种情况可能随着新型口服抗凝血药的使用而上升[37]，如直接凝血酶抑制药。迅速地识别并尽快纠正凝血功能障碍是非常必要的。

维生素 K 拮抗药（vitamin k antagonists，VKA）如华法林，长期以来一直被认为是医源性凝血功能障碍性 ICH 的罪魁祸首。对于使用 VKA 的患者，历史上的建议是在 2h 内使用新鲜的冰冻血浆（fresh frozen plasma，FFP）及静脉注射维生素 K 将国际标准化比率（INR）纠正到 < 1.3[38]。FFP 的优势在于它包含了所有的人促凝血因子，特别是那些其产生被 VKA 直接抑制的因子。然而，FFP 治疗有许多局限性，包括输血反应和感染。此外，逆转凝血障碍所需的 FFP 量较大，可能导致输血相关的循环过负荷或输血相关肺损伤。另外，因为血浆储存在冷冻状态，它需要在输注前解冻，这会增加药物交付的时间从而延误逆转时间。

目前推荐用于逆转危及生命的 VKA 相关出血的药物是 IV 因子凝血酶原复合物浓缩物（prothrombin complex concentrate，PCC），其中包含了四种被 VKA 抑制的凝血因子（II、VII、IX、X）及 5～10mg，静脉注射维生素 K[39]。这样药物重组后体积很小，以便于快速准备和注入。同时区别于大量输注 FFP，PCC 不会影响 MAP。与 FFP 相比，4F-PCC 被证明在几分钟内就可以逆转 VKA，而 FFP 可能需要几个小时才能实现 INR 正常化[40]。重组 VII 因子（F VII a）是逆转凝血功能障碍性 ICH 的另一种替代方法。然而，它与血栓相关并发症的更高风险有关，并且研究中它对比安慰剂组没有显著的生存效益[41]。

> 临床要点：凝血酶原复合物是华法林或利伐沙班导致的 ICH 的首选逆转剂。

关于 X a 因子抑制药（利伐沙班、阿哌沙班和依多沙班）的数据已证明在预防非瓣膜性缺血性脑卒中房颤、抗凝血相关 ICH 的风险、全因死亡方面优于 VKA[42]。关于阿普替酸逆转剂在人体中的应用的数据很少；动物数据显示，PCC 比活化的 PCC（VIII 因子抑制药旁路剂）的疗效好坏结果不同[43]。目前，没有数据支持逆转阿哌沙班相关 ICH 的疗效。

临床使用鱼精蛋白对普通肝素进行逆转，对应每 100U 肝素使用 1mg 鱼精蛋白，最大剂量为 50mg。逆转时必须采用间断静脉推注或静脉输液；预防性剂量的肝素不需要逆转。治疗的目标是根据该机构的实验室标准使部分凝血酶时间（partial thromboplastin time，PTT）正常化并停止出血。考虑到肝素的半衰期问题，在逆转后的前 6h，应对 PTT 进行连续评估。而低分子肝素被认为在尝试逆转时对鱼精蛋白反应较差。

达比加群是一种用于预防非瓣膜性心房颤动患者二级脑卒中的凝血酶抑制药[44]。既往逆转达比加群的唯一选择是在病情严重时血液透析。这需要插入大口径透析导管，临床操作可能需要一定时间，而且对于已经有凝血障碍的患者，继发性出血的风险很高。最近，艾达赛珠单抗（Idarucizumab）作为达比加群的单克隆抗体逆转药物获得了美国食品药品管理局的批准，其并被证明可以有效逆转达比加群的抗凝作用[45, 46]。

> 临床要点：有证据表明对部分 ICH 患者需要进行外科干预；然而，对所有 ICH 患者关于治疗目标及生活质量的开放讨论都是合适的。

> 临床要点：在择期手术干预前接受保守治疗的 ICH 患者中，于 NICU 中进行密切监测对于改善临床结果至关重要。

当内科治疗未能阻止 ICH 患者出现严重神经功能障碍时，外科干预可能是必要的。颅内出血使 ICP 增加，脑灌注减少，因此，如果不清除血肿，在初始血肿周围的半暗区将造成迟发性缺血改变。一旦发现 ICP 增高，外科手术处理可通过清除颅内血肿、去除骨瓣或两者兼具的方式来减轻脑组织的受压并尝试减轻脑水肿。到达血肿的方式可通过钻孔或小骨瓣及大骨瓣开颅。血肿清除的方法包括引流及冲洗，留置或不留置引流管。推荐在外科干预前逆转口服抗凝药，可延缓血肿扩大及改善术中止血[22]。

四、术后的 ICU 管理

要　点

◆ 在有规范培训人员和充足资源的机构中，建议采用有创 ICP 监测和治疗，以实现 ICP < 20cmH$_2$O 的目标。

◆ ICP 的目标可以通过降低中枢神经系统的代谢需求（镇静），过度通气，渗透治疗（甘露醇及高渗盐水）和外科手术减压等方式来实现。

（一）ICP 监测

虽然 ICH 的神经危重症治疗主要基于前面提到的标准危重症治疗实践，但神经医学方面关注的是 ICP 治疗背后的病理生理原理。对于成人，ICP 升高可粗略地定义为在侧卧位时 > 15～20cmH$_2$O[20]。目前，有创 ICP 监测作为 ICH 和其他神经危重症治疗方案的一种手段仍存在广泛的争议。如前所述，传统上使用 EVD 对 ICP 进行监测[47]。Licox 脑氧监测系统（Integra Life-Sciences，Plainsboro，NJ）的使用可能为 ICH 后的缺氧性脑损伤提供额外的临床价值[48]。但其改善 ICH 患者预后的能力还没有被前瞻性试验所证实。目前，专家建议在一些中心进行常规基础治疗之上的有创 ICP 监测，由经验丰富的临床医生对 ICP 变化进行解释和管理。在患者病程早期监护过程中有一些细微变化可能会预警并改变紧急治疗的决策，这些变化可以通过侵入性监测设备及早发现。

临床要点：在经验丰富的医生管理下，侵入性 ICP 监测可能会改善 ICH 患者的预后。

除了少数例外（如颅缝尚未关闭的婴儿），颅腔可以被认为是一个固定体积内容物的硬性容器。相比之下，颅腔内的液体和其他软组织顺应性更好一些，可随着压力的上升而被轻微压缩[20]。然而，脑组织和周围的液体的压缩性是微不足道的，使这些组织的压力/体积适应性在临床上基本可以忽略不计[20]。这些理论上可膨胀和可压缩的颅内内容物包括三个主要成分，即脑组织、脑动脉和静脉血及脑脊液。Monro-Kellie 学说指出，由于颅腔的体积保持不变，任何 ICP 的变化或单个颅内成分的体积变化将导致其他颅腔内容物的体积变化。

临床要点：Monro-Kellie 学说表明，如果颅骨内任何一个成分的体积增加，其余成分的体积必须减少。

$$CPP=MAP-ICP$$

用数学公式表示，即 ICP = MAP–CPP[20]。这个简单公式在神经监护方面至关重要，它显示出 CPP 是动态变化的，会受到 ICP 和全身动脉压的影响。即任何情况下 ICP 的增加或血压的降低都会有效地减少脑灌注。相反，任何情况下 ICP 降低或血压升高都会增加脑灌注。

MAP 和 CPP 之间的关系不是线性的。中枢神经系统内的自我调节机制可维持 CPP 的稳定（图 13-1），除非如脑出血等特定情况下自我调节机制受损。除极端低血压（MAP < 50mmHg）或高血压（MAP > 150mmHg）和颅内自动调节机制受损的情况外，上述自我调节机制仍然是非常有效的[49]。

（二）颅内高压的管理方案

如果 ICP 升高，CPP 的目标应保持在 60～150mmHg，以保护脆弱的神经细胞[22]。只有当大脑自动调节失败（如急性缺血性脑卒中或脑出血），以及 CPP 太低而大脑自我调节机制无法代偿（如在败血症情况下的全身休克）时，人

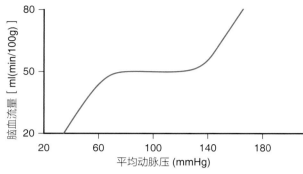

▲ 图 13-1　动态自动调节平均动脉压与脑血流量的相关关系

经许可转载，引自 Peterson E, Chesnut RM. Static autoregulation is intact in majority of patients with severe traumatic brain injury. *J Trauma*. 2009;67:944–949.

为地增加 CPP 才会影响到脑血流量。目标 ICP 应该控制在 20cmH$_2$O 以下。床头升高＞ 30°。为了保证颈静脉回流通畅，患者的脖子应保持居中。应减少中枢神经系统的代谢需求，如控制发热、对癫痫发作行抗癫痫治疗等。对于留置脑室外引流并且引流通畅的患者，应积极引流脑脊液。

对于 ICP 升高的患者，应首先考虑行气管插管以及镇静治疗。过度换气引起的低碳酸血症可导致脑血管收缩，暂时性减少脑血流量，降低颅内压，这可以用作针对性治疗前的桥接治疗[50]。插管时用丙泊酚或巴比妥酸盐深度镇静也可以减少大脑活动，从而降低 ICP[22]。顽固性高 ICP 治疗的主要方式是高渗疗法，即甘露醇或高渗盐水（hypertonic saline，HTS）输注。甘露醇是治疗颅内压升高的一线药物，但肾功能不全患者除外，这是它的相对禁忌证。HTS 可能具有神经保护作用；然而，目前的文献表明，这两种制剂在功效上是等效的。甘露醇和 HTS 都会增加血脑屏障的渗透梯度，并可能有效地"拔出"脑实质的渗透压摩尔，从而降低 ICP[51]。

临床要点：在可能发生危及生命的脑水肿或脑疝时应用高渗疗法。

最后，正如本章所述，难治性 ICH 患者首先应考虑进行脑室外引流，然后进行去骨瓣减压术。图 13-2 概述了我们所推荐的 ICP 管理流程。

（三）重启抗凝

关于 ICH 抗凝药物治疗的一个主要难点在于恢复使用抗凝血药时机。目前建议不要在脑叶 ICH 中恢复抗凝治疗，但在其他 ICH 的情况下可以考虑；然而，这一观点证据等级为中等，需要进一步的研究[22]。目前还缺乏关于恢复阿司匹林或氯吡格雷等抗血小板治疗的相关数据。指南推荐，只要有明确的指征，ICH 术后恢复抗血小板治疗就很有必要[22]。在作者的中心，恢复抗血栓治疗，主要是针对那些复发性血栓形成的风险高于 ICH 风险的患者。对于使用氯吡格雷或其他抗血小板药物来预防心血管疾病的患者，需要考虑特殊的情况，在近期行冠状动脉支架植入的患者中，氯吡格雷对降低支架内再狭窄的风险起到至关重要的作用。应根据具体情况来作出恢复抗血栓治疗的决定，并与患者和（或）决策者讨论相关风险和收益。

（四）预后

根据严重程度和出血部位对脑出血进行临床分类是指导手术治疗的关键，在评估疑似出血患者时，快速获得 CT 影像是神经学检查的必要辅助手段。通常来说，有效的 ICH 评分用于量化 ICH 的临床严重程度，较高的得分与较差的结果相关（表 13-3）[46]。Graeb 评分可用于预测 IVH 的患者[52]。Graeb 评分是通过将每个侧脑室的评分相加计算得出的（1 分：出现血迹或轻度出血；2 分：＜ 50% 脑室充血；3 分：＞ 50% 脑室充血；4 分：脑室完全铸型和扩张）。第三脑室和第四脑室分别被加到这个总数中（1 分：脑室内充血但脑室大小正常；2 分：全脑室充血扩张），最高得分为 12 分。Graeb 评分是最常使用的成人量表，与短期预后密切相关（1 个月后的格拉斯哥昏迷量表评分）[12]。

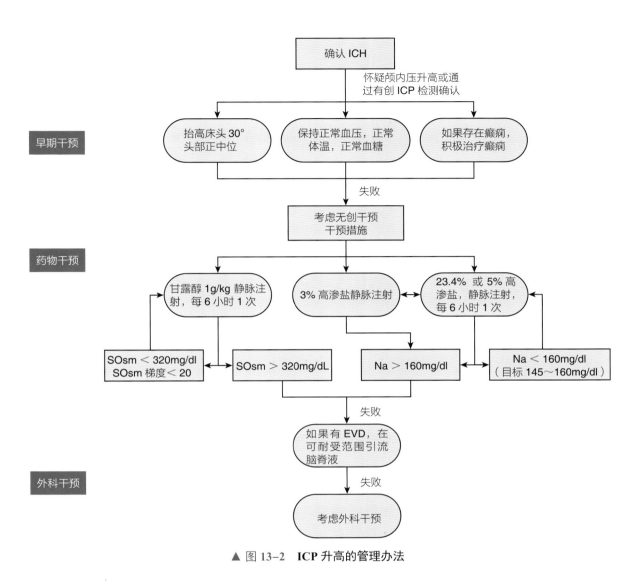

▲ 图 13-2　**ICP 升高的管理办法**

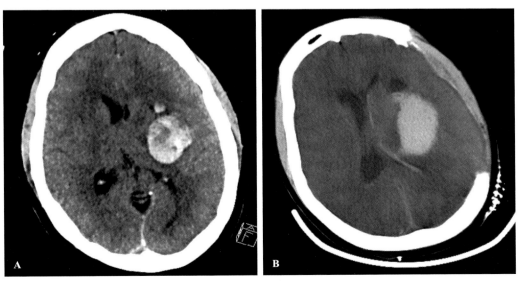

▲ 图 13-3　有高血压病史的 **48** 岁女性出现急性发作性失语和右侧偏瘫

A. CT 显示患者左侧基底节区实质内出血。B. 在发现脑疝的迹象后，她接受了一次紧急的去骨瓣减压手术

表 13-3　ICH 变化评分量表

ICH 评分项		价　值
年龄	＜ 80 岁	0 分
	≥ 80 岁	1 分
出血位置	幕上	0 分
	幕下	1 分
意识水平	GCS 13～15 分	0 分
	GCS 5～12 分	1 分
	GCS 3～4 分	2 分
ICH 体积	＜ 30ml	0 分
	≥ 30ml	1 分
出血破入脑室	否	0 分
	是	1 分

ICH. 颅内血肿；GCS. 格拉斯哥昏迷量表

五、结论

脑出血在成年人中是神经系统疾病发病和死亡的常见重要原因。外伤、抗凝药物使用和高血压是造成脑出血最主要的原因。在合适的情况下，应辨明一些隐匿的出血原因，如静脉窦血栓形成，需要考虑不同的治疗方法（如抗凝治疗）。目前只有有限的文献研究讨论了手术决策和不同手术方式的抉择。脑出血的围术期管理需要多学科团队和专门的神经重症单元进行完善的治疗。

参 考 文 献

[1] Anderson CS, Huang Y, Arima H, et al. Effects of early intensive blood pressure–lowering treatment on the growth of hematoma and perihematomal edema in acute intracerebral hemorrhage: the intensive blood pressure reduction in acute cerebral haemorrhage trial (interact). *Stroke*. 2010;41:307–312.

[2] Bullock MR, Chesnut R, Ghajar J, et al. Surgical management of acute subdural hematomas. *Neurosurgery*. 2006;58:S16–S24. discussion Si–iv.

[3] Chen SH, Chen Y, Fang WK, Huang DW, Huang KC, Tseng SH. Comparison of craniotomy and decompressive craniectomy in severely head–injured patients with acute subdural hematoma. *J Trauma*. 2011;71:1632–1636.

[4] Kobayashi S, Sato A, Kageyama Y, Nakamura H, Watanabe Y, Yamaura A. Treatment of hypertensive cerebellar hemorrhage: surgical or conservative management? *Neurosurgery*. 1994;34:246–250. discussion 250–241.

[5] Mendelow AD, Gregson BA, Fernandes HM, et al. Early surgery versus initial conservative treatment in patients with spontaneous supratentorial intracerebral haematomas in the international surgical trial in intracerebral haemorrhage (STICH): a randomised trial. *Lancet*. 2005;365:387–397.

[6] Mendelow AD, Gregson BA, Rowan EN, et al. Early surgery versus initial conservative treatment in patients with spontaneous supratentor ial lobarintracerebral haematomas (STICH II): a randomised trial. *Lancet*. 2013;382:397–408.

[7] Honeybul S, Janzen C, Kruger K, Ho KM. Decompressive craniectomy for severe traumatic brain injury: is life worth living? *J Neurosurg*. 2013;119:1566–1575.

[8] Hallevi H, Albright KC, Aronowski J, et al. Intraventricular hemor–rhage: anatomic relationships and clinical implications. *Neurology*. 2008;70:848–852.

[9] Barnholtz–Sloan JS, Sloan AE, Davis FG, Vigneau FD, Lai P, Sawaya RE. Incidence proportions of brain metastases in patients diagnosed (1973 to 2001) in the metropolitan detroit cancer surveil–lance system. *J Clin Oncol*. 2004;22:2865–2872.

[10] Soffietti R, Ducati A, Ruda R. Brain metastases. *Handb Clin Neurol*. 2012;105:747–755.

[11] Bullock MR, Chesnut R, Ghajar J, et al. Surgical management of traumatic parenchymal lesions. *Neurosurgery*. 2006;58:S25–S46. discussion Si–iv.

[12] Demchuk AM, Dowlatshahi D, Rodriguez–Luna D, et al. Prediction of haematoma growth and outcome in patients with intracerebral haemorrhage using the ct–angiography spot sign (predict): a prospective observational study. *Lancet Neurol*. 2012;11:307–314.

[13] Wada R, Aviv RI, Fox AJ, et al. CT angiography "spot sign" predicts hematoma expansion in acute intracerebral hemorrhage. *Stroke*. 2007;38:1257–1262.

[14] Hart RG, Boop BS, Anderson DC. Oral anticoagulants and intracranial hemorrhage. Facts and hypotheses. *Stroke*. 1995;26:1471–1477.

[15] Le Roux P, Pollack Jr CV, Milan M, Schaefer A. Race against the clock: overcoming challenges in the management of anticoagulant–associated intracerebral hemorrhage. *J Neurosurg*. 2014;121(Suppl):1–20.

[16] Horstmann S, Rizos T, Lauseker M, et al. Intracerebral hemorrhage during anticoagulation with vitamin k antagonists: a consecutive observational study. *J Neurol*. 2013;260:2046–2051.

[17] Iwama T, Yamada J, Imai S, Shinoda J, Funakoshi T, Sakai N. The use of frozen autogenous bone flaps in delayed cranioplasty revisited. *Neurosurgery*. 2003;52:591–596. discussion 595–596.

[18] Bullock MR, Chesnut R, Ghajar J, et al. Surgical management of acute epidural hematomas. *Neurosurgery*. 2006;58:S7–S15. discussion Si–iv.

[19] Chesnut R, Videtta W, Vespa P, Le Roux P. The Participants in the International Multidisciplinary Consensus Conference on Multimodality M. Intracranial pressure monitoring: fundamental considerations and rationale for monitoring. *Neurocrit Care*. 2014;21(2): 64–84.

[20] Steiner LA, Andrews PJ. Monitoring the injured brain: ICP and Cbf. *Br J Anaesth*. 2006;97:26–38.

[21] Mayhall CG, Archer NH, Lamb VA, et al. Ventriculostomy–related infections. A prospective epidemiologic study. *N Engl J Med*.

1984;310:553–559.

[22] Morgenstern LB, Hemphill 3rd JC, Anderson C, et al. Guidelines for the management of spontaneous intracerebral hemorrhage: a guideline for healthcare professionals from the American Heart Association/ American Stroke Association. *Stroke.* 2010;41:2108–2129.

[23] Broderick JP, Brott TG, Duldner JE, Tomsick T, Huster G. Volume of intracerebral hemorrhage. A powerful and easy–to–use predictor of 30–day mortality. *Stroke.* 1993;24:987–993.

[24] Morgan T, Zuccarello M, Narayan R, Keyl P, Lane K, Hanley D. Preliminary findings of the minimally–invasive surgery plus rTPA for intracerebral hemorrhage evacuation (MISTIE) clinical trial. *Acta Neurochir.* 2008;105(Suppl):147–151.

[25] Webb AJ, Ullman NL, Mann S, Muschelli J, Awad IA, Hanley DF. Resolution of intraventricular hemorrhage varies by ventricular region and dose of intraventricular thrombolytic: the clot lysis: evaluating accelerated resolution of IVH (clear IVH) program. *Stroke.* 2012;43:1666–1668.

[26] Mould WA, Carhuapoma JR, Muschelli J, et al. Minimally invasive surgery plus recombinant tissue–type plasminogen activator for intracerebral hemorrhage evacuation decreases perihematomal edema. *Stroke.* 2013;44:627–634.

[27] Amar AP. Controversies in the neurosurgical management of cerebellar hemorrhage and infarction. *Neurosurg Focus.* 2012;32:E1.

[28] Kirollos RW, Tyagi AK, Ross SA, van Hille PT, Marks PV. Management of spontaneous cerebellar hematomas: A prospective treatment protocol. *Neurosurgery.* 2001;49:1378–1386. discussion 1386–1377.

[29] Isla A, Alvarez F, Manrique M, Castro A, Amaya C, Blazquez MG. Posterior fossa subdural hematoma. *J Neurosurg Sci.* 1987;31:67–69.

[30] Grover K, Sood S. Midline suboccipital burr hole for posterior fossa craniotomy. *Childs Nerv Syst.* 2010;26:953–955.

[31] Diringer MN, Edwards DF. Admission to a neurologic/neurosurgical intensive care unit is associated with reduced mortality rate after intracerebral hemorrhage. *Crit Care Med.* 2001;29:635–640.

[32] Schwarz S, Hafner K, Aschoff A, Schwab S. Incidence and prognostic significance of fever following intracerebral hemorrhage. *Neurology.* 2000;54:354–361.

[33] Passero S, Ciacci G, Ulivelli M. The influence of diabetes and hyperglycemia on clinical course after intracerebral hemorrhage. *Neurology.* 2003;61:1351–1356.

[34] Kaufman RM, Djulbegovic B, Gernsheimer T, et al. Platelet transfusion:a clinical practice guideline from the aabb. *Ann Intern Med.* 2015;162(3):205–213.

[35] Hedges SJ, Dehoney SB, Hooper JS, Amanzadeh J, Busti AJ. Evidence based treatment recommendations for uremic bleeding. *Nat Clin Pract Nephrol.* 2007;3:138–153.

[36] Shander A, Walsh CE, Cromwell C. Acquired hemophilia: a rare but life–threatening potential cause of bleeding in the intensive care unit. *Intensive Care Med.* 2011;37:1240–1249.

[37] Flaherty ML, Kissela B, Woo D, et al. The increasing incidence of anticoagulant–associated intracerebral hemorrhage. *Neurology.* 2007;68:116–121.

[38] Huttner HB, Schellinger PD, Hartmann M, et al. Hematoma growth and outcome in treated neurocritical care patients with intracerebral hemorrhage related to oral anticoagulant therapy: comparison of acute treatment strategies using vitamin k, fresh frozen plasma, and prothrombin complex concentrates. *Stroke.* 2006;37:1465–1470.

[39] Frontera JA, Lewin JJ 3rd, Rabinstein AA, et al. Guideline for reversal of antithrombotics in intracranial hemorrhage: A statement for healthcare professionals from the Neurocritical Care Society and Society of Critical Care Medicine. *Neurocrit Care.* 2016;24:6–46.

[40] Leissinger CA, Blatt PM, Hoots WK, Ewenstein B. Role of prothrombin complex concentrates in reversing warfarin anticoagulation: a review of the literature. *Am J Hematol.* 2008;83:137–143.

[41] Yuan ZH, Jiang JK, Huang WD, Pan J, Zhu JY, Wang JZ. A meta–analysis of the efficacy and safety of recombinant activated factor vii for patients with acute intracerebral hemorrhage without hemophilia. *J Clin Neurosci.* 2010;17:685–693.

[42] Bruins Slot KM, Berge E. Factor xa inhibitors versus vitamin k antagonists for preventing cerebral or systemic embolism in patients with atrial fibrillation. *Cochrane Database Syst Rev.* 2013;8.

[43] Eerenberg ES, Kamphuisen PW, Sijpkens MK, Meijers JC, Buller HR, Levi M. Reversal of rivaroxaban and dabigatran by prothrombin complex concentrate: A randomized, placebo-controlled, crossover study in healthy subjects. *Circulation.* 2011;124:1573–1579.

[44] Connolly SJ, Ezekowitz MD, Yusuf S, et al. Dabigatran versus warfarin in patients with atrial fibrillation. *N Engl J Med.* 2009;361:1139–1151.

[45] Pollack Jr CV, Reilly PA, Eikelboom J, et al. Idarucizumab for dabigatran reversal. *N Engl J Med.* 2015;373:511–520.

[46] Hemphill 3rd JC, Bonovich DC, Besmertis L, Manley GT, Johnston SC. The ICH score: a simple, reliable grading scale for intracerebral hemorrhage. *Stroke.* 2001;32:891–897.

[47] Chesnut RM, Temkin N, Carney N, et al. A trial of intracranial–pressure monitoring in traumatic brain injury. *N Engl J Med.* 2012;367:2471–2481.

[48] Ko SB, Choi HA, Parikh G, et al. Multimodality monitoring for cerebral perfusion pressure optimization in comatose patients with intracerebral hemorrhage. *Stroke.* 2011;42:3087–3092.

[49] Paulson OB, Strandgaard S, Edvinsson L. Cerebral autoregulation. *Cerebrovasc Brain Metab Rev.* 1990;2:161–192.

[50] Ropper AH. Hyperosmolar therapy for raised intracranial pressure. *N Engl J Med.* 2012;367:746–752.

[51] Raichle ME, Plum F. Hyperventilation and cerebral blood flow. *Stroke.* 1972;3:566–575.

[52] Morgan TC, Dawson J, Spengler D, et al. The modified graeb score: an enhanced tool for intraventricular hemorrhage measurement and prediction of functional outcome. *Stroke.* 2013;44:635–641.

第二篇 神经肿瘤外科
Oncologic Neurosurgery

第 14 章 垂体外科
Pituitary Surgery

Robert L. Bailey　Debbie Yi　M. Sean Grady　**著**

云　强　**译**

张洪钿　**校**

一、概述

涉及垂体的肿瘤在神经外科临床中很常见，占所有原发性脑肿瘤的 10%～15%，同时约占需手术切除的原发性脑肿瘤的 20%[1, 2]。此外，基于垂体肿瘤在人群中估计的发病率推测，一部分垂体肿瘤在临床上没有症状。尸检研究显示，直径＜ 10mm 的垂体腺瘤（微腺瘤）的患病率为 1.5%～26.7%[3]。这些数据与其他流行病学研究相结合，表明垂体瘤是第三常见的原发性颅内肿瘤，仅次于神经胶质瘤和脑膜瘤，这使得在神经外科患者中经常遇到垂体瘤。

二、神经解剖和步骤

要　点

◆ 垂体肿瘤是第三常见的颅内原发性肿瘤。

◆ 大多数垂体肿瘤是垂体腺瘤。

◆ 垂体腺瘤可分为垂体微腺瘤（＜ 1cm）和垂体大腺瘤（＞ 1cm）。

鞍区肿瘤涉及多种类型的肿瘤，包括垂体腺瘤、颅咽管瘤、脑膜瘤、原发和继发性恶性肿瘤，以及许多其他病理类型，但绝大多数为垂体腺瘤。许多临床、病理和放射分类系统被用来描述垂体腺瘤。根据功能分类对于临床医生来说可能是最重要的，因为它基于肿瘤在机体的内分泌功能进行分类（框 14–1）[4]。功能性腺瘤是指分泌泌乳素（secrete prolactin，PRL）、生长激素、促甲状腺激素（thyroid–stimulating hormone，TSH）或促肾上腺皮质激素（adrenocorticotropic hormone，ACTH）的腺瘤，从而产生各自的临床表型，即闭经 – 溢乳综合征、肢端肥大症或巨人症、继发性肥大症和库欣病或 Nelson 综合征[5]。与临床高分泌状态无关的肿瘤包括促性腺激素腺瘤（分泌黄体生成素）（luteinizing hormone，LH）和（或）促卵泡激素（folliclestimulating hormone，FSH），以及各种无症状腺瘤，临床上统称无功能腺瘤。

现代病理分类以病理形态学技术为基础，免疫组化和电镜是垂体腺瘤分类的"金标准"方法。基于激素含量、细胞形态和起源的特征可以推断肿瘤的生物学行为、预后和对各种治疗方式的反应[2]。

框 14-1　腺垂体肿瘤功能性分类

- 内分泌功能亢进
  - 肢端肥大症 / 巨人症，生长激素水平升高
  - 高泌乳素血症和泌乳 [a]
  - 库欣病，促肾上腺皮质激素升高，皮质醇水平升高
  - 甲状腺功能亢进，促甲状腺素分泌不当
  - 促卵泡生成素和黄体生成素和（或）α 亚基显著升高
  - 多种激素分泌过剩
- 临床上无功能
- 功能状态待定
- 由于异位分泌引起的内分泌亢进
  - 继发于异位生长激素过度分泌的临床肢端肥大症（增生性腺瘤）
  - 异位促肾上腺皮质激素分泌激素过度继发的库欣病（增生性腺瘤）

a. 轻至中度高泌乳素血症（i 200ng /ml）可由蝶鞍区多种肿瘤和非肿瘤压迫引起，并不是垂体腺瘤所特有的

经许可转载，引自 Kovacs K, Scheithauer BW, Horvath E, Lloyd RV. The World Health Organization classification of adenohypophysial neoplasms. A proposed five-tier scheme. *Cancer.* 1996 Aug 1;78(3):502–510.

　　影像学上，根据肿瘤大小及生长特征进行分类（框 14-2）[4]，最基本的分类是指直径＜ 1cm 的微腺瘤和直径＞ 1cm 的大腺瘤。不常用的分类是根据向鞍上生长的程度和方向。

框 14-2　腺垂体肿瘤的影像 / 外科学分类

- 根据位置
  - 鞍内
  - 向蝶鞍外扩展（鞍上、蝶窦、鼻咽、海绵窦等）
  - 异位（罕见）
- 根据大小
  - 微腺瘤（≤ 10mm）
  - 大腺瘤（＞ 10mm）
- 由于异常原因引起的内分泌功能亢进
  - 鞍底膨大
  - 严重侵犯硬脑膜、骨、神经和脑组织
  - 转移（脑脊髓或全身）

经许可转载，引自 Kovacs K, Scheithauer BW, Horvath E, Lloyd RV. The World Health Organization classification of adenohypophysial neoplasms. A proposed five-tier scheme. *Cancer.* 1996 Aug 1;78(3):502–510.

　　垂体腺瘤的临床表现通常是由于占位效应、激素分泌过多或压迫垂体柄导致垂体功能低下引起（图 14-1）。最常见的客观症状是视力损害，双颞侧偏盲是典型的表现，这是由于双侧鼻视觉纤维在视神经交叉时受到压迫所致。随着向鞍上的

进一步扩大，肿瘤可能开始压迫下丘脑和大量的核团，以及穿过这个重要结构的神经通路。虽然不常见，但发展到第三脑室可引起 CSF 循环阻塞，并导致脑积水。大多数这些症状发展缓慢，因此可能不被注意。

　　相比之下，垂体卒中导致更急的临床表现。它被称为垂体腺瘤的突发性和偶发的灾难性急性出血性梗死，典型表现为急性头痛、假性脑膜炎、可能的视觉损害、眼肌麻痹，偶尔还有意识改变。这些患者往往需要更紧急的检查和治疗脑神经功能障碍和垂体激素危象。

　　有些患者因非特定或无关的原因在行常规脑影像检查后无意中发现垂体占位。随着 MRI 应用增多这种情况越来越普遍，最近的文献表明超过 10% 的新患者无意中发现病变 [6]。然而，在发现病变时，一些患者会表现出相关的异常，5% 的患者表现出视野缺损，高达 15% 的患者表现出垂体功能障碍 [7]。

（一）手术入路

> **要　点**
>
> - 针对不同个体选择手术入路时必须考虑到不同的因素。
> - 对于大多数垂体瘤，经蝶窦入路（transsphenoidal approach，TSA）是首选的手术切除方法，因为它代表了更微创的手术技术。
> - 为了最大限度地切除倾向颅内生长的肿瘤，经颅入路可以替代经蝶入路或和经蝶入路联合。

　　垂体手术的目的包括纠正垂体激素分泌过多、纠正激素分泌减少、消除占位效应、视神经通路减压，获得组织进行明确的组织病理学诊断，同时试图保持正常垂体功能，减少手术并发症 [8]。肿瘤的大小、扩张方向、形态、激素分泌过度的程度，以及术者的经验是决定这些目标能否实现的关键因素 [9, 10]。

术前　　　　　　　　　　　　　　术后

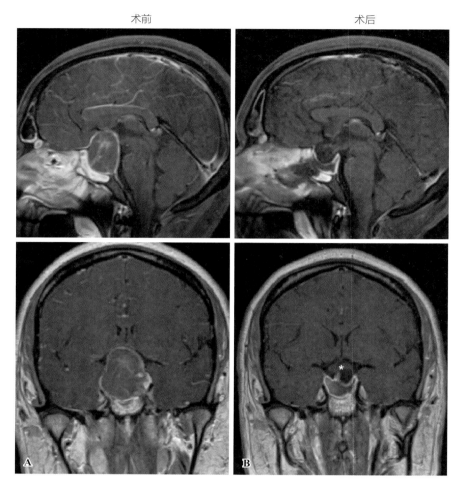

◀ 图 14-1　垂体卒中

垂体卒中患者术前术后的 T_1 加权钆增强 MRI 图像。A. 巨大占位包绕整个蝶鞍并延伸到鞍上池，导致向上方显著压迫视交叉和下丘脑。双侧颈动脉向外侧推移。这里所见的和其他影像序列没有显示的信号特征，与病灶内出血和脑卒中一致。B. 内镜经蝶切除肿瘤后，MRI 显示肿物对视交叉（＊）和下丘脑的占位效应已解决，鞍隔呈浅凹状外观

在过去一个世纪里，垂体外科的手术治疗经历了相当大的发展。自从 1907 年 Schloffer 首次报道 1 例成功的垂体手术以来[11]，多种外科技术已被用于垂体肿瘤的手术切除。今天绝大多数垂体瘤都可以通过经蝶窦手术入路治疗。事实上，在今天这种入路得以广泛使用，有报道 90%～95% 垂体肿瘤选择经蝶窦手术[12]。其余病例则需经颅入路，包括翼点或额下开颅，或经颅、颅外，或两者结合的颅底入路。

术者选择手术入路时必须考虑各种因素。包括蝶鞍的大小和骨化程度、蝶窦大小和气化程度、颈动脉的位置和迂曲度、肿瘤是否向颅内生长和扩展的方向、肿瘤与垂体的相对位置，以及之前是否接受过手术治疗或放射治疗。若肿瘤向外扩展越过颈动脉，进入颅中窝和（或）明显向颅后窝扩展，则需要经颅入路以获得更完全的切除。

此外，在蝶窦炎或颈动脉靠近中线（"接吻"）的情况下，经蝶手术可能是禁忌[13]。然而，对于大多数垂体瘤，经蝶入路依然是首选。

每种手术方法都有一些的细微差别，其中大部分超出了本章的范围。然而，所有临床医生必须了解每一种手术方法的基本方面，以更准确地评估患者的术前和术后管理。

（二）经蝶入路

经蝶入路（图 14-2）本身有很多变化，要求外科医生根据不同患者的肿瘤和症状来个性化制订手术。所有的变化（如经鼻入路对比唇下入路、内镜手术对比显微镜手术、黏膜下与直接蝶窦切开术）都是微侵袭性的，并由术者的经验和偏好决定。经蝶入路是通往蝶鞍最符合生理和创伤性最小的手术通道，提供了垂体和邻近病变的直接

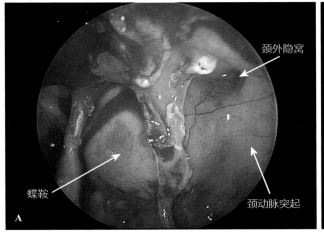

颈外隐窝

蝶鞍

颈动脉突起

A

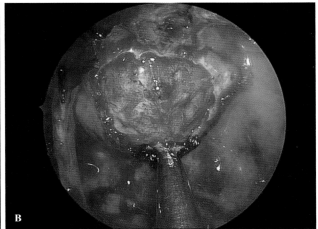

B

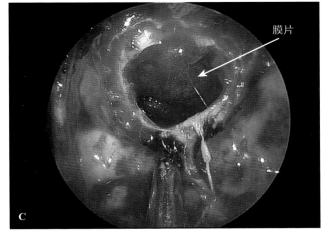

膜片

C

▲ 图 14-2 内镜经蝶入路的术中图像

A. 蝶窦内蝶鞍视图。注意颈动脉和蝶鞍外侧界关系密切；B. 去除鞍底骨质后和切开硬膜前的蝶鞍；C. 腺瘤切除后，鞍隔下降至蝶鞍腔内。尽管打开硬脑膜可以显露腺瘤，但鞍膈未被侵犯，因此没有脑脊液漏

和上方的视野[5]。经鼻入路取代了唇下经蝶入路，减少了患者的不适，避免了术后前牙的麻木。显微镜或内镜都可用来进行手术，近年来由于带角度的镜头和设备能获得更好的视角，因此内镜技术更加普及常用。

患者采用仰卧位，头部由 Mayfield 头枕支撑，并加用马蹄形枕，头部抬高至心脏上方约15°，以促进静脉回流。大腿或下腹部常需备皮以便有需要时取脂肪或阔筋膜移植物。内镜手术中，鼻甲向外侧推移以便暴露蝶窦开口。扩大开口，切除鼻中隔后部暴露鞍底。对侧鼻腔也可采用类似的解剖，以允许双鼻孔入路。是否采用双鼻孔入路取决于肿瘤的大小，蝶骨扩大切除的需要，或术者的喜好。虽然仍是一种微创入路，但更广泛地暴露在保留正常解剖和鼻功能的前提下，还会获得更宽的手术通道和视角的优势。

一旦切除蝶窦的前壁，周围的内容物将被显露。蝶鞍的骨质向上方延续到蝶结节，向前上方是蝶骨平台。在扩大经蝶入路时鞍结节和蝶骨平台常被切除。颈动脉隆起可以看作是一个识别下方颈内动脉的骨性突起，因为它垂直走行于蝶鞍侧面的颅底。术中影像导航可帮助解剖定位，然后穿刺鞍底并且使用 Kerrison 钳扩大开口。充分的骨性暴露对成功的经蝶手术至关重要。切开硬脑膜，尽量在脑垂体或肿瘤和鞍底的硬脑膜之间建立一个明确的分离界面。值得注意的是，蝶鞍实际上有两层硬脑膜。当在这两层之间进行分离时，有可能进入海绵窦并遇到明显的静脉出血。然后用环形刮匙和显微器械切除病变。肿瘤内部瘤体减少使肿瘤的包膜皱缩，使术者可以辨认处理。最后，各种角度的内镜可以让术者检查瘤腔内是否残留肿瘤。

如后文所述，在没有脑脊液漏的情况下，手

术结束一般顺利。然而，如果发生蛛网膜撕裂，这不仅增加了病例的复杂性，而且必须采取进一步的措施来封闭鼻窦腔和颅内之间的沟通。蝶鞍重建是将自体阔筋膜和（或）脂肪移植物放置在打开的硬膜上方，并将其包裹在蝶窦内。临床有各种方法能够进行额外的封闭技术，包括使用补片、软骨、骨或网状人工移植物。然而，在作者医院，在脂肪移植物上放置鼻中隔瓣，其血供来自蝶腭动脉的鼻中隔分支，以提供额外的血运层来保护。

为了闭合手术的鼻腔部分，需要将鼻中隔黏膜瓣重新复位并将鼻中隔恢复到中线的位置。黏膜撕裂可以缝合。对于用移植物填充蝶窦的病例，可将小的吸收性明胶海绵放置在蝶筛隐窝以支撑蝶窦填塞物，并在鼻腔内放置纱布填塞，不需要放置鼻夹板或包扎。

（三）经颅入路

对于经颅入路涉及的技术的描述，超出了本章的范围，除了有些垂体病例可能确实需要使用翼点或前额下入路。开颅手术的主要优点是可以让术者完整地了解垂体对颅内结构的影响[5]。视神经和视交叉，向颅内延伸的颅前窝、颅中窝，向第三脑室和鞍后斜坡的延伸都可以看到和达到。经颅入路的主要缺点是肿瘤的鞍内部分更难进入。因此，一些有明显颅内发展的大腺瘤可能需要利用经颅和经蝶联合入路完全切除肿瘤。

三、围术期注意事项

要　点

◆ 手术前，垂体瘤的大小和类型必须确定。
◆ 请内分泌专家评估糖皮质激素和甲状腺激素是否需要替代治疗。
◆ 糖耐量试验是术前评估下丘脑 – 垂体 – 肾上腺轴功能的金标准试验。

垂体病变一些重要特征，应该在手术前确认。了解病变的大小和类型有助于决定手术入路，从而指导术前、术中和术后对患者的管理。一般来说，垂体手术非急诊手术，可以选择性地在手术前仔细调整内分泌功能。当视力受到损害时，手术变得更迫切。

大腺瘤更可能损害正常垂体功能，导致肾上腺皮质功能低下、生长激素缺乏、甲状腺功能减退和性腺功能减退。鼻咽癌患者术后更有可能发生垂体功能减退和尿崩症[14]。

手术前，内分泌科医生通过病史、体格检查，以及血液、尿检查来诊断垂体功能障碍。继发性肾上腺功能低下可表现为疲劳、体重减轻、虚弱、头晕和注意力难以集中等症状。基线内分泌检查包括血清皮质醇和促肾上腺皮质激素、游离甲状腺素、TSH、PRL、LH、FSH、α 亚基、胰岛素样生长因子和睾酮（男性）。如果清晨皮质醇水平低下，ACTH 水平正常，则提示继发性肾上腺功能不全，需要糖皮质激素替代。术前最重要的评估是手术前是否需要糖皮质激素和甲状腺激素的替代。在给予甲状腺激素替代物之前，必须确定是否需要糖皮质激素替代物，因为给予 ACTH 储备受损的患者甲状腺激素替代物可能会诱发肾上腺危象。

如果考虑是库欣综合征，筛查试验要做 24h 尿游离皮质醇（urine free cortisol，UFC）和尿肌酐浓度测定。如果 UFC 浓度升高，血清 ACTH 正常或偏高，则进行动态检测。确诊试验是岩下窦取血测促肾上腺皮质激素释放激素以及外周血 ACTH 浓度。这有助于区分"偶发瘤"和真正的功能性微腺瘤。

所有患有垂体疾病的患者在垂体手术前都应进行 HPA 轴功能的检查。糖耐量试验是金标准试验，但对冠状动脉疾病、癫痫发作或全身虚弱患者禁用。内分泌科医生通常更喜欢把 ACTH（1–24）（二十四肽促皮质素）作为已知垂体肿瘤患者最初的 HPA 轴功能的检查。

关于围术期是否应用糖皮质激素取决于术前筛查的结果。如果 ACTH（1–24）检测异常，应开始标准剂量的糖皮质激素维持（根据年龄、性别和体重）。患者应接受 48h 的围术期超生理剂量的糖皮质激素治疗，然后可以迅速减量。建议的方案是在第 0 天每 8h 服用 50mg 氢化可的松，第 1 天每 8h 服用 25mg，第 2 天早上服用 25mg。垂体功能正常的患者在大手术后 48h 内将恢复基线水平的皮质醇分泌，许多患者在垂体腺瘤切除术后垂体激素分泌迅速恢复。除非出现任何术后并发症，否则在 48h 后应停止糖皮质激素的补充，这取决于术后第 3 天和第 5 天早晨血清皮质醇的水平。对于 ACTH（1-24）测试正常的患者，围术期不给予糖皮质激素覆盖。如果腺瘤切除术范围更广泛，处理与 ACTH（1-24）异常的患者相同，即术后糖皮质激素覆盖 48h。

所有库欣病患者都需要在围术期使用糖皮质激素。术后血浆皮质醇水平低被认为是手术治愈（尽管皮质醇的实际水平还存在争议）；因此，这些患者需要氢化可的松替代治疗，并持续检查他们的 HPA 轴激素水平。如果术后皮质醇水平正常，说明 ACTH 的分泌仍然存在。

鉴别分泌性肿瘤的类型对围术期处理有意义。肢端肥大患者插管可能比较困难，可能需要清醒插管。术后，肢端肥大症患者可能因鼻腔填塞而呼吸困难。肢端肥大症患者通常患有阻塞性睡眠呼吸暂停，需要持续的气道正压通气治疗，但手术后这是禁忌。罕见的 TSH 分泌型腺瘤患者必须术前治疗甲亢，以减少术中发生心律失常的风险[14]。即使肿瘤对视交叉造成占位效应，泌乳素型腺瘤几乎都是先用卡麦角林治疗，每周 2 次，每次 0.5mg。

如前所述，在手术前必须对每位患者的激素状况进行评估。切皮前所有病例均常规预防性应用抗生素。动脉置管和留置导尿管通常用于术中和术后评估。根据术者的偏好，一些患者术前可能会接受 HRCT 或 MRI 扫描，以提供术中无框架立体定向影像导航。

在手术中可以放置一个腰椎引流管来引流脑脊液，这可能有助于在开颅手术切除垂体大腺瘤时减轻对脑组织的牵拉，或在经蝶手术时改变脑脊液引流方向，因为经蝶手术切除时可能会出现大的硬脑膜缺损。

四、术后并发症

要 点

◆ 垂体手术具有低发病率和死亡率。
◆ 血管损伤的发生率较低，但情况很严重。
◆ 由于垂体区域周围有重要的血管和脑神经，术者和术后护理人员都必须清楚手术可能的并发症。

随着经蝶手术入路的出现和技术的不断进步，垂体瘤手术变得更加安全，患者并发症的发生率也一直很低。一篇 2009 年的系统回顾和 Meta 分析特别关注内镜下垂体手术的结果[15]。他们报道的死亡率为 0.24%，与一系列传统手术，< 1% 的死亡率相似。

虽然手术相对安全，但经蝶手术入路可能会合并致命的血管损伤[16, 17]。由于蝶鞍靠近颈动脉，在垂体外科手术中血管损伤需要保持特别关注。由于术野小且依赖于成像系统，内镜经鼻经蝶手术入路血管损伤的风险更高。当镜头被出血和有限的器械遮挡，控制活动性动脉出血是极其困难的，通常需要通过吸引和填塞提供必要的视野来控制情况。如果止血效果不理想，则必须对蝶窦进行填塞，并采用其他方法进行血管修复，如血管内治疗。

鼻腔并发症是鼻内入路所特有的，有 1%～2% 的病例发生[18]。虽然临床医生不认为这是一个重要的并发症，但这一并发症可能严重困扰患者。在术后也可以出现垂体功能减退，但这通常是一过性的。在暴露过程中，通过细致的、非破坏性的手术技术可以避免许多不必要的并发症[5]。同样，在解剖过程中仔细地电凝分支血管，术后鼻出血通常可以预防，其中最重要的血管是蝶颚动脉。

海绵窦损伤可导致脑神经功能缺损，第 VI 脑神经比第 III、第 IV 脑神经更常见。视神经和视交又对损伤特别敏感，即使最轻的牵拉或在蝶鞍重建过程中过度填塞蝶鞍也可能导致损伤。尽管作者没有遇到过，但病例报告显示，蝶鞍填塞不足可能导致继发性空蝶鞍，进而由于视交叉脱垂引起迟发性视力障碍。其他并发症如脑脊液渗漏和垂体功能减退，将单独在本章进行更详细的讨论。

五、术后管理

> **要点**
>
> - ◆ 在接受垂体手术的患者中，尿崩症发生率为 18%～31%。
> - ◆ 尿崩症有三种类型，即短暂性、永久性和三相性。
> - ◆ 脑脊液漏的处理取决于漏的程度和术后时间。

接受垂体手术的患者术后需要重症监护病房（ICU）监护。中枢性尿崩症（central diabetes insipidus，cDI）引起低渗性多尿，发生在 18%～31% 术后的患者。cDI 有三种模式，即短暂性、永久性和三相性。危险因素包括年轻、男性、巨大鞍内占位和脑脊液漏。垂体病变的具体特征，如大小、靠近垂体柄等[19]，以及某些病理类型，包括颅咽管瘤、拉斯克囊肿和垂体 ACTH 腺瘤[20]，也会增加术后 cDI 的风险。

短暂性 cDI 在术后 24～48h 开始，几天内缓解。当抗利尿激素（arginine vasopressin，AVP）分泌神经元恢复功能时尿崩缓解。cDI 三相性模式有三个阶段，生理学上可以解释为垂体柄部分或完全离断，切断下丘脑分泌 AVP 神经元的胞体与垂体后叶神经末梢的连接，导致不分泌 AVP；垂体后叶神经末梢退化导致 AVP 失控释放到血流中，从而产生抗利尿；一旦所有 AVP 储备被释放，下丘脑中 80%～90% 的 AVP 分泌神经元胞体退化，就导致永久性 cDI。然而，三相性的

cDI 并不常见，只见于 3.4% 的病例，通常第一阶段持续 5～7 天[21]。抗利尿激素分泌不当综合征（syndrome of inappropriate antidiuretic hormone secretion，SIADH）第二阶段，尿液浓缩，尿量明显下降，持续 2～14 天。如果占位破坏垂体后叶，剩余的 AVP 储存量很少，它可以持续很短的时间。部分神经垂体损伤有限的患者术后仅出现 SIADH（"孤立"第二期）。第三阶段与病变程度有关，如果病变更靠近下丘脑内分泌 AVP 的细胞胞体，那么 AVP 的储存就会枯竭，导致永久性尿崩症。

当手术后出现多尿时，应假定为尿崩症，直到被确认其他情况。比尿崩症更常见的是术后多尿及尿糖症。垂体手术后 ICU 监护的一个核心原因是准确计算出入量。手术室液体摄入应包括在总平衡记录中，因为在手术过程中液体是通过静脉输液输注体内。由于术中常规使用应激剂量的糖皮质激素，而类固醇会诱导胰岛素抵抗，可能会发生继发性高血糖血症，并因葡萄糖排泄引起渗透性利尿。要确定尿糖症是否是利尿的原因，应密切监测血糖水平。

诊断术后尿崩症（图 14-3）的标准是，患者在术后 24～48h 突然出现 4～18L/d 的多尿，尿液低渗，比重 < 1.005，尿渗透压 < 200mmol/L，患者会有嗜食冰水的多饮症，血清渗透压正常到升

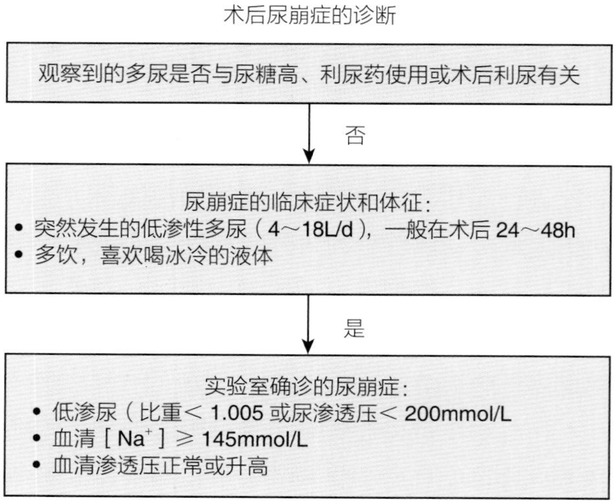

术后尿崩症的诊断

观察到的多尿是否与尿糖高、利尿药使用或术后利尿有关

↓ 否

尿崩症的临床症状和体征： • 突然发生的低渗性多尿（4～18L/d），一般在术后 24～48h • 多饮，喜欢喝冰冷的液体

↓ 是

实验室确诊的尿崩症： • 低渗尿（比重 < 1.005 或尿渗透压 < 200mmol/L） • 血清 [Na^+] ≥ 145mmol/L • 血清渗透压正常或升高

▲ 图 14-3　术后尿崩症的诊断

高，血清钠≥ 145mmol/L[22]。

患者应每 4～6h 测量尿比重或渗透压和血清钠，直到病情稳定。应仔细控制液体的摄入和排出，并询问患者是否有口渴症状。dDAVP 是治疗急性和慢性中枢性尿崩症的首选药物[23]。可应用去氨加压素 1～2μg，皮下注射、肌肉注射或静脉注射。当尿量达到每小时 200～250ml，且尿比重＜ 1.005，持续时间≥ 2h 时，应增加剂量（或尿渗透压＜ 200mmol/L）[24]。所有患者应该根据口渴喝水，因为这是液体置换最好的指引[19]。无法通过饮水维持正常血浆渗透压（和血清钠）的患者，可以使用低渗静脉输液。

在多尿发生时应给予一次 dDAVP，但需在患者成为高渗状态前给予。去氨加压素需持续6～12h，尽管它的给药、尿量、比重或渗透压，以及血清钠应持续每 4～6 小时监测一次。dDAVP 的不良反应并不常见，包括头痛、恶心、鼻塞、面部潮红和腹部绞痛。

术后尿崩症患者，特别是有三相性反应的患者，也可能有垂体前叶功能障碍。通常在手术前给予强化剂量静脉注射氢化可的松，每 6～8 小时给药 1 次，持续 24h。如果停用氢化可的松术后血清皮质醇水平正常，通常 2～3 天内逐渐减量并停药。是否继续使用糖皮质激素取决于 8 点的皮质醇水平，即未使用糖皮质激素治疗的患者是指在第 1～3 天的皮质醇水平；对于在最初 48h 内被糖皮质激素覆盖的患者则是指在第 3～5 天的皮质醇水平。术后皮质醇水平超过 450μmol/L 时，肾上腺功能不全的风险较低，考虑 HPA 轴功能正常。水平＜ 100μmol/L 的患者几乎是 ACTH 缺乏，应该接受维持剂量的糖皮质激素。100～250μmol/L 的水平可能是 ACTH 缺乏，应给予清晨剂量的氢化可的松治疗，并推荐在生病时增加剂量。250～450μmol/L 不太可能是 ACTH 缺乏，可仅在生病时给予氢化可的松。患者应在术后 4～6 周于内分泌医生处定期检测 8 点血清皮质激素水平。

不同医疗机构对库欣病患者的管理不同。这些患者在手术时可能不给予糖皮质激素。相反，术后血清皮质醇水平可用于指导药物调整。

脑脊液漏可能在术后几天甚至几周发生。标志性的透明液体从鼻子持续流出提示脑脊液鼻漏。这可能是经蝶窦垂体瘤切除术最危险的并发症。相应的伴随症状是发烧和头痛，这些症状提示脑膜炎的发生。发生脑脊液漏风险最大的是切出巨大肿瘤的和术中需要使用移植物的患者。

要诊断脑脊液鼻漏，测量鼻液中的葡萄糖浓度是有用的，但不能确诊。一种更可靠的方法是测定脑脊液中的 α 或 β 转铁蛋白。然而，这种测试在大多数医院都不是立即使用的，这限制了它的应用。因此，脑脊液漏的判定是需要神经外科立即评估的临床问题。如果脑脊液漏是在术后第 0 天或第 1 天发生，患者可能会被带回到手术室再次尝试充分的鞍底重建。如果术后脑脊液漏的时间稍晚，放置腰椎引流管可以解决和闭合脑脊液漏的瘘口。通常引流管留置 3～4 天，每小时引流 10～15ml 脑脊液，然后夹闭引流管 1 天。如果 24h 夹闭试验后没有脑脊液鼻漏，则拔出引流管。有脑脊液鼻漏的患者需接受针对鼻咽部常见微生物的全程抗生素治疗。

未被发现的和（或）术后迟发脑脊液渗漏可能会导致低颅压，患者首先会出现严重头痛，然后迅速发展为眼部不适，随后症状减轻。颅脑 CT 扫描可显示颅内积气。MRI 更敏感，可显示脑外液体间隙增宽，无脑外局灶液体聚集，此外可见脑膜增厚和脑膜强化。脑组织距离颅骨的间隙增大。在进一步治疗前，如腰池引流硬膜外补片修补，脑室引流或确切的脑脊液瘘口闭合，将患者置于头低脚高体位有助于减缓脑疝的发生。

视野检查是术后神经系统检查的重要部分。此外，询问口渴、鼻腔流涕、积液和口腔中咸味都是评估患者的必要内容。经蝶手术后，所有患者都需给予鼻窦预防措施，包括避免剧烈活动、咳嗽或打喷嚏，避免使用吸管，不擤鼻涕。恶心和呕吐应积极治疗，以避免鼻窦压力升高。

氧疗要通过湿化的面罩吸氧而不是鼻导管。通常不推荐使用正压通气。考虑到慢性糖皮质激素过量可能会导致高凝状态，库欣病患者术后发生血栓栓塞的风险更高，因此应该尽早开始下床活动[25]。

在没有手术并发症的情况下，如尿崩或严重的脑脊液漏，患者可以在术后第 1 天从 ICU 转到普通住院病房。没有鼻漏的患者术后第 1 天可以下床，并在术后 2～3 天出院。在作者的机构，外科医生会在手术后的第 3 天让患者将下巴贴近胸部头部低垂，以排除潜在的脑脊液漏。头部低垂后脑脊液漏的患者必须卧床休息，平躺在床上，并接受前面所述的治疗。

六、结论

在神经危重症的护理单元，垂体手术是一种常见的疾病。随着时间的推移，手术切除垂体肿瘤已被证明是越来越安全的。然而，如本章所述，该手术存在许多潜在的并发症，术后需要临床医生进行认真处理（表 14-1）。

表 14-1　手术并发症率

并发症	发生率（%）
死亡	0～1.75
一过性尿崩症	10～60
永久性尿崩症	0.5～5
垂体前叶功能低下	1～10
脑脊液漏	1～4
脑膜炎	0～1.75
鼻中隔穿孔	1～3
鼻窦炎	1～4
鼻出血	2～4
视觉障碍	0.6～1.6

经许可转载，引自 Winn, HR, ed., *Youmans textbook of neurosurgery*, 6th ed. Philadelphia: Elsevier; 2011.

参 考 文 献

[1] Jane JA, Sulton LD, Laws ER. Surgery for primary brain tumors at United States academic training centers: results from the Residency Review Committee for neurological surgery. *J Neurosurg*. 2005;103 (5):789–793.

[2] Kovacs K, Horvath E, Vidal S. Classification of pituitary adenomas. *J Neurooncol*. 2001;54(2):121–127.

[3] Molitch ME, Russell EJ. The pituitary "incidentaloma." *Ann Intern Med*. 1990;112(12):925–931.

[4] Kovacs K, Scheithauer BW, Horvath E, Lloyd RV. The World Health Organization classification of adenohypophysial neoplasms. A proposed five-tier scheme. *Cancer*. 1996;78(3):502–510.

[5] Jane JA, Thapar K, Laws ER. Pituitary surgery. In: Winn HR, Berger MS, Dacey RG, eds. *Youman's Neurological Surgery*. 6th ed. Philadelphia, PA: Elsevier Saunders; 2011:1476–1510.

[6] Scangas GA, Laws ER. Pituitary incidentalomas. *Pituitary*. 2014;17(5): 486–491.

[7] Feldkamp J, Santen R, Harms E, Aulich A, Mödder U, Scherbaum WA. Incidentally discovered pituitary lesions: high frequency of macroadenomas and hormone-secreting adenomas – results of a prospective study. *Clin Endocrinol (Oxf)*. 1999;51(1):109–113.

[8] Vance ML. Perioperative management of patients undergoing pituitary surgery. *Endocrinol Metab Clin North Am*. 2003;32(2):355–365.

[9] Joshi SM, Cudlip S. Transsphenoidal surgery. *Pituitary*. 2008;11 (4):353–360.

[10] O'Malley BW, Grady MS, Gabel BC, et al. Comparison of endoscopic and microscopic removal of pituitary adenomas: single-surgeon experience and the learning curve. *Neurosurg Focus*. 2008;25(6):E10.

[11] Loyo-Varela M, Herrada-Pineda T, Revilla-Pacheco F, Manrique-Guzman S. Pituitary tumor surgery: review of 3004 cases. *World Neurosurg*. 2013;79(2):331–336.

[12] Schloffer H. Erfolgreiche Operation eines Hypophysentumors auf nasalem Wege. *Wien Klin Wochenschr*. 1907;20:621–624.

[13] Buchfelder M, Schlaffer S. Surgical treatment of pituitary tumours.

[14] Couldwell WT. Transsphenoidal and transcranial surgery for pituitary adenomas. *J Neurooncol*. 2004;69(1–3):237–256.

[15] Tabaee A, Anand VK, Barrón Y, et al. Endoscopic pituitary surgery: a systematic review and meta-analysis. *J Neurosurg*. 2009;111(3): 545–554.

[16] Jho HD. Endoscopic transsphenoidal surgery. *J Neurooncol*. 2001;54 (2):187–195.

[17] Rudnik A, Zawadzki T, Wojtacha M, et al. Endoscopic transnasal transsphenoidal treatment of pathology of the sellar region. *Minim Invasive Neurosurg*. 2005;48(2):101–107.

[18] Berker M, Hazer DB, Yücel T, et al. Complications of endoscopic surgery of the pituitary adenomas: analysis of 570 patients and review of the literature. *Pituitary*. 2012;15(3):288–300.

[19] Lipsett MB, Maclean JP, West CD, Li MC, Pearson OH. An analysis of the polyuria induced by hypophysectomy in man. *J Clin Endocrinol Metab*. 1956;16(2):183–195.

[20] Hensen J, Henig A, Fahlbusch R, Meyer M, Boehnert M, Buchfelder M. Prevalence, predictors and patterns of postoperative polyuria and hyponatraemia in the immediate course after transsphenoidal surgery for pituitary adenomas. *Clin Endocrinol (Oxf)*. 1999;50 (4):431–439.

[21] Hollinshead WH. The interphase of diabetes insipidus. *Mayo Clin Proc*. 1964 Feb;39(2):92–100.

[22] Loh JA, Verbalis JG. Disorders of water and salt metabolism associated with pituitary disease. *Endocrinol Metab Clin North Am*. 2008; 37(1):213–234.

[23] Richardson DW, Robinson AG. Desmopressin. *Ann Intern Med*. 1985;103(2):228–239.

[24] Verbalis JG. Diabetes insipidus. *Rev Endocr Metab Disord*. 2003; 4(2):177–185.

[25] Stuijver DJF, van Zaane B, Feelders RA, et al. Incidence of venous thromboembolism in patients with Cushing's syndrome: a multicenter cohort study. *J Clin Endocrinol Metab*. 2011;96(11):3525–3532.

Best Pract Res Clin Endocrinol Metab. 2009;23(5):677–692.

第 15 章　脑膜瘤

Meningiomas

Jordina Rincon–Torroella　　Neeraj Naval　　Alfredo Quinones–Hinojosa　**著**

杨　凯　王育胜　钟振中　**译**

王玉海　**校**

一、概述

脑膜瘤是一种常见的颅内肿瘤，其典型特征包括性质多为良性、生长缓慢、压迫周围神经结构但不具侵袭性，部分脑膜瘤患者的症状可以非常明显。脑膜瘤的治疗方式包括临床观察、放射疗法以及手术切除。对于那些有症状的患者或病变较大、瘤周水肿明显且相关症状进行性加重者，可以考虑手术治疗。周围神经血管结构广泛受累时，应以缓解压迫和减压为治疗目标，术中避免出血和保护静脉系统是脑膜瘤手术切除的重要环节。脑膜瘤患者复发和总生存率预测因素包括年龄、并发症、切除程度、组织学分级和增殖标志物。手术切除程度是预防肿瘤复发最重要的因素。

二、神经解剖和手术步骤

要　点

◆ 保守治疗和非侵袭性治疗及密切随访优于并发症和术后缺陷风险后的干预措施。

◆ 术前准备和术中麻醉管理在脑膜瘤手术中起着至关重要的作用。

◆ 脑膜瘤手术的主要目标是完全切除瘤体、附着的硬脑膜和邻近受累的颅骨。

脑膜瘤起源于蛛网膜颗粒细胞[1]，占所有颅内肿瘤的 15%～20%，占原发性颅内肿瘤的 34%，90% 位于幕上，女性发病率较高。脑膜瘤可发生于脑表面和颅底任何部位，脑室内少见。脑膜瘤的症状缺乏特异性，主要取决于其位置、大小、生长速度和周围结构受累情况。其典型特征包括性质多为良性、生长缓慢、明显压迫周围结构而无侵袭性，部分脑膜瘤患者症状明显、复发率高或有多个病灶（图 15-1）。邻近功能区生长的肿瘤可被早期发现，而位于“哑区”的肿瘤在出现症状之前生长并不均衡。生长活跃的脑膜瘤速度较快，可产生明显的脑水肿，引起癫痫、意识障碍和局灶性神经症状（表 15-1）[2]。

脑膜瘤有多种治疗方式，包括临床观察、放射治疗和手术切除。脑膜瘤手术适用于症状明显或病灶明显增大、瘤周水肿明显、相关症状进行性加重者。随着医学和神经影像学的进步，体检发现脑膜瘤的概率大大增加（占脑膜瘤总数的 10%～15%）。

临床要点：对于有钙化、生长缓慢、无症状且临床检查和 MRI 随访稳定的脑膜瘤患者，以及合并重大疾病的老年患者，适合保守治疗。

意外发现的脑膜瘤若进行手术治疗，需考虑患者年龄、预期寿命、远期生活质量等因素（例如，手术对于脑膜瘤位于重要功能区或持续生长的

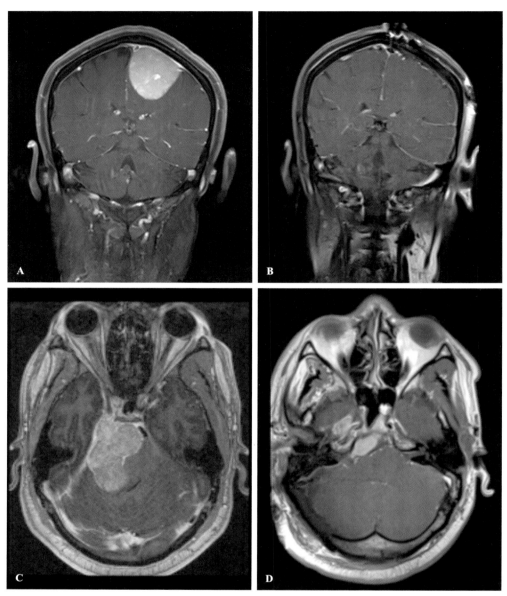

▲ 图 15-1　脑膜瘤手术影像学评价

A 和 B. 凸面脑膜瘤术前、术后；C 和 D. 大型岩斜区脑膜瘤累及海绵窦术前、术后。手术后脑干压迫缓解，肿瘤体积减小；下一步可分次立体定向放射或二次手术治疗残余肿瘤

患者比那些生存期短伴多种并发症的患者更有利）[3, 4]。周围神经血管结构广泛受累时，治疗目标应以降低颅内压及缓解压迫症状为主[5]。

随着疾病治疗手段的进步，越来越多的患者寻求比开颅手术更微创的替代方案。在过去的 20 年里，放射疗法已成为一种非手术的可靠选择。放射疗法仅用于直径 < 3cm 的病灶，但在不久的将来大型临床研究可能扩大其适应证。尤其是手术风险过高的情况下，单纯放疗可以用于治疗脑膜瘤。如果肿瘤相邻重要的辐射敏感性结构（视神经、脑干）或肿瘤体积过大，可以分次放疗。此外，非典型或恶性脑膜瘤患者以及部分切除或无法手术且有生长迹象时，可以辅助放射治疗。多项回顾性研究显示，在次全切除术后接受分次质子束治疗的患者与未接受放射治疗相比，肿瘤无进展性延长。WHO Ⅱ级和Ⅲ级脑膜瘤复发率高，建议术后辅助放疗或次全切后放疗。脑膜瘤化疗无效[6-12]。

表 15-1 脑膜瘤 WHO 分级

WHO	类　型	复　发
Ⅰ级	高分化脑膜瘤	9%
Ⅱ级	非典型脑膜瘤	29%
Ⅲ级	间变性脑膜瘤	50%

经许可转载，引自 Louis DN, et al. The 2007 WHO classification of tumours of the central nervous system. *Acta Neuropathologica.* 2007;114(2):97–109.

（一）术前准备

脑膜瘤影像学检查首选 MRI 增强，瘤体强化均匀，可存在典型的硬膜尾征，即硬脑膜线性强化，长度在几毫米到几厘米，提示累及硬脑膜或肿瘤附着处血供丰富（图 15-1）[13-15]。颅底或颅后窝脑膜瘤需行薄层 MRI 扫描了解瘤体与周围神经血管结构之间的解剖关系。

CT 可用于评估脑膜瘤有无钙化（缓慢增长的征象）和（或）骨质增生。血管或神经的大量包绕会影响切除程度或痊愈的可能性——特别是 CT 扫描见肿瘤高度钙化。对于骨质被大量破坏的患者，需要同期或二期整形手术，使用带血管蒂皮瓣、植入物和（或）定制骨瓣重建缺损较大的颅面。

> 临床要点：脑膜瘤与静脉窦壁关系密切时，血管造影可以评估肿瘤周围的动静脉构筑，以及静脉窦受累、开放、狭窄和侧支循环的情况。

术前栓塞仍有争议，可用于复杂的巨大脑膜瘤、血供丰富的脑膜瘤或估计出血量大而无法输血的患者[6, 16-18]。

术前评估包括完整的神经系统体格检查判断神经功能缺损情况、意识、有无 ICP 升高。相关内科疾病，如糖尿病、心脏疾病或高血压控制不佳，会增加手术的风险。这些患者脑灌注自动调节功能受损，围术期应密切监测。

出现明显的脑水肿时，推荐使用激素（如地塞米松 4mg/8h）来减轻瘤周水肿。合并癫痫的患者术前可以使用抗癫痫药物，但一般不推荐预防性用药。术前 1 周应停用血小板聚集抑制药和香豆素类药物或改为桥接疗法，确保术中可以正常止血，国际化标准比值（INR）目标为 < 1.3[19, 20]。

如本章所述，根据规划的手术体位、部位及肿瘤所影响的神经血管结构，术前可能需要进行其他特殊检查。颅底脑膜瘤常常累及脑神经和血管，甚至压迫脑干和（或）脊髓。为了避免损伤脑神经和脊髓，有必要监测神经和脊髓的功能。术中肌电图、视觉诱发电位、听觉诱发电位、体感诱发电位、运动诱发电位可用于监测并避免脑神经和脊髓功能障碍。神经监测的有效性取决于麻醉管理和相关技术人员。

（二）脑膜瘤手术

在脑膜瘤切除术中，虽然手术方案和手术入路取决于肿瘤的位置，不过仍有一些步骤是共同的[21-23]。

• 手术体位：患者体位根据手术入路而定。在脑膜瘤手术中，头高位有助于脑静脉回流、减轻静脉充血。一般来说，颅前窝的肿瘤，患者取仰卧位或侧卧位。枕部和颅后窝肿瘤，可以取俯卧位或坐位，手术医生需要了解坐位相关并发症（将在本章后面讨论）（图 15-2）。

• 固定头架：用三角头架固定患者头部。麻醉和外科医生必须协调好，保证固定头架前患者已充分麻醉。固定点予以局部麻醉可避免出血、缓解疼痛导致的生命体征改变并减轻术后疼痛。固定头架会引起出血或血肿形成。据报道骨质薄弱处（如颞骨鳞部）会出现小片骨折。固定点疼痛比较常见，多在操作后数周内出现。疼痛的位置远离切口部位，会导致患者出现担忧情绪，所以要充分告知。

• 切开头皮，保护颅骨骨膜，可用于关颅时重建硬脑膜。

• 显露颅骨，开颅。个体化制订钻孔和开颅策略。脑膜瘤改变了硬脑膜和颅骨的形态和质地，下方的硬脑膜常常与颅骨粘连紧密，有时在皮瓣翻起后将两者同时切除。根据肿瘤部位，开颅应避开静脉窦和静脉池。术前必须评估肿瘤与周围静脉结构的关系，开颅中破坏静脉系统非常危险。有时肿瘤促使异常静脉形成，破坏这些静脉丛会导致失血、空气栓塞或两者同时发生，导致手术期间死亡率增加。在手术前最好了解这一点，以便在切除肿瘤前制订应急方案，包括在该处颅骨周围进行操作，直到肿瘤已大部切除。

• 如果肿瘤在硬脑膜上附着紧密，不能形成

标准的硬脑膜开口，可以在肿瘤周围圆形剪开硬脑膜，留下粘连在肿瘤上的硬脑膜，保护下方的桥静脉。受累的硬脑膜需同肿瘤一并切除。关颅时使用颅骨外膜或生物合成硬脑膜补片修补硬膜（图 15-3C）。

• 如果骨质增生，可以使用颅钻磨平。如果肿瘤破坏、侵犯明显，则需要修补（图 15-3A）。

• 肿瘤显露之后，电凝肿瘤硬脑膜和（或）

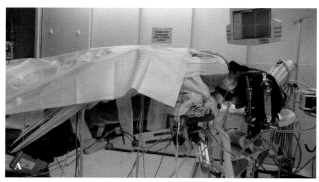
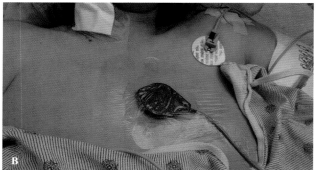

▲ 图 15-2　A. 俯卧位治疗窦汇区脑膜瘤。俯卧位比坐位更有利，因为术中发生空气栓塞的风险较小。B. 术中应用多普勒超声可早期发现空气栓塞

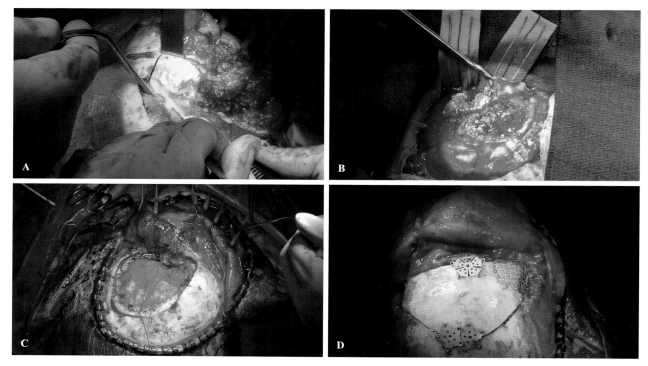

▲ 图 15-3　术中照片

A. 一例蝶骨嵴脑膜瘤患者，骨质增生明显，妨碍开颅器的使用，改用电动骨锯切开增厚的颅骨。B. 注意此例巨大凸面脑膜瘤明显的血管特性。肿瘤与硬脑膜粘连紧密，将其一并切除。C. 脑膜瘤手术关颅。必须切除大脑外表面被侵犯的硬脑膜。取一块颅骨外膜代替硬脑膜，予以密切缝合。D. 颅前窝脑膜瘤切除术后骨重建

表面，辨认并电凝供血血管。这样可以减少肿瘤的动脉供血，减少了切除肿瘤时的出血。脑膜瘤为挤压性而非侵袭性肿瘤，手术难点在于辨认肿瘤与周围结构的界面并分离肿瘤边缘。对于大型脑膜瘤，予以瘤内减压有助于肿瘤切除，减少脑牵拉（图 15-4A）。

- 减少使用持续脑牵开器。准确定位，打开蛛网膜池引流脑脊液，利尿药的作用对肿瘤切除非常重要，可以避免过度牵拉、操作脑实质。使用棉球和（或）长棉条有助于自然牵开脑组织而不需要脑牵开器。如果使用牵开器，建议每隔一段时间松开一次。

- 患者的体位很重要。理想状态下，肿瘤位于术区最高点。据情况转动头部，依靠重力使脑组织离开肿瘤。此外，体位可以利用脑膜结构（小脑幕、大脑镰等）自然牵拉。适量甘露醇和控制性高碳酸血症可以使脑组织松弛，为牵拉和操作提供更大的空间。

- 一旦确认肿瘤边缘，外科医生应仔细解剖分离被病灶包裹或移位的静脉和动脉分支。脑神经如果受累，应辨认并通过精细的显微外科技术将其与肿瘤分离。如果肿瘤与神经血管结构附着紧密，最好是保留重要神经结构上附着的少量残余肿瘤而不要破坏（图 15-4B）。

- 切除受累的硬脑膜，减少复发机会。当不能完全切除附着的硬脑膜时，可予以电灼[1]。

- 根据所选的入路予以硬脑膜、颅骨和软组织标准关颅。如有必要，可以使用骨水泥和（或）钛网增加美观（图 15-3D）。

（三）特殊注意事项

> 临床要点：脑膜瘤阻塞静脉窦（大脑镰、矢状窦旁、窦汇、小脑幕）会使静脉淤血导致广泛水肿，进而引起颅内压增高，出现相关临床症状，这类患者可以先使用激素减轻水肿。

- 涉及的静脉窦：来源于静脉窦或对其有侵犯的脑膜瘤手术治疗难度较大。大多数情况下，保留静脉窦完整性胜过完全切除肿瘤。瘤内减压之后，从其他边缘分离附着于窦的部分，避免操作中对窦的牵拉。如前所述，脑膜瘤是高度血管化的病灶，肿瘤残留会增加术后出血的风险。标准治疗方法是电凝附着在静脉窦的残留肿瘤，目的是切断可能的血供，达到良好的止血效果。肿瘤复发需要二次手术或放疗。在某些情况下，静脉窦也可以结扎。静脉窦只有血栓形成且侧支循环建立才可以断开。在这种情况下，切断上矢状窦额部（前 1/3）和单侧横窦（单侧）相对安全，可以尝试完全切除。而上矢状窦顶部、窦汇或横

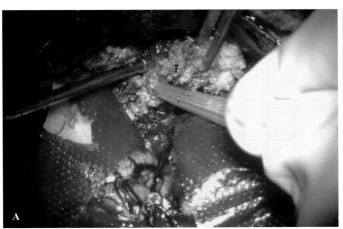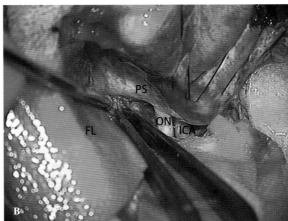

▲ 图 15-4　术中显微镜下术野放大所见

A. 一例巨大凸面脑膜瘤用超声吸引器瘤内减压；B. 注意狭长的手术通道深入到鞍旁，该嗅沟脑膜瘤和视神经、颈内动脉关系密切。FL. 额叶；ON. 视神经；ICA. 颈内动脉；PS. 蝶骨平台；T. 肿瘤

窦优势侧的静脉流出作用极端重要，不能随意切断。有一些研究主张完全切除静脉窦并重建[24]。然而，保守治疗仍然盛行，预后良好，并发症较少[25-27]。

• 目前颅底巨大脑膜瘤的治疗涉及多个神经血管结构（如海绵窦、岩斜区、桥小脑角区），包括联合入路分期切除和部分切除辅助放疗[28]。脑膜瘤颅底入路手术过程中常常需要跨学科合作（耳鼻咽喉科、颌面外科、整形科和眼科）以及特定的重建技术。脑膜瘤具有生长、进展缓慢的安全性以及肿瘤压迫性（而非侵袭性）的特点，通过完整切除肿瘤有利于保留患者的功能和生活质量[29]。

• 视神经鞘脑膜瘤：几乎所有的病例在尝试手术切除后都会出现明显的功能和视力障碍。因此，外科手术的选择仅限于切除外生部分和打开视神经管进行视神经减压。放射治疗可以使病情稳定，但也会损伤视力。

三、围术期注意事项

要 点

◆ 确保通气良好，避免缺氧和高碳酸血症。

◆ 维持控制性低碳酸血症有利于降低 ICP。

◆ 通过渗透剂（甘露醇）调节水平衡减轻脑水肿，同时使用液体和正性肌力药物维持脑灌注。

◆ 脑保护下麻醉选择和血压管理。

◆ 当患者取坐位或肿瘤累及静脉窦时，注意潜在的并发症。

脑膜瘤手术中麻醉团队发挥关键作用。术中麻醉管理要求之前已列出，目标在于为大脑提供充足的组织灌注，同时提供最佳手术条件（脑组织松弛和低 ICP）。松弛的脑组织有利于在深部和狭小的空隙内操作，并有可能避免牵拉脑组织，减少术后功能障碍的风险。这可能有些难度，因

为脑血流的自动调节可能因实质改变（水肿、缺氧、酸中毒）而改变。脑膜瘤手术的术中血流动力学管理对麻醉团队提出了特殊的要求，尤其需考虑到 ICP 最小化。由于失血、利尿和麻醉药的使用，患者可能经历血管内容量和心脏充盈压力的快速变化。此外，由于患者术前脑水肿出现恶心和呕吐，以及术中使用甘露醇可能导致血容量减少，这些都需要持续的容量状态评估。严格的血压控制和呼吸管理在脑膜瘤手术中非常重要，强烈建议手术医生与麻醉团队协调。

术中并发症

• 高度血管化的肿瘤出血：脑膜瘤是血管化程度较高的病灶，其周围血管蒂来自局部血管。手术时只要有可能，尽早烧灼供血分支，避免瘤内减压时大量失血。如果采用诱导性低血压来减少出血，则在肿瘤切除后、硬脑膜缝合前早期需将血压正常化，避免因血压降低掩盖了不充分和不完全的止血，可以采用 Valsalva 法评价止血效果。

• 颅内静脉淤血导致的出血：矢状窦、窦旁、窦汇脑膜瘤通常与正常静脉及其侧支的复杂网络有关。特别是当这些肿瘤压迫或阻塞静脉窦时。术前可能存在静脉淤血。由于脑膜瘤生长缓慢，随着时间的推移，侧支静脉可能已经形成，其中一些引流重要功能区的静脉回流至静脉窦，损伤这些静脉将导致术后明显的功能障碍。大多数情况下，损伤这些进入肿瘤周围的静脉和意外静脉血栓也没有关系。然而，损伤过多静脉或结扎主要静脉可能后果严重，会导致静脉淤血、实质水肿，甚至出现癫痫、颅高压，极端情况下还会脑疝。静脉梗死还可能合并脑实质内出血。

• 脑膜瘤切除手术中保护静脉系统是非常重要的环节之一。术前手术规划必须行术前 MRI 血管造影和静脉造影，以确定哪些静脉可以切除，哪些是主要引流静脉需要完整保留。吲哚菁绿（Indocyanine green，ICG）血管造影可以在术中实时评估与肿瘤相关的硬膜内血管。术中使用

ICG 可以指导外科医师识别和保护桥静脉和重要静脉窦[30]（图 15-5）。当肿瘤附着或来源于重要引流静脉或静脉窦时，肿瘤切除引起的静脉梗死的风险很高。在这种情况下，不宜完全切除，肿瘤残留可以进行放疗和临床随访。

• 静脉窦损伤并发症：静脉窦损伤是脑膜瘤切除过程中的主要风险之一。有两大相关并发症：空气栓塞和静脉大出血。如果损伤硬脑膜窦，迅速控制出血会减少主要并发症的机会，如空气栓塞，静脉窦破损时负压会使空气进入，因此坐位时空气栓塞的风险明显增加，因为头部位置明显高于心脏水平。如果大气泡到达心脏，会引起肺动脉内空气栓塞出现肺梗死或完全的循环衰竭；如果卵圆孔未闭，气泡可以进入左心室，冠状动脉栓塞导致心肌梗死；或进入脑血管，引起大面积脑梗死。目前，有技术可以预防、检测或限制空气栓塞及其后果，外科医生和麻醉团队之间的特别关注和协调会有计划的对其作出迅速反应[31]。

• 预防：所有需要坐位手术的患者术前行心脏彩超检查。如明确有卵圆孔未闭，坐位为禁忌。静脉窦损伤后避免或限制空气栓子，有一个办法是大量冲洗/淹没该区域并用棉片覆盖静脉窦。与此同时，麻醉团队立即将患者置于

Trendelenburg 体位，使头部降低，源于硬脑膜窦的出血通常可以用棉球、止血纱布或吸收性明胶海绵来控制。即使采用了这些方式，出血仍在继续时，可以采用硬脑膜或肌肉缝合到硬脑膜缺损处或静脉窦来修补。如果修补病损的尝试没有成功，可予以结扎静脉窦，避免危及生命的出血。

○ 检测：心脏内大气泡通过多普勒超声表现为连续"机械样"杂音。因此，当位于重要静脉窦附近的手术或患者坐位时，建议使用多普勒超声连续监测术中情况。此外，手术过程中，还可通过中心静脉保持和控制右心房压力（图 15-2B）。

○ 限制：左侧卧位和 Trendelenburg 体位可以使气泡局限在心脏内，避免进一步的并发症，还可以从血管内将空气吸出来。左侧卧位可以使空气滞留在右心耳，避免进入肺动脉，如果存在卵圆孔未闭则可避免进入左心室。Trendelenburg 体位的目的是保持左心室内的气泡远离冠状动脉开口，防止冠状动脉闭塞。

• 神经认知或脑神经功能缺损：精心的手术规划、精细的显微外科技术和术中监测可避免损伤脑实质或神经血管结构[32]。

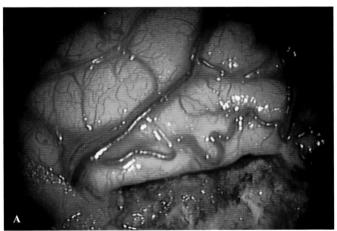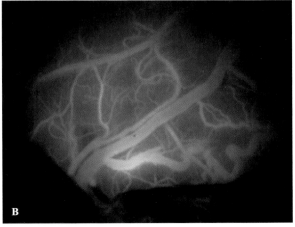

▲ 图 15-5　近年来，人们研究了一些术中识别引流静脉的方法，如吲哚菁绿（ICG）造影，有助于脑膜瘤切除过程中识别和保护静脉窦潜在的重要引流静脉

在硬脑膜打开之前注射 ICG 评估表浅静脉，显微镜下使用荧光滤片观察肿瘤和周围静脉，当对比剂到达肿瘤区域时可以实时评估表浅静脉血流，可以用笔在硬脑膜表面将这些静脉标记出来。打开硬脑膜、切除肿瘤，同时解剖保留这些静脉。肿瘤切除后，ICG 血管造影可再次用于确认血管的完整性

四、术后并发症

要 点

◆ 促进麻醉苏醒。

◆ 采用专业神经监测进行个体化治疗。

◆ 优化和平衡血流动力学和呼吸状态。

◆ 警惕术后并发症并尽早干预。

◆ 治疗标准化、协议化，减小治疗并发症的风险。

术后神经外科护理的基本目标之前已列出，主要并发症如下所示（框 15-1）。术后次要并发症包括恶心 / 呕吐、寒战、躁动及不适。术后疼痛不是次要并发症，往往被低估且治疗不足，目前没有标准化的疼痛评估和治疗方案，治疗多使用阿片类药物。

脑脊液漏：脑膜瘤手术通常需要扩大切除硬脑膜，颅底和颅后窝脑膜瘤可能需要大范围的开颅并磨除骨质抵达病灶并切除。如果有骨质增生，可能需要额外磨除骨质。较大的骨质和硬脑膜缺损增加了术后脑脊液漏的风险，需要硬脑膜成形术、颅骨成形术或钛网进行复杂的重建（图 15-3D）。硬脑膜缝合之后，术中可以通过 Valsalva 手法判断有无脑脊液漏。保证硬脑膜密切缝合和细致的重建会降低术后脑脊液漏的风险，同时有助于术后美观。

管理：术后早期伤口明显渗液，怀疑是脑脊液漏。如果没有脑疝的风险（血肿、肿瘤残余残留、广泛的颅内积气），可以留置腰大池引流。如果留置腰大池引流后还继续渗出，可能需要进行外科手术修复漏口。

颅内出血 / 颅高压：颅高压和颅内出血需要及时发现和治疗。因为脑膜瘤是高度血管化病灶，与术后血肿的风险增加有关，特别是肿瘤残留和（或）试图切除肿瘤时破坏静脉回流。如果发生明显的失血，术后血液检查应该包括血液学和凝血参数。

框 15-1 脑膜瘤切除术后重要并发症

- 脑脊液漏
- 颅高压伴出血
- 血肿
- 癫痫
- 切口感染
- 脑积水
- 颅内积气
- 全身性静脉血栓

及时处理异常参数并予以治疗，特别是那些不能接受输血治疗的患者。颅内出血可能需要紧急手术，修复术区，定位并减少肿瘤残余。

颅高压的管理应规范化，根据需要迅速升级治疗。包括气道管理、平均动脉压和脑灌注压最优化、短期过度通气，如有必要，对于需要高渗治疗（甘露醇和高渗盐水）、选择性脑室外引流，以及难治性病例中，需要药物镇静和（或）去骨瓣减压。同时频繁监测电解质确保血钠正常（必要时维持高钠血症）。

静脉栓塞：寻找脑水肿潜在病因非常重要。某些病例中，静脉血栓可能是原因之一，特别需要尽可能地保持静脉结构的完整性。这种并发症的高危患者，包括那些需要双额开颅和浅表定位（矢状窦旁 / 大脑镰旁）的患者，以及蝶骨嵴内侧或外侧脑膜瘤患者，大脑外侧裂的静脉常被切除。尽管抗凝被认为是"自发性"脑静脉栓塞的标准治疗，但在神经外科手术操作之后应用这种干预措施无疑具有较高的术后出血风险，如果需要考虑的话，应谨慎使用。强烈建议术后避免低血容量，防止血黏度过高累及或损害静脉结构[33]。

癫痫：脑膜瘤手术没有癫痫预防标准。美国神经病学学会通过对 4 项 II 级研究进行了 Meta 分析，不建议对新诊断的脑肿瘤预防性使用 AED。根据机构的不同，可以术前和术中预防性使用抗癫痫药物。没有癫痫发作史的脑膜瘤患者发生术后癫痫的风险比那些术前癫痫未控制的患者低。事实上，脑膜瘤手术有助于减少一半以上的术前癫痫患者[34]。幕上凸面、窦旁、镰旁或蝶骨嵴脑膜瘤发生术前癫痫的风险最高，而出现脑水肿加重与术后癫痫发生率高有关。

Komotar 等的一项疗效系统评价提示，幕上脑膜瘤切除期间预防性使用抗癫痫药物对预防早期或晚期癫痫没有作用[35, 36]。然而，术后癫痫持续不缓解的情况下，特别注意可能的术区损伤，要紧急行 CT 检查，排除术后出血。关于 AED 首选苯二氮䓬类，可立即终止癫痫发作，其他抗癫痫药物如苯妥英、苯妥英前体、左乙拉西坦可防止癫痫泛化。

笔者所在机构，术前无癫痫发作的患者手术治疗之前常规予以 AED 预防癫痫。对于术前癫痫发作的患者，术后有癫痫复发迹象时常规持续予以抗癫痫药物。如果癫痫复发，建议 MRI 随访。并长期抗癫痫药物治疗[34]。

感染：脑膜瘤手术通常切口较大、手术时间较长，增加了伤口感染的风险。有时候手术会开放额窦，这时需要额窦清创、使用带血管蒂的颅骨外膜瓣覆盖缺损处等措施。术前和术中应用抗生素可以预防手术部位感染。术后迟发性伤口渗液和发热提示手术部位可能感染。表浅感染可以采用伤口局部清创和全身性抗生素治疗。深部感染可能扩展至骨瓣，导致骨髓炎，脑膜炎的风

险增加。可以使用广谱抗生素针对革兰阳性菌［包括耐甲氧西林金黄色葡萄球菌（methicillin-resistant Staphylococcus aureus，MRSA）］、革兰阴性、厌氧菌（万古霉素、第四代头孢菌素、甲硝唑联用是合理的），然后根据伤口和脑脊液培养情况进行调整。当骨瓣受累，可能需要外科清创并取出骨瓣。一旦感染得到治愈和清除，需要进行重建手术颅骨成形（图 15-6）。

其他特定部位的术后并发症可能具有一定的特点。密切监测鞍内、鞍上和鞍旁脑膜瘤（如鞍结节脑膜瘤）有无尿崩症（diabetes insipidus，DI）和脑脊液漏。合并尿崩症的患者在尿量显著增加（UO > 250ml/h，持续 > 2h）、排出明显稀释尿（尿比重 < 1.005）、水缺乏未纠正（Na$^+$ 浓度 > 145mmol/L）的情况下，可以予以血管加压素治疗。如果可以，鼓励患者多饮水止渴，并密切监测上述参数，如每小时尿量、每小时电解质和尿比重监测。监测内分泌参数［促甲状腺激素（TSH）、促肾上腺皮质激素（ACTH）、皮质醇等］，观察到的失衡考虑予以纠正。

颈静脉孔脑膜瘤术后脑神经麻痹的风险很高。尤其是那些已有功能缺损的患者。有时候这些缺损是可逆的，但并非全部。这类患者可能由

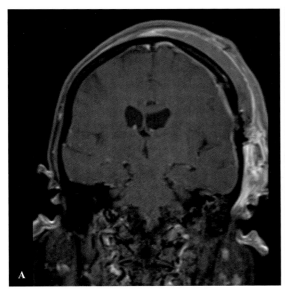
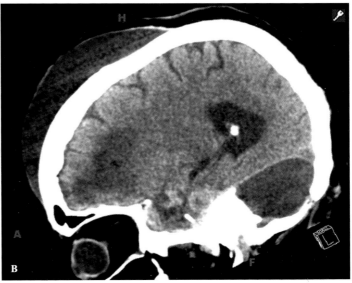

▲ 图 15-6　术后并发症

A. 伤口感染；B. 静脉梗死后脑水肿

于延髓麻痹气道保护性反应丧失，需在高级气道支持下谨慎尝试脱机，特别是声带瘫痪患者"气道困难"时。某些情况下，计划性气管切开和（或）胃造瘘可能是一个合理的选择。

嗅沟脑膜瘤切除与术后嗅觉丧失的风险较高密切相关。然而，该部位的切除与症状持续的风险相对较低有关，且复发率很低。

药物并发症：包括充血性心力衰竭/容量过负荷，肺部感染导致呼吸功能低下、深静脉血栓形成/肺栓塞、心肌缺血以及心律失常如术后房颤。老年患者发生药物并发症的风险较高，手术切除脑膜瘤之后需要密切监测。此外，基于Charlson合并症指数，伴有多种内科合并症以及术前功能状态不佳的患者，术后住院时间可能延长。术前咨询和教育必不可少，无论是为了优化手术的治疗稳定性还是为了危险分层。

随访和预后

脑膜瘤复发和总生存期公认的预测因素包括年龄、并发症、切除范围、组织学分级和增殖标志物。手术切除范围是预防肿瘤复发最重要的因素[10, 37]。Simpson分级系统用于预测肿瘤复发可能性已经有数十年（表15-2）。现代组织病理学分子和基因标记（Ki-67或MIB-1）有助于确定增殖指数。这些不能成为评分的唯一决定因素，但与复发风险相关，并有助于制订个体化的随访策略和管理[1, 38-41]。

过去20年来，仅采用放射外科治疗的中小型脑膜瘤患者呈指数级增长。放射外科的目标是避免开放手术风险的同时阻止肿瘤进一步生长。尽管没有前瞻性随机对照试验的Ⅰ级证据，但一项肿瘤直径<3.5cm的队列研究Ⅱ级证据报道显示，放射科治疗后的控制率至少与脑膜瘤切除手术相当。当前一项大量病例回顾性研究Ⅱ级证据显示，WHO Ⅰ级的肿瘤控制率高达90%以上[42-45]。

随访首选MRI。每6个月至1年进行1次随访评估；如果没有检测到增长，可以延长到每2年1次。其他检查如眼科评估和听力检查，可用于那些影响到脑神经的脑膜瘤。

五、结论

虽然脑膜瘤开颅手术的术中术后并发症是一大难题，但可以通过严格的术前规划、系统的手术技巧、术后周密的全身护理，以及对早期症状和体征的密切监测和快速反应来预防。

表 15-2　脑膜瘤切除的 Simpson 分级系统

Simpson 分级	定　义	复发（复发时间）
1	肉眼下完全切除，硬脑膜附着处及异常颅骨一并切除。包括受累的静脉窦	9%（62 个月）
2	肉眼下完全切除，硬脑膜附着处进行电凝处理	19%（59 个月）
3	肉眼下完全切除，硬脑膜附着处及硬膜外蔓延（如增生的骨质）未切除或电凝处理	29%
4	部分切除，原位有肿瘤残留	40%
5	单纯减压 ± 活检	

经许可转载，引自 Simpson D. The recurrence of intracranial meningiomas after surgical treatment. *J Neurol Neurosurg Psychiatry.* 1957; 20(1):22–39.

参 考 文 献

[1] Simpson D. The recurrence of intracranial meningiomas after surgical treatment. *J Neurol Neurosurg Psychiatry*. 1957;20(1):22–39.

[2] Louis DN, Ohgaki H, Wiestler OD, et al. The 2007 WHO classification of tumours of the central nervous system. *Acta Neuropathol*. 2007;114 (2):97–109.

[3] Zlotnick D, Kalkanis SN, Quinones–Hinojosa A, et al. FACT–MNG: tumor site specific web–based outcome instrument for meningioma patients. *J Neurooncol*. 2010;99(3):423–431.

[4] Grossman R, Mukherjee D, Chang DC, et al. Preoperative Charlson comorbidity score predicts postoperative outcomes among older intracranial meningioma patients. *World Neurosurg*. 2011;75(2):279–285.

[5] Quinones–Hinojosa A, Kaprealian T, Chaichana KL, et al. Preoperative factors affecting resectability of giant intracranial meningiomas. *Can J Neurol Sci*. 2009;36(5):623–630.

[6] Quinones–Hinojosa A, Raza SM. *Controversies in Neuro-Oncology: Best Evidence Medicine for Brain Tumor Surgery*. New York: Thieme; 2013.

[7] Adeberg S, Hartmann C, Welzel T, et al. Long–term outcome after radiotherapy in patients with atypical and malignant meningiomas—clinical results in 85 patients treated in a single institution leading to optimized guidelines for early radiation therapy. *Int J Radiat Oncol Biol Phys*. 2012;83(3):859–864.

[8] Boskos C, Feuvret L, Noel G, et al. Combined proton and photon conformal radiotherapy for intracranial atypical and malignant meningioma. *Int J Radiat Oncol Biol Phys*. 2009;75(2):399–406.

[9] Pasquier D, Bijmolt S, Veninga T, et al. Atypical and malignant meningioma: outcome and prognostic factors in 119 irradiated patients. A multicenter, retrospective study of the Rare Cancer Net work. *Int J Radiat Oncol Biol Phys*. 2008;71(5):1388–1393.

[10] Condra KS, Buatti JM, Mendenhall WM, Friedman WA, Marcus Jr RB, Rhoton AL. Benign meningiomas: primary treatment selection affects survival. *Int J Radiat Oncol Biol Phys*. 1997;39(2):427–436.

[11] Starke RM, Williams BJ, Hiles C, Nguyen JH, Elsharkawy MY, Sheehan JP. Gamma knife surgery for skull base meningiomas. *J Neurosurg*. 2012;116(3):588–597.

[12] Stafford SL, Pollock BE, Foote RL, et al. Meningioma radiosurgery: tumor control, outcomes, and complications among 190 consecutive patients. *Neurosurgery*. 2001;49(5):1029–1037. discussion 37–38.

[13] Borovich B, Doron Y. Recurrence of intracranial meningiomas: the role played by regional multicentricity. *J Neurosurg*. 1986;64(1):58–63.

[14] Borovich B, Doron Y, Braun J, et al. Recurrence of intracranial meningiomas: the role played by regional multicentricity. Part 2: clinical and radiological aspects. *J Neurosurg*. 1986;65(2):168–171.

[15] Nagele T, Petersen D, Klose U, Grodd W, Opitz H, Voigt K. The "dural tail" adjacent to meningiomas studied by dynamic contrast–enhanced MRI: a comparison with histopathology. *Neuroradiology*. 1994; 36(4):303–307.

[16] Alberione F, Iturrieta P, Schulz J, et al. Preoperative embolisation with absorbable gelatine sponge in intracranial meningiomas. *Rev Neurol*. 2009;49(1):13–17.

[17] Bendszus M, Rao G, Burger R, et al. Is there a benefit of preoperative meningioma embolization? *Neurosurgery*. 2000;47(6):1306–1311. discussion 11–12.

[18] Dean BL, Flom RA, Wallace RC, et al. Efficacy of endovascular treatment of meningiomas: evaluation with matched samples. *Am J Neu roradiol*. 1994;15(9):1675–1680.

[19] Jaffer AK. Perioperative management of warfarin and antiplatelet therapy. *Cleve Clin J Med*. 2009;76(Suppl 4):S37–S44.

[20] White RH, McKittrick T, Hutchinson R, Twitchell J. Temporary discontinuation of warfarin therapy: changes in the international normalized ratio. *Ann Intern Med*. 1995;122(1):32–40.

[21] DeMonte F, McDermott M. *Al-Mefty's meningiomas*. New York: Thieme; 2011.

[22] Quinones–Hinojosa A. *Schmidek and Sweet: Operative Neurosurgical Techniques 2-Volume Set, Indications, Methods and Results (Expert Consult-Online and Print), 6: Schmidek and Sweet: Operative Neurosurgical Techniques 2-Volume Set*. London: Elsevier Health Sciences; 2012.

[23] Yasargil MG. *Microneurosurgery. Vol IV, Microneurosurgery of CNS Tumors*. Stuttgart: Thieme Stratton; 1984.

[24] Sindou M. Meningiomas involving major dural sinuses: should we attempt at radical removal and venous repair? *World Neurosurg*. 2014;81(1):46–47.

[25] Raza SM, Gallia GL, Brem H, Weingart JD, Long DM, Olivi A. Perioperative and long–term outcomes from the management of parasagittal meningiomas invading the superior sagittal sinus. *Neurosurgery*. 2010;67(4):885–893. discussion 893.

[26] Quinones–Hinojosa A, Chang EF, Chaichana KL, McDermott MW. Surgical considerations in the management of falcotentorial meningiomas: advantages of the bilateral occipital transtentorial/transfalcine craniotomy for large tumors. *Neurosurgery*. 2009;64(5 Suppl 2):260–268 discussion 268.

[27] Quinones–Hinojosa A, Chang EF, McDermott MW. Falcotentorial meningiomas: clinical, neuroimaging, and surgical features in six patients. *Neurosurg Focus*. 2003;14(6):e11.

[28] Park SH, Kano H, Niranjan A, Flickinger JC, Lunsford LD. Stereotactic radiosurgery for cerebellopontine angle meningiomas. *J Neurosurg*. 2014;120(3):708–715.

[29] Kalkanis SN, Quinones–Hinojosa A, Buzney E, Ribaudo HJ, Black PM. Quality of life following surgery for intracranial meningiomas at Brigham and Women's Hospital: a study of 164 patients using a modification of the functional assessment of cancer therapy–brain questionnaire. *J Neurooncol*. 2000;48(3):233–241.

[30] Jusue–Torres I, Navarro–Ramirez R, Gallego MP, Chaichana KL, Quinones–Hinojosa A. Indocyanine green for vessel identification and preservation before dural opening for parasagittal lesions. *Neurosurgery*. 2013;73(2 Suppl Operative):145. discussion.

[31] Rozet I, Vavilala MS. Risks and benefits of patient positioning during neurosurgical care. *Anesthesiol Clin*. 2007;25(3):631–653. x.

[32] Chaichana KL, Jackson C, Patel A, et al. Predictors of visual outcome following surgical resection of medial sphenoid wing meningiomas. *J Neurol Surg B Skull Base*. 2012;73(5):321–326.

[33] Sughrue ME, Rutkowski MJ, Shangari G, et al. Incidence, risk factors, and outcome of venous infarction after meningioma surgery in 705 patients. *J Clin Neurosci*. 2011;18(5):628–632.

[34] Chaichana KL, Pendleton C, Zaidi H, et al. Seizure control for patients undergoing meningioma surgery. *World Neurosurg*. 2013;79(3–4):515–524.

[35] Komotar RJ, Raper DM, Starke RM, Iorgulescu JB, Gutin PH. Prophylactic antiepileptic drug therapy in patients undergoing supratentorial meningioma resection: a systematic analysis of efficacy. *J Neurosurg*. 2011;115(3):483–490.

[36] Ngwenya LB, Chiocca EA. Do meningioma patients benefit from antiepileptic drug treatment? *World Neurosurg*. 2013;79(3–4): 433–434.

[37] Mendenhall WM, Friedman WA, Amdur RJ, Foote KD. Management of benign skull base meningiomas: a review. *Skull Base*. 2004;14 (1):53–60. discussion 1.

[38] Shibata T, Burger PC, Kleihues P. Ki-67 immunoperoxidase stain as marker for the histological grading of nervous system tumours. *Acta Neurochir Suppl*. 1988;43:103–106.

[39] Kolles H, Niedermayer I, Schmitt C, et al. Triple approach for diagnosis and grading of meningiomas: histology, morphometry of Ki–67/ Feulgen stainings, and cytogenetics. *Acta Neurochir*. 1995;137(3–4): 174–181.

[40] Bruna J, Brell M, Ferrer I, Gimenez–Bonafe P, Tortosa A. Ki-67 proliferative index predicts clinical outcome in patients with atypical or anaplastic meningioma. *Neuropathology*. 2007;27(2):114–120.

[41] Perry A, Scheithauer BW, Stafford SL, Lohse CM, Wollan PC. "Malignancy" in meningiomas: a clinicopathologic study of 116 patients, with grading implications. *Cancer*. 1999;85(9):2046–2056.

[42] Santacroce A, Walier M, Regis J, et al. Long–term tumor control of benign intracranial meningiomas after radiosurgery in a series of 4565 patients. *Neurosurgery*. 2012;70(1):32–39. discussion 9.

[43] Kondziolka D, Levy EI, Niranjan A, Flickinger JC, Lunsford LD. Longterm outcomes after meningioma radiosurgery: physician and patient perspectives. *J Neurosurg*. 1999;91(1):44–50.

[44] Zada G, Pagnini PG, Yu C, et al. Long–term outcomes and patterns of tumor progression after gamma knife radiosurgery for benign meningiomas. *Neurosurgery*. 2010;67(2):322–328. discussion 8–9.

[45] Kreil W, Luggin J, Fuchs I, Weigl V, Eustacchio S, Papaefthymiou G. Long term experience of gamma knife radiosurgery for benign skull base meningiomas. *J Neurol Neurosurg Psychiatry*. 2005; 76(10):1425–1430.

第 16 章　胶质瘤

Gliomas

Andrew S. Venteicher　Jonathan Rosand　William T. Curry, Jr.　**著**

杨　凯　王育胜　**译**

王子敬　**校**

一、概述

肿瘤切除的目的，包括获取组织用于诊断、改善神经系统症状，以及最大限度的延长生存期。越来越多的技术，包括立体定向、高级影像、术中唤醒、术中定位，增强了最大程度安全切除胶质瘤的能力[1-3]。切除范围（extent of resection，EOR）至关重要，与患者生存率密切相关。本章概述了现代胶质瘤手术的解剖、围术期和术后注意事项。

二、神经解剖和手术步骤

要　点

◆ 神经血管结构的准确定位包括术前和术中联合分析，最大限度地安全切除肿瘤。

◆ 必须了解神经解剖结构 – 功能的关系，才能预测术后可能发生的并发症的范围。

◆ 通过术中示踪成像、功能磁共振成像、定位中央沟、刺激皮层 / 皮下来辨认功能区。

◆ 可以通过术前示踪成像、功能磁共振成像及开颅术中唤醒有言语功能的患者进行语言区定位等方式来识别语言中枢。

胶质瘤可见于颅内任何位置，切除的方式也多种多样，每种方式都有不同的解剖学考虑，主要为肿瘤特定位置相关的功能区和血管结构。

额叶 / 颞叶胶质瘤。当胶质瘤累及额叶时，位于中央前回之前的额叶病灶，一般选择积极切除。额叶有两个重要功能区，双侧的运动区和优势半球的语言区，即额下叶的 Broca 区。运动区则包括（从前到后）运动前区、补充运动区、中央前回运动皮层。

当胶质瘤累及颞叶时，至少要考虑到三个功能区，即接收语言区、视觉传导通路和内侧编码的记忆 / 边缘结构。当影响到优势半球的颞叶时，功能 MRI（functional MRI，fMRI）可以定位到语言活动时皮层耗氧量的变化，提示为 Wernicke 区所在。此外，术前弥散 – 张量成像（diffusion-tensor imaging，DTI）和（或）开颅术中唤醒定位语言区可以准确完成 Wernicke 区及其周围的语言纤维束的定位。术前眼科评估和 DTI，有助于描绘视辐射，既可以在术前为患者提供咨询，又可以确保在手术切除期间尽可能避开。对于靠近外侧裂和 Labbe 下吻合静脉的肿瘤，CT 血管造影通常有助于描记肿瘤内部或周围频繁走行的穿通支。

通常将 fMRI 和 DTI 结合起来检测运动传导通路包括初级躯体运动中枢和皮质脊髓束，以及语言传导通路，集中在 Broca 区、Wernicke 区和两者之间的弓状束，是大型神经束即上纵束的一部分（图 16-1）。这些术前研究奠定了基础，并有助于术中定位中央沟和术中直接刺激皮层定位运动区和语言区。开颅术中唤醒用于术前有语言

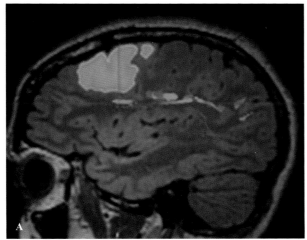

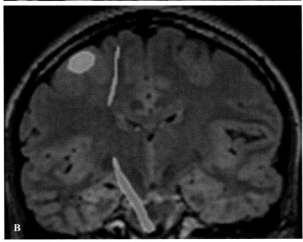

▲ 图 16-1　DTI 描绘了左额叶胶质瘤（浅蓝色）与语言运动白质纤维束的关系

上纵束（superior longitudinal fasciculus，SLF）（彩色）的 DTI 与 MRI 液体衰减反转恢复序列（fluid-attenuated inversion recovery，FLAIR）左侧视图相叠加（A），显示肿瘤位于 SLF 内上侧。皮质脊髓束（黄色）DTI 与 MRI 的 FLAIR 冠状视图相叠加（B）显示肿瘤位于皮质脊髓束前外侧。考虑到该巨大胶质瘤位于额叶，予以开颅术中唤醒进行语言区和运动区定位，确认纤维示踪成像数据并辨认 Broca 区

功能且心理上可以耐受唤醒过程的患者。一项胶质瘤手术术中唤醒定位语言区的开创性研究中，警示了语言区的可变性，强调了术中定位语言区的实用性[4]。

临床要点：超声、皮层脑电图和术中 MRI 都是手术过程中组织操作的辅助工具，重要解剖标志变形移位会导致术前导航出现漂移，可以考虑使用这些工具。

顶叶胶质瘤。顶叶有三个经典的功能区，即躯体感觉、联合运动功能和视觉 - 空间识别。保留这些功能对患者术后的生活质量有显著影响。解剖学上，躯体感觉皮层（中央后回）前界为中央沟，后界是中央后沟。中央后沟背侧为顶上小叶和顶下小叶（图 16-2），顶下小叶包括缘上回和角回。顶上小叶主要包含肢体和头部运动的视觉引导以及目标的假想运动。顶下小叶控制视觉 - 空间识别、计算和阅读能力。

顶叶胶质瘤患者可能出现对侧结构性失用，包括视觉空间活动障碍如无法模仿面部表情或绘图，此外还可能导致对侧眼球共济失调（视觉引导下无法触及目标）。右侧顶叶病变往往出现刺激对侧躯体时感觉减退或消失，同时也无法准确察觉物体间的空间关系。左侧顶叶病变会出现意念运动性失用，计算和阅读能力低下，难以区分左右。Gerstmann 综合征即左顶叶综合征，包括左右混淆、计算力缺失、失写症但无失读和手指失认。

顶叶的血管结构包括供应该区域的大脑中动脉分支，源于外侧裂。静脉结构包括流入上矢状窦或大脑中静脉的表浅引流静脉。附近的主要静脉为 Trolard 上吻合静脉，连接上矢状窦和大脑中静脉。

一项来自加利福尼亚大学旧金山分校的研究表明，许多顶叶胶质瘤患者的切除术中，累及缘上回的患者术后出现神经功能缺损最多见[5]。最常见的影响是对语言（1 个月为 13.4%、6 个月为 8.4%）和视力的影响（1 个月为 9.2%、6 个月为 6.7%）。值得引起注意的是，右侧顶叶肿瘤切除也会导致明显的语言障碍（6 个月为 20%）[5]。

扣带回胶质瘤。扣带回可分为四个功能区，即膝周区 / 扣带前区（控制情感）、扣带中区（控制运动）、扣带后区（视觉 - 空间功能）、扣带后皮质（记忆存储）（图 16-3）[6]。在许多病例中，胶质瘤侵袭邻近的额叶或顶叶。两种最常见的手术入路为经皮层入路和纵裂入路（图 16-3B）。术后早期最常见的补充运动区（supplementary motor area，SMA）综合征，指主动运动受损症候群，不伴肌张力降低、偏瘫、对侧肢体功能障

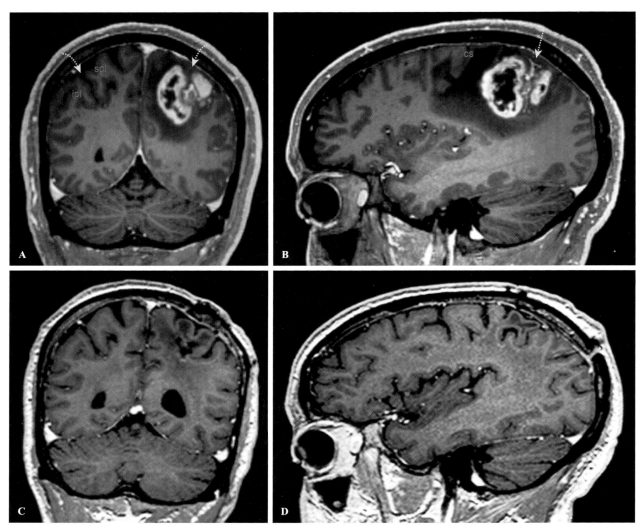

▲ 图 16-2　患者男性，61 岁，右利手，左顶叶胶质瘤侵犯顶上小叶和顶下小叶，表现为失用症，不能开车

A 和 B. 术前 MRI 显示病灶位于左侧顶上小叶（spl），4cm，环形强化，在顶尖沟下方（黄色虚线箭）追踪到顶下小叶（ipl）。予以手术全切除，随后依据 Stupp 方案予以替莫唑胺和放疗。注意由于肿瘤位于中央沟（cs）后方，没有必要定位。术后立即行 MRI 检查（没有显示）。C 和 D. 19 个月后复查未见肿瘤残留迹象。患者的失用症没有进一步加重，除了轻度计算力减退，神经功能基本正常

碍。如果影响到优势侧的 SMA 皮层，会出现言语迟疑或缄默。扣带回胶质瘤切除术后 SMA 综合征发生率为 20%～34%，大多数患者为一过性，术后 6 个月为 2%，多见于扣带回前 / 中的病灶累及额上回 [6, 7]。其他少见的术后短期神经功能缺损包括虚弱（6%）、感觉改变（2%）和记忆障碍（1%）[6]。

> 临床要点：扣带回胶质瘤切除术后出现 SMA 综合征，常见且多为一过性，应与真正的肢体无力相鉴别。

岛叶胶质瘤。岛叶胶质瘤是所有神经外科手术中难度最大的病变之一，因为岛叶被许多功能性白质纤维束和非常重要的血管结构包绕 [8]。大约有 11% 的恶性胶质瘤和 25% 的低级别胶质瘤累及岛叶 [9]。解剖学上，岛叶通常包含三个短回和两个长回，以岛周沟为界（图 16-4），解剖变异并不罕见。岛叶皮层覆以额叶、顶叶和颞叶。如已受累，切除范围可能需要扩大到这些区域。切除岛叶胶质瘤主要有两种入路：一种是经侧裂入路，广泛分离侧裂，分开盖部和侧裂血管 [8]，

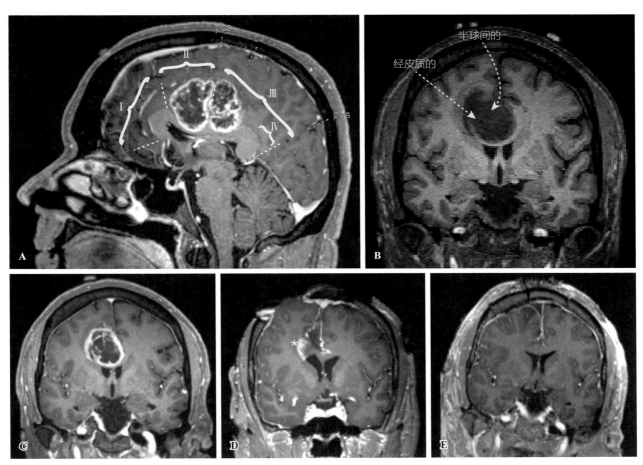

▲ 图 16–3　经纵裂入路应用术中 MRI 切除右侧扣带回胶质母细胞瘤

A. 扣带回胶质瘤可能累及扣带前区（Ⅰ）、扣带中区（Ⅱ）、扣带后区（Ⅲ）或扣带后皮质（Ⅳ），上述边界的定义见参考文献 6，中央后沟（pcs）划分 Ⅱ 和 Ⅲ。中央沟（cs）和顶枕沟（pos）如图所示。该肿瘤位于扣带中区和扣带后区（Ⅱ + Ⅲ）。B. 术前功能 MRI 显示左足运动激活区（绿色），以及经纵裂入路或经皮层入路避开该区的手术规划方案。C. 术前 MRI 冠状位显示右侧扣带回胶质母细胞瘤，经纵裂入路予以切除。D. 术中 MRI 显示肿瘤残留（星号正内侧见肿瘤强化），立体定向导航下进一步切除。E. 术后 MRI 显示无残余肿瘤。该患者术后苏醒，左上肢伴 SMA 综合征，术后 2 周完全恢复

另一种是经皮层入路，采用数个额窗和（或）颞窗来切除肿瘤[10]。

　　与岛叶胶质瘤相关的重要功能纤维束包括语言、运功和边缘系统。较表浅的语言区包括 Broca 区（额下回）和 Wernicke 区（颞上回后部）。弓状束是连接这些语言区的深部纤维束，这些语言区正常情况下位于岛叶上方，大概岛周上沟水平。开颅术中唤醒定位语言区是识别和保护这些区域的重要方式。

　　运动区为表浅皮层结构，包括中央前回和更前方的补充运动区。岛叶周围的深部结构包括上方的放射冠和后方的内囊。增大的胶质瘤因占位效应使这些区域偏离正常位置，定位可描绘这些

皮层和皮层下运动区。

　　高级语言功能和边缘系统重要功能的白质纤维束包括联系额叶眶部和颞叶的钩束和枕额下束（inferior occipitofrontal fasciculus，IFOF）（图 16-4F）。钩束位于岛周下沟水平，在面部识别、命名、情感、记忆等方面具有重要作用[11]。IFOF 走行靠近钩束，有两个组成部分，包括额叶、顶上小叶和枕上回之间的背侧通路，以及额叶、颞后回和枕下回之间的腹侧通路[12]。IFOF 具有语义处理功能，在胶质瘤切除术中应尽可能避开。

　　岛叶表浅和深部都有丰富的血管网，术前据 CT 血管造影术可进行定位。进入岛叶途中，应保护好表浅的大脑中动脉（middle cerebral artery，

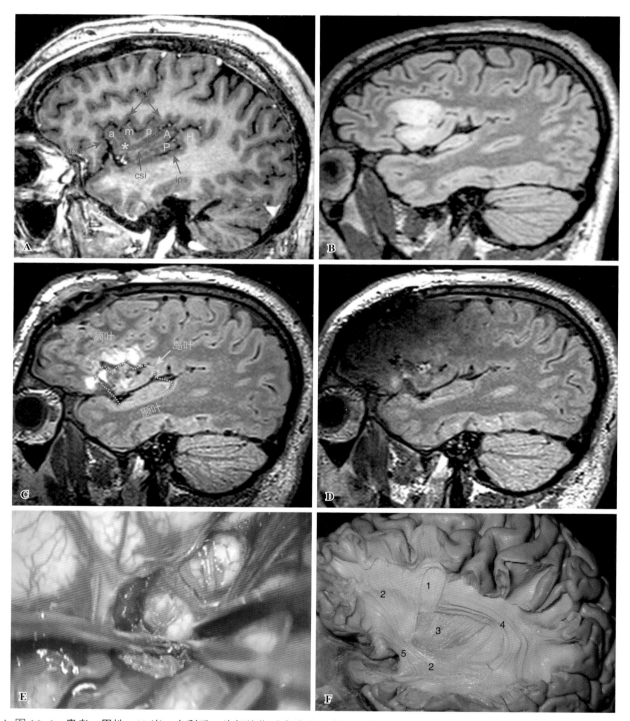

▲ 图 16-4　患者，男性，29 岁，右利手，头部外伤后意外发现右侧额岛叶少突胶质细胞瘤 Ⅱ 级，经外侧裂入路术中 MRI 引导下予以切除

A. 另一名患者 MRI T1 矢状位显示了正常的岛叶解剖结构。岛叶包括三个短回（a. 岛前短回；m. 岛中短回；p. 岛后短回）和两个长回（A. 岛前长回；P. 岛后长回），以三条岛周沟（aps. 岛周前沟；sps. 岛周上沟；ips. 岛周下沟）为界，脑回数目的变异并不少见。短回在顶点处（星号）交汇，以岛中央沟（csi）与长回为界。初级听觉皮层（H. 颞横回）与岛后长回毗邻。B. 术前 MRI FLAIR 矢状位显示少突胶质细胞瘤累及岛前叶和岛盖额部。C. 术中 MRI FLAIR 矢状位显示在岛盖额部的残留肿瘤包裹岛叶外侧，予以进一步切除。额叶、颞叶和岛叶（黄色虚线）区域已标记。D. 术后 MRI FLAIR 矢状位显示全切除。E. 术中照片显示经外侧裂入路和骨骼化（即从周围组织中完全分离出来）的大脑中血管。F. 大体解剖标本纤维束解剖显示岛叶周围重要的白质纤维束（1. 放射冠；2. 额枕下束；3. 壳核；4. 上纵束；5. 钩束）。经许可转载，引自 Winn H. *Youmans Neurological Surgery*, 6th ed. New York: Saunders; 2011.

MCA）和静脉及其穿通支。岛叶深部的血管包括从 MCA 的 M_1 段分支发出的外侧豆状核纹状体血管。外侧豆状核纹状体血管标记了基底节区和内侧界的切除范围，损伤这些小的穿通支会引起严重的后果[8]。

胶质瘤的切除应识别具有神经生理学重要意义的白质纤维束和血管结构，明确边界，使切除范围 > 90%，延长生存期。无论高级别和低级别岛叶胶质瘤，切除范围 > 90% 可增加总生存率、延长无症状生存期[10, 13]。据报道，术后早期功能障碍约为 33%（运动缺陷为 16.7%，语言障碍为 16.7%）；然而，3～6 个月随访结果表明，持久的运动或语言功能障碍仅为 3%～6%[10, 13]。

小脑胶质瘤。成人小脑胶质瘤比幕上胶质瘤少见，约占所有胶质瘤的 0.6%～1.5%。一般预后比幕上胶质瘤差，切除范围、放疗与否、有无脑干受累与生存率密切相关[14-16]。对于小脑内侧肿瘤，患者取俯卧位，枕下正中切口入路。对于小脑外侧肿瘤，患者取仰卧或侧卧位，乙状窦切口入路。直接向下切开到颅骨，然后骨膜下进行分离，避免损伤外下方的椎动脉。如果静脉窦必须骨骼化（上方的横窦和外侧的乙状窦），则注意静脉窦周围钻孔时防止窦撕裂或静脉空气栓塞。以术后可以严密缝合的方式打开硬脑膜，因为颅后窝手术与 CSF 漏 / 瘘、假性脑膜膨出的风险较高有关。如果硬脑膜不能完整缝合，可以使用患者自身的颅骨外膜或商用移植物替代硬脑膜。

由于成人小脑胶质瘤患者病例数较少，关于小脑胶质瘤手术预后的文献报道很少。任何颅后窝手术所致的术后功能障碍均包括小脑外侧半球病变引起的肢体性共济失调和震颤，以及病变位于内侧引起的躯干性共济失调。绒球小结叶受累可能破坏了平衡和步态。小脑缄默症可能由于齿状核传出通路（齿状核到丘脑皮层神经束）和小脑上脚损伤导致，更常见于儿童[17]。脑干核团受累可能引起颅内神经病变，如果控制觉醒 / 注意力的区域，如网状激活系统受到干扰，会导致更严重的损伤。

手术流程：所有手术室工作人员包括护理、麻醉、神经病学和神经外科团队，应术前讨论制订手术计划，包括定位和麻醉 / 麻痹性药物、抗癫痫药物（特别是用于术中监测病例）和抗生素管理。对于全身麻醉的患者，使用丙泊酚和短效阿片类进行全静脉麻醉的病例最多。对于需要开颅术中唤醒的病例，通常采用麻醉 – 苏醒 – 麻醉的方式，在苏醒时应用右美托咪定。患者的体位摆放，往往应使病变位于术区最高点。对于大多数幕上病变，采用仰卧位、转动并抬高头部，垫高同侧肩部，使病变位于术区最高点。对于枕下外侧入路，采用仰卧位或侧卧位。如果计划枕下内侧开颅，应采用俯卧位使颈部屈曲。

使用 Mayfield 头架三颗颅钉固定颅骨，还可以连接立体定向导航系统。如果需要术中 MRI，将电磁线圈放到头部下方，并贴附在 Mayfield 头架上。剃头，画切口线。术区消毒、铺单，予以抗生素、AED、地塞米松。头皮切开前再次确认患者信息、手术、设备、预计步骤和可能的并发症。切开头皮，充分显露颅骨接近病灶，进行必要的皮层定位，去除骨瓣打开硬脑膜。如果预计颅内压过高，去除骨瓣前予以脑组织减压，包括甘露醇和呋塞米，保持硬脑膜完整。通过解剖学标志、立体定向导航系统、皮层和皮层下描记来定位并切除肿瘤，使对正常脑组织的影响最小化。切除完成后，联合双极电刀和止血剂如纤维素基质（如速即纱）在瘤腔内进行止血。采用颅骨外膜或硬脑膜补片缝合硬脑膜，防止脑脊液漏和颅内积气。考虑到颅后窝入路手术脑脊液漏的风险较高，严密缝合硬脑膜非常重要。硬脑膜四周和中央悬吊到颅骨上，防止硬膜外血肿形成。用小块钛板替代骨瓣，逐层缝合瓣膜和头皮，切口无菌敷料包扎。

三、围术期注意事项

预测围术期可能出现的问题是手术规划的重要组成部分，分为术前、术中和术后注意事项。术前注意事项包括治疗最优化和收集有用的相关影像资料。患者最佳状况包括，如果可以，需停止使用抗凝／抗血小板药物，近期应避免如血管内皮生长因子（VEGF）通道抑制药等化疗药物，因为这些药物可能会增加术后出血的风险；如果患者有重大心脏病史或近期接受心脏支架植入术，则需进行严格的心脏评估[18]；如果患者术后可能需要长期卧床且伴有肺部疾病，则应进行全面的肺部评估。术前进行影像学检查，收集术中需要的位置和功能信息，包括立体定向导航、fMRI 或弥散纤维示踪成像，评估可能与胶质瘤接壤的白质纤维束。位于语言功能区附近的胶质瘤，可考虑开颅术中唤醒。一定要仔细选择安排术中唤醒的患者，禁忌证包括无法配合、气道困难、过度焦虑、沟通困难或唤醒后的 2～3h 不能保持平静。对于开颅术中唤醒的病例，画线之后用 Mayfield 头架固定头位，不要妨碍手术和插管。

> 临床要点：对于开颅术中唤醒的患者，在无法耐受清醒状态的情况下，应该采取适当的全麻切除策略。

术中注意事项包括规划手术的每一个步骤避免发生并发症。冰冻切片尽早送检，避免扩大切除放化疗敏感、与胶质瘤的影像学检查相似的肿瘤，如淋巴瘤。此外，可能需要经脑室外引流或留置腰大池引流释放脑脊液，以使脑组织充分减压。术中急性脑肿胀的情况下，有必要应用甘露醇和高渗盐来缓解。如果开颅手术需要显露重要静脉窦，必须采取静脉空气栓塞的预防措施，包括中心静脉右心房通路以及心前区多普勒超声和（或）经食管超声心动图检测气栓。如果使用脑皮层电图和语言／运动定位，应该利用多种技术来阻止癫痫发作，包括冰冷盐水冲洗和各种逐步升级的 AED 方案。两侧均放置牙垫，防止咬伤舌部。当患者可能有静脉空气栓塞或术中癫痫的风险时，神经外科、麻醉、神经生理学和护理人员应进行演练如何检测和处理这些并发症。

术后注意事项包括急性期密切监测，以及预

测在胶质瘤治疗的下一阶段可能出现的问题。开颅术后患者一般在神经重症监护病房或级别低的术后单元观察，进行一系列的神经功能检查并予动脉管路监护，维持血压和脑灌注在正常范围。常规予以地塞米松，4～8 天后逐渐减量，注意防止高血糖症和消化道溃疡形成。抗生素持续使用24h 以降低感染风险。根据 Stupp 协议，大多数高级别胶质瘤患者需要继续放疗，特别是胶质母细胞瘤[19]。对于复发胶质瘤再次开颅手术的特殊病例，如果头皮过薄或传统缝合后张力过大，则考虑在整形外科医师的协助下进行原位或游离皮瓣的缝合策略。

四、术后并发症

要　点

- ◆ 超过 1/3 的胶质瘤患者术后会出现至少一种并发症，超过 1/4 的患者会发生神经功能缺损，大多为一过性的。
- ◆ 术后神经系统体格检查发生变化，首先行头颅 CT 明确有无出血或水肿，如果没有，行 EEG 检测癫痫活动，行 MRI 检测有无卒中，以及毒性代谢产物检查排除术后感染、电解质或肺部原因。
- ◆ 无癫痫病史的胶质瘤患者围术期使用抗癫痫药物尚有争议。
- ◆ 胶质瘤患者 DVT 和肺栓塞（pulmonary embolism，PE）的风险很高，尤其是在开颅手术后。

胶质瘤的手术规划旨在实现最大限度地切除范围同时尽可能减少并发症，这就需要充分了解相关解剖知识，并掌握辅助手术工具，包括术前示踪成像和（或）fMRI、术中 MRI、立体定向导航以及开颅术中唤醒进行中央沟、语言区定位。Anderson 教授提出了一个有用的框架将并发症分为三类，即神经功能缺损（包括运动／感觉、语言或视觉改变）；局部并发症（手术部位或颅内相关情况，包括水肿、感染/脓肿、癫痫）；全身并发症［包括心肌梗死（myocardial infarction，MI）、PE、尿路感染（urinary tract infections，UTI）、肺部感染、低钠血症］[20]。有一些并发症是可预见的，如位于补充运动区或非优势半球顶叶的病灶切除术后出现一过性的无力或忽视（即感觉消失和注意不能），而其他一些并发症则很难预见。

1. 并发症总体发生率

胶质瘤手术后并发症发生率为 19%～33%，部分原因是并发症的定义不同（表 16-1）[21-23]。影响并发症发生率的因素包括患者年龄、Karnofsky评分、肿瘤位置、肿瘤与功能区的接近程度、首次切除还是二次手术、治疗的病例数及合并症。笔者所在医院及其他机构已证实并发症发生率的减少与外科医生治疗病例数的增加密切相关[24]。存在并发症的患者不太可能接受化疗和（或）放疗[21]。位于中线深部或双侧的胶质瘤会使内科并发症或神经系统并发症的风险增加[22]。胶质瘤患者首次切除的并发症发生率为 24%，二次手术为 33%[23]。

表 16-1 胶质瘤术后神经系统和内科并发症发生率

并发症	Fadul 1988	Chang 2003*	Gulati 2011	McGirt 2009
神经功能恶化	26%	8.1%，18%	15.3%	11%
一轻度恶化	6.5%	—	2.6%	—
一重度恶化	19%	—	16.8%	—
脑疝	4.7%	—	—	—
出血	—	1.6%，4.4%	5.6%	—
二次手术治疗出血	4.7%	—	3.5%	—
伤口感染	1.5%	0.5%，1.1%	1.4%	1%
脑脊液漏	—	—	0.7%	—
脑膜炎	—	—	1.4%	—
脑积水	1.5%	—	0%	—
癫痫	—	7.5%，10%	6.2%	—
脑卒中	1.5%	—	1.4%	—
深静脉血栓形成	2.3%	4.2%，5.6%	0%	1%
肺栓塞	1.5%	0.5%，2.2%	1.4%	5%
心肌梗死	0.9%	—	0.7%	—
胃肠道出血	0.9%	—	—	—
尿路感染	—	—	4.2%	—
肺部感染	3.3%	—	1.4%	—
全身感染	—	0%，4.4%	0%	—
抑郁	—	11%，20%	—	—
药物反应	—	5.2%，2.2%	—	—
其他	—	—	—	—
至少有一个并发症	31%	24%，33%	19.4%	—

*. 数值分别表示患者第一次手术和再次手术的发生率

> 临床要点：术中运动区定位会使术后对侧肢体无力症状在数小时到数天内改善。

2. 神经系统功能缺损

术后神经系统功能损伤通常是由于对脑组织的直接机械损伤、水肿、癫痫、可逆和不可逆局部缺血或出血所致。接受神经外科手术的患者中，8%～26% 会发生神经功能恶化（表 16-1）[2, 21-23]。对于胶质母细胞瘤患者手术切除后，大约 5% 会出现语言障碍，6% 出现运动障碍。这些功能缺损会影响胶质母细胞瘤患者的寿命，使总生存率会减少 3～4 个月 [2]。以下概述神经外科患者手术后出现神经系统缺损的关键原因以及并发症的管理。

查找非预期神经功能缺损的病因，常见方法是首先立即行头颅 CT 检查，除外术后出血或水肿。如果不是，行 EEG 检测癫痫活动，可以行 MRI 检测缺血性卒中。少数情况下，脑血管痉挛会导致神经功能缺损，特别是如果术中对动脉血管进行了操作，例如，经外侧裂入路岛叶胶质瘤术后。如果临床高度怀疑脑血管痉挛，可以行 CT 血管造影进行检测。

3. 水肿和脑疝

脑水肿是由于局部过量的水分使脑体积明显增大，起因可能是血管源性或细胞毒性。水肿是发病的常见原因，可能影响距肿瘤本身边界一定范围内的皮质和白质。术前胶质瘤的水肿主要是血管源性，可以用糖皮质激素治疗。首选地塞米松，因为其盐皮质激素活性有限。当症状明显或手术之前需要缓解症状时，术前可以使用地塞米松限制瘤周水肿 [26]。如果诊断考虑淋巴瘤，避免术前使用激素，否则会导致急性淋巴耗竭效应 [27]。

术后脑水肿可能是由于手术切除过程中直接脑组织损伤、牵拉或恶性胶质瘤次全切除所致。为了限制术后因脑组织操作而引起的水肿，通常会使用地塞米松，术后 4～8 天逐渐减量。重要的是，在术前准备时合理设计切除策略，通过采用适当的头位及立体定向直接接近肿瘤，最小化

或免除牵拉的需求。如果计划次全切除，应进行最大限度的减瘤，由于正常脑组织旁的残留肿瘤和坏死所致的水肿的影响，胶质瘤部分切除比全切除水肿发病风险更高 [28]，这种"损伤性胶质瘤综合征"少见但进展迅速（图 16-5）。

地塞米松常用起始剂量为 4mg，每日 4 次。糖皮质激素对全身所有器官都有明显的不良反应，包括高血糖症、感染风险增加（尤其是肺部感染）、胃肠道出血、情绪变化、失眠、影响伤口愈合等。通常使用 H_2 或质子泵抑制药预防溃疡，以及使用胰岛素控制高血糖。长期地塞米松治疗的患者应预防耶氏肺孢子菌肺炎，如出现需使用复方新诺明。

当神经系统查体发生变化，认为是由于颅内压增高所致即将发生脑疝时，必须采取紧急措施。包括床头抬高确保头部处于正中位，以便通过颈内静脉的静脉回流以迅速降低颅内压。还可进行高渗治疗，包括甘露醇、高渗盐，尽管这些会突然发生肾衰竭伴重度高渗血症。最后，如果非手术措施不能缓解，可以使用神经外科手术方案，包括脑室外引流或开颅手术释放脑脊液。

4. 血肿

据报道术后血肿发生率为 1.6%～5.6%（表 16-1）[20, 22, 29]。血肿可能位于脑实质内、硬膜下、硬膜外。当瘤体止血不彻底或肿瘤次全切除时，可能出现脑实质内出血，因为残余肿瘤会引起水肿并容易出血，即所谓的损伤性胶质瘤综合征 [28]。瘤体内可用双极电刀彻底止血，并在瘤腔内贴附氧化纤维素基质如速即纱促进凝血。如果皮层表面的桥静脉被撕裂可能会出现硬膜下出血，减少牵拉和脑移位会降低这种风险，如应用大剂量甘露醇或进入脑室系统。硬膜外血肿可以通过硬脑膜中央和周边悬吊使硬脑膜紧贴颅骨内板、使用骨腊填塞静脉血管的出血，以及硬脑膜上使用止血剂来预防。需要注意的是，如果在硬脑膜上使用吸收性明胶海绵如 Gelfoam，或胶原海绵如 Bicol，这些材料会因膨起表现为压迫性硬膜外占位。

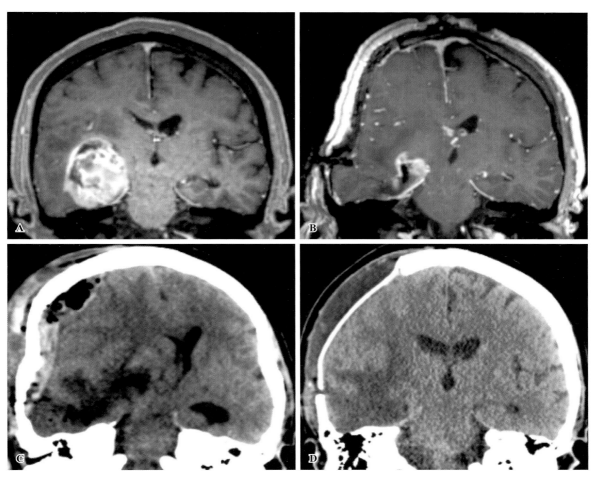

▲ 图 16-5　患者，男性，60 岁，左利手，通过经皮层入路次全切除右侧岛颞胶质母细胞瘤，术后发生损伤性胶质瘤综合征，出现左手笨拙和情绪不稳定

A. 术前增强 MRI 冠状位 T_1 显示以颞叶内侧为中心地巨大异质性增强病灶。B. 术后增强 MRI 冠状位显示肿瘤次全切除和早期水肿征象。予以地塞米松和补充高渗盐纠正轻度低钠血症。C. 术后第 2 天患者变得迟钝，急查头颅 CT 冠状位显示瘤周水肿引起脑疝、中线结构移位、颞角陷入。还伴有同侧轴外积血和颅内积气。立即行开颅手术，切除颞叶内侧残余肿瘤。D.24h 内患者精神状态恢复正常、四肢肌力正常。头颅 CT 显示脑疝和颞角陷入的问题已解决

术后出血可能表现为局灶性神经功能障碍、癫痫或觉醒水平下降。如果患者麻醉苏醒困难，或者术后临床体格检查怀疑有任何变化，应该立即进行头颅 CT 检查来判断是否术后出血（图 16-6）。通常在术前，抗血小板药物如阿司匹林和氯吡格雷需停用 7 天，华法林停用至国际标准比值 < 1.4。术后有出血倾向者，近期使用抗血小板药物者应该高度怀疑血小板功能障碍。注意近期化疗和使用 AED 药物及对凝血的影响。例如，复发胶质瘤使用贝伐单抗逐渐增加，有研究表明此类颅脑肿瘤患者颅内出血的风险增加 [30-32]。如果可以，贝伐单抗通常在择期开颅手术前数周停用。骨髓抑制和血小板减少症是化疗药物包括替莫唑胺和 AED 包括卡马西平和丙戊酸的不良反应。

5. 癫痫

胶质瘤患者在围术期预防癫痫的方法通常因外科医生而异，需要进一步的标准化。胶质瘤开颅手术术后癫痫的发生率为 6%～25%（表 16-1）。根据最近的估计，目前大约 88% 的恶性胶质瘤患者围术期使用了 AED [33]。

必须注意每位患者的术前特征和术后癫痫可能的预后，以指导术后早期管理。易于影响癫痫管理和癫痫预防的术前特征包括术前存在癫痫、

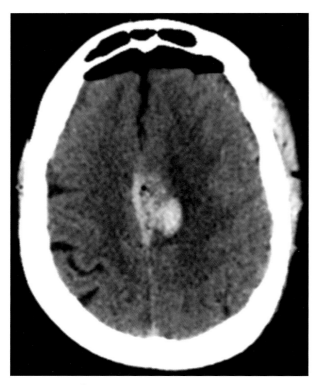

▲ 图 16-6　患者，女性，77 岁，右利手，糖尿病和肥胖病史，最初表现为右侧麻木随后癫痫发作，左侧扣带中 / 后区间变性少突 – 星形细胞瘤（Ⅱ + Ⅲ区）经纵裂入路行次全切除术

术后第 1 天，右臂出现 SMA 综合征。术后第 2 天，出现新的运动性失语，头颅 CT 检查发现瘤腔正后方中等量的脑实质内出血，向前延伸，继续保守治疗。当天晚些时候，出现了低氧血症，考虑合并症，行胸部 CT 检查显示局部肺栓塞。鉴于患者头颅 CT 发现了出血，不适合抗凝治疗，术后第 3 天进行了下腔静脉滤器置入。由于水肿，予以地塞米松治疗 14 天并逐渐减少剂量。1 个月时随访，患者语言流畅、SMA 综合征缓解。患者随后接受了替莫唑胺化疗，但拒绝放疗。术后 3 年复查 MRI 显示没有肿瘤进展的迹象，神经系统体格检查同术前

累及颞叶或感觉运动皮层（如果手术中进行运动或感觉区定位），以及患者的神经功能状态。重要的是，70%～90% 的低级别胶质瘤患者合并癫痫发作[34-36]，而 54.5% 的Ⅲ级胶质瘤患者[37] 和 24%～52% 的高级别胶质瘤患者（Ⅲ级或Ⅳ级）出现癫痫[34, 37, 39]。胶质瘤患者的癫痫发作的危险因素包括低级别——特别是少突胶质细胞瘤和少突星形细胞瘤亚型，位于大脑皮层，颞叶或感觉运动区受累，单纯部分发作症状群，术前癫痫史 1 年以上，不完全切除，复发胶质瘤[35, 38, 40]。据报道，低级别胶质瘤和术前癫痫患者，术后

12 个月癫痫 Engel 分级预后评分[41]，Engel Ⅰ级 67%（无癫痫），Engel Ⅱ级 17%（偶发癫痫），Engel Ⅲ级 8%（癫痫明显改善），Engel Ⅳ或Ⅴ级 9%（无变化或加重）[35]。特别是颞叶低级别胶质瘤，一篇综述纳入 41 个研究近 1200 例患者显示，次全切除后 Engel Ⅰ级的患者为 43%，全切除后 Engel Ⅰ级为 79%，如果同时行海马切除术和（或）颞极切除术则会进一步改善[42]。据报道高级别胶质瘤和术前癫痫的患者，手术后 12 个月癫痫预后 Engel Ⅰ级为 77%、Engel Ⅱ级为 12%、Engel Ⅲ级为 6%、Engel Ⅳ级为 5%[38]。

美国神经病学学会发布的实践参数推断得出结论，没有证据支持新诊断的颅脑肿瘤启动预防性 AED 治疗；然而，人们认识到，接受神经外科手术方案的患者围术期治疗还需要进行更多的研究[43]。关于围术期 AED 治疗的队列研究已经有两个，即任何原因接受开颅手术的患者，和因颅脑肿瘤接受开颅手术的患者，通常包括所有肿瘤类型如胶质瘤、转移瘤、脑膜瘤。对于因任何原因（主要是外伤、肿瘤、脑血管病）进行开颅手术的患者，一项 Cochrane 系统评价[44] 包括 4 个预防性应用 AED 和安慰剂比较的随机对照试验，显示只有一项研究提示使用 AED 治疗减少术后早期癫痫有统计学意义。已有几项针对进行开颅手术的患者的研究，但研究设计、AED 使用、包含肿瘤的范围、预后判断不同。大量数据包括两项随机对照试验，测试了 AED 的预防效用（这两项研究中为苯妥英钠）[45, 46]，指出没有使用 AED 的证据。

目前，新型 AED 药物包括左乙拉西坦，考虑到它们的不良反应较轻，与同时使用的化疗药物的相关作用的可能性低，是治疗胶质瘤患者的一线药物[47]。因为左乙拉西坦不诱导肝酶途径并具有良好的特性，在所有开颅手术患者中[48, 49]，和所有颅脑肿瘤开颅手术患者中[50]，特别是胶质瘤开颅手术中[51]，已取代苯妥英钠作为 AED 首选。随着左乙拉西坦和其他新一代 AED 的应用越来越多，将需要越来越多的数据用于测试这些

药物对胶质瘤患者开颅手术的益处。

可疑癫痫发作的检查应包括头颅 CT 明确致痫原因如出血和水肿，还有 EEG 监测（最好是连续视频 EEG），代谢性因素，包括低钠血症、其他电解质 / 葡糖糖异常和酸中毒会降低癫痫阈值。尿路感染和其他炎症性病变众所周知会促使癫痫的发生。随后，筛查如抗生素肝酶抑制药 / 诱导剂等药物，会提示发生癫痫的潜在病因。

6. 伤口感染

开颅部位感染的范围很广，从表皮感染到深部感染，包括骨髓炎、脑膜炎 / 脑室炎或脓肿 / 积脓。总体而言，发生率为 0.8%～4.7%[52-54]。开颅手术部位感染的危险因素包括术前住院时间至少 1 天以上、急诊手术、近期神经外科手术、鼻窦受累、手术时间＞4h，以及术后脑脊液漏[53-57]。胶质瘤患者之前化疗如 VEGF 抑制药和放疗，与开颅手术部位裂开的风险增加有关[58, 59]。

伤口感染可能伴有发热、红肿 / 压痛、渗液、癫痫或精神状态改变。头皮感染和脑膜炎会在术后 1～2 周出现，骨瓣感染和脓肿通常在 2 周以后出现[57]。常见的微生物包括金黄色葡萄球菌和表皮葡萄球菌、痤疮丙酸杆菌、革兰阴性菌（如克雷伯菌、肠杆菌、假单胞菌和沙雷氏菌）或多重菌感染[53, 54, 56]。手术时预防性使用抗生素可减少包括脑膜炎在内的手术部位感染的发生率[60, 61]。通常术后持续使用 24h。手术部位感染与住院天数、再入院率、再手术率和死亡率增加相关[57]。

早期识别潜在感染防止感染向深部扩散非常重要。基于病史和体格检查的临床怀疑最重要，辅助脑脊液取样采集进行微生物培养可明确致病菌。MRI 弥散加权成像可辅助诊断，但近期手术会产生误导，因为它可能与假阴性率和假阳性率有关[62]。表浅的感染，包括缝合处脓肿和脑膜炎 / 脑室炎，可以通过较好的伤口护理和仅使用抗生素来治疗。深部空腔结构的感染如帽状腱膜下、硬膜外、硬膜下或脑实质内脓肿需要清创术促进胃肠外抗生素渗入。虽然有报道可以使用原骨瓣，尤其是颅骨没有受累或累及程度较小时，但在大多数情况下，移除骨瓣不应再使用[55, 63]。

7. 全身并发症

胶质瘤患者发生一系列全身并发症的风险高于平均水平，包括 DVT、PE、MI、UTI、肺部感染、胃肠道出血、抑郁等（表 16-1）。胶质瘤患者 DVT 的发生率高达 20%～30%，术后最高[47]。活动减少或四肢轻度瘫痪、年龄＞60 岁、手术时间长、胶质瘤级别高和化疗的应用，会加重胶质瘤引起的高凝状态[64-66]。因此，在围术期应鼓励早期下床活动，住院期间（包括术前）使用加压靴机械性预防 DVT，并且通常在术后第 1 天开始使用低分子肝素进行化学性预防。如果担心手术影响出血风险高于平均水平，则使用普通肝素比较好，因为可以使用鱼精蛋白来中和。对于四肢疼痛或肿胀应该积极多普勒超声来检测 DVT，以及任何呼吸道症状或胸痛提示 PE，应行胸部 CT 检查。

胶质母细胞瘤患者并发症的发生率较高，包括心力衰竭、冠状动脉疾病、MI[67]。胶质瘤术后 MI＜1%（表 16-1）[21, 22]。开颅术后 MI 可以采用传统的方法进行紧急治疗，包括吸氧、止痛、舒张血管。如果认为抗血小板药物的益处超过颅内出血增加的风险，可考虑该疗法。介入方案包括经皮冠状动脉介入治疗需要术中肝素化，在开颅术后早期为相对禁忌证。由于还没有关于何时可以安全使用肝素的既定指南，有必要根据具体病例具体评估风险和收益。

UTI 和肺部感染是开颅术后发热的常见原因，发生率为 1.4%～4.2%（表 16-1）[21, 22]。术前常规尿检筛查，应对其结果进行复检，确保开始使用的抗生素会覆盖之前治疗过的微生物。只要患者可以下床活动，术后第 1 天或更早予以拔除尿管。鼓励诱发性肺活量测定和早期下床活动，最大限度减少肺不张和肺部感染。同时，避免使用降低癫痫发作阈值的抗生素。

8. 再入院

医疗保健日益关注成本，外科医生应认真研究再入院率，以期预防相关并发症并最大程度提高患者的治疗质量。1995—2010 年，在加利福尼亚州，有 18 000 多例恶性胶质瘤患者接受了开颅手术，其中 73% 的患者出院回家，24% 转诊到另一家医疗机构，2.2% 院内死亡。出院回家的患者在 30 天内再入院率为 13.2%。最常见的原因是癫痫 21%、感染 14%、新发运动障碍 13%。如果患者有既往病史如 MI、出现脑积水或发生 DVT/PE，再入院率更高[68]。一项关于胶质母细胞瘤患者手术治疗的类似研究明确发现 30 天内再入院率为 15.8%，其中最常见的原因包括神经系统症状 30%、血栓栓塞并发症 20%、感染 18%[69]。

9. 死亡率

文献中围术期死亡率通常定义为手术 30 天内的死亡，与手术过程有关或无关。早在 1980 之前，开颅肿瘤手术死亡率为 7.6%，但十年来逐渐下降[70]。目前研究显示死亡率为 1.0%～2.2%，危险因素包括年龄 > 70 岁、组织学分级差和多灶性[2, 70]。年龄 > 70 岁的患者，围术期死亡发生率为 6.6%，而 < 70 岁的患者仅为 1.1%[70]。病例数较少的医院死亡率为 2.8%～4.5%，而患者人数较多的医院死亡率为 1.1%～1.5%[24, 25]。

五、结论

在更好地了解胶质瘤的形成和生长潜在的分子机制方面，已经取得了重大进展；然而，外科手术切除仍然是治疗的主要手段。胶质瘤的手术规划旨在实现最大限度的切除范围同时尽可能减少并发症。这就需要充分了解相关解剖知识，并熟练掌握辅助手术工具，包括术前示踪成像和（或）fMRI、术中 MRI、立体定向导航以及开颅术中唤醒进行中央沟、语言区定位等。

参 考 文 献

[1] Sanai N, Berger MS. Glioma extent of resection and its impact on patient outcome. *Neurosurgery*. 2008;62(4):753–764. discussion 264–266.

[2] McGirt MJ, Chaichana KL, Gathinji M, et al. Independent association of extent of resection with survival in patients with malignant brain astrocytoma. *J Neurosurg*. 2009;110(1):156–162.

[3] Orringer D, Lau D, Khatri S, et al. Extent of resection in patients with glioblastoma: limiting factors, perception of resectability, and effect on survival. *J Neurosurg*. 2012;117(5):851–859.

[4] Sanai N, Mirzadeh Z, Berger MS. Functional outcome after language mapping for glioma resection. *N Engl J Med*. 2008;358(1):18–27.

[5] Sanai N, Martino J, Berger MS. Morbidity profile following aggressive resection of parietal lobe gliomas. *J Neurosurg*. 2012;116(6):1182–1186.

[6] Tate MC, Kim CY, Chang EF, Polley MY, Berger MS. Assessment of morbidity following resection of cingulate gyrus gliomas. Clinical article. *J Neurosurg*. 2011;114(3):640–647.

[7] von Lehe M, Schramm J. Gliomas of the cingulate gyrus: surgical management and functional outcome. *Neurosurg Focus*. 2009;27 (2):E9.

[8] Rey–Dios R, Cohen–Gadol AA. Technical nuances for surgery of insular gliomas: lessons learned. *Neurosurg Focus*. 2013;34(2):E6.

[9] Duffau H, Capelle L. Preferential brain locations of low–grade gliomas. *Cancer*. 2004;100(12):2622–2626.

[10] Sanai N, Polley MY, Berger MS. Insular glioma resection: assessment of patient morbidity, survival, and tumor progression. *J Neurosurg*. 2010;112(1):1–9.

[11] Von Der Heide RJ, Skipper LM, Klobusicky E, Olson IR. Dissecting the uncinate fasciculus: disorders, controversies and a hypothesis. *Brain*. 2013;136(Pt 6):1692–1707.

[12] Martino J, Brogna C, Robles SG, Vergani F, Duffau H. Anatomic dissection of the inferior fronto–occipital fasciculus revisited in the lights of brain stimulation data. *Cortex*. 2010;46(5):691–699.

[13] Skrap M, Mondani M, Tomasino B, et al. Surgery of insular nonenhancing gliomas: volumetric analysis of tumoral resection, clinical outcome, and survival in a consecutive series of 66 cases. *Neurosurgery*. 2012;70(5):1081–1093. discussion 93–94.

[14] Adams H, Chaichana KL, Avendaño J, Liu B, Raza SM. Quiñones–Hinojosa A. Adult cerebellar glioblastoma: understanding survival and prognostic factors using a population–based database from 1973 to 2009. *World Neurosurg*. 2013;80(6):e237–e243.

[15] Babu R, Sharma R, Karikari IO, Owens TR, Friedman AH, Adamson C. Outcome and prognostic factors in adult cerebellar glioblastoma. *J Clin Neurosci*. 2013;20(8):1117–1121.

[16] Jeswani S, Nuño M, Folkerts V, Mukherjee D, Black KL, Patil CG. Comparison of survival between cerebellar and supratentorial glioblastoma patients: surveillance, epidemiology, and end results (SEER) analysis. *Neurosurgery*. 2013;73(2):240–246. discussion 6; quiz 6.

[17] Pitsika M, Tsitouras V. Cerebellar mutism. *J Neurosurg Pediatr*. 2013;12(6):604–614.

[18] Fleisher LA, Beckman JA, Brown KA, et al. 2009 ACCF/AHA focused update on perioperative beta blockade incorporated into the ACC/AHA 2007 guidelines on perioperative cardiovascular evaluation and care for noncardiac surgery: a report of the American College of Cardiology Foundation/American Heart Association Task Force on practice guidelines. *Circulation*. 2009;120(21):e169–e276.

[19] Stupp R, Mason WP, van den Bent MJ, et al. Radiotherapy plus concomitant and adjuvant temozolomide for glioblastoma. *N Engl J Med*. 2005;352(10):987–996.

[20] Sawaya R, Hammoud M, Schoppa D, et al. Neurosurgical outcomes in a modern series of 400 craniotomies for treatment of parenchymal tumors. *Neurosurgery*. 1998;42(5):1044–1055. discussion 55–56.

[21] Gulati S, Jakola AS, Nerland US, Weber C, Solheim O. The risk of getting worse: surgically acquired deficits, perioperative complications, and functional outcomes after primary resection of glioblastoma. *World Neurosurg*. 2011;76(6):572–579.

[22] Fadul C, Wood J, Thaler H, Galicich J, Patterson RH, Posner JB. Morbidity and mortality of craniotomy for excision of supratentorial gliomas. *Neurology*. 1988;38(9):1374–1379.

[23] Chang SM, Parney IF, McDermott M, et al. Perioperative complications and neurological outcomes of first and second craniotomies among patients enrolled in the Glioma Outcome

Project. *J Neurosurg.* 2003;98(6):1175–1181.

[24] Barker FG, Curry WT, Carter BS. Surgery for primary supratentorial brain tumors in the United States, 1988 to 2000: the effect of provider caseload and centralization of care. *Neuro Oncol.* 2005;7(1):49–63.

[25] Nuño M, Mukherjee D, Carico C, et al. The effect of centralization of caseload for primary brain tumor surgeries: trends from 2001– 2007. *Acta Neurochir (Wien).* 2012;154(8):1343–1350.

[26] Lacy J, Saadati H, Yu JB. Complications of brain tumors and their treatment. *Hematol Oncol Clin North Am.* 2012;26(4):779–796.

[27] Geppert M, Ostertag CB, Seitz G, Kiessling M. Glucocorticoid therapy obscures the diagnosis of cerebral lymphoma. *Acta Neuropathol.* 1990;80:629–634.

[28] Ciric I, Ammirati M, Vick N, Mikhael M. Supratentorial gliomas: surgical considerations and immediate postoperative results. Gross total resection versus partial resection. *Neurosurgery.* 1987;21(1):21–26.

[29] Cabantog AM, Bernstein M. Complications of first craniotomy for intraaxial brain tumour. *Can J Neurol Sci.* 1994;21(3):213–218.

[30] Khasraw M, Holodny A, Goldlust SA, DeAngelis LM. Intracranial hemorrhage in patients with cancer treated with bevacizumab: the Memorial Sloan–Kettering experience. *Ann Oncol.* 2012;23(2): 458–463.

[31] Seet RC, Rabinstein AA, Lindell PE, Uhm JH, Wijdicks EF. Cerebrovascular events after bevacizumab treatment: an early and severe complication. *Neurocrit Care.* 2011;15(3):421–427.

[32] Fraum TJ, Kreisl TN, Sul J, Fine HA, Iwamoto FM. Ischemic stroke and intracranial hemorrhage in glioma patients on antiangiogenic therapy. *J Neurooncol.* 2011;105(2):281–289.

[33] Chang SM, Parney IF, Huang W, et al. Patterns of care for adults with newly diagnosed malignant glioma. *JAMA.* 2005;293(5):557–564.

[34] van Breemen MS, Wilms EB, Vecht CJ. Epilepsy in patients with brain tumours: epidemiology, mechanisms, and management. *Lancet Neurol.* 2007;6(5):421–430.

[35] Chang EF, Potts MB, Keles GE, et al. Seizure characteristics and control following resection in 332 patients with low–grade gliomas. *J Neurosurg.* 2008;108(2):227–235.

[36] Pallud J, Audureau E, Blonski M, et al. Epileptic seizures in diffuse lowgrade gliomas in adults. *Brain.* 2014;137(Pt 2):449–462.

[37] Tandon PN, Mahapatra AK, Khosla A. Epileptic seizures in supratentorial gliomas. *Neurol India.* 2001;49(1):55–59.

[38] Chaichana KL, Parker SL, Olivi A. Quiñones–Hinojosa A. Long– term seizure outcomes in adult patients undergoing primary resection of malignant brain astrocytomas. Clinical article. *J Neurosurg.* 2009;111(2):282–292.

[39] Moots PL, Maciunas RJ, Eisert DR, Parker RA, Laporte K, Abou– Khalil B. The course of seizure disorders in patients with malignant gliomas. *Arch Neurol.* 1995;52(7):717–724.

[40] Kim OJ, Yong Ahn J, Chung YS, et al. Significance of chronic epilepsy in glial tumors and correlation with surgical strategies. *J Clin Neurosci.* 2004;11(7):702–705.

[41] Engel J. Surgical treatment of the epilepsies. 2nd ed. New York: Raven Press; 1993, 786pp.

[42] Englot DJ, Han SJ, Berger MS, Barbaro NM, Chang EF. Extent of sur– gical resection predicts seizure freedom in low–grade temporal lobe brain tumors. *Neurosurgery.* 2012;70(4):921–928. discussion 8.

[43] Glantz MJ, Cole BF, Forsyth PA, et al. Practice parameter: anticonvul– sant prophylaxis in patients with newly diagnosed brain tumors. Report of the Quality Standards Subcommittee of the American Academy of Neurology. *Neurology.* 2000;54(10):1886–1893.

[44] Pulman J, Greenhalgh J, Marson AG. Antiepileptic drugs as prophylaxis for post–craniotomy seizures. *Cochrane Database Syst Rev.* 2013;2:CD007286.

[45] De Santis A, Villani R, Sinisi M, Stocchetti N, Perucca E. Add– on phenytoin fails to prevent early seizures after surgery for supratentorial brain tumors: a randomized controlled study. *Epilepsia.* 2002;43(2): 175–182.

[46] Wu AS, Trinh VT, Suki D, et al. A prospective randomized trial of perioperative seizure prophylaxis in patients with intraparenchymal brain tumors. *J Neurosurg.* 2013;118(4):873–883.

[47] Omuro A, DeAngelis LM. Glioblastoma and other malignant gliomas: a clinical review. *JAMA.* 2013;310(17):1842–1850.

[48] Fuller KL, Wang YY, Cook MJ, Murphy MA, D'Souza WJ. Tolerability, safety, and side effects of levetiracetam versus phenytoin in intravenous and total prophylactic regimen among craniotomy patients: a prospective randomized study. *Epilepsia.* 2013;54(1):45–57.

[49] Milligan TA, Hurwitz S, Bromfield EB. Efficacy and tolerability of levetiracetam versus phenytoin after supratentorial neurosurgery. *Neurology.* 2008;71(9):665–669.

[50] Kern K, Schebesch KM, Schlaier J, et al. Levetiracetam compared to phenytoin for the prevention of postoperative seizures after craniotomy for intracranial tumours in patients without epilepsy. *J Clin Neurosci.* 2012;19(1):99–100.

[51] Lim DA, Tarapore P, Chang E, et al. Safety and feasibility of switching from phenytoin to levetiracetam monotherapy for glioma–related seizure control following craniotomy: a randomized phase II pilot study. *J Neurooncol.* 2009;93(3):349–354.

[52] Edwards JR, Peterson KD, Mu Y, et al. National Healthcare Safety Network (NHSN) report: data summary for 2006 through 2008, issued December 2009. *Am J Infect Control.* 2009;37(10):783–805.

[53] McClelland S, Hall WA. Postoperative central nervous system infection: incidence and associated factors in 2111 neurosurgical procedures. *Clin Infect Dis.* 2007;45(1):55–59.

[54] Korinek AM. Risk factors for neurosurgical site infections after craniotomy: a prospective multicenter study of 2944 patients. The French Study Group of Neurosurgical Infections, the SEHP, and the C–CLIN Paris–Nord. Service Epidémiologie Hygiéne et Prévention. *Neurosurgery.* 1997;41(5):1073–1079. discussion 9–81.

[55] Bruce JN, Bruce SS. Preservation of bone flaps in patients with post– craniotomy infections. *J Neurosurg.* 2003;98(6):1203–1207.

[56] Dashti SR, Baharvahdat H, Spetzler RF, et al. Operative intracranial infection following craniotomy. *Neurosurg Focus.* 2008;24(6):E10.

[57] Chiang HY, Kamath AS, Pottinger JM, et al. Risk factors and outcomes associated with surgical site infections after craniotomy or craniectomy. *J Neurosurg.* 2014;120(2):509–521.

[58] Clark AJ, Butowski NA, Chang SM, et al. Impact of bevacizumab chemotherapy on craniotomy wound healing. *J Neurosurg.* 2011;114 (6):1609–1616.

[59] Barami K, Fernandes R. Incidence, risk factors and management of delayed wound dehiscence after craniotomy for tumor resection. *J Clin Neurosci.* 2012;19(6):854–857.

[60] Barker FG. Efficacy of prophylactic antibiotics for craniotomy: a meta–analysis. *Neurosurgery.* 1994;35(3):484–490. discussion 91–92.

[61] Barker FG. Efficacy of prophylactic antibiotics against meningitis after craniotomy: a meta–analysis. *Neurosurgery.* 2007 May;60 (5):887–894. discussion 894.

[62] Farrell CJ, Hoh BL, Pisculli ML, Henson JW, Barker FG, Curry WT. Limitations of diffusion–weighted imaging in the diagnosis of postop– erative infections. *Neurosurgery.* 2008;62(3):577–583. discussion 583.

[63] Auguste KI, McDermott MW. Salvage of infected craniotomy bone flaps with the wash–in, wash–out indwelling antibiotic irrigation system. Technical note and case series of 12 patients. *J Neurosurg.* 2006;105(4):640–644.

[64] Perry JR. Thromboembolic disease in patients with high–grade gli– oma. *Neuro Oncol.* 2012;14(Suppl 4):iv73–iv80.

[65] Chaichana KL, Pendleton C, Jackson C, et al. Deep venous thrombosis and pulmonary embolisms in adult patients undergoing craniotomy for brain tumors. *Neurol Res.* 2013;35(2):206–211.

[66] Semrad TJ, O'Donnell R, Wun T, et al. Epidemiology of venous thromboembolism in 9489 patients with malignant glioma. *J Neurosurg.* 2007;106(4):601–608.

[67] Fisher JL, Palmisano S, Schwartzbaum JA, Svensson T, Lönn S. Comorbid conditions associated with glioblastoma. *J Neurooncol.* 2014;116(3):585–591.

[68] Marcus LP, McCutcheon BA, Noorbakhsh A, et al. Incidence and predictors of 30–day readmission for patients discharged home after craniotomy for malignant supratentorial tumors in California (1995–2010). *J Neurosurg.* 2014 May;120(5):1201–1211.

[69] Nuño M, Ly D, Ortega A, et al. Does 30–day readmission affect longterm outcome among glioblastoma patients? *Neurosurgery.* 2014;74 (2):196–204. discussion 205.

[70] Solheim O, Jakola AS, Gulati S, Johannesen TB. Incidence and causes of perioperative mortality after primary surgery for intracranial tumors: a national, population–based study. *J Neurosurg.* 2012; 116(4):825–834.

第 17 章　侧脑室和松果体区肿瘤
Tumors of the Lateral Ventricle and the Pineal Region

Tracy S. Ma　Preethi Ramchand　R. Alexander Schlichter　Steven Brem　**著**

王华松　张树葆　吴欣志　**译**

张洪钿　**校**

一、概述

本章将着重于侧脑室和松果体区域的肿瘤，结合侧脑室和松果体肿瘤的解剖学特点进行手术入路的讨论，并详细回顾围术期的注意事项及术后并发症。本章的目标旨在丰富神经外科医生或神经重症医师的知识储备，以改进对患者的治疗。

二、神经解剖和手术过程

要　点

◆ 运用神经导航技术，在了解肿瘤区域和具体解剖结构的基础上，规划一个安全、精确的切除肿瘤手术入路。

◆ 尽可能扩大切除范围，以达到全部或接近全部切除。

◆ 控制良好的局部肿瘤边界及避免脑脊液（cerebrospinal，CSF）种植。

◆ 维持外科手术中的神经生理，避免极端的颅内高压和（或）低血压，即避免脑积水或脑脊液过排。

◆ 检查和控制围术期脑积水。

（一）侧脑室肿瘤

额角

侧脑室肿瘤通常是低级别或良性的病变，生

长速度相对缓慢。因此，患者在就诊时，肿瘤直径可达几厘米[1]。肿瘤倾向于移位，而非侵入大脑。因此，患者常见症状通常是脑积水（头痛、恶心、呕吐、步态不稳定和视觉障碍）。神经外科医生应仔细研究正常结构的确切位置、大小和移位程度，根据外科医生的经验确定最佳入路。基于计算机的神经导航软件对规划最安全、最直接的路径是有用的。

> 临床要点：仔细的术前计划，特别强调肿瘤与正常血管结构的关系是非常重要的。

对于侧脑室额角肿瘤，采取经胼胝体大脑半球间入路具有重要意义[1-3]。此入路也可用于第三脑室区域的肿瘤（图 17-1）。若要完整观察半球间裂，最好采用暴露上矢状窦的开颅术。术中必须保留桥静脉，必要时可沿半球间裂缓慢推进牵开器，以便神经外科医生识别扣带回和周围动脉。甘露醇的使用和利用重力调整体位可以减少脑组织的回缩，因其可造成术后并发症。神经外科医师应该意识到，肿瘤的生长与水肿和精神状态的改变有关。

在大脑镰下缘下方，常黏附扣带回上的小静脉，如果阻碍了手术视野，可以切断，额叶会随之向外侧移位。如果发现了胼胝体和胼胝体周围动脉，神经外科医生可以通过胼胝体切开术进入侧脑室体。胼胝体中线由胼胝体周围动脉划界，

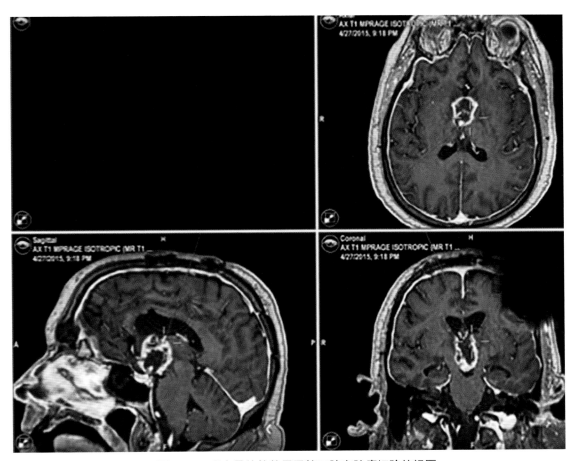

▲ 图 17-1　术中导航软件用于第三脑室肿瘤切除的视图

绿色十字标志表示解剖目标（右上）。绿线表示经胼胝体进入肿瘤的半球间路径（左下）和进入的深度（右下）

动脉损伤在术后影响重大[4]。胼胝体切开术后，有必要确定脉络膜丛外侧的蒙罗静脉和丘脑纹状静脉。当出现脑积水时，可采用此入路到达对侧脑室[5]。由于侧脑室肿瘤通常很大，可能需要先进行内部减容，并将肿瘤边缘与周围的脑室结构仔细分离[4-8]。

（二）内、外脑室及颞角

从后经皮质入路可进入内、外脑室及颞角肿瘤。开颅切开术不应越过中线，解剖应沿顶间沟进行，以减少脑回缩。肿瘤的供血血管应尽早发现并烧灼，以避免大出血[1]。保护上矢状窦的皮质引流静脉是一项艰巨的挑战，因此术前应在 MRI 上研究静脉解剖或进行特殊的磁共振静脉造影[1, 9]。

对于侧脑室颞角的肿瘤，可以采用颞中回

（T_2）入路[10]（图 17-2）。患者的体位要与地板平行，这为侧脑室提供了一个直接和微创的入路。肿瘤优势的一侧（通常是左边），应注意的是在腹侧、下方向减少操作，以避免损伤调节语言功能的白质束（如弓状束）。

颞角的肿瘤通过颞中回或颞下回或颞叶尖端进入。对于颞中回入路，由于颞角在颞极和蝶骨脊后约 3.5cm，要沿前部作水平皮层切口，这也确保了切口避开 Labbe 静脉和视辐射。术后神经外科医生应注意与手术区域相关的视野缺损。在这两种情况下，开颅应足够低，以进入颞中回和颞下回[7]。

枕角

枕角肿瘤可经顶上小叶切除；另外，从后经胼胝体入路可保留顶叶内的语言通路和视觉通路。然而，后者入路阻断了胼胝体，因此在

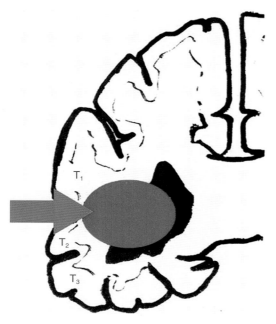

▲ 图 17-2　颞中回入路示意图

经许可转载，引自 Juretschke FR, Guresir E, Marquardt G, et al. Trigonal and peritrigonal lesions of the lateral ventricle-surgical considerations and outcome analysis of 20 patients. *Neurosurg Rev.* 2010;33 (4):457-464.

术前同侧偏盲患者中是禁忌的，且存在术后失读的风险。开颅应显露上矢状窦，向外侧延伸 3～4cm。与靠近中线的所有肿瘤一样，在向内侧切开硬脑膜时，应注意保留大的引流静脉[11]。由于侧脑室的腔是相通的，胼胝体压部应在中线的外侧切开，露出实质内的静脉。在胼胝体压部分离时，应注意避免损伤大脑后动脉的胼胝体支[11]。

（三）松果体肿瘤

1. 手术方法

Oppenheim 和 Krause 在 1913 年首次报道通过小脑上幕下入路成功切除松果体区域肿瘤[12]。松果体肿瘤的显微外科手术切除在神经外科医生的不断改进中使用多种外科手术方法[13]。以下将讨论其中的一些方法及向内镜治疗的方式转变。

2. 经幕下小脑上入路

幕下小脑上入路和经幕上枕下入路是松果体肿瘤最常见的手术路径[14]。幕下小脑上入路因其恰位于正中而受青睐，因其可减少术中变异[15]。

体位方面，半坐位之所以被传统地采用，是因为有 3 个好处，包括小脑在重力的作用下回缩远离术区；减少血和脑脊液进入手术视野；静脉淤血的最小化[13, 16-18]（这些优势也可以使用协和体位实现，本章后文将讨论）。

在人字缝区域的枕外凸起上方做一个中线切口，向下延伸至 C₂ 椎体。为了在此入路中最大限度地暴露，应在枕骨大孔上方行双侧对称开颅，并将开颅范围扩大到外侧鼻窦的下缘上方（图 17-3）。半圆形硬膜切口可置于外侧鼻窦下方，留置缝合线从头侧拉起并放置于幕下（横窦的前面），可以提供更深的视野暴露并减少牵引器的使用[14]。幕下小脑上入路的上下手术通道可以在不破坏 Galen 系统的情况下进行剥离，主要静脉位于松果体肿瘤上[17-19]。术中可用微多普勒探头评估窦的通畅程度[20]。经探查并凝固小脑中央前静脉和蚓上静脉后，可行肿瘤解剖[21]。为了避免可能导致灾难性或致命的侧支静脉循环血栓形成，小脑中前静脉应尽可能远离 Rosenthal 基底静脉的汇合处进行电凝[22, 23]。

3. 经幕上枕下入路

经幕上枕下入路为外科医生提供了更广阔的小脑幕上和小脑幕下区域视野（图 17-4）。这种方法适用于累及小脑池的肿瘤[21]。皮肤切口

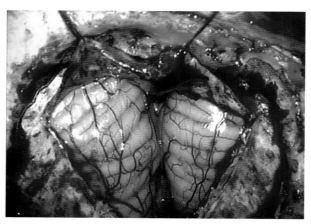

▲ 图 17-3　幕下小脑上入路，显示枕下开颅向横乙状窦交界向外侧延伸，向下方向大池延伸

经许可转载，引自 Oliveira J, Cerejo A, Silva PS, et al. The infratentorial supracerebellar approach in surgery of lesions of the pineal region. Surg *Neurol Int.* 2013;4:154.

呈线形或马蹄形，神经外科医生必须辨认出人字缝汇合处及颈部肌肉的上端[14]。开颅时必须显露上矢状窦的后区，然后是硬脑膜开口（c 形或一对三角叶），在枕叶和大脑镰之间形成手术通道[14, 17]。由于枕叶静脉经前外侧走向枕前切迹并进入外侧小脑幕窦，因此枕叶向外侧和上方向外侧抬高是一种安全的策略[14, 21, 24]。

4. 神经内镜

脑室内神经内镜是松果体区肿瘤的手术治疗的重大转变（图 17-5），同时内镜下第三脑室造瘘术（endoscopic third ventriculostomy，ETV）和松果体肿瘤活检可以为经常出现非交通性脑积水的松果体肿瘤患者提供诊断和治疗[25]。在 ETV 和肿瘤活检前应收集脑脊液[26]。ETV 术中，可在 Kocher 点置孔。对于中间块前部的病灶，也可在 Kocher 点前 2～3cm 处打一个单孔，适用于肿瘤活检；留一个小的中间块；活检不切除；脑室肿大[27, 28]。两个关键孔（Kocher 点和一个额外的前额关键刺孔）最适合于后中间块中膜的肿瘤；有较大的中间块；2cm（可以全部切除）；或伴有中度或轻度脑室肿大[29]。当使用单一进入点时，30° 的内镜透镜可使神经外科医生获得后视方向。

当使用单独的前切口进行活检时，0° 内镜可显示第三脑室后部[30]。

硬质内镜和柔性内镜的优势是一个争论的话题。硬质内镜被认为可以提高诊断率，并允许使用更宽的活检钳，以允许获取更大的肿瘤标本[31]。相反，柔性内镜可以克服非线性通道，特别是在使用单个关键孔时[31]。柔性内镜的缺点是手术通道较小，因此图像清晰度较低[29, 30]。因此，许多神经外科医生倾向于使用硬质内镜来切除肿瘤。

在神经外科手术中增加了内镜后，有报道内镜下幕下小脑上入路治疗松果体肿瘤。在横窦下缘 1.5～2.5cm 处，在圆囊外侧 1～2cm 处设一个孔。内镜通过辅助通道插入，以避免蚓部阻塞。这种入路禁用于双侧血管丰富的肿瘤或小脑幕以上的肿瘤[32]。

> 临床要点：内镜扩大了手术视野，并允许神经外科医生进入大脑内的区域，而不会引起邻近皮质的明显收缩。

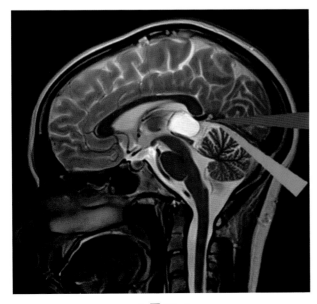

▲ 图 17-4
蓝色 . 幕上枕下手术通道；绿色 . 幕下小脑上手术通道

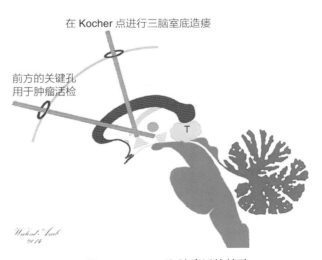

▲ 图 17-5　ETV 和肿瘤活检钻孔
经许可转载，引自 Azab WA, Nasim K, Salaheddin W. An overview of the current surgical options for pineal region tumors. *Surg Neurol Int.* 2014;5:39.

三、围术期注意事项

要　点

◆ 以适当的方式放置患者，以最大限度地提高手术安全性和肿瘤的可见性

◆ 认识到坐位和俯卧位的优缺点

◆ 利用协和式作为坐位和俯卧位的替代手术体位

　　侧脑室和松果体区肿瘤手术的围术期考虑与其他颅内手术相似，即脑容量、通过改变二氧化碳张力严格控制血压和（intracranial pressure，ICP）、液体管理等。本节将简要回顾患者体位与松果体肿瘤切除的关系。患者的体位需要允许外科医生接近肿瘤，同时尽量减少出血和脑肿胀，充分的静脉引流。体位姿势曾包括坐、卧、侧和协和式。

　　坐位（包括标准坐位和改良沙滩椅的坐位）传统上为松果体肿瘤切除提供了有利条件[33]（图17-6）。优点包括最小的动脉出血和良好的

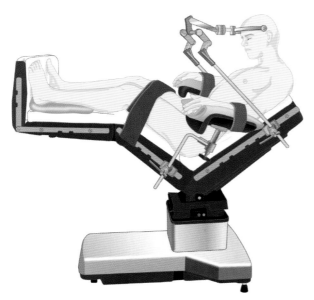

▲ 图 17-6　坐位

经许可转载，引自 Cassorla L, Lee J. Patient positioning and associated risks. In: Miller RD, Eriksson LI, Fleisher LA, et al, eds. *Miller's Anesthesia* 8th ed. San Francisco: Elsevier Saunders; 2014: pp. 1240–1265.

静脉引流。对于麻醉医生来说，这种体位提供了更好的肺力学，可以进入面部和气管内导管，以及上肢的导管。然而，坐位也不是没有缺点，由于头部的位置高于胸腔，存在静脉空气栓塞的风险，要求麻醉医生放置额外的监视器，包括心前区多普勒、潮气末和右心房导管（侵入性操作）。尽管增加了时间和费用，一些中心还使用持续的术中经食管超声心动图[34]。静脉空气栓塞（venous air embolism，VAE）后果严重也很难处理，当 VAE 诊断时，必须采取的行动包括把头降低到与心脏相同的水平[35, 36]。在严重的情况下，VAE 可导致心脏损害，可能有必要开始胸外按压。此外，在一项研究中发现，100% 的患者在坐位时出现气颅，而在侧卧位和俯卧位时出现气颅的概率分别为 72% 和 52%。由于下肢静脉淤血，坐位也增加了直立性低血压的风险，降低了大脑、视网膜和脊髓的灌注压，从而分别增加了脑、眼和脊髓缺血的风险。如果不能正确地给患者的四肢垫层（尤其是体型较瘦或老年人），可能会导致腹部压迫综合征、下肢损伤或坐骨神经和腓神经病变。最后，坐位开颅术的风险，以及难以定位、衬垫和监控这些患者（以及某些外科医生认为的尴尬、疲劳的方法），已经导致许多神经外科中心减少甚至放弃坐位开颅术。

　　体位的另一种选择是俯卧位（图17-7）[33]。虽然与 VAE 和气脑的发病率较低[36, 37]，但头部

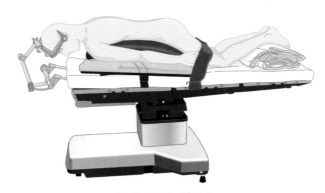

▲ 图 17-7　俯卧位

经许可转载，引自 Cassorla L, Lee J. Patient positioning and associated risks. In: Miller RD, Eriksson LI, Fleisher LA, et al, eds. *Miller's Anesthesia* 8th ed. San Francisco: Elsevier Saunders; 2014: pp. 1240–1265.

仍在心脏上方，尽管降低了风险，但仍然存在。与坐位相比，俯卧位较易调整，但仍然具有挑战性，尤其是对病态肥胖患者。与 Andrews 和 Jackson 使用的限制较少的框架相比，Wilson 式的限制性框架会压迫腹部，使肺力学恶化。在内翻过程中，附在患者身上的导管和监测仪可能会脱落，导致心血管变化无法监测或被掩盖，需重新建立监测。必须注意确保呼吸道的安全，因为口腔和胃的分泌物会引起气道梗阻；重力会导致气管插管移位（在俯卧时固定气管插管显然很困难）。持续数小时以上的病例会引起相当大的面部和气道水肿，手术后立即拔管的风险需要与气道丧失和难以再拔管鉴别。最后，低血压引起的视动脉缺血和静脉血栓形成可导致术后视力丧失，这是俯卧位手术常见的并发症[38]。

对于一些颅后窝手术入路，简单的俯卧位手术可能无法实现颈部的最佳屈曲，特别是当肿瘤位于松果体区、上蚓或任何接近小脑幕切迹的病变时。1983 年，小林尊首次描述了协和式位置[16]，即外科医生从左侧开始手术，将头部弯曲并置于高于心脏的位置（图 17-8）[39]。虽然头部高于心脏，但 VAE 的风险低于坐姿；在保持手术野相对无血的情况下，减少手术疲劳[16]。Koyoshima 描述了一种压臂式或改良式协和体位，将靠近

外科医生的手臂用一种特殊的臂架在床下弯曲（图 17-9）[39]。这改善了肩膀肌肉发达、颈短或病态肥胖患者的手术方法。总体结果是更好的可视化和改善进入手术视野的途径[39]。此外，麻醉医生更容易使用臂架（对于线和监视器），而不是下臂（对于俯卧和协和体位）。然而，在定位和衬垫下臂时必须小心，即手臂支撑不稳定可导致尺神经病变；如果支撑失败，可能会导致臂神经丛疾病。改良的协和式体位在技术上比简单的俯卧姿势更具挑战性，但对于 VAE 来说风险

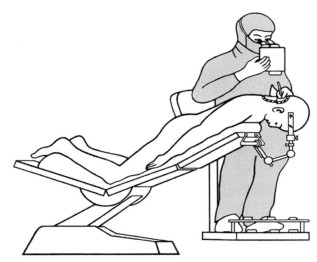

▲ 图 17-8　协和体位，患者头部弯曲并抬高至心脏上方，外科医生坐在患者的左边

经许可转载，引自 Kyoshima K. Arm-down Concorde position: a technical note. *Surg Neurol*. 2002;57(6):443-445.

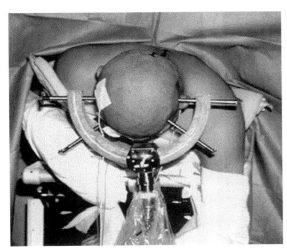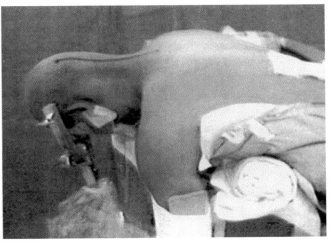

▲ 图 17-9　改良协和式体位，患者左臂肘部弯曲，用扶臂架作支撑

左臂放在手术台上。经许可转载，引自 Kyoshima K. Arm-down Concorde position: a technical note. *Surg Neurol*. 2002;57(6):443-445.

更小，而且可以更好地观察到小脑幕和松果体区域。

> 临床要点：改良的协和体位改善了神经外科医生的视野，同时最大限度地减少了术中麻醉相关的并发症。

四、围术期并发症

要 点

◆ 了解术后常见并发症的神经解剖学。
◆ 确认一般外科手术入路的术后神经功能缺损。

手术切除是治疗侧脑室和松果体区肿瘤的主要方法。最近的数据显示，手术治疗这些肿瘤的耐受性和安全性都很好，据报道，侧脑室和松果体区肿瘤的死亡率分别不到 3% 和 5%[1, 40, 41]。神经外科医生采用各种手术入路切除这些病灶，但可能导致一系列术后并发症（框 17-1）。对患者术后病情恶化的预期和认识对患者的整体护理至关重要。在专门的神经 / 神经外科 ICU 对这些患者进行持续监测，包括由护士和医生进行频繁的神经学检查，有助于这些患者获得最佳疗效。

> 临床要点：神经外科医生和神经重症医生必须密切合作，以优化术后患者的治疗。

嗜睡可能是早期脑积水的最初症状，因此使用麻醉药控制术后头痛应谨慎。如有需要，ICU可给予短效芬太尼 25μg（老年、消瘦患者）至100μg。由于脑室肿瘤患者有脑积水的风险，如果患者变得昏睡，应进行脑 CT 扫描以评估脑室大小。如果室外引流（external ventricular drain，EVD）已经到位，脑脊液变成血质，头部 CT 可以检测到脑室出血。抗凝患者与 EVD 后切除的

框 17-1　重要的围术期并发症

- 脑出血
- 轻度偏瘫
- 暂时性
- 永久性
- 视野缺损
- 偏盲
- 动眼神经功能障碍
- 语言障碍
- 失忆
- 感染
- 脑积水
- 静脉缺血或血栓形成
- 癫痫

一个室内出血是有问题的；重要的是要平衡静脉血栓栓塞的风险（卧床休息）和脑室出血的风险。谨慎的做法是等待 48h 或等到 CSF 代谢完毕（如果有 EVD）。

（一）出血

其中一个更令人担心的、潜在的致命并发症，是肿瘤切除附近或肿瘤腔内出血。高度怀疑及早期发现是避免发病的关键。术后出血最重要的危险因素是肿瘤的组织病理学，它决定了肿瘤的血管状况。由于血管生成是恶性肿瘤的标志，这些肿瘤往往是血管性的，术后出血的风险较高。对于侧脑室肿瘤，脑室出血导致术后明显的脑积水[41]。当怀疑出现这种情况时，需要紧急神经外科评估，以确定是否需要进行 EVD 或立即手术来缓解 ICP 的增加。脑室系统不易受邻近组织结构的填塞，因此松果体肿瘤对持续性出血非常敏感[42]。松果体靠近大脑深部静脉，这一区域的病变是术后出血、缺血或梗死的高危部位。如果怀疑出血导致新的局灶性缺损、恶心、呕吐或生命体征改变，应立即进行无对比剂的头部 CT 检查[43, 44]。如果有出血的迹象，紧急神经外科介入是必需的。

（二）神经麻痹

暂时性或持续性麻痹是侧脑室和松果体肿瘤切除术后的重要并发症。脑组织的回缩或静

脉供应的损害可导致虚弱或感觉缺陷[45, 46]。这些缺陷的持续时间取决于损伤的程度、白质纤维束的完整性、患者的年龄（神经可塑性）、侧支血供和合并症。术后通过彻底的神经学检查早期发现任何新的缺陷必须通过神经影像学检查。

（三）视野缺损

术后的视觉缺陷通常与侧脑室和松果体区域的肿瘤有关。特别是三角区脑膜瘤常伴有视野功能障碍，有 54% 的风险术后出现新的视野缺损或视野缺损加重[46]。这主要是由于膝下根纤维接近三角区的外侧表面。同样，通过顶上小叶的经皮质入路会导致 20%～70% 的新视野缺损或视野恶化[47]。在松果体肿瘤切除过程中，由于机械操作或血管损伤造成的枕叶损伤也常导致偏盲[48]。

根据围术期损伤的位置和程度，术后视野损失可能以多种方式出现，从保留黄斑的同侧偏盲到偏盲或孤立的暗点缺损。研究表明，一些视野缺损的患者在术后不久就会出现视幻觉，主要表现为在视野缺损处看到成形物体。对于神经外科医生来说，应予以重视，因为这些幻觉可能导致术后谵妄。虽然幻觉在病因学上可能是致命的，但据推测，这些最有可能是在手术过程中直接操纵的视觉回路中断的结果[49]。大多数患者在几周到几个月内就能从视野缺损中恢复，尽管有些患者可能会在手术后几年出现持续性的缺损[50]。根据患者的觉醒水平，视野测试（正式的视野测试或对抗测试）应作为术后常规检查的一部分。当发现时，应立即进行一系列眼科检查，如果症状没有改善，可在门诊进行神经影像学检查。

对于松果体区肿瘤患者，必须特别强调眼球运动检查，作为帕里诺综合征或上导水管综合征的一部分。眼侧瘫主要是由于中脑背侧损伤，特别是顶盖、Edinger-Westphal 核或上丘[51]。上视性麻痹伴代偿后头倾斜和眼睑收缩是该综合征

中最常见的眼动异常。帕里诺综合征的其他特征包括会聚 / 缩回性眼球震颤、瞳孔光近游离、外斜视、内斜视和偏斜[52]。术前眼球运动正常的患者在术后发生这些症状的可能性较小。然而，由于眼肌麻痹是轻微的，并且具有重要的功能影响，神经外科医师必须识别术后的视野障碍。

（四）癫痫

经皮质手术入路治疗侧脑室或松果体肿瘤与术后癫痫发作有关。在常规使用 MRI 进行术前规划之前，经皮质入路肿瘤切除术的术后癫痫发作率为 26%～70%[47, 53]。鉴于这种高发病率，一些神经外科医生历来主张经胼胝体而不是经皮质入路[54, 55]。在磁共振成像时代，最近的研究报告了经皮质入路 7% 的癫痫发生率[56]。然而，最近的一项研究（包括多因素分析）发现，经皮质入路癫痫发作的发生率（8%）实际上低于经胼胝体入路（25%）[46]。因此，无论手术入路如何，神经外科医生必须对有症状的术后患者高度怀疑癫痫发作，并且随时进行脑电图监测。

（五）失忆

Papez 记忆回路包括海马连合、穹窿、穹窿柱、乳头体、丘脑前核和丘脑皮质纤维。在侧脑室内和侧脑室周围进行手术，有可能损害这个回路，进而导致术后记忆功能障碍。据报道，12% 的经皮质入路和 23% 的经胼胝体入路切除侧脑室肿瘤后会导致新的或恶化的记忆[46]。特别是双侧穹窿损伤时，会出现严重的记忆缺陷。轻微的单侧穹窿损伤可导致智商显著下降和暂时性记忆困难[57]。因此，在手术后对患者的记忆能力进行警觉的神经学检查是很有价值的。

（六）其他

与任何外科手术一样，神经外科重症医生应排除常见的术后并发症，如感染。尽管局部病原

菌存在区域差异，术后中枢神经系统感染的典型病原菌包括甲氧西林 – 敏感及耐药的金黄色葡萄球菌和表皮葡萄球菌 [58]。当怀疑中枢神经系统感染时，应针对感染病原菌进行腰椎穿刺或用 EVD 检测脑脊液相关指标。

五、结论

手术切除侧脑室和松果体区肿瘤对术后患者可能有较为严重的损害，神经外科重症医生必须广泛熟悉手术切除的解剖入路，以及围术期事件，以预测术后并发症，有助于改善手术效果。

参 考 文 献

[1] Danaila L. Primary tumors of the lateral ventricles of the brain. *Chirugia (Bucur)*. 2013;108(5):616–630.

[2] Kawashima M, Li X, Rhoton AL, et al. Surgical approaches to the atrium of the lateral ventricle: microsurgical anatomy. *Surg Neurol*. 2006;65(5):436–445.

[3] Piepmeier JM. Tumors and approaches to the lateral ventricles. Introduction and overview. *J Neurooncol*. 1996;30(3):267–274.

[4] Fuji K, Lenkey C, Rhoton Jr AL. Microsurgical anatomy of the choroidal arteries: lateral and third ventricle. *J Neurosurg*. 1980;52(2):65–88.

[5] Bellotti C, Pappada G, Sani R, et al. The transcallosal approach for lesions affecting the lateral and third ventricles. Surgical considerations and results in a series of 42 cases. *Acta Neurochir (Wien)*. 1991;111(3–4):103–107.

[6] Shucart WA, Stein BM. Transcallosal approach to the anterior ventricular system. *Neurosurgery*. 1978;3(3):339–343.

[7] Timurkaynak E, Rhoton Jr AL, Barry M. Microsurgical anatomy and operative approaches to the lateral ventricles. *Neurosurgery*. 1986;19(5):685–723.

[8] Hellwig D, Bauer BL, Schulte M, et al. Neuroendoscopic treatment for colloid cysts of the third ventricle: the experience of a decade. *Neurosurgery*. 2003;52(3):525–533.

[9] Bertalanffy H. Neuroendoscopic treatment for colloid cysts of the third ventricle: the experience of a decade. *Neurosurgery*. 2003;52(3):525–533.

[10] Juretschke FR, Guresir E, Marquardt G, et al. Trigonal and peritrigonal lesions of the lateral ventricle–surgical considerations and outcome analysis of 20 patients. *Neurosurg Rev*. 2010;33(4):457–464.

[11] Perlmutter D, Rhoton Jr AL. Microsurgical anatomy of the distal anterior cerebral artery. *J Neurosurg*. 1978;49(2):204–228.

[12] Oppenheim H, Krause F. Operative Erfolge bei Geschwulsten der Sehhugel und Vierhugelgegend. *Berlin Klin Wschr*. 1913;50:2316–2322.

[13] Radovanovic I, Dizdarevic K, de Tribolet N, et al. Pineal region tumors: neurosurgical review. *Med Arh*. 2009;63(3):171–173.

[14] Konovalov AN, Pittskhelauri DI. Principles of treatment of the pineal region tumors. *Surg Neurol*. 2003;59(4):250–268.

[15] Behari S, Garg P, Jaiswal S, et al. Major surgical approaches to the posterior third ventricular region: a pictorial review. *J Pediatr Neurosci*. 2010;5(2):97–101.

[16] Kobayashi S, Sugita K, Tanaka Y, et al. Infratentorial approach to the pineal region in the prone position: concorde position. Technical note. *J Neurosurg*. 1983;58(1):141–143.

[17] Lozier AP, Bruce JN. Surgical approaches to posterior third ventricular tumors. *Neurosurg Clin N Am*. 2003;14(4):527–545.

[18] Little KM, Friedman AH, Fukushima T. Surgical approaches to pineal region tumors. *J Neurooncol*. 2001;54(3):287–299.

[19] Oliveira J, Cerejo A, Silva PS, et al. The infratentorial supracerebellar approach in surgery of lesions of the pineal region. *Surg Neurol Int*. 2013;4:154.

[20] Rey–Dios R, Cohen–Gadol AA. A surgical technique to expand the operative corridor for the supracerebellar infratentorial approaches: technical note. *Acta Neurochir (Wein)*. 2013;155(10):1895–1900.

[21] Azab WA, Nasim K, Salaheddin W. An overview of the current surgical options for pineal region tumors. *Surg Neurol Int*. 2014;5:39.

[22] Kanno T. Surgical pitfalls in pinealoma surgery. *Minim Invasive Neurosurg*. 1995;38(4):153–157.

[23] Kodera T, Bozinov O, Surucu O, et al. Neurosurgical venous considerations for tumors of the pineal region resected using the infratentorial supracerebellar approach. *J Clin Neurosci*. 2011;18(11):1481–1485.

[24] Rhoton A. The cerebral veins. *Neurosurgery*. 2002;51(4 Suppl):S159–S205.

[25] Ellenbogen RG, Moores LE. Endoscopic management of a pineal and suprasellar germinoma with associated hydrocephalus: technical case report. *Minim Invasive Neurosurg*. 1997;40(1):13–15.

[26] Al–Tamimi YZ, Bhargava D, Surash S, et al. Endoscopic biopsy during third ventriculostomy in pediatric pineal region tumours. *Childs Nerve Syst*. 2008;24(11):1323–1326.

[27] Yurtseven T, Ersahin Y, Demirtas E, et al. Neuroendoscopic biopsy for intraventricular tumors. *Minim Invasiv Neurosurg*. 2003;46(5):293–299.

[28] Morgenstern PF, Souweidane MM. Pineal region tumors: simultaneous endoscopic third ventriculostomy and tumor biopsy. *World Neurosurg*. 2013;79(2 Suppl):S18.e9–S18.e13.

[29] Neuwelt EA, Glasbery M, Frenkel E, et al. Malignant pineal region tumors. a clinic–pathological study. *J Neurosurg*. 1979;51(5):597–607.

[30] Mohanty A, Santosh V, Devi BI, Satish S, Biswas A. Efficacy of simultaneous single–trajectory endoscopic tumor biopsy and endoscopic cerebrospinal fluid diversion procedures in intra– and paraventricular tumors. *Neurosurg Focus*. 2011;30(4).

[31] Endo H, Fujimura M, Kumabe T, et al. Application of high–definition flexible neuroendoscopic system to the treatment of primary pineal malignant B–cell lymphoma. *Surg Neurol*. 2009;71(3):344–348.

[32] Uschold T, Abla AA, Fusco D, et al. Supracerebellar infratentorial endoscopically controlled resection of pineal lesions: case series and operative technique. *J Neurosurg Pediatr*. 2011;8(6):554–564.

[33] Cassorla L, Lee J. Patient positioning and associated risks. In: Miller RD, Eriksson LI, Fleisher LA, Wiener–Kronish JP, et al. *Miller's Anesthesia* 8th ed. San Francisco: Elsevier Saunders; 2014:1240–1265.

[34] Mammoto T, Hayashi Y, Ohnishi Y, et al. Incidence of venous and paradoxical air embolism in neurosurgical patients in the sitting position: detection by transesophageal echocardiography. *Acta Aneasth Scand*. 1988;42(6):643–647.

[35] Di Lorenzo N, Caruso R, Floris R, et al. Pneumocephalus and tension pneumocephalus after posterior fossa surgery in the sitting position: a prospective study. *Acta Neurochir (Wien)*. 1986;83(3–4):112–115.

[36] Toung TJ, McPherson RW, Ahn H, et al. Pneumocephalus: effects of patient position on the incidence and location of aerocele after posterior fossa and upper cervical cord surgery. *Anesth Analg*. 1986;65(1):65–70.

[37] Black S, Ockert DB, Oliver Jr WC, et al. Outcome following posterior fossa craniectomy in patients in the sitting or horizontal positions. *Anesthesiology*. 1988;69(1):49–56.

[38] Lee LA, Roth S, Posner KL, et al. The American Society of Anesthesiologists Postoperative Visual Loss Registry: analysis of 93 spine surgery cases with postoperative visual loss. *Anesthesiology*. 2006;105(4):652–659.

[39] Kyoshima K. Arm–down Concorde position: a technical note. *Surg Neurol*. 2002;57(6):443–445.

[40] Konovalov AN, Pitskhelauri DI. Principles of treatment of the pineal region tumors. *Surg Neurol*. 2003;59(4):250–268.

[41] D'Angelo VA, Galarza M, Catapano D, et al. Lateral ventricle tumors: surgical strategies according to tumor origin and development – a series of 72 cases. *Neurosurgery*. 2008;62(Suppl3):1066–1075.

[42] Allen JC, Bruce J, Kun LE, et al. Pineal region tumors. In: *Cancer in the Nervous System*. New York: Churchill Livingstone; 1996:171–185.

[43] Little KM, Friedman AH, Fukushima T. Surgical approaches to pineal region tumors. *J Neurooncol*. 2001;54(3):287–299.

[44] Yamamoto I. Pineal region tumor: surgical anatomy and approach. *J Neurooncol*. 2001;54(3):263–275.

[45] Bruce JN, Ogden AT. Surgical strategies for treating patients with pineal region tumors. *J Neurooncol*. 2004;69(1–3):221–236.

[46] Milligan BD, Meyer FB. Morbidity of transcallosal and transcortical approaches to lesions in and around the lateral and third ventricles: a single–institution experience. *Neurosurgery*. 2010;67(6):1483–1496.

[47] Kobayashi S, Okazaki H, MacCarty CS. Intraventricular meningiomas. *Mayo Clin Proc*. 1971;46(11):735–741.

[48] Qi S, Fan J, Zhang XA, et al. Radical resection of nongerminomatous pineal region tumors via the occipital transtentorial approach based on arachnoidal consideration: experience on a series of 143 patients. *Acta Neurochir (Wien)*. 2014;156(12):2253–2262.

[49] Yoshimoto K, Araki Y, Amano T, et al. Clinical features and patho–physiological mechanism of the hemianoptic complication after the occipital transtentorial approach. *Clin Neurol Neurosurg*. 2013;115(8):1250–1256.

[50] Chi JH, Lawton MT. Posterior interhemispheric approach: surgical technique, application to vascular lesions, and benefits of gravity retraction. *Neurosurgery*. 2006;59(1 Suppl 1):ONS41–ONS49.

[51] Nazzaro JM, Shults WT, Neuwelt EA. Neuro–ophthalmological function of patients with pineal region tumors approached transtentorially in the semisitting position. *J Neurosurg*. 1992; 76(5):746–751.

[52] Hart MG, Sarkies NJ, Santarius T, et al. Ophthalmological outcome after resection of tumors based on the pineal gland. *J Neurosurg*. 2013;119(2):420–426.

[53] Fornari M, Savoiardo M, Morello G, et al. Meningiomas of the lateral ventricles: neuroradiological and surgical considerations in 18 cases. *J Neurosurg*. 1981;54(1):64–74.

[54] Anderson RC, Ghatan S, Feldstein NA. Surgical approaches to tumors of the lateral ventricle. *Neurosurg Clin N Am*. 2003;14(4):509–525.

[55] Kasowski H, Piepmeier JM. Transcallosal approach for tumors of the lateral and third ventricles. *Neurosurg Focus*. 2001;10(6).

[56] Ellenbogen RG. Transcortical surgery for lateral ventricular tumors. *Neurosurg Focus*. 2001;10(6).

[57] Geffen G, Walsh A, Simpson D, et al. Comparison of the effects of transcortical and transcallosal removal of intraventricular tumors. *Brain*. 1980;103(4):773–788.

[58] Guanci MM. Ventriculitis of the central nervous system. *Crit Care Nurs Clin North Am*. 2013;25(3):399–406.

第 18 章　颅底肿瘤
Skull–Base Tumors

Michael E. Ivan　W. Caleb Rutledge　Vincent Lew　Manish K. Aghi　**著**

刘慧峰　王育胜　**译**

张洪钿　**校**

一、概述

颅底有多种组织学类型的肿瘤，该区域的原发肿瘤可能来源于骨骼、鼻窦、鼻咽、硬脑膜、脑神经、脑室、脑膜和大脑。肿物占位效应可引起很多症状，而侵袭症状多为局部的。选择颅底手术入路既要满足降低风险的要求，也要最大限度切除肿物，因此需要两方面较好的平衡。在此，我们回顾了成人前颅底和侧颅底肿瘤的解剖范围，并讨论了这些患者的围术期和术后处理。

二、解剖与手术

要　点

- 前颅底最重要的神经结构包括嗅球和嗅束、视神经、脑垂体和垂体柄，以及额叶。
- 侧颅底最重要的神经结构包括颞叶、滑车神经、动眼神经、外展神经和面神经。

颅前窝底的内侧比外侧深，由额骨、筛骨、躯干和蝶骨小翼的眶突形成（图 18-1）。蝶骨体的上表面与筛骨筛板前面连接，并包含一个平滑的中央表面，即蝶骨平台。在蝶骨的后方，视交叉沟形成一个轻微的凹陷，并通向外侧的视神经管。鞍结节在视交叉沟的后面，蝶鞍在鞍结节的后面，构成了前颅底的后界。前颅底区主要的神经结构包括嗅球、嗅束、额叶、视神经、脑垂体和垂体柄。颅中窝底由蝶骨小翼和前床突界定，侧颅窝底是由蝶骨体和蝶骨大翼，以及颞骨和顶骨构成，颅中窝有颞叶和重要的神经血管结构，如泪神经、额神经、滑车神经、动眼神经、鼻睫神经和外展神经都穿过眶上裂，面神经穿过颞骨和颈动脉的岩部，因此在侧颅底手术时应谨慎定位。

（一）前颅底和侧颅底肿瘤的病理类型

1. 前颅底

大多数前颅底的恶性肿瘤是少见的侵袭性和浸润性肿瘤。前颅底最常见的病理类型为垂体腺瘤、自发性 CSF 渗漏、脑膜瘤和颅咽管瘤（图 18-2）[1]。这些肿瘤虽为良性，但通常也需要手术切除。前颅底较少见的良性肿瘤包括神经鞘瘤和骨瘤[1]。最常见的是脑膜瘤，多发生在前颅底区以下 3 个特定部位，从前到后依次为嗅沟、蝶骨平台和鞍结节。前颅底较少见的肿瘤包括脊髓瘤、Rathke 囊肿和胚胎母细胞瘤。前颅底病变见表 18-1。

2. 侧颅底

中颅底肿瘤通常是良性的，此部位的肿瘤包括垂体腺瘤、颅咽管瘤、脑膜瘤、颞骨肿瘤、三叉神经鞘瘤、胆脂瘤和软骨肉瘤。颅中窝底的脑膜瘤起源分别为蝶骨翼（图 18-3）、海绵窦、斜坡或中间窝。海绵窦脑膜瘤比较特殊，切除时很可能损害多个脑神经，因此通常首选非手术治

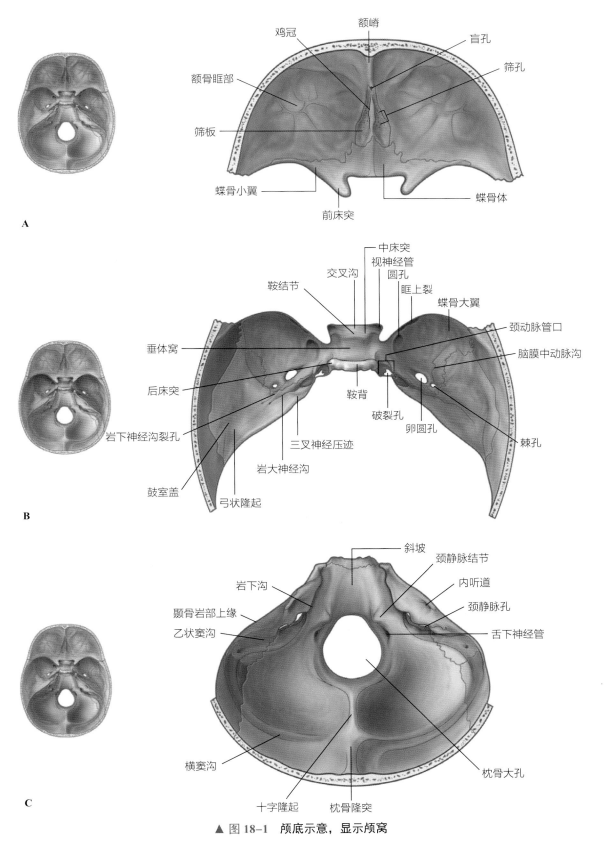

▲ 图 18-1 **颅底示意，显示颅窝**

A. 颅前窝；B. 颅中窝；C. 颅后窝。经许可转载，引自 *Transport of the critical care patient*. Mosby/JEMS; 2011: pp. 169–223. Originally from Standring S. *Gray's Anatomy: The Anatomical Basis of Clinical Practice*, 40th ed. Philadelphia: Churchill Livingstone; 2008.

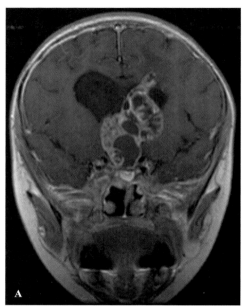
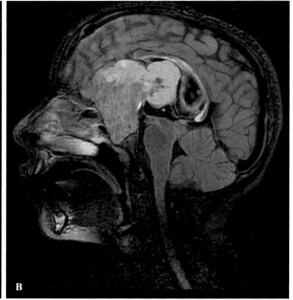

▲ 图 18-2　11 岁女性，颅内咽管瘤；冠状位 T₁ + 强化 MRI 和矢状面 T₂ FLAIR MRI
肿瘤位于前颅底，结构复杂，向上延伸至第三脑室和侧脑室。该肿瘤需要经蝶入路和经颅入路切除

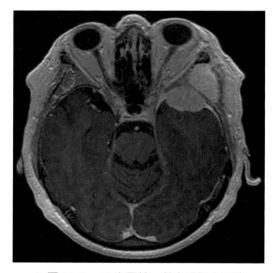

▲ 图 18-3　65 岁男性，其左眼视力下降
MRI T₁ 增强扫描显示左侧蝶窦脑膜瘤伴颅外延长。左侧眶旁开颅手术切除肿瘤

疗。三叉神经鞘瘤较少见，起源于三叉神经节。约 50% 的肿瘤局限于颅中窝，30% 延伸至颅后窝，20% 呈哑铃状并延伸至双侧颅中窝[2]。累及颅底的恶性肿瘤相对少见；颅底转移瘤通常发生于前列腺癌、乳腺癌、肺癌、头颈部原发性肿瘤或淋巴瘤。侧颅底病理类型见表 18-1。颅底转移性病变的首发症状为典型的脑神经损害。

（二）手术入路

要　点

- 微创和开颅手术可用于治疗前颅底和侧颅底肿瘤。
- 颅底手术后通常需要大量的重建工作，重点是预防脑脊液漏。

颅底手术需要使用最直接的入路，最低的风险和最少的脑组织操作。传统的前颅底入路包括双额开颅术、扩大双额开颅术、翼点开颅术和复杂的颅面部手术。这些入路需要很大的切口和充分暴露脑组织，增加主要结构的损伤风险，延长术后恢复时间[3]。近年来，通过鼻窦手术概念的应用，以及神经外科医生与耳鼻咽喉科医生合作，可以通过更直接的解剖路径到达病灶，通过一个最小的开口来减少脑组织暴露，使医源性损伤最小化。支持者认为，与各种经颅手术相比，微创手术避免了大脑牵拉[4]，并提供了更好的美容效果[5]。典型的微创手术是在皮肤切口之前，利用面部的自然孔隙进行手术。许多肿瘤需要分步骤的手术，即首先是经颅手术，其

表 18-1 颅底前外侧病理学

	前颅底	侧颅底
良性侵入性	脑膜瘤 • 嗅沟 • 蝶骨平面 • 鞍结节 垂体腺瘤 鞍上颅咽管瘤 鞍下脊索瘤	脑膜瘤 • 蝶骨翼 • 海绵窦 • 中床突 • 颅中窝 三叉神经鞘瘤 颅咽管瘤 副神经节瘤 脊索瘤
恶性的	**鼻窦神经内分泌恶性肿瘤** 鼻窦神经胶质瘤与非鼻窦神经胶质瘤 • 神经内分泌癌 • 鼻腔鼻窦未分化癌 • 小细胞癌 **非神经内分泌鼻咽肿瘤** 腺样囊性癌 鳞状细胞癌 腺癌 鼻咽癌 骨肉瘤 纤维肉瘤 黑色素瘤转移 血管外皮细胞瘤 横纹肌肉瘤 恶性涎腺肿瘤 **其他恶性肿瘤** 非典型/恶性脑膜瘤 垂体癌 转移瘤	血管外皮细胞瘤 软骨肉瘤 骨肉瘤 浆细胞瘤 转移癌 鳞状细胞癌 腺癌 黑色素瘤转移
非肿瘤	血管病变(动脉瘤、海绵状血管畸形) 先天性病变(Rathke 裂囊肿、脑膜脑膨出) 感染性病变(脓肿、真菌肿块) 炎性病变(朗格汉斯细胞组织细胞增多症)	血管病变(动脉瘤、海绵状血管畸形) 感染性病变(脓肿、真菌肿块)

次是经面部手术，所选择的方法很难制订一个统一的标准，它需要结合外科医生的经验、肿瘤定位和病理，以及患者个体来综合考虑。

颅底外侧病变的入路以颅中窝和颞下窝底为靶点。对于颈内动脉外侧的病变，可采用翼点开颅联合颧部截骨术。位于颈内动脉内侧的颞下窝的病灶，最好通过下颌骨切开术或通过上颌窦的微创鼻内入路暴露。

一般来说，任何颅底肿瘤手术都需要复杂的颅底重建计划，包括移植皮瓣。需要注意硬脑膜的闭合，防止脑脊液渗漏及继发颅内感染[6]。

（三）外科治疗

手术干预的决定是根据具体情况作出的，不仅取决于肿瘤的生长和侵袭程度，而且取决于患者的症状、预期寿命、年龄、肿瘤类型和分级，以及周围主要结构。手术可以取活检来确定诊断，或实现最大限度的安全切除。病理诊断是必要的手段，可以指导治疗和提供预后。虽然肿瘤切除可能导致术前神经功能缺损的改善，但脑神经病变往往是不可逆的。对于肿瘤的位置，如位于蝶骨嵴内侧，尤其是海绵窦侵犯，因为对邻近结构如颈内动脉和脑神经的损伤风险过高，所以只能次全切除。

三、围术期注意事项

> **要　点**
>
> ◆ 团队协作对于颅底外科手术来说是十分重要的，需要协作处理血管结构、神经结构、颅底重建、咽部，以及术后管理的问题。

手术的目的是最大限度地提高功能，同时尽量减少患者的并发症。因为这些肿瘤会同时扩散到几个重要的系统，所以通常需要一个团队的协作。以下专业经常参与颅底损伤的治疗[7]。

- 麻醉。
- 肿瘤科。
- 放射肿瘤学。
- 放射科。
- 物理康复。
- 神经内科。
- 神经生理学。
- 眼科。
- 口腔颌面外科。
- 耳鼻咽喉科学。
- 整形外科。
- 神经外科。

要　点

- ◆ 术前影像需要对涉及的骨、软组织、血管和神经结构进行彻底的评估。
- ◆ 大多数前颅底病变累及垂体或垂体柄，并应进行完整的内分泌评估。
- ◆ 术前需要对脑神经进行彻底的神经评估，有时需要附加专业测试。

任何有颅底病变的患者都需要术前的 MRI 和颅底 CT，以便更好地了解骨性组织和软组织。应特别注意鼻窦的解剖，尤其是关于鼻中隔、骨弯曲度、骨质增生和手术开口的解剖，其有助于在手术中识别中线结构；同时注意血管和脑神经，在某些情况下，当累及颈动脉岩骨段时，可以使用 CTA 或者 DSA 了解动脉情况。对于脑膜瘤及其他血管性肿瘤，适当的血管栓塞可以减少肿瘤切除过程中的失血量，有利于肿瘤的切除。在少数情况下，由于肿瘤累及而造成大血管的损害，可以通过球囊闭塞试验了解患者是否能耐受血管闭塞或是否需要搭桥手术。

前颅底病变患者常伴有内分泌紊乱。有垂体病变或颅咽管瘤的患者必须仔细评估垂体功能减退，手术前可能需要激素替代治疗。最重要的是，对于因脑垂体损伤而导致肾上腺功能不全的肿瘤患者，需要使用压力剂量类固醇。

> 临床要点：对于经鼻窦手术，血管收缩剂预处理黏膜层有助于减少手术通道的出血。

术前检查应包括电解质和血糖的评估，以及脑神经功能检查，包括视力、视野检查、听力检查、吞咽功能检查等。

要　点

- ◆ 术前应用抗生素必须覆盖颅底手术的皮肤和鼻窦菌群。
- ◆ 止血对于颅底手术至关重要。可以通过改变患者的体位和降低呼气末正压（positive end-expiratory pressure，PEEP）来减少失血。

术前选择覆盖鼻窦菌群的抗生素，防止脑膜被感染。对于开颅入路，选择以皮肤菌群为目标的抗生素（如头孢唑林）就足够，而经鼻手术，应使用抗菌谱更广泛的抗生素（后文列出）。尽管内窥镜下经鼻窦手术中，鼻窦菌群进入颅内，但中枢神经系统感染的风险还是很低的，一般建议使用第三代或第四代头孢菌素、万古霉素和氨曲南可用于内酰胺过敏患者[8]。如果术前诊断为鼻窦炎，应在感染清除后才行硬膜内入路[9]。如术中发现 CSF 流出，术后使用填充物，则术后继续使用抗生素，直至填充物取出[8]。

止血是颅底手术的一个具有挑战性的工作[10]。所有颅底手术均在全麻下进行，因此要严格控制血压和 ICP。颅底有很多血管，所以收缩压要偏低。术前进行血管栓塞可减少出血[10]。

> 临床要点：术前必须行垂体功能减退患者的甲状腺和糖皮质激素置换，以预防心肺并发症。

对于经鼻手术，必须要监测血压。通过抬高床头降低静脉压和减少 PEEP 也可以减少出血。另一个建议是使用金刚石钻头，它在磨除骨头时具有更强的止血作用 [10]。如果在手术过程中发生了严重的血管损伤，在患者转移到导管室进行血管造影和可能的介入栓塞前，用填充物或血管夹来控制出血。

> 临床要点：如术中怀疑有空气栓塞，应先冲洗术野，降低床头。

海绵窦损伤可引起大量出血，也可能导致空气栓塞。预防空气栓塞，包括在放置胸前多普勒和通过矢状窦放置导管进行预排。在手术完成后，应再次检查术野是否有出血。

抗惊厥药物通常不用于颅底肿瘤，因为很少需要切开皮质。当经颅入路需要降低颅压或经鼻入路发现脑脊液漏时，通常会放置腰大池引流管。

如果病变有较大的颅内部分和（或）明显的血管侵犯 / 包膜，则需要监测运动和感觉诱发电位。通常不监测第 Ⅰ 和第 Ⅱ 对脑神经，根据病变的位置和术前的功能障碍，可以对第 Ⅲ ～第 Ⅻ 对脑神经进行监测。

关闭硬膜后，如果仍存在脑脊液漏，可用 Valsalva 手法增加胸腔压力。

四、术后管理

要　点

* 密切观察神经功能变化，迅速对任何神经事件作出反应；迅速响应任何气道、呼吸或循环功能障碍，并防止进一步的并发症。
* 颅底手术后严禁使用正压装置。
* 应仔细监测液体平衡，尤其是可能涉及 DI 的病变中。

患者术后是否需要进入 ICU，需要根据手术过程、麻醉药、气道情况、并发症，以及医务人员有否处置有关问题的能力来决定。幕上肿瘤切除术非致命并发症发生率为 7%～30%，蝶窦入路手术为 8%～18% [11]。最佳的术后管理是减少并发症的重要因素。术前神经功能状态较差的患者术后并发症发生率较高 [11]。有大宗病例的神经外科中心在这些复杂的病例处置中可能有更好的方法 [12]。

开颅手术后，患者通常需在 ICU 短期监护，以监测神经系统功能的恢复，并严密观察有无颅内出血或脑水肿的迹象。经鼻内窥镜手术后，肿瘤向颅内扩展的患者也可以从短暂的 ICU 监护中获益，而病变完全在鼻窦的患者不需要进入 ICU，除非有其他原因，如术中大量失血。术后应严格控制血压，并进行系统的神经系统功能检查。

（一）基本知识

前、外侧颅底手术后，气道、呼吸和循环的初始和持续监测是非常重要的。由于颅底受到肿瘤或手术入路的影响，在口腔、咽和颅内之间形成了直接的联系。因此，任何正压装置 [如持续气道正压（continuous positive airway pressure，CPAP）、双水平气道正压（bilevel positive airway pressure，BiPAP）] 均属禁忌，这些增加的压力可能导致空气进入颅内，并引起颅内积气或张力性气肿。CT 扫描看到的"富士山"标志，显示大脑额叶的空气形成一个帐篷状的图像（图 18-4）[13]。出现这种情况的治疗方法是去除正压气流，持续 100% 氧气吸入，患者采取仰卧位。如果是张力性气肿，需要立即返回手术室进行紧急减压并封闭颅内通道。颅内积气过多可能导致手术后麻醉苏醒延迟，精神状态改变，有时会头痛。颅内积气和张力性气肿也可能在无正压气流的情况下发生，因此应仔细监测患者的症状。在需要正压的严重呼吸障碍的情况下，可能需要进行气管切开术以绕过口腔咽部。

所有患者都应监测心肺功能和体液平衡，尤

其是涉及垂体分泌轴的病变，更要监测术中和术后液体平衡。仔细监测术中和术后液体平衡可能会发现术后尿崩的发展。经蝶窦手术后，尿崩的发生率为 9%～64% [14-16]。在 881 例经蝶窦显微手术患者中，颅咽管瘤和 Rathke 囊肿以及术中脑脊液漏与术后 DI 高发生率有关[14]。DI 指标包括血清钠 > 145mmol/L 和尿排出量为 200～250ml/h，渗透压 < 200mOsm/kgH$_2$O 或尿比重 < 1.005。DI 患者通常需要用去氨加压素进行治疗[17]。需要仔细监控的是患者术后液体的摄入量和排出量，每 4～6 小时记录一次尿比重，多次测量血清钠。如果患者不能饮水或需要维持液体平衡，建议静脉注射或皮下注射初始剂量为 1～2ug 的去氨加压素。由于吸收不同，一般不推荐在术后早期经鼻给药。

> 临床要点：如果患者是清醒状态，在尿崩的管理过程中，鼓励口服液体维持治疗优于静脉替代。

如果垂体后叶受伤，由于三个时相的抗利尿激素水平的变化，建议按需要给予去氨加压素治疗。任何术后尿崩患者都需要推定垂体前叶功能不全。这些患者应该接受皮质类固醇替代疗法。在术后立即使用氢化可的松（静脉注射，每 8 小

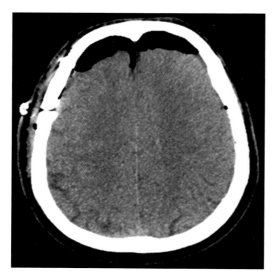

▲ 图 18-4　富士山征 / 气颅
平扫头 CT 显示右侧翼点开颅术后双侧额叶积气

时 25～50mg），直到可以准确评估垂体前叶功能。

神经外科患者术后宜早期拔管，但有明显的术中出血、长时间麻醉或气道和肺功能问题的患者不宜过早拔管。

（二）血压控制

所有术后患者都均需严格控制血压，通常术后血压控制的理想状态是保持正常血压，但对于血管搭桥手术病史的患者，可能需要提高血压来维持脑灌注压。

颅底术后很少发生脑动脉血管痉挛（图 18-5），血管痉挛的发生与颅骨血管系统的刺激和蛛网膜下腔积血有关。快速诊断对于预防脑卒中和神经损伤是很重要的。首先确保血容量，并且考虑诱发高血压的因素。

（三）恶心呕吐与饮食

恶心和呕吐是神经外科患者术后常见症状，30%～50% 的患者会发生恶心和呕吐[11]。经鼻手术后，血液可能通过口咽进入胃肠系统并引起刺激。手术前放置胃管有助于在患者手术结束时抽吸胃内血液。但对于存在颅底缺损的术后患者，胃管经口咽或鼻咽进入后可能发生移位进入颅内，所以，除非整个过程能在直视下进行或在透视检查的协助下进行，否则严禁操作。

> 临床要点：经颅底手术后，经口或鼻咽盲目插入胃管是禁忌的。

恶心和呕吐也可能是由于术后脑积水、颅内出血或代谢问题，包括低钠血症导致，因此不应忽视。

对于经鼻窦手术患者，在恢复基本神经功能后的最初几小时内可以缓慢恢复进食。对于较大的前外侧颅底手术，通常建议术前 24h 不进饮食，以防止误吸。如果出现误吸，应进行吞咽功能训练。

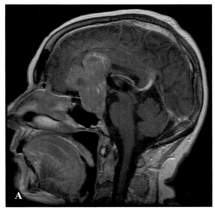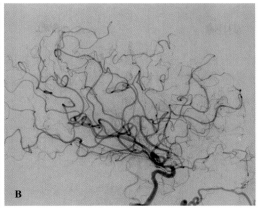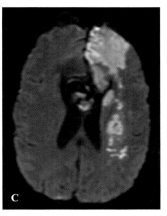

▲ 图 18-5　63 岁女性，表现为垂体腺瘤脑卒中，伴有头痛和乏力

A.MRI 增强 T_1 示鞍内 / 鞍上巨大血肿和肿物，向第三侧脑室延伸。术后患者的精神状况恶化，虚弱无力。B. 侧位血管造影显示 ACA 血管痉挛严重，MCA 血管痉挛轻微。C. 轴位 MRI 弥散加权像显示左侧 ACA 和 MCA 区域梗死。ACA. 大脑前动脉；MCA. 大脑中动脉

（四）疼痛控制

术后患者麻醉药的使用必须谨慎。过度使用可导致镇静或通气不足，$PaCO_2$ 升高，引起 ICP 升高或误吸。但疼痛控制不足可能导致高血压和心动过速，而术后高血压可导致术腔出血，应避免这种情况发生。

> 临床要点：通常在术后患者中避免使用苯二氮䓬类药物和其他镇静药，直到恢复到他们的神经功能基线。

五、神经系统并发症

要　点

- 需要经常行神经功能检查来识别和预防永久性神经系统术后并发症。
- 对任何一项脑神经、局灶性神经病变或全身神经功能缺损的发作时间，都需要确定，这有助于确定并发症的严重性和紧迫性。
- 脑脊液漏应迅速有效地诊断，以预防脑膜炎、脑积水和低颅内压。

颅底手术患者可能会出现一系列特殊的危险因素，这些因素使他们容易发生并发症，而最好的预防措施是时常进行全面的神经系统查体。对于恶化的神经状况应迅速查找原因。术前神经功能缺损术后也可能存在，因此术前评估是非常重要的。发病的时间、速度和神经功能缺损的严重程度都有助于确定病因，所以需要全面评估是否存在脑神经功能缺损、局灶性神经功能缺损或大脑半球的神经功能缺损。

（一）脑神经功能缺陷

脑神经走行在颅内或颅外的任一部分都可能出现术中意外损伤，而肿瘤的位置决定了哪些脑神经处于损伤的风险中。前颅底肿瘤最常累及第Ⅰ对脑神经，患者常出现嗅觉丧失，同时，视觉症状也可能出现并且需要紧急评估。第Ⅱ、第Ⅳ、第Ⅵ和第Ⅵ对脑神经穿过海绵窦，可能在前颅底和侧颅底手术时受损。第Ⅶ对脑神经穿过颞骨，可能在颞骨肿瘤或侧颅底手术中损伤。患有面神经麻痹和（或）因三叉神经第一支损伤而导致角膜感觉受损的患者需要特殊的眼部保护，也可能需要永久性的角膜修补术。

术后视力丧失或视野缺损提示新的病变，如血肿、缺血性事件或术后水肿。眼肌麻痹也可能是由于占位病变或海绵窦血栓形成导致。瞳孔扩

张而固定可能提示是脑疝。如果不及时处理，恶化的脑神经功能可能是毁灭性的和不可逆的，需要紧急 CT 扫描和神经外科评估。

颅底手术后出现的脑神经缺损和必要的神经检查评估见表 18-2。

（二）局灶性神经功能缺陷

术后出现新的局灶性神经功能缺损，如麻木或力弱，但这种情况在颅底术后较少见。局灶性功能缺失是脑卒中、颅内出血、血管痉挛或术后水肿的信号，需要紧急神经外科评估和 CT 检查。

> 临床要点：对于任何恶化的局灶或脑神经功能术后缺损，应立即进行紧急神经外科评估。

（三）大脑半球神经功能障碍

精神状态改变或麻醉后延迟苏醒在神经外科患者中很常见，并且需要鉴别的病因也很广，包括癫痫、脑积水、脑水肿、颅内积气、脑卒中、代谢异常（如电解质紊乱）、颅内出血或麻醉药镇静。当发生术后颅内出血后，有 50% 的患者在 6h 内病情恶化[11]。通常需要进行神经外科评估和放射检查评估，也可能需要脑电图、ICP 测量和其他实验室检查。

（四）脑脊液漏

颅底手术的挑战之一是预防术后脑脊液漏、颅内积气和硬脑膜闭合性感染。有几种类型的封

表 18-2　颅底脑神经检查

	神经功能损伤	检 查
嗅神经（Ⅰ）	嗅觉缺失	嗅觉
视神经（Ⅱ）	视神经萎缩 视神经乳头状水肿 瞳孔光反射丧失 视力下降 视野缺损	眼底荧光检查 瞳孔反射 视敏视野
动眼神经（Ⅲ）	内侧和垂直凝视眼的"向下和向外"抑制 上睑下垂（上睑下垂） 瞳孔散大（瞳孔扩大） 瞳孔光反射缺失 无调节反射	眼外运动瞳孔 光反射调节
滑车神经（Ⅳ）	眼睛"向上和向内"	眼外运动
三叉神经（Ⅴ）	咀嚼肌无力 面部感觉缺失 角膜反射丧失（对刺激的双侧强迫眼睑闭合）	咬肌和颞肌收缩 面部感觉角膜反射
展神经（Ⅵ）	眼内侧斜视	眼外运动 前庭反射（冷热试验）
面神经（Ⅶ）	面瘫味觉丧失	舌前 2/3 的面部对称性味觉
前庭蜗神经（Ⅷ）	听力损失失衡	韦伯和林那试验 平衡与步态前庭反射（冷热试验）
舌咽神经（Ⅸ）	声音嘶哑和吞咽障碍	咽反射
迷走神经（Ⅹ）	声音嘶哑和吞咽障碍	咽反射
副神经（Ⅺ）	胸锁乳突肌和斜方肌肌无力	耸肩转肩
舌下神经（Ⅻ）	吞咽困难和构音障碍 舌偏	伸舌

闭方式可用，但由于局部血管皮瓣的有效性，这些都是有限的。封闭方法包括微血管游离皮瓣、颅周头皮皮瓣、人工硬膜替代物、可缝合硬膜替代物、蝶窦脂肪移植充填物和气囊导管鼻腔填塞物。在 800 例采用各种方法闭合硬脑膜的大宗病例中，经鼻内镜下颅底手术后脑脊液漏的发生率为 16%。另一些患者术后脑脊液漏的发生率高达 30%～58%。开颅的优点是使用血管蒂瓣和缝合技术，提供水密封，术后脑脊液漏率＜ 2%[18]。在微创手术中，使用鼻咽口皮瓣（nasoseptal flap，NSF）（图 18-6）已被报道可在多个系列手术中显著降低术后脑脊液漏率，从 20% 降至 5% 以下[19-21]，这个结果更接近于开放手术的结果。NSF 是以一个大的后蒂为基础的，它包括鼻中隔动脉，后隔动脉的一个分支[20]。

某些患者群体术后发生脑脊液漏的风险可能高于其他人群。肥胖的中年女性重建后脑脊液压力升高，术后脑脊液漏的风险增加[9]。麻醉后出现咳嗽、恶心、呕吐，以及阻塞性睡眠呼吸暂停、病态肥胖、过度擤鼻涕等症状的患者，脑脊液漏的风险也会增加[9]。尽管可以修复成功，这些患者在修复后仍有复发性脑脊液漏的风险。对于有脑脊液漏危险的患者，可以放置腰大池引流，以使脑脊液分流，降低颅内压，并改善鼻黏膜瓣的愈合[9]。通常引流脑脊液 10～15ml/h，避免过度引流，因为它可能造成负的 ICP，引起头痛、恶心、呕吐，甚至因反常或严重低颅压而昏迷。脑积水、张力性脑积水、远隔部位出血和脑膜炎是腰大池引流的潜在并发症[22]。

术后患者脑脊液漏的诊断具有挑战性，但也很重要。脑脊液漏导致脑膜炎的风险为 20%～30%[23]。检查脑脊液漏患者要让患者前倾一段时间，看是否引起脑脊液漏。

> 临床要点：术后脑脊液漏可通过 β- 转铁蛋白试验证实。

在某些情况下，可以观察到大量透明或粉红色漏液在伤口流出，这需要确定漏液的来源，以制订修复措施。对鼻腔进行全面的内窥镜检查可以发现漏的部位。此外，高分辨率鼻窦增强 CT 扫描也被证明是有用的[22]。如果发现了较大的漏口，可能需要后续 MRI 检查，以确定是否存在脑膜膨出或脑膨出。最后的手段包括鞘内注射对比剂和放射性示踪剂，以确认脑脊液漏并确定其来源[22]。通常情况下，需要在手术室中修复封闭处缺损引起的脑脊液漏。

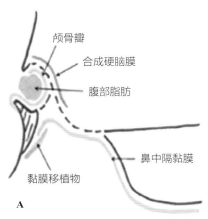
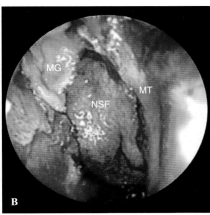
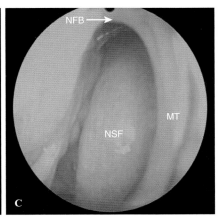

▲ 图 18-6　A. 手术技术示意图；B. 手术部位的内镜照片；C. 术后 12 个月的内镜照片
鼻中隔皮瓣在伤口上应用良好，黏膜移植物已被重新吸收。MG. 黏膜移植；NFB. 鼻额喙；NSF. 鼻中隔黏膜瓣；MT. 中鼻甲。经许可转载，引自 Versatility of the pedicled nasoseptal flap in the complicated basal skull fractures. *Auris Nasus Larynx*. 2013 Jun;40(3):334–337. Fig. 2.

（五）癫痫发作

癫痫发作在颅底肿瘤中并不常见，因为许多是轴外病变，预防发作仅适用于侵袭脑实质的肿瘤。

（六）脑水肿

术后脑水肿或牵拉相关的脑炎通常不产生局灶性体征，但会延迟术后恢复。应避免对脑组织的操作，以防止水肿。术中和术后限制液体，以及过度通气、利尿药和类固醇的使用也有良好效果。术后短期内使用类固醇可能有助于防止脑水肿。

六、非神经系统并发症

要 点

- 最常见的内科并发症是肺炎、肾功能不全、心律失常、深静脉血栓/肺栓塞（deep vein thrombosis/pulmonary Embolism, DVT/PE），以及 UTI 合并菌血症。
- 出现新的或神经功能缺损恶化是术后并发症的最强预测指标。

尽管颅底肿瘤手术复杂、过程长，有神经损伤的风险，但术后内科并发症的风险相对较低，在接受切除的大量脑膜瘤患者中，只有 7% 的患者出现严重的并发症 [24]。最常见的并发症是肺炎、肾功能不全、心律失常、DVT/PE 和 UTI 合并菌血症，每一种并发症仅占患者总数的 1% 左右。术后出现新的或恶化的神经功能缺损是发生并发症的最有力的预测因素 [24]。意识改变或脑神经损害患者吸入性风险增加，而轻瘫患者 DVT 和肺炎的风险增加 [25]。

应尽早开始预防 DVT。静脉血栓栓塞的危险因素包括高龄、男性和无法活动状态 [26]。没有证据表明早期启动低剂量依诺肝素会增加颅内出血的风险 [27]。

（一）感染

前颅底入路需要通过鼻黏膜，因此监测术后感染很重要。创口并发症包括蜂窝织炎、感染颅骨骨瓣、口鼻瘘、黏液囊肿和脑膨出。鼻腔内手术伤口感染、慢性鼻窦炎的感染、鼻窦黏膜纤毛运输功能的缺失，以及鼻窦口狭窄均可发生。此外，鼻道导气管狭窄也可能发生。总体来说，术后感染包括细菌性脑膜炎，发生率为 1%～2% [8, 9, 19]。

这归因于围术期抗生素的使用、术中频繁地冲洗、带血管蒂皮瓣的重建，以及手术中缺乏不可生物降解的材料造成的 [9]。感染的危险因素包括复杂的肿瘤性质、脑室外引流或分流，以及术后脑脊液漏 [8]。

（二）眼眶水肿

前颅底或侧颅底手术，需要处理眼眶和眶内容物，会导致眶周水肿和球结膜水肿，可以通过抬高床头来减轻肿胀。在严重的情况下，特别是当眼

表 18-3 颅底外科手术并发症

	神经病学	非神经病学
经蝶窦手术	颈动脉损伤 脑卒中 颅内出血 血管痉挛 双眼颞侧视野缺损 视力丧失 脑膜炎 脑脊液漏（鼻溢） 尿崩症	肺栓塞 垂体功能减退症 甲状腺功能减退症 肾上腺皮质功能减退症 肾功能不全 鼻窦炎 心律失常 尿路感染 脑耗盐综合征
经颅手术	出血性 脑卒中 张力性气颅 脑水肿 癫痫 血管痉挛 硬膜外脓肿 视力丧失 脑积水 脑膜炎 眼肌麻痹 脑脊液漏（耳漏或鼻漏） 尿崩症 颅腔积气 脑水肿 眼球内陷	肺栓塞 全身性垂体功能减退症 伤口感染 肺部感染 肾功能不全 心律失常 尿路感染 深静脉血栓 脑性盐耗综合征 黏液囊肿 球结膜水肿 眶周水肿

睑不能完全闭合时，可以咨询眼科来测量眼压。

表 18-3 按严重程度列出了颅底手术最常见的神经系统和非神经系统并发症。

七、结论

前外侧颅底手术麻醉难度大，肿瘤切除复杂，涉及头和颈部，需要经验丰富的多学科团队协作，精细的颅底重建，术后神经危重症护理。术后如果出现并发症，患者的结局可能是灾难性的。虽然手术切除仍然是这些肿瘤的主要治疗方法，但往往需要辅助其他治疗。经验丰富的团队、合适的病例、高水平的围术期神经危重症护理，是塑造完美手术结局的必要条件。

参 考 文 献

[1] Schwartz TH, Fraser JF, Brown S, et al. Endoscopic cranial base surgery: classification of operative approaches. *Neurosurgery*. 2008;62 (5):991–1002. discussion 1005.

[2] Wanibuchi M, Fukushima T, Zomordi AR, et al. Trigeminal schwannomas: skull base approaches and operative results in 105 patients. *Neurosurgery*. 2012;70(1 Suppl Operative):132–143. discussion 43–44.

[3] Park HS, Park SK, Han YM. Microsurgical experience with supraorbital keyhole operations on anterior circulation aneurysms. *J Korean Neurosurg Soc*. 2009;46(2):103–108.

[4] Ceylan S, Koc K, Anik I. Extended endoscopic transphenoidal approach for tuberculum sellae meningiomas. *Acta Neurochir (Wien)*. 2011;153(1):1–9.

[5] Wang Q, Lu XJ, Ji WY, et al. Visual outcome after extended endoscopic endonasal transsphenoidal surgery for tuberculum sellae meningiomas. *World Neurosurg*. 2010;73(6):694–700.

[6] Kryzanski JT, Annino Jr DJ, Heilman CB. Complication avoidance in the treatment of malignant tumors of the skull base. *Neurosurg Focus*. 2002;12(5).

[7] Deschler DG, Gutin PH, Mamelak AN, et al. Complications of anterior skull base surgery. *Skull Base Surg*. 1996;6(2):113–118.

[8] Kono Y, Prevedello DM, Snyderman CH, et al. One thousand endoscopic skull base surgical procedures demystifying the infection potential: incidence and description of postoperative meningitis and brain abscesses. *Infect Control Hosp Epidemiol*. 2011;32(1);77–83.

[9] Snyderman CH, Kassam AB, Carrau R, et al. Endoscopic reconstruction of cranial base defects following endonasal skull base surgery. *Skull Base*. 2007;17(1):73–78.

[10] Snyderman CH, Pant H, Carrau RL, et al. What are the limits of endoscopic sinus surgery?: the expanded endonasal approach to the skull base. *Keio J Med*. 2009;58(3):152–160.

[11] Bhardwaj A, Mirski MAZ. *Handbook of Neurocritical Care*. 2nd ed. New York: Springer; 2011: xix, 554.

[12] Barker 2nd FG, Klibanski A, Swearingen B. Transsphenoidal surgery for pituitary tumors in the United States, 1996–2000: mortality, morbidity, and the effects of hospital and surgeon volume. *J Clin Endocrin Metab*. 2003;88(10):4709–4719.

[13] Sadeghian H. Mount Fuji sign in tension pneumocephalus. *Arch Neurol*. 2000;57(9):1366.

[14] Nemergut EC, Zuo Z, Jane Jr JA, et al. Predictors of diabetes insipidus after transsphenoidal surgery: a review of 881 patients. *J Neurosurg*. 2005;103(3):448–454.

[15] Schreckinger M, Walker B, Knepper J, et al. Post-operative diabetes insipidus after endoscopic transsphenoidal surgery. *Pituitary*. 2013;16(4):445–451.

[16] Pratheesh R, Swallow DM, Rajaratnam S, et al. Incidence, predictors and early post-operative course of diabetes insipidus in paediatric craniopharygioma: a comparison with adults. *Childs Nerv Syst*. 2013;29(6):941–949.

[17] Verbalis JG. Diabetes insipidus. *Rev Endocrin Metab Disord*. 2003; 4(2):177–185.

[18] Zimmer LA, Theodosopoulos PV. Anterior skull base surgery: open versus endoscopic. *Curr Opin Otolaryngol Head Neck Surg*. 2009;17(2):75–78.

[19] Kassam AB, Prevedello DM, Carrau RL, et al. Endoscopic endonasal skull base surgery: analysis of complications in the authors' initial 800 patients. *J Neurosurg*. 2011;114(6):1544–1568.

[20] El-Sayed IH, Roediger FC, Goldberg AN, et al. Endoscopic reconstruc tion of skull base defects with the nasal septal flap. *Skull Base*. 2008;18(6):385–394.

[21] Kassam AB, Thomas A, Carrau RL, et al. Endoscopic reconstruction of the cranial base using a pedicled nasoseptal flap. *Neurosurgery*. 2008;63(1 Suppl 1):ONS44–ONS52. discussion ONS–53.

[22] Carrau RL, Snyderman CH, Kassam AB. The management of cerebrospinal fluid leaks in patients at risk for high-pressure hydrocephalus. *Laryngoscope*. 2005;115(2):205–212.

[23] Solero CL, DiMeco F, Sampath P, et al. Combined anterior craniofacial resection for tumors involving the cribriform plate: early postoperative complications and technical considerations. *Neurosurgery*. 2000;47(6):1296–1304. discussion 304–305.

[24] Sughrue ME, Rutkowski MJ, Shangari G, et al. Risk factors for the development of serious medical complications after resection of meningiomas. Clinical article. *J Neurosurg*. 2011;114(3):697–704.

[25] Danish SF, Burnett MG, Ong JG, et al. Prophylaxis for deep venous thrombosis in craniotomy patients: a decision analysis. *Neurosurgery*. 2005;56(6):1286–1292. discussion 92–94.

[26] Gerber DE, Segal JB, Salhotra A, et al. Venous thromboembolism occurs infrequently in meningioma patients receiving combined modality prophylaxis. *Cancer*. 2007;109(2):300–305.

[27] Cage TA, Lamborn KR, Ware ML, et al. Adjuvant enoxaparin therapy may decrease the incidence of postoperative thrombotic events though does not increase the incidence of postoperative intracranial hemorrhage in patients with meningiomas. *J Neurooncol*. 2009;93(1):151–156.

第 19 章　桥小脑角肿瘤
Cerebellopontine Angle Tumors

Geoffrey P. Stricsek　James J. Evans　Christopher J. Farrell　著

王小峰　译

王清华　校

一、概述

桥小脑角（cerebellopontine angle，CPA）是颅后窝内的一个楔形脑池空间，外侧以颞岩骨为界，内侧为小脑和脑干，下方为后组脑神经（CN Ⅸ、Ⅹ和Ⅺ）。CPA 是颅后窝内最常见的肿瘤形成部位，占所有颅内肿瘤的 5%～10%[1]。起源于前庭耳蜗神经（CN Ⅷ）的听神经瘤占 CPA 内肿瘤近 80%，而其他可能起源于该间隙的各种病变包括脑膜瘤、表皮样囊肿和皮样囊肿，以及其他神经鞘瘤。此外，起源于小脑幕、枕大孔、颈静脉孔和岩斜区邻近肿瘤可能经常延伸到 CPA，并引起与脑神经和脑干相关的压迫症状。虽然 CPA 肿瘤的发生率相对较高，但由于穿过 CPA 的重要神经血管结构和手术路径有限，即使是最有经验的神经外科医生也面临着手术切除的挑战，文献报道其相关并发症发生率明显高于幕上手术[2]。

纵观历史，早期尝试 CPA 手术都是在患者已有严重晚期神经症状时的巨大肿瘤进行，有着惊人的高死亡率。1917 年，Harvey Cushing 将"桥小脑角综合征"描述为与该区域病变相关的进行性神经症状表现的集合，包括同侧听力受损，随后出现面部感觉减退、脑积水和脑干压迫导致死亡[3]。Charles Ballance 常被认为第一个成功切除 CPA 肿瘤，他描述了手术技巧，即"手指必须插入脑桥和肿瘤之间才能将其取出"[4, 5]。不出意外，

手术死亡率高达 84%[6]。随着包括手术显微镜和神经生理监测的引入，以及神经外科和耳科医生的合作努力，修改和完善了 CPA 手术入路，使这个复杂的区域变得更容易接触，并显著改善结果。然而尽管取得了这些进展，CPA 肿瘤患者所经历的大多数并发症都与手术切除该区域肿瘤的困难有关。在本章中，作者将描述 CPA 的显微外科解剖及最常见的手术操作，然后讨论可能遇到的各种并发症，以及其手术操作和神经危重监护的处理。

二、神经解剖和手术过程

> **要　点**
>
> - CPA 是颅后窝内最常见的肿瘤部位。
> - 经乙状窦后入路、经迷路入路或中窝入路最常进入 CPA，有必要时可能需要从 CPA 延伸到岩斜区、枕大孔区或颈静脉孔区。
> - 与手术切除 CPA 肿瘤相关并发症最常见原因是血管、脑神经或脑干损伤。

已有多种颅底入路用于 CPA 肿瘤，每种入路在解剖通路和功能保护方面都有相对的优势和局限性。手术入路的选择取决于基于影像学特征、病变大小、延伸到邻近神经解剖区域、神经

学表现和外科医生习惯的假定病理。图 19-1 描述了 CPA 的相关外科解剖，显示了脑神经和血管系统通过脑池的走行。由于听神经瘤占 CPA 内肿瘤的绝大多数，我们将重点讨论这种肿瘤的手术入路，同时描述可能用于到达邻近区域（如岩斜区和枕大孔）的病变的各种改良方法。

听神经瘤起源于靠近耳孔的 CN Ⅷ前庭部分。肿瘤可能由内耳道（internal auditory canal，IAC）内向耳蜗，或向 CPA 池延伸，从而导致压迫症状。听神经瘤患者最常见的表现为感音神经性耳聋、耳鸣和平衡失调。巨大肿瘤可能会引起其他的脑神经病变，包括三叉神经症状、构音困难和吞咽困难，而小脑和脑干受压可能导致共济失调、无力和梗阻性脑积水（图 19-2A）。尽管面神经在 IAC 内与之走行相邻，但在听神经瘤中很少见面神经麻痹，若有则其表现可能提示为非听神经相关病变，如面神经的鞘瘤或恶性肿瘤。切除 CPA 听神经瘤最常见的手术入路有乙状窦后入路、经迷路入路和颞下中窝入路，这些入路的延伸包括对岩骨和枕髁进行切开骨瓣，从而为手术提供更好的通路，且能最大限度地减少脑组织牵拉。

乙状窦后入路（图 19-2B）是颅后窝外侧的一种非常常见和通用的入路，可用于轴外的 CPA 肿瘤和血管病变的显微外科治疗，包括三叉神经和面神经的微血管减压术，以及切除小脑内病变，如血管母细胞瘤、胶质瘤和转移瘤。该入路提供了一条沿岩骨后部和小脑外侧表面到 CPA 的近乎平行的轨迹。在横窦和乙状窦骨化的情况下进行枕下开颅或去骨瓣手术，目的是最大限度地增加侧方暴露，最大限度地减少小脑牵拉。如本章后文所述，切骨或过度止血时对静脉窦的直接损伤可能导致部分或全部静脉血栓形成，导致小脑水肿。此外，开颅手术中未适当封闭暴露的乳突气房可能会导致术后 CSF 鼻漏或耳漏。硬脑膜打开后，可通过腰大池引流脑脊液或枕大池蛛网膜开窗引流来实现放松小脑。进入 CPA 可能需要牺牲岩静脉，但仍需仔细注意操作，以避免损伤在沿着小脑幕走行的小脑上动脉（superior cerebellar artery，SCA）。在听神经瘤切除手术中，暴露肿瘤后囊（图 19-2C），进行囊内剥离，然后使用神经电生理学辅助监测手段，如面神经 EMG，仔细分离包膜，使其远离面神经、三叉神经和后组脑神经，以评估这些结构在解剖过程中的功能完整性。面神经与肿瘤包膜紧密附着，其保留率与肿瘤大小直接相关[7]。打开 IAC 后侧方进入肿瘤的外侧部分。与其相关的潜在并发症包括意外进入后半规管导致听力损失，或未能解决 IAC 内的气房，导致脑脊液漏。肿瘤切除后，使用合成硬脑膜替代物或自体组织（如骨膜或筋

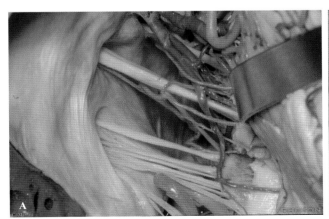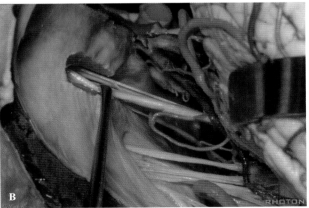

▲ 图 19-1　CPA 的解剖

A. 通过乙状窦后入路向后观察 CPA，显示相关的脑神经和血管解剖；B. 前庭耳蜗神经（CN Ⅷ）回缩，显露出进入内耳道的面神经（CN Ⅶ），此内耳道已被部分打磨（图片由 Albert Rhoton 教授提供）

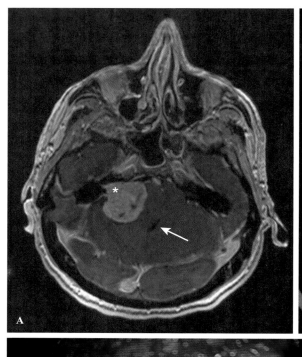

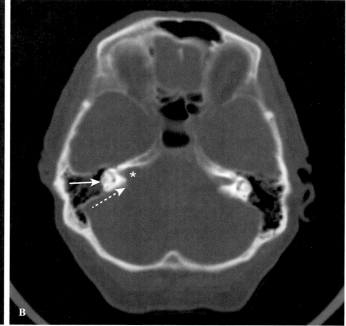

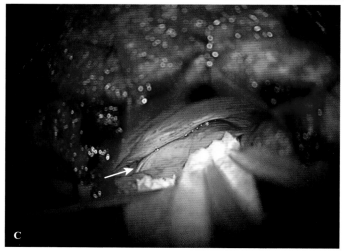

▲ 图 19-2　CPA 手术入路

A. 轴位增强 MRI 示巨大听神经瘤起源于内耳道（＊），压迫脑干和第四脑室（箭）。B. 轴位 CT 示听神经瘤引起的 IAC（＊）增宽，以及乙状窦后入路（虚箭）和迷路入路（实箭）至 CPA 的不同轨迹。值得注意的是，经迷路入路避免了小脑向后牵拉，但需磨开半规管才能进入 IAC。C. 乙状窦后入路切除巨大听神经瘤的术中 CPA 照片。可见肿瘤充满 CPA 区并延伸至 IAC（＊），使其下脑神经移位（箭）

膜）以水密缝合硬脑膜。骨缺损重建已被证明可以减少乙状窦后入路后头痛的发生，除非外科医生担心过度回缩、肿瘤切除不全或血管损伤可能导致术后小脑水肿 [8]。枕下开颅向下延展称为远外侧入路，可更好地进入枕大孔和延髓腹侧，最常用于枕大孔脑膜瘤和小脑后下远端（posterior inferior cerebellar，PICA）或椎动脉（vertebral artery，VA）动脉瘤的治疗。为了避免操作颈髓上和脑干下，枕髁可以部分或全部切除，切除的程度取决于所需的通路。如果超过一半的髁突被切除，要保证头颈稳定。枕大孔肿瘤经常移位

或包绕椎动脉，增加了血管损伤的可能性，并且可能需要牺牲动脉以实现全切。术前临时球囊闭塞试验用于评估侧支循环支持 VA 牺牲的可能。

专门从事颞骨疾病外科治疗的耳科医生通常采用经迷路入路（图 19-2B），该入路依次打开颞骨的乳突和岩部以进入颅后窝及 IAC。切除乳突后可明确听小骨、半规管和面神经管。为了进入 IAC，必须打开代表侧半规管和后半规管交界处的前庭，可能导致彻底丧失听力。因此，对于听神经瘤和听力可用的患者，通常避免采用迷路

入路，除非肿瘤足够大（＞2cm），任何显微外科手术都不太可能达到听力完全保留的目的[9]。一旦颅后窝硬膜被打开，就按照乙状窦后入路的描述进行肿瘤切除。然而，通过迷路入路不可能实现硬脑膜的水密闭合，而防止脑脊液渗漏依赖于腹部脂肪移植物填塞、外压敷料，以及常用的腰大池引流。改良经迷路入路包括经耳蜗入路，涉及去除更多的耳蜗和岩骨前部以进入岩斜区和桥前区。然而，进入耳蜗通常需要移位面神经和牺牲岩浅大神经，这可能分别导致面瘫和同侧泪腺分泌减少。

颅中窝入路主要用于术前听力正常的管内听神经瘤切除术，但该入路可能会有所改进（前经岩骨入路）以进入岩尖、岩颈动脉和岩斜区。在颅中窝入路中，进行颞下开颅手术，然后以硬膜外的方式温和后退颞叶，暴露岩骨上表面。颞叶牵拉可能导致直接损伤，出现失语（优势半球）或癫痫发作及 Labbe 静脉牵拉性损伤，继而出现静脉梗死和颞叶水肿。IAC 的位置是根据解剖标志确定后谨慎去顶，应避免损伤耳蜗和岩颈动脉。岩骨前入路需要对岩尖进行额外磨除[10]。

三、围术期的注意事项

要　点

- 出血和梗死是 CPA 最严重的术后并发症。
- CPA 出血通常发生在术后即刻，并可能导致脑干受压和梗阻性脑积水的快速进展。
- 侧窦血栓形成可能使 CPA 手术复杂化，并导致头痛、视力丧失、癫痫发作和失语症。
- 面神经麻痹是 CPA 手术中最常见的脑神经并发症，适当眼部护理是预防角膜损伤和视力损害的必要措施。
- 后组脑神经功能障碍在 CPA 术后很常见，可能会导致吞咽和误吸问题。

在过去的几十年里，在显微外科技术、神经麻醉和神经生理监测方面取得了长足的进步，使得 CPA 手术的总死亡率降到 ≤ 1%[11, 12]。虽然这一危险区域的手术肯定变得越来越安全，但手术并发症（表 19-1）仍然很常见，在最近的文献中，总体并发症发生率通常为 21%～32%[2, 11]。起源于岩斜孔和颈静脉孔等邻近区域的脑膜瘤延伸至 CPA 的可能更高[13, 14]。出血是术后最常见的死亡原因，其他并发症，包括缺血性血管事件、脑神经病变、小脑水肿、脑脊液漏和脑膜炎，所有这些都可能造成毁灭性的后果，需要适当的神经危重护理。

表 19-1　桥小脑角肿瘤切除术后并发症

血管并发症	• 术后出血通常在手术后立即发生 • AICA 是 CPA 手术中最常损伤的动脉 • 大约 5% 的患者在 CPA 肿瘤切除后会发生侧窦血栓形成
脑神经并发症	• 面神经麻痹在较大的肿瘤中更为常见，损伤的严重程度使用 House-Brackmann 分级来评价（表 19-2） • 后组脑神经损伤可能导致言语和吞咽功能障碍
脑脊液并发症	• 梗阻性脑积水可能是由于手术切除后肿瘤增大或小脑水肿所致。脑脊液过度引流可能导致小脑幕下疝 • CPA 术后脑脊液漏很常见，可能导致脑膜炎

AICA. 小脑下前动脉；CPA. 桥小脑角；CSF. 脑脊液

四、术后并发症

（一）血管并发症

出血或梗死形式的血管并发症是 CPA 肿瘤切除后最严重的并发症，可能是直接的动脉或静脉损伤，或由于腔内止血不彻底，存在残留的肿瘤血管或小脑回缩所致[2]。狭小的颅后窝内几乎没有代偿区可耐受占位效应和危及生命的脑干受压，梗阻性脑积水可迅速进展[15]。关于 CPA 手术血管并发症的发生、处理和结果的文献很少，但通常与其他小脑疾病（如栓塞性脑卒中）的治疗建议相似。静脉损伤和外侧静脉窦血栓是 CPA

手术的特定问题，将得到更广泛讨论。

据报道，术后出血最常发生在 CPA 池内（图 19-3），死亡率为 25%～100%[12, 16, 17]。术中止血和术后血压控制是预防这些可避免并发症的关键。虽然小脑前下动脉（anterior inferior cerebellar artery，AICA）出血已被证明是听神经瘤手术后最常见的死亡原因，但 CPA 术后血肿的确切来源在手术再探查中很少确定[11]。这些出血往往发生在术后即刻，表现为头痛、呕吐、脑神经功能缺损和精神状态进行性改变[16]。随着立体定向放射外科在 CPA 中至小肿瘤治疗中的应用日益广泛，切除较大的肿瘤已成为一种总的趋势，同时也有进行肿瘤次全切除以最大限度地减少脑神经并发症的趋势。然而，这些趋势可能会增加手术出血并发症的风险，因为存在残留的肿瘤血管或附着在肿瘤壁上不完全可见的血管。术后也可能发生硬膜外出血、脑干出血和小脑出血，后者通常是由于静脉充血和收缩损伤所致。小脑水肿和出血倾向于以一种更延迟和更隐蔽的模式发展，可能对手术和药物治疗更敏感。

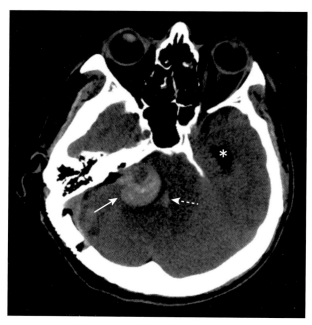

▲ 图 19-3 听神经瘤切除术后出血

轴位 CT 平扫示巨大听神经瘤术后瘤腔内出血（实箭），并伴有脑干压迫。第四脑室积血（虚箭）合并脑积水，侧脑室颞角扩大（＊）

幸运的是，CPA 术后很少出现动脉缺血并发症，仅占已报道术后血管事件的 13%[11]。这很可能是保留的蛛网膜平面的表现，将动脉结构与听神经瘤的肿瘤包膜分开，在大多数情况下可进行细致的显微外科解剖。相反，脑膜瘤可能侵犯动脉外膜，导致剥离损伤甚至可能需要牺牲动脉[18]。虽然 AICA 是 CPA 手术中损伤风险最大的血管，由于其位于脑池内，但 PICA、SCA 和椎基底系统也可能在不经意间受到损伤。如前所述，起源于枕大孔并延伸至 CPA 的脑膜瘤通常压迫或完全包绕椎动脉。在这些情况下，术前应进行临时球囊试验闭塞（TBO），以明确载瘤动脉闭塞后有缺血性并发症的风险。不幸的是，TBO 没有完全准确的预测价值，在成功通过 TBO 的患者中观察到了 2%～16% 的低灌注并发症[19, 20]。在 TBO 失败情况下，可能需要肿瘤次全切或脑血管重建术。

CPA 手术后出血或小脑水肿的神经危重治疗，与其他颅后窝占位性病变一样，旨在减轻脑干上的占位效应，并治疗相关的脑积水。小脑扁桃体通过枕大孔向上突出和向下突出是急性发作时最常见的死亡原因，原因是颅后窝颅内压（intracranial pressure，ICP）升高[15, 21]。威胁生命的占位效应最可靠的征象是意识水平下降[22, 23]。缺血性脑干损伤或血肿形成直接压迫可能导致新的脑神经缺损。此外，压迫脑桥可能会导致眼肌瘫痪、瞳孔缩小、呼吸紊乱和心律失常[22]。最初的治疗应侧重于气道保护、充分的氧合，以及通过 CT 成像诊断临床恶化的根本原因。对于出血或水肿无明显占位效应或不能接受手术减压的患者，早期保守治疗可能是合适的，包括 ICU 监测、血压控制、必要时上升为 ICP 监控等措施。渗透疗法、过度通气和诱导昏迷在治疗颅后窝水肿方面的有效性尚未得到很好的验证，但由于小脑组织体积的减少，可能不如治疗幕上肿胀有效。因梗阻性脑积水而临床恶化且影像学有脑干或第四脑室占位效应的住院患者，应进行急诊手术减压并置入脑室外引流管（external ventricular drain，EVD）。去除现有的骨瓣或钛网，开颅手术穿过枕大孔并向枕骨中线延伸，以保证骨质减压，同时清除血肿并建立细致的止血机制。如果担心小脑持续性水肿，可能需要切除坏死的小脑和（或）小脑的外侧部分。脑室造口最常见的方法是将 EVD 插入额角或枕角的侧脑室。虽然枕角 EVD 可以使用与枕下减压术相同的手术位置和显露方式放置，但在没有影像引导的情况下准确放置要比额角定位更为困难。应该避免在枕下减压前过度积极地通过 EVD 引流幕上脑脊液，因为这可能会加重小脑扁桃体上疝的可能性，导致中脑和间脑的医源性损伤[24]。

临床要点：虽然在第四脑室压迫和梗阻性脑积水的情况下，通过 EVD 进行脑脊液引流可以挽救生命，但过度引流可能导致向上疝，除非枕下区已经充分减压。

侧（横）窦血栓形成和小脑静脉并发症也可能在 CPA 手术中发生，需要神经危重护理干预。经迷路和乙状窦后入路及其延伸均需要一定程度的显露乙状窦和横窦。Keiper 等报道，CPA 手术后侧窦血栓形成的实际发生率尚不确定，因为在大多数患者中孤立的血栓似乎得到了很好代偿。大约 5% 的术后患者发现有窦血栓形成[25]。由于长时间回缩，开颅手术中不慎进入静脉窦以及窦道暴露过度；在手术显微镜的高温下，在长时间的手术过程中导致窦的干燥和收缩，也可能会导致血栓的发生[16, 25]。症状的发展主要取决于静脉解剖和血栓形成的程度。在闭锁或发育不良的横窦中，发育良好侧窦的受损可能导致静脉流出障碍并伴有颅内压升高，继发于乳头水肿的视力丧失，并可能导致静脉梗死和出血；对发育不良侧或双侧发育均良好时受损通常是无症状的，但血栓延伸到 Labbe 静脉或穹隆可能会导致颞叶水肿、癫痫发作或其他严重后果。

侧窦血栓形成最常见的症状是头痛和视物模糊[26]。已有 31% 的患者报道了与颞叶或枕叶水肿相关的局灶性神经功能障碍，包括癫痫发作、失语和偏盲[26]。近 50% 的静脉梗死患者在静脉窦血栓形成后会出现出血性并发症，其中颞叶是 CPA 相关窦闭塞最常见的出血部位[16, 27]。新发的脑神经病变也有报道，包括 1 例 Collet-Sicard 综合征合并与颈静脉球血栓形成相关的 CN Ⅸ～Ⅻ 功能障碍的病例[28]。在并发症发生之前，早期诊断侧窦血栓需要临床高度警惕，通常通过神经影像学可确诊。重要的是，早期非增强 CT 扫描未能显示约 40% 的症状性静脉窦血栓患者有任何异常，其余显示静脉窦内和（或）出血性或非出血性实质病变，主要是颞叶内的高密度[26]。如果怀疑侧窦血栓形成，应进行磁共振（MR）（图 19-4）或 CT 静脉造影，这些检查可确定血栓的存在和范围，以及功能静脉侧支的解剖。孤立性侧静脉血栓的治疗应谨慎开始，并根据临床血栓形成的严重程度和范围进行个体化治疗。尽管没有足够的证据来指导静脉窦血栓的最佳治疗，包括侧窦血栓形成，但目前的指南建议在没有抗凝禁忌证的情况下使用肝素开始抗凝，以阻止血栓形成进展恢复静脉通畅，并降低静脉梗死和栓塞的可能[28]。不幸的是，大多数侧窦血栓出现在最初颅内手术后的几周内，这增加了抗凝风险。如果血栓形成仅限于乙状窦或无症状，一些学者主张谨慎抗凝以避免相关风险，并通过一系列影像学检查仔细追踪血栓程度以评估进展情况[29]。

临床要点：CPA 术后出现皮质神经功能障碍，包括癫痫、失语或视力改变，应立即明确侧窦血栓形成。

（二）脑神经并发症

第Ⅲ～Ⅻ对脑神经在 CPA 肿瘤手术治疗过程中可能有损伤的危险，损伤的可能性受肿瘤病理、大小、密度和位置影响很大。

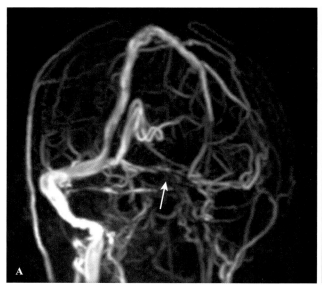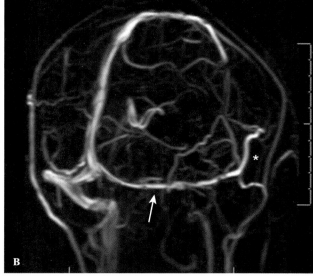

▲ 图 19-4　听神经瘤切除后的侧窦血栓形成

A. 1 例听神经瘤切除后 1 周出现癫痫的患者行 MR 静脉造影，显示窦血栓形成，横窦（实箭）和乙状窦静脉窦无充盈；B. 抗凝治疗 6 周后复查 MR 静脉造影，显示横静脉窦（实箭）和乙状窦部分充盈，Labbé 静脉重建（*）

1. 面神经病变

听神经瘤切除术后最常见的并发症是面神经麻痹，此神经与肿瘤包膜紧密粘连，需要仔细熟练的操作才能实现肿瘤完全切除。随着肿瘤大小的增加，面神经变得越来越细，容易受损。面神经预后采用 House-Brackmann 分级量表（表19-2），临床上有意义的永久性面神经损伤率（Hb ≥ 3）从 3%（小肿瘤 < 1.5cm）至 45%（大肿瘤 > 3cm）[7, 30]。面神经监测通常用于听神经瘤手术和其他 CPA 病变的显微手术切除，以帮助确定面神经的位置，并在解剖过程中评估神经功能。大多数面神经监测系统都是基于肌电图，面神经末梢和近端刺激阈值与术后 CN Ⅶ 结果的改善相关[31]。除外观受损外，面神经纤薄还可能导致吞咽功能障碍和角膜裸露相关损伤。对于闭眼不完全者，ICU 需要适当和细致的眼部护理。若不能及时护理，可导致角膜溃疡、感染性角膜炎和视力丧失。在清醒患者中，角膜损伤通常表现为眼痛，感染表现为结膜肿胀、分泌物或眼睑边缘结痂[32]。预防角膜受损最有效的方法仍然存在一定的争议，包括坚持严格的眼部护理准则，包括白天使用天然泪液，晚上使用 Lacrilube（人工

表 19-2　**House-Brackmann 面神经麻痹评分**

分 级	定 义
I	功能正常且对称
II	• 总体：仔细检查后发现轻微的损伤 • 静止状态：轮廓正常对称 • 动作：轻轻用力可完全闭上眼睛；张嘴：轻微不对称；皱额：功能中等到良好
III	• 总体：明显的受损，但不至于毁容 • 静止状态：轮廓正常对称 • 动作：前额：轻微至中度运动；眼睛：使劲闭眼可完全闭合；张嘴：用力最大可稍显受损
IV	• 总体：明显的受损和/或毁容不对称 • 静止状态：轮廓正常对称 • 动作：前额：无；眼睛：不完全闭合；张嘴：尽最大努力仍不对称
V	• 总体：几乎感觉不到的运动 • 静止状态：轮廓不对称
VI	• 完全没有动作

泪液软膏，Allergan，Inc.，CA 欧文），并在闭眼后贴上绷带。另外也可以应用封闭性湿润室间，即使在眼睛睁开的情况下也能提供角膜保护。几项前瞻性研究比较了 ICU 环境下暴露性角膜病变的发生情况，结果表明与使用润眼膏相比，选用湿润室间的发生率更低[33, 34]。虽然听神经手术后

的三叉神经一般耐受良好，但当同时存在面神经麻痹和 CNV1 缺损并伴有角膜反射减退时，则变得特别危险。由于在这种情况下角膜损伤的风险极高，所以经常进行早期睑缘缝合，直到有脑神经恢复为止。

2. 后组脑神经并发症

在 2012 年由听神经瘤协会对接受听神经瘤手术切除的患者进行的一项调查中显示，31% 的人自我报告有术后吞咽问题。Starmer 等对约翰斯•霍普金斯大学医学院接受 CPA 病变手术的患者进行了回顾性分析，显示术后即刻吞咽困难的比率相同[35]。大多数患者因面神经无力而出现口唇缺陷；然而，49% 的吞咽困难患者存在咽部吞咽障碍，这表明存在一定程度的后组脑神经功能障碍。在这项研究中，65% 的患者通过改变饮食来处理，但 9% 的患者需要放置营养管以获得安全的营养。CPA 术后后组脑神经损伤与肿瘤大小和来源有直接关系。巨大听神经瘤患者术前可观察到后组脑神经麻痹，因为肿瘤在 CPA 内向下延伸，导致压迫神经病变。同样，由于需要更广泛的操作，这些神经在大肿瘤手术时受伤的风险也会增加。虽然舌咽麻痹可能导致咽部感觉减弱，但单侧损伤不太可能导致明显的吞咽功能障碍。相反，同时患有单侧舌咽和迷走神经麻痹的患者有很高的误吸风险，并伴有严重的发声和吞咽功能障碍。Best 等报道 CPA 术后迷走神经麻痹的总体发生率为 10%，其中 67% 的患者有明显的误吸率[36]。在起源于颈静脉孔的肿瘤（如脑膜瘤和颈静脉球瘤）的患者中，后组脑神经麻痹的风险更大[14, 37]。对 CPA 手术后的吞咽功能障碍进行筛查对于预防并发症和评估误吸风险极其重要。视频透视吞咽评估或直接喉镜检查对于可疑迷走神经麻痹的吞咽评估可能是必要的。如果发现声门关闭不全，大多数患者将受益于通过注射明胶海绵（Pharmacia Upjohn，Kalamazoo，MI）、Teflon（DuPont，USA）或胶原进行气道保护和调整发音困难[38]。如出现持续误吸，应尽早行气管切开和胃造瘘术[37]。

（三）脑脊液漏

脑脊液漏是 CPA 手术常见的并发症之一，报道的发生率为 2%～31%[17, 39-41]。术后脑脊液漏最严重的进展是脑膜炎，Selesnick 等报道，脑脊液漏的存在使脑膜炎的发生率从 3% 增加到 14%[40]。根据鼓膜是否功能不全，渗漏可能表现为手术伤口的脑脊液直接引流，也可能表现为鼻漏 / 耳漏，这是由于硬脑膜不密闭、未能消除颞骨内的气房或颅内压增高所致。脑脊液漏的适当处理应及时开始，以预防脑膜炎，因为延迟治疗可能发生死亡率为 5%～41%[42-44]。精神状态改变、脑脊液葡萄糖浓度降低和革兰阴性病原学结果会造成感染率增加并程度加重。

大约 90% 发生在手术伤口处的脑脊液漏可以通过缝合切口、乙酰唑胺治疗或腰大池引流得到保守治疗。相反情况下，Mangus 等发现，41% 的 CSF 鼻漏患者早期保守治疗失败，最终需要手术进行硬脑膜修复、乳突和咽鼓管闭塞或 CSF 分流术[39]。腰大池引流是治疗术后脑脊液漏和预防脑脊液漏神经外科的常用治疗方法。虽然幸运的是腰大池引流的并发症很少，但可能会发生医源性颅内压降低，症状从轻微的体位性头痛到静脉窦闭塞再到昏迷。影像学检查通常显示脑干和小脑向下移位、扁桃体下疝和静脉窦充血。双侧硬膜下积液的存在也可能提示颅内低压，甚至可能出现弥漫性脑膜强化，尽管这一发现在术后诊断中特异性较差。在对文献的回顾中，Loya 等指出，在报道的严重颅内低血压病例中，34% 存在脑神经麻痹，双侧瞳孔扩张和 CN Ⅵ 瘫痪可能是由于牵引损伤而不是脑干压缩造成的[45]。颅内压降低管理最具挑战性的是及时认识此点，一旦确诊下疝，应立即停止腰大池引流，并将患者转至平卧或头高脚低位，直至神经功能改善，此外还应充分静脉补液。另有报道还指出，通过腰大池引流管鞘内注射生理盐水后，精神状态可迅速改善[46, 47]。如果不能认识到这种情况并立即开始治疗，可能会导致颅后窝过度拥挤，并伴有脑干压迫和缺血。

临床要点：颅内病变应及时识别和治疗。颅内低压与改善脑神经恢复有关。

其内大量关键的神经血管结构给神经外科医生、耳科医生和神经监护医生组成的多学科团队带来了巨大的挑战。彻底了解 CPA 的解剖结构，以及用于该区域肿瘤的各种手术入路，对于预测和识别可能发生的并发症作出适当的反应，对良好预后至关重要。

五、总结

综上所述，桥小脑区是颅内肿瘤形成的常见部位。要充分进入这一区域及其范围相当困难，

参 考 文 献

[1] Patel N, Wilkinson J, Gianaris N, Cohen-Gadol AA. Diagnostic and surgical challenges in resection of cerebellar angle tumors and acoustic neuromas. *Surg Neurol Int.* 2012;3(17).

[2] Dubey A, Sung WS, Shaya M, et al. Complications of posterior cranial fossa surgery – an institutional experience of 500 patients. *Surg Neurol.* 2009;72(4):369–375.

[3] Cushing H. *Tumors of the nervus acusticus and the syndrome of the cerebellopontine angle (Reprint of the 1917 edition).* New York: Hafner; 1963.

[4] Ballance CA. *Some points in the surgery of the brain and its membranes.* London: MacMillan and Co.; 1907.

[5] Bambakadis NC, Megerian CA, Spetzler RF. *Surgery of the cerebellopontine angle.* Shelton, CT: People's Medical Publishing House; 2009.

[6] Krause F. Zur Freilegung der hinteren Felsenbeinflache und des Kleinhirns. *Beitr Klin Chir.* 1903;37:728–764.

[7] Ansari SF, Terry C, Cohen-Gadol AA. Surgery for vestibular schwannomas: a systematic review of complications by approach. *Neurosurg Focus.* 2012;33(3):E14.

[8] Schessel DA, Nedzelski JM, Rowed D, Feghali JG. Pain after surgery for acoustic neuroma. *Otolaryngol Head Neck Surg.* 1992;107(3):424–429.

[9] Jian BJ, Sughrue ME, Kaur R, et al. Implications of cystic features in vestibular schwannomas of patients undergoing microsurgical resection. *Neurosurgery.* 2011;68(4):874–880.

[10] Day JD, Fukushima T, Giannotta SL. Microanatomical study of the extradural middle fossa approach to the petroclival and posterior cavernous sinus region: description of the rhomboid construct. *Neurosurgery.* 1994;34(6):1009–1016.

[11] Sughrue ME, Yang I, Aranda D, et al. Beyond audiofacial morbidity after vestibular schwannoma surgery. *J Neurosurg.* 2011;114(2):367–374.

[12] Mahboubi H, Ahmed OH, Yau AY, Ahmed YC, Djalilian HR. Complications of surgery for sporadic vestibular schwannoma. *Otolaryngol Head Neck Surg.* 2014;150(2):275–281.

[13] Little KM, Friedman AH, Sampson JH, Wanibuchi M, Fukushima T. Surgical management of petroclival meningiomas: defining resection goals based on risk of neurological morbidity and tumor recurrence rates in 137 patients. *Neurosurgery.* 2005;56(3):546–559.

[14] Bakar B. Jugular foramen meningiomas: review of the major surgical series. *Neurol Med Chir (Toyko).* 2010;50(2):89–96.

[15] Neugebaur H, Witsch J, Zweckberger K, Jüttler E. Space-occupying cerebellar infarction: complications, treatment, and outcome. *Neurosurg Focus.* 2013;34(5).

[16] Sade B, Mohr G, Dufour JJ. Vascular complications of vestibular schwannoma surgery: a comparison of the suboccipital retrosigmoid and translabyrinthine approaches. *J Neurosurg.* 2006;105(2): 200–204.

[17] Sanna M, Taibah A, Russo A, Falcioni M, Agarwal M. Perioperative complications in acoustic neuroma (vestibular schwannoma) surgery. *Otol Neurotol.* 2004;25(3):379–386.

[18] Kotapka MJ, Kalia KK, Martinez AJ, Sekhar LN. Infiltration of the carotid artery by cavernous sinus meningioma. *J Neurosurg.* 1994;81(2):252–255.

[19] Graves VB, Perl 2nd J, Strother CM, Wallace RC, Kesava PP, Masaryk TJ. Endovascular occlusoin of the carotid or vertebral artery with temporary proximal flow arrest and microcoils: clinical results. *Am J Neuroradiol.* 1997;18(7):1201–1206.

[20] Eskridge JM. The challenge of carotid occlusion. *Am J Neuroradiol.* 1991 Nov–Dec;12(6):1053–1054.

[21] Heros RC. Surgical treatment of cerebellar infarction. *Stroke.* 1992;23(7):937–938.

[22] Wijdicks EF, Sheth KN, Carter BS, et al. Recommendations for the management of cerebral and cerebellar infarction with swelling: a statement for healthcare professionals from the American Heart Association/American Stroke Association. *Stroke.* 2014;45 (4):1222–1238.

[23] Hornig CR, Rust DS, Busse O, Jauss M, Laun A. Space-occupying cerebellar infarction. Clinical course and prognosis. *Stroke.* 1994;25 (2):372–374.

[24] Yadav G, Sisodia R, Khuba S, Mishra L. Anesthetic management of a case of transtentorial upward herniation: an uncommon emergency situation. *J Anaesthesiol Clin Pharmacol.* 2012;28 (3):413–415.

[25] Keiper Jr GL, Sherman JD, Tomsick TA, Tew Jr JM. Dural sinus thrombosis and pseudotumor cerebri: unexpected complications of suboccipital craniotomy and translabyrinthine craniectomy. *J Neurosurg.* 1999;91(2):192–197.

[26] Damak M, Crassard I, Wolff V, Bousser MG. Isolated lateral sinus thrombosis: a series of 62 patients. *Stroke.* 2009;40(2):476–481.

[27] Inamasu JSR, Kawase T, Kanzaki J. Haemorrhagic venous infarction following the posterior petrosal approach for acoustic neurinoma surgery: a report of two cases. *Eur Arch Otorhino-laryngol.* 2002;259 (3):162–165.

[28] Handley TP, Miah MS, Majumdar S, Hussain SS. Collet-Sicard syndrome from thrombosis of the sigmoid-jugular complex: a case report and review of the literature. *Int J Otolaryngol.* 2010.

[29] Bradley DT, Hashisaki GT, Mason JC. Otogenic sigmoid sinus thrombosis: what is the role of anticoagulation? *Laryngoscope.* 2002;112 (10):1726–1729.

[30] House JW, Brackmann DE. Facial nerve grading system. *Otolaryngol Head Neck Surg.* 1985 Aug;93(2):146–147.

[31] Hong RS, Kartush JM. Acoustic neuroma neurophysiologic correlates: facial and recurrent laryngeal nerves before, during, and after surgery. *Otolaryngol Clin North Am.* 2012 Apr;45(2):291–306.

[32] Rosenberg JB. EisenLA. Eye care in the intensive care unit: narrative review and meta-analysis. *Crit Care Med.* 2008 Dec;36 (12):3151–3155.

[33] Cortese D, Capp L, McKinley S. Moisture chamber versus lubrication for the prevention of corneal epithelial breakdown. *Am J Crit Care.* 1995 Nov;4(6):425–428.

[34] Koroloff N, Boots R, Lipman J, Thomas P, Rickard C, Coyer F. A randomised controlled study of the efficacy of hypromellose and Lacri Lube combination versus polyethylene/Cling wrap to prevent

corneal epithelial breakdown in the semiconscious intensive care patient. *Intensive Care Med*. 2004 Jun;30(6):1122–1126.

[35] Starmer HM, Best SR, Agrawal Y, et al. Prevalence, characteristics, and management of swallowing disorders following cerebellopontine angle surgery. *Otolaryngol Head Neck Surg*. 2012 Mar;146(3): 419–425.

[36] Best SR, Stramer HM, Agrawal Y, et al. Risk factors for vagal palsy following cerebellopontine angle surgery. *Otolaryngol Head Neck Surg*. 2012 Aug;147(2):364–368.

[37] Ramina R, Neto MC, Fernandes YB, Aguiar PH, de Meneses MS, Torres LF. Meningiomas of the jugular foramen. *Neurosurg Rev*. 2006 Jan;29(1):55–60.

[38] Peterson KL, Fenn J. Treatment of dysphagia and dysphonia following skull base surgery. *Otolaryngol Clin North Am*. 2005 Aug;38 (4):809–817.

[39] Mangus BD, Rivas A, Yoo MJ, et al. Management of cerebrospinal fluid leaks after vestibular schwannoma surgery. *Otol Neurotol*. 2011 Dec;32(9):1525–1529.

[40] Selesnick SH, Liu JC, Jen A, Newman J. The incidence of cerebrospinal fluid leak after vestibular schwannoma surgery. *Otol Neurotol*. 2004 May;25(3):387–393.

[41] Becker SS, Jackler RK, Pitts LH. Cerebrospinal fluid leak after acoustic neuroma surgery: a comparison of the translabyrinthine,

middle fossa, and retrosigmoid approaches. *Otol Neurotol*. 2003 Jan; 24(1):107–112.

[42] Srinivas D, Veena Kumari HB, Somanna S, Bhagavatula I, Anandappa CB. The incidence of postoperative meningitis in neurosurgery: an institutional experience. *Neurol India*. 2011 Mar–Apr;59(2):195–198.

[43] Erdem I, Hakan T, Ceran N, et al. Clinical features, laboratory data, management and the risk factors that affect the mortality in patients with postoperative meningitis. *Neurol India*. 2008;56(4):433–437.

[44] Federico G, Tumbarello M, Spanu T, et al. Risk factors and prognostic indicators of bacterial meningitis in a cohort of 3580 postneurosurgical patients. *Scand J Infect Dis*. 2001;33(7):533–537.

[45] Loya JJ, Mindea SA, Yu H, Venkatasubramanian C, Chang SD, Burns TC. Intracranial hypotension producing reversible coma: a systematic review, including three new cases. *J Neurosurg*. 2012;117 (3):615–628.

[46] Aghaei Lasboo A, Hurley MC, Walker MT, et al. Emergent image–guided treatment of a large CSF leak to reverse "in–extremis" signs of intracranial hypotension. *Am J Neuroradiol*. 2008;29(9): 1627–1629.

[47] Akkawi N, Locatelli P, Borroni B, et al. A complicated case of intracranial hypotension: diagnostic and management strategies. *Neurol Sci*. 2006;27(1):63–66.

第 20 章 幕下及小脑肿瘤
Infratentorial and Cerebellar Tumors

Alfred Pokmeng See　E. Antonio Chiocca　William B. Gormley　**著**

王小峰　**译**

王玉峰　**校**

一、概述

本章重点讨论颅后窝轴内病变，因为原发性中枢神经系统轴外病变和转移性病变分别在颅底肿瘤和转移性病变章节中有详细讨论。颅后窝最常见的轴内肿瘤包括血管母细胞瘤（图 20-1）、室管膜瘤和室管膜下瘤，以及在儿童人群中更常见且在成人人群中也可见的肿瘤，如髓母细胞瘤、弥漫性脑桥胶质瘤、外生性髓质胶质瘤和顶盖胶质瘤。颅后窝星形细胞瘤，更具体地说是小脑星形细胞瘤，从幼年毛细胞性星形细胞瘤到胶质母细胞瘤均可能发生（图 20-2）。成人小脑可见低级别肿瘤，但在某种程度上高级别病变更为常见 [1]。

该区域肿瘤可通过直接影响局部神经结构、中脑导水管和第四脑室 CSF 循环受阻，或在评估其他情况时的临床症状。对于许多这样的病变，包括血管母细胞瘤和室管膜瘤，完全手术切除是可能的；如果在病变局限的情况下应该作为手术目标。在弥漫性浸润性病变中，手术切除可能无法完成。然而，在因颅后窝占位效应导致可逆性神经功能缺损的病例中，通过解除第四脑室阻塞和脑神经及白质束减压，症状性脑积水可有显著临床改善。侵袭性肿瘤可能会直接浸润脑神经或核团，导致神经功能障碍，而手术干预很难改善。

二、神经解剖和手术过程

> **要 点**
>
> 手术入路的解剖决定因素：
> ◆ 与血管结构的关系。
> ◆ 从内侧向外侧的部位。
> ◆ 肿瘤与小脑皮质的关系。
> ◆ 靠近第四脑室。
> ◆ 与脑神经和脑干核团的联系。
>
> 颅后窝肿瘤的血供通常来自小脑后下动脉（posterior inferior cerebellar artery, PICA）、小脑前下动脉（anterior inferior cerebellar artery, AICA）或小脑上动脉（superior cerebellar artery, SCA）。

虽然颅后窝肿瘤包括不同病理类型，但这些病变的手术入路在很大程度上取决于颅后窝内的位置。与手术入路有关的病变主要解剖学决定因素是与血管结构的关系，如窦和动脉供应，内侧向外侧的位置，以及病变与小脑皮质表面的关系，包括岩骨、小脑幕或后路。在选择手术入路时，应重点考虑到病变的最短皮质通路。其他考虑因素包括第四脑室的受累，与小脑幕的关系和形状，以及与脑神经或小脑和脑干核团的关系。

入路通道可受脑神经、主要动脉或静脉，以

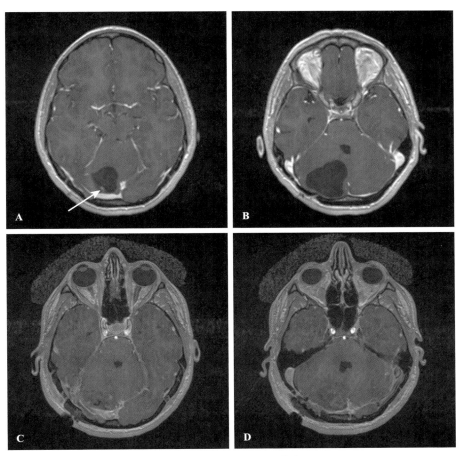

▲ 图 20-1 血管母细胞瘤

A.T₁MRI 显示小脑低信号病变，并有一个小的增强结节（箭）；B. 病变主要为囊性，最小第四脑室表现；C、D. 术后 T₁ 期 MRI 示全切除，包括切除壁结节。经许可转载，引自 Quinones-Hinojosa, A (Ed.). *Schmidek and Sweet: Operative Neurosurgical Techniques* 6th ed. New York: Elsevier Saunders; 2012.

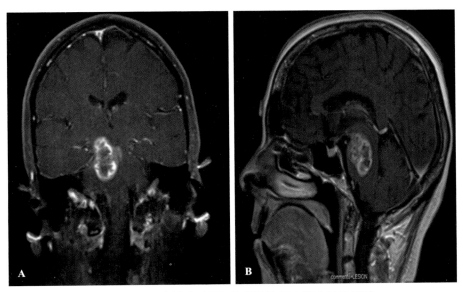

▲ 图 20-2 脑桥胶质母细胞瘤延伸至右侧中脑和丘脑

A. 冠状位增强 MRI 示环形强化的囊性病变；B. 矢状位增强 MRI。经许可转载，引自 Quinones-Hinojosa, A (Ed.). *Schmidek and Sweet: Operative Neurosurgical Techniques* 6th ed. New York: Elsevier Saunders; 2012.

及颅后窝解剖边界的限制。小脑幕的角度可能会限制范围的外形，并可能需要特定的位置才能利用重力影响。脑脊液引流可进一步暴露，考虑到脑池的解剖结构，外科医生在手术入路的早期总是很容易打开脑池获得充分的脑脊液引流。这一解剖学事实排除了腰大池引流的需求。

（一）血管解剖学

肿瘤的血供对术中控制至关重要。最典型的是颅后窝肿瘤分别从 PICA、AICA 或 SCA 获得血管供应。

PICA 起始于椎动脉的远端，供应延髓和小脑的后部。PICA 的起始点实际上可能是硬膜外，紧靠椎动脉进入硬脑膜的部位近端[2]。在小脑扁桃体上水平，PICA 从髓质前方向外侧走行。沿着这条路径，它与第Ⅸ、第Ⅹ或第Ⅺ对脑神经的起始处有不同程度的相互作用。然后，它分为内侧和外侧分支，分别供应小脑蚓部或扁桃体和半球[3]。

AICA 在基底动脉近端发出分支，供血桥前、桥外侧、延髓外侧、小脑下部、第Ⅶ和第Ⅷ对脑神经。它通常以重复供应甚至三重血管供应的形式出现。它起源于内耳道附近，通常位于内耳道下方，常与第Ⅶ和第Ⅷ对脑神经复合体毗邻[4]。AICA 供应第Ⅶ、第Ⅷ和第Ⅲ对脑神经及其核团。

颅后窝最重要的区域由 SCA 供血，包括小脑皮层和小脑核团，也包括其区域内肿瘤。SCA 通常起源于基底动脉，但也可能起源于大脑后动脉近端。从基底动脉发出两个分支的情况并不少见，于脑桥周围转折，位于第Ⅲ、第Ⅳ和第Ⅴ对脑神经的下方，分为两个分支供应小脑皮质。沿其走行，穿支供应小脑上、中脚和下丘[5]。因为肿瘤的血管系统可能不独立于正常组织的血管供应，所以共有血管系统的分布区域也有梗死风险。

颅后窝静脉引流也很明显，有脑干、桥静脉、浅静脉和深静脉。浅表静脉从皮质回流，汇入岩上窦、横窦和乙状窦。深静脉位于第四脑室的顶部和侧壁，充当脑室周围结构。脑干静脉位于前表面，汇入岩窦和颈静脉窦，也可汇入乙状窦。横窦和乙状窦通常是矢状窦、岩窦和深静脉引流通路的共同终点[6]。经典描述双侧横窦对称，但横窦约有 2/3 不对称[7]。横窦和乙状窦构成了该区域许多传统入路的上缘和前缘，并通过进一步的岩骨切除的，为颅后窝病变提供不同手术入路的角度，尤其是改善了颅后窝前外侧病变的局限[8-10]。

进一步的细微差别需要详细了解具体某个肿瘤的血供。在最初的解剖过程中及早接触血管结构对于最大限度地减少出血，避免输血（包括贫血、凝血障碍和输血反应）很重要。此外虽然在麻醉和手术过程中使用甘露醇和地塞米松可能有助于控制水肿，但确保动脉通道安全可以精确地控制病变和周围组织水肿，在静脉受阻情况下水肿可能会急剧恶化。在某些情况下，深部及多重血管供应可能会使手术过程复杂化。术后管理中，重要的是要意识到血管受损的情况，此时应特别警惕低灌注或静脉淤血及静脉梗死。

静脉走行在颅后窝手术中至关重要。横窦和乙状窦的交界处位于星点，顶骨、枕骨和颞骨在此交汇处有三条骨缝线[11]。用于定位交界处位置是可靠的，但在高达 40% 的病例中，这一标志可能会误导术中由上至下的方向损伤静脉窦[12]。描述此技术常通过 Frankfurt 眼耳平面完成[11]。另外，星点与乳突尖端之间的轴线可近似于乙状窦的轨迹，颧骨根部与枕外粗隆之间的轴线可近似横窦下平面[12]。

（二）骨性解剖学

手术定位和计划的图像引导较不准确，颅后窝与通常用与配准的面部特征相距较远，因此配准较为困难[13]。因此，影像引导对皮肤和骨骼标志物在手术计划、手术部位的确定和定位方面有限，这使得对于深入了解骨解剖标志致手术成功至关重要。

三、围术期的注意事项

> **要　点**
>
> ◆ 临床检查、脑血管灌注、放射成像和超声心动图结果指导术中监护要求。
> ◆ 对于所有手术患者体位，受压区域如眼眶、踝关节、脚后跟、膝盖、髂嵴、骨盆、乳房、腋窝、肘部、手腕和血管通路部位，都需要垫片。
> ◆ 相对于其他体位，坐姿与静脉空气栓塞（venous air embolism，VAE）有关，因为头部高于心脏平面。

通过患者的基本病史和体格检查，综合评估意识状态、脑神经功能、ICP、血压和血流灌注，包括颈动脉疾病或全身性血管功能不全和静脉回流等危险因素。还应通过超声心动图评估静脉和动脉循环之间通路情况，因为卵圆孔未闭的大小和从右向左分流的程度可能会增加 VAE 的风险[14]。认为 VAE 的高危患者可监测心电图、脉搏、血氧饱和度、呼气末二氧化碳监测、超声心动图、有创动脉血压、中心静脉压、脑电双频指数、脑神经、运动诱发电位（motor evoked Potentials，MEP 和体感诱发电位（somatosensory evoked potentials，SSEP）。

最易发生 VAE 的体位为坐位，但如果粗大静脉结构被破坏，则可在任何颅后窝手术中发生。监测 VAE 尚无公认的标准，技术监测从胸前多普勒到术中经食管超声心动图[15]。使用呼气末正压（positive end-expiratory pressure，PEEP）可以通过减少空气进入中心静脉系统的倾向来降低临床 VAE。在大静脉结构附近的颅后窝手术时，术中高度警惕是避免 VAE 最重要的手段。

术中神经生理监测，包括运动诱发电位、SSEP 和听觉诱发电位，已成为该部位手术的重要辅助手段。虽然在术中监测中没能发现临床上显著变化，但通常可以提供有用的附加信息来指导手术完成目标。

患者的体位对于手术入路和避免并发症至关重要。常见的手术体位包括俯卧、侧卧或坐位[16, 17]。每个体位都有不同的准备风险和细微差别（表 20-1）。对于所有的位置，压力暴露区域都需要垫片，如眼眶、踝关节、脚跟、膝盖、髂嵴、骨盆、乳房、腋窝、肘部、手腕和血管进入部位。在任何手术体位中，颈部都容易受到结构性损伤，避免这种情况需要密切关注手术细节。俯卧位使头部保持中立位置，略微弯曲，以保持标准的解剖距离和方位性。侧卧位可以包括头部的转动，可以身体侧位完成，也可以在患者仰卧时以明显的角度完成。坐姿包括头部屈曲，理想情况下将头部和心脏保持在同一平面，将 VAE 的可能降至最低。因此，既要评估颈部结构性劳损，又要评估脑静脉回流的保存情况，其中一个标准是颏至前胸距离约为 3cm。

俯卧位的更多具体问题包括翻转技术、胸压和视网膜损伤。患者转体时可能受伤，特别是颈部或四肢。在转弯过程中，所有的四肢和颈部都

表 20-1　**手术体位**[16, 17, 28, 40, 41]

体　位	优　点	缺　点
俯卧位	保留的中线关系 易于定位	进入颅后窝上部区域困难 体位可阻碍静脉引流
侧卧位	非中线结构因重力作用侧向回缩 骨性标志用作手术引导	旋转定位可能改变解剖关系 较复杂的体位
坐位或 改良半卧位	因重力作用下沉且限制小脑回缩 可通过改善静脉引流减轻水肿	操作舒适感较差 静脉空气栓塞风险增加 手术医生和手术团队缺乏经验

应该保持正中位置，这在侧身过程中可能需要额外人员协助。一旦进入俯卧位，标准的缓冲问题得到解决，胸压也需要解决，因为俯卧位可能会限制通气和静脉回流，导致通气不足和低血压。

由于头部高于心脏水平，相对于其他体位坐位与 VAE 更相关。在疑似 VAE 时，应在保证安全的情况下尽快将头部降至心脏水平以下，这一点应该在术前讨论，以便团队做好紧急预案。PEEP 虽可提高脑静脉压，降低 VAE 风险，但也可能增加 ICP。PEEP 预防 VAE 仍然存在争议，尤其因为大多数 VAE 无症状[18]。

颅后窝缝合伤口尤其重要，因为非常靠近大的脑池。这种解剖关系使得术后脑脊液漏的风险很高，并增加了缝合过程中对技术熟练程度的要求。在硬膜层，偶尔可以实现一次性闭合。然而，解剖结构改变、水肿、硬脑膜回缩收缩（即使在频繁冲洗的情况下）也可能导致闭合材料不足。硬脑膜替代物包括加工成组织基质的皮肤、阔筋膜、肌肉或骨膜组织。也可使用合成胶进一步加强硬脑膜开口闭合。这些合成胶包括不同的生物、化学胶水和黏合材料，在手术领域的应用可能具有挑战性，导致粘接不规则和分层不清，并能成本高昂。然而考虑到脑脊液漏或假性脊膜膨出的潜在严重程度，如果闭合的可靠性有问题，尤其是在组织受到照射、再次手术或先前存在蛛网膜瘢痕或脑积水的情况下，仍应考虑使用。

> **临床要点：**伤口愈合不良的临床危险因素包括糖尿病、既往和即将进行的放射治疗、皮质类固醇的使用、吸烟和营养不良。其中一些是可修正的，代表有改善预后的机会。

颅后窝通常无骨膜覆盖，但去除骨瓣后可能会减少假性脊膜膨出、脑脊液和伤口感染率，以及术后头痛[19-22]。后正中入路单骨瓣开颅时，若枕内嵴处理不当会增加硬膜破损的风险。尽管尚未进行评估，但异种来源，如冻干骨、塑料植入物、骨水泥网状物或骨碎片，可用于代替骨瓣。软组织缝合时应强调减少潜在间隙，实现水密闭合。

框 20-1　术中及术后并发症[16, 28]

- 术中并发症
  - 静脉栓塞
  - 动脉损伤
  - 桥静脉撕裂
  - 静脉窦损伤
  - 暴露过程中硬脑膜损伤
  - 止血不充分
- 术后并发症
  - 围术期脑神经损伤
  - 围术期心肺功能不稳定
  - 脑卒中综合征
  - 视力缺损
  - 脊髓损伤
  - 神经压迫损伤、卡压性周围神经病
  - 脑动脉损伤
  - 血管桥静脉、深静脉引起静脉梗死及水肿细微损伤
  - 脑脊液漏或假性脊膜膨出
  - 脑积水
  - 静脉血栓栓塞症
  - 血肿
  - 术中出血引起贫血
  - 颅内积气

四、术后并发症

手术期间或手术后（框 20-1）可能存在明显并发症。因此，许多医疗中心可能规定至少在术后早期需要重症监护。虽然术中并发症通常在离开手术室之前稳定，但仍可能会有继续监测的需求或对临床状况产生持续影响。

对于术中动脉损伤，无论是由于意外血管损伤，需要牺牲动脉止血，还是故意牺牲动脉以控制肿瘤灌注，都可能导致正常组织坏死。颅后窝梗死具有细胞毒性水肿，可能导致占位效应、梗阻性脑积水和脑干压迫等灾难性后果。这种水肿可能在数小时内进展，转化为出血可加速这一进程，加剧临床恶化。

无论是从桥静脉还是静脉窦，损伤之后均可能引发暴发性水肿，静脉淤血往往伴转化为出血。迟发性神经缺损若定位于颅后窝，如后组脑神经缺损、共济失调或眼球震颤等，可能预示着

通过充血过程对神经结构存在延迟损伤。大静脉结构损伤可能导致更广泛的充血性水肿，如颅内压增高、水肿、头痛、恶心、呕吐、麻痹或严重占位效应等症状，如姿势及不规则呼吸或心率[23]。可通过抬高床头、输注高渗液和呼吸控制，暂时管理颅内高压的进展。静脉梗死的恢复时间延长与脑水肿有关，从而体现出直接的占位效应。因此静脉梗死可能需要积极治疗或通过手术控制水肿、脑脊液引流或颅后窝减压手术[24]。

> 临床要点：术后并发症的发生时间为分析其原因提供了有价值的信息。虽然神经结构的直接损伤通常在最初检查时表现出来，但静脉损伤淤血造成的水肿影响，往往发病延迟。因此术后早期复查建立第一个关键时间点。

出血引起的水肿和占位效应也可能导致梗阻性脑积水[25]。肿瘤病变周围有明显水肿，类固醇激素可以消退水肿解除梗阻[26]。然而，血管受损引起的水肿对类固醇治疗没有作用。脑积水可能会持续进展，甚至可能需要进行EVD[23]。然而，置于侧脑室或第三脑室的EVD和脑实质内压监测可能不能充分反映幕下压力。此外，通过EVD过度引流脑脊液会导致向上突出，这可能会压迫中脑和间脑结构（包括中脑和丘脑）。在没有脑积水的情况下，临床检查和CT成像可能是监测幕下压力唯一可靠的手段，如通过枕大孔显示向上突出或小脑扁桃体突出。

> 临床要点：脑积水不是脑室增大的同义词，尤其是在硬脑膜开口位于颅后窝的手术中。假性脊膜膨出是脑脊液重吸收错乱的另一种表现，也可能需要脑脊液分流以明确治疗，同时预防伤口相关并发症。

即使在没有静脉梗死的情况下，术腔水肿也可能导致足够的占位效应阻碍脑脊液循环，甚

至出现一过性脑积水[26]。在梗阻情况得到解决之前，EVD可能为颅内压和脑脊液动力学管理提供一座桥梁。手术中的血液也可能进入脑室间隙，这可能会产生交通性脑积水。然而目前对脑积水、脑室增大和颅内压增高的原因了解十分有限。因此，即使在明显的脑积水病因得到解决后，仍有10%～25%的患者需要永久性脑脊液分流。一些中心甚至考虑术前分流，导致分流率为35%。因此实际分流率可高于可能分流率。表明没有一种可靠的方法来预测哪种情况需要分流，这使得术前分流或EVD在大多数情况下似乎没有依据。最常见的永久性分流是脑室-腹腔分流术，非优势半球的额部或枕部分流最常见，但如果是非全脑室脑积水，可能需要非传统的分流方式。

术后血肿可发生在术腔内、硬膜外或皮下。临床上没有显著占位效应的情况下，密切关注血肿变化，自行吸收消退会可能会得到最佳风险-收益平衡。硬膜下血肿需要手术干预的风险最高，因为其他腔室在血肿和组织之间形成了屏障，且随着开颅手术硬膜外血肿的顺应性也会增加。硬膜外血肿也可能需要排出，但在颅骨完整的情况下，可能与急性硬膜外血肿表现不同[27]。

脑脊液漏和假性脑膜膨出是颅后窝最常见的手术并发症[28]。导致脑脊液漏和假性脑膜膨出形成的机制尚不清楚，但可能包括硬脑膜和伤口关闭不充分。当使用自体硬脑膜或自体材料时，可实现最佳硬脑膜缝合。只有在无法水密闭合的情况下才应该考虑硬脑膜替代物，因为硬脑膜替代物可能会增加并发症的发生率。小的假性脑膜膨出对加压绷带、针吸和腰大池引流效果良好。在某些情况下甚至可能需要脑脊液分流。

围术期脑神经损伤及其相关并发症发生较少但很严重，如面瘫造成的角膜损伤或后组脑神经损伤引起的吸入性肺炎。后组脑神经的功能缺失可能导致吞咽困难和气道自净能力下降。甚至可能需要留置营养管和气管切开术防止吸入性肺炎，直至功能充分恢复。术中监测可作为评估吞

咽或气道损害的良好辅助手段。这些并发症在轴外病变的手术中更常见，但偶尔可见于颅后窝入路。

颅后窝手术的一个罕见而令人困惑的并发症是视力丧失。人们对此知之甚少，无论是预测还是预防都没有得到很好的研究[29]。有倾向病例偶伴失明［0.03%～1.3% 的围术期视力缺损（perioperative visual loss，POVL）］，目前认为由于视网膜缺血并伴有眼眶压迫、低灌注压和静脉充血导致缺血性视神经病变（框 20-2）[30]。缺血性视神经病变几乎每 10 个病例中就有 9 个是由视网膜视神经病变引起，但仍有视网膜中央动脉阻塞、皮质梗死或眼睛受损的病例[31]。一些病例被观察到与瘀斑或其他局部创伤有关，但即使有适当的位置、缓冲和无压迫，俯卧位也经常会导致角膜水肿。有建议认为中等或头高位姿势可降低 POVL 的可能性。术前危险因素的筛查、合适的体位以及手术时间、血压和出血量的控制与 POVL 频率并无相关性，因此该问题应术前与患者认真讨论风险[32]。

框 20-2　围术期视力下降原因分析 [30]

- 缺血性视神经病变
- 视网膜中央动脉阻塞
- 皮质梗死
- 眼外伤

当能够评价四肢肌力和感觉时，可在清醒状态下行术后检查并发现定位并发症。预防外周压迫是最有效的干预措施。康复理疗可助恢复周围运动障碍。极端位置造成的脊髓损伤可能需要手术干预。同样，最有效的干预措施是预防性识别是否有颈部损伤风险并正确定位。在定位前使用 SSEP 和脑干听觉诱发反应通常可以提醒外科医生在定位过程中神经结构损害情况。对于已经形成的脊髓损伤，治疗复杂且作用甚微；使用类固醇激素治疗创伤性脊髓损伤并无明确益处[33]。俯卧位也可出现髂嵴和膝盖受压及臂丛损伤风险[34]。

重症监护包括心电监测、动脉导管维护和中心静脉导管监测，可及早发现突变的潜在致命并发症（表 20-1）。临床上有重要意义的 VAE 需要持续的心功能评估。心肌劳损可导致缺血性损害，应进行动态心电图检查和血清心肌缺血、梗死标志物检查。在明确心功能不全情况下，进一步超声心动图和心脏病专家的评估有意义。右向左分流的存在增加了 VAE 造成严重心脏损伤的风险，因为冠脉气栓也可能是心脏损伤的直接原因。术后贫血可能会加重心脏损伤。在已知心脏损伤的情况下，更大的红细胞压积或血红蛋白目标可能有利于心脏功能，治疗症状性贫血十分必要[35-38]。

肿瘤患者通常有增加静脉血栓栓塞（venous thromboembolism，VTE）的风险，即便考虑术后出血的风险，也已证实器械和药物预防是减少静脉血栓栓塞发生的有效手段[39]。随机对照试验的 Meta 分析估计，每 1000 名接受治疗的患者中有 91 例预防 VTE，其中 35 例发生手术部位出血。颅内出血的高危患者有时仅应用器械预防，但对于高危患者对此仍没有风险量化共识，需要依据具体情况而定是否需要进行预防。

五、结论

颅后窝手术术后发生并发症的可能性不仅很高，而且这些并发症的临床意义重大，以至于所有的颅后窝病例都必须在重症监护环境下护理。此外，如果要避免不良后果，重症监护团队必须明确潜在的问题及解决方案。

参 考 文 献

[1] Packer RJ, Hoffman HJ, Friedman HS, Kun LE, Fuller GN. Presentation and chemotherapy of primitive neuroectodermal tumors. In: Levin VA, ed. *Cancer in the Nervous System*. Churchill Livingstone, New York; 1996:153–170.

[2] Fine AD, Cardoso A, Rhoton Jr AL. Microsurgical anatomy of the extracranial–extradural origin of the posterior inferior cerebellar artery. *J Neurosurg*. 1999;91(4):645–652.

[3] Lister JR, Rhoton Jr AL, Matsushima T, Peace DA. Microsurgical anatomy of the posterior inferior cerebellar artery. *Neurosurgery*. 1982;10(2):170–199.

[4] Martin RG, Grant JL, Peace D, Theiss C, Rhoton Jr AL. Microsurgical relationships of the anterior inferior cerebellar artery and the facial vestibulocochlear nerve complex. *Neurosurgery*. 1980;6(5):483–507.

[5] Hardy DG, Peace DA, Rhoton Jr AL. Microsurgical anatomy of the superior cerebellar artery. *Neurosurgery*. 1980;6(1):10–28.

[6] Rhoton Jr AL. The posterior fossa veins. *Neurosurgery*. 2000;47(3 Suppl):S69–S92.

[7] Gokce E, Pinarbasili T, Acu B, Firat MM, Erkorkmaz U. Torcular Her–ophili classification and evaluation of dural venous sinus variations using digital subtraction angiography and magnetic resonance venographies. *Surg Radiol Anat*. 2014 Aug;36(6):527–536.

[8] Gross BA, Tavanaiepour D, Du R, Al–Mefty O, Dunn IF. Evolution of the posterior petrosal approach. *Neurosurg Focus*. 2012;33(2).

[9] Hafez A, Nader R, Al–Mefty O. Preservation of the superior petrosal sinus during the petrosal approach. *J Neurosurg*. 2011;114(5): 1294–1298.

[10] Sakata K, Al–Mefty O, Yamamoto I. Venous consideration in petrosal approach: microsurgical anatomy of the temporal bridging vein. *Neurosurgery*. 2000;47(1):153–160. discussion 60–1.

[11] Lang Jr J, Samii A. Retrosigmoidal approach to the posterior cranial fossa. An anatomical study. *Acta Neurochir*. 1991;111(3–4):147–153.

[12] Day JD, Kellogg JX, Tschabitscher M, Fukushima T. Surface and superficial surgical anatomy of the posterolateral cranial base: significance for surgical planning and approach. *Neurosurgery*. 1996;38 (6):1079–1083. discussion 83–4.

[13] da Silva Jr EB, Leal AG, Milano JB, da Silva Jr LF, Clemente RS, Ramina R. Image–guided surgical planning using anatomical land–marks in the retrosigmoid approach. *Acta Neurochir*. 2010;152 (5):905–910.

[14] Ammirati M, Lamki TT, Shaw AB, Forde B, Nakano I, Mani M. A streamlined protocol for the use of the semi–sitting position in neurosurgery: a report on 48 consecutive procedures. *J Clin Neurosci*. 2013;20(1):32–34.

[15] Jadik S, Wissing H, Friedrich K, Beck J, Seifert V, Raabe A. A standardized protocol for the prevention of clinically relevant venous air embolism during neurosurgical interventions in the semisitting position. *Neurosurgery*. 2009;64(3):533–538 discussion 8–9.

[16] Rajpal S, Iskandar BJ. Surgical approaches to pediatric midline posterior fossa tumors. In: Badie B, ed. *Neurosurgical Operative Atlas*. 2nd ed. New York, NY: Thieme Medical Publishers Inc; 2007:214.

[17] Ogden AT, Bruce JN. Surgical approaches to pineal region tumors. In: Badie B, ed. *Neurosurgical Operative Atlas*. 2nd ed. New York, NY: Thieme Medical Publishers Inc; 2007:206.

[18] Ganslandt O, Merkel A, Schmitt H, et al. The sitting position in neurosurgery: indications, complications and results. a single inst–itution experience of 600 cases. *Acta Neurochir*. 2013;155(10): 1887–1893.

[19] Legnani FG, Saladino A, Casali C, et al. Craniotomy vs. craniectomy for posterior fossa tumors: a prospective study to evaluate complications after surgery. *Acta Neurochir*. 2013; 155 (12):2281–2286.

[20] Dora B, Nikolaos B, Stylianos G, Damianos S. Intracranial hypotension syndrome in a patient due to suboccipital craniectomy secondary to Chiari type malformation. *World J Clin Cases*. 2013;1(9):295–297.

[21] Parker SL, Godil SS, Zuckerman SL, Mendenhall SK, Tulipan NB, McGirt MJ. Effect of symptomatic pseudomeningocele on improvement in pain, disability, and quality of life following suboccipital decompression for adult Chiari malformation type I. *J Neurosurg*. 2013;119(5):1159–1165.

[22] Lovely TJ. The treatment of chronic incisional pain and headache after retromastoid craniectomy. *Surg Neurol Int*. 2012;3:92.

[23] Koh MS, Goh KY, Tung MY, Chan C. Is decompressive craniectomy for acute cerebral infarction of any benefit? *Surgical Neurol*. 2000; 53(3):225–230.

[24] Hornig CR, Rust DS, Busse O, Jauss M, Laun A. Space–occupying cerebellar infarction. Clinical course and prognosis. *Stroke*. 1994; 25(2):372–374.

[25] Schijman E, Peter JC, Rekate HL, Sgouros S, Wong TT. Management of hydrocephalus in posterior fossa tumors: how, what, when? *Childs Nerv Sys*. 2004;20(3):192–194.

[26] Taylor WA, Todd NV, Leighton SE. CSF drainage in patients with pos–terior fossa tumours. *Acta Neurochir*. 1992;117(1–2):1–6.

[27] Kawakami Y, Tamiya T, Tanimoto T, et al. Nonsurgical treatment of posterior fossa epidural hematoma. *Pediatr Neurol*. 1990; 6(2):112–118.

[28] Dubey A, Sung WS, Shaya M, et al. Complications of posterior cranial fossa surgery—an institutional experience of 500 patients. *Surg Neurol*. 2009;72(4):369.

[29] Reed–Berendt R, Phillips B, Picton S, et al. Cause and outcome of cerebellar mutism: evidence from a systematic review. *Childs Nerv Sys*. 2014;30(3):375–385.

[30] Roth S. Perioperative visual loss: what do we know, what can we do? *Br J Anaesth*. 2009;103(Suppl 1):i31–i40.

[31] Uribe AA, Baig MN, Puente EG, Viloria A, Mendel E, Bergese SD. Current intraoperative devices to reduce visual loss after spine surgery. *Neurosurg Focus*. 2012;33(2).

[32] Myers MA, Hamilton SR, Bogosian AJ, Smith CH, Wagner TA. Visual loss as a complication of spine surgery. A review of 37 cases. *Spine*. 1997;22(12):1325–1329.

[33] Bracken MB. Steroids for acute spinal cord injury. *Cochrane Database Systematic Rev*. 2012;1.

[34] Akhavan A, Gainsburg DM, Stock JA. Complications associated with patient positioning in urologic surgery. *Urology*. 2010;76 (6):1309–1316.

[35] Bae MH, Lee JH, Yang DH, Park HS, Cho Y, Chae SC. Usefulness of surgical parameters as predictors of postoperative cardiac events in patients undergoing non–cardiac surgery. *Circ J*. 2014; 78(3):718–723.

[36] Hare GM, Tsui AK, McLaren AT, Ragoonanan TE, Yu J, Mazer CD. Anemia and cerebral outcomes: many questions, fewer answers. *Anesth Analg*. 2008;107(4):1356–1370.

[37] Hogue Jr CW, Goodnough LT, Monk TG. Perioperative myocardial ischemic episodes are related to hematocrit level in patients undergo–ing radical prostatectomy. *Transfusion*. 1998;38(10):924–931.

[38] Nelson AH, Fleisher LA, Rosenbaum SH. Relationship between post–operative anemia and cardiac morbidity in high–risk vascular patients in the intensive care unit. *Crit Care Med*. 1993;21(6):860–866.

[39] Hamilton MG, Yee WH, Hull RD, Ghali WA. Venousthromboembolism prophylaxis in patients undergoing cranial neurosurgery: a systematic review and meta–analysis. *Neurosurgery*. 2011;68(3):571–581.

[40] Kikuta KI, Miyamoto S, Kataoka H, Satow T, Yamada K, Hashimoto N. Use of the prone oblique position in surgery for posterior fossa lesions. *Acta Neurochir*. 2004;146(10):1119.

[41] Mottolese C, Szathmari A, Ricci–Franchi AC, Beuriat PA, Grassiot B. The sub–occipital transtentorial approach revisited base on our own experience. *Neuro–Chirurgie*. 2015 Apr–Jun;61(2–3):168–175.

第 21 章　转移性病变开颅术后的管理

Postoperative Management Following Craniotomy for Resection of Metastatic Lesions

Ganesh M. Shankar　Patricia L. Musolino　Daniel P. Cahill　**著**

王小峰　杜　辉　**译**

吴　喜　**校**

一、概述

　　脑转移在转移性全身性癌症患者中很常见，随着系统治疗的不断进展，脑转移的治疗正成为越来越普遍的临床管理问题。关于脑转移瘤的最佳治疗方式，即手术和放射治疗，仍然存在争议[1-3]。许多脑转移瘤采用放射治疗，如全脑照射或立体定向放射科治疗；然而，肿瘤较大且存在症状时，尤其是颅后窝病变，通常需要手术干预和术后重症监护管理。

二、神经解剖学

　　目前认为绝大多数的脑转移由血源播散，因此可出现在大脑任何部位，症状和体征取决于大脑部位、皮质受压、占位引起的颅内压（intracranial pressure，ICP）升高和周围水肿症状，以及导致脑积水的 CSF 循环通路受压。即使是很小的皮质损伤也会导致癫痫发作，这可能是转移性疾病的早期标识。MRI 受分辨率限制，且人们总是担心标准 MRI 看不到微小转移。当推荐患者接受脑转移放射治疗时，几周后复查 MRI 发现更多转移，可能经常需要改变计划。在肺癌和黑色素瘤等恶性程度高的肿瘤中尤其常见。除了实质损害外，还可能有脑膜癌变，这是预后非常差的迹象，应仔细对比 MRI 扫描脑膜是否受累。一般来说，转移瘤不会像原发性肿瘤那样侵犯大脑，但通常会出现移位到周围，这对于手术入路选择有一定意义。

> **要　点**
>
> ◆ 转移性疾病的患者通常曾接受过放疗和全身化疗，这将面临更高的手术切口并发症风险。

　　除了极个别情况，转移性脑肿瘤与原发性肿瘤的手术入路没有本质差异。由于转移性肿瘤不侵犯大脑，所以在肿瘤和周围组织间通常有清晰界限。因此，手术相关并发症发病率与入路和通道有关，包括对周围大脑组织和血管的损害[4]。神经导航在计划手术时十分有用，距离最短破坏最小[5]。一旦确定肿瘤包膜，在正常大脑平面即可向周围解剖，不论是整块还是分块切除。

　　转移性肿瘤有些独特问题包括同时切除多个病灶，这就需要在定位和切口设计方面仔细规划。不太常见的是，通过两种不同的手术途径取出病变。例如，大脑皮层和颅后窝同时出现的症状性病变，需要在同一麻醉事件下分期手术。另外有一个并非转移瘤独有的问题，很多患者既往接受过放射或全身化疗，则可能有免疫和营养状况不佳，这在很大程度上影响伤口愈合，在计划手术切口时应考虑到。

三、围术期注意事项

> **要　点**
>
> ◆ 关于脑转移最佳治疗方式的决定必须考虑肿瘤的类型；病灶的数量、大小和位置、患者的症状、既往治疗，以及患者是否适合手术。

临床要点：临床医生必须关注行颅后窝转移瘤切除后的神经功能下降，这些临床变化可能预示着梗阻性脑积水的进展。

颅后窝转移患者的治疗选择应该仔细考虑，即使是症状轻微的患者，因为放射治疗引起的肿瘤肿胀也可能会导致失代偿。

关于手术和放射治疗脑转移瘤的最佳方式，仍然存在争论。也有关于放射治疗类型的讨论，即立体定向放射外科与全脑放射治疗的对比[6-8]。需要考虑的因素众多，包括肿瘤类型及其固有放射敏感性；病灶数量（一或多）；肿瘤大小和解剖位置，其中包括是否可接受手术；患者有无症状；其既往治疗史，尤其是既往接受放射治疗情况；其全身肿瘤负荷和可能预期寿命；患者能否耐受开颅手术的整体状况；患者或家人的意愿。

最简单的情况是既往存在肿瘤且出现孤立性脑转移。同样，在对患者进行手术、放疗和全身治疗与放射治疗的基本治疗进行咨询时仍需考虑众多因素[9-11]。首先要考虑病变大小、周围水肿、解剖位置和患者症状。对于手术合适、有明显占位效应和相关症状的巨大且可手术切除的患者，通常一期切除是最佳选择。其次，如果有必要可进行放射治疗。对于较小病变，特别是占位效应较小的情况，在深部或功能区皮质且对放射有反应的肿瘤，放射治疗则是一个非常合理的选择。这对于全身情况不适合外科手术的患者尤其如此。由于已知的全脑放射对认知和功能的影响，立体定向放射科有取代全脑放射治疗的趋势[6]。对于颅后窝中等大小病变更难作出决定，因为放射后可能会加重或新发症状。肿瘤周围水肿可导致急性神经功能下降[12]。

当有多个病变时，手术决策就更加困难——如果有多个病变，但可能只有一个或几个真正有症状，特别是对于以前有过放射或黑色素瘤等耐放射肿瘤的患者。另一种选择可能是全脑或多个立体定向放射科靶点复杂计划时，这显得尤其重要。同时，也需要考虑关于切除多处病变对于延长预期寿命的作用[13-16]。

四、术后管理

（一）交流预期的临床变化趋势

> **要　点**
>
> ◆ 术后局灶性神经功能障碍通常与切除脑转移瘤的位置有关，也可能是局灶性癫痫或出血的原因。

手术团队、麻醉医生、ICU 医生及护理人员之间的清晰沟通，是刚接受颅内转移瘤切除术后管理重点。大多数术后并发症出现在术后 6h 内，因此建议对术后第 1 天在 ICU 中观察[17-19]。并发症的典型原因是术后出血、癫痫、脑积水，以及较少见的气颅占位效应。

病变位置和手术入路可存在潜在的预期神经功能缺损[4]。例如，切除颞叶转移瘤可能会增加术后癫痫发作的可能，而从切除颅后窝病变会增加与梗阻性脑积水相关可能。即使在术中通过皮层脑电图监测，手术切除邻近运动区也可能出现局灶性运动或感觉障碍。但这些通常是暂时的，在术后 24h 内消失[20]；否则应该考虑切除腔周围区域的致痫灶或永久性皮质损伤灶。表 21-1 和图 21-1 至图 21-3 显示了可归因于切除转移性病变的特定神经功能缺损。

这些关于术后功能缺失和预期演变过程需要建

表 21-1 颅内转移灶开颅术后预期的局灶性神经缺损

部 位	预期即刻缺损	血管性注意事项	可能的并发症
额叶	行为改变、执行功能减慢、抑郁、失用、对侧无力、运动性失语、吞咽	矢状窦、凸面皮质静脉	水肿、CVST、出血、癫痫发作
颞叶	幻听、记忆力障碍、对侧上方同向象限盲、感觉性失语	Labbe 静脉、横窦	癫痫发作、水肿伴环池消失和钩回疝、CVST
顶叶	对侧感觉功能障碍、非显性顶叶忽视综合征、顶叶显性 Gerstmann 综合征（失写、失算、手指失认）、对侧下方同向象限盲	矢状窦、凸面皮质静脉	水肿、CVST、出血、癫痫发作
枕叶	对侧同向象限盲、皮质盲、幻视、失认症	窦汇、矢状窦和横窦	癫痫发作、出血、CVST
小脑	眼球震颤、同侧肢体共济失调伴外侧病变、躯干性共济失调伴中线病变	横窦	水肿、第四脑室压迫所致梗阻性脑积水、CVST

CVST. 大脑静脉窦血栓形成

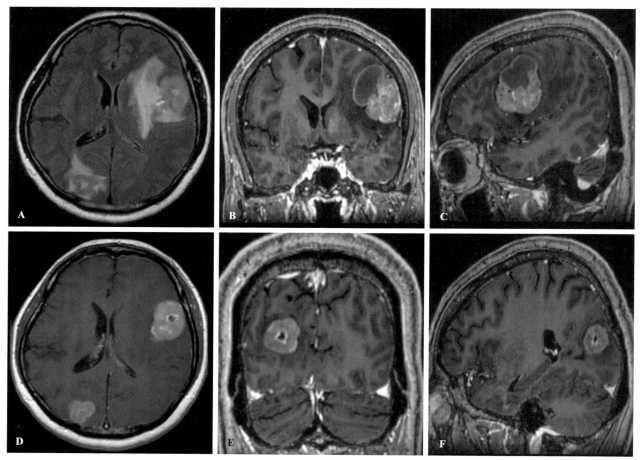

▲ 图 21-1 MRI 图像在 FLAIR（A）和 T₁ 增强扫描（B 至 F）序列上显示左侧额叶和右侧枕叶的转移性病变

额叶病变（B 和 C），主要影响 Broca 区、运动前区和辅助运动皮质；枕部病变（E 和 F），主要压迫距状裂上缘，符合于患者的左下同向象限盲

立手术团队和 ICU 医护团队之间沟通的基础。如果患者术后的临床发展不符合预期结果，应快速行头 CT 或 MRI 成像进一步评估，以判定是否有出血或脑积水，这两种情况均可在术后进行干预。

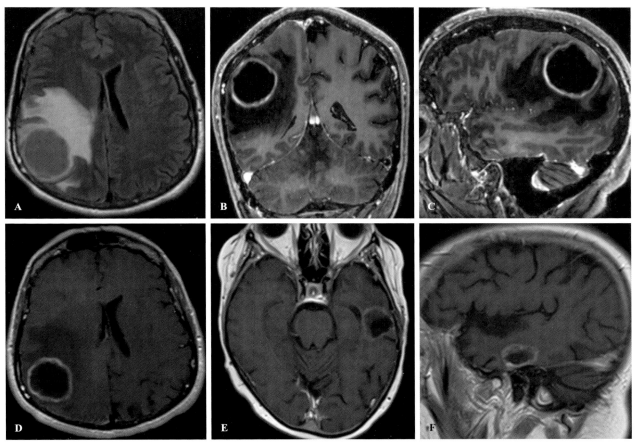

▲ 图 21-2　**MRI 图像在 FLAIR（A）和 T₁ 增强扫描（B 至 F）序列上显示右侧顶叶和左侧颞叶的转移性病变**
顶叶病变（B 和 C），主要影响躯体感觉皮质，水肿延伸至顶上小叶。颞叶前外侧病变（E 和 F），不影响颞叶上回的感觉性语言区

（二）脑室造口术

> **要　点**
>
> 术前对颅后窝转移瘤患者采用脑室造口术，通过术中脑脊液引流促进脑松弛，降低假性脑膜膨出发生。

行枕下开颅手术切除小脑转移瘤的患者可能需要脑室造口术。通过术中脑松弛和脑脊液分流有助于安全切除，也可降低术后假性脑膜膨出或脑脊液漏的发生。如果排除脑积水或颅内压升高，脑室造口术可在 24～48h 迅速夹闭，并在患者离开 ICU 之前拔除。虽然并非所有颅后窝开颅手术都需要预防性脑室造口术，但那些术中放置引流管的患者可能会受益于那些小脑病变较大导致第四脑室消失或小脑扁桃体下沉并在枕大孔处者。重要的是，对于行颅后窝转移瘤切除术的患者，在术后神经功能检查下降情况下，应保持对脑积水的高度警惕。梗阻性脑积水最常见的症状是头痛（伴或不伴恶心、呕吐）、视力模糊或复视（继发于第Ⅵ对脑神经麻痹）、双目"日落征"（或举目受限）、尿失禁、嗜睡、精神差、易怒，如果患者正在走动还会出现步态困难。对于这些患者来说，及时影像学检查、脑室造口术和（或）重新探查颅后窝术腔可能至关重要。

> **临床要点**：颅后窝转移瘤患者有进展为脑积水和假性脑膜膨出的风险，这可能需要脑室造口，甚至还需要永久性脑脊液分流（分流术）来治疗。

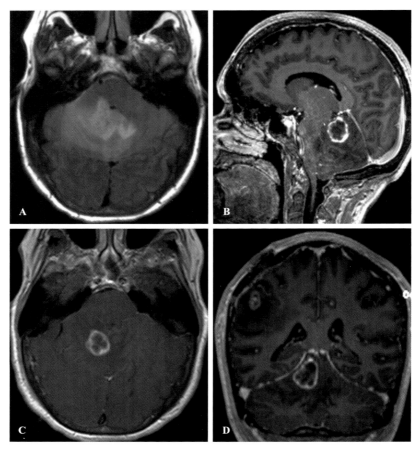

▲ 图 21-3　**MRI 图像在 FLAIR（A）和 T$_1$ 增强扫描（B 至 D）序列上显示小脑上端转移瘤**

第四脑室因周围水肿产生的占位效应而消失。冠状面上右顶叶（D）有第二次转移。1 例因持续性脑积水（未示）切除后行脑室腹腔分流术

（三）癫痫的预防与术后激素治疗

> **要　点**
>
> 术后患者继续服用抗癫痫药物和类固醇激素，这些药物在患者的临床发展允许的情况下逐渐减少。

对于新诊断的脑转移瘤患者，不推荐常规预防性使用抗癫痫药物[21]；然而，考虑到切除后对皮质刺激，通常在幕上病变术前开始使用抗癫痫药物，并在术后继续使用[22]。对于没有癫痫病史的患者，抗癫痫药物的选择和之后的治疗时间，可以根据个人、外科医生和医疗机构的具体情况而定。在没有出现癫痫发作的情况下，一些临床医生选择不使用抗癫痫药物进行预防。如前所述，局灶性神经检查与手术部位相对应的波动变化应引起对部分癫痫发作关注，应积极诊治。

目前指南建议无症状脑转移患者不需服用类固醇激素，但有症状者开始可使用地塞米松 4～8mg/d，上限到 16mg/d[23]。考虑到许多接受开颅手术切除转移瘤的患者通常在接受一定程度的类固醇治疗后，根据减压程度、颅内残留病变和对肾上腺抑制，患者可以在术后 4～14 天内逐渐减少类固醇激素用量。当患者接受外源性类固醇治疗时，重要的是应用预防胃肠道溃疡药物，如组胺拮抗药或质子泵抑制药。

（四）血压管理

行开颅手术切除肿瘤的患者通常会在围术

期建立一条动脉通路。这有助于在手术过程中滴定血管活性物质。术后继续注意血压管理很重要，尤其是在转移性病变切除后 24h 内。围术期高血压通过破坏血小板止血功能，损害脑血管自我调节机制，切除腔内破损血脑屏障，从而增加血流进入术腔风险[24]。Basali 等发现术后颅内出血的中位时间为 21h。在这项研究中，收缩压（systolic blood pressure，SBP）> 160mmHg 的患者术后出血的 OR=4.6[25]。因此，术后第 1 天的 SBP 目标是 100～160mmHg，或者更保守可为 100～140mmHg。对于患有冠心病或充血性心力衰竭的患者，可能需要更低水平。治疗高血压的可滴定药物包括尼卡地平和拉贝洛尔，而去甲肾上腺素和去氧肾上腺素是血压下降的首选药物。短效降压药（静脉输注或口服），如血管紧张素转化酶抑制药、β 受体拮抗药和钙通道阻滞药为首选，因为血压通常会在开颅手术后的 24～48h 恢复到基线水平。

（五）疼痛管理

神经外科患者术后疼痛管理可能极具挑战，因为镇静药会影响神经评估，甚至导致不必要的影像学检查。清醒患者可直接评估疼痛严重程度，而镇静患者可能只会通过生命体征的改变来了解镇痛不足。然而心动过速和高血压可能预示着其他潜在的医学问题，在将未控制的疼痛归因于病因之前，这些问题都值得评估。在这类患者中，这些可能是重要的考虑因素，因为他们通常会有其他部位的肿瘤，因此存在系统性并发症的风险。

麻醉性止痛药，如吗啡，通常用于止痛，因为它很容易满足滴定剂量。氢吗啡酮是作为吗啡的氢化酮合成的，这种亲脂性更易入中枢神经系统。因此氢吗啡酮的效力是吗啡的 8～10 倍，且更难滴定。另一策略是使用芬太尼自行镇痛泵，与传统的按需治疗相比，芬太尼已显示出更好的疗效[26]。考虑到对血小板功能的损害，通常不用非甾体抗炎药止痛。

（六）血钠维护

血清钠浓度和渗透梯度在维持颅内压和神经系统生理方面起着至关重要的作用。神经外科患者容易出现血清钠波动，需要密切监测电解质紊乱，因为任何一个方向的严重变化都可能导致癫痫发作、精神状态改变或昏迷。颅后窝水肿时的低钠血症可导致局部肿胀、梗阻性脑积水和神经功能快速下降。

低钠血症最常见的原因是抗利尿激素分泌异常综合征（syndrome of inappropriate release of antidiuretic hormone，SIADH），会导致肾集合管滞留游离水。血容量状态正常与否，可从相对于血清渗透压高的尿液渗透压中观察到。SIADH 的治疗是限制液体，在难治性病例中，通过口服片剂或外周高渗盐水输注补充钠。重要的是，由于担心脑桥中央髓鞘溶解，钠的校正速度不应超过 0.5mEq/h。脑盐耗综合征（cerebral salt wasting，CSW）表现为与 SIADH 难以区分的低钠血症。CSW 是一种对液体复苏有反应的低血容量状态。高钠血症可能是中枢性尿崩症的结果，原因是抗利尿激素（antidiuretic hormone，ADH）释放减少，这可能是下丘脑或脑垂体的一系列原因，其特点是大量排出稀释的尿液，需要用等渗盐水补充。去氨加压素是一种合成的加压素类似物，可以通过鼻腔、口服、静脉或皮下给药来增强这种受损的 ADH 内源性分泌。

（七）预防静脉血栓形成

静脉血栓形成的预防在择期开颅术后 24～48h 可安全开始[27, 28]。预防措施是以低分子肝素和连续气动压装置形式提供，不论是否穿弹力长袜。转移性肿瘤患者发生深静脉血栓（deep venous thrombosis，DVT）/肺栓塞的风险增加，而在没有药物预防的情况下，神经外科患者 DVT 的发病率高达 32%[28]。

（八）抗生素与伤口感染的预防

对 8 项前瞻性试验的 Meta 分析证实，预防性抗生素可减少术后伤口感染率[29]。这一效果并不依赖于革兰阴性菌的覆盖或多次剂量，通常遵循的做法是在切皮后 30～60min 内给予首剂，然后继续覆盖 24h。对于大多数病例，第一代头孢菌素覆盖革兰阳性菌，青霉素过敏患者使用万古霉素覆盖就足够了。对于可能遇到鼻窦黏膜病变的切除，使用第三代或第四代头孢菌素或氨基糖苷类覆盖革兰阴性菌。

（九）转出重症监护病房

一旦接受择期开颅手术切除肿瘤的患者需要在 ICU 观察至少 6h，并且在能够恢复术前神经功能后，才可以将护理转至神经外科病房。早期活动已被证明可以减少术后并发症。根据患者神经功能状况及早开展物理治疗、职业治疗和个体化管理，亦有助缩短住院时间。

参 考 文 献

[1] Kimmell KT, LaSota E, Weil RJ, Marko NF. Comparative effectiveness analysis of treatment options for single brain metastasis. *World Neurosurg*. 2015;84(5):1316–1332.

[2] Bertolini F, Spallanzani A, Fontana A, Depenni R, Luppi G. Brain metastases: an overview. *CNS Oncol*. 2015;4(1):37–46.

[3] Patel AJ, Suki D, Hatiboglu MA, Rao VY, Fox BD, Sawaya R. Comparison between surgical resection and stereotactic radiosurgery in patients with a single brain metastasis from nonsmall cell lung cancer. *World Neurosurg*. 2015;83(6):900–906.

[4] Buglione M, Pedretti S, Gipponi S, et al. Impact of surgical methodol ogy on the complication rate and functional outcome of patients with a single brain metastasis. *J Neurosurg*. 2015;122(5):1132–1143.

[5] Mert A, Buehler K, Sutherland GR, et al. Brain tumor surgery with 3–dimensional surface navigation. *Neurosurgery*. 2012;71(2 Suppl Operative):286–294.

[6] Rava P, Ebner DK, Tybor DJ, et al. Predictors for long–term survival free from whole brain radiation therapy in patients treated with radiosurgery for limited brain metastases. *Front Oncol*. 2015;5:110.

[7] Gorovets D, Rava P, Ebner DK, et al. The treatment of patients with 1–3 brain metastases: is there a place for whole brain radiotherapy alone, yet? A retrospective analysis. *Radiol Med*. 2015;120 (12):1146–1152.

[8] Bowden G, Kano H, Caparosa E, et al. Gamma knife radiosurgery for the management of cerebral metastases from non–small cell lung cancer. *J Neurosurg*. 2015;122(4):766–772.

[9] Kalkanis SN, Kondziolka D, Gaspar LE, et al. The role of surgical resection in the management of newly diagnosed brain metastases: a systematic review and evidence–based clinical practice guideline. *J Neurooncol*. 2010;96(1):33–43.

[10] Lang FF, Sawaya R. Surgical treatment of metastatic brain tumors. *Semin Surg Oncol*. 1998;14(1):53–63.

[11] Koyfman SA, Tendulkar RD, Chao ST, et al. Stereotactic radiosurgery for single brainstem metastases: the Cleveland Clinic experience. *Int J Radiat Oncol Biol Phys*. 2010;78(2):409–414.

[12] Chaichana KL, Rao K, Gadkaree S, et al. Factors associated with survival and recurrence for patients undergoing surgery of cerebellar metastases. *Neurol Res*. 2014;36(1):13–25.

[13] Hong N, Yoo H, Gwak HS, Shin SH, Lee SH. Outcome of surgical resection of symptomatic cerebral lesions in non–small cell lung cancer patients with multiple brain metastases. *Brain Tumor Res Treat*. 2013;1(2):64–70.

[14] Schackert G, Lindner C, Petschke S, Leimert M, Kirsch M. Retrospective study of 127 surgically treated patients with multiple brain metastases: indication, prognostic factors, and outcome. *Acta Neurochir (Wien)*. 2013;155(3):379–387.

[15] Smith TR, Lall RR, Lall RR, et al. Survival after surgery and stereotactic radiosurgery for patients with multiple intracranial metastases: results of a single–center retrospective study. *J Neurosurg*. 2014;121(4):839–845.

[16] Nichol A, Ma R, Hsu F, et al. Volumetric radiosurgery for 1 to 10 brain metastases: a multicenter, single–arm, phase 2 study. *Int J Radiat Oncol Biol Phys*. 2016;94(2):312–321.

[17] Bui JQH, Mendis RL, van Gelder JM, Sheridan MMP, Wright KM, Jaeger M. Is postoperative intensive care unit admission a prerequisite for elective craniotomy? *J Neurosurg*. 2011;115(6):1236–1241.

[18] Hanak BW, Walcott BP, Nahed BV, et al. Postoperative intensive care unit requirements after elective craniotomy. *World Neurosurg*. 2014;81(1):165–172.

[19] Taylor WA, Thomas NW, Wellings JA, Bell BA. Timing of postoperative intracranial hematoma development and implications for the best use of neurosurgical intensive care. *J Neurosurg*. 1995;82 (1):48–50.

[20] Low D, Ng I, Ng W–H. Awake craniotomy under local anaesthesia and monitored conscious sedation for resection of brain tumours in eloquent cortex—outcomes in 20 patients. *Ann Acad Med Singapore*. 2007;36(5):326–331.

[21] Mikkelsen T, Paleologos NA, Robinson PD, et al. The role of prophylactic anticonvulsants in the management of brain metastases: a systematic review and evidence–based clinical practice guideline. *J Neurooncol*. 2010;96(1):97–102.

[22] Schwartz TH, Bazil CW, Forgione M, Bruce JN, Goodman RR. Do reactive post–resection "injury" spikes exist? *Epilepsia*. 2000; 41(11):1463–1468.

[23] Ryken TC, McDermott M, Robinson PD, et al. The role of steroids in the management of brain metastases: a systematic review and evidence–based clinical practice guideline. *J Neurooncol*. 2010;96 (1):103–114.

[24] Seifman MA, Lewis PM, Rosenfeld JV, Hwang PYK. Postoperative intracranial haemorrhage: a review. *Neurosurg Rev*. 2011; 34(4):393–407.

[25] Basali A, Mascha EJ, Kalfas I, Schubert A. Relation between perioperative hypertension and intracranial hemorrhage after craniotomy. *Anesthesiology*. 2000;93(1):48–54.

[26] Morad AH, Winters BD, Yaster M, et al. Efficacy of intravenous patient–controlled analgesia after supratentorial intracranial surgery: a prospective randomized controlled trial. Clinical article. *J Neurosurg*. 2009;111(2):343–350.

[27] Cerrato D, Ariano C, Fiacchino F. Deep vein thrombosis and low–dose heparin prophylaxis in neurosurgical patients. *J Neurosurg*. 1978; 49(3):378–381.

[28] Agnelli G, Piovella F, Buoncristiani P, et al. Enoxaparin plus compression stockings compared with compression stockings alone in the prevention of venous thromboembolism after elective neurosurgery. *N Engl J Med*. 1998;339(2):80–85.

[29] Barker 2nd FG. Efficacy of prophylactic antibiotics for craniotomy: a meta–analysis. *Neurosurgery*. 1994;35(3):484–490. discussion 491–92.

第三篇　癫痫外科
Epilepsy Surgery

第 22 章　标准颞叶切除术
Standard Temporal Lobectomy

Mark Attiah　Paulomi Bhalla　Vivek Buch　Timothy Lucas　**著**

王洪亮　孙浩珊　郭松韬　**译**

张永哲　**校**

一、概述

> **要　点**
>
> ◆ 美国有 230 万成年人患有癫痫，其中 1/3 的人对药物治疗耐药。
>
> ◆ 在接受切除手术的患者中，75%～80% 的癫痫患者能有效控制癫痫。
>
> ◆ 这些患者的术前和术后治疗存在特殊挑战和困难。

据统计，美国约有 230 万成年人患有癫痫，约 1/3 为药物难治性癫痫。在有明确癫痫病灶的患者中，75%～80% 的患者通过开颅手术切除可以有效控制癫痫发作，随机对照试验显示，这种效果可以持续长达 2 年[1, 2]。

癫痫手术患者的术前和术后治疗对神经外科医生和神经专科医师都提出了特殊的挑战。与其他神经外科患者不同，癫痫患者需要在硬膜下或大脑深部植入大量电极。很显然，这些患者都是药物难治性癫痫患者，经常发生难以控制的癫痫发作。甚至在电极植入之前，这些癫痫发作经

常导致严重的人身损害。通常患者还会出现认知方面的后遗症，包括癫痫发作和抗癫痫药物的毒性反应，这给他们的基础神经系统检查带来了麻烦。这些因素使癫痫手术患者的诊疗的精细程度超出标准化 ICU 中脑外伤或脑肿瘤患者制订的治疗要求范围。因此，本章的目的是为了确定外科和危重症监护室针对优化对这些患者治疗相关的核心问题。

> **临床要点：**医学上难治性癫痫是患者及其属难以忍受的疾病。手术治疗已被证明是非常安全和有效的控制这些癫痫发作方法，并可以极大地改善患者及其家人的生活质量。一旦确诊，建议尽早转诊给神经外科医生，以最大限度地获得长期控制癫痫的机会。

二、神经解剖学与程序

> **要　点**
>
> ◆ 术前 I 期主要是确认癫痫发作病灶，包括影像学、神经心理学评估和电生理研究。

- Ⅱ期研究包括手术植入"栅格和条形"电极获得有创电生理记录，这提供了更好的解决方案。
- 切除技术，最常见的是前颞叶切除术，目的是最大限度地切除致痫病灶，同时最大限度地减少对功能脑组织和重要结构的潜在损害。
- 术中唤醒开颅切除手术可以更好地保存语言、感觉和运动功能，并且术后能立即对患者进行神经系统检查。
- 包括激光热疗在内的新技术目前正在研发，可用于癫痫病灶的微创消融。

与其他神经外科手术一样，癫痫外科手术的首要目标是仅切除癫痫发作的脑组织，同时保留重要的认知和神经功能。当然，这取决于识别致癫痫病灶的能力。寻找病灶需要临床癫痫症状学、头皮脑电图（electroencephalography，EEG）和专门的 MRI（图 22-1）。在某些情况下，Ⅰ 期评估包括正电子发射断层扫描（positron emission tomography，PET）、单光子发射计算机断层扫描和脑磁图扫描，同时在这一阶段进行神经心理学评估。手术前通常进行精神病学评估，因为许多研究表明，癫痫患者一生中患有精神疾病的概率高达 50%[3, 4]。虽然关于术后癫痫发作风险增加的数据在这一人群中存在争议，但精神病学评估可

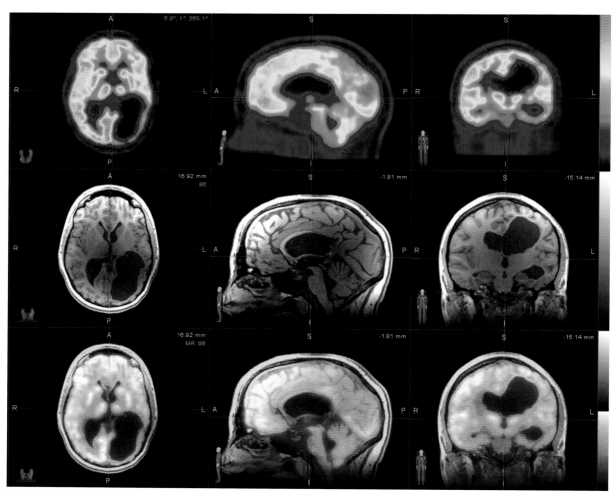

▲ 图 22-1　癫痫 MR-PET 融合检查

左后象限癫痫患者的特化的 MR-PET 融合。上一行说明发作间期示踪剂 18F 标记 2- 脱氧葡萄糖［interictal radiolabeled（18F）-2-fluoro-2-deoxy-D-glucose，18FDG］PET 显示左侧顶叶、颞叶和枕骨区域呈低代谢。中间行表示 T1 加权 MR 结果与上面一行相同。第三行显示了 PET-MR 融合图像表明基础代谢率减退与测定体积的 MR 存在明显对应关系

以帮助治疗术后出现焦虑、抑郁或攻击性行为风险高的患者[5]。如果上述所有数据一致，也就是说，提示患者有相同的癫痫病灶，可以直接进行切除手术。

大约有 25% 的患者[6]对第一阶段的评价不一致或模棱两可。为此，建议进行第二阶段检查。二期检查包括有创脑电图记录。硬膜下电极阵列或栅格电极的使用源于术中皮质脑电图（electrocorticography，ECoG）技术的发展，该技术由福尔斯特在 20 世纪 30 年代提出，彭菲尔德和贾斯帕在 20 世纪 50 年代进一步改进[7]。Talairach 和 Bancaud 提出，利用这种技术，可以通过记录自发性癫痫发作时神经群的活动来划定致痫发作灶[8-10]。

颅内电极的优点很多。首先，信噪比优于头皮电极，因为皮肤、皮下脂肪、肌肉、骨骼和硬脑膜是神经信号的绝缘体。因此，在强直 - 阵挛发作期间，ECoG 不易受到肌肉伪影的影响。皮层表面栅格的空间分辨率也更好，电极间距在 0.5～1cm。最后，ECoG 电极能提供头皮脑电图无法获得的位置记录，如大脑半球间裂隙、海马和杏仁核及前额叶眶部皮质。

为了补充皮层记录，深部电极可以用立体定向方法植入以便记录皮层下区域的电活动。这项技术最初是作为一种工具来阐明基底核在癫痫小发作和大脑中心癫痫发作中的作用[11-13]。术前使用 CT 和 MRI 在对电极阵列植入靶点和电极穿刺道的精确规划时避开血管结构、功能皮层和皮层下结构进行操作是至关重要的，同时达到最好的癫痫定位效果。

三、手术过程

栅格电极的植入首先需要骨瓣开颅，切开硬脑膜并暴露癫痫灶脑皮层（图 22-2）。然后在感兴趣的脑皮层区域安放硬膜下栅格电极，注意避开脑表面动静脉血管。深部电极是在套管针辅助下穿刺植入电极。这些可以通过立体定向或根据解剖标志确定。植入后取出针芯，深部电极植入在预定脑实质内。也可以使用混合电极。既有普通电极，也有微电极，其直径为 0.07～5mm。目前，所有美国食品药品管理局批准的电极阵列电极尾部均需从伤口中穿出，以便连接到数据采集系统。几家公司正在测试无线系统，目的是将宽频带神经记录信号传输到位于床边的无线集线器上。这些设备可能会在未来几年上市。

一旦确定了致痫区，就可以采取多种方法对其进行切除。最常见的是内侧颞叶癫痫，其

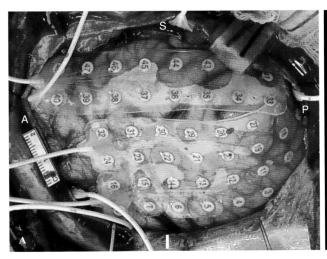
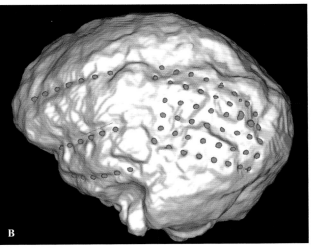

▲ 图 22-2　颅内电极

A. 后象限癫痫患者行栅格和条状电极植入术。术中照片显示了电极放置跟脑血管的相对位置关系；B. 使用同一患者术后 MR 经渲染后显示了大脑皮层的电极位置（红色）A. 前；P. 后；S. 上；I. 下

中最常用的切除手术是前颞叶切除术（anterior temporal lobectomy，ATL），由 Falconer 和 Taylor 在 20 世纪 60 年代提出[14]。对于非优势半球手术，ATL 是在全麻状态下进行的。对于优势半球手术，ATL 是在术中唤醒后进行的。在作者的中心，新皮质部分的前颞叶被整体切除，以保存组织结构。包括杏仁核和海马体在内的内侧结构作为整体被切除。手术结束时，透过完整的软脑膜可见侧中脑、脑脚、大脑后动脉和第 Ⅲ 对脑神经。

当致痫区靠近运动、感觉或语言皮层等有功能的皮质时，就需要进行术中唤醒手术。功能定位确保了重要功能的保存，同时优化了切除范围[15-18]。术中唤醒手术可以更好地保留语言功能，减少永久性的缺陷，缩短住院时间，减少与麻醉相关的并发症，降低整体成本[19-25]。此外，突发癫痫的频率与全麻下的手术相当[26]。成功的勾勒致癫灶需要仔细选择患者，因为患者的合作对于准确的定位非常重要[27, 28]。唤醒麻醉开颅术的另一个好处是可以在整个手术过程中和手术后立即给患者进行神经系统检查。这就避免了由于麻醉残留效应、手术造成的神经损伤或手术后出现的并发症，术后需缓慢恢复到正常神经水平。而术中唤醒麻醉的患者可立即接受检查。

除了传统的开颅技术外，目前还在研究治疗顽固性癫痫的新技术。激光射频消融通过激光产生的辐射热诱导局部组织损伤，有望消除致痫区[29]。这种技术可以通过小的颅骨钻孔进入大脑深部区域。减少术中暴露有利于缩短恢复时间和降低发病率，尽管这些假设仍有待检验。随着这种治疗方法的发展，需要制订新的术后 ICU 方案。

四、术后并发症

要 点

◆ 癫痫手术可能导致一些并发症，包括血肿、脑卒中、认知、运动和视野缺陷、脑脊液漏、感染、癫痫持续状态、死亡。

◆ 视野缺损是最常见的术后并发症，是由于视觉辐射中断所致。

◆ 在发现和处理潜在的术后可能危及生命的并发症方面，必须具备一个配备了训练有素的护士和健康治疗医生的 ICU。

◆ 在精心的治疗下，癫痫手术是安全有效的。

癫痫手术在癫痫控制方面非常有效[1]。尽管癫痫手术取得了显著的成功，但开颅电极植入或大脑切除并不是没有风险的。并发症包括血肿、脑卒中、认知功能障碍、脑神经功能障碍、视野功能障碍、脑脊液漏、感染、癫痫持续状态和死亡（框 22-1）。合理的术后治疗需要特别了解所进行的手术。患者必须在神经重症监护室接受严密的监护，那里的护理人员应接受过系统的神经系统检查培训。

框 22-1　术后重要并发症

- 死亡
- 脑出血 / 血肿
- 癫痫持续状态
- 脑卒中 / 偏瘫（脉络膜前动脉痉挛或损伤）
- 视野缺损
- 认知缺失
- 感染
- 脑脊液漏

围术期神经功能损伤可造成严重后果。癫痫手术后报道的并发症包括偏瘫、脑神经病变和视野缺陷。即使是最有经验的手术专家也可能导致偏瘫发生。这种并发症可能与术中剥离颞叶前脉络膜动脉的牵拉或痉挛有关[30]。复视、脑神经损伤症状，在癫痫手术后相对常见。至少 19% 的患者有过短暂的复视[31, 32]。可能是由于牵拉或骚扰邻近动眼神经或滑车神经的软脑膜引起[31]。重要的是，动眼神经麻痹也是脑疝的早期症状。鉴于这些重叠的表现，重症监护护理员需要在手术后出现对这些症状时保持警惕。

视野缺损是颞叶切除最常见的并发症，占 55%～75%[1, 33]。在许多患者中，视野缺损的程度足以使他们无法获得驾照[34]。视野缺损与视觉辐射的中断有关。最近开展了微创技术，以尽量减少术后视力损失[35]。正在进行临床试验评估微创技术改善预后的程度。

电极植入后颅内出血是公认的风险，发生率为 0.5%～4%[36, 37]。血肿可出现在硬膜外、硬膜下和脑内。出血需要特别重视，因为血肿的形成可能导致中线移位和脑疝。因此，作者的做法是在电极植入后立即进行 CT 扫描。如图所示，即使在无症状的患者中也能发现硬膜外血肿形成（图 22-3）。患者服用丙戊酸有较高的出血风险，术后必须密切观察[38]。还应监测患者在植入电极的部位是否有脑脊液漏和脑水肿，因为这些与使用多个相邻条状电极有关[39]。术后进行 CT 和 MRI 检查。融合后能提供在脑内电极位置的校准，并评估出血并发症。

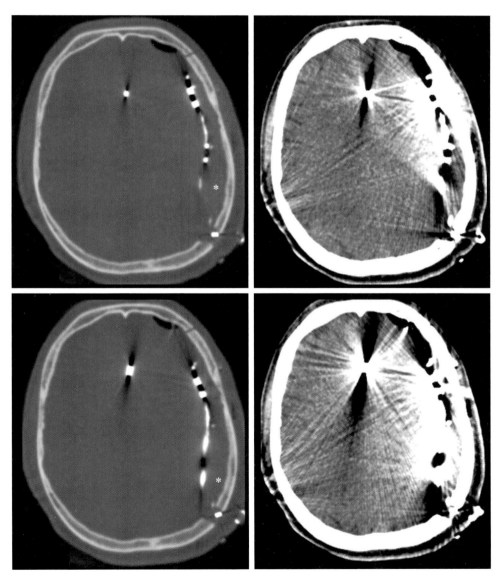

▲ 图 22-3　术后硬膜外血肿

严密的术后监护对癫痫患者至关重要。该患者接受了常规的术后 CT 检查，左侧为骨窗，右侧为脑窗，连续两次轴位扫描。在骨窗中电极的位置很容易被看到。如上下两行所示，皮层表面电极被血肿推离颅骨内面（＊），表明硬膜外血肿形成。虽然患者无症状，但应该选择返回手术室进行血肿清除

感染是植入电极患者另一个潜在致病因素。脑膜炎、脑炎和脓肿有可能造成永久性的神经功能障碍。最近一项 Meta 分析指出，化脓性神经感染发生率为 2.3%，浅表感染发生率为 3%，脑脊液培养阳性发生率为 7%[40]。不同癫痫中心在努力减少感染的措施方面各不相同。外科医生经常将电极尾远离手术切口处穿出去，以减少监测过程中皮肤细菌的感染。由于监测时间与检出率相关，因此人们试图尽量缩短监测时间。一项为期 17 年的研究指出，1980—1997 年，感染率从 18% 下降到 6%，这与较短的监测期（中位数为 9～13 天）有关[41]。一些中心还在整个监测阶段使用预防性抗生素，尽管这不是常规的。

很显然，癫痫患者患有顽固性癫痫。手术带来的生理和心理压力可加剧术后癫痫发作。值得庆幸的是，长时间的癫痫发作或癫痫持续状态，在这一人群中相对少见[42]，部分原因是他们正在接受严密的癫痫观察。癫痫发作和抗癫痫药物的使用应与癫痫专家一起商讨。建立的治疗常规应该在 ICU 规范"状态"里定义和处理方案。作者的策略是，在 1h 内发生两次复杂的局部癫痫、一次全身性强直阵挛性癫痫或任何持续时间超过 3min 的癫痫发作后使用苯二氮䓬类药物。在入院前，还会根据患者对药物的反应制订相应的治疗方案。

颞叶癫痫发作后精神症状是颞叶癫痫的一种常见的精神并发症，通常出现在一组复杂的局部发作或全身性强直阵挛发作之后[43]，一般在 12～72h 无症状期后出现[44]。目前的指南建议使用抗精神病药物进行治疗，治疗时间短的为 5 天，最长可达 2 个月[45]。非癫痫性癫痫发作，有时被称为假性癫痫发作，由于与脑电图事件混淆，可能会使治疗复杂化。未经训练的人员可能会在不经意间将长时间的假性发作视为一种状态，因此需要有专业的特定知识来区分这两种类型的发作。

在 ICU 平稳过渡一段时间后，患者被转到癫痫监护病房。随着抗癫痫药的缓慢减弱，同时在某些情况下，受兴奋性措施干扰，如光刺激、过度通气、睡眠剥夺等，直到捕获足够数量的癫痫发作，都会促进癫痫发作。

> 临床要点：癫痫患者的术前和术后治疗，需要一个包含神经专科医师、神经外科医生和护理人员在内的高度专注、熟练和知识渊博的团队。在不同的管理级别都应该实施标准化操作流程，以便解决一些癫痫手术的潜在风险和并发症。

五、结论

癫痫患者的治疗是细致入微的，需要仔细关注这个患者群体特有的问题。手术和重症监护团队之间的密切联系有助于患者的治疗。在训练有素的团队严格把控下，癫痫手术是安全且非常有效的。

参 考 文 献

[1] Wiebe S, Blume WT, Girvin JP, Eliasziw M. Effectiveness and efficiency of surgery for temporal lobe epilepsy study group. A randomized, controlled trial of surgery for temporal–lobe epilepsy. *N Engl J Med*. 2001;345(5):311–318.

[2] Téllez–Zenteno JF, Hernández Ronquillo L, Moien–Afshari F, Wiebe S. Surgical outcomes in lesional and non–lesional epilepsy: a systematic review and meta–analysis. *Epilepsy Res*. 2010;89(2–3):310–318.

[3] Glosser G, Zwil AS, Glosser DS, O'Connor MJ, Sperling MR. Psychiatric aspects of temporal lobe epilepsy before and after anterior temporal lobectomy. *J Neurol Neurosurg Psychiatr*. 2000;68(1):53–58.

[4] Jones JE, Hermann BP, Barry JJ, Gilliam F, Kanner AM, Meador KJ. Clinical assessment of Axis I psychiatric morbidity in chronic epilepsy: a multicenter investigation. *J Neuropsychiatry Clin Neurosci*. 2005;17 (2):172–179.

[5] Foong J, Flügel D. Psychiatric outcome of surgery for temporal lobe epilepsy and presurgical considerations. *Epilepsy Res*. 2007;75(2–3):84–96.

[6] Yuan J, Chen Y, Hirsch E. Intracranial electrodes in the presurgical evaluation of epilepsy. *Neurol Sci*. 2012;33(4):723–729.

[7] Penfield W, Jasper H. *Epilepsy and the Functional Anatomy of the Human Brain*. Boston, Brown & Co: Little; 1954.

[8] Rosenow F, Lüders H. Presurgical evaluation of epilepsy. *Brain*.

2001;124(Pt 9):1683–1700.

[9] Centeno RS, Yacubian EMT, Caboclo LOSF, Júnior HC, Cavalheiro S. Intracranial depth electrodes implantation in the era of image-guided surgery. *Arq Neuropsiquiatr.* 2011;69(4):693–698.

[10] Bancaud J, Talairach J. L'electroencephalographie de profondeur (S.E.E.G.) dans l'epilepsie. In: *Modern Problems of Pharmacopsychiatry- Epilepsy.* Basel: S. Karger. 1973;4:29–41.

[11] Spiegel EA, Wycis HT, Reyes V. Diencephalic mechanisms in petit mal epilepsy. *Electroencephalogr Clin Neurophysiol.* 1951;3(4):473–475.

[12] Jung R, Riechert T, Heines KD. Technique and value of operative electrocorticography and subcortical deduction of brain potentials. *Nervenarzt.* 1951;22(11):433–436.

[13] Williams D, Parsons-Smith G. The spontaneous electrical activity of the human thalamus. *Brain.* 1949;72(3):450–482.

[14] Falconer MA, Taylor DC. Surgical treatment of drug-resistant epilepsy due to mesial temporal sclerosis. Etiology and significance. *Arch Neurol.* 1968;19(4):353–361.

[15] De Benedictis A, Moritz-Gasser S, Duffau H. Awake mapping optimizes the extent of resection for low-grade gliomas in eloquent areas. *Neurosurgery.* 2010;66(6):1074–1084. discussion 1084.

[16] Reithmeier T, Krammer M, Gumprecht H, Gerstner W, Lumenta CB. Neuronavigation combined with electrophysiological monitoring for surgery of lesions in eloquent brain areas in 42 cases: a retrospective comparison of the neurological outcome and the quality of resection with a control group with similar lesions. *Minim Invasive Neurosurg.* 2003;46(2):65–71.

[17] Duffau H, Lopes M, Arthuis F, et al. Contribution of intraoperative electrical stimulations in surgery of low grade gliomas: a comparative study between two series without (1985–96) and with (1996–2003) functional mapping in the same institution. *J Neurol Neurosurg Psychiatr.* 2005;76(6):845–851.

[18] Sahjpaul RL. Awake craniotomy: controversies, indications and techniques in the surgical treatment of temporal lobe epilepsy. *Can J Neurol Sci.* 2000;27(Suppl 1):S55–S63. discussion S92–6.

[19] Blanshard HJ, Chung F, Manninen PH, Taylor MD, Bernstein M. Awake craniotomy for removal of intracranial tumor: considerations for early discharge. *Anesth Analg.* 2001;92(1):89–94.

[20] Danks RA, Rogers M, Aglio LS, Gugino LD, Black PM. Patient tolerance of craniotomy performed with the patient under local anesthesia and monitored conscious sedation. *Neurosurgery.* 1998;42(1):28–34. discussion 34–6.

[21] Skucas AP, Artru AA. Anesthetic complications of awake craniotomies for epilepsy surgery. *Anesth Analg.* 2006;102(3):882–887.

[22] Manninen PH, Tan TK. Postoperative nausea and vomiting after craniotomy for tumor surgery: a comparison between awake craniotomy and general anesthesia. *J Clin Anesth.* 2002;14(4):279–283.

[23] Duffau H, Peggy Gatignol ST, Mandonnet E, Capelle L, Taillandier L. Intraoperative subcortical stimulation mapping of language pathways in a consecutive series of 115 patients with Grade II glioma in the left dominant hemisphere. *J Neurosurg.* 2008;109(3): 461–471.

[24] Serletis D, Bernstein M. Prospective study of awake craniotomy used routinely and nonselectively for supratentorial tumors. *J Neurosurg.* 2007;107(1):1–6.

[25] Sanai N, Mirzadeh Z, Berger MS. Functional outcome after language mapping for glioma resection. *N Engl J Med.* 2008;358(1): 18–27.

[26] Kim CH, Chung CK, Lee SK. Longitudinal change in outcome of frontal lobe epilepsy surgery. *Neurosurgery.* 2010;67(5):1222–1229. discussion 1229.

[27] Piccioni F, Fanzio M. Management of anesthesia in awake craniot-

omy. *Minerva Anestesiol.* 2008;74(7–8):393–408.

[28] Sarang A, Dinsmore J. Anaesthesia for awake craniotomy—evolution of a technique that facilitates awake neurological testing. *Br J Anaesth.* 2003;90(2):161–165.

[29] Tovar-Spinoza Z, Carter D, Ferrone D, Eksioglu Y, Huckins S. The use of MRI-guided laser-induced thermal ablation for epilepsy. *Childs Nerv Syst.* 2013;29(11):2089–2094.

[30] Sasaki-Adams D, Hader EJ. Temporal lobe epilepsy surgery: surgical complications. In: *Textbook of epilepsy surgery.* London: Informa UK; 2008:1288–1298.

[31] Cohen-Gadol AA, Leavitt JA, Lynch JJ, Marsh WR, Cascino GD. Prospective analysis of diplopia after anterior temporal lobectomy for mesial temporal lobe sclerosis. *J Neurosurg.* 2003;99(3):496–499.

[32] Sindou M, Guenot M, Isnard J, Ryvlin P, Fischer C, Mauguie`re F. Temporo-mesial epilepsy surgery: outcome and complications in 100 consecutive adult patients. *Acta Neurochir (Wien).* 2006;148(1):39–45.

[33] Egan RA, Shults WT, So N, Burchiel K, Kellogg JX, Salinsky M. Visual field deficits in conventional anterior temporal lobectomy versus amygdalohippocampectomy. *Neurology.* 2000;55(12):1818–1822.

[34] Manji H. Epilepsy surgery, visual fields, and driving: a study of the visual field criteria for driving in patients after temporal lobe epilepsy surgery with a comparison of goldmann and esterman perimetry. *Am J Ophthalmol.* 2000;129(5):704.

[35] Chen HI, Bohman LE, Loevner LA, Lucas TH. Transorbital endoscopic amygdalohippocampectomy: a feasibility investigation. *J Neurosurg.* 2014;120(6):1428–1436.

[36] McGonigal A, Bartolomei F, Regis J, et al. Stereoelectroencephalography in presurgical assessment of MRI-negative epilepsy. *Brain.* 2007;130(Pt 12):3169–3183.

[37] Cossu M, Cardinale F, Castana L, et al. Stereoelectroencephalography in the presurgical evaluation of focal epilepsy: a retrospective analysis of 215 procedures. *Neurosurgery.* 2005;57(4):706–718. discussion 706–18.

[38] Arya R, Mangano FT, Horn PS, Holland KD, Rose DF, Glauser TA. Adverse events related to extraoperative invasive EEG monitoring with subdural grid electrodes: a systematic review and meta-analysis. *Epilepsia.* 2013;54(5):828–839.

[39] Winter SL, Kriel RL, Novacheck TF, Luxenberg MG, Leutgeb VJ, Erickson PA. Perioperative blood loss: the effect of valproate. *Pediatr Neurol.* 1996;15(1):19–22. Review.

[40] Weinand ME, Oommen KJ. Lumbar cerebral spinal fluid drainage during long-term electrocorticographic monitoring with subdural strip electrodes: elimination of cerebral spinal fluid leak. *Seizure.* 1993;2(2):133–136.

[41] Hamer HM, Morris HH, Mascha EJ, et al. Complications of invasive video-EEG monitoring with subdural grid electrodes. *Neurology.* 2002;58(1):97–103.

[42] Hader WJ, Tellez-Zenteno J, Metcalfe A, et al. Complications of epilepsy surgery: a systematic review of focal surgical resections and invasive EEG monitoring. *Epilepsia.* 2013;54(5):840–847.

[43] Logsdail SJ, Toone BK. Post-ictal psychoses. A clinical and phenomenological description. *Br J Psychiatry.* 1988;152:246–252.

[44] Kanner AM, Stagno S, Kotagal P, Morris HH. Postictal psychiatric events during prolonged video-electroencephalographic monitoring studies. *Arch Neurol.* 1996;53(3):258–263.

[45] Kerr MP, Mensah S, Besag F, de Toffol B, Ettinger A, Kanemoto K, et al. International consensus clinical practice statements for the treatment of neuropsychiatric conditions associated with epilepsy. *Epilepsia.* 2011;52(11):2133–2138.

第 23 章　癫痫患者有创监测的术后治疗
Postoperative Care of the Epilepsy Patient with Invasive Monitoring

Daniel J. Dilorenzo　Richard W. Byren　Thomas P. Bleck　**著**

王洪亮　郭松韬　曾慧君　**译**

王清华　**校**

一、概述

> **要　点**
>
> 癫痫是一种比较常见的疾病，有很高比例的癫痫患者难以接受药物治疗。对于这些患者来说，癫痫手术可能是一个较好的选择，而有创性监测可能有助于识别这些潜在的患者。

大约 0.5% 的成年人患有癫痫[1]，据估计，美国每年有 15 万新发癫痫患者[2]。约 40% 的癫痫患者属于药物难治性癫痫[3]。在这个群体中，可以给一部分人实施手术治疗，改善其生活质量和控制癫痫发作[4, 5]。

无创检查包括临床症状、影像学和脑电图，有时不易确定癫痫灶的识别和定位。因此，可能需要开颅亚急性放置和记录立体定位深度电极和硬膜下条状和网格电极。可以通过开颅手术或钻孔植入深部电极。

利用有创电极记录技术定位癫痫灶将有助于手术实施和手术切除后取得良好的临床效果[6-11]。选择合适的患者，颞叶切除治疗的颞叶癫痫患者有超过 70%～80% 可控制癫痫发作[12]，非颞叶切除手术可 > 50%[13]，而完全切除的皮质发育不良患者可获得高达 80% 的免于癫痫发作。图 23-1 描绘了用于此用途的硬膜下和深部电极样品。

接受这些手术的患者可能发生以下手术并发症，包括感染、颅内出血、硬膜外积液、脑脊液漏等。此外，由于在术后不能活动，患者有继发性并发症的风险，包括深静脉血栓（deep venous thrombosis，DVT）和肺栓塞（pulmonary embolus，PE）可能。虽然报道的并发症发生率有显著差异，但并发症的发生率随着时间的推移逐步改善和经验的累积，此外依赖于手术技巧和围术期治疗[14]。本章整合了来自其他机构的手术技术和围术期管理方案的数据，以及作者最近的一篇综述和技术分析，目的是提出一种使并发症发生率最小化的优化诊疗方案。

严格坚持精准的手术技术和仔细的围术期治疗，可以降低并发症发生率[14]。在本章中，作者将概述降低并发症发生率和当并发症发生时正确的治疗方案。

二、神经解剖学和流程

> **要　点**
>
> 电极通过开颅手术植入癫痫灶同侧的硬膜下腔。条表示一排电极，而栅格表示多排电极。深部电极被植入在致痫灶的实质结构部分。

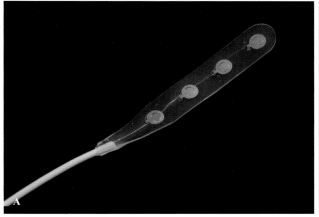
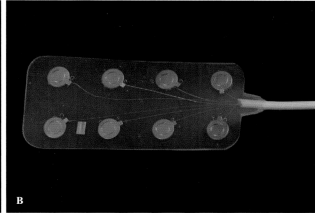
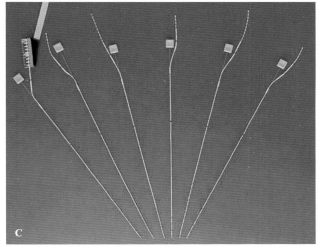

▲ 图 23-1 一套临床使用的硬膜下栅格电极、硬膜下条状电极和深部电极

A. 硬膜下条状电极（4×1 配置）；B. 硬膜下栅格电极（4×2 配置）；C. 深部电极连接到最左边与监测连接器和电缆连接的电极阵列（图片由 Ad-Tech Medical Instrument Corporation, Racine, WI, USA 提供）

（一）神经解剖学

栅格电极和条形电极通常植入硬膜下腔；这为皮层表面信号记录提供了最佳的信噪比和信号频率。这些电极有助于皮层电活动的定位，有助于术前评估癫痫灶的位置和手术切除的范围。

深部电极通常放置在怀疑与癫痫灶有关的深部结构中。Bancaud、Talairach 及其同事首先描述了植入深部电极的立体定向技术[15, 16]。常用的位置包括海马体和邻近的白质束。深部电极也可以放置在皮质发育不良或其他可疑病灶的区域。

（二）手术方法概述

硬膜下电极植入可采用多种手术方法及其改良式。下面将总结作者机构使用的首选技术。

硬膜下栅格和条带电极植入通常需要开颅手术提供足够的暴露以保证安全的植入。为了监测颞叶，在头皮上做一个改良的"Yasargil"切口，如图 23-2A 所示。额颞叶开颅术是为了显露颞叶外侧和额叶后叶和顶叶前的下部分。

小心地将硬膜下电极植入在感兴趣皮层的表面，如图 23-2B 所示。在作者的机构，对于颞叶癫痫，通常包括前外侧、后外侧硬脑膜下条状电极，以及位于外侧颞叶上并横跨大脑侧裂的硬脑膜下栅格电极，其中至少包括一排覆盖额叶后下和顶叶前下的电极。

利用骨窗开颅手术提供的暴露，深部电极植入可与硬膜下电极植入同时进行，也可以使用立体定向技术通过颅骨钻孔将它们分别放置。在前一种方法中，深部电极通过暴露的皮质插入，通常通过颞叶外侧表面，经过仔细暴露部分岛叶皮质，并向前方导向海马体或紧邻的白质。另一种方法是，深部电极可以通过枕部的颅骨钻孔插入，并通过透视或立体定向导航直接导向前方的海马体。

硬膜下电极固定在相对应的硬脑膜上，从而最大限度地减少了在关颅期间及围术期和随后的住院监护期间后期移动的可能性。这些导线被组合在一起，形成一个环，然后缝合到皮肤表面，随后放置一个硬膜外引流管。在图 23-3 中，导线经皮下隧道穿出，在头皮缝合前，可以看到引出的导线和引流管位于硬膜外间隙。图 23-4 为

用金属丝和引流管缝合后的头皮。

患者将送往神经重症监护病房（neurology intensive care unit，NICU）后，常规进行头部 CT 检查，以确认颅内电极位置和排除颅内血肿。典型的成像研究如图 23-5 所示，显示了栅格电极和周围的硬膜外积液。患者在标准的 24h 抗感染治疗后继续使用抗生素治疗，并在此期间一直使用抗生素，同时，这些经皮导线和植入电极一直保留。

立体定向脑电图（stereoelectroencephalography，

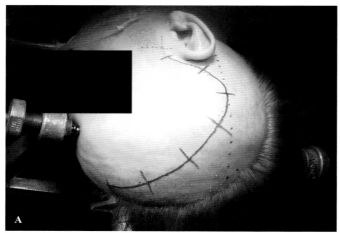
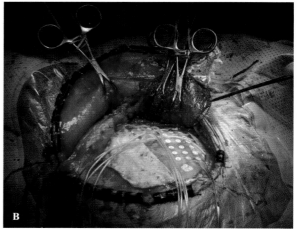

▲ 图 23-2　开颅和电极植入

A. 在准备消毒铺单前，头皮标记计划手术切口，切口从耳屏上方开始，以最大限度减少对颞浅动脉的损伤，并向上和向前延伸至颞上线与中线之间和发际线后面；B. 电极被放置在大脑皮层表面的适当位置，并且连接的电极导线被安排成一个近似直线的轨迹到经皮出口位置，使电极扭转和相对于大脑皮层表面的成角移动最小化

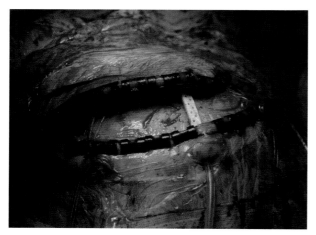

▲ 图 23-3　放置电极导线和放置皮下引流管后缝合头皮的术中照片

同时显示了帽状腱膜下颅骨外电极线和帽状腱膜下引流管的位置

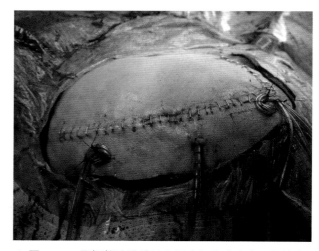

▲ 图 23-4　用帽状腱膜缝针和订皮钉将头皮分两层缝合，两根电极线和帽状腱膜下引流管被缝合固定在头皮上

SEEG）最初由 Talairach 和 Bancaud 开发，随着立体定向技术和神经放射影像学的发展而发展 [17, 18]。这种技术可有多种作用，取决于是否同时进行开颅植入硬膜下电极，以及靶点位置。术前可行立体定向 MRI，也可行血管造影。这些图像要么在立体定位框架下进行，要么在手术中使用基准标记或皮肤表面注册技术对患者进行标注 [17, 18]。另外，应使用三维外科导航规划软件规划轨迹，以达到预期的目标，同时避开动脉和静脉结构。用梅菲尔德头架和固定钉或者立体定向头架框将患者头部固定在手术台上。将穿刺点投影位置的皮肤切开，然后使用麻花钻或带有颅骨穿孔钻头的动力钻钻出一个骨孔。然后用手术刀片或单极电凝打开硬脑膜。电凝拟设计穿刺的皮层及其表面软脑膜。深部电极贴附在立体定向套管上，并推进至靶点深度。透视法或光学跟踪与三维导航可用于监测轨道和深度。一旦深部电极被确认在靶点位置，深部电极套管被移除，留下深部电极在靶点。缝合头皮，深度电极的颅外部分缝合固定在头皮。术后进行 CT 检查以确定深部电极位置 [17-19]。

目前颅内监测电极的放置包括硬膜下或硬膜外栅格电极和条状电极、脑实质内深部电极、经蝶窦卵圆孔电极和硬膜外钉状电极等多种电极的植入和随后的移除。最近报道的较新的方法包括使用慢性植入刺激和记录系统来长期描述神经活动和癫痫灶定位 [20]。NeuroPace 反应性神经系统刺激装置 [21, 22]（于 2013 年 11 月获得美国食品药品管理局批准）可持续地监控脑电波，在识别到癫痫发作前的脑电信号时立即释放电刺激来中止发作。NeuroVista 癫痫预报系统（Seizure Advisory System，SAS）[正在研发中 [23]，FIM（第一个用于人体）于 2013 年发布 [24]]执行慢性监测和癫痫发作可能性警告或预测 [25, 26]。其中的每一项以及其他正在开发中的技术都可以用于慢性监测。

三、围术期注意事项

要　点

确切止血对于植入条状和栅格电极是至关重要的，因为出血可能成为严重手术并发症。术后初期 CT 检查无出血，因此可以排除。临床症状（如头痛）提示出血，需要神经影像学检查。为了避免术后脱出，必须对头部敷料和电极丝进行细致的护理。

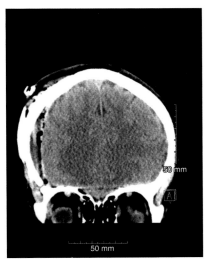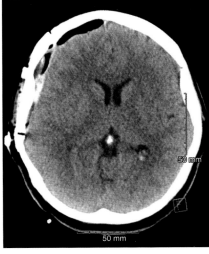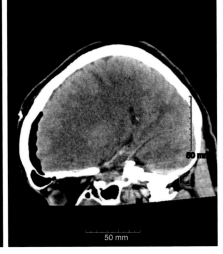

▲ 图 23-5　术后 CT 摄于术后当天，即从手术室到达神经重症监护室后不久
少量硬膜外积液，无症状的局部占位效应和部分中线移位

术中严密的操作技术保证了术中及缝合期良好的止血效果，在缝合时或缝合后，帽状腱膜下放置一根引流管可以防止头皮渗出。在 127 例患者的研究中，1 例（0.5%）出现术后出血，在术后第 3 天（postoperative day，POD）表现为严重头痛和言语困难，根据当天的头颅 CT 被及时确诊，并显示需行硬膜下血肿清除和电极取出[14]。在一项 40 名儿童（平均年龄 11.4 岁）的术后迟发性出血研究中有类似描述[27]。这些研究表明，术后初始 CT 不能预测术后出血或明显的中线移位，平均 4mm，通常无后遗症。在这些研究中，2 名（5%）患者需要手术清除血肿，这在第 2 天和第 4 天的 CT 上得到了证实[27]。磁共振不能用于此功能，因为它较慢，受易感性伪影的限制，并且一项研究显示了多种临床无症状的异常，包括少量的硬膜下血肿（35%）、皮层挫伤（25%）、局部水肿（25%）、经钻孔处皮层疝（25%）和硬膜下血肿（10%）[28]。

手术敷料包括一个头部包裹，它对经皮电线提供了一些物理保护。负责诊疗的医生和护士对细节的严格关注对确保患者在移动和转移中（如影像学研究和住院期间的日常生活活动）不会脱线至关重要。安全起见，换药应由神经外科医生完成，最好是手术期间在场的成员之一。电极线最好用胶带或线束固定在患者身上（如果有的话），以减少经皮部分的张力。在患者身上戴上安全连指手套和手臂固定装置，可以减少患者误脱或移除电极的可能性。癫痫发作的安全预防措施，包括常规使用床垫，以及通过视频脑电图和遥测技术进行监测。

术后早期最具威胁性的并发症是出血，出血可迅速扩大并造成占位效应。因此，为了确认电极的放置，一旦患者返回 NICU，术后应常规进行头颅 CT 检查。如果在随后的临床检查中发现病情恶化，就需要反复检查头部，以发现或排除迟发性出血或水肿。

降低术后出血风险主要通过严格的血压控制完成，主要靠外科医生或科室将患者收缩压保持在 140～160mmHg 以下。

临床要点：
- 应注意监测电极线的张力，以避免电极断裂和在颅内移动。
- 手术小组成员应负责所有换药。
- 应进行连续监测，以评估脑出血后神经系统的变化，尤其是术后几天。

四、术后并发症

1984 年，Wyler 等首次对硬膜下条形电极的使用进行了系统研究[6]，报道的总体并发症发生率为 0.85%[7]。随后的文献报道了不同的并发症发生率，为 0.85%～26.3%[7, 10, 29]。2000 年，Hamer 等报道了一个最高的综合并发症发生率，这是基于对同一个机构 17 年（1980—1997）的病例分析得出[10]。这项包括 30 多年前的病例的综合研究显示，在这段时间内，并发症发生率有了显著的改善，从最初的 33%（1980—1991），到 19%（1992—1997），再到 13.5%（1994—1997）[10]。这一改善归功于栅格技术、手术技术和术后治疗的综合改进[10]。Arya 等于 2013 年发表的 Meta 分析回顾了 21 项研究，共计 2542 例患者，结果显示，在所研究的一组特定不良事件中，大多数都存在显著的并发症发生率[30]。汇总的患病率的主要并发症包括化脓性感染 2.3%（95%CI 1.5%～3.1%），浅表感染 3.0%（95%CI 1.9%～4.1%），出血 4.0%（95%CI 3.2%～4.8%），需要再次手术清除的出血 3.5%（95%CI 2.8%～4.2%），颅内压（intracranial pressure，ICP）2.4%（95%CI 1.5%～3.3%），和脑脊液漏 12.1%（95%CI 9.3%～14.9%）[30]。我们的机构发表了一项包含 127 名患者的研究，其中使用了所描述的技术，得到了较低的并发症发生率[14]。

主要并发症包括感染（浅表及神经系统感染）、出血［脑出血、硬膜下出血（subdural hemorrhage，SDH）、硬膜外血肿（epidural hematoma，EDH）］、水肿、颅内压升高、脑脊液漏、硬件故障。这些并发症的发生率见表 23-1，其预防、早期发现和治疗的章节在后面分别介绍。短暂性神经功能障碍是否应视为并发症是有争议的。短暂性神经功能障碍是指在神经结构上或在其附近进行手术时，可能会出现短暂性的神经功能缺损[14, 31]。这种预期的短暂不良反应可能类似于普通外科手术后的肠梗阻和第三间隔。

硬膜下电极植入的并发症发生率与监护时间的延长[32]、网格的数量[32]、电极的数量[33]、网格的大小[33]、左半网格[32]、在大脑左侧或右侧中心凸面放植入电极[33]，以及除开颅外还需钻孔[32]和较早的监测年份密切相关[32]。当电极数超过60 个时[32]，并且患者既往接受过大剂量的脑部放射治疗，并发症可能会增加[34]。并发症发生率随监测时间的增加呈近似线性增长，在 8～10 天上升最快[32]。

深部电极的并发症发生率低于硬膜下电极（Behrens 等，1997）[31]。条形电极的并发症发生率低于栅格电极或栅格与条形电极的组合，这是由于栅格更易于折叠和弯曲，从而产生占位效应[35]。大脑半球间网格电极的并发症发生率

表 23-1　硬膜下电极放置的并发症发生率

并发症	Meta 分析[30]						拉什大学医学中心 2014 年系列研究[30]		
	患者总数	并发症患者数量	平均发病率（%）	σ（%）	95% CI		患者总数	并发症患者数量	发病率（%）
					下限（%）	上限（%）			
• 感染									
- 浅表感染	1010	30	3.0	0.56	1.9	4.1	127	1	0.8
- 神经组织感染	1342	31	2.3	0.41	1.5	3.1	127	0	0
• 出血（伴有神经障碍需要手术）									
- 有症状或需要手术	2356	34	1.4				127	1	0.8
- 需要手术清除（有局灶性神经功能缺损）	794	28	3.5	0.36	2.8	4.2	127	1	0.8
- 合计	2356	94	4.0	0.41	3.2	4.8	127	1	0.8
• 脑脊液漏	514	62	12.1	1.43	9.3	14.9	127	0	0
• 颅内压升高	1090	26	2.4	0.46	1.5	3.3	127	0	0
• 永久后遗症	189	3					127	0	0
• 死亡	2542	5					127	0	0
• 深静脉血栓形成（DVT）									
- 在有明确报道 DVT 的研究中	447	5	1.1				127	1	0.8
- 在所有研究中（可能不能完全代表 DVT 发病率）	1245	5	0.4						
• 肺栓塞（PE）									
- 在有明确报道 DVT 的研究中	447	2	0.4				127	2	1.6
- 在所有研究中（可能不能完全代表 DVT 发病率）	1245	2	0.2						

较低；Bekelis 等报道了 4% 的感染率（50 例患者中有 2 例）[36]。深部电极的并发症发生率为 0%～2.4%（0% 为 0/100 感染和 1/100 无症状出血）[18, 37]。

（一）感染

感染并发症的范围从轻微的表浅到化脓性脓肿和深部感染。表浅感染可能需要治疗，如清除头皮感染和颅骨复位后的骨髓炎[32, 38-41]。在有创性癫痫监测中遇到的化脓性感染包括细菌性脑膜炎、植入部位脓肿、脑脓肿、硬膜下脓肿和脑炎[14, 29, 32, 41-46]。这些感染需要开颅冲洗和清创术或开颅手术治疗脑水肿和颅高压。

浅表组织感染率平均为 3%（95% CI 1.9%～4.1%，包括 1342 例患者中的 31 例），神经系统组织感染率平均为 2.3%（95% CI 1.5%～3.1%，包括 1342 例患者中的 31 例）[30]。手术经验越丰富，感染率越低。Wellmer 等指出低感染率为 1.12%，在 260 例病例中[46]，3 例感染涉及神经组织（2 例脑膜炎和 1 例脓肿），感染率较此前同一机构的 1.4%（279 例电极植入病例中的 4 例）显著下降[31, 47]。

感染的危险因素包括手术时间、经皮颅内监护时间和电极数量。植入超过 100 个电极[48]，网格大小[33]，存在超过 10 根经皮导线[48]，导线头皮穿出切口超过一个[48]，以及研究时间超过 14 天[48]已被证明是硬膜外培养阳性的危险因素[48]。在一项 429 例（包括诊断和治疗过程）病例研究中，随着经验的积累和临床手术量的增加，感染并发症的发生率从 1987—1988 年的 13.2% 下降到 1993—1994 年的 0%（分别为 38 例和 109 例）[31, 47]。颞上动脉损伤也被认为是一个危险因素，导致头皮破溃和随后的感染[14]。非手术因素，包括极端年龄、糖尿病、免疫缺陷状态和其他医学情况，也会增加感染风险。早期诊断需要密切监测体温以观察发热情况，必要时采集或监测白细胞，检查切口部位是否有红斑或流液，并在术中切除时密切检查电极。

预防脑脊液通过切口部位或经皮电极穿刺部位的泄漏是降低感染率的重要技术途径之一。脑脊液漏与颅底神经外科的感染率升高有关[49]，而其他人则假设在侵入性监测期间脑脊液漏与感染之间存在关联[50]。在作者中心，手术技巧是为了减少脑脊液漏通过缝合硬脑膜，用头套对皮瓣加压包扎，并留置皮下引流，几乎消除了脑脊液通过开颅手术切口或经皮电极切口漏出的风险[14]。在经皮监测期间以及术后 24h 内，均给予静脉注射抗生素。

对于电极取出时无明显感染的患者，即使术中硬膜外培养结果为阳性，也有成功取除而无后遗症的报道[48]。对于电极取出时有感染证据的患者，通过静脉注射抗生素和延迟性癫痫病灶切除治疗取得了成功的临床效果[48]。

（二）出血

出血性并发症包括 SDH、EDH、脑出血（Intracerebral hemorrhage，ICH）和帽状腱膜下血肿。手术后的总体出血率平均为 4.0%（95% CI 3.2%～4.8%）[30]。约翰斯顿报道，在 1985—1993 年和 2002—2008 年，需要减压的出血发生率分别为 16% 和 14%；值得注意的是，并发症发生率没有明显改善[39]。在作者机构的 127 例患者的研究中，出现 1 例（0.8%）患者需要手术治疗的出血[14]。有报道称，SEEG 后迟发性出血是由于电极植入引起的假性动脉瘤的进展和破裂所致[51]。

围术期出血的危险因素包括基础高血压和围术期高血压。合并症包括凝血障碍、功能性或定量的血小板减少症，以及抗凝血药物的使用（阿司匹林、氯吡格雷、华法林和较新的口服抗凝剂，如达比加群、利伐沙班和阿哌沙班）是危险因素，应予以治疗和避免。应仔细询问关于使用抗血栓药物的详细病史；如果使用这些药物，应至少提前 1～2 周停用。

临床上明显的出血通常首先在精神状态改变或神经系统检查中被发现。主要原因是癫痫监测室对患者进行常规密切监测。在作者的机构，术后会立即检查 CT，通常在 1 个小时内从 OR 到达 NICU，这是为了确认电极放置情况和排除急性出血。若无临床变化，则不作进一步影像学检查。如果发现临床变化，立即复查头部 CT。

术后影像学常表现为硬膜下积液，原因不明[52]。由于金属电极的明显条纹伪影，常规术后影像变得很难解释。使用骨窗像而不是脑窗像可以改善这种情况，尽管这可能不能确定液体的类型或充分定位聚集的来源[52]。与 CT 的条带伪影相比，MRI 成像由于电极的局限性更强而提供了更好的可视化效果；然而，磁共振成像更耗时、更昂贵，而且研究表明，通常的发现（如硬膜下血肿、皮层挫伤、局部水肿、钻孔处的皮层疝出、硬膜下积液和气颅）没有临床意义[28]。

精细的术中操作技巧和确切的止血是降低出血风险的关键。血压升高时应监测并积极治疗。最重要的是避免服用抗血小板和抗凝药物。当发现出血引起精神意识变差或发展为局灶性神经功能缺损等临床症状变化时，应立即进行减压手术。

（三）颅高压与脑水肿

有症状的颅内压升高约 2.5%（26/1090）[30]。在作者的机构中，植入条带和栅格电极后的颅内压升高非常罕见（0%），这可能是由于后面介绍的几种技术的使用所致[14]。颅内压升高可能与小脑幕疝或镰下疝有关[41]。

颅内压升高和水肿的危险因素包括使用大的网格和更多的电极。Wong 等报道的 2 例死亡病例（71 例患者）中，两例患者的电极均超过 100 个（右侧额顶叶区域电极 112 个，左侧额顶叶区域电极 128 个，分别位于脑软化区域电极 112 个和脑软化区域电极 128 个）[33]。癫痫发作还会增加脑水肿和颅内压升高的风险。然而，在癫痫监护病房，这些患者故意减少抗癫痫药物

以诱发癫痫，可能促进脑水肿的发展和颅内压升高[35]。

癫痫发作导致大脑血流量的短暂增加，从而增加血容量，进而增加颅内压。在全身性强直 – 阵挛性癫痫发作后，颅内压一过性短暂的升高[35]。在儿科病例研究中，发现硬膜下电极植入后的基础颅内压随着儿童年龄的增加而增加（随着年龄的增加而增加，从 1—16 岁增加 5～20mmHg）[35]。癫痫发作时 ICP 升高的幅度与癫痫发作扩散的程度有关[35]。危险因素包括频繁癫痫发作，出现继发性全身性强直 – 阵挛发作，以及年龄较大的儿童[35]。

临床要点：

- 随着监测时间的缩短、电极数量的减少和网格数量 / 尺寸的减小，并发症发生率降低。
- 越短的经皮颅内监测时间、越少的电极数量、较小的网格、10 根或更少的经皮电极导线、1 个导线头皮穿刺点切口，以及 14 天或更短的研究时间，感染率较低。
- 更小的栅格和更少的电极会降低 ICP 或脑水肿的发生率。
- 由水肿和 ICP 升高引起的短暂神经功能缺损可在最初 24h 内发生，并持续 1 周以上。

临床上显著的颅内压升高或脑水肿表现为精神状态或神经系统检查的改变，是定期密切监测癫痫监护病房患者的一个原因。如果发现临床变化，立即进行头颅 CT 检查。有报道称，恶性颅内压升高进展导致患者 48h 内死亡，并对电极移除减压手术无效[33]。与此类似，一位 26 岁的男性患者植入了 94 个硬膜下电极，随后发展为脑卒中并伴有颅内高压、小脑幕切迹疝、昏迷和死亡[34]。因此，仔细评估术前检查和系列检查可能会避免错误地判断，否则可能导致延误进展的神经系统损伤和更大的棘手问题[33]。对癫痫发作后的患者行仔细的神经系统检查的是必要的，由

于癫痫发作或发作前呼吸暂停可加重急性颅内压的轻度升高[35]，后逐渐下降，但可能部分被发作后状态所掩盖。

常规术后影像的敏感性和特异性是一个较差的临床病程预测指标。在一项 22 例患者的研究中，无症状组和有症状组在中线移位或硬膜下积液厚度方面没有差异[53]。这些组的硬膜外积液量有统计学差异（7.7% vs. 5.7%），8 例有症状的患者中有 2 例需要手术清除积液[53]。常规手术中使用甘露醇（在切皮时给予）在术后检查中显示增加中线偏移[54]，这一发现与整体脑容量减少和有效依从性增加，即在侧向面上施加的摄动力或位移对中线位移的响应。在一项 46 例硬膜下电极置入患者的研究中，所有患者均出现硬膜下积液；存在中线移位，但程度不同，脑室不对称时需要进行减压手术[52]。

利用颅骨钻孔引流术，在术中放置一个 7mm 的硅胶平面引流管，连接引流袋，无负压引流，这可以消除术后颅内高压和水肿[14]。一项研究建议在因颅内压升高而脑疝的患者可常规实施脑室外引流[33]。

持续颅内压监护已经被提出并被一些人员经常使用[33, 35]，Wong 描述了在植入后 24h 内常规使用硬膜下颅内压监护，如果颅内压和术后 24h 磁共振均正常，则在 24h 后去除颅内压监护。Wong 还主张采用 1 : 1 的护理比例，术后 48h 每小时观察一次，持续监测生命体征（心率、血压、血氧饱和度），并在有创性监测期间持续监测颅内压[33]，因为同一机构有两名患者死亡。在颅内压升高引起并发症和死亡后，也报道了颅内压监测在硬膜下网格电极患者中的常规应用[35]。

当发现颅内压升高或水肿，通常表现为精神意识反应变差或局灶性神经功能缺损时，应立即进行外科治疗。手术治疗通常包括积液的清除和部分或全部硬膜下网格的早期取出，这也可能需要比预期更早的切除手术[37, 43, 45]。

（四）脑脊液漏

脑脊液漏是硬膜下栅格电极植入后的预期发生或手术并发症仍存在争议。在将其定义为并发症的研究中，514 例患者中有 62 例发生[30]，平均发生率为 12.1%（95% CI 9.3%～14.9%），而作者机构的发生率为 0%。作者机构的低脑脊液漏率主要是由于使用了前面描述的手术技术和下面详细描述的硬膜下引流[14]。

通过切开硬膜将经皮导管置入硬膜下腔，没有水密缝合导线处硬膜，经皮导线穿刺部位切口的持续存在，以及由于硬膜下电极聚集效应而导致的颅内压升高，引发了脑脊液漏出现根本上的可能性。此外，脑脊液的外渗起到了泄压阀的作用。基于这些原因，提倡常规使用脑脊液引流，并通过皮下无负压引流。这提供了一种低阻力的脑脊液通路，从而避免了那些可能导致不良的、非无菌的经皮脑脊液漏的因素，因此，它具有控制颅内压、防止脑脊液漏和降低继发性感染等多重目的。术前脑积水可能进一步增加脑脊液泄漏的可能性，特别是在没有使用脑脊液分流引流的情况下。

必须对敷料和枕头进行常规的临床检查，以确定是否有脑脊液漏的迹象，以便及时发现脑脊液漏。如果渗漏没有被发现和处理，会造成感染的风险，就像在其他神经外科手术中观察到的那样[49]。

如前所述，在作者机构的 127 名患者组成的病例研究中，使用硬膜下引流与脑脊液漏相关的感染发生率均为 0%。在放置引流管的患者中，应检查引流管是否通畅[14]。可以抬高床头以降低颅内压，从而降低脑脊液流出的压力。可给予乙酰唑胺以降低脑脊液的产生率；然而，这种影响的程度是有限的，而且不能立即起效。如果这些措施无效，脑脊液漏处可以用钉皮钉或缝针加固。如果脑脊液漏持续存在，可以放置腰大池引流管或脑室外引流，以提供低阻力和较低颅内压的替代路径。

临床要点：

- 癫痫发作后，颅内压升高和水肿的风险增加，需要警惕地进行神经系统检查。癫痫发作后持续存在神经系统障碍应该加紧对水肿的评估检查。
- 使用经皮引流或脑室外引流可降低颅内压升高和脑脊液漏的风险，从而降低感染的风险。
- 脑脊液漏可用床头抬高、服用乙酰唑胺和用钉皮器或缝针加固脑脊液漏处。如果持续脑脊液漏，可以放置腰大池引流管或脑室外引流管。
- 采用序贯加压装置和分度弹力长袜的机械预防可降低静脉血栓风险，从入院时开始，持续监测，并辅以药物预防。

五、结论

严密的围术期临床监护对于颅内电极监测患者的安全管理至关重要。临床问诊和检查能早期发现和处理：由于植入电极或硬膜下积液或颅内出血而导致的精神意识变差和局灶性神经功能障碍、颅内压升高、颅内占位块效应或血管损害；小腿疼痛或压痛或白细胞、皮温升高都提示静脉血栓可能；呼吸短促，胸痛、心动过速或提示癫痫发作患者的需氧量变化；脑脊液漏、红斑、白细胞升高或体温升高，提示有感染或发展感染的风险。通过适当的手术技术、围术期治疗和术后处理，硬膜下和深部电极监测是一种有效和相对安全的癫痫源定位技术。

参 考 文 献

[1] Tellez–Zenteno JF, et al. National and regional prevalence of self–reported epilepsy in Canada. *Epilepsia*. 2004;45(12):1623 [Series 4].

[2] NIH Consensus Conference, National Institutes of Health Consensus Conference. Surgery for epilepsy. *JAMA*. 1990;264(6):729–733.

[3] Brodie MJ, Kwan P. Staged approach to epilepsy management. *Neurology*. 2002;58(8 suppl 5):S2–S8.

[4] Gagliardi IC, et al. Quality of life and epilepsy surgery in childhood and adolescence. *Arq Neuropsiquiatr*. 2011;69(1):23–26.

[5] Donadio M, et al. Epilepsy surgery in Argentina: long–term results in a comprehensive epilepsy centre. *Seizure*. 2011;20(6):442–445.

[6] Wyler AR, et al. Subdural strip electrodes for localizing epileptogenic foci. *J Neurosurg*. 1984;60(6):1195–1200.

[7] Wyler AR, Walker G, Somes G. The morbidity of long–term seizure monitoring using subdural strip electrodes. *J Neurosurg*. 1991;74(5):734–737.

[8] MacDougall KW, et al. Outcome of epilepsy surgery in patients investigated with subdural electrodes. *Epilepsy Res*. 2009;85(2–3):235–242.

[9] Fountas KN, Smith JR. Subdural electrode–associated complications: a 20–year experience. *Stereotact Funct Neurosurg*. 2007;85(6):264–272.

[10] Hamer HM, et al. Complications of invasive video–EEG monitoring with subdural grid electrodes. *Neurology*. 2002;58(1):97–103.

[11] Lüders H, et al. Subdural electrodes in the presurgical evaluation for surgery of epilepsy. *Epilepsy Res Suppl*. 1992;5:147–156.

[12] Sperling MR, et al. Temporal lobectomy for refractory epilepsy. *JAMA*. 1996;276(6):470–475.

[13] Englot DJ, et al. Seizure outcomes after resective surgery for extratemporal lobe epilepsy in pediatric patients. *J Neurosurg Pediatr*. 2013;12(2):126–133.

[14] Falowski SM, et al. Optimizations and nuances in neurosurgical technique for the minimization of complications in subdural electrode placement for epilepsy surgery. *World Neurosurg*. 2015; 84(4):989–997. http://dx.doi.org/10.1016/j.wneu.2015.01.018. Epub 2015 Feb 11.

[15] Bancaud J, et al. Functional stereotaxic exploration (SEEG) of epilepsy. *Electroencephalogr Clin Neurophysiol*. 1970;28(1):85–86.

[16] Talairach J, et al. New approach to the neurosurgery of epilepsy. Stereotaxic methodology and therapeutic results. 1. Introduction and history. *Neurochirurgie*. 1974;(20 suppl 1):1–240.

[17] Cossu M, et al. Stereoelectroencephalography in the presurgical evaluation of focal epilepsy: a retrospective analysis of 215 procedures. *Neurosurgery*. 2005;57(4):706–718. discussion 706–718.

[18] Cardinale F, et al. Stereoelectroencephalography: surgical methodology, safety, and stereotactic application accuracy in 500 procedures. *Neurosurgery*. 2013;72(3):353–366. discussion 366.

[19] Darcey TM, Roberts DW. Technique for the localization of intracranially implanted electrodes. *J Neurosurg*. 2010; 113(6):1182–1185.

[20] DiLorenzo DJ, et al. Chronic unlimited recording electrocorticography–guided resective epilepsy surgery: technology–enabled enhanced fidelity in seizure focus localization with improved surgical efficacy. *J Neurosurg*. 2014;120(6):1402–1414.

[21] Fischell RE, Fischell DR, Upton ARM. *System for Treatment of Neurological Disorders, in U.S. Patent and Trademark Office*. NeuroPace; 2000.

[22] Morrell MJ, RNSSiES Group, Morrell MJ. Responsive cortical stimulation for the treatment of medically intractable partial epilepsy. *Neurology*. 2011;77(13):1295–1304.

[23] DiLorenzo DJ. *Apparatus and Method for Closed-Loop Intracranial Stimulation for Optimal Control of Neurological Disease*. [U.S. Patent Office, Ed.] USA: Daniel J. DiLorenzo; 2002.

[24] Cook MJ, et al. Prediction of seizure likelihood with a long–term, implanted seizure advisory system in patients with drug–resistant epilepsy: a first–in–man study. *Lancet Neurol*. 2013;12(6):563.

[25] DiLorenzo DJ. *Extracranial monitoring of brain activity*. USA: Neuro Vista Corp; 2012.

[26] DiLorenzo DJ, Gross RE. History and overview of neural engineering. In: DiLorenzo DJ, Bronzino JD, eds. *Neuroengineering*. Boca Raton, FL: CRC Press/Taylor and Francis Books; 2007:1–1–19.

[27] Giussani C, et al. Is postoperative CT scanning predictive of subdural electrode placement complications in pediatric epileptic patients? *Pediatr Neurosurg.* 2009;45(5):345–349.

[28] Al–Otaibi FA, et al. Clinically silent magnetic resonance imaging findings after subdural strip electrode implantation. *J Neurosurg.* 2010;112(2):461–466.

[29] Behrens E, et al. Subdural and depth electrodes in the presurgical evaluation of epilepsy. *Acta Neurochir.* 1994;128(1–4):84–87.

[30] Arya R, et al. Adverse events related to extraoperative invasive EEG monitoring with subdural grid electrodes: a systematic review and meta–analysis. *Epilepsia.* 2013;54(5):828–839.

[31] Behrens EMD, et al. Surgical and neurological complications in a series of 708 epilepsy surgery procedures. *Neurosurgery.* 1997;41(1):1–10.

[32] Hamer HM, et al. Complications of invasive video–EEG monitoring with subdural grid electrodes. *Neurology.* 2002;58(1):97–103.

[33] Wong CH, et al. Risk factors for complications during intracranial electrode recording in presurgical evaluation of drug resistant partial epilepsy. *Acta Neurochir.* 2009;151(1):37–50.

[34] Jobst BC, et al. An unusual complication of intracranial electrodes. *Epilepsia.* 2000;41(7):898–902.

[35] Shah AK, et al. Seizures lead to elevation of intracranial pressure in children undergoing invasive EEG monitoring. *Epilepsia.* 2007;48(6):1097–1103.

[36] Bekelis K, et al. Subdural interhemispheric grid electrodes for intracranial epilepsy monitoring: feasibility, safety, and utility. Clinical article. *J Neurosurg.* 2012;117(6):1182–1188.

[37] Bekelis K, et al. Occipitotemporal hippocampal depth electrodes in intracranial epilepsy monitoring: safety and utility. *J Neurosurg.* 2013;118(2):345–352.

[38] Wyllie E, et al. Subdural electrodes in the evaluation for epilepsy surgery in children and adults. *Neuropediatrics.* 1988;19(2): 80–86.

[39] Johnston JM, et al. Complications of invasive subdural electrode monitoring at St. Louis Children's Hospital, 1994–2005. *J Neurosurg Pediatr.* 2006;105(5):343–347.

[40] Musleh W, et al. Low incidence of subdural grid–related complications in prolonged pediatric EEG monitoring. *Pediatr Neurosurg.* 2006;42(5):284–287.

[41] Tanriverdi T, et al. Morbidity in epilepsy surgery: an experience based on 2449 epilepsy surgery procedures from a single institution.

[42] Silberbusch MA, et al. Subdural grid implantation for intracranial EEG recording: CT and MR appearance. *AJNR Am J Neuroradiol.* 1998;19 (6):1089–1093.

[43] Lee W–S, et al. Complications and results of subdural grid electrode implantation in epilepsy surgery. *Surg Neurol.* 2000;54(5):346.

[44] Burneo JG, et al. Morbidity associated with the use of intracranial electrodes for epilepsy surgery. *Can J Neurol Sci.* 2006;33(2): 223–227.

[45] Van Gompel JJ, et al. Intracranial electroencephalography with sub–dural grid electrodes: techniques, complications, and outcomes. *Neurosurgery.* 2008;63(3):498–505. discussion 505–506.

[46] Ozlen F, et al. Surgical morbidity of invasive monitoring in epilepsy surgery: an experience from a single institution. *Turk Neurosurg.* 2010;20(3):364–372.

[47] Wellmer J, et al. Risks and benefits of invasive epilepsy surgery workup with implanted subdural and depth electrodes. *Epilepsia.* 2012;53(8):1322.

[48] Wiggins GC, Elisevich K, Smith BJ. Morbidity and infection in combined subdural grid and strip electrode investigation for intractable epilepsy. *Epilepsy Res.* 1999;37(1):73–80.

[49] Horowitz G, et al. Association between cerebrospinal fluid leak and meningitis after skull base surgery. *Otolaryngol Head Neck Surg.* 2011;145(4):689–693.

[50] Luders H, et al. Basal temporal subdural electrodes in the evalua–tion of patients with intractable epilepsy. *Epilepsia.* 1989;30(2): 131–142.

[51] Derrey SP, et al. Delayed intracranial hematoma following stereoelec troencephalography for intractable epilepsy. *J Neurosurg Pediatr.* 2012;10(6):525–528.

[52] Albert GW, et al. Postoperative radiographic findings in patients undergoing intracranial electrode monitoring for medically refractory epilepsy. *J Neurosurg.* 2009;112(2):449–454.

[53] Mocco JMD, et al. Radiographic characteristics fail to predict clinical course after subdural electrode placement. *Neurosurgery.* 2006;58(1):120–125.

[54] Etame AB, et al. Osmotic diuresis paradoxically worsens brain shift after subdural grid placement. *Acta Neurochir.* 2011;153(3): 633–637.

J Neurosurg. 2009;110(6):1111–1123.

第四篇　功能神经外科
Functional Neurosurgery

第 24 章　脑深部电刺激
Deep Brain Stimulation

Todd M. Herrington　Emad N. Eskandar　著

王洪亮　王育胜　译

张永哲　校

一、概述

深部脑刺激（deep brain stimulation，DBS）通过电刺激特定脑部结构，以改善神经和精神疾病的症状。DBS 在帕金森病治疗方面已经取代了大脑苍白球和丘脑毁损术，并在欧洲和加拿大被批准用于治疗药物难治性癫痫。其他适应证也在积极探索中，包括抑郁、成瘾、肥胖、疼痛和阿尔茨海默症等。DBS 电极植入一般是在清醒状态下进行，或在最小的镇静下进行，以便微电极记录和刺激，并能对植入的电极进行临床测试。并发症的发生和长期的疗效都取决于适当的患者选择、精细的手术操作和全面的围术期治疗。

二、神经解剖学与流程

要　点

◆ DBS 系统由颅内电极通过导线连接到放置在锁骨下囊袋的颅外端植入式脉冲发生器组成。

◆ DBS 最常见的适应证是运动障碍，包括帕金森病、特发性震颤和肌张力障碍，尽管神经病学和精神病学的许多其他适应证正在积极探索。

◆ 虽然术中记录靶核的微电极可能会增加颅内出血的风险，但为了准确放置 DBS 电极，微电极记录还是被大多数人接受。

◆ 术前选择 DBS 手术导航路径，避免损伤运动语言中枢、看得见的血管和血管丰富的区域，包括脑沟和脑室深部。

DBS 针对大脑特定靶点进行持续治疗性电刺激，以改善神经和精神疾病的症状（图 24-1）。立体定向脑深部电刺激术直接取代了丘脑（丘脑毁损术）和苍白球（苍白球毁损术）用于治疗震颤和帕金森病。尽管治疗疼痛的慢性治疗性刺激始于 20 世纪 50 年代，但利姆 – 路易斯·贝纳比德博士开创了 DBS 的现代时代，他在 1987 年发表了一项里程碑式的研究，证明通过对丘脑进行高频刺激可以抑制震颤[1]。如今，由于刺激疗法的可逆性、具有更好的或同等的疗效和更低的不良反应发生率，因此，在运动障碍疾病的治疗中，刺激疗法已经在很大程度上取代了毁损疗法[2]。

DBS 在美国被批准用于治疗帕金森病和原发性震颤的运动症状，并被授予人道主义设备豁免，用于治疗顽固性原发性肌张力障碍和强迫症（obsessive-compulsive disorder，OCD）。在欧洲和加拿大，DBS 还被批准用于治疗药物难治性癫痫，在美国，一种癫痫引发的神经刺激也被批准使用。越来越多的其他适应证正在被积极研究探索，包括舞蹈症、图雷特综合征、慢性疼痛、抑郁、成瘾、精神分裂症、肥胖、厌食症、丛集性头痛、耳鸣、意识障碍和阿尔茨海默病。目前最被广泛接受的适应证和治疗靶点包括帕金森病的丘脑下核（subthalamic nucleus，STN）和内侧苍白球（globus pallidus internus，GPi），原发性肌张力障碍的 GPi，原发性震颤的丘脑腹中核

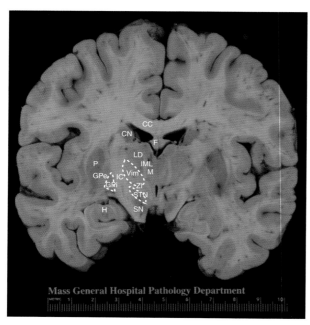

▲ 图 24-1　最常用的 DBS 靶点

通过正常的冠状切面，固定大脑运动障碍疾病 DBS 常用靶点。虽然这里描绘的是一个单一的冠状切面，在手术中，最佳的目标是在不同的前后坐标相对 AC-PC 线的中点：STN 前 3mm，GPe 后 3mm，Vim 后 5mm，CC. 胼胝体；CN. 尾状核；F. 穹窿；GPe. 外苍白球；GPi.. 内侧苍白球；H. 海马；IC. 内囊；IML. 内髓帆；LD. 背侧丘脑；M. 丘脑内侧组；OT. 视神经束；P. 壳核；SN. 黑质；STN. 丘脑底核；Vim. 丘脑腹侧中间核；ZI. 未定带（经许可转载，引自 Matthew Frosch，Massachusetts General Hospital.）

（ventral intermediate，Vim），以及强迫症的内囊前肢。对于难治性癫痫的治疗，可长期刺激丘脑前部或癫痫发作时在发作部位附近刺激。

DBS 系统通过将一个具有 4~8 个触点的电极，利用立体定向技术植入目标靶点，并通过皮下隧道延伸导线连接到通常放置在锁骨下囊袋的植入式脉冲发生器（implantable pulse generator，IPG）上（图 24-2）。根据患者症状，可单侧或双侧放置电极。帕金森病和特发性震颤的运动症状主要对对侧刺激有反应，但也可能对同侧有一定的益处[3,4]。双通道 IPG 可提供刺激给双侧电极。IPG 的性能因制造商和型号的不同而不同。目前，有三家公司的 DBS 系统被批准用于人类临床：美敦力、圣犹达医疗和波士顿科学，尽管只有美敦力的设备在美国获得批准。这些 DBS 系统通过应用无传感能力的连续电刺激来运行（所谓的开环刺激）。此外，一种闭环感知刺激脑刺激系统可用于治疗难治性癫痫，类似的闭环刺激策略和技术正在积极开发用于其他适应证。

（一）脑深部电刺激电极的立体定向植入技术

有效的 DBS 取决于刺激电极植入靶点的准确性。目前有几种外科手术方法。最常见的是

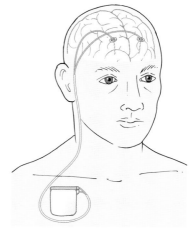

▲ 图 24-2　DBS 系统

最常用的 DBS 系统包括一个带有四个电触点的颅内电极（电极），通过皮下穿隧道延伸导线连接到锁骨下的植入脉冲发生器（IPG）

头戴式、具有基准标记的圆弧半径立体定向框架，该框架允许能使大脑目标靶点与框架坐标系统配准（图 24-3）。常用的头框包括 Leksell 和 Cosman-Roberts-Wells 框架。影像可以是围术期 MRI 扫描，也可以是围术期 CT，并与术前 MRI 融合。微驱动器安装在框架上，提供精确地推进记录微电极和治疗性永久电极。作为基于框架的立体定向的一种替代方法，有两种无框架立体定向系统，在门诊手术中，首先在头部标记颅骨 –

植入的基准点，然后在术前进行 MRI 和 CT 成像。然后在术中使用一个安装在颅骨上的平台来推进电极。平台以两种方式与术前影像配准。在 Nexframe（美敦力）系统中（图 24-3D），可重复使用的平台在术中使用光学跟踪系统与颅骨基准对准。在 STarFix（FHC）系统中（图 24-3E），根据外科医生术前计划，为每位患者个体化设计平台；平台安装在骨 – 植入的基点上，当作固定点。最后，ClearPoint（MRI 干预）是一种术中

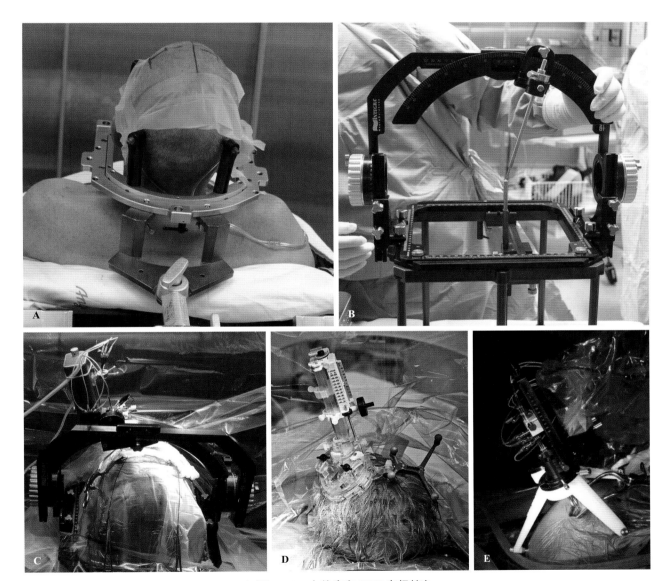

▲ 图 24-3　立体定向 DBS 电极植入

A. 患者的立体定向头部框架按需固定。将术中 CT 与术前 MR 融合，以规划立体定向穿刺路径。B. 展示了一种典型的圆弧半径设计头架。C. 一个微驱动器连接到头框，并允许微电极的推进，用于微电极生理信号记录和植入永久 DBS 电极。D 和 E. 可供选择的无框架系统，包括美敦力 NexFrame。图 D 经许可转载，引自 Kathryn Holloway, MD, Medical College of Virginia Hospital of Virginia Commonwealth University and FHC StarFix. E, Courtesy of FHC, Inc 提供

MRI引导系统，它能在全麻下进行实时MRI引导下的电极放置。由于MR扫描仪的局限性和全麻下微电极定位功能的降低，该系统通常不兼容术中电生理定位。

弧形半径框架设计的优点是在手术室中更加灵活，允许在术中对电极穿刺点进行更大的调整。这种设计的缺点是框架笨重、不舒服，而且在手术期间要求患者的头部固定在适当的位置。无框系统不限制患者的头部运动，允许术前进行更多的立体定向计划，从而提高手术室的效率。然而，无框架系统在手术中灵活性较差，如果初始规划不是最佳的，则只能提供较小的电极穿刺点范围和有限的电极穿刺路径调整。最后，基于MRI成像的靶向治疗是一种新的选择方法，适用于全麻下的植入。到目前为止，还没有对这些不同的立体定向电极放置方法的安全性和有效性进行面对面的比较。

（二）手术过程

在局麻或轻度镇静的情况下切开皮肤并钻孔，并用骨蜡封住骨孔，以减少颅骨静脉暴露导致静脉气体栓塞的风险。切开硬膜和耳后切口，连接电极和延伸导线，并确切止血。用纤维蛋白胶填充骨孔，减少脑积水，减少脑脊液漏和脑组织塌陷，减少经硬膜静脉形成静脉气栓的风险。

MRI根据标准大脑结构来确定靶点，最常见的是通过前、后联合（AC–PC平面）的平面。在设计穿刺轨迹时，目的是将电极精确地放置在目标靶点，同时避免功能脑组织和血管。为了减少出血的风险，外科医生应避免穿过静脉窦、脑沟深处和脑室。在大多数诊疗中心，通过微电极记录进一步微调靶点，尽管不同外科医生之间的操作存在一定差异。首先插入套管，在感兴趣的靶点上25mm停止插入套管。通过套管将记录微电极推进到靶点，沿着穿刺道记录，以确认灰质和白质之间的特征生理过渡，以及对运动和感觉刺激的特征神经反应。多个电极通道可连续或同时使用，直到确定最佳目标。微刺激也可以通过记录微电极（或单独的刺激鞘）来评估刺激的临床效果。一旦靶点被确定，永久刺激电极通过相同的套管植入，这使得大脑在生理需要靶点和电极植入靶点之间的偏差最小化。放置电极后，依次对每一个电极触点进行反复刺激，以评估临床获益和不良反应的电压。如果刺激在低电压下导致效果不理想或无法忍受的不良反应，外科医生可以调整电极并重新测试。

尽管没有针对无微电极记录情况下的立体定向电极植入的优势，以及相对的风险和获益的随机对照研究，因此存在很大争议，但微电极记录仍是确定最佳刺激靶点的经典金标准[5-7]。一项关于苍白球毁损的旧文献表明，在一些中心使用微电极记录的出血率高于单独使用普通电极描绘记录的出血率[8, 9]。在DBS植入中，微电极穿刺的次数与出血风险的增加有关[10, 11]，尽管不是所有的研究都证实这种关联[12-15]。作者采用了一种改进的微电极设计，其中最后的2.5cm微电极进行了改进，独立于其套管，将最后一段电极的直径从0.56mm减小到0.25mm。作者观察到实施该设计后出血率降低[12]；然而，这种结构不能使微刺激穿透外部保护鞘。新的MRI引导或CT引导且不使用微电极记录的设计方案能降低出血率的同时达到相同的效果，但这还有待观察[16, 17]。

在电极植入术最后，电极被固定在确切的位置。仅用骨水泥（甲基丙烯酸甲酯）黏接电极是不够的，可能导致后续的电极漂移。可以使用专用的固定装置如美敦力公司的Stimloc电极固定装置或骨水泥、缝合线和（或）骨微型板的组合来固定电极。作者的做法是用骨水泥固定电极，将电极用丝线固定在骨孔内侧边缘的小孔上，再用钛片固定。当使用钛片时，要小心不要过度拧紧金属板，否则会导致电极断裂。电极通过皮下隧道进入顶部帽状腱膜下囊袋，盘几个导线环，这样，延伸导线连接到IPG后导线触点之间就不会有张力。

（三）植入式脉冲发生器的放置和刺激的启动

将 IPG 放置于锁骨下囊袋，通过皮下穿通延伸线连接颅内电极和 IPG。IPG 植入是在全身麻醉下进行的，可以作为一个单独的步骤进行。许多患者从微电极植入本身获得直接的临床益处，称为微损伤效应，这可能与靶点的局部组织破坏有关，类似于损伤治疗的效果。这种获益会在几天到几周的时间里逐渐消失。在此期间，随着术后颅内积气逐渐吸收，颅内电极位置可能略有移动。由于这些原因，治疗性电刺激一般在植入电极后 2～4 周开始。

> 临床要点：DBS 电极植入后，患者的症状会有短暂的改善，通常持续几天，称为微损伤效应。

当电池容量耗尽时，必须更换 IPG。IPG 的更换是门诊手术，有时可以在局麻下进行。电池寿命取决于患者具体的模式和刺激设置，帕金森病和特发性震颤患者通常为 2～5 年。对于强迫症、抑郁症、肌张力障碍的患者，治疗通常需要更强的刺激强度，一般为 1～3 年[18]。可充电的 IPG 也存在，也需要每隔一段时间更换一次（Medtronic 公司的 Activa RC 为 9 年），并需要患者留意更多的注意事项。

三、围术期注意事项

要 点

- DBS 电极植入一般是在清醒状态下进行，或在最轻微镇静下进行，以方便微电极记录和刺激，并保证植入的电极能进行临床测试。
- 帕金森病患者在 DBS 电极植入手术前应停止多巴胺替代治疗，以便术中检测刺激效果。

（一）麻醉

通常在患者清醒时进行电极植入，以优化微电极记录和植入电极刺激测试。然而，有些患者不允许清醒下进行，包括儿童、极度焦虑的人，以及由于姿势障碍或其他运动障碍而无法在手术中正确定位的人。虽然理想麻醉下可减轻这种情况，但异丙酚、右美托咪定或吸入性麻醉药可改变 STN[19, 20] 和 GPi[21-23] 的电生理特征[24]。患者在全身麻醉下，只能进行最基本的植入电极刺激测试，如评估内囊的刺激导致的强直性肌肉收缩的发生，但对电极植入后的临床获益程度或潜在的视觉、躯体感觉、电机、自主或认知不良反应没有更详细的评估。

（二）停止帕金森病患者多巴胺替代治疗

帕金森患者通常在停止多巴胺替代治疗 12～24h 后进行电极植入。虽然这增加了患者的不适，但由于术中植入电极刺激的效果在停药后更加明显，这大大有助于植入靶向。DBS 手术后，应尽快恢复患者的口服多巴胺替代治疗。例如，如果患者因吞咽困难引起的不能服用口服药，可以通过鼻胃管进行胃肠内给药。当无法进行胃肠内给药时，多巴胺激动剂罗蒂戈汀可使用透皮贴剂。最后，可以使用静脉注射的多巴胺激动剂，阿波吗啡，但应与有这些药物的经验的神经科医生的咨询用药方法、不良反应和滴速。

此外，也有多巴胺停药一晚后出现抗精神病药物恶性综合征（又称帕金森 - 高热综合征）的病例报道[25]。该综合征的特征是发热、自主神经功能紊乱、僵硬、横纹肌溶解症和精神状态改变。虽然罕见，但手术团队应该考虑到这种可能性，因为其预后取决于及时和对症支持治疗，如发热和自主神经功能紊乱的治疗，恢复多巴胺能治疗（添加溴隐亭），以及添加骨骼肌松弛药丹曲林[26]。

四、围术期及术后并发症

要 点

- 1.5% 的 DBS 电极植入物出现症状性颅内出血，0.8% 的病例出现永久性神经功能障碍。

- 3.4% 的病例中发生感染，1.8% 的病例中需要取出植入物。

- 1.3% DBS 病例术中有症状的静脉空气栓塞发生，可以通过潮气量末二氧化碳减少和心前区多普勒超声来检测。最常见的初期症状是咳嗽。

- DBS 治疗如果出现设备相关的并发症，包括电极断裂、电极移位和皮肤糜烂，需要 IPG 替换等长期治疗。

DBS 治疗的并发症可分为手术并发症、硬件并发症和刺激相关并发症。本文将重点关注手术并发症和硬件并发症，只处理那些影响围术期治疗药物相关和刺激相关并发症。

表 24-1 总结了最常见和最严重的并发症，并提供了详细的参考资料。大多数深部脑刺激植入物用于治疗帕金森病和其他运动障碍，因此有关并发症的数据，尤其是罕见的并发症，主要来自这一患者群体。并发症通常随着年龄的增长而增加 [27, 28]，年龄 70 岁是 DBS 的相对禁忌证。作者可能认为 DBS 靶点也会影响围术期并发症，但这方面的数据有限。在两项关于 STN 和 GPi DBS 治疗帕金森病的随机对照的研究中，两组研究对象的围术期并发症发生率没有差异，尽管这些研究没能检测罕见并发症的差异 [29, 30]。虽然严重的并发症并不常见，但 DBS 术后 3 个月内所

表 24-1 **DBS 术后严重的程序和硬件相关并发症**

并发症	频 率	范 围	参考文献
手术后 3 个月内死亡	0.4%	0%～2.6%	[11, 27, 60～62]
颅内出血 – 全部	3.3%（2.2%）[†]	0.8%～6.4%	[11, 12, 27～31, 44, 54, 60～65]
颅内出血 – 有症状的	1.5%（0.9%）[†]	0.8%～2.3%	[12, 27, 31, 44, 54, 61]
颅内出血 – 无症状的	3.0%（2.1%）[†]	1.6%～4.2%	[12, 27, 31, 54]
硬膜下血肿	0.8%	0.8%	[33]
缺血性脑卒中（有症状的）	0.5%	0%～1.0%	[29～31, 54]
术后短暂的精神错乱或精神疾病	8.6%	1.6%～25.1%	[29, 30, 54, 60, 61, 64]
癫痫	1.1%	0.4%～4.7%	[11, 27, 28, 30, 31, 44, 54, 60, 64]
静脉空气栓塞（症状性）	1.3%	1.3%	[43]
术中呼吸困难	1.9%	1.6%～2.2%	[28, 44]
感染（皮肤和硬件）	3.4%	2.8%～9.9%	[11, 27, 29～31, 49, 54, 60, 61, 63, 64]
需要去除硬件的感染	1.8%	0.4%～9.9%	[11, 27, 29～31, 49, 54, 60, 61, 63, 64]
伤口愈合不良，皮肤糜烂	1.0%	0.5%～3.2%	[11, 49, 54, 63, 64]
脑脊液漏	0.3%	0.3%～0.7%	[27, 44, 64]
电极移位	1.9%	1.2%～3.2%	[11, 31, 54, 63, 64]

显示了在至少包括 100 名受试者的独立研究中，每名患者并发症平均发生率和发生率范围。关于每个并发症的详细讨论，请参考正文
[†] 对于脑实质内出血，每个电极植入的并发症发生率在括号中显示

有原因引发的死亡率为 0.4%（表 24–1）。

（一）颅内出血

植入电极后颅内出血的总发生率为 3.3%（0.8%～6.4%）（表 24–1）。不同研究报道的出血率的差异部分与术后影像的频率、形态和质量有关，这些影像是否能够检测到较小的无症状出血。在进行常规术后影像学检查的中心，有 3.0%（1.6%～4.2%）的病例报道无症状出血。有症状性出血的病例占 1.5%（0.8%～2.3%）。导致长期神经功能缺损超过 30 天的出血发生率为 0.7%～0.8%[13, 27]。以单个电极为单位计算，所有出血、有症状出血和无症状出血的平均出血率分别为 2.2%、0.9% 和 2.1%。

当电极通过脑室时，大多数出血发生在沿电极穿刺道的皮质下，或发生在脑室内（图 24–4A 和图 24–4B）。电极和套管针之间的过渡点，通常位于靶点上方 2～3cm，是一个特别常见的出血部位[31]。出血可由于颅内血管或穿刺窦道的直接破裂而发生，也可继发于静脉充血、梗死的继发性出血。静脉梗死在一项研究中占 1.3%（500 个电极中的 0.8%），可能发生在电极植入后几天（图 24–4D）[32]。出血也可发生在硬膜外、硬膜下或蛛网膜下腔。在一项 500 例电极植入的研究中，有 4 例（0.8%）出现了硬膜下出血（图 24–4C）[33]。

> 临床要点：静脉充血和梗死可在 DBS 电极植入后数天出现，如果出现迟发性神经功能障碍应予以考虑。

在拔除 DBS 电极时也可能导致出血。在 DBS 电极拔除的研究中，术后影像中有 10/78（12%）出现出血[34]。这个研究中出血均无症状。

出血的危险因素包括高龄[12, 13]、高血压[10, 13, 27] 和经脑室穿刺道[12]。使用多个微电极穿刺植入也与出血风险增加有关[10, 11]，尽管并非所有研究都证实了这种关系[12-15]。

为了降低出血的风险，术中应避免高血压（保持收缩压＜ 140mmHg，平均动脉压＜ 90mmHg）；定制穿刺路径时以避免损伤看到的血管，包括皮层静脉、脑沟深度和脑室；为了减少静脉血栓形成的风险，利用吸收性明胶海绵来封住骨孔使颅内积气最小化。当靶点为 GPi 时，一些外科医生从视束记录，视束通常位于 GPi 下方约 2mm 处。作者的做法是一旦微电极明确穿出了苍白球，就停止记录，以避免损伤视神经束和血管丰富的脉络膜裂隙。

在许多硬膜下出血的病例中，保守治疗与非手术或局部钻孔引流即可达到疗效，并且可以在数月的恢复期后 DBS 开始开机刺激[33]。同样，在大多数情况下，脑实质内出血和脑室内出血可以保守处理。然而，出血引起的症状性占位效应或脑积水可能需要开颅或放置脑室外引流等治疗。

（二）缺血性脑卒中

症状性缺血性脑梗死是 DBS 罕见的并发症，占病例的 0.5%（0%～1.0%）[35]（表 24–1）。DBS 电极植入后继发的局部缺血可能是由于手术导致的微小血管破裂、沿电极穿刺道的血管痉挛或静脉梗死所致。诊疗上通过检查确定和处理脑卒中的其他病因，包括灌注不足、颅内或颈动脉狭窄或心栓塞。

（三）非因出血或缺血引起的神经功能障碍

在无出血或缺血脑卒中的情况下，DBS 电极植入后，有时也会出现新发的术后神经功能障碍。这些症状可能是由于电极植入中直接组织损伤和术后水肿。这类影像检查结果为阴性的并发症的总体发生率在文献中没有确切统计。目前已经记录了多种症状，包括失语症、缄默症、视野缺损、动眼神经麻痹、面神经麻痹、吞咽困难、构音障碍、眼睑下垂、麻痹、投掷症、失衡和感觉丧失[30, 35]。帕金森病 DBS 后可出现认知功能下降，对整体认知功能、执行功能、语言流畅性和记忆力测试有不同程度的影响[36]。这种下降

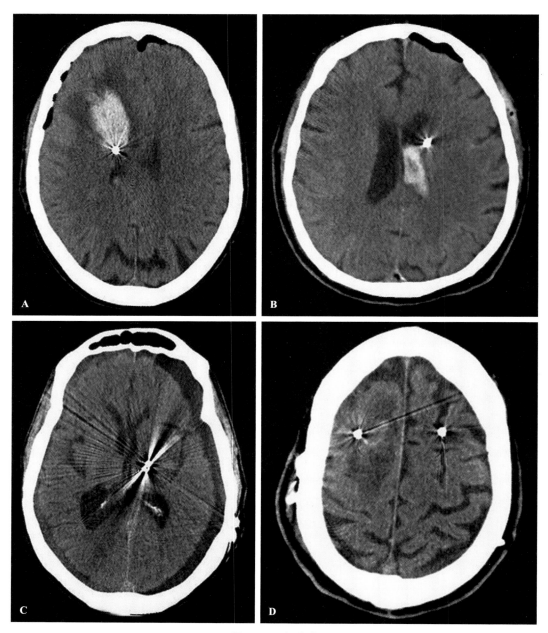

▲ 图 24-4　颅内出血

轴位 CT 扫描显示 DBS 电极植入后可能出现的不同部位出血：实质内（A），脑室（B），硬膜下（C），继发于静脉梗死（D）经许可转载，引自 Morishita T et al. Identification and management of deep brain stimulation intra- and postoperative urgencies and emergencies. *Parkinsonism Relat Disord*. 2010;Mar;16(3):153–62.

在 STN 后比 GPi DBS 更明显，包括抑郁、躁狂、精神病、冲动控制障碍、焦虑和自杀在内的精神症状也可能出现或加重[37]，其中一些可能是刺激依赖性的。

（四）精神失常

在 DBS 电极植入术后急性期，急性精神错乱疾病较为常见，在 8.6%（1.6%～25.1%）的病例中记录存在，在大多数临床研究中可能不被重视（表 24-1）。STN 术后谵妄可能比 GPi 电极植入术后更常见[35]。在帕金森病患者中，这些急性变化会因先前存在的认知缺陷和围术期药物停用而加重。治疗上包括发现和治疗可逆的血流动力学、代谢和感染性病因，准确使用阿片类药物、苯二氮䓬类药物、抗胆碱类药物和其他致谵妄药物，非药物干预包括鼓励正常的睡眠觉醒周期和尽量减少夜间醒来[38]。多巴胺能和抗胆碱能帕金森药物可加重谵妄，也可停用这些药物，住院调整应咨询熟悉其使用的神经科医生。严格地使用抗精神病药物可能也有帮助，在帕金森病中，部分证据通常支持使用喹硫平，因为它不会严重恶化运动症状[39]。

（五）癫痫

1.1%（0.4%～4.7%）的患者在 DBS 电极植入后发生围术期癫痫，大多数发生在植入后 48h 内。癫痫发作可继发于组织破坏、电极植入引起的水肿和脑气肿或颅内出血引起的皮质刺激。在一项研究中，术后影像中出现出血、水肿或缺血导致癫痫发作风险增加 50 倍，这些发现在 60 岁以上的患者和那些电极穿刺道经脑室的患者中更为常见[40]。脑膜炎和脑脓肿是非常罕见的癫痫发作病因，但重要的是要及时发现，因为处理方法是不同的。癫痫发作应通过头颅 CT 来评估是否有出血，如果患者发作不能迅速恢复到正常，要考虑是否存在其他潜在病因。短期的抗惊厥治疗是合理的，但长期的抗惊厥治疗通常是不符合常理的。

（六）静脉空气栓塞

经胸或经食管超声心动图连续监测，7%～76% 的神经外科手术患者在坐位时发生经静脉空气栓塞[41]。与广泛的开颅手术相比，DBS 对硬脑膜和骨的创伤暴露相对较小，总体上空气栓塞率较低。一项前瞻性研究使用心前超声监测确定了 21 例患者中有 1 例（5%）存在空气栓塞[42]。空气栓塞导致心肺产生症状的比率更低，在一项研究中发生率为 6/467（1.3%）[43]。有两个原则性因素在 DBS 植入中增加静脉空气栓塞的风险，即开颅过程中患者通常半卧位，且与头高于右心房水平；非机械通气的清醒患者在吸气时产生负胸内压，这增加了经空气进入静脉的压力梯度。

为了减少空气栓塞的风险，应该保持患者术区密封状态，及时在骨孔边缘涂抹骨蜡，并避免硬脑膜静脉窦开放。

静脉空气血栓在临床上可表现为咳嗽、低氧血症，如果足以阻碍肺循环，会导致低血压和心搏骤停。空气栓塞的常规监测至少应该包括使用连续的潮气末二氧化碳监测，因为这是该并发症第一个可检测的监测参数。如果怀疑有空气栓塞，应立即将床头降到右心房水平或低于右心房水平，并用生理盐水灌满手术视野。如果症状持续存在，并存在持续的空气栓塞，则在关闭切口时压迫颈静脉。

（七）其他呼吸系统并发症

帕金森病和全身性肌张力障碍患者的术中气道管理可能并发呼吸储备不良、咳嗽反射减弱和睡眠呼吸暂停。围术期呼吸道并发症，包括气道阻塞、吸入性肺炎和医院获得性肺炎，据报道在 1.6%～2.2% 的病例中发生[28, 44]。仔细的术前评估和预测潜在的气道损伤是必要的，因为立体定向头架可能会阻碍患者直接进入气道。手术和麻醉团队必须熟悉立体定向框架，并有必要的工具在手，以便在发生气道紧急情况时进行操作。

（八）感染

感染来源于手术切口处，可扩展至 IPG、延伸导线和颅内电极。感染病例占 3.4%（2.8%～9.9%）（表 24-1）。需要取出 IPG、延长线或颅内电极的感染占 1.8%（表 24-1[45-47]）。颅内感染扩散是一种少见但严重的并发症。伤口愈合不良，有或无活动性感染，发生在 1.0%（0.5%～3.2%）的病例。

在 0.3% 的病例中发生无菌性脑脊液漏，可误认为是感染。脑脊液也可以沿着导线延伸至 IPG，导致无菌液体在 IPG 周围聚集。在这种情况下，如果积液周围无红肿热痛，患者没有全身感染的迹象，可以加压包扎和仔细观察。出血进入 IPG 囊袋是一种罕见的并发症，通常采用非手术治疗。

报道的 DBS 后感染的危险因素包括在介入性磁共振成像套件中进行手术（尽管 MRI-suite 手术技术和工具的进步可能减轻这种）[48]，在术后测试中使用外接导线[49]，以及使用穿过钻孔部位的皮肤切口[49]。

不直接涉及植入物的愈合不良的伤口或表面感染可首先通过口服或静脉注射抗生素、伤口护理和仔细监测进行治疗。抗生素的选择应以局部手术部位感染、病原体和敏感性为指导。直接涉及植入物的感染很难用药物治疗，通常需要取出移植物[45, 46, 50]。当感染涉及 IPG 和延长导线，但没有颅内感染，颅内电极往往可以保留。感染的颅内电极应立即取出。在移植后，受试者应接受静脉抗生素治疗，并在重新植入耗材前至少观察 2 个月的排除感染情况。

（九）电极位置错误和电极偏移

1.9%（1.2%～3.2%）的电极错位或偏移病例需要手术纠正（表 24-1）。这可能是由于初始立体定向和生理定位错误或植入后电极的移动，如在将其固定到颅骨之前电极缩回（图 24-5A）。此外，如果立体定位框固定不牢，有明显颈肌张力障碍、抽搐或震颤的患者可能会使立体定向框架移位。

如果电极没有牢固地附着在颅骨上，电极迁移也可能作为晚期并发症发生。在大多数情况下，由于电极上的外部张力，引线表面迁移。极少数情况下，电极可能会插到脑组织深部，由于机械损失或刺激非预期的靶点，可能导致出血或引起神经症状（图 24-5B）。

> 临床要点：DBS 电极迁移，可导致治疗效果丧失，并因刺激非预期靶点而出现新的不良反应。

（十）长期耗材设备的并发症：电极断裂、设备腐蚀和 IPG 过早失效

DBS 系统的故障会导致症状的迅速反弹，有

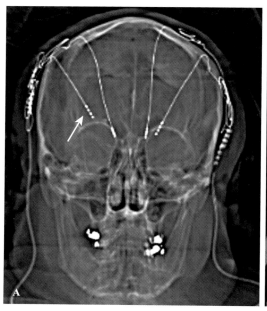
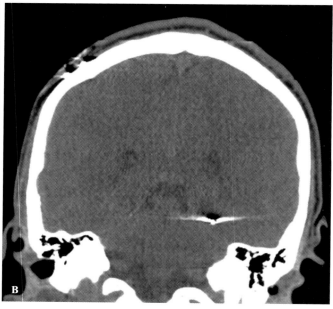

▲ 图 24-5 电极迁移

A. 既往植入 STN DBS 电极的患者，再次行双侧 GPi DBS 的术后 CT 定位影像。预定的右 GPi 电极（白箭）已经从它的靶点撤回并停留在壳核。B. 一名患者在植入电极后 7 年出现癫痫，当 DBS 刺激停止后癫痫停止。左侧 GPi DBS 电极已移入患者颞叶内侧。经许可转载，引自 Morishita T, Foote KD, Burdick AP, et al. Identification and management of deep brain stimulation intra- and postoperative urgencies and emergencies. *Parkinsonism Relat Disord*. 2010;Mar;16(3):153–62. Figure 1.

效的刺激作用在电池耗尽之前明显的减弱，这就需要更换电池[18]。导线可能由于开路（由于导线断裂或在 IPG 或颅内导线与延长线之间的连接不紧密）或短路（绕过大脑的电流通路）而无法提供治疗性刺激。一般来说，电极延伸连接导线接头通常放置在耳后头皮下，一般不应放置在颈部，因为颈部运动度大，容易产生较大的张力。用微型钛板将颅内导线固定到颅骨上，如果固定得太紧，可能会导致电极线断裂。如果怀疑有损坏的导线，从颅内引线到 IPG 的整个系统应该用连续的 X 线照射（图 24-6）。如果没有直接发现电极线断裂处，可以在术中对系统进行检测，并探查和替换不能正常工作的部件。

20 世纪 90 年代的两个病例研究估计耗材并发症发生率，包括电极断裂、短路、迁移或侵

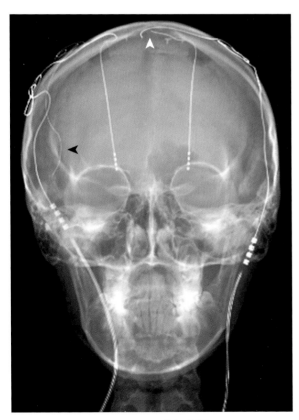

▲ 图 24-6　电极断裂

左侧 DBS 电极在出颅骨时断裂（白箭头）。在右侧也有一个先前的 DBS 电极的断裂片段（黑箭头）

蚀，为 4%～6%[51, 52]。2000 年的后续研究报道的失败率略低，这可能是由于技术的改进。Starr 等报道了一项 8 年的经验，其中 50/358（14%）的患者需要返回手术室处理并发症，最常见的是由于皮下耗材设备的问题，而不是颅内，另外，5.9% 的患者由于故障、错位、移民或感染需要手术纠正处理[31]。Allert 等在 5 年的时间里观察到了 4.6% 的引线出现了功能障碍，并注意到 12% 的引线在更换 IPG 后出现了新的故障[53]。然而，在大多数情况下，功能不全的导联仍然提供了临床效益，只有 8% 的功能不全电极需手术更换。Fenoy 等报道了 9 年的经验，其中 1.8% 的患者有电极断裂，0.5% 有电极迁移，0.1% 有 IPG 提前电量耗竭[54]。

（十一）热损伤

MRI 扫描仪中的磁场和射频场在 DBS 术中引导电极穿刺靶点时可导致电极发热，可以改变设置，也可以打开或关闭设备。目前已经制订了针对 DBS 设备的安全指南，一般限制在 1.5T、发射接收型射频头部线圈（仅允许头部成像）和头部的特定吸收率 < 0.1 W/kg[55, 56]。然而，这些指南正在不断发展，各种方法也在不断探索，以促进现代 MRI 技术的广泛应用。此外，患者应避免其他电刺激源，包括透热和选择性心电复律[57, 58]。

五、结论

成功的 DBS 需要严格的患者选择，精细的手术技术和复杂的围术期医护管理来治疗患者的多种医学、神经和精神疾病。即使在最有经验的诊疗中心，并发症也会发生，而长期的疗效取决于在神经学、神经外科、物理治疗和康复治疗组成的多学科协作诊疗中心提供的最佳的急性期和恢复期诊疗。随着 DBS 技术和标准的进步，多学科专业知识可能会变得更加重要。

参 考 文 献

[1] Benabid AL, Pollak P, Louveau A, Henry S, de Rougemont J. Combined (thalamotomy and stimulation) stereotactic surgery of the VIM thalamic nucleus for bilateral Parkinson disease. *Appl Neurophysiol.* 1987;50(1–6):344–346.

[2] Hariz MI, Hariz G–M. Therapeutic stimulation versus ablation. *Handb Clin Neurol.* 2013;116:63–71.

[3] Peng–Chen Z, Morishita T, Vaillancourt D, et al. Unilateral thalamic deep brain stimulation in essential tremor demonstrates long–term ipsilateral effects. *Parkinsonism Relat Disord.* 2013;19(12): 1113–1117.

[4] Shemisa K, Hass CJ, Foote KD, et al. Unilateral deep brain stimulation surgery in Parkinson's disease improves ipsilateral symptoms regardless of laterality. *Parkinsonism Relat Disord.* 2011;17(10):745–748.

[5] Alterman RL, Weisz D. Microelectrode recording during deep brain stimulation and ablative procedures. *Mov Disord.* 2012;27(11): 1347–1349.

[6] Montgomery EB. Microelectrode targeting of the subthalamic nucleus for deep brain stimulation surgery. *Mov Disord.* 2012;27(11): 1387–1391.

[7] Zrinzo L, Foltynie T, Limousin P, Hariz MI. Reducing hemorrhagic complications in functional neurosurgery: a large case series and systematic literature review. *J Neurosurg.* 2012;116(1):84–94.

[8] Palur RS, Berk C, Schulzer M, Honey CR. A metaanalysis comparing the results of pallidotomy performed using microelectrode recording or macroelectrode stimulation. *J Neurosurg.* 2002; 96(6):1058–1062.

[9] Alkhani A, Lozano AM. Pallidotomy for parkinson disease: a review of contemporary literature. *J Neurosurg.* 2001;94(1):43–49.

[10] Gorgulho A, De Salles AAF, Frighetto L, Behnke E. Incidence of hemorrhage associated with electrophysiological studies performed using macroelectrodes and microelectrodes in functional neurosurgery. *J Neurosurg.* 2005;102(5):888–896.

[11] Deep–Brain Stimulation for Parkinson's Disease Study Group. Deep brain stimulation of the subthalamic nucleus or the pars interna of the globus pallidus in Parkinson's disease. *N Engl J Med.* 2001;345 (13):956–963.

[12] Ben–Haim S, Asaad WF, Gale JT, Eskandar EN. Risk factors for hemorrhage during microelectrode–guided deep brain stimulation and the introduction of an improved microelectrode design. *Neurosurgery.* 2009;64(4):754–762. discussion 762–763.

[13] Sansur CA, Frysinger RC, Pouratian N, et al. Incidence of symptomatic hemorrhage after stereotactic electrode placement. *J Neurosurg.* 2007;107(5):998–1003.

[14] Seijo FJ, Alvarez–Vega MA, Gutierrez JC, Fdez–Glez F, Lozano B. Complications in subthalamic nucleus stimulation surgery for treatment of Parkinson's disease. Review of 272 procedures. *Acta Neurochir (Wien).* 2007;149(9):867–875. discussion 876.

[15] Elias WJ, Sansur CA, Frysinger RC. Sulcal and ventricular trajectories in stereotactic surgery. *J Neurosurg.* 2009;110(2):201–207.

[16] Burchiel KJ, McCartney S, Lee A, Raslan AM. Accuracy of deep brain stimulation electrode placement using intraoperative computed tomography without microelectrode recording. *J Neurosurg.* 2013;119(2):301–306.

[17] Larson PS, Starr PA, Bates G, Tansey L, Richardson RM, Martin AJ. An optimized system for interventional magnetic resonance imaging–guided stereotactic surgery: preliminary evaluation of targeting accuracy. *Neurosurgery.* 2012;70(1 Suppl Operative):95–103. discussion103.

[18] Fakhar K, Hastings E, Butson CR, Foote KD, Zeilman P, Okun MS. Management of deep brain stimulator battery failure: battery estimators, charge density, and importance of clinical symptoms. *PLoS One.* 2013;8(3):e58665.

[19] Hertel F, Züchner M, Weimar I, et al. Implantation of electrodes for deep brain stimulation of the subthalamic nucleus in advanced Parkinson's disease with the aid of intraoperative microrecording under general anesthesia. *Neurosurgery.* 2006;59(5):E1138. discussion E1138.

[20] Elias WJ, Durieux ME, Huss D, Frysinger RC. Dexmedetomidine and arousal affect subthalamic neurons. *Mov Disord.* 2008;23

(9):1317–1320.

[21] Hutchison WD, Lang AE, Dostrovsky JO, Lozano AM. Pallidal neuronal activity: implications for models of dystonia. *Ann Neurol.* 2003;53 (4):480–488.

[22] Steigerwald F, Hinz L, Pinsker MO, et al. Effect of propofol anesthesia on pallidal neuronal discharges in generalized dystonia. *Neurosci Lett.* 2005;386(3):156–159.

[23] Sanghera MK, Grossman RG, Kalhorn CG, Hamilton WJ, Ondo WG, Jankovic J. Basal ganglia neuronal discharge in primary and secondary dystonia in patients undergoing pallidotomy. *Neurosurgery.* 2003;52(6):1358–1370. discussion 1370–1373.

[24] Fluchere F, Witjas T, Eusebio A, et al. Controlled general anaesthesia for subthalamic nucleus stimulation in Parkinson's disease. *J Neurol Neurosurg Psychiatr.* 2014;Oct;85(10):1167–1173.

[25] Themistocleous MS, Boviatsis EJ, Stavrinou LC, Stathis P, Sakas DE. Malignant neuroleptic syndrome following deep brain stimulation surgery: a case report. *J Med Case Rep.* 2011;5:255.

[26] Newman EJ, Grosset DG, Kennedy PGE. The parkinsonism–hyperpyrexia syndrome. *Neurocrit Care.* 2008;10(1):136–140.

[27] Voges J, Hilker R, Bötzel K, et al. Thirty days complication rate following surgery performed for deep–brain–stimulation. *Mov Disord.* 2007;22(10):1486–1489.

[28] Khatib R, Ebrahim Z, Rezai A, et al. Perioperative events during deep brain stimulation: the experience at Cleveland Clinic. *J Neurosurg Anesthesiol.* 2008;20(1):36–40.

[29] Follett KA, Weaver FM, Stern M, et al. Pallidal versus subthalamic deep–brain stimulation for Parkinson's disease. *N Engl J Med.* 2010;362(22):2077–2091.

[30] Odekerken VJJ, van Laar T, Staal MJ, et al. Subthalamic nucleus versus globus pallidus bilateral deep brain stimulation for advanced Parkinson's disease (NSTAPS study): a randomised controlled trial. *Lancet Neurol.* 2013;12(1):37–44.

[31] Starr PA, Sillay K. Complication avoidance and management in deep brain stimulation surgery. In: Tarsy D, Vitek JL, Starr P, Okun M, eds. *Deep Brain Stimulation in Neurological and Psychiatric Disorders.* Totowa, NJ: Humana Press; 2008.

[32] Morishita T, Okun MS, Burdick A, Jacobson CE, Foote KD. Cerebral venous infarction: a potentially avoidable complication of deep brain stimulation surgery. *Neuromodulation.* 2013;16(5):407–413. discussion 413.

[33] Oyama G, Okun MS, Zesiewicz TA, et al. Delayed clinical improvement after deep brain stimulation–related subdural hematoma. Report of 4 cases. *J Neurosurg.* 2011;115(2):289–294.

[34] Liu JKC, Soliman H, Machado A, Deogaonkar M, Rezai AR. Intracranial hemorrhage after removal of deep brain stimulation electrodes. *J Neurosurg.* 2012;116(3):525–528.

[35] Videnovic A, Metman LV. Deep brain stimulation for Parkinson's disease: prevalence of adverse events and need for standardized reporting. *Mov Disord.* 2008;23(3):343–349.

[36] Massano J, Garrett C. Deep brain stimulation and cognitive decline in Parkinson's disease: a clinical review. *Front Neurol.* 2012;3:66.

[37] Voon V, Howell NA, Krack P. Psychiatric considerations in deep brain stimulation for Parkinson's disease. *Handb Clin Neurol.* 2013;116:147–154.

[38] Bourgeois JA, Seritan A. Diagnosis and management of delirium. *Continuum.* 2006;12(5):15.

[39] Friedman JH. Atypical antipsychotic drugs in the treatment of Parkinson's disease. *J Pharm Pract.* 2011;24(6):534–540.

[40] Pouratian N, Reames DL, Frysinger R, Elias WJ. Comprehensive analysis of risk factors for seizures after deep brain stimulation surgery. Clinical article. *J Neurosurg.* 2011;115(2):310–315.

[41] Leslie K, Hui R, Kaye AH. Venous air embolism and the sitting position: a case series. *J Clin Neurosci.* 2006;13(4):419–422.

[42] Hooper AK, Okun MS, Foote KD, et al. Venous air embolism in deep brain stimulation. *Stereotact Funct Neurosurg.* 2009;87(1):25–30.

[43] Chang EF, Cheng JS, Richardson RM, Lee C, Starr PA, Larson PS. Incidence and management of venous air embolisms during awake deep brain stimulation surgery in a large clinical series. *Stereotact*

Funct Neurosurg. 2011;89(2):76–82.

[44]　Venkatraghavan L, Manninen P, Mak P, Lukitto K, Hodaie M, Lozano A. Anesthesia for functional neurosurgery: review of complications. *J Neurosurg Anesthesiol.* 2006;18(1):64–67.

[45]　Fenoy AJ, Simpson RK. Management of device–related wound complications in deep brain stimulation surgery. *J Neurosurg.* 2012;116 (6):1324–1332.

[46]　Sillay KA, Larson PS, Starr PA. Deep brain stimulator hardware–related infections: incidence and management in a large series. *Neurosurgery.* 2008;62(2):360–366. discussion 366–367.

[47]　Fily F, Haegelen C, Tattevin P, et al. Deep brain stimulation hardware related infections: a report of 12 cases and review of the literature. *Clin Infect Dis.* 2011;52(8):1020–1023.

[48]　Starr PA, Martin AJ, Ostrem JL, Talke P, Levesque N, Larson PS. Subthalamic nucleus deep brain stimulator placement using high–field interventional magnetic resonance imaging and a skull–mounted aiming device: technique and application accuracy. *J Neurosurg.* 2010;112(3):479–490.

[49]　Constantoyannis C, Berk C, Honey CR, Mendez I, Brownstone RM. Reducing hardware–related complications of deep brain stimulation. *Can J Neurol Sci.* 2005;32(2):194–200.

[50]　Temel Y, Ackermans L, Celik H, et al. Management of hardware infections following deep brain stimulation. *Acta Neurochir (Wien).* 2004;146(4):355–361. discussion 361.

[51]　Oh MY, Abosch A, Kim SH, Lang AE, Lozano AM. Long–term hardware–related complications of deep brain stimulation. *Neurosurgery.* 2002;50(6):1268–1274. discussion 1274–1276.

[52]　Blomstedt P, Hariz MI. Hardware–related complications of deep brain stimulation: a ten year experience. *Acta Neurochir (Wien).* 2005;147 (10):1061–1064. discussion 1064.

[53]　Allert N, Markou M, Miskiewicz AA, Nolden L, Karbe H. Electrode dysfunctions in patients with deep brain stimulation: a clinical retrospective study. *Acta Neurochir (Wien).* 2011;153(12):2343–2349.

[54]　Fenoy AJ, Simpson RK. Risks of common complications in deep brain stimulation surgery: management and avoidance. *J Neurosurg.* 2014;120(1):132–139.

[55]　Medtronic, Inc. *MRI Guidelines for Medtronic Deep Brain Stimulation Systems [Internet];* 2010. Available from: http://manuals.medtronic. com/manuals/search?region =US& cfn =37602&manualType =MRI +Technical+Manual.

[56]　Oluigbo CO, Rezai AR. Magnetic resonance imaging safety of deep brain stimulator devices. *Handb Clin Neurol.* 2013;116:73–76.

[57]　Yamamoto T, Katayama Y, Fukaya C, Kurihara J, Oshima H, Kasai M. Thalamotomy caused by cardioversion in a patient treated with deep brain stimulation. *Stereotact Funct Neurosurg.* 2000;74(2):73–82.

[58]　Baura GD. *Deep Brain Stimulators. Medical Device Technologies.* Academic Press; 2012297–314.

[59]　Morishita T, Foote KD, Burdick AP, et al. Identification and management of deep brain stimulation intra– and postoperative urgencies and emergencies. *Parkinsonism Relat Disord.* 2010;16(3):153–162.

[60]　Williams A, Gill S, Varma T, et al. Deep brain stimulation plus best medical therapy versus best medical therapy alone for advanced Parkinson's disease (PD SURG trial): a randomised, open–label trial. *Lancet Neurol.* 2010;9(6):581–591.

[61]　Weaver FM, Follett K, Stern M, et al. Bilateral deep brain stimulation vs best medical therapy for patients with advanced Parkinson disease: a randomized controlled trial. *JAMA.* 2009;301(1):63–73.

[62]　Erola T, Heikkinen ER, Haapaniemi T, Tuominen J, Juolasmaa A, Myllylä VV. Efficacy of bilateral subthalamic nucleus (STN) stimulation in Parkinson's disease. *Acta Neurochir (Wien).* 2005;148(4):389–394.

[63]　Schuepbach WMM, Rau J, Knudsen K, et al. Neurostimulation for Parkinson's disease with early motor complications. *N Engl J Med.* 2013;368(7):610–622.

[64]　Okun MS, Gallo BV, Mandybur G, et al. Subthalamic deep brain stimulation with a constant–current device in Parkinson's disease: an openlabel randomised controlled trial. *Lancet Neurol.* 2012;11 (2):140–149.

[65]　Ford B. Subthalamic nucleus stimulation in advanced Parkinson's disease: blinded assessments at one year follow up. *J Neurol Neurosurg Psychiatr.* 2004;75(9):1255–1259.

第五篇 放射外科
Radiosurgery

第 25 章 立体定向放射外科
Stereotactic Radiosurgery

Navjot Chaudhary　Anna K. Finley Caulfield　Steven D. Chang **著**

赵 浩 王 宁 **译**

张 洪钿 **校**

一、神经解剖学与手术

> **要 点**
>
> ◆ 总靶体积（gross target volume，GTV）是病灶的对比增强部分。
>
> ◆ 临床靶区容积（clinical target volume，CTV）用于微转移，通常包括颅内肿瘤周围 2 mm 的区域，或脊髓转移瘤的椎体。
>
> ◆ 计划靶区体积（planning target volume，PTV）考虑了放射传递过程的不确定性和患者的运动和技术因素，通常包括 2 mm 的边缘区域。

放射外科这个术语最早是在 1951 年由瑞典神经外科医生拉尔斯·莱克塞尔提出来的。他将放射外科定义为向治疗的目标提供具有高准确度的高剂量的放射[1]。这种技术比传统的放射疗法更吸引人的地方在于，可以将高剂量的放射精确地传送到目标病灶，而邻近病灶的组织则可以得到明显更低的放射剂量。放射外科最初的应用包括以三叉神经节为靶点，保留邻近组织，治疗三叉神经痛。在 CT 和 MRI 出现之前，放射外科治疗的病变仅限于那些可以通过脑池造影、脑室造影和血管造影进行靶向治疗的病变。脑池造影时注射对比剂可显示 Meckel 腔内的三叉神经神经节或桥小脑角的前庭神经鞘瘤[2]。同样，血管造影被用来显示动静脉畸形[3]。目前，治疗计划包括薄层 CT 和 MRI 的融合以明确病变轮廓（图 25-1 至图 25-3）。

第一个专门的立体定向放射科设备是 γ 刀装置，包括 ^{60}Co（γ射线）源。后来，直线加速器（linear accelerator，LINAC）被开发出来，使每个能够使用传统 X 线束治疗的中心都能进行放射外科手术，使 LINAC 成为最常见的放射外科形式[4, 5]。LINAC 使用多个弧度的辐射，在 1mm 的精度范围内会聚到一个目标上。赛博刀是一种无框架图像引导放射外科系统（Accuray，Sunnyvale，CA，USA），最初由斯坦福大学的约翰·阿德勒医生发明[6]。赛博刀是一种安装在可移动工业机器人上的直线加速器。机器人手臂的可操作性使得检测目标位置变化的精确度达到亚毫米级。赛博刀技术的优势包括能够同时治疗颅内和颅外目标，包括脊柱和内脏器官；分次治疗以治疗大的病变或那些发生在运动性语言中

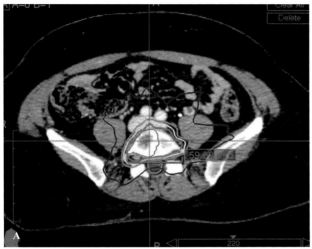

◀ 图 25-1　胸椎的轴位、矢状位和冠状面显示 L₅ 椎体右前下（红色）内有病变

GTV 包括病变（红色），CTV 包括整个椎体（金色），马尾（浅蓝色）是一个关键结构

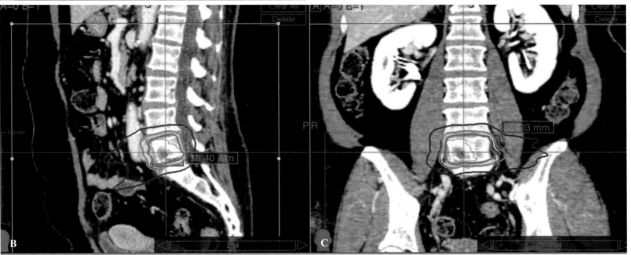

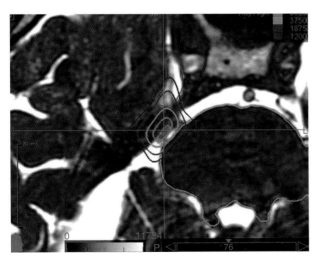

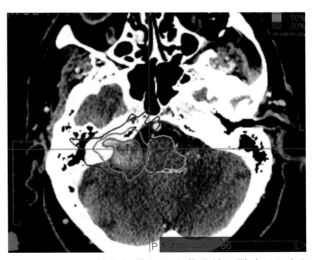

▲ 图 25-2　MRI 轴位 T₂ 加权显示右三叉神经（红色）在感觉根入口区的轮廓

Meckel 腔（紫色）和脑干（浅蓝色）被描绘成关键结构。前庭神经鞘瘤患者的第Ⅶ和第Ⅷ对脑神经复合体（在这张切面上看不到）也被圈出

▲ 图 25-3　CT 轴位扫描显示右前庭神经鞘瘤（红色）位于右侧桥小脑角和内耳道

脑干（橙色）和耳蜗（紫色）是关键结构

枢的病变；治疗移动的靶点，同时保持病灶周围的严密剂量测定。当使用分割治疗时，辐射剂量分为 1 至 5 个部分，在连续几天内提供一个剂量的放射。中枢神经系统（central nervous system，CNS）以外的疾病，包括前列腺和肺部恶性肿瘤，已经采用赛博刀进行治疗。因此，赛博刀将放射外科学带到神经外科的范围之外，并允许对其他器官进行治疗[7-12]。

为制订治疗计划，对如下容积进行描述。GTV 是病灶增强部分。CTV 用于转移瘤或恶性病变的微转移，这通常包括颅内肿瘤周围 2mm 的区域。当计划对脊柱骨转移进行 CTV 时，考虑的因素包括肿瘤的组织学、治疗的目标（如姑息性与肿瘤学的），以及骨的完整性（如已经存在的椎体骨折）。在脊柱骨转移的情况下，肿瘤细胞很可能扩散到骨小梁中，因此需要整个椎体包含在靶体积中。PTV 考虑了辐射传递过程的不确定性，通常包括 2mm 的边缘区域。PTV 考虑了患者的移动和技术因素。在功能性放射外科中，CTV 和 PTV 的概念不适用，因为剂量是根据靶点来确定的[13]。放射外科的剂量衰减很快，因此对于靶目标可以用很高的辐射剂量，在邻近的正常大脑中辐射剂量衰减很快[13]。在计划过程中，与目标相邻的关键结构具有最大剂量的允许量[14]。

临床要点：在大脑中，对辐射敏感的结构包括视觉系统、脑干和脑垂体。在脑神经中，特殊的感觉神经，包括视神经和前庭蜗神经、三叉神经传入神经、内脏面部传出神经对放射敏感性最高，然后是躯体动眼神经和舌下传出神经。

二、术前及围术期处理注意事项

要 点

- 立体定向放射科通常是一种耐受性良好的治疗方式。

- 增加并发症可能性的因素包括大病灶、高辐射剂量、病灶是否位于语言功能区、患者的最大年龄，以及患者是否接受同期或序贯化疗。
- 围术期并发症包括逐渐加重的脑水肿、恶心/呕吐和癫痫发作。
- 患者通常在手术当天接受皮质类固醇和止吐药治疗。
- 苯二氮䓬类药物和静脉用苯妥英钠或福斯芬妥英可以在癫痫发作时随时可用。

临床要点：在围术期，由神经外科医生、放射肿瘤学家、放射治疗师、物理学家和护士组成的多学科团队至关重要。

增加并发症可能性的因素包括大病灶、高辐射剂量、病灶是否位于语言功能区或者大脑皮层皮质、患者的最大年龄，以及患者是否接受同期或序贯化疗。虽然不良反应在放射外科并不常见，但最常见的急性不良反应包括短暂性脑水肿，可能表现为头痛、恶心、呕吐和癫痫发作。辐射引起的血脑屏障（blood–brain barrier，BBB）破坏引起的短暂性轻度脑水肿也会导致预处理后神经功能缺损的暂时性加重。在斯坦福大学，地塞米松和昂丹司琼在每次治疗前都会常规使用，以减少这些潜在的不良反应。胃食管反流病患者应预先使用质子泵抑制药或 H_2 受体阻断药进行治疗，因为仰卧位治疗可能会加重其症状。此外，在治疗过程中处理疼痛和焦虑也很重要。在需要阿片类或苯二氮䓬类药物的情况下，应实施脉搏血氧测定法，以协助监测呼吸状况。尽管有些患者因先前存在的癫痫发作而接受治疗，但有一种观点认为，放射外科治疗会诱发癫痫发作。因此，苯二氮䓬类药物和静脉注射苯妥英钠或磷苯妥英钠在癫痫发作时应随时可用。对于实施治疗计划前的影像检查，应在给对比剂之前检查肌酐，尤其是老年人或有肾功能不全病史的患者。癌症患者高凝并发症的风险增加，因此，任何身体检查提示血栓栓塞的症状或体征时，都需要立即进行多普勒超声和（或）CT 血管造影检查，以寻找深静脉血栓形成或肺栓塞。许多患者在手术切除后接受放射外科手术。

因为辐射可能会对伤口愈合产生不利影响，所以每次就诊时都要评估伤口愈合情况，并提醒神经外科医生是否有感染或脑脊液泄漏的担忧。在 γ 刀治疗的情况下，神经外科医生在应用立体定向框架之前先阻断头皮神经。儿童或幽闭恐惧症患者的治疗可能很少需要麻醉医生的协助。最后，任何认知状态的改变都应立即进行全面的神经系统检查和脑部 CT 扫描。在早期围术期，主要考虑的是排除脑水肿、出血或脑积水。脑电图也可以用来排除癫痫发作，特别是在有癫痫病史的情况下（表 25–1）。

三、术中及术后并发症的处理

要　点

- 立体定向放射科通常是一种耐受性良好的治疗方式。
- 并发症可能在急性期（0～90 天）和（或）晚期（＞ 90 天）发生。
- 急性并发症包括脑水肿、恶心 / 呕吐和癫痫发作。
- 早期迟发性并发症包括假性进展，即治疗区域内难以与复发肿瘤区分的异常强化区。
- 晚期并发症包括放射性坏死和罕见的继发性恶性肿瘤。

（一）急性并发症

临床要点：严重的急性毒性反应，包括恶心、呕吐、癫痫发作和脑水肿，在放射科是相当罕见的。

对 835 例连续 γ 刀治疗的患者进行回顾性分析，发现 18 名患者（2.2%）出现了新的神经系统并发症，包括局灶性神经功能缺损或癫痫发作，而 3 名患者（0.4%）在治疗后 7 天内死亡（2 例死亡与癫痫和神经系统恶化有关）[15]。此外，肿瘤的位置似乎会影响放射外科手术后癫痫发作的发生率。涉及运动皮质的病变，癫痫发作更频繁[16]。更常见的是，放射外科手术后 12～48h 出现短暂性脑水肿，导致轻微的神经症状。在一项对 78 名患者进行的研究中，1/3 的患者在治疗 2 周内出现轻微的恶心、头晕或眩晕、癫痫发作或新的持续性头痛[17]。只有 2 名患者因癫痫发作或新的神经功能缺损需要住院治疗。有趣的是，急性毒性不能预测晚期毒性的发展。

许多病例报告记录了放射科手术当天的严重并发症。一项研究报道了 1 名患者在治疗五个颅后窝转移瘤的过程中，由于小脑水肿压迫第四脑室，从而发生急性脑积水[18]。另一份报道中，1 名患者在前庭神经鞘瘤放射治疗后 24h 内出现急性泪道麻痹、眩晕和听力丧失症状[19]。在这个病例中，影像学显示急性脑内出血，患者的面神经麻痹在 3 个月后完全恢复，但是听力在长期随访中没有恢复。

（二）早期迟发性并发症

临床要点：在放射外科手术后 2～3 个月，MRI 可局部显示治疗部位的暂时性增强。这种增强可能很难与肿瘤进展区分开来，需要更加全面的探索。

假性进展最早由 Hoffmanet 等记录，在一项对 51 例高级别胶质瘤患者的研究中，12% 的患者在 CT 扫描时有短暂的增强[20]。潜在的病理生理学尚不清楚，但是肿瘤坏死、水肿和继发性炎症导致血管通透性可能有关系。一些研究显示 13%～32% 的高级别胶质瘤患者存在假性进展，这些患者活检后没有显示肿瘤进展的证

表 25-1　放射并发症和处理

急性（≤ 90 天）	管　理
脑水肿	皮质类固醇（地塞米松）
恶心和呕吐	止吐药（昂丹司琼）
疼痛、头痛	类阿片和对乙酰氨基酚
癫痫	急性治疗：苯二氮䓬（劳拉西泮、咪达唑仑、地西泮）和抗癫痫药物（antiepileptic drugs，AED）（氟苯妥英或苯妥英钠，其他静脉注射 AED：左乙拉西坦、丙戊酸、苯巴比妥） 慢性治疗：每日 AED 治疗；左旋乙拉西坦因药物相互作用有限而常用
焦虑	苯二氮䓬
新的神经系统	头颅 CT、MRI 对比度缺损
胃反流	质子泵抑制药或 H$_2$ 受体阻断药
提前推迟（60~120 天）	**管理**
伪级数	无症状患者：连续监测 有症状的患者：皮质类固醇（地塞米松）、贝伐单抗治疗对皮质类固醇无效的高级胶质瘤
延迟（＞90 天）	**管理**
头痛	疼痛处理策略取决于严重程度和频率：止痛药、皮质类固醇试验、头痛预防药物
癫痫	苯二氮䓬类和 AED 发作（见上文）
放射性坏死	多模式成像对无症状患者的辅助诊断：观察和连续成像 有症状的患者：皮质类固醇、贝伐单抗、诊断不清时进行手术活检 考虑：抗凝或抗血小板试验 3~6 个月（感觉可以限制小血管损伤）很少考虑高压氧治疗试验，对药物治疗无效的肿块性病变，手术切除
继发性恶性肿瘤	神经外科和肿瘤学评估

据[21-26]。Kaplan-Meir 分析发现，与未显示假性进展的患者相比，放疗后出现严重假性进展的患者生存率有所提高[27]。就诊断而言，单一的影像学研究不足以区分假性进展和肿瘤进展。建议

进行一系列的影像学检查来区分这一点，因为它们的治疗方式差异很大。进一步采用放射治疗假性进展会导致毁灭性的后果，包括急性脑病和放射性坏死。此外，患者需要承担手术本身带来的风险。无症状患者的可疑假性进展的一般处理是进行连续监测。对于有症状的患治疗方法可能包括使用皮质类固醇，或在严重的情况下，通过手术来减轻肿块的影响。在高级别胶质瘤的病例中，贝伐单抗对皮质类固醇反应有限的患者可能有好处（见"放射坏死"）[28]。

（三）迟发性并发症

> 临床要点：放射性坏死和继发性恶性肿瘤是严重的但却非常罕见，放射治疗的长期不良反应的诊断和治疗是实现患者长期生存质量的关键。

1. 放射性坏死

如果放射性坏死发展，通常发生在放疗后1~3 年。在一项 RTOG 的研究中，对于脑转移瘤，发现在 6 个月、12 个月和 24 个月的实际放射性坏死发生率分别为 5%、8% 和 11%[29]。最近发表的一篇使用氟代脱氧葡萄糖（fluorodeoxygenase，FDG）正电子发射断层摄影术（PET 标准）的报道显示，脑转移瘤放射手术后发生放射性坏死的风险约为 10%[30]。辐射坏死的发生率与辐射剂量有关。使用传统的分次放疗，造成局部放射性坏死 5% 发生概率的风险的剂量是55~60Gy[31]。

辐射坏死的病理生理学基础被认为是继发于血管内皮损伤导致小动脉血管纤维蛋白样坏死[32]。BBB 的破坏可能部分由缺氧时释放的血管内皮生长因子介导。

多模态影像有助于区分肿瘤复发与放射性坏死。灌注成像脑血容量的增加和 FDG、蛋氨酸或铊 -201-PET 摄取量的增加都提示肿瘤复发，而不是放射性坏死[33, 34]。磁共振波谱上的高脂峰与放射

性坏死一致。明确的诊断只有通过活检才能确诊。

许多放射性坏死病例是自限性的，不需要治疗，尤其是当患者无症状时。对于有症状的患者，使用皮质类固醇可能是有益的。对皮质类固醇治疗无效的病例，在一些小规模的病例中，选择性治疗已经显示出一些益处，包括治疗性抗凝、抗血小板治疗和高压氧治疗[35, 36]。手术减压和活检对于诊断不确定或来自于肿块效应导致的进展性和难治性症状的情况，是有帮助的[37]。

研究表明贝伐单抗可能有助于治疗放射性坏死[38-43]。在一项双盲试验中，14 例经活检或放射学证实的脑放射性坏死患者被随机分为贝伐单抗（7.5mg/kg，4 个周期，间隔 3 周）或生理盐水对照组[41]。治疗组所有患者均表现出良好的临床和放射学反应。相比之下，安慰剂组没有患者表现出良好的反应。所有在服用安慰剂期间进展的患者在交叉治疗期间确实对贝伐单抗有反应。其他系列研究发现轻微不良的症状反应率为 75%～90%，并且至少有一例使用贝伐单抗治疗后导致神经系统状况恶化[42, 44]。

2. 继发性恶性肿瘤

放射性肿瘤是根据卡汉标准定义的[45]。这些标准对继发性肿瘤的定义包括第二个肿瘤必须发生在最初的放射野内，但在初次照射时影像学上不能出现；第二个肿瘤的发生与放射暴露之间必须有一个潜伏期；第二个肿瘤必须在组织学上与原肿瘤不同；患者不能有易患癌症的遗传综合征。许多肿瘤不符合第三个标准，因为实施放射外科手术的一个原因是避免开放手术。因此，最初的诊断往往是根据影像学表现来推测的。

研究表明很少有患者因放射科手术而发生继发性肿瘤。一项研究记录了在超过 80 000 例良性病变的放射外科治疗中，仅有 6 例报告的恶性肿瘤病例，发病率＜1‰[46]。Patel 和 Chiang 最近的文献回顾发现了 36 例由于放射科病例诱发的中枢神经系统肿瘤[47]。超过半数病例的初步诊断为前庭神经鞘瘤。其余病例以动静脉畸形、垂体瘤、脑膜瘤、海绵体瘤、转移瘤为主。最

常见的继发肿瘤是恶性胶质瘤（36%）和恶性外周神经鞘瘤（36%），其次是肉瘤、脑膜瘤和前庭神经鞘瘤。平均潜伏期为 7.9 年（0.7～19年）。进一步分析显示，恶性肿瘤的平均潜伏期（7.1 年，0.7～19 年）比良性肿瘤（14.25 年，10～19 年）短。这些分析估计 15 年后放射外科诱发肿瘤的风险为 0.04%。这一比率低于文献中提到的传统分割疗法的 1%～3%[48-50]。对这种差异的一个可能的解释与细胞毒性和诱变的概念有关[47]。为了产生继发性肿瘤，所放射的剂量必须是诱变性的，而不是细胞毒性的。换句话说，如果辐射剂量太高，正常细胞就会死亡，没有机会变成肿瘤。因此，单次高剂量放射科治疗被认为优先导致细胞毒性而非致突变性。动物和临床研究表明，在 3～10Gy 的最大剂量范围内，继发性肿瘤的发生率不断增加，剂量增加超过这个范围的风险也随之降低。这也可以解释为什么前庭神经鞘瘤采用的传统的治疗剂量较低，而继发性肿瘤的发生率则比预期的高得多。

四、结论

放射外科向靶区域提供单次高剂量的辐射。γ 刀和直线加速器 LINAC 是两种早期的放射外科方法，其使用框架精确地治疗病变。赛博刀是一种安装在移动式工业机器人上的无框架直线加速器。机器人手臂的机动性允许在探测目标位置变化时达到亚毫米精度。赛博刀技术的优点包括能够同时治疗颅内和颅外靶点，如脊柱和内脏器官；能够对发生在运动性语言功能皮质的大病灶进行分块治疗；为了治疗移动的靶点，同时保留病灶周围的剂量。最常见的急性放射科不良反应包括脑水肿、恶心、呕吐和癫痫发作，早期延迟效应包括假性进展，晚期效应包括放射性坏死和罕见的继发性恶性肿瘤。通过密切监测，可以发现围术期和长期并发症，并将其影响降至最低。

参 考 文 献

[1] Leksell L. The stereotaxic method and radiosurgery of the brain. *Acta Chir Scand*. 1951;102(4):316–319. PubMed PMID: 14914373. Epub 1951/12/13. eng.

[2] Leksell L. A note on the treatment of acoustic tumours. *Acta Chir Scand*. 1971;137(8):763–765. PubMed PMID: 4948233. Epub 1971/01/01. eng.

[3] Steiner L, Leksell L, Greitz T, Forster DM, Backlund EO. Stereotaxic radiosurgery for cerebral arteriovenous malformations. Report of a case. *Acta Chir Scand*. 1972;138(5):459–464. PubMed PMID: 4560250. Epub 1972/01/01. eng.

[4] De Salles AA, Gorgulho AA, Selch M, De Marco J, Agazaryan N. Radio– surgery from the brain to the spine: 20 years experience. *Acta Neurochir Suppl*. 2008;101:163–168. PubMed PMID: 18642653. Epub 2008/07/23. eng.

[5] Agazaryan N, Tenn SE, Desalles AA, Selch MT. Image–guided radiosurgery for spinal tumors: methods, accuracy and patient intrafrac– tion motion. *Phys Med Biol*. 2008;53(6):1715–1727. PubMed PMID: 18367799. Epub 2008/03/28. eng.

[6] Adler JR. Frameless radiosurgery. In: De Salles AAF, Goetsch SJ, ed. *Stereotactic Surgery and Radiosurgery*. Wisconsin: Medical Physics Publishing, 1993;17:237–248.

[7] Chang SD, Main W, Martin DP, Gibbs IC, Heilbrun MP. An analysis of the accuracy of the CyberKnife: a robotic frameless stereotactic radio surgical system. *Neurosurgery*. 2003;52(1):140–146. discussion 6–7. PubMed PMID: 12493111. Epub 2002/12/21. eng.

[8] Ho AK, Fu D, Cotrutz C, et al. A study of the accuracy of cyberknife spinal radiosurgery using skeletal structure tracking. *Neurosurgery*. 2007;60(2 Suppl 1):ONS147–ONS156. discussion ONS56. PubMed PMID: 17297377. Epub 2007/02/14. eng.

[9] Muacevic A, Staehler M, Drexler C, Wowra B, Reiser M, Tonn JC. Technical description, phantom accuracy, and clinical feasibility for fiducial–free frameless real–time image–guided spinal radiosurgery. *J Neurosurg Spine*. 2006;5(4):303–312. PubMed PMID: 17048766. Epub 2006/10/20. eng.

[10] Yu C, Main W, Taylor D, Kuduvalli G, Apuzzo ML, Adler Jr JR. An anthropomorphic phantom study of the accuracy of Cyberknife spinal radiosurgery. *Neurosurgery*. 2004;55(5):1138–1149. PubMed PMID: 15509320. Epub 2004/10/29. eng.

[11] Adler Jr JR, Gibbs IC, Puataweepong P, Chang SD. Visual field preservation after multisession cyberknife radiosurgery for perioptic lesions. *Neurosurgery*. 2006;59(2):244–254. discussion 254. PubMed PMID: 16883165. Epub 2006/08/03. eng.

[12] Chang SD, Gibbs IC, Sakamoto GT, Lee E, Oyelese A, Adler Jr JR. Staged stereotactic irradiation for acoustic neuroma. *Neurosurgery*. 2005;56(6):1254–1261. discussion 61–3. PubMed PMID: 15918941. Epub 2005/05/28. eng.

[13] De Salles AAF, Gorgulho AA, Agazaryan N. Linear accelerator radiosurgery: technical aspects. In: Winn, ed. *Youmans Neurological Surgery*. 6th ed. Philadelphia, PA: WB, Saunders; 2011:2622–2632.

[14] Tishler RB, Loeffler JS, Lunsford LD, et al. Tolerance of cranial nerves of the cavernous sinus to radiosurgery. *Int J Radiat Oncol Biol Phys*. 1993;27(2):215–221. PubMed PMID: 8407394. Epub 1993/09/30. eng.

[15] Chin LS, Lazio BE, Biggins T, Amin P. Acute complications following gamma knife radiosurgery are rare. *Surg Neurol*. 2000;53(5):498–502. discussion PubMed PMID: 10874151. Epub 2000/06/30. eng.

[16] Gelblum DY, Lee H, Bilsky M, Pinola C, Longford S, Wallner K. Radio– graphic findings and morbidity in patients treated with stereotactic radiosurgery. *Int J Radiat Oncol Biol Phys*. 1998;42(2):391–395. PubMed PMID: 9788421. Epub 1998/10/27. eng.

[17] Werner–Wasik M, Rudoler S, Preston PE, et al. Immediate side effects of stereotactic radiotherapy and radiosurgery. *Int J Radiat Oncol Biol Phys*. 1999;43(2):299–304. PubMed PMID: 10030253. Epub 1999/02/25. eng.

[18] Wolff R, Karlsson B, Dettmann E, Bottcher HD, Seifert V. Pretreatment radiation induced oedema causing acute hydrocephalus after radio– surgery for multiple cerebellar metastases. *Acta Neurochir*. 2003;145(8):691–696. discussion 696. PubMed PMID: 14520550. Epub 2003/10/02. eng.

[19] Franco–Vidal V, Songu M, Blanchet H, Barreau X, Darrouzet V. Intra– cochlear hemorrhage after gamma knife radiosurgery. *Otol Neurotol*. 2007;28(2):240–244. PubMed PMID: 17159493. Epub 2006/12/

[20] Hoffman WF, Levin VA, Wilson CB. Evaluation of malignant glioma patients during the postirradiation period. *J Neurosurg*. 1979;50(5):624–628. PubMed PMID: 430157. Epub 1979/05/01. eng.

[21] Brandes AA, Franceschi E, Tosoni A, et al. MGMT promoter methylation status can predict the incidence and outcome of pseudoprogression after concomitant radiochemotherapy in newly diagnosed glioblastoma patients. *J Clin Oncol*. 2008;26(13):2192–2197. PubMed PMID: 18445844. Epub 2008/05/01. eng.

[22] Chamberlain MC, Glantz MJ, Chalmers L, Van Horn A, Sloan AE. Early necrosis following concurrent Temodar and radiotherapy in patients with glioblastoma. *J Neurooncol*. 2007;82(1):81–83. PubMed PMID: 16944309. Epub 2006/09/01. eng.

[23] Gunjur A, Lau E, Taouk Y, Ryan G. Early post–treatment pseudo-progression amongst glioblastoma multiforme patients treated with radiotherapy and temozolomide: a retrospective analysis. *J Med Imaging Radiat Oncol*. 2011;55(6):603–610. PubMed PMID: 22141608. Epub 2011/12/07. eng.

[24] Hasegawa T, Kida Y, Yoshimoto M, Koike J, Goto K. Evaluation of tumor expansion after stereotactic radiosurgery in patients harboring vestibular schwannomas. *Neurosurgery*. 2006;58(6):1119–1128. discussion 1128. PubMed PMID: 16723891. Epub 2006/05/26. eng.

[25] Sanghera P, Perry J, Sahgal A, et al. Pseudoprogression following chemoradiotherapy for glioblastoma multiforme. *Can J Neurol Sci*. 2010;37(1):36–42. PubMed PMID: 20169771. Epub 2010/02/23. eng.

[26] Taal W, Brandsma D, de Bruin HG, et al. Incidence of early pseudoprogression in a cohort of malignant glioma patients treated with chemoirradiation with temozolomide. *Cancer*. 2008;113(2):405–410. PubMed PMID: 18484594. Epub 2008/05/20. eng.

[27] Patel TR, McHugh BJ, Bi WL, Minja FJ, Knisely JP, Chiang VL. A comprehensive review of MR imaging changes following radiosurgery to 500 brain metastases. *AJNR*. 2011;32(10):1885–1892. PubMed PMID: 21920854. Epub 2011/09/17. eng.

[28] Fink J, Born D, Chamberlain MC. Pseudoprogression: relevance with respect to treatment of high–grade gliomas. *Curr Treat Options Oncol*. 2011;12(3):240–252. PubMed PMID: 21594589. Epub 2011/05/20. eng.

[29] Shaw E, Scott C, Souhami L, et al. Single dose radiosurgical treatment of recurrent previously irradiated primary brain tumors and brain metastases: final report of RTOG protocol 90–05. *Int J Radiat Oncol Biol Phys*. 2000;47(2):291–298. PubMed PMID: 10802351. Epub 2000/05/10. eng.

[30] Chao ST, Ahluwalia MS, Barnett GH, et al. Challenges with the diagnosis and treatment of cerebral radiation necrosis. *Int J Radiat Oncol Biol Phys*. 2013;87(3):449–457. PubMed PMID: 23790775. Epub 2013/06/25. eng.

[31] Emami B, Lyman J, Brown A, et al. Tolerance of normal tissue to therapeutic irradiation. *Int J Radiat Oncol Biol Phys*. 1991;21(1):109–122. PubMed PMID: 2032882. Epub 1991/05/15. eng.

[32] Burger PC, Mahley Jr MS, Dudka L, Vogel FS. The morphologic effects of radiation administered therapeutically for intracranial gliomas: a postmortem study of 25 cases. *Cancer*. 1979;44(4):1256–1272. PubMed PMID: 387205. Epub 1979/10/01. eng.

[33] Sugahara T, Korogi Y, Tomiguchi S, et al. Posttherapeutic intraaxial brain tumor: the value of perfusion–sensitive contrast–enhanced MR imaging for differentiating tumor recurrence from nonneoplastic contrast–enhancing tissue. *AJNR*. 2000;21(5):901–909. PubMed PMID: 10815666. Epub 2000/05/18. eng.

[34] Valk PE, Budinger TF, Levin VA, Silver P, Gutin PH, Doyle WK.

PET of malignant cerebral tumors after interstitial brachytherapy. Demonstration of metabolic activity and correlation with clinical outcome. *J Neurosurg*. 1988;69(6):830–838. PubMed PMID: 2848111. Epub 1988/12/01. eng.

[35] Glantz MJ, Burger PC, Friedman AH, Radtke RA, Massey EW, Schold Jr SC. Treatment of radiation–induced nervous system injury with heparin and warfarin. *Neurology*. 1994;44(11):2020–2027. PubMed PMID: 7969953. Epub 1994/11/01. eng.

[36] Chuba PJ, Aronin P, Bhambhani K, et al. Hyperbaric oxygen therapy for radiation–induced brain injury in children. *Cancer*. 1997;80(10):2005–2012. PubMed PMID: 9366305. Epub 1997/11/20. eng.

[37] McPherson CM, Warnick RE. Results of contemporary surgical management of radiation necrosis using frameless stereotaxis and intraoperative magnetic resonance imaging. *J Neurooncol*. 2004;68(1):41–47. PubMed PMID: 15174520. Epub 2004/06/04. eng.

[38] Gonzalez J, Kumar AJ, Conrad CA, Levin VA. Effect of bevacizumab on radiation necrosis of the brain. *Int J Radiat Oncol Biol Phys*. 2007;67(2):323–326. PubMed PMID: 17236958. Epub 2007/01/24. eng.

[39] Torcuator R, Zuniga R, Mohan YS, et al. Initial experience with bevacizumab treatment for biopsy confirmed cerebral radiation necrosis. *J Neurooncol*. 2009;94(1):63–68. PubMed PMID: 19189055. Epub 2009/02/04. eng.

[40] Liu AK, Macy ME, Foreman NK. Bevacizumab as therapy for radiation necrosis in four children with pontine gliomas. *Int J Radiat Oncol Biol Phys*. 2009;75(4):1148–1154. PubMed PMID: 19857784. Epub 2009/10/28. eng.

[41] Levin VA, Bidaut L, Hou P, et al. Randomized double–blind placebo controlled trial of bevacizumab therapy for radiation necrosis of the central nervous system. *Int J Radiat Oncol Biol Phys*. 2011;79 (5):1487–1495. PubMed PMID: 20399573. Pubmed Central PMCID: PMC2908725. Epub 2010/04/20. eng.

[42] Boothe D, Young R, Yamada Y, Prager A, Chan T, Beal K. Bevacizumab as a treatment for radiation necrosis of brain metastases post stereotactic radiosurgery. *Neuro Oncol*. 2013;15(9):1257–1263.

PubMed PMID: 23814264. Pubmed Central PMCID: PMC3748921. Epub 2013/07/03. eng.

[43] Deibert CP, Ahluwalia MS, Sheehan JP, et al. Bevacizumab for refractory adverse radiation effects after stereotactic radiosurgery. *J Neurooncol*. 2013;115(2):217–223. PubMed PMID: 23929592. Epub 2013/08/10. eng.

[44] Jeyaretna DS, Curry Jr WT, Batchelor TT, Stemmer–Rachamimov A, Plotkin SR. Exacerbation of cerebral radiation necrosis by bevacizumab. *J Clin Oncol*. 2011;29(7):e159–e162. PubMed PMID: 21149667. Epub 2010/12/15. eng.

[45] Cahan WG, Woodard HQ, Higinbotham NL, Stewart FW, Coley BL. Sarcoma arising in irradiated bone: report of eleven cases.1948. *Cancer*. 1998;82(1):8–34. PubMed PMID: 9428476. Epub 1998/01/15. eng.

[46] Loeffler JS, Niemierko A, Chapman PH. Second tumors after radiosurgery: tip of the iceberg or a bump in the road? *Neurosurgery*. 2003;52 (6):1436–1440. PubMed PMID: 12762888. Epub 2003/05/24. eng.

[47] Patel TR, Chiang VL. Secondary neoplasms after stereotactic radiosurgery. *World Neurosurg*. 2013;81:594–599. PubMed PMID: 24148883. Epub 2013/10/24. Eng.

[48] Armstrong GT, Liu Q, Yasui Y, et al. Long–term outcomes among adult survivors of childhood central nervous system malignancies in the Childhood Cancer Survivor Study. *J Natl Cancer Inst*. 2009;101(13):946–958. PubMed PMID: 19535780. Pubmed Central PMCID: PMC2704230. Epub 2009/06/19. eng.

[49] Neglia JP, Robison LL, Stovall M, et al. New primary neoplasms of the central nervous system in survivors of childhood cancer: a report from the Childhood Cancer Survivor Study. *J Natl Cancer Inst*. 2006;98 (21):1528–1537. PubMed PMID: 17077355. Epub 2006/11/02. eng.

[50] Salvati M, Frati A, Russo N, et al. Radiation–induced gliomas: report of 10 cases and review of the literature. *Surg Neurol*. 2003;60 (1):60–67. discussion 67. PubMed PMID: 12865017. Epub 2003/07/17. eng.

第六篇 创伤性颅脑损伤
Trauma Neurosurgery

第 26 章 颅内血肿
Hemorrhagic Mass Lesions

Stephen T. Magill   W. Caleb Rutledge   J. Claude Hemphill Iii   Geoffrey T. Manley **著**

赵 浩 王 宁 **译**

张 洪钿 **校**

一、概述

创伤性颅脑损伤（traumatic brain injury，TBI）是导致死亡和致残的重要原因。仅在美国，每年就有 170 万名患者发生 TBI，最终导致 53 000 多人死亡[1, 2]。据估计，每年治疗这些损伤和后遗症患者要花费 600 亿美元。

当机械力导致头部突然移动时，就会发生 TBI，无论是直接施加在头部还是施加在身体上，从而导致头部二次移动。这种突然的运动会导致一系列神经损伤，从轻微的脑震荡到严重的轴索损伤或出血性损伤，这些损伤会导致肿胀、疝和死亡。由于轴索损伤、挫伤、血肿、缺氧或缺血引起脑肿胀，因此脑实质和脑血管系统损伤可导致颅内压升高。颅脑损伤的部位和严重程度取决于损伤机制、所受力的大小，以及大脑和颅骨内血管系统的运动。

TBI 的严重程度通常根据临床表现和病理解剖结果进行分类[3]。应用最广泛的临床量表是格拉斯哥昏迷量表（Glasgow come scale，GCS），它将轻度 TBI 分为 GCS 13～15 分，中度 TBI 分为 GCS 9～13 分，重度 TBI 分为 GCS < 8 分。

Marshall 和 Rotterdam 计算机断层扫描（computed tomography，CT）分类系统是应用最广泛的病理解剖分类系统。Marshall CT 分级系统是一个 6 分制的评分系统，1～4 级表示逐渐加重的弥漫性损伤，5 级为真空性肿块病变，6 级为非真空肿块病变。鹿特丹 CT 分型是一种新的 6 分制评分标准，它对基底池肿块效应、中线移位、硬膜外血肿（epidural hematoma，EDH）和脑室内出血或外伤性蛛网膜下腔出血（subarachnoid hemorrhage，SAH）进行评分。鹿特丹评分是 TBI 后不良结局的独立预测因子[4]。

二、神经解剖学与手术

> **要 点**
>
> ◆ 损伤的机制影响出血的部位和来源（动静脉）。
> ◆ 是否实施手术干预由放射病理学（血肿占位效应/中线偏移）、临床状况（GCS评分）和检查轨迹决定。

◆ 主要的外科治疗是通过开颅术或去骨瓣减压术（decompressive hemicraniectomy，DC）清除血肿。

◆ 对于颅内压升高和生命体征不平稳的患者，如果不适合手术或不需要立即手术，可以放置脑室外引流管（external ventricular drain，EVD）或颅内压（intracranial pressure，ICP）监测仪和脑组织氧合监测仪。

（一）外伤性血肿损伤的神经解剖学研究

在 TBI 过程中，大脑对外力的反应取决于撞击的位置和大脑的解剖结构。健康的大脑由脑脊液悬浮在颅骨内，其浮力使其有效重量从 1500g 减至 50g。脑膜环绕大脑，由硬脑膜、蛛网膜和软脑膜组成。与大脑血管系统一起，它们限制了大脑由于外力作用下在颅骨内的活动。脑膜和血管系统也限制了大脑的体积变形，使其在外力作用下主要易受剪切应变的影响。旋转损伤比平移损伤产生更大的剪切力（图 26-1）[5]。这些特性导致了典型的损伤模式，同时伴随轴索损伤和出血，并最常发生在最大应变部位。

大脑在颅骨内的运动会导致碰撞点以下以及碰撞点对侧的大脑表面上发生的对冲损伤。倾斜部件撞击它们的轨迹会对大脑施加旋转力，在高剪切受力点和对冲位置造成伤害。额叶前极和颞下极是最常见的损伤部位。这些位置具有高剪切

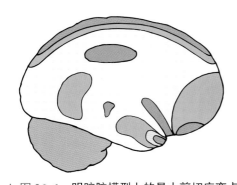

▲ 图 26-1　明胶脑模型上的最大剪切应变点

最大剪切应变点与外伤性出血或轴索损伤的典型解剖位置相关。经许可转载，引自 Holbourn A. Mechanics of head injuries. *Lancet*. 1943;242(6267):438–41.

受力点，并且毗邻不规则的颅骨内部解剖结构，增加了脑实质和血管损伤的风险。脑运动相对于矢状面顶点的颅骨最大[6]，这会导致桥静脉的创伤性撕裂和硬膜下血肿（subdural hematoma，SDH）。枕部撞击通常会导致额叶对冲性损伤，但撞击点发生的损伤很少。相反，侧向撞击通常会同时导致撞击点和对冲伤害。

除了损伤机制外，脑血管系统独特的解剖和生理学也会影响 TBI 后发生的病变类型。在 TBI 中有两种重要的颅内血管来源。硬脑膜由脑膜中动脉供血，而大脑则由颈内动脉和椎动脉供血，这两条动脉在 Willis 环汇合后分出分支供应大脑。远端动脉和小动脉在进入脑实质之前沿着大脑表面移动。脑实质内有丰富的毛细血管网，有许多吻合口，为神经元和胶质细胞提供丰富而富余的血管供应。血液从毛细血管床流出，进入脑静脉，脑静脉通过桥静脉汇入深静脉窦，这些静脉在 TBI 中经常受伤。鼻窦通过颈内静脉汇聚引流颅骨的血流。所有的大动脉和小动脉都被软膜覆盖，直到到达毛细血管的深处，星形胶质细胞的末端和内皮细胞之间的紧密连接构成了血脑屏障。当这个屏障被破坏时，血液可以逃逸到周围的空间，在那里引发一系列生化毒性作用。血管外血液可导致脑实质肿胀，而蛛网膜下腔血可引起动脉血管痉挛和下游组织缺血。

由于动脉和静脉的力学特性不同，它们在 TBI 中的反应不同[7]。TBI 的突然加速和减速对血管产生轴向应力。脑动脉比脑静脉硬得多。与此一致的是，动脉在破裂前承受的轴向应变是静脉的两倍。然而，动脉的伸展度只有静脉的一半，因此在拉伸时容易破裂。

老年人 TBI 后出现血肿的风险增加。大脑在正常的衰老过程中会萎缩，在痴呆症中更是如此。这会拉伸已经很薄的桥静脉，使得它们在轻度 TBI 时尤其容易受伤，这可能导致 SDH 的形成。由于高血压、淀粉样蛋白沉积和依从性降低，老年的血管系统也面临更高的危险[8]。

TBI 后发现五种不同的出血性病变，来源不

同（图 26-2）：EDH、SDH、SAH、脑实质内出血（intraparenchymal hemorrhages，IPH）/挫伤，以及与弥漫性轴索损伤（diffuse axonal Injury，DAI）相关的微出血。

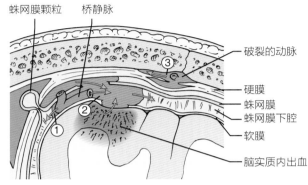

▲ 图 26-2　外伤性血肿病变的来源

EDH（3）形成于颅骨和硬脑膜之间，常发生在颅骨骨折合并动脉损伤后。SDH（1）形成于硬脑膜和蛛网膜之间，常发生在桥静脉损伤后。外伤性蛛网膜下腔出血（2）形成于蛛网膜和软脑膜之间，通常发生在皮质动脉和静脉损伤后。IPH/挫伤发生在实质损伤后。经许可转载，引自 Freeman WD, Aguilar MI. Intracranial hemorrhage: diagnosis and management. *Neurol Clin.* 2012 Feb;30(1):211-40[9].

1. 硬膜外血肿

硬膜外血肿（图 26-3）是颅骨和硬脑膜之间的潜在间隙出血。这些典型的损伤发生在撞击颞骨后，导致脑膜中动脉破裂。在神经功能恶化之前，常伴有数小时的中间清醒期。EDH 因骨缝所以呈双凸的形状。它们通常与颞骨骨折有关，尽管它们可以在没有骨折的情况下形成。虽然通常与动脉损伤有关，但高达 10% 的 EDH 可在静脉损伤后形成[10]。静脉性 EDH 位于颅中窝前极，可能在蝶顶窦损伤后出现。它们通常不需要手术治疗。

2. 硬膜下血肿

硬脑膜和蛛网膜之间的潜在间隙出血时形成硬膜下血肿。SDH 可以是急性的、急慢性的或慢性的（图 26-4）。在 TBI 中，主要关注的是急性或急慢性 SDH 引起急性占位效应。蛛网膜是无血管的，在蛛网膜和硬脑膜之间唯一的血管是穿过皮层和静脉窦之间的潜在硬膜下间隙的桥静脉。头部外伤导致大脑和蛛网膜相对于硬脑膜的平移、牵拉、随后桥静脉破裂。尽管大多数 SDH

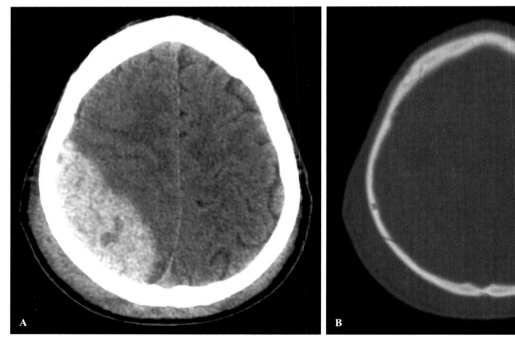

▲ 图 26-3　硬膜外血肿

巨大的硬膜外血肿（A），低密度成分提示超急性出血。颅骨骨折后形成硬膜外血肿（B）

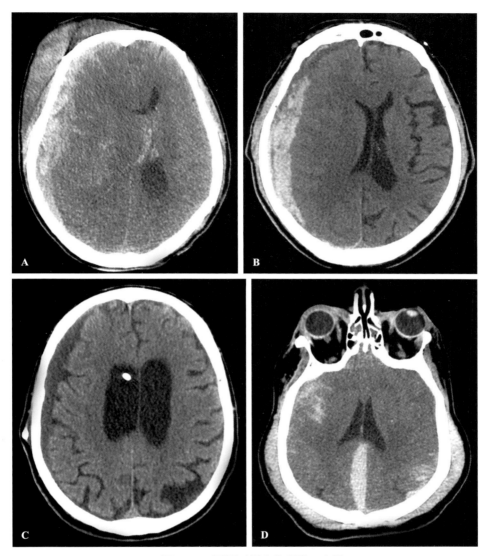

▲ 图 26-4　不同时间点的硬膜下血肿

A. 额叶外伤后急性硬膜下血肿；B. 急慢性硬膜下血肿；C. 慢性硬膜下血肿。注意中线偏移的程度如何随着出血的慢性增加而降低；D. 左侧枕部撞击后出现撞击点、对冲性挫伤和创伤性蛛网膜下腔出血

起源于静脉，但它们可能来自于在蛛网膜产生裂伤的动脉，包括皮质动脉破裂、动脉瘤破裂、血管畸形破裂、高血压出血和肿瘤等[11]。SDH 最常见于大脑前部，尤其是枕骨骨折后。它们也经常发生在大脑镰旁。SDH 在老年人中更为常见，可能是由于皮质萎缩和桥静脉扩张所致。

　　3. 蛛网膜下腔出血

　　SAH 在 TBI 中很常见（图 26-4C 和图 26-5）。皮质小动脉或静脉破裂可导致蛛网膜下腔出血。外伤性蛛网膜下腔出血（traumatic SAH，tSAH）常见于脑回，是轻度 TBI 后 CT 上唯一的影像学

表现[12]。严重脑外伤后可以发生广泛性 SAH，死亡率增加两倍。相比之下，在 40 岁以下的轻度脑外伤和孤立性 tSAH 患者中，患者恢复类似于脑震荡。

　　4. 脑挫伤脑实质内出血

　　脑实质和血管系统损伤后形成脑挫伤（图 26-5），常与 IPH 有关。它们主要发生在脑回的冠部及前文描述的高剪切应变的位置，尤其是前颞极和下额叶。重复影像检查通常显示挫伤的扩张和周围水肿的发展，通常在 48～72h 达到高峰。除幕上 IPH 外，颅后窝 IPH 可导致脑干和

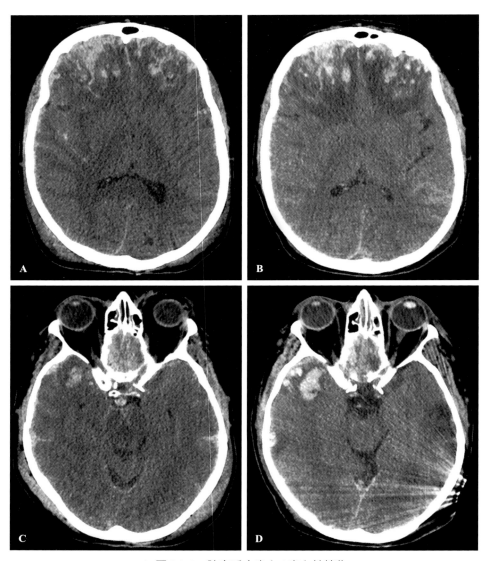

▲ 图 26-5　脑实质内出血 / 出血性挫伤

枕骨遭到撞击后，患者出现额叶和颞叶挫伤。CT 显示（A 和 C）。CT 显示典型的挫伤进展，伴有脑实质内出血增大，损伤后 72h 周围水肿增加（B 和 D）

第四脑室的急性压迫而迅速恶化。

5. 微小出血和弥漫性轴索损伤

DAI 是 TBI 后常见的损伤之一，与微出血有关。它发生在高速减速损伤后，通常发生在机动车碰撞中。对于急性出血，最初的头颅 CT 可能是阴性的，但是随后的磁共振成像，特别是敏感加权成像，除了扩散序列上的轴突损伤外，还能够显示含铁血黄素沉积反映微出血[13]。

（二）处理流程

外伤性血肿损伤的主要外科治疗方法是颅内压监测或手术减压。颅内监测可以通过放置 ICP 监护仪或 EVD 来完成。这些监测可以通过脑组织氧合监测仪来增强。减压可以通过开颅血肿清除术或半开颅术来实现。颅内压监测和出血性病变手术减压的适应证由脑外伤基金会和美国神经外科医师协会联合出版制订。

1. 脑室外引流 / 颅内压和氧合监测仪

有 2 级证据表明，对于 TBI（GCS 3～8 分）和 CT 扫描异常，定义为血肿、挫伤肿胀、疝出或基底池受压的可挽救患者，应放置 ICP 监测仪[14]。有 3 级证据表明，对于 CT 扫描正常且年龄在

40 岁以上、运动姿势或收缩压（systolic blood pressure，SBP）< 90mmHg 的患者，应放置 ICP 监测仪。选择使用标准的脑实质内 ICP 监测仪还是 EVD 来监测 ICP，取决于是否需要进行液体引流来控制 ICP，如肿胀、占位效应或中线偏移。对患者颅内压的了解使得治疗可以通过脑灌注压（cerebral perfusion pressure，CPP）来指导，而不是预防性地治疗假定的颅内压升高。

除了颅内压监测，脑组织氧合监测在 ICU 也有一个新的作用[14, 15]。目前的 3 级证据建议包括治疗颈静脉血氧饱和度 < 50% 或脑组织氧含量 < 15mmHg。脑组织的原发性损伤发生在撞击时；然而，继发性损伤也会因原发性损伤后的组织缺氧而发生，并可能导致长期发病。通过监测脑组织氧合，神经重症医师可以用滴定疗法来维持脑氧合，而不是简单依靠 CPP。大脑去氧饱和与较差的预后和增加的死亡率相关，有趣的是，并不总是与高 ICP 或低 CPP 相关。低脑氧合可通过多种方式治疗，包括头部复位、液体给药、气道抽吸、降低 ICP、增加 CPP、增加 FiO_2 等。

2. 治疗流程

放置 EVD、ICP 监护仪或脑氧合监护仪都需要剃头，并在 Kocher 点周围进行消毒准备（鼻后 11～12cm，中线旁开 3cm）。手术刀切开皮肤，颅钻钻穿颅骨。切开硬脑膜，然后放置监视器 / 引流管。对于 EVD，导管被送入脑室。导管的尾端沿皮肤隧道引出，然后针线固定到头皮上。对于 ICP 监护仪 / 脑组织氧监测仪的底座或者螺栓需要拧入颅骨，然后将脑实质内的探针穿过探头，置入脑内。

3. 开颅和半开颅术

开颅或半开颅手术减压的适应证主要基于影像学和临床标准[16]，内容如下所示。

(1) EDH：容积 > 30cm³ 或中线移位 > 5mm 的 EDH 应进行紧急手术清除血肿。对于中线移位 < 5mm，厚度 < 1.5cm 且 GCS > 8 分且无局灶性神经功能缺损或无神经功能缺失的颞前 EDH 者，可考虑非手术监护。

(2) 急性 SDH：急性 SDH > 1cm 或引起中线偏移 > 5mm，无论 GCS 评分如何，均应进行紧急手术清除血肿。急性 SDH < 1cm，中线偏移 < 5mm，GCS < 9 分，神经功能检查恶化，瞳孔扩张或眼球斜视，或 ICP > 20mmHg 时，也应进行紧急手术清除血肿。急性 SDH 和 GCS < 9 分的患者应放置 ICP 监测仪。

(3) IPH/ 挫伤：对于 IPH/ 挫伤患者，如果有进展性神经功能症状，可归因于内科难治性颅内压升高，或影像学表现为肿块占位效应，则应进行手术减压。GCS 6～8 分及额叶或颞叶挫伤，中线移位 > 5mm，且有脑池受压迹象者，也应进行手术减压。ICP 监测和密切观察表明，IPH 患者没有明显的肿块占位效应。

(4) 颅后窝出血：如果神经症状可归因于病变和第四脑室受压、基底池受压或梗阻性脑积水的患者，应紧急手术清除颅后窝血肿，同时行枕下颅骨切除术。

对于幕上血肿的清除，最佳的手术方式有很大的争议。从历史上看，主要的选择是开颅血肿清除术、去骨瓣减压术或双侧前额颅骨切除术。最近在严重创伤性脑损伤患者中进行的去骨瓣减压术试验表明，对于弥漫性颅内高压症患者，双侧颅骨切除术会导致更糟糕的结果，这导致该手术在大多数中心已经不作为优先选择的方式[17]。目前，在开颅术和半开颅术之间的选择是由神经外科医生根据病变的影像学特征、病情进展的可能性及手术结果，如脑肿胀程度来决定的。

无论是去骨瓣减压术或开颅血肿清除术，手术方法是在耳屏前方切开一个切口，向后延伸至耳郭上方，然后在同侧前方向中线前进。将皮瓣与颞肌一起抬起，并向前方反折。在颅骨上钻骨孔，并用侧切钻将骨孔相连，使骨瓣翘起。硬脑膜缝合线被缝合在皮瓣的边缘，以保持周围硬脑膜与颅骨紧密贴合，防止硬膜外血肿。颞骨从侧面切除，直到到达中窝底。然后呈星形打开硬脑膜，使之得到广泛减压（图

26-6）。血肿被清除后，任何出血点都需要确认和控制。如果脑肿胀不明显，或发生进行性肿胀的可能性很低，可以还纳骨瓣。如果肿胀明显，骨瓣可以送到组织库，直到术后至少 3 个月后实施颅骨修补术时使用。减压后，放置对侧 EVD，以便根据需要进行 ICP 监测和脑脊液引流（见第 29 章）。

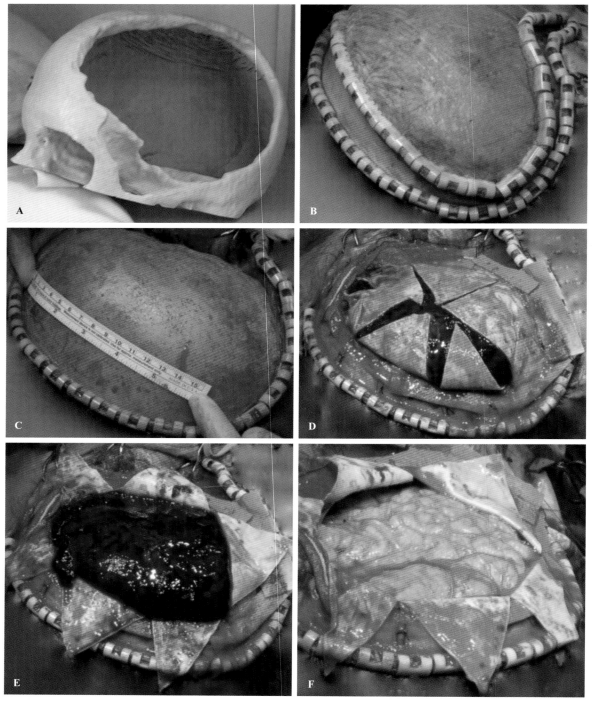

▲ 图 26-6　去骨瓣减压术

A. 去骨瓣颅骨模型；B. 皮肤切口；C 暴露颅骨；D. 骨瓣切除，硬脑膜切开显示大的硬膜下血肿；E. 硬脑膜张力血肿被清除；F. 关颅前的位于血肿下的大脑

（三）围术期注意事项

要　点

- 控制气道和呼吸，实现血流动力学稳定。
- 一旦怀疑颅内高压，应立即用高渗疗法进行暂时性的稳定。
- 当患者被送往手术室时，急性、短期过度换气可以作为一种临时措施。
- 外伤性或医源性凝血障碍必须逆转。
- 应进行癫痫的预防。
- 快速转运至手术室可降低死亡率。

1. 从急诊室到影像扫描再到手术室的初步管理

与所有创伤一样，必须首先实现对气道、呼吸和血流动力学稳定性的控制。如果可能，最好在插管前进行初步的神经系统检查。如果颅内出血被瞳孔扩张、瞳孔反应性丧失或脑干反射丧失这些证据所证实，则可以开始高渗治疗。一旦病情稳定，应迅速将患者送往 CT 进行扫描。如果怀疑任何血管损伤是由于骨折或穿透性损伤所引起，则应进行 CT 血管造影，以排除其他血管病变。如果怀疑静脉窦损伤，如穿透性创伤或颅骨骨折，延迟对比扫描可以评估静脉窦通畅情况。如果确定可以手术治疗的血肿，应迅速将患者送往手术室。在伤后 4h 内手术可将急性 SDH 后的死亡率从 90% 降低到 30%[18]。

2. 控制颅内压的快速介入

如果外伤后出现颅内压升高或活动性的脑疝，应开始高渗治疗。如果患者血流动力学稳定，应开始静脉注射甘露醇 1g/kg。对于不能耐受甘露醇的低血压患者，可使用高渗盐水溶液（如 23% 氯化钠）。除高渗治疗外，短期过度换气可导致血管收缩，降低颅内血容量，降低颅内压。

3. 凝血功能异常的处理

最初的实验室研究应该包括凝血研究，因为外伤性凝血功能异常发生在 30% 的孤立性 TBI 患者中[19]。除了外伤性凝血障碍外，许多老年 TBI 患者正在服用抗凝药物以预防脑卒中。一旦发现凝血障碍，应立即逆转。对于服用华法林的患者，应给予凝血酶原复合物浓缩物。此外，重组因子和浓缩冷沉淀可用于严重凝血功能障碍。新一代因子 IIa 和 Xa 抑制药面临着特别困难的挑战，因为没有直接的解毒剂可用于它们[20]。典型的策略包括使用浓缩冷沉淀，尽管疗效可变。

4. 癫痫预防

中度至重度脑外伤伴 EDH/SDH/ICH/ 挫伤后，未经治疗的患者有 15% 的癫痫发作风险[21]。这些患者应接受负荷剂量的磷苯妥英钠，如有禁忌，可服用左乙拉西坦。

（四）术后并发症

要　点

- 所有术后创伤患者都需要 ICU 监护和频繁准确的神经评估。
- 术后头颅 CT 检查再出血或对侧出血是必要的。
- 先进的神经监测与传统的 ICU 监测相结合，有助于数据趋势分析和指导最佳处理策略。

术后重度 TBI 患者病情危重，面临大量潜在并发症，需要密切监测和处理。常见并发症按严重程度在表 26-1 中列出，下文将单独讨论。除了特殊的神经外科并发症外，这些患者与其他危重患者有着相似的需求，包括营养支持、呼吸机支持和长期护理计划（如康复、气管造口和经皮胃造口置管）。这些患者也容易受到 ICU 的一般风险的影响，包括呼吸机相关性肺炎、医院感染、中心线感染、尿路感染和压疮；然而，这些已经在其他文献中得到了很好的阐述，这里将不再讨论。

神经外科 TBI 患者的强化监测对于指导治疗至关重要，但这是一项复杂的工作。开颅术后患者将配备 ICP 监测仪或 EVD 监护仪和脑组织氧

表 26-1 按严重程度排序的术后并发症

并发症	发生率	参考文献
脑疝 / 退出治疗 / 死亡	14%～60%	[24～27]
对侧出血	1.3%～24%	[29, 30, 38]
脑实质内血肿扩展	58%	[31]
高血压	32%	[50]
癫痫	9%～15%	[14]
脑积水	9%～45%	[33, 38, 44]
低钠血症	27%	[36]
高钠血症	16%～40%	[37]
脑疝	27%	[38]
深静脉血栓或肺栓塞	1%～2%	[27]
伤口感染	3%～12%	[27, 38, 41, 42]
需要输血的贫血	68%	[43]
环钻综合征	13%	[38]
EVD 或 ICP 监测仪周围出血	0.5%	[46]
硬膜下积液形成	21%～50%	[38, 49]

EVD. 脑室外引流；ICP. 颅内压

合监测仪。ICP 监测允许计算 CPP 来指导血压参数。脑组织氧合监测允许滴定 FiO_2，以确保组织氧合充足。一些中心还放置了微透析导管，可以评估代谢物的水平，以反映局部代谢。这些代谢物包括葡萄糖、乳酸、丙酮酸和甘油，这些分子的水平在低灌注或缺血时会改变[22]。此外，TBI 患者在术后护理期间需要经常进行脑电图检查。新的多模态神经监测单元可以汇总一段时间的数据的趋势，并通过利用最佳的可视化数据趋势，使重症监护医师能够了解各个参数之间的相关性，从而用于指导每个患者的治疗[23]。

（五）脑疝 / 终止治疗 / 死亡

在美国，脑外伤后的总死亡率为每 10 万人中有 19 人死亡，每年大约有 5 万人死亡。对于那些在 TBI 后到达手术室并接受去骨瓣减压治疗的患者，术后 6 个月的死亡率为 28%，这反映了这些损伤的严重程度和手术的拯救生命的特性[24]。在存活的患者中，63% 的患者有良好的预后，格拉斯哥预后量表（Glasgow outcome scale，GOS）评分为 4 分或 5 分，与损伤严重程度、年龄、初始 GCS 评分和术前瞳孔检查相关。年龄增加和损伤严重程度与不良预后相关。

历史上，急性 SDH 患者的死亡率报道为 40%～60%[25, 26]。然而，最近的一项大型回顾性研究报道的死亡率为 14%，不管他们是否急性硬膜下血肿[27]。在这个队列中，88% 的急性 SDH 患者出院时 GCS 为 13～15 分。出院时的功能评估显示，82% 的患者可以完成独立表达，66% 的患者可以独立进食，29% 的患者可以独立运动。

TBI 后的任何死亡都是由于生命支持的停止，特别是在受伤后的前 3 天[28]。决定停止治疗的主要依据是治疗患者的医疗团队对患者长期预后的看法。有趣的是，从最近关于多个中心之间停止治疗的趋势的数据观察到，不同中心之间的停止治疗的比率有显著差异[28]。这就增加了这样一种可能性，即一些医生对患者的生存机会过于不看好，并且可能在脑外伤后的早期住院治疗中过于悲观，尽管他们知道大多数幸存者将拥有合理的生活质量。

（六）对侧脑出血

脑外伤后颅内压增高迅速，可填塞压迫破裂血管。然而，在血肿清除和颅内减压后，这些破裂的血管会再次出血。通常在对冲伤的减压侧，有 1.3% 的患者在 SDH 清除后出现对侧 EDH[29]。相反，另一个研究组报道了 112 名急性创伤性 SDH 血肿清除术后，其中 24% 的患者发生了对侧出血[30]。对侧出血通常在术后即刻行 CT 上观察到，但也可通过术中超声诊断。对于术后神经功能检查下降的患者，应怀疑 SDH 术后再出血或对侧出血。

（七）脑实质内血肿扩大

除了对侧血肿形成外，脑实质内血肿扩大常与去骨瓣减压术后颅内压降低有关[31]。有趣的是，扩张程度与死亡率相关，减压后扩张 > 20ml 与死亡率和 GOS 评分低显著相关。

（八）低血压

多项研究表明，低血压，即 SBP < 90mmHg，是 TBI 后死亡率的独立预测因子[14]。在没有缺氧的情况下，单次低血压会增加死亡率，多次低血压的死亡率的 OR=8.1。缺氧（PaO₂ < 60mmHg）常伴有低血压，也会增加死亡率，应不惜一切代价加以避免。

有趣的是，在院前使用高渗盐水，可以暂时稳定血肿至行血肿清除手术，同时也会提升血压。最后，有数据显示，与死亡率增加相关的低血压程度可能随年龄而变化，实际上可能高于先前维持的 90mmHg 收缩压阈值[32]。有研究超过 15000 名中度和重度脑外伤患者，Berry 等观察到 15—49 岁患者 SBP < 110mmHg，50—69 岁患者 SBP < 100mmHg，70 岁以上患者 SBP < 110mmHg 的死亡率增加。

（九）癫痫

脑外伤后癫痫发作率很高，在未经治疗的患者中，比例为 9%～40%[14]。Temkin 等在一项具有里程碑式的随机、双盲、安慰剂对照试验中纳入 400 多名患者，按照治疗剂量服用苯妥英钠 7 天，可将损伤后第一周的癫痫发作率从 14.2% 降低到 3.6%[21]。除了损伤后短期的癫痫发作外，15%～24% 的中度重度脑损伤患者会出现迟发性癫痫发作。不幸的是，无论早期服用苯妥英钠或丙戊酸钠 7 天疗程或连续 6 个月的丙戊酸钠治疗，2 年后迟发性癫痫的发生率都没有降低[33]。有人认为脑外伤可形成小的损伤灶，最终导致癫痫发作。向患者和家属讲明癫痫发作的高风险是很重要的。

（十）脑积水

TBI 去骨瓣减压术后的另一个常见并发症是脑积水，需要行脑室 - 腹腔分流术（ventriculo-peritoneal shunt，VPS）。Honeybul 等发现，在 156 例严重脑外伤患者并且术后存活至少 6 个月，45% 的患者出现了脑室增大的影像学证据，36% 的患者需要进行脑室腹腔分流手术[34]。目前尚不清楚去骨瓣减压术是否与迟发性脑积水有关，因为脑外伤本身是脑积水发生的独立危险因素。结果显示，在 693 例重度 TBI 患者中，4% 出现脑积水[35]。在 55 名接受去骨瓣减压术的患者中，24% 出现脑积水。许多脑积水发生的危险因素已经被报道，包括骨瓣去除的大小，其中大骨瓣切除术具有更高的脑积水风险。

（十一）低钠血症和高钠血症

盐和水平衡失调是 TBI 后非常常见的，也是死亡率的重要原因。这些失衡伴随着脑垂体柄损伤后出现的三相反应。来自下丘脑的轴突通过横膈膜投射到垂体柄，进入蝶鞍的垂体后叶。在那里他们释放抗利尿激素（antidiuretic hormone，ADH）和缩宫素进入血液。在正常情况下，ADH 会随着渗透压或血管紧张素 II 的增加及血浆容量的减少而释放。在头部外伤时，大脑在颅骨内的快速加速和减速会牵拉和损伤脑干。这种损伤阻止了动作电位到达垂体后叶，减少了损伤后 3～7 天

ADH 的释放。临床表现为尿量增加、血清渗透压增高、比重低、高钠血症。然而，当轴突退化到垂体后叶的突触末梢时，储存在垂体中的 ADH 以一种不受控制的方式释放，启动反映高 ADH 水平的第二阶段反应。临床上表现为低钠血症和液体潴留，常见于伤后 5～12 天。在反应的第三阶段和最后阶段，如果垂体有永久性损害，患者可能会发展成永久性尿崩症（diabetes insipidus，DI）。

Lohani 和 Devkota 报道 40 例中重度 TBI 患者中有 9 例出现低钠血症[36]。其中 5 名患者容量超负荷，与抗利尿激素分泌不当综合征相一致，而其余患者则表现出更多的脑耗盐综合征表型。最近对文献的广泛回顾反映了 5000 多名重度 TBI 患者的 DI 发生率为 16%～40%[37]。这两种情况都很常见，必须积极处理，严格出入量，经常检查血清钠和渗透压，密切监测尿液比重。DI 的初始治疗包括用低张晶体溶液进行液体置换。当对液体置换治疗无效时，实施静脉输液或鼻内 DDAVP。低钠血症患者可通过限制液体、盐片和高渗盐进行治疗。由于这两种情况的处理方式是截然相反的，因此当患者出现这种情况时，必须密切注意，并应预见到这三个阶段，以优化管理。

（十二）脑疝出

减压后，大脑可以继续膨胀并通过颅骨的缺损突出。一项研究报道了 27% 的患者有这种情况[38]。当大脑膨出时，它会导致大脑表面的皮质动脉和静脉收到减压边缘的骨头的压迫。为了防止这种情况的发生，手术中避免了减压窗过小，而去除的骨瓣则尽可能的大。

（十三）深静脉血栓形成 / 肺栓塞

如果不治疗，TBI 患者患深静脉血栓形成（deep venous thrombosis，DVT）的风险会增加，少数 DVT 患者将继续发展为肺栓塞，这可能是灾难性的。TBI 在创伤患者中是独立风险因素，OR=1.24[39]。然而，目前 DVT 和肺栓塞的发生率都很低。急性 SDH 后，Ryan 等在最近的一系列

1427 例急性 SDH 患者中发现 23 例（2%）DVT 和 16 例 PE（1%）[27]。DVT 或肺栓塞（pulmonary embolism，PE）的发生率在 SDH 清除组和保守治疗组之间没有差异。最新的脑外伤基金会指南提供了机械运动和药物预防的 3 级建议[14]。颅内出血性病变后何时开始抗凝治疗一直是一个争论的问题。Hawryluk 等最近的 1 篇评论提示在 TBI 后 72h 开始抗凝治疗，可在颅内出血风险和血栓栓塞事件风险之间取得最佳平衡[40]。

（十四）伤口感染

与任何外科手术一样，清除血肿的开颅手术都有感染的风险。基于这项研究，术后感染的风险为 3%～12%，尽管一些研究报道了更高的比率[27, 38, 41, 42]。然而，在开颅术后的患者中，这是一个重要的并发症，因为通向大脑和脑膜的通道是畅通的，增加了患脑膜炎或脑炎的风险。此外，伤口破裂或裂开是很难治疗的，可能需要额外的手术，甚至偶尔需要一个游离皮瓣来愈合。

（十五）需要输血的贫血

虽然 ICU 患者通常采用 7.0g/dl 作为血红蛋白的阈值，但这可能不适合 TBI 患者。贫血引起的脑小动脉扩张可导致血流量增加，脑水肿和颅内压增高，脑组织缺氧可继发于全身血红蛋白水平不足。Sekhon 等发现 273 例重度 TBI 患者，平均 7 天的血红蛋白浓度＜ 90 g/L 与死亡率增加相关[43]。在他们的研究中，输血的概率为 68%，平均输血血红蛋白的阈值为 78g/L。然而，在一项系统回顾中，包括来自四项 TBI 研究的 537 名患者，Desjardins 等未发现血红蛋白水平或输血与死亡率、机械通气持续时间、多器官衰竭和住院时间的关系[44]。TBI 患者的最佳血红蛋白水平和输血阈值尚不清楚。

（十六）环锯综合征

环锯综合征发生率高达 13%。它的特点是在骨瓣切除术后的晚期发生皮瓣下沉。症状上患者

可出现急性神经功能缺损，如运动障碍[45]。有趣的是，这些症状在颅骨成形术、颅骨置换或假体植入后迅速消失。据认为，该综合征是由于损伤后脑脊液（cerebrospinal fluid，CSF）引流方式的改变引起 CSF 流量的改变，以及当大脑向内凹陷时脑血流量减少所致。

（十七）脑室外引流周围出血与颅内压监测

任何时候在脑内放置监护仪都有出血的风险。留置 EVD 时，成人和儿童的出血风险为 5%～9%；只有 0.5% 是有症状的[46, 47]。ICP 监护仪是非常安全的。在 140 例留置 ICP 的病例中，有 10 例发生穿刺性出血，没有一个造成神经功能缺损[48]。

（十八）硬膜下积液形成

硬脑膜下积液的形成是 DC 术后常见的严重并发症 TBI[38, 49]。这些是良性病变，通常自行缓解，不应引起关注。

三、结论

TBI 是美国死亡和残疾的一个相当大的原因，每年影响近 200 万人。神经外科的干预主要集中在原发性损伤的治疗上，而 ICU 的管理则侧重于预防和减轻因原发性损伤而发生的继发性损伤。尽管历史上中重度 TBI 的死亡率很高，但随着早期手术干预、ICU 护理、先进的神经监测，以及对脑血管生理学的了解的提高，预后在不断改善。

参 考 文 献

[1] Coronado VG, Xu L, Basavaraju SV, et al. Surveillance for traumatic brain injury–related deaths—United States, 1997–2007. *MMWR Surveill Summ*. 2011;60(5):1–32.

[2] Faul MD, Xu L, Wald MM, Coronado VG. *Traumatic Brain Injury in the United States: Emergency Department Visits, Hospitalizations, and Deaths 2002—2006*. CDC; 2010. www.cdc.gov/TraumaticBrainInjury.

[3] Saatman KE, Duhaime A–C, Bullock R, Maas AIR, Valadka A, Manley GT. Classification of traumatic brain injury for targeted therapies. *J Neurotrauma*. 2008;25(7):719–738.

[4] Huang Y–H, Deng Y–H, Lee T–C, Chen W–F. Rotterdam computed tomography score as a prognosticator in head–injured patients undergoing decompressive craniectomy. *Neurosurgery*. 2012;71(1):80–85.

[5] Holbourn A. Mechanics of head injuries. *Lancet*. 1943;242(6267):438–441.

[6] Shelden C, Pudenz R, Restarski J, Craig W. The lucite calvarium: a method for direct observation of the brain. *J Neurosurg*. 1944;1:67–75.

[7] Monson KL, Goldsmith W, Barbaro NM, Manley GT. Axial mechanical properties of fresh human cerebral blood vessels. *J Biomech Eng*. 2003;125(2):288–294.

[8] Mitchell GF, van Buchem MA, Sigurdsson S, et al. Arterial stiffness, pressure and flow pulsatility and brain structure and function: the age, gene/environment susceptibility—Reykjavik study. *Brain*. 2011;134(Pt 11):3398–3407.

[9] Freeman WD, Aguilar MI. Intracranial hemorrhage: diagnosis and management. *Neurol Clin*. 2012;30(1):211–240. ix.

[10] Gean AD, Fischbein NJ, Purcell DD, Aiken AH, Manley GT, Stiver SI. Benign anterior temporal epidural hematoma: indolent lesion with a characteristic CT imaging appearance after blunt head trauma. *Radiology*. 2010;257(1):212–218.

[11] Matsuyama T, Shimomura T, Okumura Y, Sakaki T. Acute subdural hematomas due to rupture of cortical arteries: a study of the points of rupture in 19 cases. *Surg Neurol*. 1997;47(5):423–427.

[12] Levy AS, Orlando A, Hawkes AP, Salottolo K, Mains CW, Bar–Or D. Should the management of isolated traumatic subarachnoid hemorrhage differ from concussion in the setting of mild traumatic brain injury? *J Trauma*. 2011;71(5):1199–1204.

[13] Benson RR, Gattu R, Sewick B, et al. Detection of hemorrhagic and axonal pathology in mild traumatic brain injury using advanced MRI: implications for neurorehabilitation. *Neurorehabilitation*. 2012;31(3):261–279.

[14] Author Group, Brain Trauma Foundation. Guidelines for the management of severe traumatic brain injury. *J Neurotrauma*. 2007;24(Suppl 1):S1–S106.

[15] Beynon C, Kiening KL, Orakcioglu B, Unterberg AW, Sakowitz OW. Brain tissue oxygen monitoring and hyperoxic treatment in patients with traumatic brain injury. *J Neurotrauma*. 2012;29(12):2109–2123.

[16] Bullock MR, Chesnut R, Ghajar J, et al. Guidelines for the surgical management of traumatic brain injury. *Neurosurgery*. 2006;58(3 Suppl):S1–S62.

[17] Cooper DJ, Rosenfeld JV, Murray L, et al. Decompressive craniectomy in diffuse traumatic brain injury. *N Engl J Med*. 2011;364 (16):1493–1502.

[18] Seelig JM, Becker DP, Miller JD, Greenberg RP, Ward JD, Choi SC. Traumatic acute subdural hematoma: major mortality reduction in comatose patients treated within four hours. *N Engl J Med*. 1981;304(25):1511–1518.

[19] Epstein DS, Mitra B, O'Reilly G, Rosenfeld JV, Cameron PA. Acute traumatic coagulopathy in the setting of isolated traumatic brain injury: a systematic review and meta–analysis. *Injury*. 2014;45 (5):819–824.

[20] Straznitskas A, Giarratano M. Emergent reversal of oral anticoagulation: review of current treatment strategies. *AACN Adv Crit Care*. 25 (1):5–12; quiz 13–4.

[21] Temkin NR, Dikmen SS, Wilensky AJ, Keihm J, Chabal S, Winn HR. A randomized, double–blind study of phenytoin for the prevention of post–traumatic seizures. *N Engl J Med*. 1990;323(8):497–502.

[22] Cecil S, Chen PM, Callaway SE, Rowland SM, Adler DE, Chen JW. Traumatic brain injury: advanced multimodal neuromonitoring from theory to clinical practice. *Crit Care Nurse*. 2011;31 (2):25–36.

[23] Feyen BFE, Sener S, Jorens PG, Menovsky T, Maas AIR. Neuromonitoring in traumatic brain injury. *Minerva Anestesiol*.

2012;78 (8):949–958.

[24] Danish SF, Barone D, Lega BC, Stein SC. Quality of life after hemicraniectomy for traumatic brain injury in adults. A review of the literature. *Neurosurg Focus*. 2009;26(6).

[25] Fell DA, Fitzgerald S, Moiel RH, Caram P. Acute subdural hematomas. Review of 144 cases. *J Neurosurg*. 1975;42(1):37–42.

[26] Haselsberger K, Pucher R, Auer LM. Prognosis after acute subdural or epidural haemorrhage. *Acta Neurochir (Wien)*. 1988;90 (3–4):111–116.

[27] Ryan CG, Thompson RE, Temkin NR, Crane PK, Ellenbogen RG, Elmore JG. Acute traumatic subdural hematoma: current mortality and functional outcomes in adult patients at a level I trauma center. *J Trauma Acute Care Surg*. 2012;73(5):1348–1354.

[28] Côte N, Turgeon AF, Lauzier F, et al. Factors associated with the withdrawal of life–sustaining therapies in patients with severe traumatic brain injury: a multicenter cohort study. *Neurocrit Care*. 2013;18 (1):154–160.

[29] Shen J, Pan JW, Fan ZX, Zhou YQ, Chen Z, Zhan RY. Surgery for contralateral acute epidural hematoma following acute subdural hematoma evacuation: five new cases and a short literature review. *Acta Neurochir (Wien)*. 2013;155(2):335–341.

[30] Huang AP–H, Chen Y–C, Hu C–K, et al. Intraoperative sonography for detection of contralateral acute epidural or subdural hematoma after decompressive surgery. *J Trauma*. 2011;70(6):1578–1579.

[31] Flint AC, Manley GT, Gean AD, Hemphill JC, Rosenthal G. Post–operative expansion of hemorrhagic contusions after unilateral decompressive hemicraniectomy in severe traumatic brain injury. *J Neurotrauma*. 2008;25(5):503–512.

[32] Berry C, Ley EJ, Bukur M, et al. Redefining hypotension in traumatic brain injury. *Injury*. 2012;43(11):1833–1837.

[33] Temkin NR, Dikmen SS, Anderson GD, et al. Valproate therapy for prevention of posttraumatic seizures: a randomized trial. *J Neurosurg*. 1999;91(4):593–600.

[34] Honeybul S, Ho KM. Incidence and risk factors for post–traumatic hydrocephalus following decompressive craniectomy for intractable intracranial hypertension and evacuation of mass lesions. *J Neurotrauma*. 2012;29(10):1872–1878.

[35] Choi I, Park H–K, Chang J–C, Cho S–J, Choi S–K, Byun B–J. Clinical factors for the development of posttraumatic hydrocephalus after decompressive craniectomy. *J Korean Neurosurg Soc*. 2008;43 (5):227–231.

[36] Lohani S, Devkota UP. Hyponatremia in patients with traumatic brain injury: etiology, incidence, and severity correlation. *World Neurosurg*. 76(3–4):355–60.

[37] Kolmodin L, Sekhon MS, Henderson WR, Turgeon AF, Griesdale DE. Hypernatremia in patients with severe traumatic brain injury: a systematic review. *Ann Intensive Care*. 2013;3(1):35.

[38] Yang XF, Wen L, Shen F, et al. Surgical complications secondary to decompressive craniectomy in patients with a head injury: a series of 108 consecutive cases. *Acta Neurochir (Wien)*. 2008;150 (12):1241–1247. discussion 1248.

[39] Knudson MM, Ikossi DG, Khaw L, Morabito D, Speetzen LS. Thromboembolism after trauma: an analysis of 1602 episodes from the American College of Surgeons National Trauma Data Bank. *Ann Surg*. 2004;240(3):490–496. discussion 496–8.

[40] Hawryluk GWJ, Austin JW, Furlan JC, Lee JB, O'Kelly C, Fehlings MG. Management of anticoagulation following central nervous system hemorrhage in patients with high thromboembolic risk. *J Thromb Haemost*. 2010;8(7):1500–1508.

[41] Sughrue ME, Bloch OG, Manley GT, Stiver SI. Marked reduction in wound complication rates following decompressive hemicraniectomy with an improved operative closure technique. *J Clin Neurosci*. 2011;18(9):1201–1205.

[42] Huang AP–H, Tu Y–K, Tsai Y–H, et al. Decompressive craniectomy as the primary surgical intervention for hemorrhagic contusion. *J Neurotrauma*. 2008;25(11):1347–1354.

[43] Sekhon MS, McLean N, Henderson WR, Chittock DR, Griesdale DE. Association of hemoglobin concentration and mortality in critically ill patients with severe traumatic brain injury. *Crit Care*. 2012;16 (4):R128.

[44] Desjardins P, Turgeon AF, Tremblay M–H, et al. Hemoglobin levels and transfusions in neurocritically ill patients: a systematic review of comparative studies. *Crit Care*. 2012;16(2):R54.

[45] Stiver SI, Wintermark M, Manley GT. Reversible monoparesis following decompressive hemicraniectomy for traumatic brain injury. *J Neurosurg*. 2008;109(2):245–254.

[46] Wiesmann M, Mayer TE. Intracranial bleeding rates associated with two methods of external ventricular drainage. *J Clin Neurosci*. 2001;8(2):126–128.

[47] Ngo QN, Ranger A, Singh RN, Kornecki A, Seabrook JA, Fraser DD. External ventricular drains in pediatric patients. *Pediatr Crit Care Med*. 2009;10(3):346–351.

[48] Blaha M, Lazar D. Traumatic brain injury and haemorrhagic complications after intracranial pressure monitoring. *J Neurol Neurosurg Psychiatry*. 2005;76(1):147.

[49] Aarabi B, Hesdorffer DC, Ahn ES, Aresco C, Scalea TM, Eisenberg HM. Outcome following decompressive craniectomy for malignant swelling due to severe head injury. *J Neurosurg*. 2006;104 (4):469–479.

[50] Chesnut RM, Marshall SB, Piek J, Blunt BA, Klauber MR, Marshall LF. Early and late systemic hypotension as a frequent and fundamental source of cerebralis chemia following severe brain in jury in the Traumatic Coma Data Bank. *Acta Neurochir Suppl (Wien)*. 1993;59:121–125.

第 27 章　穿透性外伤性脑损伤

Penetrating Traumatic Brain Injury

Peter Le Roux　Monisha Kumar　著

赵　浩　王　宁　译

张洪钿　校

一、概述

头部损伤是世界范围内一个重要的公共卫生问题，可分为穿透性或非穿透性（钝性）。头部穿透伤是一种被枪弹（通常与枪支有关）或非枪弹（最典型的是与刀有关）的射弹穿透颅骨的创伤，其发病率低于闭合性或钝性头部损伤。然而，美国每年有超过 35 000 名平民死于头部穿透伤，尤其是枪伤（gunshot wounds，GSW）和火器占美国创伤性脑损伤（traumatic brain injury，TBI）死亡人数的比例最大[1, 2]。头部 GSW 患者的死亡率是钝性 TBI 患者的 35 倍[3, 4]。非枪弹穿透伤（如刀伤）的预后更好，因为颅骨提供了一个保护屏障。然而，这些非枪弹损伤对 GSW 的护理提出了类似的挑战。在城市环境中，多达 75% 的枪伤当场死亡，另有 10%～15% 在受伤后 3h 内死亡[5]。与刺伤相关的死亡率要低得多。由于颅骨枪伤的死亡率很高，对于到达创伤中心的格拉斯哥昏迷量表（Glasgow coma scale，GCS）评分较低或双半球脑损伤的患者，通常会采取积极的治疗措施[6-9]。然而，在过去的 20 年里，外科技术、血流动力学复苏和重症管理的进步已经降低了 TBI 患者的死亡率和发病率，甚至对于那些传统上认为不可治愈的穿透性 TBI（penetrating TBI，pTBI）患者也是如此[10-14]。本章将讨论 pTBI 的病理生理机制、神经解剖结构、手术技巧和术后并发症。

二、神经解剖学

> **要　点**
>
> ◆ 从枪击伤到头部的结果通常比其他 TBI 严重得多。
>
> ◆ 穿透性损伤的病理生理学不同于钝性 TBI，这有助于解释不良结果。
>
> ◆ 最重要的预后因素是初步的神经系统检查。

多数非军事枪击伤涉及低速子弹，脑损伤继发于子弹通过脑组织后的压力波的压碎作用。组织损伤有两种主要机制，如组织破碎（或永久性空化）和暂时性空化（或组织拉伸）。民用子弹不需要（而且通常没有）全金属外壳，如空心和软点子弹等更容易在组织中碎裂或变形，特别是在撞击骨头时；这可能会影响组织损伤，如根据法律规定，猎杀用子弹会变形（蘑菇状），以增加组织损伤的程度和动物快速死亡的可能性。穿孔伤是子弹进入和离开颅骨的穿透性损伤，也就是说，既有入口也有出口伤口。在穿透伤和浅表伤中，子弹仍留在受害者体内。超过 80% 的颅骨枪击伤是穿透性或穿孔性的，但区分两者是很重要的，因为穿孔的死亡率比穿透性损伤高出近 3 倍[15-20]。

临床要点：子弹的伤害势由方程 KE=1/2MV^2 确定，式中 KE 是动能，M 是子弹的质量，V 是子弹的撞击速度。到目前为止，撞击速度是决定子弹伤害潜力的最重要因素。

与钝性 TBI 一样，pTBI 会导致原发性和继发性脑损伤。原发性损伤发生在穿透时，并导致与切割、撕裂相关的即时神经元破坏、脑组织的牵拉和脑血管的破坏。脑损伤的程度从枪击伤到刺伤都不同，即枪击伤还可能导致远离子弹路径的瘀点和线状出血以及剪切伤，而刺伤则容易造成局部损伤。

与钝性损伤不同，pTBI 可引起低血容量性低血压、失血性休克或与失血相关的心肺骤停。的确，颅内刺伤最常见的死亡原因是失血[21]。这可能来自头皮，因为其是富血管的，或来自颅内来源，有开放性伤口的脑膜、实质血管或静脉窦。另外，头部穿透伤，尤其是下面部损伤、出血和水肿可引起气道阻塞。

临床要点：颅内刺伤最常见的死亡原因是急性出血，这是由于头皮、骨膜或硬脑膜静脉窦高度血管化所致。

• 头皮：头皮有 5 层包括皮肤、皮下组织、帽状腱膜、网状疏松组织和颅骨骨膜，即使是在浅表和切割损伤中都会受到损伤。出血可能积聚在头皮的潜在间隙中。骨膜下血肿可发生于儿童，而帽状腱膜下血肿，因不受骨缝限制的，在成人更常见。幼儿头皮血肿的大小可能足以引起休克。

• 骨：撞击角度和颅骨厚度的区域差异影响骨折和脑损伤的严重程度。骨折模式和骨斜面可以区分出入口部位，这对临床和法医都有意义。在入口处经常见到从撞击点放射状的不规则的星状骨折；内面通常比外面更粉碎。在有出口伤的地方，骨折线较短，外表可能比内里更粉碎[19]。

颅骨凹陷骨折，通常是粉碎性的，可能发生在子弹和非子弹导致的 pTBI。当靠近静脉窦时，这些被驱动的骨碎片可能会造成额外的损伤，并带来处理上的挑战。

• 颅内内容物：当软脑膜和蛛网膜撕裂时，则会出现脑裂伤。这通常导致一个圆锥状的病变，基底在入口，裂伤沿着损伤轨迹向内逐渐变细。有几种不同的病理学表现，包括肺性脑病、轴外出血（硬膜外或硬膜下）和蛛网膜下腔出血（subarachnoid Hemorrhage，SAH）。这些病变可导致脑血管痉挛、脑室内出血和出血性挫伤，这些损伤可作为脑出血（intracerebral hemorrhage，ICH）、脑水肿和梗阻性脑积水的病灶[20]。在刺伤中观察到的肿块通常是血肿并且脑水肿是不可避免的。两者都会导致脑灌注压降低和梗死，伴或不伴脑疝。

三、围术期注意事项

评估和复苏

pTBI 患者应根据高级创伤生命支持和紧急神经生命支持指南进行复苏。血流动力学支持是通过液体和血管加压剂将收缩压维持在至少 90mmHg[22, 23]。低血压会预后不佳，如果单从脑损伤来看，低血压是一个不良的预后标志。

神经系统检查，包括意识水平和 GCS 评分，尤其是运动评分和瞳孔反应，对于决定分诊和护理很重要。复苏后的患者 GCS 评分应记录在案。伤口需要仔细检查，因为头皮富含血管，可能会发生严重失血。建议进行全面的身体检查，以评估其他损伤[23]。面部枪击伤可损害眼部结构，使评估瞳孔变得困难或不可能。如有必要进行检查，应避免使用麻醉药或用药予以逆转。应评估出入口的伤口，包括是否存在接触性烧伤，这对确定弹道和枪与颅骨的接近程度很重要。颈椎应该固定，但是如果没有损伤的证据，就没有必要进一步固定[24]。

1. 实验室研究

入院时应进行常规实验室检查，包括电解质、血糖和动脉血气。许多患者在到达急诊室前已大量失血，或可能出现外伤 / 休克的急性凝血障碍。因此，测定血红蛋白浓度、凝血功能和血小板计数以及血型和交叉匹配非常重要。此外，包括酒精含量的毒理学检查是适当的。

2. 术前影像学

复苏后，下一步就是影像学检查。在计算机断层扫描（computed tomography，CT）检查期间进行的定位扫描已经很大程度上取代了颅骨 X 线片。X 线片是用于 pTBI 成像的主要技术，应该始终包括大脑和骨骼窗口。冠状位和矢状位对颅底或颅面受累的患者有帮助。应评估的特征包括识别被驱动的骨头和子弹碎片；描述子弹轨迹及其与血管和含空气颅底结构的关系；确定出入口位置；评估脑损伤程度，如弹道是否越过中线或累及多个脑叶或脑干；颅内血肿和肿块占位效应的检测，包括水肿和环池是否存在（图 27-1）。金属条纹伪影会降低 CT 图像质量。磁共振成像（Magnetic resonance imaging，MRI）可用于非金属物体（如木头、铅笔或玻璃）。

急性期不需要血管检查，除非 CT 扫描显示有大血管结构受损或计划手术。血管成像是择期手术切除非子弹目标（如一把刀）的保证。CT 血管造影（computed tomography angiogram，CTA）通常是急性情况下的首选检查。对于颅外和（或）颅内主要血管的损伤，有时需要对出血性出血进行血管内治疗。然而，所有 pTBI 患者在伤后 7～10 天进行血管成像，以排除延迟性血管并发症（如外伤性瘘管或动脉瘤）。与血管损伤风险增加相关的 CT 表现包括伤口轨迹穿过或靠近，如外侧裂，即大脑中动脉 M_1 和 M_2 段；床突上颈动脉（和海绵窦）；椎基底动脉；有与硬膜静脉窦相关或上方的骨性骨折。

四、程序

> **要　点**
>
> - 手术的主要目的是消除肿块占位效应并保存剩余的活组织。
> - 第二个目标是去除骨头和子弹碎片，闭合硬脑膜和头皮。

手术有三大适应证，包括血肿清除，控制肿块占位效应，恢复硬膜、颅面和头皮完整性以控制感染。CT 上的大的颅内出血（ICH > 3cm，

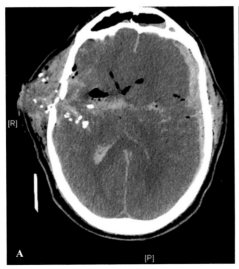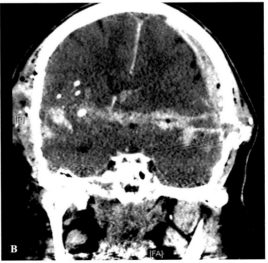

▲ 图 27-1　轴位 CT（A）和冠状位 CT（B）显示自残枪伤，具有深双半球轨迹，子弹 / 骨碎片和左侧硬膜下血肿

如果是轴外出血，则厚度＞1cm）需要紧急性手术清除。然而，患者的年龄、临床状况和血肿位置等因素也会影响急诊手术的决策。颞区或颅后窝血肿和挫伤需要更积极的治疗，因为它们比其他地方的类似病变更容易导致脑疝。当中线移位＞5mm或顽固性颅内高压时，可选择去骨瓣减压术。在可见脑疝（开放性凹陷性骨折）的伤口中，即使完全清醒的患者，也需要进行伤口清创和硬脑膜修补术。

一旦决定进行手术干预，手术计划必须考虑几个因素，包括出入口伤口、子弹的轨迹、颅内碎片。一般来说，颅骨的进出口伤口需要在现场做好手术准备，以便进行清创和闭合。穿过气窦的子弹痕迹可能需要清创并与颅内容物隔离。怀疑有血管损伤的子弹轨迹需要术中准备来处理血管损伤。当担心静脉窦损伤时必须小心，因为填塞不当会导致危及生命的失血。考虑到术后可能会出现明显的脑肿胀，去骨瓣减压术是治疗头颅枪击伤的常用方法（图27-2）[25, 26]。

手术干预有几个重要的技术考虑因素。第一，头部悬垂应暴露整个头皮的可用表面，以允许手术切口延伸到伤口范围之外，或允许头皮旋转皮瓣以促进伤口闭合。第二，皮肤切口需要进行设计，这样头皮的血液供应不会受到影响。第三，通常需要在入口伤口周围进行大的开颅手术，以便于暴露损伤和修复。第四，采用抽吸和冲洗的方法对失活脑组织进行温和清创。对子弹轨迹或清创的术腔进行轻轻冲洗，这表明已经充分的清创，并限制随后的脑肿胀。第五，外科医生应该准备好处理可能遇到的潜在血管损伤。创伤性动脉瘤通常不适合直接夹闭，因此需要血管重建或介入治疗。

在考虑去骨瓣减压术（decompressive craniectomy，DC）之前，必须考虑几个技术因素。第一，对于子弹/射弹轨迹穿透致死区（颅底中线、丘脑、脑干）的患者，行去骨瓣减压手术没有作用[27-29]。然而，如果有GCS评分够高，经脑室损伤并不排除可以行去骨瓣减压术。第二，当监护可行时，在无大血肿的情况下，在行去骨瓣减压之前进行颅内压（intracranial pressure，ICP）监测是有帮助的。第三，为将来的手术做好计划是很重要的。第四，减压（如骨瓣去除的大小）应尽可能大，对于单侧或额顶骨骨瓣去除术，至少应为14cm（前后）×12cm（上下）。当有双额叶损伤，脑室穿通伤或广泛的颅前窝损伤时，可行双额骨瓣减压术。这种减压应该从眶上缘延伸到冠状缝。在这些患者中，应尽一切努力用带血管组织修复颅底，如在初次手术时使用颅周皮瓣，因为脑脊液漏与脑膜炎有关。第五，取出的骨应进行培养并完好地保存在骨库中，因为放置在腹部皮下组织中的骨头经常会受到感染，需要丢弃。

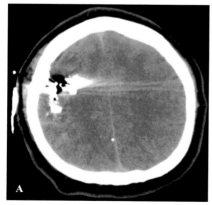
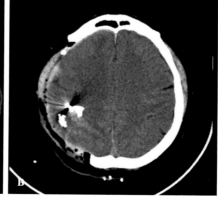
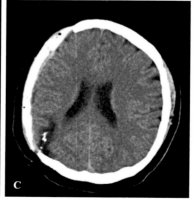

▲ 图 27-2 **A.** 轴位 CT 显示右半球枪击伤，内有子弹和骨，伴有弥漫性肿胀；**B.** 右侧半骨瓣减压并清创术后的 CT 扫描。深部有被驱动的骨头和子弹碎片没有被移除，以免造成进一步的脑损伤；**C.** 甲基丙烯酸盐颅骨成形术后的术后扫描（初次手术时骨瓣培养阳性）。患者痊愈遗留有轻度左侧偏瘫

血管损伤

pTBI 术后血管损伤常见，发生率为 5%～40%[30-34]。报告的发病率可能取决于管理和诊断技术。例如，在最近美军参与的伊拉克自由行动（operation Iraqi freedom，OIF）中，有了改进的诊断技术的 3D 重建的数字减影血管造影（digital subtraction angiography，DSA），发现脑血管病的发病率为 30%。在两伊冲突中，外伤性颅内动脉瘤（traumatic intracranial aneurysms，TICA）的累积发病率为 6%[33]。硬脑膜窦损伤、TICA、外伤性肺外动脉瘤（traumatic extracalvarial aneu rysms，TECA）、动脉解剖和动静脉瘘是 pTBI 的特征性血管损伤。

• 硬脑膜静脉窦：颅内主要的静脉窦是浅表性的，因此容易受到 pTBl 的影响。子弹可以直接撕裂静脉窦，也可以因颅骨骨折而损伤。硬脑膜静脉窦损伤可能危及生命，并导致出血：硬膜外、硬膜下，或当头皮打开时，出现大量的外部出血。静脉窦血栓形成，包括急性和迟发性，也会导致颅内压增高。

• 对于 pTBI 患者，如果怀疑有静脉窦损伤，可以将床头抬高以减缓出血，但不能阻止出血，以降低空气栓塞的风险。然后可以用填料和外部压力来控制出血。累及上矢状窦前 1/3 的损伤可以牺牲掉，但其他部位的损伤则需要保护矢状窦的通畅。如果损伤靠近横窦或乙状窦且患者病情稳定，建议用血管造影来确定是否有窦阻塞或一侧窦占优势。对于一些患者来说，最好不要去处理可能涉及静脉窦手术的骨折，但是，手术需要制订包括处理大量失血的策略（如一个血液回收装置和快速输注设备），以及头皮切口和骨瓣去除需要足够大，以获得更大的操作空间来控制静脉窦出血。预防失血的各种策略，包括直接缝合、肌肉填塞、颅周补片移植和自体静脉移植（如大隐静脉有或无旁路）可供选择。

• 颅面损伤：颅面损伤后血肿形成、直接血管损伤、来源于窦的感染、脑脊液漏、感染的发生率很高。在任何手术前都要对颅面结构进行 CT 检查，对于前颅底骨折的患者，在手术中应用带血管蒂的皮瓣和脂肪移植物来修补硬脑膜缺损是必要的，应避免使用鼻胃管。

• 经眶损伤：由于眶顶上方的额骨较薄，物体经常会穿透眶顶。额叶损伤在这种类型的经眶损伤中很常见。当眼眶的骨性形状引导进入眼眶的低速物体朝向它时，损伤也会通过眶上裂（superior orbital fissure，SOF）发生。骨性解剖倾向于将穿透软组织的物体导向海绵窦外侧、额叶下方，颞叶内侧，岩骨脊上方，脑干外侧。最不常见的穿透途径是视神经管。在这里，子弹轨迹被导向鞍上池，朝向视神经和颈内动脉。虽然枪击伤和刀伤是经眶损伤的常见原因，但其他不常见的工具（如铅笔）也可以看到。

• 经眶损伤最好由神经外科、眼科、耳鼻咽喉科、颌面外科、麻醉学和重症监护等多学科团队进行管理。经眶损伤的患者需要专门的颌面、眼眶和头部 CT 扫描。怀疑有血管损伤的患者应行血管造影。治疗方法各不相同，取决于损伤的机制和程度、穿透路径以及异物出现时是否仍在原位[35]。

• 刺伤：一个狭长的损伤，或所谓的狭缝骨折，是由刺伤产生的，并在明确病史时进行诊断。然而，在一些已经证实颅骨穿透的病例中，但是影像学检查却没有异常。如果没有损伤重要结构，可以通过同一个入口伤口取出物体，但当靠近重要的血管结构时，则需要格外注意。在这些患者中，突出的物体可以切断，残余端仍留在原位以便于运输。全面的成像，包括血管成像，便于了解物体的深度、位置和类型（如是否存在倒钩）。一旦在手术室打开硬脑膜，穿透物就会被取出，手术可以在直视下进行。血管内技术有助于促进穿透物的移除，可以从近端保护血管。手术前可在介入室或复合手术室进行。当物体位于或接近大静脉窦时，手术室需要配备设施以修复静脉窦并处理潜在的大量失血[21]。

五、术后并发症

- 对于 pTBI 的存活者，血管损伤、中枢神经系统感染和脑脊液漏是常见的。
- pTBI 术后常见的血管损伤包括硬脑膜窦损伤、外伤性颅内动脉瘤、外伤性体外动脉瘤、动脉夹层和动静脉瘘。

术后，pTBI 患者在神经重症监护室接受治疗。一般来说，重症监护管理与钝性脑外伤患者相似。然而，pTBI 术后有一些特殊的并发症，包括脑肿胀、脑脊液漏、感染（如脑膜炎和脑脓肿），血管损伤，创伤后癫痫发作，在这里进行进一步回顾。

（一）脑肿胀和颅内压

关于 pTBI 患者 ICP 监测的具体适应证和应用的临床数据有限，因此 TBI 的指南可以通用 [36-39]。当累及多个脑叶且有中线偏移时，纤维光学脑实质 ICP 监测仪可能更为可取，因为脑室的情况可能难以评估。脑室造瘘术也可以分流脑脊液来处理脑脊液漏。已发表的研究表明，与钝性 TBI 患者相比，pTBI 患者 ICP 升高的频率更高，并且 ICP 升高与更差的预后相关 [36-39]。ICP 升高的管理见第 47 章。

（二）脑脊液漏

脑脊液漏是 pTBI 术后常见的，高达 1/3 的患者可能有脑脊液漏 [40, 41]，其发生可高度预测会发生感染性并发症。危险因素包括前颅底骨折伴鼻旁窦受累或侧颅窝底受累中耳腔和乳突，或眶颅穿透伤。此外，当硬脑膜修补和头皮伤口闭合不充分或受损时，可能会出现脑脊液漏（如来自脑积水）。当漏液收集在海绵上时，脑脊液与其他鼻腔液体不同之处在于会形成一个晕征。β_2- 转铁蛋白的流体分析可以确诊脑脊液漏 [41]。治疗可能涉及改变头部位置或暂时性脑脊液分流。

（三）感染

合并污染异物的 pTBI 患者颅内感染的风险较高（如金属碎片、皮肤、毛发、骨碎片），其可以穿透颅骨并沿子弹轨迹进入脑组织。感染包括头皮感染、脑膜炎、颅骨骨炎、硬膜外脓肿、脑炎、脑脓肿或脑室炎。感染的危险因素包括脑脊液漏、鼻旁窦或其他气窦受累、眼眶面损伤和过中线的脑室穿通损伤，通常累及多个脑叶和外伤或外科伤口裂开。其他增加感染风险的因素包括年龄、性别、城市与农村来源，影响免疫反应的共病（如糖尿病、药物成瘾、营养不良）、住院时间延长、神经损伤严重。感染最重要的决定因素是脑脊液漏，因此早期手术闭合对降低感染风险非常重要。残留骨或金属碎片的数量也可能与感染有关 [42-44]。

对于 pTBI 术后预防性抗生素的作用存在争议。事实上，预防感染可能更多地依赖于伤口的早期手术治疗和防止脑脊液漏，而不是抗生素的使用。此外，pTBI 患者的预防性抗生素治疗方案也有很大的变化。头孢菌素是最常用的，尽管这些药物很难穿透未感染的脑膜。当使用抗生素治疗时，抗生素治疗的持续时间也仍然存在争议，通常是基于外科医生的经验 [43]。

常见的感染包括脑膜炎、硬膜下脓肿和脑脓肿。脑膜炎通常表现为头痛、发烧和颈部僵硬。硬膜下脓肿可能是由脑膜炎引起的，也可能是初始伤口、外科手术或颅面部损伤的并发症。硬膜下脓肿聚集可以压缩大脑，导致神经功能缺损、头痛和意识减退。革兰阳性球菌很常见，但当有副鼻部受累时，革兰阴性菌是常见的。脓肿占位效应可通过钻孔或开颅术来减轻。可能需要通过手术进行源头控制。如果诊断不被重视，死亡率仍然很高（高达 20%），20% 的幸存者有神经功能缺陷 [42]。

使 pTBI 复杂化的脑脓肿通常是由皮肤相关的细菌病原体引起的。革兰阳性球菌，例如葡萄球菌和链球菌，是最常见的病原体。pTBI 后的其他病原体还包括梭状芽孢杆菌和肠杆菌科。pTBI

术后的脑脓肿通常与异物残留有关，这引起了关于初次手术时清创范围，以及是否应清除残留骨或金属碎片的争论 [45, 46]。

即使由于金属碎片残留导致 MRI 检查可能不可行，但是当怀疑脓肿时，应对比增强前后的 CT 或 MRI 检查。增强 MRI 比增强 CT 更敏感，特别是进行磁共振波谱分析（MR spectroscopy，MRS）扫描的情况下。脓肿在 MRI 上呈环状强化，周围有水肿（T_1 低信号，T_2/FLAIR 高信号）。

脓肿的中心腔在 T_1 图像上对 CSF 呈高信号，在 T_2 图像上对 CSF 呈低信号。在 DWI 图像上表现为中心弥散受限，在表观扩散系数图像上表现为低信号 [47, 48]。MRS 上有一个高乳酸峰，Cho/Cr 和 N- 乙酰天冬氨酸（N-acetyl aspartate，NAA）峰降低。一个升高的琥珀酸峰是相对特定的，但不能经常发现。

深部脓肿可以用立体定向技术引流。手术切除作为首选的适应证列于框 27-1。单一抗生素治疗可以使用，但通常只有在脓肿很小（< 1.5cm）时才能成功。如果抗生素治疗无效，则必须重复抽吸、手术切除、腔内应用抗菌药物或放置闭合引流导管。鞘内注射抗生素的作用尚未明确。辅助性皮质类固醇有助于减轻水肿 [49, 50]。癫痫发作是常见并发症，应给予抗惊厥药物治疗 [51, 52]。以前脑脓肿后的预后较差，但影像学、抗生素和外科技术（立体定向术）改善了死亡率和发病率 [45, 46]。

框 27-1 脑脓肿手术切除的适应证

- 多腔的大脓肿
- 真菌或产气病原体
- 耐药细菌
- 脓肿内有异物
- 瘘管沟通
- ICP 增加和占位效应
- 对抽吸和抗生素无效

（四）血管损伤

pTBI 术后血管损伤常见，范围为 5%～40%。〔在 OIF 期间，改进的诊断技术（DS 血管造影和 3D 重建）显示 pTBI 患者脑血管病变的发生率为 30%〕[30-34]。在两伊冲突中，TICA 的累计发病率为 6%[33]。硬脑膜窦损伤、TICA、TECA、动脉解剖和动静脉瘘是 pTBI 术后的特征性血管损伤。子弹伤导致血管损伤的危险因素包括眶面或翼部穿透伤、脑出血、蛛网膜下腔出血和碎片穿过两个或多个硬脑膜部分的损伤。

主要的静脉窦是浅表性的，因此容易受到 pTBI 的影响。射弹可以直接撕裂或撕裂静脉窦，也可以导致颅骨骨折。硬脑膜静脉窦损伤可能危及生命，并导致出血包括硬膜外、硬膜下，或当头皮打开时，可出现大量的外部出血。急性和迟发性静脉窦血栓形成也可导致颅内压增高。

1. 外伤性颅内动脉瘤

总之，TICA 占所有颅内动脉瘤的 1%。pTBI 后 TICA 形成的发生率为 3%～20%，但在某些人群中可能高达 50%。在穿透性损伤中，刺伤最有可能产生 TICA，其风险是 GSWS 的 3～4 倍，与 TICA 形成高风险相关的因素包括通过额叶窗或翼点的穿透伤，沿穿透物轨迹的 ICH 或 SAH，靠近损伤部位的大血管，子弹或骨头碎片穿过血管密集的区域，CT 扫描发现迟发性出血 [33, 34]。在一项对 109 处头部刺伤的研究中，11 名（14.9%）患者观察到了 TICA。在接受血管造影后有 74 名患者存在 TICA（图 27-3 和图 27-4）[31]。相比之下，Aarabi 等 [30] 在 223 名遭受高速子弹损伤并接受血管造影的患者中，发现只有 8 名患者（3.6%）发生创伤性动脉瘤。

TICA 不稳定，破裂率很高；大约 50% 可能在受伤后的前 7～10 天内破裂，高达 90% 的可能在受伤后 3 周内破裂 [33]。如果发现小动脉瘤（2mm）且无法治疗，则必须进行短期随访血管造影（1～2 周）。

传统 DSA 是目前诊断 TICA 的黄金标准。磁共振血管造影（MR angiography，MRA）虽然对颈动脉和颅内血管损伤敏感，但在不稳定的患者中很难获得，当有金属碎片残留时是禁忌证。CTA 是一种很好的快速筛查神经血管损伤的技术，但由于金属条纹伪影的影响，MRA 和 CTA

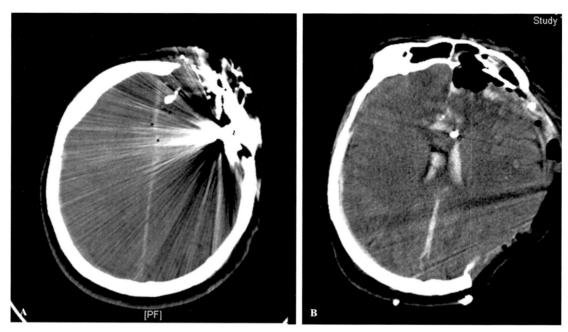

▲ 图 27-3 **A.** 左额叶 GSW 患者，大脑前动脉复合体附近有弹片；**B.** 去骨瓣减压术后的 CT 扫描

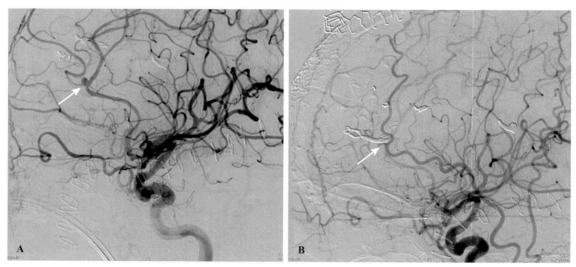

▲ 图 27-4 **A.** 侧位血管造影显示假性动脉瘤（箭）；**B.** 随访影像显示，动脉瘤在弹簧圈栓塞后复发，因此患者随后接受夹闭术（箭）

都可能漏掉小的 TICA，造成严重后果。

不可预测的早期 TICA 破裂率使早期治疗变得重要。根据动脉造影及时诊断并通过手术或血管内治疗的方法将动脉瘤从循环中排除，比保守治疗有更好的疗效。同样，如果在初次手术时发现动脉瘤，就应该将其栓塞。由于大多数 TICA 是假性动脉瘤，血管内技术并不是一个永久性的解决方案，尽管最近的军事经验表明并非如此[33, 34]。TICA 破裂患者的死亡率可能高达 50%，

如果他们能存活下来，继发性神经损伤也会导致神经功能障碍[30-34]。

2. 血管痉挛

血管痉挛的定义是血管口径的缩小，通常是对外界刺激的反应。pTBI 后，确切的发病率可能取决于如何调查患者，但有可能高达 40%～50%[53, 54]。例如，在 OIF 期间，Armonda 等[54]制订了诊断性脑血管造影的具体标准（框 27-2）；血管造影显示 47.4% 的患者出现血管痉挛。这一事件比

20 世纪 80 年代两伊战争期间观察到的情况要严重得多。与血管痉挛相关的因素包括初始 GCS 评分低，任何类型的颅内出血特别是 SAH，肺叶损伤的数量，TICA。血管痉挛在爆炸伤患者中更为常见，并且在远离穿透部位的血管中观察到。

框 27-2　军事 pTBI 后诊断性脑血管造影的适应证

- 穿透性损伤：翼点、经眶、颅后窝 CT 征象
- 已知脑血管损伤（最初手术时可观察到）
- 冲击波损伤，GCS < 8 分
- 经颅多普勒显示血管痉挛
- 已知的 TICA
- pbtO$_2$ 或 CBF 下降
- 无法明确解释的 GCS 无改善

经许可转载，引自 Armonda RA, et al. Wartime traumatic cerebral vasospasm: recent *review* of combat casualties. *Neurosurgery.* 2006 Dec;59(6):1215–25; discussion 1225.

外伤性脑血管痉挛（traumatic cerebral vasospasm，TCV）患者比无创伤性脑血管痉挛患者的情况更糟[53, 54]；然而，相关的循证治疗仍然很少。经颅多普勒超声（Transcranial Doppler，TCD）可检测 TCV，并且前循环的灵敏度最高[53, 54]。TCV 的诊断和治疗类似于非创伤性血管痉挛，包括药物治疗和血管内技术（动脉内药物治疗，如尼卡地平）。

3. 动脉夹层

动脉夹层发生在损伤穿过血管内膜时，偶尔有异物进入血液，内外血管层分离。这会损害血管腔并导致短暂的缺血或者脑卒中。治疗可能需要血管内或外科技术，但通常使用抗血小板药物的非手术治疗是有效的[30, 34]。

4. 动静脉瘘

当局灶性动脉破裂形成与静脉系统的连通时，就会形成瘘管。pTBI 后，这些病变可能涉及头皮、硬脑膜或皮质血管。硬脑膜瘘管可增加皮质静脉引流或增加主要静脉窦的压力，从而导致神经症状、颅内压增高、蛛网膜下腔出血或脑出血。单纯硬脑膜瘘管可以切除，但当硬脑膜窦受累时，可能需要术前栓塞或血管内栓塞。颈动脉海绵窦瘘，最常见的外伤后瘘管，其特征是临床综合征，包括搏动性眼球突出、化学沉着和杂音。治疗的目的是挽救视力和眼球运动。颈动脉海绵窦瘘最好的诊断方法是脑血管造影和血管内闭塞治疗，通常效果很好[30, 33, 34]。

（五）外伤后癫痫

中度脑外伤可使癫痫发作的风险增加 3 倍，而重度脑外伤可使癫痫发作风险增加 17 倍。然而，pTBI 后癫痫发作的确切发生率尚不清楚，但总体风险可能为 20%～30%[50-52]。pTBI 术后长期癫痫发作的危险因素包括 GCS 评分低、损伤方式、硬脑膜穿透（子弹）、脑出血、脑室穿通伤和癫痫的早期发作[50-52]。然而，pTBI 损伤的异质性使得很难可靠地解释癫痫发作风险的数据，尤其是残留碎片是否是独立的危险因素。

闭合性或穿透性脑损伤发作的类型相似。然而，发作频率可能更频繁，首次不明原因的发作发生在 pTBI 早期[51]。关于预防创伤后癫痫发作的数据并不是针对 pTBI 的。苯妥英钠、丙戊酸钠和卡马西平可显著降低诱发（早期）癫痫发作的发生率。然而，经过研究的药物（苯妥英钠、苯巴比妥及其联合用药、卡马西平、丙戊酸钠或镁）均不能预防长期癫痫发作[55-57]。此外，新的抗癫痫药物尚未在 TBI 中进行严格测试。因此，pTBI 后癫痫发作的预防和长时程癫痫发作的治疗应该与 TBI 癫痫发作的处理流程类似[51, 52]。

（六）结果

pTBI 的结果和死亡率取决于几个因素，包括是否在军事或民用环境中，或是否是 GSW 或其他穿透伤，如刀伤。此外，结果数据还受研究中使用初始 GCS 评分还是复苏后 GCS 评分的影响，院前处理和关于治疗的决定。

在民用环境中对头部的 GSW 通常与高达 90% 的死亡率相关，其中 3/4 发生在事故现场[2, 3, 5-9]。在一定程度上，会受到无治疗意义的决定的影响，因为 GCS 评分为 3～5 分的患者通常暂不处理。然而，在最近的一系列研究中，从院前复苏开始采用积极的管理，50%～70% 的 GSW 可

以存活，包括 GCS 为 3～5 分的患者的存活率为 23%[12, 13, 27]。与不良结果相关的因素列于框 27-3。

框 27-3　颅骨 GSW 术后不良后果的相关因素

- 高龄
- 自杀倾向
- 损伤方式：穿通伤>穿透伤>切线伤
- 低血压（收缩压< 90mmHg）
- 呼吸窘迫
- 凝血障碍
- GCS 评分低（军事和民用可能有所不同）
- 瞳孔散大，无反应
- ICP 增加
- CT 表现
  - 双半球脑室穿通伤
  - 多叶损伤
  - 脑室出血
  - 腹膜疝
  - 蛛网膜下腔出血

军用武器造成的伤害与居民人口中发生的伤害有很大不同。几个因素包括防护装备（头盔、防弹衣）、全身伤害负担、战区可用资源、神经外科干预的即时性，野战和海外运输也会影响结果，同时也限制了基于军事数据的居民 GSW 的结论。所有与战斗有关的死亡中，有 50% 是由头部受伤造成的，40%～50% 的患者死于 pTBI。然而，随着时间的推移，总体结果有所改善。结果也随 pTBI 类型的不同而不同，GSW 患者的预后更差，而不是爆炸性损伤。GCS > 5 分的大多数患者有望存活[58]。最近军方的经验表明，经过挑选的 GCS 3～5 分的按照传统经验没有接受治疗的患者，也可以有较好的预后[58, 59]。

六、结论

虽然穿透性头部损伤患者的初步评估和复苏可能类似于闭合性头部损伤患者，但迅速和积极的心肺复苏是至关重要的，因为颅骨出血或伴随的穿透性损伤（如腹部）的急性失血可能使治疗复杂化。从头部突出的刀或其他低速导弹不应在现场或急诊科移除，因为它们可能有助于填塞受损的颅内血管。对于那些被认为可能存活的人来说，手术干预往往是必需的。对于头部的枪伤，外科医生应该对头皮和颅骨伤口进行有限的消毒，只有当头皮、骨头和子弹碎片靠近表面时，才能去除穿透大脑的头皮、骨头和子弹碎片。容易接近的坏死脑组织应该是彻底止血。血管结构应进行评估。硬脑膜封闭是重要的，因为它降低了脑脊液泄漏和感染的风险。

参 考 文 献

[1] Zafonte RD, Wood DL, Harrison–Felix C, et al. Severe penetrating head injury: a study of outcomes. *Arch Phys Med Rehabil*. 2001;82: 306–310.

[2] Thurman DJ, Alverson C, Browne D, et al. *Traumatic Brain Injury in the United States: A Report to Congress. Atlanta: Centers for Disease Control and Prevention.* National Center for Injury Prevention and Control; 1999.

[3] Levy ML, Masri LS, Lavine S, Apuzzo ML. Outcome prediction after penetrating craniocerebral injury in a civilian population: aggressive surgical management in patients with admission Glasgow Coma Scale scores of 3, 4, or 5. *Neurosurgery*. 1994;35(1):77–84. discussion 84–5.

[4] Levy ML, Rezai A, Masri LS, et al. The significance of subarachnoid hemorrhage after penetrating craniocerebral injury: correlations with angiography and outcome in a civilian population. *Neurosurgery*. 1993;32:532–540.

[5] Siccardi D, Cavaliere R, Pau A, Lubinu F, Turtas S, Viale GL. Penetrat–ing craniocerebral missile injuries in civilians: a retrospective analysis of 314 cases. *Surg Neurol*. 1991;35(6):455–460.

[6] Kaufman H, Levy M, Stone J, et al. Patients with Glasgow Coma Scale scores 3, 4, 5 after gunshot wounds to the brain. *Neurosurg Clin North Am*. 1995;6:701e714.

[7] Aldrich EF, Eisenberg HM, Saydjari C, et al. Predictors of mortality in severely head–injured patients with civilian gunshot wounds: a report from the NIH Traumatic Coma Data Bank. *Surg Neurol*. 1992;38:418e423.

[8] Martins RS, Siqueira MG, Santos MT, Zanon–Collange N, Moraes OJ. Prognostic factors and treatment of penetrating gunshot wounds to the head. *Surg Neurol*. 2003;60:98–104.

[9] Rosenfeld JV. Gunshot injury to the head and spine. *J Clin Neurosci*. 2002;9:9e16.

[10] Lin D, Lam F, Siracuse J, et al. Time is brain" the Gifford factor: Why do some civilian gunshot wounds to the head do unexpectedly well? A case series with outcomes analysis and a management guide. *Surg Neurol Int*. 2012;3:98.

[11] Russell RJ, Hodgetts TJ, Mcleod J, et al. The role of trauma scoring in developing trauma clinical governance in the Defence Medical Services. *Philos Trans R Soc B*. 2011;366:171–191.

[12] Joseph B, Aziz H, Pandit V, et al. Improving survival rates after civilian gunshot wounds to the brain. *J Am Coll Surg*. 2014;218(1): 58–65.

[13] Dubose JJ, Barmparas G, Inaba K, et al. Isolated severe traumatic brain injuries sustained during combat operations: demographics, mortality outcomes, and lessons to be learned from contrasts to civilian counterparts. *J Trauma*. 2011;70:11–18.

[14] Sinauer N, Annest JL, Mercy JA. Unintentional, nonfatal firearm–related injuries. A preventable public health burden. *JAMA*. 1996;275(22):1740–1743.

[15] Jandial R, Reichwage B, Levy M, Duenas V, Sturdivan L. Ballistics for the neurosurgeon. *Neurosurgery*. 2008;62(2):472–480. discussion 480.

[16] Hollerman JJ, Fackler ML, Coldwell DM, et al. Gunshot wounds: 1. Bullets, ballistics and mechanisms of injury. *Am J Roentgenol*. 1990;155(685):e90.

[17] Crockard HA. Early intracranial pressure studies in gunshot wounds of the brain. *J Trauma*. 1975;15:339–347.

[18] Crockard HA, Brown FD, Johns LM, Mullan S. An experimental cerebral missile injury model in primates. *J Neurosurg*. 1977;46(6): 776–783.

[19] Quatrehomme G, Iscan MY. Characteristics of gunshot wounds in the skull. *J Forensic Sci*. 1999;44:568e76.

[20] Campbell GA. The pathology of penetrating wounds of the brain and its enclosures. In: Aarabi B, Kaufman HH, eds. *Missile Wounds of the Head and Neck*; vol. I:Park Ridge, IL: American Association of Neurological Surgeons; 1999:73–89.

[21] Pallett JR, Sutherland E, Glucksman E, Tunnicliff M, Keep JW. A crosssectional study of knife injuries at a London major trauma centre. *Ann R Coll Surg Engl*. 2014;96(1):23–26.

[22] Swadron SP, Le Roux P, Smith WS, Weingart SD. Emergency neurological life support: traumatic brain injury. *Neurocrit Care*. 2012;17 (Suppl 1):112–121.

[23] Eckstein M. The pre–hospital and emergency department management of penetrating wound injuries. *Neurosurg Clin North Am*. 1995;6:741–751.

[24] Como JJ, Diaz JJ, Dunham CM, Chiu WC, Duane TM. Practice management guidelines for identification of cervical spine injuries following trauma: update from the eastern association for the surgery of trauma practice management guidelines committee. *J Trauma*. 2009;67(3): 651–659.

[25] Levy ML. Outcome prediction following penetrating craniocerebral injury in a civilian population: aggressive surgical management in patients with admission Glasgow Coma Scale scores of 6 to 15. *Neurosurg Focus*. 2000;8(1):e2.

[26] Bell RS, Mossop CM, Dirks MS, et al. Early decompressive craniectomy for severe penetrating and closed head injury during wartime. *Neurosurg Focus*. 2010;28(5):E1.

[27] Gressot LV, Chamoun RB, Patel AJ, et al. Predictors of outcome in civilians with gunshot wounds to the head upon presentation. *J Neurosurg*. 2014;121(3):645–652.

[28] Kim KA, Wang MY, McNatt SA, et al. Vector analysis correlating bullet trajectory to outcome after civilian through–and–through gunshot wound to the head: using imaging cues to predict fatal outcome. *Neurosurgery*. 2005;57:737–747.

[29] Amirjamshidi A, Abbassioun K, Rahmat H. Minimal debridement or simple wound closure as the only surgical treatment in war victims with low–velocity penetrating head injuries. Indications and management protocol based upon more than 8 years follow–up of 99 cases from Iran–Iraq conflict. *Surg Neurol*. 2003;60:105–110. discussion 110–1.

[30] Aarabi B, Alden T, Chestnut R, et al. Vascular complications of penetrating brain injury. *J Trauma*. 2001;51(2 suppl):S26–S28.

[31] du Trevou MD, van Dellen JR. Penetrating stab wounds to the brain: the timing of angiography in patients presenting with the weapon already removed. *Neurosurgery*. 1992;31:905–911. discussion 911–2.

[32] Kieck CF, de Villiers JC. Vascular lesions due to transcranial stab wounds. *J Neurosurg*. 1984;60:42–46.

[33] Amirjamshidi A, Rahmat H, Abbassioun K. Traumatic aneurysms and arteriovenous fistulas of intracranial vessels associated with penetrating head injuries occurring during war: principles and pitfalls in diagnosis and management. A survey of 31 cases and review of the literature. *J Neurosurg*. 1996;84:769–780.

[34] Bell RS, Ecker RD, Severson 3rd MA, Wanebo JE, Crandall B, Armonda RA. The evolution of the treatment of traumatic cerebrovascular injury during wartime. *Neurosurg Focus*. 2010;28(5):E5.

[35] Gonul E, Erdogan E, Tasar M, et al. Penetrating orbitocranial gunshot injuries. *Surg Neurol*. 2005;63:24e31.

[36] Chesnut R, Videtta W, Vespa P, Le Roux P. The Participants in the International Multidisciplinary Consensus Conference on Multimodality Monitoring. Intracranial pressure monitoring: fundamental considerations and rationale for monitoring. *Neurocrit Care*. 2014;21 (Suppl 2):64–84.

[37] Nagib MG, Rockswold GL, Sherman RS, Lagaard MW. Civilian gun shot wounds to the brain: prognosis and management. *Neurosurgery*. 1986;18:533–537.

[38] Sarnaik AP, Kopec J, Moylan P, Alvarez D, Canady A. Role of aggressive intracranial pressure control in management of pediatric craniocerebral gunshot wounds with unfavorable features. *J Trauma*. 1989;29:1434–1437.

[39] Le Roux P. Intracranial pressure after the BEST TRIP trial: a call for more monitoring. *Curr Opin Crit Care*. 2014;20(2):141–147.

[40] Jimenez CM, Polo J, España JA. Risk factors for intracranial infection secondary to penetrating craniocerebral gunshot wounds in civilian practice. *World Neurosurg*. 2013;79(5–6):749–755. Epub 2012 Jun 19.

[41] Ryall RG, Peacock MK, Simpson DA. Usefulness of beta 2–transferrin assay in the detection of cerebrospinal fluid leaks following head injury. *J Neurosurg*. 1992;77(5):737–739.

[42] Aarabi B, Taghipour M, Alibaii E, Kamgarpour A. Central nervous system infections after military missile head wounds. *Neurosurgery*. 1998;42:500–507. discussion 507–9.

[43] Bayston R, de LJ, Brown EM, Johnston RA, Lees P, Pople IK. Use of antibiotics in penetrating craniocerebral injuries. Infection in Neurosurgery Working Party of British Society for Antimicrobial Chemotherapy. *Lancet*. 2000;355:1813–1817.

[44] Korinek AM, Golmard JL, Elcheick A, et al. Risk factors for neurosurgical site infections after craniotomy: a critical reappraisal of antibiotic prophylaxis on 4,578 patients. *Br J Neurosurg*. 2005;19(2): 155–162.

[45] Nathoo N, Nadvi SS, Narotam PK, van Dellen JR. Brain abscess: management and outcome analysis of a computed tomography era experience with 973 patients. *World Neurosurg*. 2011;75(5–6):716–726. discussion 612–7.

[46] Brouwer MC, Coutinho JM, van de Beek D. Clinical characteristics and outcome of brain abscess: systematic review and meta-analysis. *Neurology*. 2014;82(9):806–813. Epub 2014 Jan 29.

[47] Xu XX, Li B, Yang HF, et al. Can diffusion–weighted imaging be used to differentiate brain abscess from other ring–enhancing brain lesions? A meta-analysis. *Clin Radiol*. 2014;69(9):909–915.

[48] Rath TJ, Hughes M, Arabi M, et al. Imaging of cerebritis, encephalitis, and brain abscess. *Neuroimaging Clin N Am*. 2012;22:585e607.

[49] Brouwer MC, McIntyre P, Prasad K, van de Beek D. Corticosteroids for acute bacterial meningitis. *Cochrane Database Syst Rev*. 2013;6.

[50] van de Beek D, Farrar JJ, de Gans J, et al. Adjunctive dexamethasone in bacterial meningitis: a meta-analysis of individual patient data. *Lancet Neurol*. 2010;9(3):254–263.

[51] Aarabi B, Taghipour M, Haghnegahdar A, Farokhi M, Mobley L. Prognostic factors in the occurrence of posttraumatic epilepsy after penetrating head injury suffered during military service. *Neurosurg Focus*. 2000;8:e1.

[52] Eftekhar B, Sahraian MA, Nouralishahi B, et al. Prognostic factors in the persistence of posttraumatic epilepsy after penetrating head injuries sustained in war. *J Neurosurg*. 2009;110:319–326.

[53] Kordestani RK, Counelis GJ, McBride DQ, Martin NA. Cerebral arterial spasm after penetrating craniocerebral gunshot wounds: transcranial Doppler and cerebral blood flow findings. *Neurosurgery*. 1997;41: 351–359.

[54] Armonda RA, Bell RS, Vo AH, et al. Wartime traumatic cerebral vasospasm: recent review of combat casualties. *Neurosurgery*. 2006;59(6): 1215–1225. discussion 1225.

[55] Temkin NR, Anderson GD, Winn HR, et al. Magnesium sulfate for neuroprotection after traumatic brain injury: a randomised controlled trial. *Lancet Neurol*. 2007;6:29–38.

[56] Temkin NR, Dikmen SS, Anderson GD, et al. Valproate therapy for prevention of posttraumatic seizures: a randomized trial. *J Neurosurg*. 1999;91:593–600.

[57] Temkin NR, Dikmen SS, Wilensky AJ, Keihm J, Chabal S, Winn HR. A randomized, double–blind study of phenytoin for the prevention of post–traumatic seizures. *N Engl J Med*. 1990;323:497–502.

[58] Smith JE, Kehoe A, Harrisson SE, Russell R, Midwinter M. Outcome of penetrating intracranial injuries in a military setting. *Injury*. 2014; 45(5):874–878.

[59] Weisbrod AB, Rodriguez C, Bell R, Neal C, Armonda R, Dorlac W, et al. Longterm outcomes of combat casualties sustaining penetrating traumatic brain injury. *J Trauma*. 2012;73:1525–1530.

第 28 章　凹陷性颅骨和面部骨折

Depressed Skull and Facial Fractures

Alexander J. Gamble　Gregory Kapinos　Nicholas Bastidas　Raj K. Narayan **著**

沈　杰　王育胜　涂慧茹 **译**

张洪钿 **校**

一、概述

创伤性颅脑损伤（traumatic head injury，THI）在与外伤相关的发病率和死亡率中所占比例非常大。闭合性颅脑损伤通常发生在头部受到撞击、突然减速或剧烈摇晃时[1]。使颅骨发生骨折通常需要巨大的力量，这样的骨折常伴随下方脑和血管的严重损伤也就显得毫不奇怪。颅骨骨折就是可能需要手术的出血性颅内病变的一个高危因素[2]。凹陷性颅骨骨折和面部骨折在所有颅脑损伤中的比例< 10%，但应警示临床医生注意颅内损伤[3-6]。

在本章中，作者概述了颅骨和面骨骨折的意义以及必须认识到的相关问题。其他章节将讨论与这些骨折相关的占位性病变和神经血管损伤的特殊处理。照护颅骨骨折患者的团队应熟悉表28-1 中列出的常见围术期并发症和继发性损伤。

二、神经解剖和处理流程

颅骨可以简单地分成两部分，即穹顶和颅底。胚胎学上，穹顶是由膜内骨化形成的，结构上由两层坚硬的皮质骨组成，中间夹着包含板障和骨髓的松质骨。颞骨和枕骨的额顶部的这种结构，以及它们在颅缝处彼此的软骨结合融合，实际上是有点柔韧的，在碎裂/骨折之前可以经历明显的变形[1, 7]。颅底骨主要由软骨内骨化形成，并有许多神经和血管穿过的骨孔。因此筛骨、蝶骨、颞骨和枕骨的颅底部在力学上比穹顶更脆弱。颅底的许多骨孔因骨折缝通常向它们延伸，更倾向于集中能量[1, 7]。

（一）外伤性颅骨骨折的生物力学

> **要　点**
>
> - 颅内出血、癫痫发作和潜在的脑损伤是颅骨骨折相关的最常见并发症。
> - 粉碎性、凹陷性和开放性骨折更容易出问题。线性、非移位、闭合性骨折通常有一个更良性的临床过程。

撞击颅骨会导致冲击波从接触点通过颅骨传递。局部变形或弯曲，开始于撞击部位，随着应力波的传播，邻近骨骼发生向外弯曲。如果撞击后弯曲区反弹而未发生局部破裂，则在内弯曲到外弯曲的过渡处会形成线性骨折，向撞击点延伸并远离。随着能量的增加，会发生第 2 和第 3 条断裂，导致放射状骨折[7, 8]。有明显证据表明，任何颅骨骨折的存在都会显著增加颅内出血的风险[2, 5, 8, 9]，再加上意识水平的改变，颅内血肿的风险从 1/7900 增加到 1/4[9]。撞击物的相对速度是决定凹陷或穿孔的最重要因素[1]。如果撞击部位的弯曲区域足够大，则会产生凹陷性颅骨骨折

（图 28-1 和图 28-2）[10]。撞击部位周围的局部骨凹陷意味着大部分原本通过颅骨传递和耗散的能量现在转移到颅内，这反映颅内血肿、神经功能缺损和癫痫的发病率高于线性或粉碎性骨折 [2, 5, 8-11]。

（二）围术期和麻醉注意事项

颅面骨折修复的麻醉注意事项与一般神经外科麻醉建议一致 [12, 13]。理想的麻醉药有助于

降低颅内压（intracranial pressure，ICP）和脑代谢率，同时避免低血压、高血压和低氧血症 [13]。常使用预防性抗生素和抗惊厥药，尽管显示它们的功效的证据有限 [14]。创伤患者建议使用静脉输液进行容量补充，避免低张静脉输液。监测红细胞压积和凝血状态，以决定是否需要输血 [1, 13]。术中应用丙泊酚和抗癫痫药物治疗癫痫发作。氯胺酮也可能是一种有用的药物 [15, 16]。静脉窦、大

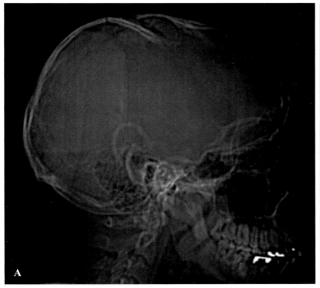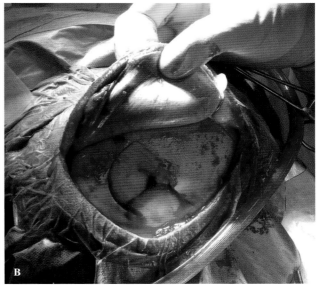

▲ 图 28-1　累及右侧顶骨的凹陷性颅骨骨折，侧位颅骨 X 线片（A）和复位前的术中照片（B）

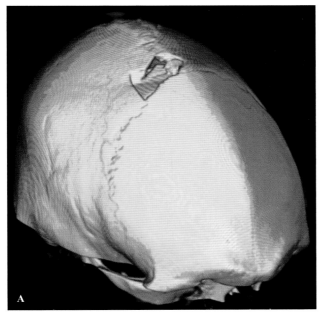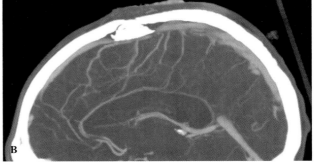

▲ 图 28-2　累及右侧顶骨的凹陷性颅骨骨折，CT 表现（A），CT 静脉造影（CTV）表现为上矢状窦受压（B）

静脉或动脉撕裂引起的大出血在术中是一个极具挑战的并发症，因此足够的静脉通路至关重要。

表 28-1　颅骨骨折相关并发症的发生率

并发症	发生率
癫痫发作 [11, 44, 45]	10%（痉挛性），25%（非痉挛性）
伴随凹陷性颅骨骨折的脑膜炎 [17-20]	5%～11%
脑神经麻痹 [24, 25, 27, 28]	0%～25%
颞骨骨折导致的面瘫 [27, 28]	7%～10%
创伤性脑脊液漏 [23, 37-39]	1%～5%
前 2 周内由脑脊液漏引起的脑膜炎 [38]	每天 1.3%
枕髁骨折 [4, 26]	30% 的颈椎骨折
颈内动脉海绵窦瘘 [40]	4% 的颅底骨折
颈内或椎动脉夹层 [4]	不详
永久性神经功能缺损 [2, 3, 6, 8-10, 19, 20]	0%～10%
死亡 [2, 3, 6, 8-10, 19, 20]	0%～20%

（三）感染风险

要　点

◆ 硬脑膜穿透的开放性凹陷性颅骨骨折（depressed skull fractures，DSF）更容易引起中枢神经系统感染。

◆ 颅骨骨折合并气颅可能有硬脑膜撕裂，虽然大多数情况下可以自愈，但这些患者患脑膜炎的风险增加。

凹陷性颅骨骨折的手术目标是充分的显露、大量的冲洗、积极的清创、骨折的整复、任何占位的清除以及硬脑膜的修复。在过去，骨头经常被丢弃，因为外科医生认为它是感染的巢穴。令人信服的证据表明，经过彻底清洗和积极的清创，骨瓣的复位似乎与感染风险的增加无关 [3, 17-20]。这种方法也避免了随后的颅骨成形术。

（四）静脉窦损伤

要　点

◆ 颞骨凹陷性骨折发生迅速扩大的硬膜外血肿风险更高，尤其是骨折穿过脑膜中动脉沟时。

◆ 硬脑膜窦上的骨折，特别是上矢状窦，可导致血栓形成，通常通过药物治疗。

覆盖在硬脑膜静脉窦上的 DSF 可能构成一个复杂的问题（图 28-2）。如果尝试翘起骨折，有可能出现术中大出血和窦血栓形成引起的缺血性并发症 [21]。考虑到风险，大多数硬膜静脉窦上的凹陷性骨折都是非手术治疗的 [3, 6]。手术指征包括上矢状窦机械性阻塞造成流出道受阻引起持续性颅内高压。内皮损伤可促进血栓形成，导致出血性梗死，可能需要手术减压。尽管有这些风险，存在显著的占位效应或深部污染，可能需要手术干预。在这种情况下，术前必须为大出血和输血做好准备 [21]。

（五）颌面创伤

要　点

◆ 筛板特别容易受到面部创伤的损害，并与脑脊液鼻漏和嗅觉缺失有关。

◆ 嗅觉缺失是创伤性脑损伤（traumatic brain injury，TBI）中常见却又常被忽视的并发症，对生活质量有非常显著的影响。

筛骨筛板、额骨眶板、部分颞骨、蝶骨和枕骨都参与了颅底的形成。额骨、蝶骨和筛骨的独特之处在于，它们从幼年起就逐渐气化，并内衬呼吸道上皮质。额窦是最后一个气化的，在青春期早期上升到眉间。就像现代汽车一样，颅面部也有皱褶区，这些皱褶区将能量分散并引开，以免损伤最重要的结构。因此，颅底和面部骨骼的骨折遵循一些可预测的布局（图 28-3）。额骨和额窦的骨折模式化的发生，缓冲传递到额叶的力。上颌窦和下颌骨髁颈骨折可以保护颅中窝内的脑组织。鼻骨和上颌骨额突与筛骨纸样板之间关节相连接。撞击后，这些骨头向后伸缩，通过筛窦分散力量。因此能量被从眼球、视神经和筛板上引开[22]。

（六）眼眶创伤

面部和眼眶的一些骨折可导致面部不对称或凝视不对称以及牙齿咬合不正（图 28-4）。最终的治疗通常会推迟到肿胀消退，从而使得软组织的活动性得到改善以及对称性能够评估，从而改善美容效果。相比之下，眼外肌造成的真性眼眶卡压是一种罕见的紧急情况，因为有缺血性坏死的危险。在眼眶底重建中，眼眶内容物通过手术（从上颌窦）复位，眼眶底通常通过骨移植或异体植入物恢复。为了防止眼球移位和内陷，必须精确重建眼眶的圆锥形状和体积。术后 CT 扫描有助于确定复位的充分性。

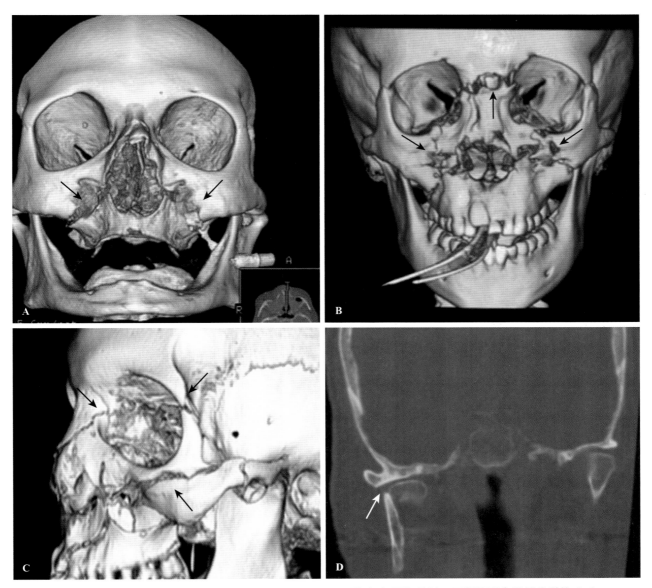

▲ 图 28-3　Le Fort Ⅰ（A）、Le Fort Ⅱ（B）和 Le Fort Ⅳ（C）面部骨折；下颌骨髁突骨折伴脱位（D）

（七）脑脊液漏、脑膜炎和脑神经病变

要 点

- ◆ 颅底骨折伴随高风险的脑干、脑神经或动脉的严重损伤。
- ◆ 大多数脑脊液鼻漏和耳漏会在几天内自愈而无须手术干预。

额底骨折特别重要，因为颅底硬脑膜很容易撕裂。蛛网膜下腔和气化的鼻窦之间的直接沟通使得上行性脑膜炎的可能性很高。尽管如此，大多数颅底骨折都无须手术并且通常没有后遗症。手术时，总的目标是将这两个空间有效隔离。各

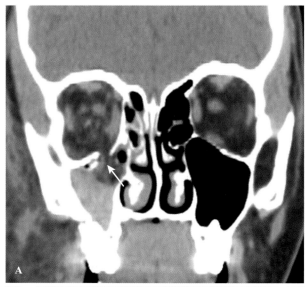

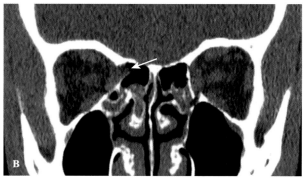

▲ 图 28-4 眶底爆裂骨折伴下直肌卡压（**A**），筛窦内侧眶壁骨折伴内侧直肌卡压（**B**）

种开放和内镜技术已经发展起来，必须根据每个病例的独特解剖结构进行个体化治疗 [1, 22, 23]。

如果有面神经卡压/断裂或持续性脑脊液（cerebrospinal fluid，CSF）漏，有时必须手术治疗颞骨岩部骨折。面神经减压术和修复通常是通过迷路上经乳突入路或颞下颅中窝入路进行的。撕脱的神经可以原位或用神经移植物修复 [24, 25]。硬脑膜撕裂和骨缺损用各种材料修复。影响机械稳定性的枕髁骨折通常采用坚强内固定的枕颈融合治疗 [26]。幸运的是枕髁骨折常见，不稳定却不常见。

三、术前注意事项

院前护理和急诊室护理应遵循高级创伤生命支持（advanced trauma life support，ATLS）的建议，并特别考虑未得到重视的脊柱不稳 [4]。格拉斯哥昏迷例量表评分、瞳孔检查、运动反应不对称、ICP 升高的迹象，应作为 ATLS 二次调查的一部分。实施破伤风免疫并逆转抗栓药物以利止血。如果意识改变，应检查尿液毒理学。

头皮裂伤可能会大量出血，应使用直接压迫、Raney 头皮夹、订皮器或缝线迅速闭合伤口获得止血。考虑到可能流失的血容量，将头皮撕裂伤出血无法控制的患者带到手术室的门槛应该降低。耳后瘀血（Battle 征），眶周淤血（熊猫眼），或者鼓膜后出血（血鼓膜）几乎是颅底骨折的特征性表现。插入鼻胃管或鼻咽气道最好推迟，以避免发生颅内穿通。

面骨的骨折通常用 Le Fort 的经典分型描述。面部骨折可以通过轻微的移动面中部骨折来评估（图 28-3）。在第 3 次调查中，应评估脑神经功能障碍（嗅觉缺失、视觉敏锐度、面瘫、吞咽困难、构音障碍和耳聋）[1, 27, 28]。头颅薄层 CT 平扫应包括冠状位重建。三维重建可以提高 CT 对骨折诊断的敏感性。

复杂颅面骨折的患者应密切监测，最好是在专门的外科/创伤重症监护室（intensive care

unit，ICU）或神经外科 ICU，在那里可以进行频繁的神经系统检查和连续 CT 扫描以便及时发现任何神经功能恶化 [29, 30]。脑肿胀和进展性出血可能需要快速减压。

临床要点：面部骨折

- 鼻骨骨折是最常见的面部骨折，可能需要填塞止血。
- 应评估鼻中隔血肿，如果不治疗，可能导致鞍鼻畸形和鼻尖外形丢失。
- Le Fort Ⅰ 型：上颌骨横向骨折，将上颌骨下段与不活动的鼻段 / 前额段分开。
- Le Fort Ⅱ 型：上颌骨上至鼻梁的金字塔形骨折，导致整个上颌骨和鼻段的异常移位。
- Le Fort Ⅲ 型：鼻梁至眼眶外侧壁和颧骨的水平骨折，导致整个面部与前额异常分离。
- 许多面部骨折都是这些经典模式的组合。

四、围术期外科护理

（一）凹陷性颅骨骨折

DSF 通常在初次的头颅 CT 扫描中就能发现（尤其是在骨窗相）。开放复合型凹陷性颅骨骨折有时可触摸到撕裂伤内的颅骨凹陷或阶梯状畸形。然而，帽状腱膜肿胀或血肿可以模拟或掩盖这一点。根据作者的经验，帽状腱膜血肿感觉像 DSF 是很常见的。DSF 在所有头部外伤中发生率 < 10%，但由于可伴随相关的脑外血肿、脑实质挫伤和脑神经损伤，这些患者应特别注意 [4, 5, 9]。DSF 提醒相关的临床医生可能增加的神经后遗症的风险 [8-11]。颞、顶或额底部骨折与更显著的神经功能缺损 [6, 10]、癫痫发作 [11]、气颅、中枢神经系统感染 [18-20, 31, 32]，以及颅内出血有关 [5, 9, 10]。复合型 DSF（图 28-1 和图 28-2）引起对颅内污染的关注。大宗病例报道中的开放 DSF 感染率为

5%～11% [17]。当出现开放 DSF 时，在我院通常经验性地给予抗生素头孢唑啉 1g 每日 3 次，持续 24h，以降低继发细菌性脑膜脑炎的风险，但没有足够的数据推荐特定的抗生素及用药持续时间 [6, 14, 31-34]。

目前的神经外科指南提倡对复合型 DSF 进行手术治疗，特别是放射影像提示硬脑膜穿透、明显的颅内血肿、骨折凹陷超过 1cm、额窦受累、颅骨外观畸形或严重污染的伤口或气颅 [3, 6]。对有硬脑膜破坏的证据，提倡早期手术和抗生素治疗。延迟可能增加脑膜炎和脑炎的风险，与持续性神经功能缺损、癫痫和死亡有关 [11, 17]。对于没有其他需手术的损伤和没有硬脑膜撕裂迹象的开放凹陷性颅骨骨折患者，常采用局部伤口冲洗、缝合和抗生素治疗。有强有力的证据支持非手术治疗简单的复合型 DSF [3, 6, 17]。复位一个简单的闭合型 DSF 可能会得到更好的外形，但不会降低创伤后癫痫的风险 [11]。通过复位骨折来逆转神经功能缺损本身并不是一个现实的手术指征。皮质损伤发生在损伤时，手术干预不能逆转其影响 [3, 6, 19, 20]。

（二）静脉窦血栓形成的处理

颅骨骨折可能引起静脉血栓进而导致静脉阻塞和出血性梗死，尤其是上矢状窦后 1/3 受压时（图 28-2）[35, 36]。硬脑膜窦上的凹陷性颅骨骨折患者应行磁共振静脉造影（magnetic resonance venography，MRV）（图 28-5）或 CT 静脉造影检查。警惕静脉窦血栓形成的可能性应贯穿患者的 ICU 治疗全程 [21, 36]。MRV 对诊断的建立帮助极大。然而，延误诊断很常见，与较差的预后有关 [35]。处理通常包括足够的容量，在某些情况下适度的抗凝和（或）抗血小板治疗。一些中心提倡溶栓治疗，取得了很好的效果 [35]。血管内介入治疗正在不断推进，在某些情况下可能是有价值的。目前还没有明确的决策模型来帮助平衡血栓和出血风险。颅内压无法控制的严重脑肿胀，可以行去骨瓣减压术。在机械性静脉流出道阻塞的

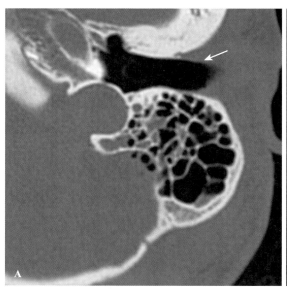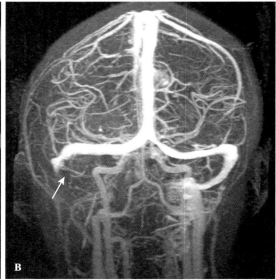

▲ 图 28-5　乙状窦内有空气的左乳突隐性骨折（A）；患者确实有左乙状窦和颈静脉血栓形成，并使用肝素化（B）

情况下，保守措施可能最终失败，外科干预可能成为治疗继发高颅压的必要措施[21, 35, 36]。

（三）脑脊液漏修补术

> **要　点**
>
> ◆ 大多数鼻漏和耳漏病例在没有手术干预的情况下会在几天内自然消退（85% 在 1 周内）。
>
> ◆ 但在此之后，脑膜炎的风险与 CSF 漏的持续时间有关，应通过早期闭合漏而不是预防性抗菌来解决。

头部外伤患者的红色鼻漏或耳漏应检查有无"晕"征（又称"靶"征或"环"征），虽然不能依此确诊，纱布上血迹周围 CSF 的色散度提示 CSF 漏。检测样本的葡萄糖已经过时，会导致太多的假阳性结果[37]。可疑液体中 β_2- 转铁蛋白的存在是诊断性的，但可能需要几天才能得到结果。外伤后 CSF 漏是脑膜炎的一个强的独立预测因子[38]。外伤性漏通常在受伤后 2 天内出现，95% 在 3 个月内出现。约 85% 的患者在 1 周内无须手术即可自行消退[23]。耳漏比鼻漏更容易自

发停止。

2%～12% 的颅骨骨折累及额窦。通常，额窦的前后壁都骨折，其中 15%～30% 的病例出现 CSF 漏[38, 39]。颅前窝其他部位的 CSF 漏 CT 表现不明显。鼻漏不一定是颅前窝来源。鼓膜完整时，咽鼓管会将颞骨骨折处的 CSF 从中耳引流至鼻咽。通常，专门的颞骨 CT 可能无法清楚地定位漏，但乳突气房混浊、耳镜检查和 CT 上的中耳积液、面神经受损或单侧听力丧失等迹象有助于定位 CSF 漏到颞骨。

无论漏的位置在何处（鼻漏或耳漏），最初的治疗包括始终保持床头抬高以降低 ICP，同时有利于维持 CSF 向下流的压力梯度，避免无创正压通气和激励性肺活量测定，避免打喷嚏、擤鼻涕、使用吸管或用力排便动作（Valsalva）。如果颅内血肿需要紧急手术治疗，而且 CSF 漏也很明显，应努力修复漏。这可能需要在颅前窝底铺上骨膜瓣和生物胶，如纤维蛋白胶。

在外伤后 CSF 漏的情况下，脑膜炎的风险与鼻漏的持续时间、骨折移位的大小和接近中线程度有关。脑膜炎的风险在第 1 周为 9%，第 2 周后翻倍成 19%[40]。关于何时升级管理的建议在文献中有所不同[37, 41]。许多专家认为预防性的 CSF

引流，最好通过腰椎引流，应在 1 周内进行，并持续 7～10 天 [23, 27]。即使接受治疗，仍应仔细观察患者是否有脑膜炎、过度引流和出现气颅的迹象。如果硬脑膜缺损处吸入空气，应立即停止引流。无论是急性或延迟，成功修复 CSF 漏可将脑膜炎 10 年累积风险从 85% 降至 7%[23]。

预防性使用抗生素曾一度是标准治疗。1997 年，对 25 年来 6 个主要回顾性病例的汇总分析显示，预防性使用抗生素后，脑膜炎的发病率从 10% 降至 2.5%[34]。然而，2011 年共纳入 208 名患者的 5 个随机对照临床试验的循证医学汇总分析显示，抗生素对脑膜炎没有保护作用，统计学差异显著 [32]。也有证据表明，预防性抗生素筛选出更多的致病性和耐药性细菌，实际上可以增加脑膜炎的发病率和毒力 [32]。

（四）颅底骨折

要　点

- 创伤性颈内动脉海绵窦瘘是一种罕见但严重的头部外伤后遗症，当遇到眼球突出或杂音时应予以考虑。
- 面部骨折修复的时机必须权衡导致创伤性脑损伤恶化的潜在风险：长的手术时间、可能的严重失血或脑操作。应考虑推迟这些最终修复，以稳定头部损伤。

延伸至颈动脉管的颞骨内侧和蝶骨骨折应及时进行血管成像以排除夹层 [42]。颈内动脉在海绵窦内容易受到剪切力，可能导致小的撕裂。在这一段中，动脉位于静脉窦内，这解释了颅底外伤可能导致两个系统之间的高流量瘘。4% 的颅底骨折患者出现颈内动脉海绵窦瘘 [22, 42]，但这不是形成瘘的先决条件。这种直接高流量分流通常表现为眼眶内严重的静脉高压，导致眼球突出、球结膜水肿、眼眶杂音、头痛、视力模糊和复视。后两种症状代表视神经缺血和脑神经压迫。如果要保存视力和眼球活动度，就迫切需要进行干预。诊断可通过 CT 血管造影或常规脑血管造影证实，最好用弹簧圈或液体栓塞剂进行血管内封堵瘘口 [42]。

颞骨岩部骨折相当常见，可以是纵向（70%～90%）或横向（10%～30%）。面神经损伤发生率为 7%～10%，多见于横向性骨折 [24, 25]。横向骨折更容易影响骨迷路进而导致感觉神经性耳聋。对于伴有颞骨骨折的面瘫，手术减压是有争议的。一般来说，有任何残存神经功能的患者都应该用类固醇保守治疗 [27, 28]。完全性面瘫患者常行神经减压术和神经修复术，但在多个系列研究中，功能恢复与非手术患者相当 [24, 25]。

（五）枕髁骨折

枕髁骨折意味着严重的损伤。它们是相对罕见的，出现在 < 0.4% 的创伤系列报道中 [43]。在近 30% 的病例中有相关的颈椎骨折 [5, 26]。髁突骨折大多稳定，但少数骨折可能因翼状韧带和覆膜（tectorial）止点撕脱而高度不稳定。这种破坏最好用磁共振检查。严重移位的髁突骨折，以及累及颈椎横突孔的骨折，可能压迫和切割椎动脉。30% 的髁突骨折患者伴有枕大孔周围硬膜外和硬膜下血肿，近 1/3 的患者可能有舌下神经麻痹 [26]。这种颅后窝血肿在出现时可能是隐匿的，在几个小时后才表现出来，并有潜在的致命后果。

（六）面部骨折

在有面部严重创伤的患者中，确保气道通畅是首要目标。肿胀和血肿可能会逐渐扭曲气道，因此早期气管插管是可取的，以避免抢救性环甲膜切开术。面部大量出血和畸形往往是具有挑战性的。对于更浅的出血，用利多卡因和肾上腺素浸泡的纱布直接按压就足够了。面中部骨折时，上颌内动脉或其分支撕裂可导致危及生命的出血。血管造影栓塞术可能是填塞和试图复位失败后止血所必需的，现在是程序化的选择。如果不能行血管造影，可直接结扎颈外动脉或直接将患者带到手术室探查或切开复位固定 [3, 6, 22]。

鼻骨骨折是最常见的面部骨折。然而，Le Fort 骨折中的伴张口受限的颧骨骨折和累及筛骨的鼻骨骨折，均需要来自多个小组的亚专业专家的紧急关注 [22]。对于严重的撕裂伤、面部损伤、视力受损、眼球运动障碍或溢泪、内眦间距增宽、眼球突出、眼球内陷、听力或语言改变、下颌错颌畸形，应进行眼科、耳鼻咽喉科、口腔颌面科和（或）整形外科会诊。

冠状位重建的薄层 CT 对全面评估面部和眼眶骨折、血肿和眼眶内容物疝有重要意义（图 28-4）。眼眶超声检查对眼外肌损伤、血肿、眼球穿通伤、晶状体脱位、玻璃体出血、视网膜剥离等也有一定的价值。疼痛、眼球突出和视力下降提示可能存在球后血肿。未经治疗可能导致视神经梗死和永久性失明。在急诊手术室探查之前，眼科医生可以在床边进行外眦切开术，以立即缓解压力。

复视（重影）可能是由于眼直肌损伤或眶周压迫所致。被动牵拉试验（巩膜的操作）可以用来确定眼直肌是否被困住。有影像及临床动眼肌卡压的眼眶骨折需要紧急手术修复。临床系列再评估是有用的，尽管指南 [3,6] 对最佳计划仍然不明确。

五、术后并发症

（一）癫痫发作

在凹陷性颅骨骨折的患者中，4%～10% 的患者会在第 1 周内癫痫发作（早期癫痫），7%～15% 的患者会在之后发作（晚期癫痫）[11]。在一些患者中，晚期癫痫的风险可能高达 60%。增加这种风险的因素包括创伤后超过 24h 的伤后遗忘、硬脑膜缺损、局灶性神经功能缺损和早期癫痫 [11]。感染还与持续性神经功能缺损、晚期癫痫和死亡显著相关。

值得注意的是，被引用最多的综述发表在 20 世纪 70 年代，远早于连续脑电图（continuous electroencephalography，cEEG）监测非痉挛性癫痫的时代。最近的数据显示，先前的队列研究对癫痫发作有很大的低估，在第 1 周内，多达

1/4 的 TBI 患者出现癫痫发作 [44, 45]。癫痫发作可导致不同程度的代谢紊乱、结构改变和脑萎缩，从长期来看，会导致认知障碍，类似颞叶内侧硬化症的致病性 [45]。

外伤性癫痫的高发病率和认知后遗症促使许多病例在颅骨骨折修复和大面积病灶清除后进行系统的药物预防和 cEEG 监测。目前的指南强烈支持使用 7 天的癫痫预防治疗，以防止严重 TBI 后的癫痫发作 [6]。研究主要集中在苯妥英钠和丙戊酸钠上，尽管左乙拉西坦在许多神经重症中心因其不良反应少而受到青睐 [46, 47]。预防用药的持续时间各不相同，取决于损伤类型及脑电图结果。如果在 1 周内没有癫痫发作，抗惊厥药应该停用，因为它们在预防未来癫痫发作方面的价值尚未确定 [3, 6]。一旦癫痫发作，按其他治疗方法进行。

（二）重症监护室的出血和血栓并发症

皮质静脉血栓形成和主静脉窦的阻塞是 TBI 的已知并发症。这可能导致静脉引流减慢和 ICP 升高，有时会导致死亡。如果发生广泛的硬脑膜静脉血栓形成，临床医生可根据美国卒中协会对非创伤性自发性皮质静脉血栓形成的建议，静脉持续应用抗凝 [48]。然而，在新近的创伤面前，抗凝的使用是一把双刃剑，往往不能使用。

硬膜下或硬膜外血肿的再出血并不少见，但在文献中没有明确的报道。一侧血肿引流后大脑复张可导致对侧出血 [49]。许多小的硬膜外血肿在病因上是静脉性的，可能不需要手术清除。然而，它们需要头部的连续 CT 扫描进行密切监测，并且只有在头几个小时保持不变后才能被认为是非手术性的。当然，抗凝治疗的颅骨骨折患者极易发生脑出血（intracerebral hemorrhage，ICH）和再出血。应该积极逆转并监测急性期的再出血，但也应监测亚急性期的血栓形成 [50]。

严重的 TBI 显著增加了深静脉血栓形成的概率 [51]。小剂量肝素或低分子类肝素有助于预防这种情况，但其安全起效的时间尚不清楚 [6]。对

Parkland 方案 [52] 的改良可根据读者机构的实践模式进行调整，以避免过早的开始抗凝导致更多的重返手术室，以及过迟的开始导致静脉血栓栓塞率增加 [53]。请参考美国胸科医师学会针对外科患者的指南 [54] 和脑外伤基金会指南 [6] 了解更多关于这个主题的信息。

（三）肾上腺功能不全

肾上腺功能不全可见于 25% 的 TBI 患者，以颅底或面部骨折多见 [55, 56]。下丘脑 - 垂体轴直接挫伤伴水肿或出血或垂体柄损伤是可能的原因。当临床症状出现时，激素补充是必要的。在 TBI 3 个月后，检查每个有症状的 TBI 患者的内分泌功能障碍是明智的做法 [56]。

（四）延迟重返手术室

当鼻额管阻塞持续存在于未修复的额窦骨折中，或在最初的手术中额窦黏膜清除不充分，可能形成黏液囊肿。这将慢慢侵蚀骨质，导致出现以眉间和眼眶区膨胀为特点的进展性畸形，可能会变成感染性的。眼眶的骨缺失或未完全修复的骨折可导致畸形，如内眦距过宽、眼球内陷和垂直性眶移位等。鼻中隔血肿会导致鞍鼻畸形和鼻尖外形丧失 [22]。

面中部的 Le Fort 骨折（图 28-3）如果复位和固定不当，可能导致牙齿咬合不正（咬合对齐不良）和面中部高度和突出度丢失。当早期后牙嵌塞导致前牙无法有效闭合时，就会发生前牙开放性咬合。当在横向部分上不能正确地实现复位时，就会发生交叉咬合。下颌髁突从关节窝脱位也可能是开放性咬合的原因，在患者张口和闭口时触诊颞下颌关节并检查是否有咔嗒声。一旦骨折愈合，为实现正常的咬合，有时回到手术室取出内固定可能是必要的。轻度咬合不良可在术后用正畸治疗 [22]。

（五）功能结果和死亡率

颅面创伤可导致永久性神经功能缺损（permanent neurological deficits，PND），有时甚至导致死亡。不幸的是，高达 10% 的 DSF 患者继发 PND，总死亡率为 2%～20% [2, 3, 6, 10]。

六、结论

颅骨骨折及其相关损伤具有广泛的复杂性和严重性。仔细的临床和放射学评估对患者的初步治疗很重要。颅内血肿有时需要手术清除，而在其他情况下，在受伤后的头几个小时或几天，则需要进行一系列检查和 CT 扫描。DSF 有时需要手术矫正，但只要不压迫重要结构或美容方面能接受，就可以保守治疗。颅面损伤患者通常需要多学科的治疗来获得最佳结果。

参 考 文 献

[1] Shenaq SM, Dinh T. Maxillofacial and scalp injury in neurotrauma. In: Narayan RK, Wilberger JE, Povlishock JT, eds. *Neurotrauma.* New York: McGraw-Hill; 1996.
[2] Carson HJ. Brain trauma in head injuries presenting with and without concurrent skull fractures. *J Forensic Leg Med.* 2009;16(3):115–120.
[3] Bullock MR, Chesnut R, Ghajar J, et al. Surgical Management of Traumatic Brain Injury Author Group. Surgical management of depressed cranial fractures. *Neurosurgery.* 2006;58(3 Suppl):S56–S60.
[4] Mulligan RP, Mahabir RC. The prevalence of cervical spine injury, head injury, or both with isolated and multiple craniomaxillofacial fractures. *Plast Reconstr Surg.* 2010;126(5):1647–1651.
[5] Macpherson BC, MacPherson P, Jennett B. CT evidence of intracranial contusion and haematoma in relation to the presence, site and type of skull fracture. *Clin Radiol.* 1990;42(5):321–326.
[6] Brain Trauma Foundation. American Association of Neurological Surgeons, Congress of Neurological Surgeons. Guidelines for the management of severe traumatic brain injury. *J Neurotrauma.* 2007;24 (Suppl 1):S1–S106.
[7] Meaney DF, Olvey SE, Gennarelli T. Biomechanical basis of traumatic brain injury. In: Winn HR, ed. *Youmans Neurological Surgery.* 6th ed. Philadelphia: Saunders Elsevier; 2011.
[8] Adeolu AA, Shokunbi MT, Malomo AO, et al. Compound elevated skull fracture: a forgotten type of skull fracture. *Surg Neurol.* 2006;65:503–505.
[9] Teasdale GM, Murray G, Anderson E, et al. Risks of acute traumatic intracranial haematoma in children and adults: implications for managing head injuries. *Br Med J.* 1990;300:363–367.
[10] Braakman R. Depressed skull fracture: data, treatment and follow up in 225 consecutive cases. *J Neurol Neurosurg Psychiatry.* 1972;35 (3):395–402.
[11] Jennett B, Miller JD, Braakman R. Epilepsy after nonmissile depressed skull fracture. *J Neurosurg.* 1974;41:208–216.
[12] Lam AM. Standards of neuroanesthesia. *Acta Neurochir Suppl.* 2001;78:93–96.

[13] Bohman LE, Heuer GG, Macyszyn L, et al. Medical management of compromised brain oxygen in patients with severe traumatic brain injury. *Neurocrit Care*. 2011;14(3):361–369.

[14] Ratilal B, Sampaio C. Prophylactic antibiotics and anticonvulsants in neurosurgery. *Adv Tech Stand Neurosurg*. 2011;36:139–185.

[15] Williams GW, Cheng YC, Sharma A. Use of ketamine for control of refractory seizures during the intraoperative period. *J Neurosurg Anesthesiol*. 2014;26(4):412–413.

[16] Zeiler FA, Teitelbaum J, West M, et al. The ketamine effect on ICP in traumatic brain injury. *Neurocrit Care*. 2014;21(1):163–173.

[17] Heary RF, Hunt CD, Krieger AJ, et al. Nonsurgical treatment of compound depressed skull fractures. *J Trauma*. 1993;35(3):441–447.

[18] Wylen EL, Willis BK, Nanda A. Infection rate with replacement of bone fragment in compound depressed skull fractures. *Surg Neurol*. 1999;51:452–457.

[19] Al–Haddad S, Kirollos R. A 5 year study of the outcome of surgically treated depressed skull fracture. *Ann R Coll Surg Engl*. 2002;84: 196–200.

[20] van den Heever CM, van der Merwe DJ. Management of depressed skull fractures. Selective conservative management of nonmissile injuries. *J Neurosurg*. 1989;71(2):186–190.

[21] LeFeuvre D, Taylor A, Peter JC. Compound depressed skull fractures involving a venous sinus. *Surg Neurol*. 2004;62(2):121–125.

[22] Kellman RM. Maxillofacial trauma. In: Flint PW, Haughey BH, Lund VJ, et al., eds. *Cummings Otolaryngology: Head and Neck Surgery*. 5th ed. Philadelphia: Mosby; 2010.

[23] Boahene K, Dagi TF, Quinones–Hinojosa A. Management of cerebrospinal fluid leaks. In: Quinones–Hinojosa A, ed. *Schmidek and Sweet: Operative Neurosurgical Techniques*. 6th ed. Philadelphia: Saunders Elsevier; 2012.

[24] Brodie HA. ThompsonTC. Management of complications from 820 temporal bone fractures. *Am J Otol*. 1997;18:188–197.

[25] Nash JJ, Friedland DR, Boorsma KJ, Rhee JS. Management and outcomes of facial paralysis from intratemporal blunt trauma: a systematic review. *Laryngoscope*. 2010;120(7):1397–1404.

[26] Hanson JA, Deliganis AV, Baxter AB, et al. Radiological and clinical spectrum of occipital condyle fractures: retrospective review of 107 consecutive fractures in 95 patients. *Am J Roentgenol*. 2002;178 (5):1261–1268.

[27] Adegbite AB, Khan MI, Tan L. Predicting recovery of facial nerve function following injury from a basilar skull fracture. *J Neurosurg*. 1991;75(5):759.

[28] Maiman DJ, Cusick JF, Anderson AJ, et al. Nonoperative management of traumatic facial nerve palsy. *J Trauma*. 1985;25(7):644.

[29] Pineda JA, Leonard JR, Mazotas IG, et al. Effect of implementation of a paediatric neurocritical care programme on outcomes after severe traumatic brain injury: a retrospective cohort study. *Lancet Neurol*. 2013;12(1):45–52.

[30] Harrison DA, Rowan KM, Grieve R, et al. Risk Adjustment In Neuro–critical care (RAIN)—prospective validation of risk prediction models for adult patients with acute traumatic brain injury to use to evaluate the optimum location and comparative costs of neurocritical care: a cohort study. *Health Technol Assess*. 2013;17(23): vii–viii. 1–350.

[31] Ali B, Ghosh A. Antibiotics in compound depressed skull fractures. *Emerg Med J*. 2002;19(6):552.

[32] Ratilal BO, Costa J, Sampaio C, Pappamikail L. Antibiotic prophylaxis for preventing meningitis in patients with basilar skull fractures. *Cochrane Database Syst Rev*. 2011;8.

[33] Nellis JC, Kesser BW, Park SS. What is the efficacy of prophylactic antibiotics in basilar skull fractures? *Laryngoscope*. 2014;124(1):8–9.

[34] Brodie HA. Prophylactic antibiotics for posttraumatic cerebrospinal fluid fistulae. A meta–analysis. *Arch Otolaryngol Head Neck Surg*. 1997;123:749–752.

[35] Wang WH, Lin JM, Luo F, et al. Early diagnosis and management of cerebral venous flow obstruction secondary to transsinus fracture after traumatic brain injury. *J Clin Neurol*. 2013;9(4): 259–268.

[36] Fuentes S, Metellus P, Levrier O, Adetchessi T, Dufour H, Grisoli F. Depressed skull fracture overlying the superior sagittal sinus causing benign intracranial hypertension. Description of two cases

and review of the literature. *Br J Neurosurg*. 2005;19(5):438–442.

[37] Ziu M, Savage JG, Jimenez DF. Diagnosis and treatment of cerebrospinal fluid rhinorrhea following accidental traumatic anterior skull base fractures. *Neurosurg Focus*. 2012;32(6):E3.

[38] Sonig A, Thakur JD, Chittiboina P, et al. Is posttraumatic cerebr–ospinal fluid fistula a predictor of posttraumatic meningitis? A US nationwide inpatient sample database study. *Neurosurg Focus*. 2012;32(6):E4.

[39] Yilmazlar S, Arslan E, Kocaeli H, et al. Cerebrospinal fluid leakage complicating skull base fractures: analysis of 81 cases. *Neurosurg Rev*. 2006;29(1):64.

[40] Eljamel MS, Foy PM. Acute traumatic CSF fistulae: the risk of intracranial infection. *Br J Neurosurg*. 1990;4(5):381–385.

[41] Somasundaram A, Pendleton C, Raza SM, Boahene K, Quinones–Hinojosa A. Harvey Cushing's treatment of skull base infections: the Johns Hopkins experience. *J Neurol Surg B Skull Base*. 2012;73(5):358–362.

[42] Ellis J, Goldstein H, Connolly ES, et al. Carotid–cavernous fistulas. *Neurosurg Focus*. 2012;32(5).

[43] Maserati MB, Stephens B, Zohny Z, et al. Occipital condyle fractures: clinical decision rule and surgical management. *J Neurosurg Spine*. 2009;11(4):388–395.

[44] Vespa PM, Miller C, McArthur D, et al. Nonconvulsive electrographic seizures after traumatic brain injury result in a delayed, prolonged increase in intracranial pressure and metabolic crisis. *Crit Care Med*. 2007;35(12):2830–2836.

[45] Vespa PM, McArthur DL, Xu Y, et al. Nonconvulsive seizures after traumatic brain injury are associated with hippocampal atrophy. *Neurology*. 2010;75(9):792–798.

[46] Inaba K, Menaker J, Branco BC, et al. A prospective multicenter comparison of levetiracetam versus phenytoin for early posttraumatic seizure prophylaxis. *J Trauma Acute Care Surg*. 2013;74(3):766–771 discussion 771–3.

[47] Szaflarski JP, Sangha KS, Lindsell CJ, et al. Prospective, randomized, single–blinded comparative trial of intravenous levetiracetam versus phenytoin for seizure prophylaxis. *Neurocrit Care*. 2010;12(2):165–172.

[48] Saposnik G, Barinagarrementeria F, Brown Jr RD, et al. American Heart Association Stroke Council and the Council on Epidemiology and Prevention. Diagnosis and management of cerebral venous thrombosis: a statement for healthcare professionals from the American Heart Association/American Stroke Association. *Stroke*. 2011;42(4):1158–1192.

[49] Shen J, Pan JW, Fan ZX, et al. Surgery for contralateral acute epidural hematoma following acute subdural hematoma evacuation: five new cases and a short literature review. *Acta Neurochir (Wien)*. 2013;155 (2):335–341.

[50] Cohen DB, Rinker C, Wilberger JE. Traumatic brain injury in anticoa gulated patients. *J Trauma*. 2006;60:553.

[51] Knudson MM, Ikossi DG, Khaw L, et al. Thromboembolism after trauma: an analysis of 1602 episodes from the American College of Surgeons National Trauma Data Bank. *Ann Surg*. 2004;240:490–496.

[52] Phelan HA. Pharmacologic venous thromboembolism prophylaxis after traumatic brain injury: a critical literature review. *J Neuro–trauma*. 2012;29(10):1821–1828.

[53] Kapinos G, Ciampa C, Jun P, Narayan RK. Appropriate and effective venous thrombo–embolism (VTE) prophylaxis: Institutional good clinical practice guidelines (GL) for Neurology & Neurosurgery patients. *BMJ Quality & Safety and the European Journal of Hospital Pharmacy*. 2014; supplement.

[54] Gould MK, Garcia DA, Wren SM, et al. Prevention of VTE in nonortho pedicsurgical patients: Antithrombotic Therapy and Prevention of Thrombosis, 9th ed: American College of Chest Physicians Evidence–Based Clinical Practice Guidelines. *Chest*. 2012;141(2 Suppl):e227S–e277S.

[55] Vespa PM. Hormonal dysfunction in neurocritical patients. *Curr Opin Crit Care*. 2013;19(2):107–112.

[56] Powner DJ, Boccalandro C. Adrenal insufficiency following traumatic brain injury in adults. *Curr Opin Crit Care*. 2008;14(2):163–166.

第 29 章　去骨瓣减压术治疗创伤性颅脑损伤
Decompressive Craniectomy for the Treatment of Traumatic Brain Injury

Randall M. Chesnut　**著**

齐洪武　李昱龙　**译**

王育胜　**校**

Monro Kellie 学说认为，颅内压（intracranial pressure，ICP）是颅内内容物［血液、脑组织、脑脊液（cerebrospinal fluid，CSF）等］体积之和[1]。去骨瓣减压术的目标是根据 Monro Kellie 学说，当颅内压升高时解除对颅内容积的物理约束。

一、神经解剖学和步骤

要　点

◆ 选择单侧减压，因体容积增大局限于一侧半球，产生中线偏移。

◆ 选择双侧减压治疗弥漫性肿胀或双侧肿块。

◆ 规模很重要。减压应尽可能大，包括硬脑膜的大开口。

◆ 所有幕上减压手术都必须通过颞鳞部的颅骨切除术对颞窝进行全面减压。

以下描述仅适用于通过为扩大空间以降低 ICP 的特定目的而实施的减压过程。通常，"去骨瓣减压术"（decompressive craniectomy，DC）用于去除颅内肿块病变（如硬膜下血肿），由于术中肿胀或认为患者有水肿加重危险，在手术结束时不能还纳骨瓣。这种手术的最初手术方式受颅内病变的大小和位置及其侵犯其他结构（如静脉窦）的影响。然而，如果在手术开始时就考虑将

骨瓣去除，那么在制订手术方法时应包括以下概念。

DC 技术最常用的术式是 Kjellberg 和 Prieto 的双额开颅过程[2]。他们的手术方法是一种彻底的尝试，以最大限度减少对肿胀大脑的物理约束。它涉及大量的双侧额叶暴露，并去除了所有颅骨，包括覆盖在矢状窦上的颅骨。硬脑膜广泛地打开，而独特的是，大脑小脑仅在颅底部上方被分开。完成此操作后，额叶通常会膨出到一定程度，这被认为代表了颅内深层结构的减压。由于 Kjellberg 手术步骤是公认的经典技术，因此有人认为它是金标准。然而，由于在矢状窦上去除颅骨的过程中通常伴有出血，有时出血量很多，同时矢状窦前部的切开会导致额窦的破坏及鼻窦的破坏，导致它的手术并发症增加。手术后患者额骨缺失，护理也易出现问题。另外，该手术步骤某些方面的重要性尚未科学确定。因此，该手术方式存在许多变化。

作者通常使用的改进手术方式是通过耳对耳（Sutar）切口执行两个单独的大外侧去骨瓣减压术，从而在矢状窦上保持一条狭窄的骨条，该切口本质上是曲线形的，以便最大限度地缩回皮瓣至眉上（图 29-1）。通过向后切开切口并最大限度地使后头皮缩回，开颅手术的步骤几乎可以与单侧开颅手术一样广泛，这在使用双额开颅手术治疗主要为单侧脑组织肿胀的情况时尤其重要。这种方法的优点是术后保留了一些额叶结

构，这有利于护理和佩戴防护头盔，并可将该矢状骨条延伸至大脑半球上方，保留 "Harborview Peninsula" 的颅骨区域。通过它可以放置颅内监测装置并固定以进行术后监测（图 29-1 中红色方框所示）。

当仅需要单侧减压时，将头部偏向对侧，并在的颧骨根部进行 "问号" 形切口，从耳后向后偏移，最终从中线连接到该处，并从该处继续向前直至发际线。如果没有前发际线，则在冠状缝线前约 6cm 处（图 29-2）。骨缘非常接近头皮切口，并且将其设置于矢状窦的稍外侧。这可以通过探查矢状缝并在其侧面约 2cm 开颅来完成。如果在术前计算机 X 线断层扫描仪（CT）上已明确同侧额窦的大小，则可以在开颅手术时避开，以免侵犯额窦导致感染。

在所有病例中，硬脑膜被广泛打开，通常呈十字形，以便在开颅手术的边缘进行减压。当在手术结束时处理硬脑膜，硬膜瓣可能会被一个或多个非常松的缝线拉向它们最初的方向，但是硬脑膜不能紧密缝合。许多外科医生在暴露的大脑上放置自体或人工硬膜，再次避免重建限制性结构。

这种减压的独特解剖学需要考虑因素包括颅骨切开术的几何形状、手术的目标及需要减压的范围。

骨瓣大小的限制因素包括软组织暴露的范围、颅底（颅中窝和颅前窝的底部）、正中矢状窦和连接脑皮质静脉系统与窦的相关引流静脉。越靠近中线，进入矢状窦或引流静脉受损的风险越大。然而，为了最大限度地扩大大脑可膨胀区域，还是希望尽可能地扩大打开硬膜。硬膜切开太小会导致硬膜边缘的静脉结构受损，导致脑梗死。

颅中窝的减压特别重要，因为这是一个紧凑的腔室，高颅压的力量使颞叶向第三脑室和脑干压迫。因此，骨瓣去除术需要包括颞骨的侧壁，即颞骨的下部。由于上颌颞肌的约束，该区域通常不会作为皮瓣的一部分被切开，而是使用咬骨钳逐渐咬除（图 29-1 和图 29-2 中的红色区域）。该操作过程涉及蝶骨嵴的外侧部分，其间有脑膜中动脉。由于该动脉出血可在动脉压力下产生血肿，因此充分止血至关重要。去除骨瓣后，在同一区域打开硬脑膜，以使颞叶向侧面膨出。

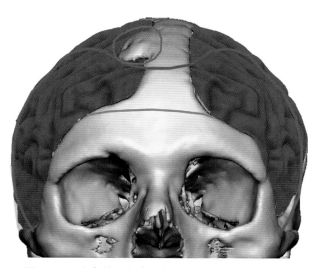

▲ 图 29-1　改良的双额去骨瓣减压术，其中在中线留有一骨条

双额切口（蓝线）允许头骨从额头通过顶突暴露在额头上。然后以类似于单侧颅骨切除术的方式去除大的双侧颅骨瓣。然后用咬骨钳（红色阴影区域）对颞（颅中）窝进行横向减压。如果计划进行术后颅内监测，一种选择是在选定的区域上留一个小的半岛，用于固定监测装置（红色圆圈）。如果选择了 Kjellberg 型手术，则将去骨瓣减压术穿过中线（绿线）并去除中线骨带。然后将上矢状窦尽可能结扎，并将小脑分开

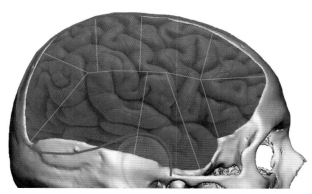

▲ 图 29-2　单侧去骨瓣减压术

从乳突的根部切出一个 "问号" 切口，并从耳上方折返至枕顶区域的中线，然后在中线向前移动（蓝线）。骨瓣的形状应尽可能大，在距中线 1～2cm。然后用咬骨钳（红色阴影区）对颞窝（颅中窝）的侧壁进行侧向减压。硬脑膜通常以十字形（黄线）打开

临床上没有方法来评估要逆转颅内高压情况下所需的额外容量。因此去骨瓣减压的目标是最大限度地增加各个颅内腔室的容积，并且最佳手术方案包括颅骨切开术尽可能大的皮瓣及广泛的硬膜切开术。如果尝试关闭硬脑膜，则硬脑膜应非常宽松且不受限制。目前提出去除颅骨，同时进行开窗或硬脑膜线性切开的技术，以避免通过减压部位引发脑疝。由于这种技术会明显降低大脑的膨胀能力，因此仅在预计需要最小体积扩展的情况下才应考虑使用该技术。如前所述，避免因硬脑膜缺损引起脑肿胀并发症的最重要技术是最大限度地扩大开口的大小，以使脑肿胀分布在更大的区域。

尽管头皮的弹性优于颅骨的刚度，但是去骨瓣减压术的部分好处是去除了该部分颅骨所占的体积。对于 10×12cm 的皮瓣，其体积可能高达 60ml。"漂浮"颅骨切开术，是使骨瓣保持不固定但留于原位的技术，同时可能避免后期颅骨修补术的必要性，但这样做的代价是牺牲了通过去除颅骨而增加的颅内体积。

除了决定进行手术减压外，主要问题是单侧减压还是双侧减压。通常，当中线移位显示半球体积不对称时，应选择单侧减压。如果在没有明显的中线占位效应的情况下弥漫肿胀并压迫基底池的情况，通常选择双额减压。在明显的侧向占位效应但也涉及对侧半球损伤的情况下，如果感觉到大脑半球足够大的减压会引起移位，则可以选择扩大的双额叶技术。

二、围术期的处理

> **要 点**
>
> ◆ 该操作的精确适应证尚不清楚，但最近的随机对照试验证据表明，对于颅内高压，不应考虑使用该操作，因为其他一线医疗措施并没有明确证明颅内高压是难治的。

> ◆ 在进行去骨瓣减压手术之前，应先解决患者可挽救性的问题，且该手术应仅限于没有严重侵犯脑干或持续性脑疝迹象的患者。
>
> ◆ 在往返手术室和手术过程中，必须避免二次伤害。特别是必须维持血压和脑灌注压。

去骨瓣减压术的历史很复杂。最早期的 35 个病例报道了惊人的好结果 [3]。然而，同一组随后发表的一份包括 50 多名患者和更详细随访的报道发现，生存率的提高是以植物人生存的高比例为代价的 [4]。因此，一般的学者认为去骨瓣减压术无用。然而，在 20 世纪 80 年代，外伤后颅内高压的急诊治疗取得巨大进步后，去骨瓣减压术又兴起了。认为可以抢救因无法控制的颅内压增高而死亡的患者。随后进行了大量病例分析，提示去骨瓣减压术在控制颅内高压和改善预后方面的作用，去骨瓣减压术应用频率提高。手术减压的最佳人选是那些主要进程危及生命的患者是由于难治性颅内高压而引起的继发性损伤，而不是广泛而严重的原发性脑损伤。一般认为的禁忌证包括高龄、脑干受压、脑电图严重异常、脑疝征象、去脑强直或瞳孔放大、继发性损害持续时间长，如严重颅内高压或灌注不足 [5-8]。在某些情况下，去骨瓣减压术被认为是一种预防性手术，用于初期颅内压非常高的患者，或者是颅内压已明显升高或预测颅内压升高的早期控制。

去骨瓣减压术的深入使用促进了随机对照研究。重症创伤性脑损伤患者的去骨瓣减压实验（severe traumatic brain injury，DECRA）旨在探讨在颅内高压发生之前进行的早期、积极的去骨瓣减压手术治疗难治性颅内高压（颅内压＞20mmHg，持续 15min，超过 1h），并重点研究这种手术的价值 [9]。同时开展控制颅内压试验，研究去骨瓣减压术对难治性颅内高压（颅内压＞25mmhg，持续 1～12h）的影响 [10]。减压试验的结果表明，去骨瓣减压术虽然在降低颅内压方面有效，但与改善预后无关。事实上一些分析表明，它产生了更糟糕的结果。虽然这是一次高质量的试验，但是围绕患者招募、统计分析、外科技术和实验设计的问题依然存在。评论包括本研究中使用的适应证并未选择足够严重或难治的颅内高压，因为手术组和非手术组的平均颅内压都得到了可以接受的控制。这项研究的价值在于证明确定合适的减压选择标准是至关重要的。相比之下，RescueICP 试验评估了挽救、晚期去骨瓣减压术对颅内压控制的影响，以及由改良的格拉斯哥预后量表（extended Glasgow outcome scale，GOS-E）评分的功能性结果。这项随机对照试验的结果发现，手术治疗患者的死亡率降低了 25%，更重要的是，重度和中度残疾患者的比例有所增加。这些结果表明，去骨瓣减压术不仅增加了植物人生存状态的可能，而且还给那些残疾程度较低的人带来了独立生活的可能[11]。

因为去骨瓣减压术的目的是逆转或尽量减少与颅内高压有关的二次损伤，所以在手术室和手术室之间的运输过程中，避免增加这种损伤是至关重要的。必须在各个阶段对血压、颅内压和脑灌注压进行监测和严格管理。众所周知，在严重的创伤性脑损伤护理中，运输是最危险的时期之一[12]。那些需要进行去骨瓣减压术的患者大多生命垂危或濒临死亡，有可能由于与不连续监测或疏忽有关的二次损伤而使手术的疗效化为乌有。

三、术后并发症

要　点

◆ 术后早期神经系统恶化或头皮皮瓣张力过高（或如监测到原因不明的颅内压升高）应尽快对患者进行快速 CT 成像，以检查术后的皮下血肿，脑实质内出血及对侧病变的出现或扩大。

◆ 应考虑在去骨瓣减压术后监测 ICP，以评估手术的影响，作为减压（vide spra）不良影响的早期预警，优化脑灌注压（cerebral perfusion pressure，CPP），并评估自身调节。这些信息可能有助于预后和指导治疗。

◆ 脑积水是去骨瓣减压术后常见的并发症，表现为神经功能减退或恢复缓慢。

◆ 皮瓣凹陷综合征（Trephined 综合征）成因可能与脑积水类似，表现为头皮皮瓣凹陷，最好采用颅骨修补术治疗。

◆ 反常性脑疝是一种神经急症，表现为瞳孔异常、意识水平下降、局灶性缺陷或自主神经不稳定，可误诊为颅内高压。但降低床头、停止降颅压治疗、中止脑脊液分流等措施有效。

（一）术后即刻

术后即刻出现的并发症（框 29-1）可能包括开颅部位出血、如脑挫伤等颅内肿块病变的进展、对侧病变的扩大或减压本身引起的弥漫性或局灶性脑肿胀（充血、再灌注损伤等）。这些并发症通常表现为意识水平下降、瞳孔改变、运动障碍或头皮瓣张力增加，并与颅内压升高有关。在这种情况下，针对神经系统恶化的表现应立即进行干预和复查 CT 影响。如手术部位出血或对侧肿块病变的扩大，应考虑二次手术。其他病因，如脑水肿增加，可能表明减压失败，不能解决颅内高压，需立即重新考虑治疗方案。事实上，由于去骨瓣减压术治疗颅内高压往往是最后的手段，因此任何二次手术的考虑都应对可挽救性进行重新评估。二次手术可能是当最初的开颅手术不充分，由于皮瓣尺寸小或需双侧减压而只进行了单侧减压。然而，这种情况应该通过适当的术前分析和充分减压技术来避免发生。

框 29-1　术后并发症

- 颅内高压
  - 减压不足
  - 水肿增加
  - 挫伤 / 出血扩大
  - 对侧病变扩大
  - 充血 / 失去自我调节
  - 帽状腱膜下血肿
- 感染
  - 伤口
  - 脑炎
  - 脓肿
- 脑积水
  - 脑室
  - 外部（第五脑室）
- 皮瓣凹陷综合征
- 反常性脑疝
- 癫痫
- 未受保护的大脑受到外部创伤

术后颅内高压

减压术后是否监测 ICP 是一个有争议的问题。不进行监测的支持者认为，这一手术效果是确定的，不需要进一步的治疗。最近整合数据去骨瓣减压术对 ICP 相关参数影响的分析，数据表明术后平均 ICP 具有显著的即刻和持续下降及 CPP 明显改善[13]。然而，完全解决颅内高压并不是普遍的。个别的病例系列报道了高达 20% 的病例未能逆转颅内高压，预后不良[6, 14-17]。CPP 对减压缺乏效果亦有报道[18, 19]。严格分析这个问题是由于缺乏标准化的颅内高压定义，患者的纳入 / 排除标准，或减压技术和缺乏临床结果数据相关的 ICP。一个主要的问题是，目前还没有资料表明成功的去骨瓣减压术控制颅内高压是否能独立地影响预后。因此，减压术后监测的选择仍然悬而未决。

考虑减压后监测的原因之一是避免因颅内动力学变化（如术后 CPP 升高和脑血管压力反应性受损）而导致脑水肿的医源性恶化[6, 19-21]。在不引起局部缺血的情况下调节脑血流量（cerebral blood flow，CBF）以避免充血，可以潜在地降低导致水肿增加的风险[22, 23]，但需要多模式监测（如 ICP），目前尚未就影响结果进行研究。

不幸的是，对这种多模态监测的解释并不直接。脑血管代偿储备（cerebrovascular compensatory reserve，RAP）、脑血管压力 – 反应性指数（pressure-reactivity index，PRI）、脑血流和脑代谢等参数对去骨瓣减压术的反应也各不相同，且与预后相关。然而，这些参数很可能主要代表疾病的严重程度。它们是否能作为一种治疗形式的倾向性参考还不清楚。因此，完全有可能减压后的 ICP 监测主要用于预后，而不是指导治疗。

如果为了方便治疗与脑部管理相冲突的全身性损伤（如急性呼吸窘迫综合征）而将 DC 作为一种常规操作，则应将监测解释为面对混淆时 ICP 和 CPP 阈值的个体化颅外影响。当颅内高压完全由外部因素（如平均胸腔内压力升高）影响时，可容许的颅内高压和 CPP 调整至 50mmHg，而不会出现缺血或脑疝。术后监测有助于做出相关决策，有助于选择和指导治疗，如采取俯卧，呼气末正压升高和允许性高碳酸血症通气。

（二）后期并发症

在前瞻性研究中，DC 术后经常发生外科并发症；在 DECRA 试验中，37% 的去骨瓣减压术患者有一个或多个并发症[9]。这些并发症包括与手术相关的并发症（感染、脑积水、反常性脑疝、皮瓣凹陷综合征），以及严重创伤性脑损伤患者的并发症（肺炎、败血症、肺栓塞、急性肾衰竭）。

感染在任何时候都是一种风险，对于有多个发热原因的患者可能很难诊断。除非有明显的局部感染证据，否则应首先排除其他发热源。伤口破裂或渗漏是明显但不常见的早期迹象。明显的炎症、压痛或局部温度升高也可能不明显。因为在去骨瓣的下方密闭空间经常有小的炎性聚集，尽管普通 CT 成像通常是没有帮助的，但脑实质水肿或肿块效应的新证据可能提示有脑炎或脓肿。尽管可能会出现假阴性，但在 CT 对比增强成像上可发现可疑的病灶。如果明显怀疑帽状腱膜下有感染，可通过神经外科手术在床边抽取少量液体样本确定。当然，这样的手术必须在严格注意无菌的情况下进行，并且需要谨慎，以避免损伤下面的大脑。

颅骨感染和脑内脓肿需要引流。对于脓肿，可以考虑立体定位吸引 / 引流、开放创面和引流等是深部感染的常用方法。除非患者病情危重，在通过快速取样获得确定的细菌样本之前避免使用抗生素。如果术前应用了抗生素，则应送一份样品用于感染性微生物鉴定。

目前还没有数据可以作为针对 DC 的术后预防性使用抗生素的推荐依据。我们不会在术后 24h 继续使用围术期抗生素。

在 DECRA 试验中，脑积水是 DC 最常见的并发症，10% 的减压患者出现脑积水，而非手术治疗的患者只有 1%。外部临床表现包括高张力的皮瓣（以前可能是凹陷的）和神经系统的恶化或恢复的停滞。脑积水可表现为典型的脑室增大，或表现为脑室外积水即第五脑室扩大，单侧或双侧的枕下积水，有时伴有小的、受压的侧脑室（图 29-3）。

手术减压治疗脑积水的难点在于防止过度引流，过度引流可能导致皮瓣凹陷综合征 [24, 25]，甚至是反常性脑疝 [26, 27]，同时也避免颅骨修补术后

难治性硬膜外血肿的发生。因此，作者通常尝试在分流术（分流成形术）时使用可调压分流阀，该分流阀最初设置为高压，随后根据影像学和神经学检查向下调节压力。在此类轴外蓄积液体难以预防并变得较大的情况下，可将它们分别分流至胸膜或腹膜间隙（图 29-4）。

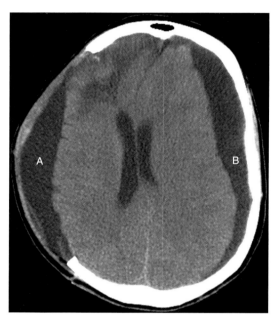

▲ 图 29-3　右侧去骨瓣减压术后的帽状腱膜下（A）和硬膜下（B）积液

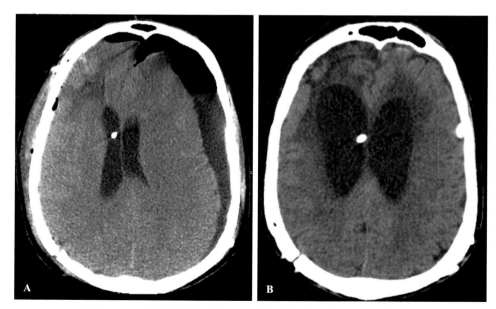

▲ 图 29-4　右侧颅骨修补并脑室 – 腹腔分流术后左侧硬膜下积液（A）

脑积水的持续存在及其相关的压力效应促使通过硬膜下 – 胸膜分流进行内部引流，这消除了脑外积水，并揭示了创伤后 / 颅骨切除术后脑积水的一般病因，最终通过调节脑室 – 腹膜分流的分流阀压力设置来管理

早在 1939 年，Grant 和 Norcross 将皮瓣凹陷综合征描述为一种临床症状，通常在一段时间的恢复后才会出现，包括癫痫、虚弱或瘫痪、头痛、感觉变化、心理状态改变、视觉障碍或言语障碍[24]。随着去骨瓣减压术应用广泛[25, 28]，皮瓣凹陷综合征变得更加常见[29]。治疗方法是颅骨修补术。

DC 的一个不太常见但可能是灾难性的并发症是脑疝[26, 27]。这可能发生在减压患者的任何时间，包括手术后很长时间。去骨瓣减压术后使幕上间隙对大气压敏感，必须通过脑脊液压力缓冲。当缓冲受损时，如自发性、创伤性或医源性的脑脊液减少就会发生脑疝。这可能表现为意识水平下降、瞳孔变化（瞳孔大小不等、双侧扩大或反应性丧失）、局灶性神经功能障碍或自主神经不稳定，而这些症状通常归因于 ICP 升高，可能导致错误的诊断和治疗。降低颅内压的治疗方法在这类脑疝中将无效，并可能使情况恶化。正确的方法是降低床头（甚至超过水平），停止任何脑脊液分流措施（尤其是腰大池引流），给患者补水，停止降颅压的治疗，如高渗剂。如果植入的脑室引流系统已就位，则应将其外置并结扎。如果有一个已知存在腰部脑脊液渗漏的部位，如腰椎穿刺部位或最近去除的腰大池引流管，短期内需进行输血治疗。但在处理了急性危象后，首要考虑的是颅骨修补术。

癫痫发作可以发生在脑外伤或 DC 后的任何时间，是皮瓣凹陷综合征最初描述的一部分。值得注意的是，在 DECRA 研究的两组中，癫痫发作均未被报道为与标准去骨瓣减压或随后的颅骨修补术相关的并发症[9]。目前还没有数据支持改变抗癫痫药物使用模式的建议，尤其是针对 DC 患者。

未受保护的大脑有遭受外部创伤的危险。在重症监护室的床边应该放置一个醒目的通知，为来访者和医生描述去骨瓣减压术的存在和位置。患者的体位必须避免压迫颅骨切除部位，可以定制一顶防护头盔进行保护。头盔相关的一个注意事项是要避免压迫开颅手术切口，因为这可能会导致手术切口破裂。

即使患者康复已经明显处于停滞状态，但越来越多的证据（病例报告、病例系列）表明，在没有皮瓣凹陷综合征的患者进行颅骨修补术后，神经系统可能会得到改善[29-31]。然而没有证据可以预测每个患者神经系统是否会有改善。

颅骨成形术的手术时机尚不明确。传统上，由于缺乏可靠的证据基础，此类手术被延至去骨瓣术后 3 个月。最近未经实证研究的既往证据表明，感染、神经系统并发症或脑积水的风险没有增加，而延误时间较短[32, 33]。作者通常考虑在脑部占位效应消失并且完全没有任何局部或全身感染证据的简单病例中，再植入去骨瓣减压术所去除的骨瓣（或定制人工修补材料）。

四、结论

去骨瓣减压术是一种外科治疗弥漫性脑水肿或局灶性血肿引起颅内高压的手术方法。DC 的假定用途是通过改善脑组织氧合、脑灌注和脑代谢来降低 ICP 和脑疝的风险，并减轻继发性损伤。然而，使用 DC 作为早期治疗可能会导致不良的结果，可能是由于持续性或颅内高压（尽管减压）或手术的严重并发症。因此，手术适应证选择是至关重要的。

参 考 文 献

[1]　Monro A. *Observations on the Structure and Function of the Nervous System.* Edinburgh: Creech and Johnson; 1783.

[2]　Kjellberg RN, Prieto Jr A. Bifrontal decompressive craniotomy for massive cerebral edema. *J Neurosurg.* 1971;34(4):488–493. PubMed PMID: 5554353. Epub 1971/04/01. eng.

[3]　Ransohoff J, Benjamin MV, Gage Jr EL, Epstein F. Hemicraniectomy in the management of acute subdural hematoma. *J Neurosurg.* 1971;34 (1):70–76. PubMed PMID: 5539647. Epub 1971/01/01. eng.

[4]　Cooper PR, Rovit RL, Ransohoff J. Hemicraniectomy in the treatment of acute subdural hematoma: a reappraisal. *Surg Neurol.* 1976;5 (1):25–28.

[5]　Gaab MR, Rittierodt M, Lorenz M, Heissler HE. Traumatic brain

swelling and operative decompression: a prospective investigation. *Acta Neurochir Supp*. 1990;51:326–328.

[6] Aarabi B, Hesdorffer DC, Ahn ES, Aresco C, Scalea TM, Eisenberg HM. Outcome following decompressive craniectomy for malignant swelling due to severe head injury. *J Neurosurg*. 2006;104(4):469–479. PubMed PMID: 16619648. Epub 2006/04/20. eng.

[7] Whitfield PC, Patel H, Hutchinson PJ, et al. Bifrontal decompressive craniectomy in the management of posttraumatic intracranial hypertension. *Br J Neurosurg*. 2001;15(6):500–507. PubMed PMID: 11814002. Epub 2002/01/30. eng.

[8] Sahuquillo J, Arikan F. Decompressive craniectomy for the treatment of refractory high intracranial pressure in traumatic brain injury. *Cochrane Database Systematic Rev (Online)*. 2006;1:CD003983. PubMed PMID: 16437469. Epub 2006/01/27. eng.

[9] Cooper DJ, Rosenfeld JV, Murray L, et al. Decompressive craniectomy in diffuse traumatic brain injury. *New Eng J Med*. 2011;364 (16):1493–1502. PubMed PMID: 21434843. Epub 2011/03/26. eng.

[10] Hutchinson PJ, Corteen E, Czosnyka M, et al. Decompressive craniect omy in traumatic brain injury: the randomized multicenter RES CUEicp study (http://www.RESCUEicp.com). *Acta Neurochir Supp*. 2006;96:17–20. PubMed PMID: 16671415. Epub 2006/05/05. eng.

[11] Hutchinson PJ, Kolias AG, Timofeev IS, et al. RESCUEicp trial collaborators. Trial of decompressive craniectomy for traumatic intracranial hypertension. *N Engl J Med*. 2016; Sep 22;375 (12):1119–1130.

[12] Jones PA, Andrews PJ, Midgley S, et al. Measuring the burden of secondary insults in head–injured patients during intensive care. *J Neurosurg Anesthesiol*. 1994;6(1):4–14.

[13] Bor–Seng–Shu E, Figueiredo EG, Amorim RL, et al. Decompressive craniectomy: a meta–analysis of influences on intracranial pressure and cerebral perfusion pressure in the treatment of traumatic brain injury. *J Neurosurg*. 2012;117(3):589–596. PubMed PMID: 22794321. Epub 2012/07/17. eng.

[14] Jagannathan J, Okonkwo DO, Dumont AS, et al. Outcome following decompressive craniectomy in children with severe traumatic brain injury: a 10–year single–center experience with long–term follow up. *J Neurosurg*. 2007;106(4 Suppl):268–275. PubMed PMID: 17465359. Epub 2007/05/01. eng.

[15] Taylor A, Butt W, Rosenfeld J, et al. A randomized trial of very early decompressive craniectomy in children with traumatic brain injury and sustained intracranial hypertension. *Childs Nerv Sys*. 2001;17 (3):154–162. PubMed PMID: 11305769. Epub 2001/04/18. eng.

[16] Williams RF, Magnotti LJ, Croce MA, et al. Impact of decompressive craniectomy on functional outcome after severe traumatic brain injury. *J Trauma*. 2009;66(6):1570–1574. discussion 4–6. PubMed PMID: 19509616. Epub 2009/06/11. eng.

[17] Yoo DS, Kim DS, Cho KS, Huh PW, Park CK, Kang JK. Ventricular pressure monitoring during bilateral decompression with dural expansion. *J Neurosurg*. 1999;91(6):953–959. PubMed PMID: 10584840. Epub 1999/12/10. eng.

[18] Münch E, Horn P, Schurer L, Piepgras A, Paul T, Schmiedek P. Man agement of severe traumatic brain injury by decompressive craniect omy. *Neurosurgery*. 2000;47(2):315–322. discussion 22–3. PubMed PMID: 10942004. Epub 2000/08/15. eng.

[19] Timofeev I, Czosnyka M, Nortje J, et al. Effect of decompressive craniectomy on intracranial pressure and cerebrospinal compensation following traumatic brain injury. *J Neurosurg*.

2008;108(1):66–73. PubMed PMID: 18173312. Epub 2008/01/05. eng.

[20] Cooper PR, Hagler H, Clark WK, Barnett P. Enhancement of experimental cerebral edema after decompressive craniectomy: implications for the management of severe head injuries. *Neurosurgery*. 1979;4(4):296–300. PubMed PMID: 450227. Epub 1979/04/01. eng.

[21] Wang EC, Ang BT, Wong J, Lim J, Ng I. Characterization of cerebro vascular reactivity after craniectomy for acute brain injury. *Br J Neurosurg*. 2006;20(1):24–30. PubMed PMID: 16698605. Epub 2006/ 05/16. eng.

[22] Bor–Seng–Shu E, Hirsch R, Teixeira MJ, De Andrade AF, Marino Jr R. Cerebral hemodynamic changes gauged by transcranial Doppler ultrasonography in patients with posttraumatic brain swelling treated by surgical decompression. *J Neurosurg*. 2006;104(1):93–100. PubMed PMID: 16509152. Epub 2006/03/03. eng.

[23] Olivecrona M, Rodling–Wahlstrom M, Naredi S, Koskinen LO. Effective ICP reduction by decompressive craniectomy in patients with severe traumatic brain injury treated by an ICP–targeted therapy. *J Neurotrauma*. 2007;24(6):927–935. PubMed PMID: 17600510. Epub 2007/06/30. eng.

[24] Grant FC, Norcross NC. Repair of Cranial Defects by Cranioplasty. *Ann Surg*. 1939;110(4):488–512. PubMed PMID: 17857467. PubMed Central PMCID: PMC1391431. Epub 1939/10/01. eng.

[25] Joseph V, Reilly P. Syndrome of the trephined. *J Neurosurg*. 2009;111(4):650–652. PubMed PMID: 19361266. Epub 2009/ 04/14. eng.

[26] Fields JD, Lansberg MG, Skirboll SL, Kurien PA, Wijman CA. "Paradoxical" transtentorial herniation due to CSF drainage in the presence of a hemicraniectomy. *Neurology*. 2006;67(8):1513–1514. PubMed PMID: 17060591. Epub 2006/10/25. eng.

[27] Oyelese AA, Steinberg GK, Huhn SL, Wijman CA. Paradoxical cerebral herniation secondary to lumbar puncture after decom pressive craniectomy for a large space–occupying hemispheric stroke: case report. *Neurosurgery*. 2005;57(3):E594. discussion E. PubMed PMID: 16145506. Epub 2005/09/08. eng.

[28] Honeybul S, Ho KM. Long–term complications of decompressive craniectomy for head injury. *J Neurotrauma*. 2011;28(6):929–935. PubMed PMID: 21091342. Epub 2010/11/26. eng.

[29] Gottlob I, Simonsz–Toth B, Heilbronner R. Midbrain syndrome with eye movement disorder: dramatic improvement after cranioplasty. *Strabismus*. 2002;10(4):271–277. PubMed PMID: 12660851. Epub 2003/03/28. eng.

[30] Dujovny M, Aviles A, Agner C, Fernandez P, Charbel FT. Cranioplasty: cosmetic or therapeutic? *Surg Neurol*. 1997; 47(3):238–241. PubMed PMID: 9068693. Epub 1997/03/01. eng.

[31] Honeybul S, Janzen C, Kruger K, Ho KM. The impact of cranioplasty on neurological function. *Br J Neurosurg*. 2013;27(5):636–641. PubMed PMID: 23883370. Epub 2013/07/26. eng.

[32] Beauchamp KM, Kashuk J, Moore EE, et al. Cranioplasty after postinjury decompressive craniectomy: is timing of the essence? *J Trauma*. 2010;69(2):270–274. PubMed PMID: 20699735.

[33] Bender A, Heulin S, Rohrer S, et al. Early cranioplasty may improve outcome in neurological patients with decompressive craniectomy. *Brain Inj*. 2013;27(9):1073–1079. PubMed PMID: 23662672.

第三部分
脊柱外科
Spinal Surgery

第 30 章　脊柱创伤与脊髓损伤
Spine Trauma and Spinal Cord Injury

James M. Schuster　Peter Syre　**著**
刘师林　吴桂玮　**译**
王清华　**校**

一、概述

　　无论有无神经损伤，脊柱损伤在主要的创伤中都很常见。脊柱损伤常发生于多发伤，这使得损伤变得更加复杂。对这些患者的治疗方案需要对脊髓损伤的病理生理学、治疗原则有基本的了解，并具有识别和处理潜在并发症的能力。这些基本原则包括在高级创伤生命支持模式下进行适当的分诊和康复，对不稳定的脊柱进行适当的固定和保护，对脊髓损伤进行识别和分类，制订和执行一些包括早期减压、重建结构完整性和稳定性的治疗计划，通过生理性固定最大限度地减少继发性损伤，以及尽早进行康复训练，以避免继发性并发症和提高康复效果。下文将围绕关键管理部分进行阐述，其中的重要观点基于最高级别的可用证据。

二、病理生理学与分类

> **要　点**
>
> ◆ 对常见脊柱损伤模式的基本了解有助于综合治疗和并发症的识别和避免。
> ◆ 神经检查的精确记录和分类是最重要的，因为这对管理和预后都有影响。

> **临床要点：**
>
> - 创伤患者的心动过缓和低血压会引起颈脊髓损伤，除非有其他原因可排除。
> - 脊髓损伤患者的神经系统检查在同一位检查者和在不同的检查者之间结果可能有差别，所以应当密切进行临床随访。

　　在解剖学和病理生理学上，脊柱被分成不同的亚类，以区别某些部位的脊柱损伤，包括枕颈交界处（枕骨到 C_2）、颈椎以下颈椎（$C_3 \sim T_1$）、胸椎（$T_2 \sim T_{10}$）、胸腰椎交界处（$T_{11} \sim L_2$）、下腰椎（$L_4 \sim S_1$）和骶骨。对脊柱创伤的详细描述超出了本书的范围，但下文将提供与神经重症监护最相关的基本解剖学和病理生理学重点。

　　枕髁骨折通常由轴向负荷损伤所引起，即颅骨骨折延伸至髁部（Anderson Montesano 类型 2）或颅骨与 C_1 侧块之间的挤压型损伤（类型 1）（图 30-1A）[1]。这些轴向负荷型骨折很少是不稳定的。第三型（类型 3）多为翼状韧带撕脱伤，从髁突部撕脱出一块骨块，这通常发生在较重的牵扯性损伤的情况下，应该考虑是否导致寰枕分离（atlantooccipital dissociation，AOD）[2]。

　　AOD 是一种严重的牵张性损伤，导致颅颈交界处的主要起生理稳定作用的组织（包括覆盖膜、翼状韧带、尖端韧带、$O-C_1$ 关节，通常还有 $C_1 \sim C_2$ 段关节囊韧带）的破坏（图 30-1B）。

它最常见于机动车／摩托车事故和汽车与行人之间的交通事故。这是一种进展性、不稳定性的损伤，这些患者的神经系统检查可能会有变化。即使用现代成像技术，损伤也可能漏诊，而最先发现的表现是新的神经功能受损。其他影像学表现包括枕骨大孔处蛛网膜下腔出血／硬膜外血肿、椎动脉损伤和脊髓磁共振信号改变。这种损伤通常需要手术固定治疗（枕颈融合手术）[3,4]。

经典的 C_1 骨折损伤是 Jefferson 骨折，这是一种轴向负荷型损伤，通常寰椎骨环内有两个相对的骨折（图 30-1C）。这一损伤的关键在于横韧带的完整性。如果横向韧带断裂，在影像上表现为侧块明显的侧向移位，则需要手术固定[5,6]。

其他 C_2 骨折包括 Hangman 骨折或 C_2 关节间／椎弓根创伤性骨折（图 30-1D）。尽管这种损伤

和绞刑导致的骨折相类似，但其机制更多的是轴向负荷／屈曲型损伤，而不是绞刑的牵张／伸展损伤。手术固定指征通常取决于骨折的角度和位移量，其他 C_2 骨折包括躯干骨折和侧块骨折，一般来说预后较好，需要外支架固定治疗[7]。

C_2 骨折最常见的类型是齿状突骨折，临床有三种类型。Ⅰ 型很少见，而且常伴有分离型损伤。Ⅱ 型是最常见的类型，易发生在老年群体，通常伴有跨越颅窝底的骨折（图 30-1E）。Ⅲ 型骨折线延伸到双侧 C_1～C_2 关节，其骨折的骨表面积更大，并且更有可能通过外部支架固定（Halo 头架或颈托）愈合。Ⅱ 型骨折患者越年轻，骨折移位越少，用支架固定愈合的可能性就越大。不幸的是，一般来说，老年患者不能很好地耐受 Halo 头架，通常会导致呼吸道疾病，有时还会

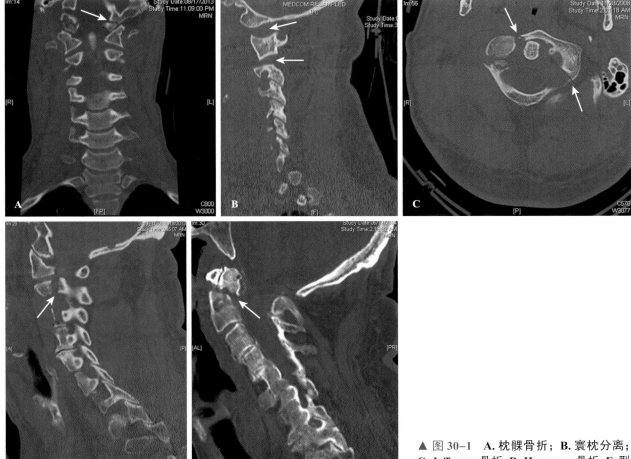

▲ 图 30-1　A. 枕髁骨折；B. 寰枕分离；C. Jefferson 骨折；D. Hangman 骨折；E. 型齿状突骨折

导致精神障碍。这常常造成一种两难的局面，因为在老年人中，为避免 Halo 头架而进行固定的手术风险更高[7]。齿状骨骨折及其他跌倒导致的骨折，如髋部和手臂骨折，通常表现为整体预后较差。齿状骨骨折的手术方式最常见为后 $C_1 \sim C_2$ 融合术，有时合并枕部。一小部分通过前入路的齿状螺钉固定。

下颈椎（$C_3 \sim T_1$ 段）活动性很强，损伤的形式通常是复合力引起的。最轻微的损伤是单纯轴向载荷可导致良性压缩性骨折，更大的轴向载荷可能会导致爆裂性骨折，并伴有椎体或外伤性椎间盘退变，从而压迫脊髓。这些力加上屈曲和（或）旋转会导致后韧带复合体（包括棘突间、层间、关节囊和椎间盘囊）的破裂。这可能导致小面骨折或脱位，并伴有明显的半脱位导致脊髓损伤（spinal cord injury，SCI）。典型的潜水损伤是通过轴向负荷和过度屈曲而发生的，导致双侧小关节脱位和 SCI（图 30-2A 和图 30-2B）[8]。

胸椎通常由肋骨保持良好的稳定性，因此严重的胸椎损伤通常需要足够大的破坏力。同样，最常见的损伤发生范围从简单的压缩到爆裂性骨折，到椎体上受到压缩力的屈曲牵张损伤和后韧带破坏到骨折脱位。由于从活动度较差的胸椎到活动度较好的腰椎，胸腰椎连接处是更严重损伤的常见部位（图 30-3）。

$L_3 \sim L_5$ 的下腰椎固有稳定，因此手术损伤较少见。骶骨通常涉及严重的骨盆创伤，有时会导致腰椎骨不稳定和神经功能受损。

损伤分类与手术决策：对于脊柱创伤分类的详细描述超出了这本书的范围。最好的分类系统很简单，可以传达有意义的信息并具有良好的观察者间的可靠性，并且可能对有关外科手术与非手术选择的管理决策提供一些指导。既往的分类系统一直被批评，因为没有充分代表神经系统妥协的重要性。两个较新的分类特别强调和描述损伤机制、后韧带复合体的完整性和神经系统损伤颈椎损伤分类系统（subaxial cervical spine injury classification system，SCLICS）[9]，以及胸腰椎损伤分类和严重程度量表（thoracolumbar injury classification and severity scale，TLICS）[10]（表 30-1）。对伤情进行评分，总评分可基于已发布的验证研究作出管理决策。描述机制的分类更重视分散力和（或）半脱位 / 旋转力。在神经损伤类别中，不完全脊髓损伤相对于完全脊

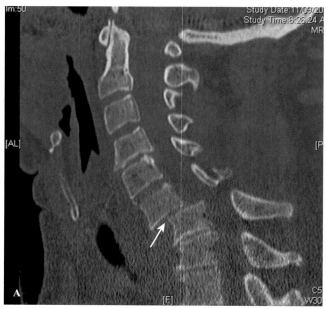
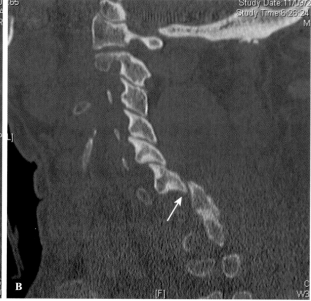

▲ 图 30-2　A. 双侧跳跃面的中线视图；B. 向右跳面

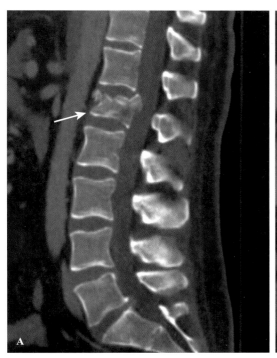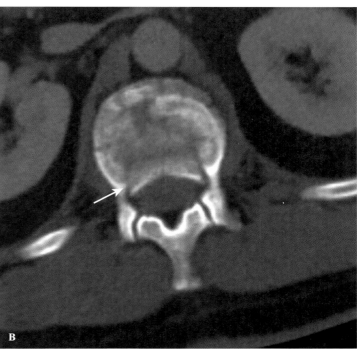

▲ 图 30-3 A.L_1 爆裂性骨折矢状面；B.L_1 破裂的轴向视图

髓损伤更受重视，神经根损伤和脊髓损伤的区别也很明显。这些损伤分类不太适用于前面描述的 O～C 损伤，它们有自己的分类方案来指导管理。

三、神经系统状态

脊髓损伤后患者神经系统状况的详细和准确记录是至关重要的。一般推荐使用美国脊髓损伤协会 / 国际脊髓损伤神经学分类标准（ASIA/ISNCSCI）系统，它能够全面检测到重大的神经变化，允许有用的信息从医生到医生和机构到机构的传输（图 30-4）[11]。正确的神经学检查包括详细的直肠检查，因为完整的骶骨对脊髓损伤的患者有预后意义[12]。

表 30-1 胸腰椎损伤分类和严重程度量表（thoracolumbar injury classification and severity scale，TLICS）

要点	评分
形态学	
没有异常	0
压缩	1
爆裂	1+1=2
分散（如小关节、过度伸展）	3
旋转 / 平移（如小关节脱位、不稳定或晚期屈曲压缩损伤）	4
椎间盘综合征（discoligamentous complex，DLC）	
完整的	0
不确定的	2
中断	3
神经系统状态	
完整的	0
神经根损伤	2
完全性脊髓损伤	2
不完全性脊髓损伤	3

0～3 分.非手术治疗；4 分.外科医生评估做出选择；≥5 分.手术治疗

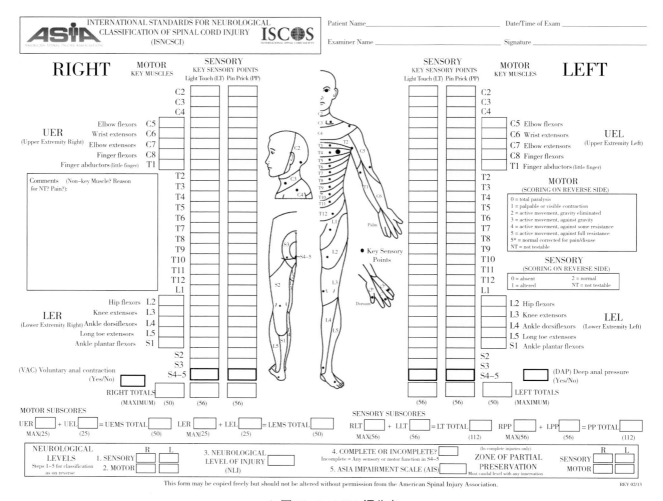

▲ 图 30-4　ASIA 评分表

四、管理

要　点

◆ 脊椎骨折的早期减压和稳定（＜ 24h）可以安全地进行，并有可能改善预后，特别是在不完全神经损伤的情况下。

◆ 早期稳定可以尽早进行活动，可以减少与肺部有关的并发症。

临床要点：

● 虽然尽早稳定是理想的状态，但必须先进行充分的复苏（通常由血清乳酸水平标志）和其他潜在的危及生命的风险。

● 不同科室之间的协调，包括在麻醉下的不同部位操作（下肢外固定和稳定脊柱），以避免重复前往手术室，对患者有利。

处理脊柱损伤的主要原则包括及时减压神经（如果有适应证）和机械固定不稳定的脊柱。脊柱不稳定在某种程度上来说是一个模糊的概念，但本质上可以描述为丧失结构完整性，因此在正常生理负荷和活动范围内存在神经功能下降、进行性畸形或持续性疼痛的风险。某些骨折可以通过支架外固定有效地治疗（通常是骨折多于韧带断裂）。其他有严重的骨骼和韧带断裂（尤其是半脱位）的损伤，则需要内固定。神经功能缺损的脊柱损伤，尤其是不完全脊髓损伤，早期减压和稳定是治疗的主要趋势[13]。即使是完全性受伤，早期手术后也建议早期活动，可以降低严重肺部并发症的发生率[14]。具体的手术方法在本书的其他部分都有介绍。

五、颈椎牵引

要　点

◆ 颈椎牵引可以快速复位脊柱骨折，但只能由对此技术有丰富经验的人操作。

临床要点：
- 每天应检查颈椎牵引钳的松紧程度和螺钉位置，同时应做 X 线片检查观察是否过度撑开。
- 与磁共振成像（magnetic resonance imaging，MRI）兼容的牵引钳可以在夹子存在的情况下进行 MRI。

神经根减压可以间接完成，如颈椎牵引或直接手术减压。典型的屈曲 / 轴向负荷损伤导致双侧小关节脱位（双侧跳跃关节），而且神经损伤发生率很高（图 30-2A 和图 30-2B）。可以通过 Gardner Well（GW）进行颈椎牵引并从头顶悬垂重量来实现脊髓的快速减压，以实现脊髓的快速减压（图 30-5）[15]。通常需要神志清醒的患者配合进行密切的神经监测，患者会服用镇痛药和抗焦虑药物来完成这一过程。药物剂量应体重按顺序增加，每增加一次，就对患者进行复查，并用侧位 X 线片显示脱位。这过程一直持续，直到患者体重减轻，达到患者原体重的 2/3，患者出现神经系统改变，或 X 线片过度分散（图 30-6）。此过程只能由有丰富经验的人员操作。复位后，通常可以比还原所需的重量少得多的重量来保持对准。通常情况下，患者在接受手术固定治疗之前都要接受牵引治疗。GW 大钳的安全性应该每天例行检查，并检查交叉表 X 线片。由于这些患者仍保持仰卧，建议使用反向特

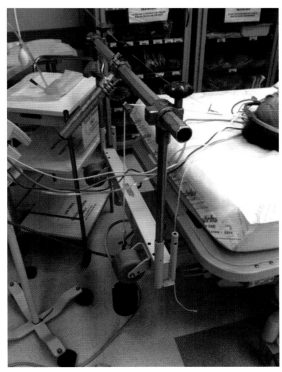

▲ 图 30-5　**Gardner-Wells** 钳的放置和重量应用

伦伯格旋转床，以辅助营养和气道保护。此外，因为患者仍然需要镇痛药和抗焦虑药，所以应该考虑鼻胃管以避免误吸。

六、血压管理

要　点

◆ 脊髓损伤（spinal cord injury，SCI）造成低血压，低血压会导致更严重的 SCI。
◆ 第三类数据建议持续 7 天目标平均动脉压（mean arterial pressure，MAP）为 85～90mmHg。但必须把稳定后早期活动的益处和血管加压素治疗的潜在不良影响之间取得平衡。

临床要点：血压升高不应取代早期减压、稳定和活动。

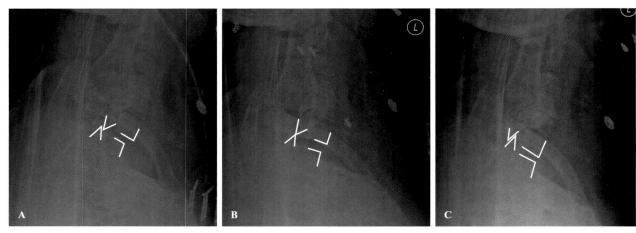

▲ 图 30-6　双侧跳跃小关节颈椎牵引力降低的顺序
A. 25 磅，略微分散，但仍处于半脱位状态；B. 50 磅，刻面对齐；C. 减持后

颈胸段损伤阻断正常的交感神经反应，导致心动过缓和低血压。低血压尤其危险，因为损伤的脊髓有因灌注不足而继发损伤的风险。SCI 管理指南建议持续 7 天目标 MAP 保持在 85～90mmHg[16]，这是基于三类数据的结果。遗憾的是，压力参数和治疗时间是任意选择的，没有考虑其他参数或治疗时间。必须为每位患者确定风险和益处，尤其是在手术稳定之后，因为长时间制动和使用血管升压药会产生有害的影响。维持 MAP 通常需要熟练掌握的补液量平衡和血管升压药。多种加压药已被使用，包括多巴胺、去氧肾上腺素、肾上腺素、去甲肾上腺素和加压素。血管加压药的选择在脊髓医学联盟指南中有介绍[17]。他们认为通过 T_6 引起的颈椎和上胸椎损伤需要一种具有正性肌力、变时性和血管收缩特性的升压药，他们建议首选多巴胺或去甲肾上腺素。最近的一项研究得出结论，在 SCI 患者中使用血管加压素可达到 MAP 的目标，需要多次更换升压药，因此会增加并发症的发生率[18]。多巴胺的并发症显著高于其他血管升压药，严重的心律失常和局部缺血的发生率也高，对于年龄较大的患者和受伤较严重的患者尤其危险。去氧肾上腺素是一种纯粹的血管收缩药物，会导致心动过缓发生率升高，对于有心动过缓风险的人群中应该谨慎评估使用。

七、自主神经紊乱

要　点

◆ SCI 患者易发生直立性低血压。有多种方法能够改善症状，包括药理、机械和电子方法。

> 临床要点：直立性低血压不利于活动、康复和恢复，应该积极治疗。

如前所述，颈胸段脊髓损伤可导致自主神经功能失调。在最初积极通过升高血压来维持足够的脊髓灌注后，脊髓损伤患者在活动时特别容易发生体位性低血压。无论病患者是否有症状，这往往会延迟或限制活动，这是康复的关键。许多药物和机械疗法已被用来帮助解决这一常见问题。体位性低血压的治疗目标不是使血压正常化，而是在避免不良反应的同时改善症状。最有力的数据表明，肠内给药米多君可能对 SCI 引起的体位性低血压有用[19]，麻黄素也常用于此目的。通常使用腹部黏合剂和下肢压缩长袜或包裹物；然而，没有充分的证据支持这一做法。其他方式包括对腿部肌肉的功能性电刺激，也可能有助于对抗直立性低血压[19]。

八、肺和气道问题

要　点

- 颈椎损伤会使固定气道变得极其困难，需要高级规划和经验。
- 颈椎前路手术后早期气管切开是安全的。
- 脊柱骨折早期活动可预防肺部并发症。

临床要点：

- 在不稳定脊柱损伤患者中，在受控的情况下早期插管更有益于紧急插管。
- 对于 SCI 患者来说，早期气管切开是一个很好的选择，因为脊髓损伤患者的肺功能储备有限，有反复撤机失败的风险及呼吸道困难。使用患者可以发音的气管切开术设备可以帮助改善患者情绪并尽早康复。

肺和气道问题在颈脊髓损伤中很常见。颈髓损伤通常会导致腹式呼吸辅助呼吸肌功能丧失、潮气量减少、肺功能下降等。C_5 以上的损伤合并膈神经受累将损害膈肌功能，进一步降低呼吸功能，会使患者面临呼吸衰竭和撤机困难的风险。维持脊柱对准的插管，以及存在包括面部损伤在内的其他损伤可能会给气道管理带来困难。这需要有经验丰富的人员，以及可能需要借助光纤瞄准镜等辅助设备。一般来说，气管切开术可以在前路手术后相对较早的安全放置，而不会增加感染的风险[20]。最后，在多发伤和胸腰椎损伤的患者中，早期固定和活动可以降低成人呼吸窘迫综合征的发生率[14]。

九、预防静脉血栓栓塞

要　点

- 建议脊髓损伤尽早实施深静脉血栓形成（deep venous thrombosis，DVT）化学预防

- 一般情况下，DVT 预防可以在手术后 24h 内开始，但应根据每个患者的具体情况而定。
- 大多数静脉血栓栓塞（venous thromboembolism，VTE）发生在受伤后 3 个月内，在此之后可以考虑停止治疗。

临床要点：由于 SCI 患者发生深静脉血栓和肺栓塞的风险极高，应采取积极的预防和治疗方法。

严重的 SCI 和由此产生的制动使患者面临血栓栓塞的风险。关于短期和长期预防的决定必须与围术期出血和其他的风险相权衡。建议 SCI 引起严重运动障碍的患者行 VTE 预防性治疗（Ⅰ级）[21]。强烈建议在 SCI 后尽早（72h 内）进行 VTE 预防（Ⅱ级），并建议在手术干预前 1 天和手术后第 1 天进行合理预防是围术期策略[22]。Ⅱ类医疗证据表明，大多数的血栓栓塞发生在急性 SCI 后的前 3 个月，因此建议预防性治疗 3 个月后停止，除非患者有静脉血栓的高危因素（既往患有血栓栓塞、肥胖、高龄）。在下肢恢复的患者中，较早停止治疗也是合理的。因为这些患者的 VTE 事件发生率大大低于那些完全运动损伤的患者[21]。

建议使用小剂量肝素联合气动加压袜或电刺激结合作为预防治疗方法，但不建议仅使用小剂量肝素。建议使用低分子肝素、旋转床或多种形式的组合作为预防性治疗方法。不推荐仅口服抗凝药作为预防性治疗[21]。

下腔静脉过滤器不推荐作为 SCI 患者的常规预防措施，然后对于已经进行抗凝治疗但仍发生血栓栓塞的患者，可以起到一定作用，对于 SCI 患者有抗凝禁忌证和（或）使用气动加压装置的患者（Ⅲ类）中使用[21]。

双超可用于筛查临床可疑肢体 DVT 的患者，一般可通过胸部计算机断层扫描血管造影（computed tomography angiogram，CTA）确认是

否存在肺栓塞。在没有临床症状的情况下，不同医疗机构对 VTE 的常规监测存在显著差异。目前，没有强有力的研究表明常规监测可改善 SCI 患者的预后 [21]。

十、椎动脉损伤

要　点

◆ 符合适当标准的患者一般应通过 CTA 进行动脉损伤筛查。
◆ 阿司匹林是治疗椎动脉损伤的合理药物。
◆ 血管内治疗的作用尚未明确。

> 临床要点：对于椎动脉损伤（vertebral artery injury，VAI）的筛查通常用于外科手术计划，因为如果一侧椎动脉受伤，可能会决定将手术器械放置在另一侧完好的椎动脉附近是否合适。

颈椎骨折可导致椎动脉受伤。在满足特定临床和身体检查标准的患者中，非穿透性颈椎损伤后，VAI 的发生率可能高达 11%。修改后的丹佛筛查标准用于协助筛查创伤患者的神经血管成像（框 30-1）[23]。

$C_1 \sim C_2$ 椎间孔横断骨折，半脱位型损伤和 SCI 引起了临床对血管损伤的更多关注。CTA 是数字减影血管造影术的一种高度精确替代方法，可用于钝挫伤患者 VAI 的筛查 [23]。大多数 VAI 患者是无症状的，即使是在诊断或随访时影像学检查发现偶然的小脑和后循环脑卒中。尽管没有确凿的医学证据支持对 VAI 进行特定治疗，但建议对有症状的 VAI 进行抗凝或抗血小板治疗。由于多发伤患者抗凝治疗会增加出血并发症的风险，因此全身抗凝不是治疗有症状或无症状 VAI 的理想疗法，尤其是在没有经过证实的治疗优势的情况下。对于钝性创伤后有症状的 VAI 患者，

抗血小板治疗（最常见的是阿司匹林）似乎是一种安全和可比较的选择。对于无症状的 VAI 患者，不治疗或抗血小板治疗似乎是合理的选择。对 VAI 患者的治疗选择应根据患者的具体 VAI，相关的创伤性损伤和出血的相对风险进行个体化选择。

框 30-1　修订丹佛血管损伤筛查标准

- 局部神经功能缺损（头颅 CT 未解释）
  - 头部 CT 扫描梗死
  - 颈部血肿（无扩大）
  - 大量鼻出血
  - 瞳孔大小不等 / 霍纳综合征
  - 格拉斯哥昏迷量表评分＜ 8 分无明显发现
  - 颈椎骨折
  - 严重的面部骨折（仅适用于 LeForte Ⅱ 或 Ⅲ）
  - 颈部挫伤

CT. 计算机断层扫描

血管内介入治疗已被建议用于 VAI 相关的假性动脉瘤、夹层和与瘘管。但是，在多发性损伤的 VAI 患者中，血管介入手术后需要双重抗血小板治疗是相对禁忌证。对于不能抗凝的患者，血管内治疗的效用（包括夹层支架植入或闭塞以持续栓塞），目前还没有明确的结论 [23]。

十一、类固醇

要　点

◆ 目前还没有令人信服的数据表明使用类固醇治疗 SCI 有疗效。
◆ 高剂量类固醇的给药确实具有显著并发症的风险。

> 临床要点：如果临床医生选择使用类固醇治疗 SCI，建议他（她）严格遵守推荐的适应证和用法用量（不适用于穿透性损伤）。

关于在急性 SCI 的治疗中使用皮质类固醇激素，个人和机构仍然存在很大差异。目前，基于

Ⅰ类数据的神经外科联合科的立场声明中指出 "不推荐使用甲基泼尼松龙（methylprednisolone，MP）治疗急性 SCI。正在考虑进行 MP 疗法的临床医生应记住，该药物未经美国食品药品管理局（Food and Drug Administration，FDA）批准用于此应用此用途"。没有Ⅰ类或Ⅱ类医学证据支持 MP 治疗急性 SCI 的临床益处。个别的Ⅲ类证据报告声称效果不一致，不一致影响结果可能与随机机会或选择偏见有关。然而，Ⅰ类、Ⅱ类和Ⅲ类证据表明，大剂量类固醇与包括死亡在内的有害不良反应有关[24]。如果个别临床医生选择使用 MP 治疗 SCI，建议他们遵循当前推荐的给药指南。

十二、创伤性脊髓中央管综合征

要　点

◆ 早期减压对于患有脊髓中央管综合征的患者是安全的，有证据表明早期减压可以改善预后。

◆ 这些患者通常年龄较大，合并症较多，围术期低血压的风险更高。

临床要点：

● 有颈椎过度扩张机制的老年患者，即使影像学上没有显示骨性损伤，也应该高度怀疑神经系统损伤。

● 最初住院期间的减压可以让患者尽早不间断地康复，而不是让患者二次住院。

创伤性脊髓中央管综合征是一级创伤中心非常常见的损伤，表现为上肢无力，伴有较少或没有下肢无力。它是一种典型的急性颈椎脊髓病，通常由颈椎退行性狭窄和（或）先天性狭窄患者的过度伸展机制引起。它通常发生在退行性狭窄患病率较高的老年患者群体中，患者易跌倒，并且发生骨折的可能性较小。通常情况下，患者

没有潜在颈椎问题的病史。由于脊髓中脊髓束的层状排列，颈神经位于最中央，因此这些损伤位于脊髓的中央，所以上肢可能比下肢受到的影响更大。这些患者特别容易受到低血压引起的继发性 SCI 的影响，因此在围术期保持足够的灌注压尤为重要。因为这种损伤通常发生在老年患者群体中，正常的基线血压和由此产生的足够的灌注压可能比年轻的 SCI 人群更高。此外，这些老年患者使用血管加压素来维持血压参数的并发症风险更高[18]。

手术干预的时机一直存在争议，但最近的研究表明，这些手术可以在早期（受伤后＜ 24h）进行，具有较好的安全性，并且与延迟的手术干预相比，可以改善预后。无论是前入路手术还是后入路手术，通常都是基于多种因素。手术入路选择的决定因素包括受累程度、脊柱对齐、病理位置和外科医生的偏好[13, 25, 26]。

十三、预防挛缩

要　点

◆ 一般建议尽早采用机械和人工方法预防挛缩。

◆ 越来越普遍使用肉毒杆菌注射来预防挛缩。

临床要点：受伤后应尽早预防肢体挛缩，以防止长期后遗症。

大量的医疗资源被用于治疗和预防 SCI 患者的挛缩症，为此最广泛使用的干预措施是伸展和被动运动，可以采用多种方式来实施这些干预措施。例如，可以使用夹板、检测程序或矫正器进行拉伸，也可以使用机械设备或由治疗师手动进行治疗[27, 28]。

迄今为止的证据表明，在少于 3 个月的时间内进行间歇性拉伸治疗，对 SCI 患者的常规治疗几乎没有增加的益处。与常规护理相比，被动运动应用 6 个月时有较小的好处，但尚不清楚这种

益处是否值得在临床应用[29]。肉毒杆菌毒素为改善痉挛性和多灶性痉挛治疗提供了机会[30]。

十四、穿透性脊髓损伤

> **要　点**
>
> ◆ 枪击伤（gunshot wound，GSW）致脊椎贯通伤与钝性伤相比具有不同的病理生理机制，这是因为除了机械创伤外还伴随着爆炸作用。
> ◆ 马尾水平的损伤往往比脊髓水平的损伤有更好的预后。
> ◆ 经腹部弹道损伤不需要广泛的清创或抗生素使用。

> 临床要点：使用民用武器造成的脊柱枪伤很少是不稳定损伤，也很少需要手术固定。

不幸的是，穿透性SCI，特别是GSW，是城市创伤中心常见的损伤，它们被分开考虑是因为其病理生理学与钝性损伤有很大的不同。除了子弹和子弹碎片对神经组织直接穿透作用外，还有相当数量的爆炸成分，可能会导致超出直接撞击程度的实质性神经损伤，这与GSW对大脑的作用类似。这在一定程度上解释了即使在管道穿透非重要位置、管道内没有残留子弹碎片的情况下，完全损伤的发生率仍然很高。MRI的评估可能受到金属伪影的影响，并且由于缺乏对子弹成分的确认，因此在许多机构中的评估也受到限制。然而，在大多数民法条例中，子弹组件不是顺磁性的，并不排除用MRI评估的可能性。此外，一般群众GSW很少是不稳定的，手术稳定和（或）外部支撑的需求也不太清楚。手术干预对脊柱GSW的作用尚不明确，尤其是在运动完全性损伤中。一般来说，马尾水平的损伤比脊髓水平的损伤治疗效果要好。此外，从管内取出子弹碎片会增加进一步神经损伤的风险，并且

更容易发生脑脊液漏，因为在大多数情况下很难将漏口完全封闭[30, 31]。这些患者通常有多处GSW和多处损伤，这包括进入椎管前穿过胃肠道等器官的弹道。已经证明，由于担心增加感染风险，这些患者不需要延长抗生素疗程或清创手术[32]。

十五、昏迷患者的颈椎间隙

> **要　点**
>
> ◆ 正常的高质量脊椎CT不太可能漏掉严重的损伤。
> ◆ 屈曲和伸展X线片在脊柱清除中的作用，特别是在无法配合检查的患者中，已经受到了质疑。
> ◆ MRI可能会高估CT影像显示正常的患者的软组织损伤，并且可能会延长患者停留在检查室的时间。

> 临床要点：
>
> ● 从短期来看，将患者留在临床上无法移除颈托中比较安全，尤其是如果他（她）有需要处理的优先级更高的伤害，并且很有可能在不久的将来会感到不适。
> ● 对于患有严重退行性疾病的老年患者要特别小心，因为骨折线可能很隐蔽。

在多发伤患者中，头部损伤合并潜在的颈椎损伤是一个非常常见的问题。由于这些复杂的创伤有可能造成颈椎损伤，患者通常需要戴颈椎颈托。传统上，C型脊柱清除术需要阴性的影像学检查和无明显的临床疼痛（触诊和活动范围）。显然，对于精神状态改变的创伤患者，不建议选择临床清除。主要的问题出现在颈托清晰度和正常颈椎CT成像的问题上。实际上，通过现代CT成像，严重损伤的漏诊可能性极低[33]。然而，如果患者有潜在的退行性改变，敏感性就会降低，此时应该长期

使用颈托，这可能会导致皮肤破裂和其他问题[34]。在精神状态改变的患者中，无法提供反馈的被动屈曲和伸展也存在争议[35, 36]。其他人则主张 MRI 扫描以清除病变，然而已有研究表明，在 C 型脊柱 CT 扫描正常的患者中，MRI 可能过于敏感且无特异性。非特异性的信号改变，特别是在椎旁肌肉组织中没有明显后韧带复合体或椎间盘的破坏，并不一定意味着不稳定；然而，这种解释需要相关的临床专业知识[37]。此外，MRI 扫描可能会漏掉重大损伤，特别是在有明显退行性或强直性改变的患者中。MRI 扫描还需要运送重症患者，并带来大量成本[38]。短期使用颈托＜ 2 周，特别是那些可能在这段时间内重新获得临床愈合能力的患者，是一种安全和成本效益的管理范例。对于那些可能长期处于植物人状态或无法通过常规 CT 检查的患者（超过 2 周），预后情况根据医疗机构和临床医生的具体情况而定。再次选择包括 MRI 扫描（考虑到这项检查的局限性），或者干脆停止戴颈托。

十六、预后

> **要　点**
>
> ◆ 详细的神经学检查，包括保留骶骨的直肠检查，对预后有重要意义。
> ◆ 尽管 SCI 的早期减压显示出 ASIA 分级的改善，但在不完全损伤的患者中效果更为明显。

> 临床要点：
> • 检查越不完善，从受伤到康复的时间越长，患者恢复的可能性就越小。
> • 即使在完全损伤的情况下，也可以主张及早减压和稳定，以最大限度地提高康复潜力。

患者及其家属对 SCI 后的神经功能恢复有疑问，特别是关于恢复行走、肠道、膀胱和性功能等

方面的问题。在最初评估和 72h 后再次进行详细的神经系统检查，已显示出对未来的康复具有很高的预测性[12, 39]。一般来说，ASIA 分级越差，患者恢复的可能性就越小。此外，与颈椎损伤相比，胸腰椎损伤需要强大的外力，所以完全性胸腰椎损伤的预后要差得多。根据亚洲损伤量表（ASIA impairment scale，AIS），如果骶骨最低节段没有感觉或运动功能，则认为患者有完全性损伤病变。当感觉和（或）运动功能在损伤的神经水平以下，特别是骶骨下段（肛门感觉，包括肛门深部压力和随意的肛门外括约肌收缩）时，定义为不完全病变[13]。

Fehlings 等的研究表明，SCI 后 24h 内的减压手术是安全的，并可以改善神经功能预后，并且在 6 个月的随访中至少改善两级 ASIA，尤其是在不完全损伤中。神经损伤的严重程度、损伤程度和部分保留区的存在是神经预后的预测因素[13]。在不完全损伤组中，这种作用更为明显。实际上，在最初为 ASIA A 级并接受早期手术的患者中，44 名患者中有 8 名（18%）的病情改善到有可以下次的地步（ASIA C 级，ASIA D 级）。在 ASIA B 级中，31 例中有 23 例（74%）达到或超过 ASIA C 级。在 ASIA C 级中，22 例中有 20 例（91%）为 ASIA D 级或 E 级。

十七、低温

> **要　点**
>
> ◆ 目前，没有强有力的证据支持在 SCI 的急性治疗中使用低温疗法。

低温治疗在急性 SCI 治疗中的应用一直受到人们的关注，这是基于动物数据及小范围改善结局的临床报道，包括在手术减压时使用全身低温和（或）局部低温[40-42]。美国神经外科协会 / 脊柱神经外科联合分会的最新指南为使用适度全身低温治疗 SCI 提供了 C 级（4 级证据）。越来越多的文献表明，有必要进行更大规模的多中心随机试验，以进一步探讨这种潜在的治疗方法。

参 考 文 献

[1] Anderson PA, Montesano PX. Morphology and treatment of occipital condyle fractures. *Spine*. 1988;13(7):731–736.

[2] Theodore N, Aarabi B, Dhall SS, et al. Occipital condyle fractures. *Neurosurgery*. 2013;72:106–113.

[3] Bellabarba C, Mirza SK, West GA, et al. Diagnosis and treatment of craniocervical dislocation in a series of 17 consecutive survivors during an 8 year period. *J Neurosurg Spine*. 2006;4:429–440.

[4] Theodore N, Aarabi B, Dhall SS, et al. The diagnosis and management of traumatic atlanto–occipital dislocation injuries. *Neurosurgery*. 2013;72:114–126.

[5] Kakarla UK, Chang SW, Theodore N, et al. Atlas fractures. *Neurosurgery*. 2010 March;66(3) Supplement:60–67.

[6] Ryken TC, Aarabi B, Dhall SS, et al. Management of isolated fractures of the atlas in adults. *Neurosurgery*. 2013;72:127–131.

[7] Gelb DE, Hadley MN, Aarabi B, et al. Treatment of subaxial cervical spinal injuries. *Neurosurgery*. 2013;72:187–194.

[8] Vaccaro AR, Hulbert RJ, Patel AA, et al. Spine Trauma Study Group. The subaxial cervical spine injury classification system: a novel approach to recognize the importance of morphology, neurology, and integrity of the discoligamentous complex. *Spine*. 2007 Oct 1;32(21):2365–2374.

[9] Vaccaro AR, Lehman Jr RA, Hurlbert RJ, et al. A new classification of thoracolumbar injuries: the importance of injury morphology, the integrity of the posterior ligamentous complex, and neurologic status. *Spine*. 2005 Oct 15;30(20):2325–2333.

[10] American Spinal Injury Association. *International Standards for Neurological Classifications of Spinal Cord Injury (revised)*. Chicago, IL: American Spinal Injury Association; 2000.

[11] Scivoletto G, Tamburella F, Laurenza L, et al. Who is going to walk? A review of the factors influencing walking recovery after spinal cord injury. *Front Hum Neurosci*. 2014 March;8(141):1–11.

[12] Fehlings MG, Vaccaro A, Wilson JR, et al. Early versus delayed decompression for traumatic cervical spinal cord injury: results of the Surgical Timing in Acute Spinal Cord Injury Study (STASCIS). *PLoS One*. 2012 Feb;7(2):1–8.

[13] Bellabarba C, Fisher C, Chapman JR, et al. Does early fracture fixation of thoracolumbar spine fractures decrease morbidity or mortality? *Spine*. 2010 Apr 20;35(9 Suppl):S138–S145.

[14] Gelb DE, Hadley MN, Aarabi B, et al. Initial closed reduction of cervical spinal fracture–dislocation injuries. *Neurosurgery*. 2013;72:73–83.

[15] Ryken TC, Hurlbert RJ, Hadley M, et al. The acute cardiopulmonary management of patients with cervical spinal cord injuries. *Neurosurgery*. 2013;72:84–92.

[16] Consortium for Spinal Cord Medicine. Early acute management in adults with spinal cord injury: a clinical practice guideline for health–care professionals. *J Spinal Cord Med*. 2008;31:403–479.

[17] Inoue T, Manley GT, Patel N, et al. Medical and surgical management after spinal cord injury: vasopressor usage, early surgeries, and complication. *J Neurotrauma*. 2014 Feb 1;31:284–291.

[18] Krassioukov A, Eng JJ, Warburton D, et al. A systematic review of the management of orthostatic hypotension following spinal cord injury. *Arch Phys Med Rehabil*. 2009 May;90(5):876–885.

[19] Babu R, Owens TR, Thomas S, et al. Timing of tracheostomy after anterior cervical spine fixation. *J Trauma Acute Care Surg*. 2013 Apr;74(4):961–966.

[20] Dhall SS, Hadley MN, Aarabi B, et al. Deep venous thrombosis and thromboembolism in patients with cervical spinal cord injuries. *Neurosurgery*. 2013;72:244–254.

[21] Christie S, Thibault–Halman G, Casha S. Acute pharmacological dvt prophylaxis after spinal cord injury. *J Neurotrauma*. 2011 Aug;28:1509–1514.

[22] Harrigan MR, Hadley MN, Dhall SS, et al. Management of vertebral artery injuries following non–penetrating cervical trauma. *Neurosurgery*. 2013;72:234–243.

[23] Hurlbert RJ, Hadley MN, Walters B, et al. Pharmacological therapy for acute spinal cord injury. *Neurosurgery*. 2013;72:93–105.

[24] Aarabi B, Hadley M, Dhall SS, et al. Management of acute traumatic central cord syndrome (ATCCS). *Neurosurgery*. 2013;72:195–204.

[25] Fehlings MG, Smith JS, Kopjar B, et al. Perioperative and delayed complications associated with the surgical treatment of cervical spondylotic myelopathy based on 302 patients from the AOSpine North America Cervical Spondylotic Myelopathy Study. *J Neurosurg Spine*. 2012 May;16(5):425–432.

[26] Craven C, Hitzif SL, Mittmann N. Impact of impairment and secondary health conditions on health preference among Canadians with chronic spinal cord injury. *J Spinal Cord Med*. 2012;35 (5):361–370.

[27] Harvey LA, Glinsky JA, Katalinic OM, et al. Contracture management for people with spinal cord injuries. *Neurorehabilitation*. 2011;28:17–20.

[28] Ward AB. Spasticity treatment with botulinum toxins. *J Neural Transm*. 2008;115(4):607–616.

[29] Sidhu GS, Ghag A, Prokuski V, et al. Civilian gunshot injuries of the spinal cord: a systematic review of the current literature. *Clin Orthop Relat Res*. 2013 Dec;471(12):3945–3955. http://dx.doi.org/10.1007/s11999–013–2901–2.

[30] Klimo Jr P, Ragel BT, Rosner M, Gluf W, McCafferty R. Can surgery improve neurological function in penetrating spinal injury? A review of the military and civilian literature and treatment recommendations for military neurosurgeons. *Neurosurg Focus*. 2010 May;28(5): E4, 1–11.

[31] Pasupuleti LV, Sifri ZC, Mohr AM. Is extended antibiotic prophylaxis necessary after penetrating trauma to the thoracolumbar spine with concomitant intraperitoneal injuries? *Surg Infect (Larchmt)*. 2014 Feb;15(1):8–13.

[32] Chew BG, Swartz C, Quigley MR, et al. Cervical spine clearance in the traumatically injured patient: is multidetector CT scanning sufficient alone? Clinical article. *J Neurosurg Spine*. 2013 Nov;19(5):576–581.

[33] Chan M, Al–Buali W, Stewart TC, et al. Cervical spine injuries and collar complications in severely injured paediatric trauma patients. *Spinal Cord*. 2013;51:360–364.

[34] Theologis AA, Dionisio R, Mackersie R, et al. Cervical spine clearance protocols in level 1 trauma centers in the United States. *Spine*. 2014;39(5):356–61.

[35] Tran B, Saxe JM, Ekeh AP. Are flexion extension films necessary for cervical spine clearance in patients with neck pain after negative cervical CT scan? *J Surg Res*. 2013;184:411–413.

[36] Horn EM, Lekovic GP, Feliz–Erfan I, et al. Cervical magnetic resonance imaging abnormalities not predictive of cervical spine instability in traumatically injured patients. *J Neurosurg Spine*. 2004;1:39–42.

[37] Halpern CH, Milby AH, Guo W, et al. Clearance of the cervical spine in clinically unevaluable trauma patients. *Spine*. 2010;35 (18):1721–1728.

[38] Wilson JR, Cadotte DW, Fehlings MG. Clinical predictors of neurological outcome, functional status, and survival after traumatic spinal cord injury: a systematic review. *J Neurosurg Spine (Suppl)*. 2012;17:11–26.

[39] Hansebout RR, Hansebout CR. Local cooling for traumatic spinal cord injury: outcomes in 20 patients and review of the literature. *J Neurosurg Spine*. 2014 May;20(5):550–561.

[40] Dididze M, Green BA, Dalton Dietrich W, Vanni S, Wang MY, Levi AD. Systemic hypothermia in acute cervical spinal cord injury: a casecontrolled study. *Spinal Cord*. 2013;51:395–400.

[41] Levi AD, Green BA, Wang MY, et al. Clinical application of modest hypothermia after spinal cord injury. *J Neurotrauma*. 2009;26:407–415.

[42] Ahmad FU, Wang MY, Levi AD. Hypothermia for acute spinal cord injury—a review. *World Neurosurg*. 2014 Jul–Aug;82(1–2):207–214.

第 31 章　颈椎前路手术并发症
Anterior Cervical Spine Surgery Complications

C. Rory Goodwin　Christine Boone　Daniel M. Sciubba　**著**

王清华　郭松韬　**译**

张洪钿　**校**

一、概述

颈椎前路手术是临床较为常见的脊柱手术之一，其临床应用率随脊柱外科医生经验的积累而不断增加。一般而言，颈椎前路手术包括椎间盘切除术、融合术、椎体切除术，其临床优势主要体现在疗效显著、总体发病率和死亡率均较低。就脊柱疾病的临床治疗而言，其最常见神经外科适应证包括脊髓和（或）神经根减压、失稳症、畸形矫正、神经外科姑息性治疗或脊柱肿瘤切除术，以及难治性疼痛的治疗。基于人体解剖学结构，颈椎前路附近区域存在众多复杂而关键的结构。值得注意的是，了解相关解剖结构可有助于降低患者疾病发病率和死亡率，并可预测临床常见并发症和（或）患者主诉。本章将主要介绍颈椎前路和前颈部相关神经解剖学特征，而后重点介绍颈椎前路手术入路和相关并发症。

（一）神经解剖学和前路手术细节

> **要　点**
>
> ◆ 颈部结构包括脏器、双侧血管和由颈深筋膜分隔形成的筋膜间隙。

◆ 颈椎即颈椎骨，共 7 块（$C_1 \sim C_7$），其相应颈神经位于椎体上方，第 8 颈神经除外（位于 C_7 椎体下方）。同时，T_1 椎体通常被视为颈椎的一部分，其原因在于 T_1 神经根（位于 T_1 椎弓根下方）在手部功能的发挥中扮演至关重要的角色。

1. 颈椎神经解剖学特征

颈椎即颈椎骨，共 7 块（$C_1 \sim C_7$），其相应颈神经位于椎体上方。而第 8 颈神经位于 C_7 和第一胸椎（T_1）之间。T_1 椎体通常被视为颈椎的一部分，其原因在于 T_1 神经根（位于 T_1 椎弓根下方）在手部功能的发挥中扮演至关重要的角色。颈椎有小的椎体，通过椎弓根与邻近上下关节突互相紧密结合。各上下关节突与上下椎骨形成小关节。

从关节突开始，双侧椎板向后中线处汇合形成棘突，通常在 C_2 椎体处形成分叉。椎弓根前外侧的颈椎横突孔通常位于 $C_6 \sim C_2$ 两侧，椎动脉走行其中，后者从锁骨下动脉分支出来向颅底方向走行。同时，椎动脉易出现偏向钩突的单侧化，其可作为单侧化的标志物[1]。颈椎横突有前结节和后结节，两者是肌肉的主要附着点。横孔和上关节突间形成颈椎间孔，有颈神经通过，进而穿出椎管。背根神经节位于前述间隙部位（椎动脉后方）。

椎骨与椎骨之间是椎间盘，髓核是椎间盘的组成部分，被纤维环在四周包围。椎间盘在相邻椎体上下侧可见透明软骨。在外科手术中，骨性椎体和关节间联合形成交替"谷"-"峰"结构，可通过触诊确定脊椎水平。

2. 颈部解剖学特征

颈部结构由颈深筋膜分层为各个间隙，包括由气管前筋膜层形成的脏器间隙，由颈动脉鞘筋膜层形成的双侧血管间隙，以及由椎前筋膜层形成的椎体间隙。

颈浅筋膜包括颈阔肌、皮肤血管和神经。其中，起源于胸部的颈阔肌为一层薄肌肉，附着在下颌骨上。深至浅筋膜为深部包围层的一部分，包绕颈部的所有结构。

前述包围层位于胸锁乳突肌（sternocleidom-astoids，SCM）两侧，舌骨下肌前部，以及双侧斜方肌后部。其中，舌骨下肌包括肩胛舌骨肌、胸骨舌骨肌、甲状舌骨肌和胸骨甲状肌。而甲状舌骨肌是穿过胸骨舌骨肌、颈总动脉和颈内静脉的二腹肌。肩胛舌骨肌由中间腱分为上、下二腹；上腹插入舌骨上部和中部，在 SCM 后缘止于中间腱；而下腹从中间肌插入肩胛骨。胸骨舌骨肌位于深层，在肩胛舌骨肌内侧，颈动脉鞘结构内侧，附着于舌骨和胸骨。

甲状舌骨肌和胸骨舌骨肌均位于舌骨下肌的最深部。其他筋膜层在颈部形成四个间隙。同时，脏器间隙位于中线部位，由环绕气管、食管、左右喉返神经、甲状腺和甲状旁腺的气管前筋膜层构成。值得注意的是，甲状软骨上缘及颈总动脉至颈内外动脉的分叉，通常位于 $C_3 \sim C_4$ 水平。咽、气管及喉和食管的交界处位于 $C_5 \sim C_6$。左右喉返神经分别从左右侧迷走神经降支分支，沿气管和食管间隙返回颈部，到达喉部。右喉返神经的行程比左侧短，具体而言，右喉返神经位于右锁骨下动脉下方，而左喉返神经则进一步向下进入胸腔，穿过主动脉弓下方。

血管间隙位于脏器隔室外侧，包括颈总动脉、颈内动脉、颈内静脉和迷走神经，前述血管均被颈动脉鞘所包围。当前述血管结构发出颅骨时，迷走神经与颈内动脉和颈内静脉连接并走行。颈外动脉发出多处分支，以甲状腺上动脉最为相关，后者在 C_3 椎体水平面向甲状腺内侧移动。在 C_7 椎体水平面，甲状腺下动脉从颈总动脉后方入甲状腺下侧面。同时，颈动脉鞘内结构穿过颈部进入胸腔，位于 SCM 内侧边缘的后部和外侧。

椎体间隙被椎体前筋膜层包围，位于前颈部 / 颈椎最后部。该隔室包括颈椎和脊髓。椎体前筋膜附着于 $C_1 \sim C_7$ 椎体表面及其相应横突。同时，椎体隔室结构亦包含从脊髓发出的颈脊髓神经和直接支撑颈椎的肌肉，后者包括延伸于横突前结节和颈椎椎体前表面间的颈长肌，以及前三胸椎的前表面。

前述筋膜层各层均形成潜在空间，可诱发颈部和胸腔间感染。气管前间隙位于食管前的气管前筋膜层内，可达前纵隔。咽后间隙位于覆盖咽部和食管后部的筋膜和椎前筋膜之间，此间隙向上达颅底并一直延伸至后纵隔。同时，椎前筋膜内有一连续空间，为危险空间，达颅底后一直延伸至横膈膜。

3. 手术操作详情

在手术过程中，患者仰卧位于手术台，头部略微伸展。伸展可有助于脊柱平面间隙的扩大；然而，过度伸展可增加内脏结构的张力。在操作过程中，部分外科医生会利用负重在椎体上施加牵引力以扩大几毫米的通道，以便在进行椎间盘切除和融合时寻找最佳的植入效果。在计划皮肤切口的位置时，可使用侧位透视估测颈段位置结构。然而，手术入路方向的确认尚存在争议。从解剖学角度出发，左侧入路更为合适，以避免损伤行程较短的右侧喉返神经。既往研究报道，右侧入路与喉返神经损伤风险增加间并无明显关联[2-5]。同时，外科医生偏好、美容需求，以及暴露脊柱节段的数量均为手术切口类型的影响因素。在病变节段面沿自然皱褶作水平切口，通常可满足多数脊柱病变患者美容要求，并实现充分的术野暴露。此外，部分外科医生更偏好沿 SCM 内侧缘作切口，尤其针对多节段病变（头端和尾端的暴露至关重要）。

在颈浅筋膜，定位颈阔肌，并沿皮肤切口方向切开颈阔肌。随后，从下方部包围筋膜剥离颈阔肌。沿 SCM 完整内侧缘，暴露包围层，并于颈动脉鞘（侧面）和气管前筋膜（居中）间的平面向下作钝性剥离，直至颈椎前表面（图 31-1）。然后，将钝性牵开器插入颈长肌和椎体表面之间的间隙（食管后方）。可进一步暴露椎前筋膜，将颈长肌游离椎体，于肌肉下方插入自动伸缩式牵开器。值得注意的是，将牵开器置于椎体表面可有助于降低因将牵开器置于食管和气管之间而造成喉返神经损伤的风险。在操作过程中，进一步将位于解剖平面内侧的脏器隔室、胸骨舌骨肌、胸骨甲状肌和甲状舌骨肌向切口对侧作内侧回缩。而位于解剖平面外侧的 SCM、肩胛舌骨肌和血管隔室则作外侧回缩。无论钝性或锐性解剖，均可有助于促进脊柱前段的暴露效果。在 C_3 和 C_7 水平上，操作可能分别牵涉甲状腺上动脉和甲状腺下动脉，进而诱发损伤风险。而术野暴露 > C_5 节段时，操作可能牵涉肩胛舌骨肌上腹，但是该肌肉可进行解剖和回缩操作。实现适当椎段暴露后，可施加头尾位（craniocaudal）牵开器。同时，可应用荧光透视，确认暴露节段的位置。

基于上述操作，外科医生即可对手术主要适应证进行处理。对于弥漫性特发性骨质增生症引起吞咽困难的患者，可钻取前部骨赘。颈部疼痛、无力或脊髓病的治疗可行颈椎前路椎间盘切除和融合术。对于感染、肿瘤、外伤，甚至多节段脊椎病，可行椎体全切术。颈椎前路这一传统入路手术的优势主要体现在充分的术野暴露，基于此，临床可进行广泛术式的操作。

（二）围术期注意事项

> **要　点**
>
> ◆ 对于椎管狭窄诱导症状性颈椎病、颈椎不稳或担心脊柱不稳而接受颈椎手术的患者，气道管理可推荐应用纤维支气管镜（fiberoptic bronchoscope，FOB）引导下气管插管（患者清醒或麻醉由外科医生治疗团队决定）、基于手法保持轴线稳定的直接喉镜检查或可视喉镜插管。
>
> ◆ 术前影像学检查对于确定异常解剖结构和降低手术风险至关重要。
>
> ◆ 术后使用颈托限制颈椎活动范围并促进骨愈合由外科医生决定；然而，颈托的使用可能诱发皮肤损伤、吞咽困难和气道损伤。

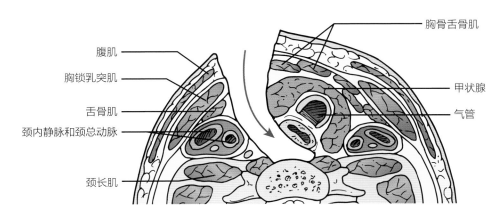

▲ 图 31-1　颈椎前路入路及受累结构示意

经许可转载，引自 Wolfla CE and Resnick DK, eds. Neurosurgical Operative Atlas, 2nd ed.: *Spine and Peripheral Nerves.* New York: Thieme; 2007.

临床要点：

- 对于既往接受脊柱前路手术的患者，对侧入路手术的确定需基于耳鼻咽喉科术前评估，以避免无症状喉返神经（recurrent laryngeal nerve，RLN）损伤的发生。其必要性体现在双侧 RLN 损伤可能造成永久性损伤。

- 对于存在气道受损风险的患者，应在围术期继续插管，直至重症监护人员和神经外科人员排除拔管风险。同时，对于困难气道患者，通常应谨慎进行麻醉和（或）耳鼻咽喉科检查。

1. 术前注意事项

对于颈椎手术患者，气道管理问题亦需重视，从而减少颈椎操作和移位风险。FOB 引导下气管插管、基于 MILS 的直接喉镜检查和鼻插管为气道管理的三种常用方法[9]。同时，近期临床实践提示可视喉镜插管亦可应用于部分患者的气道管理。清醒或麻醉下 FOB 引导气管插管可避免过度操纵颈部，实现声带的可视化，进行插管。同时，MILS 可在喉镜检查和插管期间应用对抗牵引，实现患者头部的稳定[10]。此外，鼻插管包括盲插和支气管镜引导下插管，实现经鼻气管插管。在此操作过程中，须确保患者可自主呼吸，或采用 FOB 辅助技术。

部分术前措施可有助于改善患者术后预后。例如，术前气管/食管牵引训练（tracheal/esophageal traction exercises，TTE）可减少患者术后吞咽困难的发生。TTE（术前每日两次，持续 3 天）由医务人员进行，具体操作为将甲状软骨来回水平推过颈部中线，可有助于提高气管和食管的顺应性。手术前一天须停止 TTE。前述结构顺应性的增加可有助于减少牵开器对食管的压力[6, 7]。既往研究尚未证实 TTE 治疗声带麻痹（vocal cord palsy，VCP）的临床益处；然而，值得肯定的是，减少牵开器和气管插管

（endotracheal tube，ETT）套囊对食管壁的压力可降低拉伸或挤压喉返神经的风险[8]。

2. 术中注意事项

在手术过程中可以采取适当措施以减少术后吞咽困难和（或）VCP 的发生。有研究表明监测和调整气管插管套囊压力可以降低 VCP 的风险[11]。在牵开器使用过程中将气管插管气囊压力维持在 < 20mmHg 水平可能让患者获益，但相关证据级别不高[12]。在存在高危因素的情况下，有文献报道主张牵开后对气管插管气囊进行间断充放气，以减少对内脏结构的压力[13]。甲基泼尼松龙常用于治疗术后 VCP 和吞咽困难，但对患者的症状并没有显著的改善[11, 12]。

在术前应仔细分析患者影像学资料，以确定患者是否存在可能增加手术风险的解剖结构变异（图 31-2）。例如，一个异位偏中间的椎动脉可能并不会沿正常的解剖路径走行，因此在暴露或手术过程中就可能会导致不可预见的并发

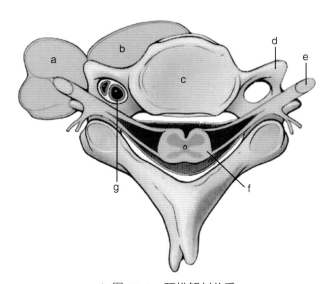

▲ 图 31-2　颈椎解剖关系

颈椎 C_5 处的横断面。标记的结构 前斜角肌（a）、颈长肌（b）、椎体（c）和横间孔（d）。颈神经根（e）和脊髓（f）涉及相关的前椎体（c）和肌肉组织（a.b）。椎动脉（g）位于横椎间孔内。椎体进入第六颈椎孔后向 C_1 右侧延伸，形成基底动脉。松解或显露颈长肌时可能会损伤椎动脉。在椎间盘摘除术中，包括钩椎关节附近的椎间盘外侧剥离（图中未显示），也可能损伤椎间盘。经许可转载，引自 Herkowitz et al. *Rothman-Simeone, The Spine,* 6th ed. Philadelphia, PA: Saunders-Elsevier; 2011: 1728–1776.

症。一般情况下，可以通过观察侧位标志物如 $C_3 \sim C_6$ 节段的钩突来避免损伤椎动脉。手术的技巧包括术中应在中线位置钻孔，去除外侧骨或椎间盘时应尽量保守，不可过于激进，如果存在肿瘤或感染的情况，应检查外侧骨质是否存在疏松[1]。食管穿孔是非常罕见的并发症。它可能是由牵开器损伤、气管插管套囊、骨折、食管过度拉伸或手术暴露引起的，早期及时诊断，有助于提高预后[14]。

> 临床要点：通过术中使用自然的解剖间隙，以及不进行过度锐性的解剖剥离或电凝，避免对血管、内脏和神经组织的伤害。同时建议使用带有防护的电凝尖端以减少延迟出现的潜在的热损伤。

3. 术后注意事项

根据手术情况，患者术后通常需整晚的严密监护。对于一部分预计术后会出现严重肿胀和存在窒息风险的患者，可以继续保留气管插管直至度过该阶段。此外，气道的管理在治疗过程中是优先考虑的，紧急情况下，如果需要重新插管，虽然手术保证了脊柱的稳定性，但插管操作过程中对颈椎的牵拉和移位可能还是会影响手术效果。

由于对这些结构的牵拉等操作，患者可能会在术后立即出现短暂的轻微的食管不适或吞咽困难症状，这些症状通常在一周内就会消失。患者出院后即可以恢复他们的正常活动，但应到第一次随访时才解除所有像颈托之类的保护性措施。

对于无明显病史和术后检查的患者，不需要常规术后 X 线片检查[15]。一些外科医生认为，患者在手术后 2～3 个月都应该接受颈托固定，但这仅仅是个人观点。55% 的单节段颈椎前路椎间盘切除融合患者，76% 的多节段颈椎前路椎间盘切除融合患者都使用颈托固定[16]。但由于僵直的颈托会限制颈椎活动范围导致平衡障碍，以及对皮肤、吞咽和气道功能的其他负面影响，目前对术后使用颈托的必要性仍然存在疑问[17]。

（三）并发症

> **要 点**
>
> ◆ 颈椎前路最常见的并发症是术后血肿、吞咽困难和症状性喉返神经麻痹。
> ◆ 一过性吞咽困难继发于食管、气管牵拉和气管插管，通常在术后几周就会消失。
> ◆ 更罕见的并发症必须根据患者影像学检查并结合疾病进展的具体情况进行治疗。

对术前影像进行充分的评估分析，使用细致和安全的手术技术，包括多节段手术，可以避免大多数并发症的发生。因为为了达到充分暴露的目的需要广泛的剥离和牵拉、翻修手术、解剖变异、凝血功能障碍，合并或牵拉这些常见危险因素会导致并发症发生率增加，颈椎前路手术最常见的并发症包括术后血肿、吞咽困难、症状性喉返神经麻痹、食管穿孔、霍纳综合征、伤口感染、短暂的吞咽困难、血管损伤和脑脊液漏。

尤其是术中需要大范围的暴露或可能需要锐性剥离的操作过程，可能会导致一些潜在的并发症出现。如果该部位曾做过手术，瘢痕可能需要锐性剥离，也增加了损伤的风险。最常见的并发症是喉返神经损伤引起的 VCP，占所有神经损伤的 17%[18]。术后即刻期的发病率为 2.3%～24.2%[4, 11, 19]。VCP 是由压迫或过度牵拉喉返神经、气管插管气囊压迫或术中对喉返神经的直接切割损伤引起的。调整气管插管气囊压力可使 VCP 发生率降低 4.8%。有高级别的研究证据表明前颈部手术是 VCP 的危险因素之一[11]。喉返神经损伤会增加误吸和声音嘶哑的风险，如果存在这些情况，建议由耳鼻咽喉科医生进行声带功能的评估。

据报道，颈椎前路手术患者术后气道损伤高达 6.1%[20]。因此对于需要术中更大范围和更长节段暴露的病例，护理团队应该对此类患者的气道问题应特别关注和谨慎处理。在术后早期，气道问题通常是由血肿引起的[21]；在术后的前几天，咽部肿胀变为主要风险因素[20]。同时也可能是由于植入物移位、血管性水肿和脑脊液漏引起的假性脑膜膨出造成并发症的发生。快速识别和密切监测气道状态是解决这一并发症的关键。如果存在即将发生气道损害的征象（颈部肿块扩大、气管偏曲、呼吸受损、喘鸣、低氧血症等），则应紧急再次探查伤口，以清除肿块并进行止血。无论是在病例结束时还是延迟时，术后是否拔管都应由手术小组、麻醉小组和重症监护小组共同讨论决定。制订一个包括时间、拔管参数，以及在拔管时是否需要麻醉或耳鼻咽喉科协助的明确计划，明确指征并记录在案。如果患者被归类为困难气道，这也应该被清楚地进行记录。一般来说，特别是在长时间和复杂的手术之后，或是在夜间或其他关键团队成员不在位的情况下，作出拔管的决定前应慎之又慎[22]。在评估拔管时机时要考虑的一个常见参数是气管插管的漏气实验，如果没有漏气通常表示不能拔管，但仅漏气实验阳性不代表拔管是安全的[23, 24]。

一过性吞咽困难是颈椎前路手术的另一常见并发症，常因食管气管牵拉及气管插管而导致，女性和老年患者术后更容易出现。据报道，这种情况发生率约为8%[25]；但也一些研究报道，这一比例为1.7%~71%[6, 26]。随时间延长，其术后2个月发病率明显下降[27]。吞咽困难可由喉返神经损伤、食管损伤、肿胀或瘢痕引起，气管插管套囊高压也可能导致吞咽困难[7, 26]。有研究者认为，随着颈椎前路固定钛板的应用，一过性吞咽困难的发生率有所上升。

前路脊柱手术常用于治疗颈神经根病和脊髓病。术后护理团队必须熟悉患者的术前神经系统检查情况，以便于评估术后是否存在新的神经功能缺损。神经功能障碍可由术中对脊髓和神经根的直接损伤、骨移植物或固定物的压迫或血肿引起，特别是在手术过程中去除后纵韧带以连接硬膜外间隙时。如果发现新的功能缺失，一般首先采用X线片和（或）CT扫描以排除如移植物或螺钉位置不正这样的结构问题，如果没有发现，可进一步采用磁共振成像（magnetic resonance image，MRI）对脊髓受压、血肿或其他软组织异常的进行评估。如果缺损是进行性的，特别是伴有气道问题时，应立即进行探查[18, 28]。

血管损伤是颈前路手术最严重但少见的并发症。使用钝性剥离可以避免大多数血管损伤。颈动脉和（或）颈静脉的损伤并不常见，往往发生在过度的锐性剥离和（或）使用边缘锋利的牵开器的情况下。同样，通常分别在C_3~C_7交叉的甲状腺上动脉和下动脉在颈椎前路暴露时也会受伤。椎动脉损伤的发生率为0.3%~0.5%[1, 9, 10]。椎动脉大部分暴露在C_3~C_7的中线外侧[1]。如果术中椎动脉损伤，则应填塞切口以填塞出血血管，并进行脑血管造影以确定是否有良好的侧支代偿[29, 30]。同时根据损伤的程度，可以通过开放或血管介入方式进行相应的处理（图31-3）。

食管损伤很少见，但可能危及生命。由于筋膜间室与纵隔相延续，食管和下咽穿孔可通过筋膜间室或间隙播散导致潜在的致命感染[11]，同时感染可引起纵隔炎和（或）继发于肠道定植菌群

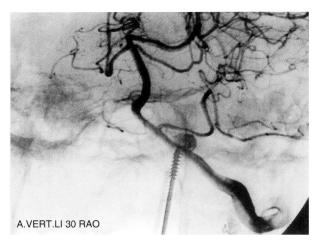

A.VERT.LI 30 RAO

▲ 图31-3　血管造影照片示左椎动脉假性动脉瘤与骨折处不正确的长 C_2 螺纹螺钉尖端放置位置相邻

经许可转载，引自 Herkowitz et al. *Rothman-Simeone, The Spine,* 6th ed. Philadelphia, PA: Saunders-Elsevier; 2011: 1728-1776.

的脊椎骨髓炎。其表现为颈部和喉咙疼痛、吞咽困难、声音嘶哑和吸气困难。食管穿孔发生率为0.25%[14, 28, 31, 32]。文献中有食管板状或螺旋状糜烂报道的病例；然而，这种情况并不常见。如果怀疑有食管穿孔，应进行吞咽功能检查或内镜检查以确定损伤的严重程度（图 31-4）。这些患者可能需要广谱抗生素来预防可能由肠道菌群感染引起的纵隔炎，并可能在穿孔愈合时经皮内镜放置胃造瘘管。

　　脑脊液漏是一种罕见的并发症，其确切的发生率未知，估计发生率为 0.2%～1.0%[22, 33, 34]（图31-5），在后纵韧带骨化的病例中，采用颈椎前路入路时脑脊液漏的发生率较高（4.3%～32%）。大多数硬膜裂口发生在术中；然而，由于术野有限，较小的硬膜撕裂可能无法被识别。在这些病例中，患者术后可能出现颈部肿块、伤口渗漏、脑膜炎、吞咽困难或端坐呼吸。术中发现的裂口通常采用联合治疗策略进行修复，包括缝合、人工脑膜修补和使用硬膜密封胶；然而，由于靠近脊髓和工作通道的限制，使得前路颈椎硬膜切开术的修补难度较大。在尝试早期修补后，可采用几种不同的处理方法来减少修复后硬脑膜裂口的压力，促进该区域形成瘢痕封闭，从而防止进一

步的并发症发生，包括术后保持床头 30° 以上并持续一定时间和（或）连续进行 2～3 天的脑脊液腰椎引流术。在难治性病例中，可能需要采用脑室 - 腹腔分流术治疗。无论采用何种治疗方法，患者都应接受密切随访，以发现任何潜在的症状。

> 临床要点：
> - 疑似 RLN 损伤的患者应禁食，并早期进行耳鼻咽喉评估，因为他们存在误吸风险。通过耳鼻咽喉科对受影响的声带进行治疗可改善声音质量，并可降低误吸风险。
> - 颈椎前路的感染比后路的感染较为少见，应重视食管损伤。
> - 在极少数情况下，尽管采用了一期修补、腰椎引流或其他措施，但仍有复发性脑脊液漏的患者，应进行头部 CT 检查，以确定是否有脑积水。

　　使用双皮质螺钉可能会导致脊髓或硬膜的医源性损伤，但由于侧位透视和不会破坏后皮质的螺钉的使用，使得这些并发症很少发生。移植

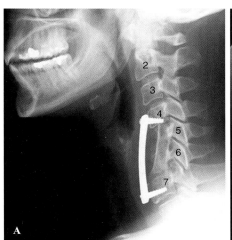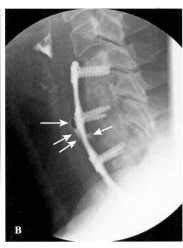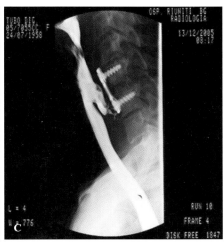

▲ 图 31-4　**A.** 侧位颈椎片显示移植物移位和下沉；**B.** 侧位片显示胃 **grafin** 吞咽实验中有空气（大箭）和染料渗出（小箭）；**C.** 吞钡研究显示颈椎手术后发生咽食管憩室

图 A、图 B 经许可转载，引自 Patel NP et al. Esophageal injury associated with anterior cervical spine surgery. *Surg Neurol.* 2008;69(1): 20–4；图 C 经许可转载，引自 Bonavina L. Re: Esophageal injury associated with anteriorcervical spine surgery; 2009;71(6):727–8.

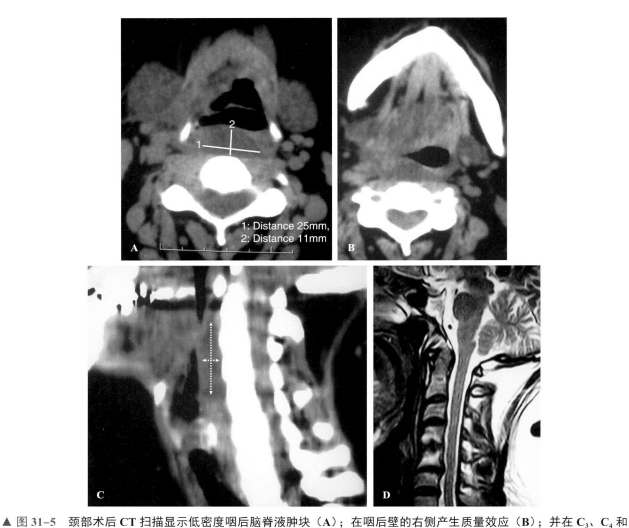

▲ 图 31-5　颈部术后 CT 扫描显示低密度咽后脑脊液肿块（A）；在咽后壁的右侧产生质量效应（B）；并在 C₃、C₄ 和 C₅ 椎体之前延伸，矢状面重建（C）；对矢状 T₂ 加权图像 MRI 进行了三个月的随访，显示该集合完全破裂（D）

经许可转载，引自 Spennato P et al. Retropharyngeal cerebrospinal fluid collection as a cause of postoperative dysphagia after anterior cervical discectomy. *Surg Neurol.* 2007;67(5):499–503.

物的高度也会造成前凸增加，小关节突对位变化及椎间孔的狭窄，从而导致神经根受压而出现轴向性颈痛。如果螺钉过长，也可能会损伤食管。

二、结论

颈椎前路手术是常见的脊柱手术，通常具有良好的预后和较低的总体发病率和死亡率。颈椎前路手术最常见的并发症包括术后血肿、吞咽困难、症状性喉返神经麻痹、食管穿孔、霍纳综合征、伤口感染、短暂性吞咽困难、血管损伤、脑脊液漏。然而，了解相关解剖结构，避免过度剥离或电凝止血，以及了解可能遇到的潜在并发症，有助于减少每个患者的风险。

参 考 文 献

[1] Russo VM, Graziano F, Peris–Celda M, Russo A, Ulm AJ. The V2segment of the vertebral artery: anatomical considerations and surgical implications. *J Neurosurg Spine*. 2011 Dec;15(6):610–619.

[2] Beutler WJ, Sweeney CA, Connolly PJ. Recurrent laryngeal nerve injury with anterior cervical spine surgery. *Spine*. 2001 Jun;26 (12):1337–1342.

[3] Kilburg C, Sullivan HG, Mathiason MA. Effect of approach side during anterior cervical discectomy and fusion on the incidence of recurrent laryngeal nerve injury. *J Neurosurg Spine*. 2007;4 (4):273–277.

[4] Jung A, Schramm J, Lehnerdt K, Herberhold C. Recurrent laryngeal nerve palsy during anterior cervical spine surgery: a prospective study. *J Neurosurg Spine J Neurosurg Publishing Group*. 2005;2 (2):123–127.

[5] Jung A, Schramm J. How to reduce recurrent laryngeal nerve palsy in anterior cervical spine surgery. *Neurosurgery*. 2010 Jul;67(1):10–15.

[6] Chen Z, Wei X, Li F, et al. Tracheal traction exercise reduces the occurrence of postoperative dysphagia after anterior cervical spine surgery. *Spine*. 2012 Jul;37(15):1292–1296.

[7] Joaquim AF, Murar J, Savage JW, Patel AA. Dysphagia after anterior cervical spine surgery: a systematic review of potential preventative measures. *Spine J*. 2014 Sep 1;14(9):2246–2260.

[8] Mehra S, Heineman TE, Cammisa FP, Girardi FP, Sama AA, Kutler DI. Factors predictive of voice and swallowing outcomes after anterior approaches to the cervical spine. *Otolaryngol Head Neck Surg*. 2014 Feb;150(2):259–265.

[9] Manninen PH, Jose GB, Lukitto K, Venkatraghavan L, Beheiry El H. Management of the airway in patients undergoing cervical spine surgery. *J Neurosurg Anesthesiol*. 2007 Jul 1;19(3):190–194.

[10] Aziz M. Use of video–assisted intubation devices in the management of patients with trauma. *Anesthesiol Clin*. 2013 Mar 1;31(1):157–166.

[11] Tan TP, Govindarajulu AP, Massicotte EM, Venkatraghavan L. Vocal cord palsy after anterior cervical spine surgery: a qualitative systematic review. *Spine J*. 2014 Jul 1;14(7):1332–1342.

[12] Riley III LH, Vaccaro AR, Dettori JR, Hashimoto R. Postoperative dysphagia in anterior cervical spine surgery. *Spine*. 2010;35(Supplement):S76–S85.

[13] Audu P, Artz G, Scheid S, et al. Recurrent laryngeal nerve palsy after anterior cervical spine surgery. *Anesthesiology*. 2006 Nov;105 (5):898–901.

[14] van Berge Henegouwen DP, Roukema JA, de Nie JC. vander Werken C. Esophageal perforation during surgery on the cervical spine. *Neurosurgery*. 1991 Nov;29(5):766–768.

[15] Grimm BD, Leas DP, Glaser JA. The utility of routine postoperative radiographs after cervical spine fusion. *Spine J*. 2013 Jul;13 (7):764–769.

[16] Bible JE, Biswas D, Whang PG, Simpson AK, Rechtine GR, Grauer JN. Postoperative bracing after spine surgery for degenerative conditions: a questionnaire study. *Spine J*. 2009 Apr;9(4):309–316.

[17] Abbott A, Halvorsen M, Dedering A. Is there a need for cervical collar usage post anterior cervical decompression and fusion using interbody cages? A randomized controlled pilot trial. *Physiother Theory Pract*. 2013 May 1;29(4):290–300.

[18] Flynn TB. Neurologic complications of anterior cervical interbody fusion. *Spine*. 1982 Nov;7(6):536–539.

[19] Zeidman SM, Ducker TB, Raycroft J. Trends and complications in cervical spine surgery. *J Spinal Disord*. 1997 Dec;10(6):523–526.

[20] Sagi HC, Beutler W, Carroll E, Connolly PJ. Airway complications associated with surgery on the anterior cervical spine. *Spine*. 2002 May;27(9):949–953.

[21] Sethi R, Tandon MS, Ganjoo P. Neck hematoma causing acute airway and hemodynamic compromise after anterior cervical spine surgery. *J Neurosurg Anesthesiol*. 2008 Jan;20(1):69–70.

[22] Kwon B, Yoo JU, Furey CG, Rowbottom J, Emery SE. Risk factors for delayed extubation after single–stage, multi–level anterior cervical decompression and posterior fusion. *J Spinal Disord Tech*. 2006 Aug;19(6):389–393.

[23] Patel AB, Ani C. Feeney Colin, Cuff leak test and laryngeal survey for predicting post–extubation stridor. *Indian J Anaesth*. 2015 Feb;59 (2):96–102.

[24] Zhou T, Zhang HP, Chen WW, Xiong ZY, Wang L, Wang G. Cuff–leak test for predicting postextubation airway complications: a systematic review. *J Evid Based Med*. 2011 Nov;4(4):242–254.

[25] Morio Y, Teshima R, Nagashima H, Nawata K, Yamasaki D, Nanjo Y. Correlation between operative outcomes of cervical compression myelopathy and MRI of the spinal cord. *Spine*. 2001 Jun 1;26 (11):1238–1245.

[26] Zeng J–H, Zhong Z–M, Chen J–T. Early dysphagia complicating anterior cervical spine surgery: incidence and risk factors. *Arch Orthop Trauma Surg*. 2013 May 21;133(8):1067–1071.

[27] Bazaz R, Lee MJ, Yoo JU. Incidence of dysphagia after anterior cervical spine surgery. *Spine*. 2002 Nov;27(22):2453–2458.

[28] Seex KA. An anterior cervical retractor utilizing a novel principle. *J Neurosurg Spine*. 2010 Apr 20;12(5):547–551.

[29] Park H–K, Jho H–D. The management of vertebral artery injury in anterior cervical spine operation: a systematic review of published cases. *Eur Spine J*. 2012 Jul 12;21(12):2475–2485.

[30] Burke JP, Gerszten PC, Welch WC. Iatrogenic vertebral artery injury during anterior cervical spine surgery. *Spine J*. 2005 Sep;5 (5):508–514.

[31] Zhong Z–M, Jiang J–M, Qu D–B, et al. Esophageal perforation related to anterior cervical spinal surgery. *J Clin Neurosci*. 2013 Oct;20 (10):1402–1405.

[32] Gaudinez RF, English GM, Gebhard JS, Brugman JL, Donaldson DH, Brown CW. Esophageal perforations after anterior cervical surgery. *J Spinal Disord*. 2000 Feb;13(1):77–84.

[33] Wang MC, Chan L, Maiman DJ, Kreuter W, Deyo RA. Complications and mortality associated with cervical spine surgery for degenerative disease in the United States. *Spine*. 2007;32 (3):342–347.

[34] Syre P, Bohman L–E, Baltuch G, Le Roux P, Welch WC. Cerebrospinal fluid leaks and their management after anterior cervical discectomy and fusion. *Spine*. 2014 Jul;39(16):E936–E943.

第 32 章　脊柱后入路
Posterior Approaches to the Spine

Craig Kilburg　James M. Schuster　Safdar Ansari　Andrew Dailey　著

王清华　王育胜　张盛帆　译

张洪钿　校

一、概述

脊柱后入路可用于治疗多种疾病，包括退行性疾病、感染、创伤、血管疾病、先天性疾病和肿瘤。这些术前计划要考虑到所有后入路相关的一般外科手术细节，以及进行脊柱手术的不同位置的具体策略。本章的目的是强调这些一般原则，如患者的位置、麻醉及具体策略，有助于聚焦术后患者管理和辨别潜在的并发症。

二、神经解剖学

从枕颈交界到骶骨，脊柱的骨骼、神经和血管解剖结构都有很大的不同。不同节段颈椎也存在着明显的差异，这导致了该区域被分为轴向（枕骨到 C_2）和亚轴（$C_3 \sim C_7$）成分。此外，部分学者认为颈胸交结（$C_7 \sim T_1$）是一个基于生物力学和局部解剖学的独立存在。

颈椎的整体排列通常是前凸的，与脊柱的其他节段相比，颈椎活动性相对更大。尤其是在从枕骨到 C_2 的特殊关节处，头部大部分的旋转和屈曲/伸展都发生在这些特殊关节。因此，这些节段的术中固定是慎用的。颈椎的另一个独特之处在于椎动脉沿其大部分长度走行。椎动脉通常在 C_6（92%）[1, 2] 处进入横突孔，然后向上穿过每一颈椎横突孔至 C_1，在 C_1 上缘中间进入硬膜下。

胸椎通常是后凸的，与骨肋融合在一起，使其比脊柱的其余部分更加坚硬。胸椎区域在脊髓的血管供应中也扮演着相对重要的角色。脊髓前动脉源自于双侧椎动脉的颅内分支，主要由贯穿整个胸椎的多个节段动脉供血，其中最突出的是 Adamkiewicz 动脉，它通常出现在胸腰椎交界处 [3, 4]。通过后入路手术时损伤了这些血管可能导致脊髓前部梗死。另外，中胸椎可能是一个血管分水岭，而且容易发生缺血。因此，对于更广泛的后路入路（如侧方腔外入路），应注意避免损伤单侧多个节段动脉或双侧节段动脉。

成人的脊髓通常在 T_{12} 至 L_1 水平结束，在这下方是马尾神经，它们通常比脊髓更不易受到术中操作损伤。在正常前凸的腰椎中，严重的退行性改变会导致脊柱稳定性差和脊柱侧弯。畸形矫正手术治疗这种疾病，畸形矫正手术是一些最复杂的脊柱手术，围术期并发症风险高，尤其是高龄患者 [5-9]。

三、具体策略

（一）颈椎

要　点

◆ 颈椎后路入路是一种应用广泛的术式，适用于各种脊柱疾病，但与前路手术相比，术后血肿、感染和术后疼痛发生率较高。

◆ 通过解剖标志和术中透视来确定正确的手术节段是最重要的。

◆ 在颈后路手术中有损伤椎动脉和颈内动脉的风险，特别是放置内置物时。

临床要点：

● 颈椎椎板切除术后 C_5 麻痹可延迟发生。

● 尽量减少侧壁剥离和确保正确的螺钉轨道有助于减少椎动脉损伤。

● 术后患者出现颈部疼痛加剧和四肢神经系统症状时应排除术后出血。

颈椎后路手术可以处理从颅颈交界处至下颈椎的病变；但是，术后疼痛发生率相对较高，这与术中广泛的椎旁肌肉牵拉、感染（尤其是在肥胖患者）、术后出血有关[10-12]。患者通常取俯卧位，Mayfield 头架固定头部（图 32-1）。尽管更多手术允许切口更小、更局限，通常都使用一个从枕外粗隆（枕骨外隆起）或再高一些，到 C_7 棘突的大切口。中线位置切口可以在相对无血管的颈项韧带中线处切开，避免切开椎旁肌肉，显著减少出血。一般都是先切开至标志点，颈椎棘

突，然后再沿着椎板向外侧分离椎旁肌肉。

在涉及枕颈交界处的手术中，如枕骨与 C_2 椎体后融合、C_1 与 C_2 椎体后缘融合或 Chiari 畸形减压，需要暴露枕骨大孔下缘，以及 C_1 椎体后弓、C_2 棘突和双侧椎板。必须注意不要将暴露范围向侧方延伸太远，以免损伤椎动脉（框32-1）。据报道 $C_1 \sim C_2$ 椎体后路融合术时椎动脉的损伤率高达 4%。[13, 14] 术前计划时使用计算机断层血管造影（computed tomography angiogram，CTA）或磁共振成像（magnetic resonance imaging，MRI）可用于确定从中线到侧方分离时的安全距离；然而，一个安全的基准是椎动脉距中线约 1.5cm[2, 15, 16]。椎动脉周围的大静脉丛如果受到侵犯，也会产生快速、显著的出血[2]。颈内动脉与 C_1 的前方表面非常接近，在脊柱后路融合术中很少受伤（框 32-1）[17, 18]。

框 32-1　颈椎并发症
● 局部并发症：颈椎 　- 椎动脉或颈内动脉损伤 　- C_5 延迟性麻痹 　- 枕大神经支配区域皮肤感觉异常 / 麻木

起源于第 2 脊神经的 C_2 神经根可能在 $C_1 \sim C_2$ 融合内固定时被牺牲或损伤。后果就是患者术后

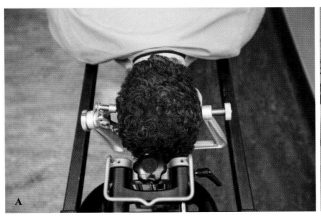
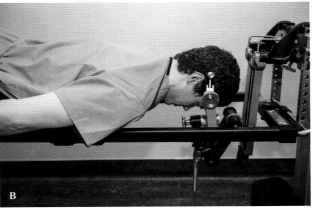

▲ 图 32-1　前后和侧方视角观察通过颈椎管理系统 Mayfield 头架连接到 Jackson 床 Mayfield 头架由一个固定在头骨上的三点系统组成，然后通过颈椎颈管理系统连接到 Jackson 床或标准手术台上

它可以为颅颈交界区手术提供刚性固定，并避免对面部和眼眶造成压迫，有助于降低缺血性视神经病变的发生率。经许可转载，引自 Mizuho OSI, Union City, CA, USA, http://www.mizuhosi.com/

可能出现枕大神经分布区域皮肤感觉异常或感觉完全丧失[19]。由于在枕部和C_1之间缺乏骨性保护，在这一区域手术时需要仔细地分离以避免损伤硬膜、脑脊液泄漏或下方的脊髓损伤（框 32-2）。

在中、下颈椎的手术也从中线切口开始，然后在脊髓炎减压术中分离显露单侧棘突、椎板和小关节，在椎板切除术、椎板成形术和颈椎后融合术中进行双侧分离显露。在中、下颈椎手术中，定位脊柱手术节段是非常必要的，通常在手术前和切除骨质之前通过透视来定位。

框 32-2　所有节段的并发症

- 一般并发症
- 深静脉血栓形成 / 肺栓塞
  - 脊髓 / 神经根损伤
  - 术后血肿
  - 缺血性视神经病变
  - 脑脊液漏
  - 神经压迫性疾病 / 防压垫填充不足导致的皮肤坏死

为了暴露侧方小关节所需的深度侧方分离可能刺激颈神经根的背支，术后产生轻微的相关节段皮肤组织的后方感觉异常和感觉丧失[19]。另一个经常发生的中段颈椎减压手术并发症是C_5神经根麻痹（框 32-1）[20]。神经功能障碍通常会以延迟的方式表现，然后在一段时间内逐渐消失。功能障碍主要是累及三角肌的运动性障碍，但范围不同也可以累及二头肌。这种神经功能障碍有一定的致残性，患者较为关注，应在手术前与患者具体讨论，因为在涉及$C_4 \sim C_5$节段的颈椎后路手术中，此障碍的发生较广泛，平均发病率为 7.8%[20]。

颈椎硬膜下手术最常见的路径是后入路，适应证包括髓内肿瘤（如星形细胞瘤、室管膜瘤）、髓外肿瘤（如神经鞘瘤、脊膜瘤、神经纤维瘤）和 Chiari 畸形。为了进入椎管，可以通过切除椎板，或者在手术结束时行椎板成形术进行更换。硬脑膜也需要打开，无论是否使用硬脑膜密封剂，手术结束时水密缝合。髓内肿瘤需要切开脊髓。脊髓切开位置通常是在后柱之间的中线，因此，患者术后通常会出现一过性的后柱功能障碍。

椎动脉损伤在中、下颈椎手术中很少见，因为在这些颈椎水平上，椎动脉在整个过程中始终被包裹在横孔内；然而，在颈椎后路融合术中的螺钉置入过程中，椎动脉和颈神经根可能会受伤，文献报道的发生率为 0.1%～0.5%[21, 22]。注意术中放置侧块螺钉和椎弓根螺钉时正确穿刺轨道，通常通过术中透视或术中计算机辅助导航来确定正确轨道，这有助于防止神经血管损伤或硬脑膜损伤导致的脑脊液漏。

如果一侧发生椎动脉损伤，通常会禁止对侧的螺钉置入，以防止可能的双侧椎动脉损伤[15]。此外，如果在螺钉置入过程中发生椎动脉损伤，螺钉通常会留在原位，以对动脉产生压迫作用，防止进一步出血[15, 16, 22]。术后，患者接受血管造影检查，只要对侧椎动脉有足够的血流进入后循环，就可以闭塞动脉以防止内膜损伤引发的栓塞。

此外，患者在术后还应进行一系列完整的神经系统检查，包括上肢和下肢的检查，以评估是否有新的或恶化的神经功能障碍。对于既往行颈椎后路手术的患者，也应该进行彻底的脑神经和小脑功能检查，以评估是否存在椎动脉损伤或闭塞。虽然手术中椎动脉损伤通常非常明显，但也可能发生隐匿性损伤[15]。急剧加重颈部疼痛并伴有新的神经功能障碍应立即考虑硬膜外血肿的可能，这些患者应接受急诊磁共振检查，如果磁共振检查不能及时进行，或患者的临床症状迅速恶化，应立即返回手术室进行手术探查。

（二）胸椎

要　点

- 许多传统上通过胸部入路的胸椎疾病手术可以通过扩大后入路来进入。
- 后路手术可能会导致肺部和大血管损伤。
- 胸椎是血管分水岭，应避免损伤单侧多个或双侧节段性动脉，以防止脊髓缺血 / 梗死。
- 除了组成臂丛的C_8和T_1神经根，胸段神经根的损伤通常有很好的耐受性。

临床要点：

- 在胸椎，确定正确手术节段要困难得多，可能需要在术前放置不透射线的标志物后行放射学检查来确定。
- 术后 12～24h 进行胸部 X 线片检查，有助于识别术后早期 X 线片未发现的隐匿性气胸。

胸椎手术有四种主要的后入路，包括胸椎椎板切除术、经椎弓根入路、肋横切除术和外侧腔外入路。外侧腔外入路或肋横切除术的目的是可以暴露脊柱的外侧部分和椎体前部分，为既往需要通过胸部前入路的病变切除术提供了另一种手术路径选择。胸椎手术很难定位正确的手术节段，通常需要使用术中透视进行定位如颈椎手术，或者术前通过放射学检查在手术节段椎弓根内放置不透射线标志物[23]。

典型的暴露是从中线或稍旁正中切口开始，从中间线向下分离，类似于颈椎的分离。因为颈项韧带不能伸入附着胸椎，所以分离时不像颈椎那样有中线无血管区，但中线分离术能减少肌肉的分离，使失血量减到最少。

分离显露范围依据不同的手术而多式多样。在胸椎椎板切除术中，需要暴露棘突、椎板和小关节突。在经椎弓根入路中，显露范围进一步扩大至横突，在肋横切除术或侧腔外入路中，分离显露是沿肋头向外延伸的，在外侧腔外入路中，沿肋头的显露最多。在完成肋骨头的分离和切除后，根据具体的病变病理类型，椎体可以被切除到需要的程度。将肋骨头与椎体的分离，以及切除椎体本身会破坏脊柱的稳定性，做这些手术的患者通常需要脊柱融合，多节段后路椎弓根螺钉固定和放置前路笼 / 支柱来代替切除的椎体。

在椎管减压过程中，避免损伤脊髓和破坏硬脑膜导致脑脊液渗漏是很重要的（框 32-2）。椎弓根螺钉固定也应注意保持正确螺钉放置轨道，以避免损伤脊髓、硬脑膜和胸神经根。与颈椎手术一样，这些手术通常通过术中透视或立体定向导航进行，以确保安全的螺钉放置。

肋骨转移切除术和侧位腔外切除术入路可使血管（如主动脉）处于危险之中（框 32-3）[24-26]。胸段包含血管分水岭区，为了防止可能的脊髓缺血，应避免在一侧或两侧牺牲多节段动脉（框 32-3）[4]。在胸腰椎交界处附近，重要的是尽可能识别和避免 Adamkiewicz 动脉，这是脊髓前动脉的主要供血动脉[3, 4]。如遇粗大的节段动脉，可将动脉瘤夹暂时阻断血管，并监测运动诱发电位，再评估是否牺牲血管。如果切断血管不安全或不能进行监控，则应考虑从另一侧入路[3]。

这些手术入路也有损伤肺结构的风险（框 32-3）。在任何胸椎水平切除肋骨头部时必须小心，以避免侵犯壁层胸膜并造成气胸，这将需要放置胸腔引流管[24-26]。气胸是一种少见的并发症，只要深处的肺没有受伤就不会有大问题。所有接受肋横切除术或侧位腔外入路的患者都应在术后立即进行胸部 X 线片检查。如果在手术期间放置了胸腔引流管，则应每天连续进行胸部 X 线片检查，以评估气胸变化。

框 32-3　胸椎并发症

- 局部并发症：胸椎
  - 气胸 / 肺损伤
  - 大血管损伤
  - 脊髓缺血 / 梗死

在侧方入路手术时经常会遭遇胸神经根及其腹侧支。在 T_2 或更低的位置牺牲一支或多支胸神经通常没问题，即使显露更多的肋骨头和椎体，一般也无明显的神经功能障碍[25]；C_8 和 T_1 神经根参与臂丛神经构成，损伤这些神经根会显著影响同侧手的运动功能，应避免这种损伤的发生。通过上述节段的胸椎后路入路的患者，应进行详细的神经系统检查，特别关注手的功能，以评估新的或恶化的神经功能障碍。

（三）腰椎和骶骨

要　点

◆ 大的多节段畸形矫正手术具有较高的潜在风险，包括伴有凝血障碍的大量出血和需要抢救复苏。

◆ 患者术后可能会出现一过性新的或恶化的症状和神经障碍，这是手术过程中牵拉腰神经根造成的。

◆ 腹膜后结构，包括主动脉、腔静脉、髂总动脉和静脉、降结肠和输尿管有受伤的风险。

◆ 肠梗阻是一种常见的术后并发症，术后早期应开始积极的肠道治疗。

临床要点：

● 脑脊液漏是腰椎手术常见的并发症之一。

● 如果背部和下肢疼痛加重并出现新的或恶化的神经功能障碍除非已经排除，则应考虑术后血肿可能。

腰椎和骶骨内的手术入路通常是从中线或轻微的旁正中切口开始，类似于颈椎和胸椎。在切口前和打开椎管之前必须确定正确的手术节段，这依赖于使用已知的解剖标志物（如髂骨嵴识别 L_{4-5} 椎间隙）、术前影像学和术中透视。

在腰椎椎板切除术中，双侧椎板切除以完全暴露背外侧椎管。然后通过切除肥大的黄韧带和小关节增生的骨质来椎管减压。显微椎间盘切除术通常是单侧进行，切除部分椎板以暴露外侧鞘囊和神经根。轻柔的牵引神经根，充分显露和切除突出的椎间盘。这些操作可能导致暂时加重的术前症状或神经功能障碍，或术后出现全新的暂时性神经功能障碍。神经根周围的硬脊膜常因椎间盘的慢性压迫而变薄，因此对神经根的牵引

可导致易碎硬脊膜出现微撕裂，继而导致脑脊液漏。

腰椎后路脊柱融合是通过后外侧融合（骨位于外侧骨结构上和之间）、后路腰椎椎体间融合（posterior lumbar interbody fusions，PLIF）和经椎间孔腰椎椎体间融合（transforaminal lumbar interbody fusions，TLIF）来实现的。经椎弓根融合通常不单独用于腰椎，但通常与 PLIF 或 TLIF 联合使用，这就提供一种不需要前路入路的椎间盘融合方法。PLIF 需要双侧椎板切除和内侧关节面切除，而 TLIF 采用单侧入路。然后切除椎间盘，放置植骨块或人工骨笼以促进椎间融合。移植物在 PLIF 中双侧放置，TLIF 时单侧放置。移植物的放置需要鞘囊和神经根的回缩，在 PLIF 术中比 TLIF 术中需要回缩的更多，这就可能导致新的或一过性的恶化术后症状或神经障碍。这些术式通常使椎弓根螺钉固定。

外侧腔外入路也可用于腰椎。它们和胸椎一样进行，但没有肋骨头需要分离。取而代之的是将腰大肌从横突的前表面和椎体的侧面分离，从而进入椎管和椎体的外侧部分。在这部分的分离过程中，必须特别注意避免损伤腰神经根[26]。

大型畸形手术常累及后腰椎，通常包括从胸椎到骨盆的多节段融合。这些手术需要长切口，广泛的解剖分离，较多的手术失血[5-9]。患者可能需要输血液制品，不仅是红细胞，还包括血小板和新鲜冰冻血浆[5-9]。输血需求不仅限于术中，术后应密切监测患者是否有贫血和凝血功能异常。畸形手术也有较高的围术期发病率，尤其是老年患者[5-9]。

在所有腰椎手术中，必须小心进行椎管周围和腰神经根周围的骨分离和减压，以避免损伤这些结构，并防止破坏硬脊膜（框 32-2）。在慢性退行性疾病的病例中，肥厚的黄韧带更可能钙化并与硬脊膜粘连，因此需要缓慢、仔细地将其分离并切除，避免导致脑脊液漏。放置内置物，包括椎间植骨和椎弓根螺钉，也是导致这些结构损

伤的一个原因。因此，直视下、透视或立体定向导航通常用于腰椎内置物植入术，就像在其他脊柱节段一样。

腹膜后结构，如主动脉、腔静脉、髂总动脉和静脉、降结肠和输尿管，在外侧腔外入路的腹侧剥离，显微椎间盘切除术中切除椎间盘和椎间融合术中有受伤的风险（框 32-4）。在外侧腔外入路中，持续紧贴着脊柱的骨性标志物分离，可以避免损伤。在椎间隙手术准备中，将器械进入椎间隙的深度限制在 2.5~3cm，可避免对腹膜后结构的损伤[27]。

框 32-4　腰椎和骶骨并发症

- 局部并发症：腰椎和骶骨
  - 血管损伤
  - 肠道 / 泌尿系统损伤
  - 肠梗阻 / 奥格尔维综合征

在大约 50% 的病例中，血管结构损伤只会在术中产生明显的背部出血[27]。这些损伤的其他症状可以是急性或进行性低血压或提示腹膜后出血的两侧瘀伤（格雷特纳征）。术后出现腹痛或尿量减少的患者可能有输尿管损伤，腹部紧张、疼痛和全身感染症状的患者可能有肠道损伤。进行性背痛伴新的或恶化的神经功能障碍应引起对硬膜外血肿的关注。所有这些病例均应通过影像学检查快速评估病情，如果临床症状有必要，应立即返回手术室探查术区。

术后便秘是腰椎手术后患者遇到的另一个常见并发症，术后早期应开始积极的肠道治疗，包括使用大便软化剂和泻药[28]。其原因被认为是与增加麻醉药量和卧床不动相关的肠梗阻。很少有患者会出现急性结肠假性梗阻或奥格尔维综合征，这是一种动态性肠梗阻，可导致严重的结肠扩张和可能的破裂（框 32-4）[28, 29]。奥格尔维综合征通常可以保守治疗，但可能需要新斯的明或结肠镜减压治疗[29]。

四、围术期注意事项

要　点

- 对于任意节段水平的脊髓病或脊髓损伤患者，维持适当的灌注压至关重要。
- 正确的患者体位和防压疮垫对于防止眼外伤、压迫性神经病变和压疮非常重要，术后应检查患者是否存在这些情况。
- 深静脉血栓预防从手术室开始，应用使用依次加压装置和弹力袜，并应在术后 12~24h 继续进行，同时使用药物预防。
- 脑脊液漏在后路脊柱手术后很常见，治疗可能需要具体的渗漏情况或进一步的治疗，包括放置腰大池引流管或再次手术修补漏口。
- 后路脊柱手术常伴有严重失血，术中和术后需要严密抢救措施，术后密切监测血流动力学参数和实验室检测结果。

临床要点：
- 除麻醉止痛药外，通常还需要抗痉挛药，以充分控制疼痛。
- 接受长时间且有潜在出血倾向的脊柱手术的患者应关注缺血性视神经病变。
- 在长时间的手术中使用全静脉麻醉进行麻醉监测可能会延迟患者的麻醉苏醒，并在术后较长时间内阻碍术后神经系统检查。

（一）围术期注意事项

围术期注意事项在后路脊柱手术中起着重要的作用，它们从患者的体位开始。患者在手术室比在医院的其他环境中更容易受到与压力有关的伤害，因为全身麻醉使他们无法保护自己。当患者处于俯卧位时，这种脆弱性会被放大，因为俯卧位对于人体来说并不像仰卧位那样自然。

合适地垫起压力承受点是必需的（框 32-2）。尤其要注意腋窝，防止臂丛神经损伤，所有接受后路脊柱入路的患者术后应进行彻底的臂丛神经检查，以确保没有损伤迹象[30]。在长时间的手术中，对女性乳房和乳头及男性生殖器适当垫起和摆放对防止坏死非常重要。髂前上棘和膝部也应该仔细地垫起，这能预防局部皮肤压伤（图 32-2）。有预见地垫起肘部和后胭窝，可分别预防尺神经和腓神经出现压迫性神经损伤[30]。最后必须要注意不能压迫眼睛，在俯卧手术的整个过程中都应该重新评估这一点（图 32-3 和图 32-4）[30]。

缺血性视神经病变是俯卧位脊柱手术的一种罕见但具有灾难性的并发症（图 32-2）。它曾经

被认为是由直接压迫眼球引起的，即使患者使用 Mayfield 头架头部固定以确保眼球没有压迫，但这种情况仍然会发生（图 32-1）。缺血性视神经病变最常见于胸椎和腰椎的多节段手术病例，这些病例手术耗时超过 6h，失血量大约为 1 升或更多[30-33]。有关缺血性视神经病变确切原因尚不清楚，但是现在有些人认为可能与静脉高压有关[3-33]。

术中预防深静脉血栓形成也很重要。不幸的是，在外科手术中，尤其是在涉及中枢神经系统的手术中，预防性地使用肝素或依诺肝素是不安全的[34]。相反，深静脉血栓形成的预防依赖于使用弹力袜和依次加压装置，这些在术中是必不可少的[35-37]。在术中或术后期间，如果患者的血流动力学状态发生任何显著的急性变化，都可能意味着肺栓塞，应进行进一步的评估。

神经电生理监测是确保脊柱后路手术中患者安全的重要工具[38-40]。在脊柱不稳定的情况下，在患者转换体位到俯卧位之前，即当患者处于仰卧位时开始监测，以便获得运动诱发电位和体感诱发电位基线。然后在重新摆放体位后不久重复监测，并在整个过程中定期进行。如果信号有变化，则暂停手术，并根据手术的当前状态做出明智的决定，是否继续手术或改变手术方案[38-40]。使用神经电生理监测和特别是运动诱发电位通常不允许使用挥发性麻醉药，因为这些药物干扰神

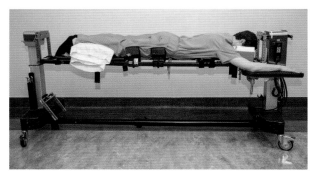

▲ 图 32-2 带有泡沫枕头的 Jackson 床

手术台的开放中线设计使腰椎处于前凸的位置，这是融合手术的理想选择。这种设计还能减少腹部压迫，有助于改善心功能和通气功能，减少失血。经许可转载，引自 Mizuho OSI, Union City, CA, USA, http://www.mizuhosi.com/

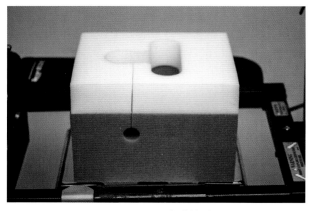

▲ 图 32-3 泡沫枕头

用于中短程胸腰椎手术的头架。柔软的垫子有助于减少脸部和眼眶的压力。经许可转载，引自 Mizuho OSI, Union City, CA, USA, http://www.mizuhosi.com/

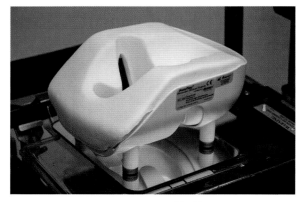

▲ 图 32-4 俯视镜

头架用于中长时长胸腰椎手术。泡沫垫子有助于减少脸部和眼眶的压力。头架的底部是一面镜子，允许麻醉小组观察气道并检查气道压升高的位置。经许可转载，引自 Mizuho OSI, Union City, CA, USA, http://www.mizuhosi.com/

经监测信号[38-40]。必须替代使用静脉麻醉药，这通常会导致延迟麻醉恢复和清醒，尤其是时间较长的手术，这会影响术后的神经评估。

俯卧位也产生了一套独特的麻醉注意事项，其中最重要的注意事项与心功能和通气有关。俯卧位，尤其是 Wilson 架或凝胶辊（图 32-5），限制了腹侧空间，增加了腹部和胸腔内的压力，从而增加了气道压和平台通气压力，减少了潮气量，增加了通气 / 灌注不匹配，使患者充分通气变得困难[41, 42]。这些体位装置还可减少静脉回流，从而减少血容量和心输出量，可能需要增加容量和血管加压素支持[43]。对于超重或肥胖、平时便有肥胖 – 低通气综合征、怀孕或有先天性心肺疾病的患者，摆放俯卧位时的心肺问题会加重。有时，患者需要使用麻痹剂以达到足够的通气；然而，这样做的代价就是手术期间无法监测运动诱发电位，增加了意外损伤神经系统的风险。Jackson 手术床开放式腹侧设计允许患者的腹部自由下垂，能减少但并不能消除这些问题（图 32-2）[41-43]。

俯卧位也会在妨碍那些必需的心肺复苏[44]。需要紧急放置额外的外周通道时，患者的体位不太理想，这种体位也完全不允许安全放置中心静脉通路。俯卧位不可能进行前心按压，必需在后方进行[44]。俯卧位也严重阻碍了充分的气道管理[44]。因此，这些患者可能在紧急情况下送至重症监护病房，如严重的心肺复苏不足或心肺复苏

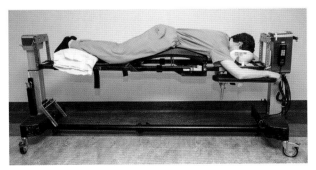

▲ 图 32-5　带有俯卧位镜的 Wilson 框架

该框架的拱形设计有助于扩大减压术和显微椎间盘切除术中腰椎椎间隙。该框架可放置在 Jackson 手术床或任何标准手术床上。经许可转载，引自 Mizuho OSI, Union City, CA, USA, http:// www.mizuhosi.com/

过程中，且没有足够的静脉通路。由麻醉小组进行适当的术前准备可以预防许多这些问题。

对于压迫性脊髓疾病和外伤性脊髓损伤患者，因低血压引起脊髓灌注不足而有继发性脊髓损伤的风险[45, 46]，老年患者尤其如此。应避免收缩压＜ 90mmHg 的全身性低血压，平均动脉压应保持在＞ 85mmHg[45, 46]。这通常需要给予患者静脉升压治疗，需要加强重症监护室病房的心肺监护[45, 46]。值得注意的是，如果低血压导致脊髓缺血，那么随之而来的脊髓功能障碍本身就以一个正反馈方式进一步导致低血压。

（二）术后注意事项 / 并发症

脊柱后入路术中的广泛肌肉剥离，术后会造成严重的疼痛负担。患者不仅要承受切口疼痛，而且还要承受严重的肌肉痉挛，几乎普遍需要在疼痛控制方案中加入抗痉挛药物。明智地使用热疗和（或）冰疗法也有助于控制肌肉痉挛，对颈椎手术患者可早期颈部活动，并对所有患者建议全身活动以进行物理治疗和职业康复治疗。术中在椎旁肌肉组织内植入连续性局部或区域麻醉系统，能够产生连续多日的局麻效果，这种方法最近被加入了疼痛控制方案[47]。接受脊柱手术的患者通常有慢性疼痛的病史，术前长期高剂量麻醉性镇痛药的使用会使术后疼痛控制变得困难，如果术后麻醉性止痛药逐渐减少，会使患者容易出现戒断症状[48]，或者如果止痛药剂量过猛，则会出现用药过量的问题。使用患者控制的止痛系统或早期介入急性疼痛服务，往往需要实现充分的疼痛控制。可能需要多模式方法。

术后应密切监测患者是否出现神经功能障碍恶化（框 32-2）。准确的监测需要全面了解患者的症状和神经检查结果。术中神经电生理监测观察到的变化提示潜在的新的或恶化的功能障碍，但也可能发生自发的功能障碍。术后逐渐恶化的功能障碍和疼痛可能提示有问题，如腹部损伤或出现硬膜外血肿，需要进一步手术干预（框 32-2）。

术后应继续采取术中预防深静脉血栓形成

的措施。接受较大脊柱手术的患者往往行动迟缓，这会增加静脉淤血和深静脉血栓形成的风险（框 32-2）。所有患者在术后应配备弹力袜和（或）依次加压装置[35-37]。此外，术后 12～24h 应开始皮下肝素或依诺肝素的药物预防[35-37]。还应制订一个物理治疗和职业治疗的早期活动计划。

术后积极和早期的呼吸治疗，包括激励性肺活量测定或呼吸机辅助的复张操作，对于预防肺不张和肺部并发症非常重要。接受长时间俯卧手术的患者会出现面部和喉部水肿，这可能会延迟安全拔管，阻碍术后吞咽或再插管的努力，并增加延迟拔管失败的风险。

后路脊柱手术可能出现大量失血，这与广泛的皮下组织和肌肉分离有关，这是手术充分暴露所必需的操作。贯穿脊柱的广泛的硬膜外静脉丛也能在短时间内产生迅速而可观的失血。患者也有术后出血的风险，应密切监测侧方血肿或瘀斑，这可能是皮下或腹膜后出血的征兆。术后心动过速不应反射性地归因于疼痛；相反，应提示对可能的出血源进行评估，因为它可能是早期低血容量休克的征兆。

脊柱后路手术的患者通常需要大量的晶体扩容，偶尔也需要胶体。这可能对心肺合并症患者的血流动力学功能产生重大影响，术后必须仔细观察这些患者，以防止出现高血容量或容量不足的状态。术后一段时间应每天监测血红蛋白和红细胞压积水平，理智地输血，以防止严重的急性失血性贫血。接受重要抢救复苏的患者也应密切监测输血相关肺损伤的可能出现[49]。

在所有脊柱后路手术中都可能出现脑脊液漏（框 32-2）。手术和尝试一期修复硬脊膜撕裂的时候，常常会出现明显的脑脊液漏[50]。如果硬脑膜损伤很严重，而且无法完成充分的一期修复时，脑脊液分流技术，包括腰大池引流管放置，可在术后使用并持续数天[50]。此外，还可限制特定的患者体位，如颈椎手术后脑脊液漏时严格保持床头 30°～45°，或腰椎术后脑脊液漏时保持床头平坦[50]。

参 考 文 献

[1] Eskander MS, Drew JM, Aubin ME, et al. Vertebral artery anatomy: a review of two hundred fifty magnetic resonance imaging scans. *Spine*. 2010;35(23):2035–2040.

[2] Heary RF, Albert TJ, Ludwig SC, et al. Surgical anatomy of the vertebral arteries. *Spine*. 1996;21(18):2074–2080. [Comparative Study].

[3] Charles YP, Barbe B, Beaujeux R, Boujan F, Steib JP. Relevance of the anatomical location of the Adamkiewicz artery in spine surgery. *Surg Radiol Anat*. 2011;33(1):3–9.

[4] Murakami H, Kawahara N, Tomita K, Demura S, Kato S, Yoshioka K. Does interruption of the artery of Adamkiewicz during total en bloc spondylectomy affect neurologic function? *Spine*. 2010;35(22): E1187–E1192. [Case Reports Research Support, Non–U.S. Gov't].

[5] Bridwell KH, Lewis SJ, Edwards C. Complications and outcomes of pedicle subtraction osteotomies for fixed sagittal imbalance. *Spine*. 2003;28(18):2093–2101. [Evaluation Studies Research Support, Non–U.S. Gov't].

[6] Cassinelli EH, Eubanks J, Vogt M, Furey C, Yoo J, Bohlman HH. Risk factors for the development of perioperative complications in elderly patients undergoing lumbar decompression and arthrodesis for spinal stenosis: an analysis of 166 patients. *Spine*. 2007;32(2):230–235.

[7] Cho KJ, Suk SI, Park SR, et al. Complications in posterior fusion and instrumentation for degenerative lumbar scoliosis. *Spine*. 2007;32 (20):2232–2237. [Multicenter Study].

[8] Daubs MD, Lenke LG, Cheh G, Stobbs G, Bridwell KH. Adult spinal deformity surgery: complications and outcomes in patients over age 60.

Spine. 2007;32(20):2238–2244. [Evaluation Studies].

[9] Deyo RA, Cherkin DC, Loeser JD, Bigos SJ, Ciol MA. Morbidity and mortality in association with operations on the lumbar spine. The influence of age, diagnosis, and procedure. *J Bone Joint Surg Am*. 1992;74(4):536–543. [Research Support, U.S. Gov't, Non–P.H.S. Research Support, U.S. Gov't, P.H.S.].

[10] Goldstein CL, Bains I, Hurlbert RJ. Symptomatic spinal epidural hematoma after posterior cervical surgery: incidence and risk factors. *Spine J*. 2015 Jun 1;15(6):1179–1187.

[11] Lubelski D, Healy AT, Silverstein MP, et al. Reoperation rates after anterior cervical discectomy and fusion versus posterior cervical foraminotomy: a propensity matched analysis. *Spine J*. 2015 Jun 1;15 (6):1277–1283.

[12] Pahys JM, Pahys JR, Cho SK, et al. Methods to decrease postoperative infections following posterior cervical spine surgery. *J Bone Joint Surg Am*. 2013;95(6):549–554. [Evaluation Studies].

[13] Neo M, Fujibayashi S, Miyata M, Takemoto M, Nakamura T. Vertebral artery injury during cervical spine surgery: a survey of more than 5600 operations. *Spine*. 2008;33(7):779–785. [Multicenter Study].

[14] Wright NM, Lauryssen C. Vertebral artery injury in C1–2 transarticular screw fixation: results of a survey of the AANS/CNS section on disorders of the spine and peripheral nerves. American Association of Neurological Surgeons/Congress of Neurological Surgeons. *J Neurosurg [Review]*. 1998;88(4):634–640.

[15] Gluf WM, Schmidt MH, Apfelbaum RI. Atlantoaxial transarticular screw fixation: a review of surgical indications, fusion rate,

complications, and lessons learned in 191 adult patients. *J Neurosurg Spine*. 2005;2(2):155–163.

[16] Peng CW, Chou BT, Bendo JA, Spivak JM. Vertebral artery injury in cervical spine surgery: anatomical considerations, management, and preventive measures. *Spine J*. 2009;9(1):70–76. [Review].

[17] Currier BL, Maus TP, Eck JC, Larson DR, Yaszemski MJ. Relationship of the internal carotid artery to the anterior aspect of the C1 vertebra: implications for C1–C2 transarticular and C1 lateral mass fixation. *Spine*. 2008;33(6):635–639. [Comparative Study].

[18] Hoh DJ, Maya M, Jung A, Ponrartana S, Lauryssen CL. Anatomical relationship of the internal carotid artery to C–1: clinical implications for screw fixation of the atlas. *J Neurosurg Spine*. 2008;8 (4):335–340.

[19] Yeom JS, Buchowski JM, Kim HJ, Chang BS, Lee CK, Riew KD. Post– operative occipital neuralgia with and without C2 nerve root transection during atlantoaxial screw fixation: a post–hoc comparative outcome study of prospectively collected data. *Spine J*. 2013;13 (7):786–795. [Comparative Study].

[20] Guzman JZ, Baird EO, Fields AC, et al. C5 nerve root palsy following decompression of the cervical spine: a systematic evaluation of the literature. *Bone Joint J*. 2014 Jul;96–B(7):950–955.

[21] Abumi K, Shono Y, Ito M, Taneichi H, Kotani Y, Kaneda K. Complications of pedicle screw fixation in reconstructive surgery of the cervical spine. *Spine*. 2000;25(8):962–969. [Comparative Study].

[22] Lunardini DJ, Eskander MS, Even JL, et al. Vertebral artery injuries in cervical spine surgery. *Spine J*. 2014;14(8):1520–1525. [Research Support, Non–U.S. Gov't].

[23] Binning MJ, Schmidt MH. Percutaneous placement of radiopaque markers at the pedicle of interest for preoperative localization of tho– racic spine level. *Spine*. 2010;35(19):1821–1825.

[24] Lubelski D, Abdullah KG, Mroz TE, et al. Lateral extracavitary vs. costotransversectomy approaches to the thoracic spine: reflections on lessons learned. *Neurosurgery*. 2012;71(6):1096–1102.

[25] Lubelski D, Abdullah KG, Steinmetz MP, et al. Lateral extracavitary, costotransversectomy, and transthoracic thoracotomy approaches to the thoracic spine: review of techniques and complications. *J Spinal Disord Tech*. 2013;26(4):222–232. [Meta– Analysis Review].

[26] Resnick DK, Benzel EC. Lateral extracavitary approach for thoracic and thoracolumbar spine trauma: operative complications. *Neurosurgery*. 1998;43(4):796–802. discussion 803. [Review].

[27] Desaussure RL. Vascular injury coincident to disc surgery. *J Neuro– surg*. 1959;16(2):222–228.

[28] Fineberg SJ, Nandyala SV, Kurd MF, et al. Incidence and risk factors for postoperative ileus following anterior, posterior, and circumferential lumbar fusion. *Spine J*. 2014;14(8):1680–1685.

[29] Ponec RJ, Saunders MD, Kimmey MB. Neostigmine for the treatment of acute colonic pseudo–obstruction. *N Engl J Med*. 1999;34 (3):137–141. [Clinical Trial Randomized Controlled Trial Research Support, Non–U.S. Gov't].

[30] Kamel I, Barnette R. Positioning patients for spine surgery: avoiding uncommon position–related complications. *World J Orthop*. 2014;5 (4):425–443. [Review].

[31] Risk factors associated with ischemic optic neuropathy after spinal fusion surgery. *Anesthesiology*. 2012;116(1):15–24. [Multicenter Study Randomized Controlled Trial Research Support, Non–U.S. Gov't].

[32] Lee LA. Perioperative visual loss and anesthetic management. *Curr Opin Anaesthesiol*. 2013;26(3):375–381. [Review].

[33] Lee LA, Roth S, Posner KL, et al. The American Society of Anesthesiologists Postoperative Visual Loss Registry: analysis of 93 spine surgery cases with postoperative visual loss. *Anesthesiology*. 2006;105 (4):652–659. quiz 867–8.

[34] Cheng JS, Arnold PM, Anderson PA, Fischer D, Dettori JR. Anticoagulation risk in spine surgery. *Spine*. 2010;35(9 Suppl):

S117–S124. [Research Support, Non–U.S. Gov't Review].

[35] Agnelli G, Piovella F, Buoncristiani P, et al. Enoxaparin plus compression stockings compared with compression stockings alone in the prevention of venous thromboembolism after elective neurosurgery. *N Engl J Med*. 1998;339(2):80–85. [Clinical Trial Comparative Study Multicenter Study Randomized Controlled Trial Research Support, Non–U.S. Gov't].

[36] Gerlach R, Raabe A, Beck J, Woszczyk A, Seifert V. Postoperative nadroparin administration for prophylaxis of thromboembolic events is not associated with an increased risk of hemorrhage after spinal surgery. *Eur Spine J*. 2004;13(1):9–13.

[37] Strom RG, Frempong–Boadu AK. Low–molecular–weight heparin prophylaxis 24 to 36 hours after degenerative spine surgery: risk of hemorrhage and venous thromboembolism. *Spine*. 2013;38(23): E1498–E1502.

[38] Clark AJ, Ziewacz JE, Safaee M, et al. Intraoperative neuromonitoring with MEPs and prediction of postoperative neurological deficits in patients undergoing surgery for cervical and cervicothoracic myelop– athy. *Neurosurg Focus*. 2013;35(1).

[39] Epstein NE, Danto J, Nardi D. Evaluation of intraoperative somatosensory–evoked potential monitoring during 100 cervical operations. *Spine*. 1993;18(6):737–747. [Comparative Study].

[40] Garcia RM, Qureshi SA, Cassinelli EH, Biro CL, Furey CG, Bohlman HH. Detection of postoperative neurologic deficits using somatosensory–evoked potentials alone during posterior cervical laminoplasty. *Spine J*. 2010;10(10):890–895.

[41] Nam Y, Yoon AM, Kim YH, Yoon SH. The effect on respiratory mechanics when using a Jackson surgical table in the prone position during spinal surgery. *Korean J Anesthesiol*. 2010;59 (5):323–328.

[42] Palmon SC, Kirsch JR, Depper JA, Toung TJ. The effect of the prone position on pulmonary mechanics is frame–dependent. *Anesth Analg*. 1998;87(5):1175–1180. [Clinical Trial Research Support, Non–U.S. Gov't].

[43] Dharmavaram S, Jellish WS, Nockels RP, et al. Effect of prone positioning systems on hemodynamic and cardiac function during lumbar spine surgery: an echocardiographic study. *Spine*. 2006;31(12):1388–1393. discussion 1394. [Randomized Controlled Trial].

[44] Brown J, Rogers J, Soar J. Cardiac arrest during surgery and ventilation in the prone position: a case report and systematic review. *Resuscitation*. 2001;50(2):233–238. [Case Reports Review].

[45] Ryken TC, Hurlbert RJ, Hadley MN, et al. The acute cardiopulmonary management of patients with cervical spinal cord injuries. *Neurosur– gery*. 2013;72(Suppl 2):84–92. [Review].

[46] Vale FL, Burns J, Jackson AB, Hadley MN. Combined medical and surgical treatment after acute spinal cord injury: results of a prospective pilot study to assess the merits of aggressive medical resuscitation and blood pressure management. *J Neurosurg*. 1997;87 (2):239–246.

[47] Ross PA, Smith BM, Tolo VT, Khemani RG. Continuous infusion of bupivacaine reduces postoperative morphine use in adolescent idiopathic scoliosis after posterior spine fusion. *Spine*. 2011;36 (18):1478–1483.

[48] Armaghani SJ, Lee DS, Bible JE, et al. Increased preoperative narcotic use and its association with postoperative complications and length of hospital stay in patients undergoing spine surgery. *Clin Spine Surg*. 2016 Mar;29(2):E93–E98.

[49] Clifford L, Jia Q, Subramanian A, et al. Characterizing the epidemiology of postoperative transfusion–related acute lung injury. *Anesthesiology*. 2015;122(1):12–20. [Research Support, Non–U.S. Gov't].

[50] Boahene K, Dagi T, Quinones–Hinojosa A. Management of cerebrospinal fluid leaks. In: Quinone–Hinojosa A, ed. *Schmidek & Sweet Operative Neurosurgical Techniques: Indications, Methods, and Results*. 6th ed. Philadelphia: Elsevier Saunders; 2012:1579– 1595.

第 33 章　脊柱手术的经胸和经腹入路
Transthoracic and Transabdominal Approaches to the Spine

Mark E. Oppenlander　Christopher M. Maulucci　Michael S. Weinstein　James S. Harrop　**著**

付　强　张永哲 **译**

吴　喜 **校**

一、概述

脊柱手术的经胸和经腹入路已经成为治疗一系列脊椎疾病的标准入路。这些手术入路的独特之处在于它的多学科性质，也就意味着那些已经接受过普通外科训练的手术医生仍然要和脊柱外科医生同台手术。这种人员组合提高了手术暴露胸腔和腹部内脏期间患者的安全性。然而，也有一些脊柱外科医生可以单独完成这些手术入路。

此外，接受脊柱手术经胸或经腹入路的患者需要严密的围术期治疗，通常需入住重症监护病房。术后与神经重症专家的合作将使患者获得更加深入及细致的多学科治疗。本章将概述脊柱手术经胸或经腹入路的适应证、手术方法、术后治疗细节和并发症的处理。

二、神经解剖及手术步骤

要　点

- 脊柱手术的经胸和经腹入路适应范围广泛，但应根据患者和病变进行个体化设计。
- 全面的胸腹部解剖学知识可避免术中并发症发生。
- 了解经胸和经腹手术入路上的细微差别，理论上可使多学科临床医生提供更好的术后治疗。

（一）经胸入路

1. 注意事项和适应证

经胸入路常用于达到胸椎的腹侧。通常经典的开胸术可到达 $T_4 \sim T_{10}$ 水平。上胸部的病变需通过经胸骨入路开胸术 [1, 2] 或后外侧胸腔外入路 [3] 到达。胸腰椎腹侧区（$T_{10} \sim L_2$）可经后外侧入路 [4, 5] 或经胸及腹膜后联合入路 [6] 并上抬膈肌到达。同时，胸腔镜技术也是相对于开胸手术治疗某些疾病的替代方法 [7, 8]。

经胸入路的适应证包括肿瘤、畸形、创伤、感染、退行性疾病。侵犯脊柱的肿瘤性病变多是恶性肿瘤，也包括转移瘤 [9, 10] 或原发于椎体的肿瘤如脊索瘤 [11]。手术有助于明确病理诊断，神经减压及脊柱稳固。

脊柱冠状位或矢状位畸形可通过经胸入路手术治疗 [12-14]。这种畸形或许是由特发性脊柱侧弯或神经肌肉脊柱侧弯，陈旧性骨折或感染及成年人退行性疾病所致。在矫形手术中，通常选择脊柱侧弯尖部作为手术入路一侧。

将胸腰椎骨折手术按分类系统进行多重排列 [15, 16]，个体骨折类型的最佳手术入路仍存在争议。据 Denis 报道 [17]，当脊柱三个柱中的两个柱遭到破坏时，将导致脊柱不稳定性损伤需行内固定术。胸腰损伤分类及严重度评分系统将量化生物力学损伤严重度和患者的神经功能状态，以期明确手术指征 [16, 18]。胸椎的腹侧入路进行神经减压及内固定适用于特殊骨折类型。

到目前为止，多数脊柱退行性疾病发生于颈椎及腰椎，但胸椎的退行病变临床主要表现为椎间盘突出。胸椎间盘突出临床不常见，多引起导致瘫痪的胸髓病或神经根病[19-21]。总之，如果突出的椎间盘较大，恰好位于椎管中央且已钙化，这时可选择经胸入路进行手术减压[22]。

2. 神经解剖学

胸椎由 12 个椎节段组成。椎体位于椎管前方，椎根、椎板及棘突位于椎管后方。每节段横突向侧方延伸并与肋骨头形成关节。

胸髓位于椎管内，神经根从每节段两侧椎孔出椎管。某一节段神经根从其相同节段椎体椎根下方出椎管（如 T_6 神经根向下从 T_6 椎根下方由 T_{6-7} 形成的椎孔出椎管）。

胸髓的血供来自主动脉分支的节段动脉，在冠状面节段动脉沿着每个椎体走行到椎体中部（图 33-1）。供应脊髓的根动脉数量有限，最大一支为 Adamkiewicz 动脉（前根动脉），为供应 T_8 水平以下脊髓的主要动脉。80% 患者的前根动脉位于左侧，85% 患者的前根动脉在 $T_9 \sim L_2$ 水平起源[23]。当手术接近胸椎时牢记这些血管解剖十分重要，因为过多结扎节段动脉将增加术后脊髓梗死风险[24]。如果术中不确定某一动脉对于胸髓供血的重要性，可在永久结扎之前先临时夹闭该动脉，同时观察神经电生理监测信号有无改变。

3. 手术步骤

胸腔切开术的第一步是决定从哪一侧入路。通常病变部位决定手术侧，因为突出的椎间盘通常位于椎管的一侧，或肿瘤通常自椎体向一侧生

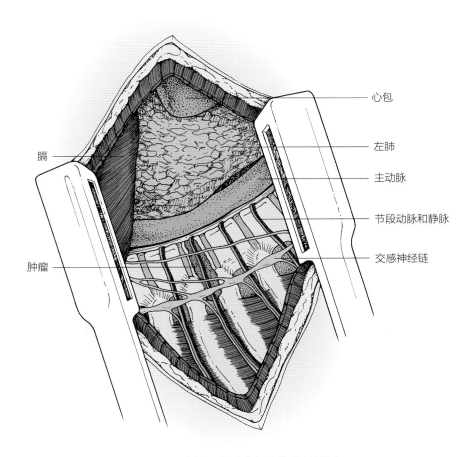

心包

左肺

主动脉

节段动脉和静脉

交感神经链

膈

肿瘤

▲ 图 33-1　左侧开胸手术入路的外科解剖

经许可转载，引自 Benzel EC (Ed.). *Spine Surgery: Techniques, Complication Avoidance, and Management,* 3rd ed. Philadelphia, PA: Elsevier Saunders; 2012: 479, Fig. 50.3.

长。如果病变向两侧偏移程度相同，那么手术入路的选择需考虑更多因素。右侧入路可避免涉及主动脉，左侧入路可避免涉及下腔静脉及肝脏。当需要胸腹联合入路到达下胸椎及腰椎时，应选择左侧入路以避免损伤肝脏及静脉结构。

施行单肺孤立术需用双腔气管内插管或支气管堵塞器。通常在 T_9 水平以上手术时需施行单肺孤立术。在 T_9 水平以下手术入路中，牵拉肺就可满足手术暴露需要。

患者通常摆侧卧位，在身体所有受压处垫棉垫保护。在病变表面做平行于相应水平肋骨长轴的切口。肋椎关节比相应椎体低 2 个椎体水平，因此 T_6 肋通常位于 T_8 椎体水平。在手术前依靠影像学对病变进行定位（图 33-2）。

切口长度取决于需要暴露的椎体节段数量及患者体型特征。经典开胸切口通常从棘旁肌的外侧缘延伸至肋骨的胸肋交界处将被切开。通常小切口就可以满足手术需求。皮下组织用单极电刀切开。背阔肌及前锯肌沿下一肋走行分离。另外，肌肉将被牵拉移位。钝性分离肋骨，术中谨记神经血管束沿肋骨下面走行。如果需要增加手术暴露，切除肋骨应尽量向前后两端切除，切下来的肋骨段需另存以备手术中植骨用。

切开胸膜，行术侧肺孤立术，对侧单肺通气。用可塑性牵开器牵拉肺和膈肌。肋骨撑开器最大限度牵开暴露脊柱。剥离脊柱表面的壁层胸

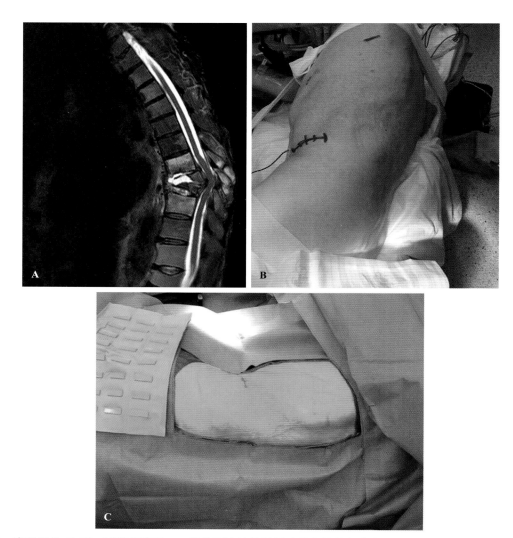

▲ 图 33-2　患者男性 61 岁，因背痛发现 T_{8-9} 椎体压缩性骨折导致骨化性椎间盘炎（A）患者接受左侧开胸术行减压术及椎体融合术。患者采取右侧侧卧位（B），手术铺巾后的照片（C）

膜暴露节段动脉及静脉。根据手术暴露需要可牺牲节段动脉及静脉。首先要正确辨认肋骨头的水平，然后才能认知正确的椎根。

当手术的脊柱操作部分已经完成，接着需要在胸腔置管并闭合切口。肋骨需要缝合再接；然后麻醉医生将再次充盈术侧肺排气。余下的切口需要逐层缝合。

（二）经腹入路：前方入路

1. 注意事项和适应证

经腹入路可处理腰椎的大部分疾病，包括退行性疾病、肿瘤、感染和畸形。最常应用于前路腰椎体融合术（anterior lumbar interbody fusion，ALIF），重建腰椎前柱，通过在椎体间植骨以增大腰椎前凸，提高了脊椎前柱的稳定性。另外，可以提供关节固定术中较大的骨接触面以利于植骨并降低假关节的发生率。虽然，这一入路的缺点在于难以暴露神经结构，但是通过局部牵拉，神经根可以得到间接减压[25]。

在实施 ALIF 前慎重选择患者至关重要。ALIF 的手术适应证包括腰椎间盘退行性疾病未造成明显椎管狭窄、腰椎后凸畸形、脊椎前柱需广泛固定，以及有假关节形成的高风险患者。腰椎经腹入路的其他手术适应证包括肿瘤活检及切除[26]，感染清创术[27]，创伤后的减压及固定术[28]。

鉴于 ALIF 的常规入路必须经过腹腔后间隙，因此手术还需要考虑其他因素。ALIF 的唯一绝对禁忌证是严重骨质疏松，因其将导致植骨脱入椎体内。除此之外，其他禁忌证是相对的取决于外科团队的手术经验。如前面所提及，神经压迫是相对禁忌证。实施 ALIF 所达到的间接减压作用足以充分消除神经根症状。纵观腹膜后部手术既往的历史，严重腹腔血管疾病，肾动脉以下水平主动脉的动脉瘤，泌尿系统单输尿管畸形均是相对禁忌证。在实施 ALIF 前要高度关注患有血液高凝状态疾病或口服药物导致血液高凝状态的患者。

2. 神经解剖

ALIF 的经典暴露范围使术者能够到达腰椎体的前面。术中很容易辨认骨性结构表面所覆盖的前纵韧带及纤维环。硬膜及其内容物很难暴露，需要解剖分离椎间隙这一狭窄的通道才能暴露马尾神经。如果解剖分离到 $L_1 \sim L_2$，术者应该注意脊髓圆锥可能低至 L_2 水平。同样腰椎附近还有其他重要的神经结构。

腰丛神经各从两侧的腰大肌间穿过，支配双下肢近端的感觉和运动。下腹上神经丛位于从肠系膜下动脉起源处到腹主动脉分叉成两侧髂总动脉间的腹主动脉旁。这些神经支配血管舒缩，毛发运动及会阴部和下肢的皮肤感觉，更重要的是这些神经丛还控制男性射精。

3. 手术步骤

腰部手术在 L_2 水平及以下时，患者仰卧在放射治疗台上，腰凸向上。切口位于中线或近中线。L_1 的手术入路时，患者多取侧卧位，在这些病例中采用侧斜切口。腹膜后入路多选择从左侧进入是因为牵拉富有平滑肌的主动脉比牵拉薄壁的下腔静脉更安全。在切皮前，需通过触诊或多普勒探头监测下肢周围动脉的搏动情况为术中和围术期动脉监测提供基线值。脉搏血氧计放在下肢作为术中监测血管血供不足的一种手段。

当解剖分离到腹膜时，腹腔内容物被直接从左侧推挤到右侧以暴露腹膜后间隙（图 33-3）。如果腹膜被撕裂了，可以用薇乔线连续缝合关闭腹腔。术中必须识别输尿管并将之与腹膜囊一起牵拉。以钝性分离进入椎前间隙避免使用单极烧灼进行解剖。这样可以减少主动脉分叉处的下腹上神经丛损伤的风险。在解剖过程中可进行适当的血管结扎。例如，穿过 L_5 椎体的左髂腰静脉，术中最好给予结扎并分离，以达到充分游离左髂总静脉。

腹腔内容物可用自动牵引器牵拉。重要的血管结构最好由助手用手持式牵开器牵拉，这种牵拉方式可以多次松弛以防止血栓形成，同时可达到对血管的持续观察。然后进行椎间盘切除术，在射线定位后将植骨插入目标位置。对伤口进行冲洗并分层缝合。

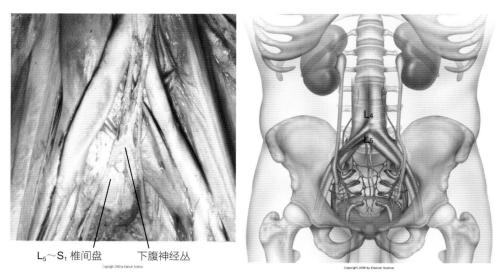

L₅～S₁ 椎间盘　　下腹神经丛

▲ 图 33–3　左侧腹膜后入路进行腰椎前路椎间融合术的外科解剖学研究

经许可转载，引自 Quinones-Hinojosa A (Ed.). *Schmidek and Sweet: Operative Neurosurgical Techniques,* 6th ed. Philadelphia, PA: Elsevier Saunders; 2012: 1959, Fig. 171.6.

（三）经腹入路：侧方入路

患者侧卧位时手术同样可以到达腰椎和胸腰椎。这种体位时手术入路的适应证同样广泛，包括退行性改变、肿瘤、感染和畸形。在胸腰椎及上腰椎手术时，这些手术入路通常较少需要牵移血管，有时需要在胸腰结合处迁移膈肌，但在手术结束时需要修补膈肌。在近十年比较流行的手术入路是侧路腰椎椎体融合术（lateral lumbar interbody fusion，LLIF）。当需要在椎体间植骨时，LLIF 可以实现类似 ALIF 的手术效果，提供良好的前柱稳定性和关节融合时较大骨接触面。如同 ALIF，LLIF 通过牵拉椎体达到间接的神经减压效果。LLIF 也可以考虑作为矫正冠状畸形的有效手术方法，如脊柱侧弯[29, 30]。重建脊柱前柱可恢复脊柱的凹凸曲度。通常，LLIF 必须同时结合后路辅助器械以维持脊柱稳定性（图 33-4）。必要时可分期手术完成。

在实施 LLIF 之前，仔细选择患者是至关重要的。LLIF 的适应证包括腰椎间盘退变性疾病但无明显椎管狭窄、冠状位腰椎畸形、大范围的脊椎前柱固定，以及假性关节形成高风险患者。

1. 神经解剖学

脊椎体的侧面和横突的腹面是在 LLIF 中可见的骨性结构。纤维环和椎间盘间隙可在椎体之间被识别。硬脊膜位于椎体的背侧。

腰大肌在冠状面上从内侧向外侧斜行，在矢状面上从后向前斜行。它的深层肌纤维起源于腰椎横突，还起源于下胸椎外侧面、腰椎体和椎间盘。腰肌与髂肌相连，形成髂腰肌，并插入股骨小转子。腰丛位于腰肌两层之间，从后向前沿着腰椎体的侧面走行。在 L₁～L₂ 水平腰丛走行于椎体的后面，在 L₄ 和 L₅ 水平腰丛向前走行可至椎体中部。

2. 手术步骤

LLIF 过程的第一步是确定从哪侧入路到达病变。脊柱侧弯手术最好是从凹陷的一侧入路，这样可以利用脊柱侧凹的曲度同时到达多个椎间盘[29]。

患者采取侧卧位所有身体着力点均衬垫保护。使用术中放射学引导设计切口，在侧位片上标出椎间盘的前后间隙。切开皮肤解剖辨认腹外斜肌、腹内斜肌、腹横肌和筋膜。然后识别腹膜后脂肪组织（图 33-5）。在进行术中肌电图监测的情况下放置自动牵开器牵拉组织以确保股骨神经不受损伤[31, 32]。根据手术所需要达到的椎

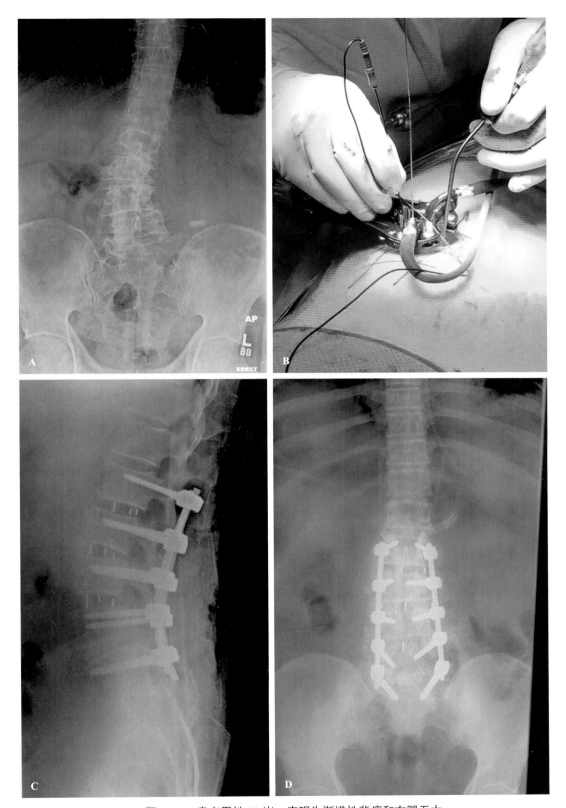

▲ 图 33-4　患者男性 70 岁，表现为渐进性背痛和右腿无力

检查后发现患者存在退行性腰椎病脊柱侧弯（A）行侧方入路减压和椎体间融合术。手术采用腹膜后入路（B），椎体间插入植骨。患者接受了第二阶段的后路减压手术并以椎弓根螺钉融合固定。术后侧位（C）及前后位（D）X 线片显示畸形已矫正

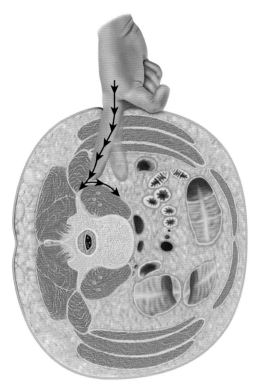

▲ 图 33-5　侧方腹膜后入路腰椎体融合术

经许可转载，引自 Quinones-Hinojosa A (Ed.). *Schmidek and Sweet: Operative Neurosurgical Techniques*, 6th ed. Philadelphia, PA: Elsevier Saunders; 2012, p. 1967, Fig. 172.5.

间盘间隙水平和解剖关系，决定是否需要横穿腰肌。切开纤维环，切除椎间盘，在放射引导下进行椎体间植骨。逐层缝合切口。

三、围术期注意事项

> **要　点**
>
> ◆ 围术期患者管理一般需要在特殊脊柱手术入路中高度关注。
> ◆ 接受开胸手术的患者通常需要胸腔引流管的管理，而经腹入路可能不需要留置引流管。
> ◆ 对于所有接受大型脊柱手术的患者，需对术后疼痛采取积极的控制措施，病情允许应及早活动。

脊椎的经胸或经腹入路术后，患者通常被转移到麻醉复苏病房或重症病房复苏。外科医生应和患者的专职重症医护人员进行详细沟通并讨论手术过程，尤其是术中并发症应当重点讨论。

患者在接受脊椎大手术后，应该积极地控制术后疼痛[33]。术后在患者可耐受的情况下，应该加强营养。同时，应尽早活动以降低深静脉血栓形成的风险和预防去适应状态。此外，由外科医生决定患者在术后是否需要使用外部矫形器。

（一）经胸入路

> **临床要点：**
>
> • 胸腔导管对于患者来说是非常痛苦的，应尽可能早期去除胸腔导管，因为它影响患者活动。
> • 肺不张是术后肺活量减少和开胸术后胸廓夹板固定的常见并发症。

脊柱经胸入路术后，需记录胸腔引流量并动态复查胸部 X 线片以监测进展性血胸、气胸、肺实变、肺不张或其他手术入路相关并发症。术后 24～48h，胸腔引流量持续减少，X 线片显示胸部情况稳定的且没有空气泄漏时可拔除胸腔引流管。

（二）前路腰椎体间融合术

> **临床要点：**
>
> • 经腹膜入路较腹膜后入路术后肠梗阻发生率高。
> • 与腹膜腔相通的引流管引流量较多，但这种现象并非病理性，可能只是生理性腹水。

ALIF 术后尿潴留发生率高达 27%，但多是暂时性的。通常归因于围术期麻醉药的使用[34]。然而，如果这种症状在术后前几天内仍不能缓解，则需警惕输尿管损伤或马尾综合征。

ALIF 术后肠梗阻也很常见。通常在术后一周内缓解。如有明显恶心或放射线片显示肠祥增大，此时需要放置鼻胃管减压。

（三）侧位腰椎体间融合术

LLIF 术后有 10%～20% 的患者大腿前部区域皮肤出现短暂的感觉麻木[35]。在手术中，感觉神经很难进行监测故感觉神经较运动神经更容易受到损伤。大多数患者术后 1 年上述部位皮肤感觉丧失近乎完全恢复。对于那些腰肌术中被分离且手术入路从腰肌间穿过的患者，由于腰肌的损伤可能出现短暂的轻度屈髋无力。然而，这种现象通常不被认为是术后并发症，除非伴随有伸膝无力并提示有股神经损伤时[32, 36]。

（四）术后并发症

要　点

- 接受开胸手术放置胸腔引流管的患者术后通常需要连续复查胸部 X 线片，并同时处理相关并发症。
- ALIF 术后的大多数并发症与手术入路有关。
- LLIF 术后的大多数并发症是神经系统方面的表现。
- 任何胸部或上腹部手术后肺活量降低都有发生肺不张风险。

临床要点：
- 腹侧脑脊液漏是非常难以修复的，因此对术中有硬脊膜撕裂的情况需监测低颅压症状，尤其是在放置胸腔引流管的情况下。
- 长期侧卧位可能与严重的迁延性皮肤压疮、神经麻痹和迁延性肺水肿有关。

1. 经胸入路

术前适当的检查是否有合并症，如心脏或肺部疾病，可明显减少开胸术后许多并发症发生。同时，强烈建议患者戒烟[37]。另外，术中有胸外科医生或普通外科医生的协助，可减少入路相关性并发症发生。总之，都应在围术期关注某些特殊并发症发生[38, 39]（表 33-1）。

表 33-1　经胸和经腹入路术后主要并发症

手术方法		并发症
经胸入路	开胸术	张力性气胸
		血胸
		气胸
		乳糜胸
		肺不张 / 肺水肿
		感染（胸膜脓肿）
经腹入路	ALIF	肠损伤
		输尿管损伤
		血栓形成（静脉或动脉）
		腹膜后血肿
		逆行射精（男性）
	LLIF	股神经损伤
		腹肌失神经支配
		大腿前部麻木

ALIF. 前路腰椎体融合术；LLIF. 侧路腰椎体融合术

肺裂伤可在剥离粘连胸膜过程中发生或直接因器械外伤所致，从而增加术后气胸的风险。肺裂伤修复可以先用缝线缝合或用订皮器订合。如果使用订皮器，严密接缝可以减少空气泄漏的风险。可在撕裂处涂上纤维蛋白胶防止空气泄漏。肺裂伤修复后，胸腔插管应放置在靠近可能漏气的位置，由于胸腔中空气通常前移故常倾向于将胸腔管放在胸腔中偏前方。

对于术后气胸，需持续向胸腔前部放置引流管直至气胸消失，有时需要额外再放置一个胸腔引流管。治疗气胸复发的方法包括观察、更换胸管或重复开胸放置胸腔引流管[40]。张力性气胸是一种紧急的并发症。张力性气胸的症状包括呼吸窘迫、低氧血症、单侧肺呼吸音降低、气管移位、颈静脉扩张、低血压和心动过速。

胸部血管撕裂的处理方法有血管结扎或一期修复，但都增加术后并发症发生的风险。奇静脉和节段性血管撕裂时常被结扎。如果下腔静脉撕裂发生，首先尝试一期修复，但血管结扎仍然是一种损害可控的技术[41]。主动脉、肺动脉撕裂时需要直接缝合，同时胸外科医生帮助。结扎上腔静脉可引起急性上腔静脉综合征和视力危害。

临床医生应及时发现开胸术后导致的血胸。如果预期术后会出血，胸腔引流管应放置在血液可能积聚的位置（通常在脊柱旁区域指向后方）。应该保留胸腔引流管直到引流血量减少。如果引流血量持续较多或逐渐增加，此时需考虑再次开胸术中直接止血。

同样，胸导管有损伤时术后需要严密观察。胸导管一般在术中无法明确看到，可能出现胸导管被缝合或被结扎。术后胸部 X 线片可发现有乳糜胸，并有乳白色液体从胸腔引流管流出。治疗方面包括肠外营养治疗同时行胸腔引流管持续引流。如果持续有乳糜流出，可选择胸腔穿刺术或重复开胸手术治疗[42, 43]。

术后感染可导致胸膜脓肿。如果在发病早期，用胸腔导管引流和静脉注射抗生素就可有效控制感染。晚期胸膜脓肿可能需要开胸手术剥除脓肿壁或脓肿引流[44]。

2. 前路腰椎体融合术

> **临床要点**：前部经腹入路最常见的主要并发症为血管性并发症，通常累及静脉结构。这可能会导致术中大出血，需要积极的术中、术后复苏治疗。即使术中对大血管进行一期修复，但深静脉血栓发生率仍高。

ALIF 术中或术后并发症主要与手术入路相关（表 33-1）。如果术中腹膜被撕裂但未修复，

那么将会导致腹外疝、肠梗阻或肠缺血坏死发生。肠道损伤是一种罕见的并发症需要及时发现并治疗[45]。术野需要积极冲洗并由普通外科医生进行的肠道修复。应该预防性使用广谱抗生素并终止 ALIF。术前肠道准备和术中插入鼻胃管可降低由于肠祥减压所导致的并发症。如果 ALIF 术中损伤输尿管，必须立即联系泌尿外科医生进行修复。需要对输尿管的进行一期修复，植入或不植入支架均可[46, 47]。

在 ALIF 术中，主要血管结构的损伤占 2%～4%[48]。直接由血管外科医生修复血管是必要的，为了应对这种潜在并发症，应建立适当的静脉通道并准备好必需的血液制品。如果发生大出血，将会发生因大规模输血和持续出血所导致的术后相关问题。

静脉或动脉结构血栓形成是 ALIF 术后的另一个潜在的并发症。据报道，ALIF 手术相关性静脉血栓发生率为 1%～11%[49]。动脉血栓相当罕见，如果怀疑有血栓形成，则应立即进行血管造影，治疗方法包括外科手术取栓[45, 49]。

ALIF 术中很容易识别并行硬脊膜切开术。然而，由于到达硬膜囊的空间受限，因此硬脊膜切开很难有效控制。常取游离肌肉或筋膜移植并以生物蛋白胶黏合可促进局部组织愈合。术后需及时行腰椎蛛网膜下腔引流脑脊液。

神经根病变或症状伴随马尾神经症状出现时，应该立即行神经影像学检查以明确诊断。如有血肿、后突的椎间盘组织或内固定材料异位导致神经组织受压时，行后路手术减压或探查是最有效的治疗策略。

ALIF 术后可能出现生殖股神经或髂腹股沟神经的损伤。这种情况在上腰椎节段手术后更为常见。症状表现为腹股沟和（或）大腿内侧皮肤感觉麻木。这些神经麻痹通常会在术后 6 个月内自行消退[34, 50]。

手术侧交感神经的损伤也可能发生。这种并发症可能会导致同侧下肢血管扩张。患者通常会抱怨对侧脚寒冷感。这些症状通常在 3～6 个

月消失。男性交感神经丛的损伤可导致逆行性射精。ALIF 手术后有 0.5%～2% 患者会发生这种并发症 [51]。射精过程中膀胱内括约肌的松弛将导致精液逆流入膀胱。对于这种并发症外科手术也没有好的治疗方法，但是 25%～33% 的患者将在 2 年内将恢复正常功能 [51, 52]。

术后骨髓炎或椎间盘炎约占所有 ALIF 手术后感染的 1%[34]。放射学证据结合白细胞计数增加，C 反应蛋白增高，红细胞沉降率增高需高度怀疑此类并发症。如果硬膜外病变导致神经结构受压，推荐经腹侧或背侧的探查并清创。否则，长期使用抗生素及外部矫形器时需进行放射学和临床观察。

3. 侧路腰椎体融合术

与 ALIF 不同，LLIF 的并发症通常是神经方面的表现 [53, 54]（表 33-1）。LLIF 常伴有股神经 3%～23% 的损伤率进而导致屈髋和伸膝无力 [54]。运动无力常在术后 90 天后恢复 50%，术后 1 年恢复 90%。通过严密的神经电生理监测，以及在牵开器所暴露的术野区域进行电刺激，以寻找运动神经分支可以避免这种并发症。如果无法定位"安全区"，手术应该中止。

在 LLIF 暴露过程中，供应腹部侧翼肌肉组织的神经可能有明显损伤导致腹侧面凸起。约 4% 的病例报道了这个并发症 [30, 35]。同时，必须排除腹疝。通常这种并发症只是外观改变，但这对于患者来说却非常痛苦。

四、结论

通过脊柱外科医生和神经危重症专家的多学科治疗，经胸或经腹脊柱手术的患者均可达到最佳结果。术后在重症监护病房进行严密监测以识别并处理潜在并发症的措施是非常有必要的。因为，经胸和经腹手术涉及内脏解剖，这些解剖知识已超出脊柱外科医生的专业范围，在围术期患者的治疗中应用多学科联合入路的必要性已日渐明显了。

参 考 文 献

[1] Zengming X, Maolin H, Xinli Z, Qianfen C. Anterior transsternal approach for a lesion in the upper thoracic vertebral body. *J Neurosurg Spine*. 2010;13(4):461–468.

[2] Jiang H, Xiao Z–M, Zhan X–L, He M–L. Anterior transsternal approach for treatment of upper thoracic vertebral tuberculosis. *Orthop Surg*. 2010;2(4):305–309.

[3] Lubelski D, Abdullah KG, Steinmetz MP, et al. Lateral extracavitary, costotransversectomy, and transthoracic thoracotomy approaches to the thoracic spine: review of techniques and complications. *J Spinal Disord Tech*. 2013;26(4):222–232.

[4] Le Roux PD, Haglund MM, Harris AB. Thoracic disc disease: experience with the transpedicular approach in twenty consecutive patients. *Neurosurgery*. 1993;33(1):58–66.

[5] Simpson JM, Silveri CP, Simeone FA, Balderston RA, An HS. Thoracic disc herniation. Reevaluation of the posterior approach using a modified costotransversectomy. *Spine*. 1993;18(13):1872–1877.

[6] Burrington JD, Brown C, Wayne ER, Odom J. Anterior approach to the thoracolumbar spine: technical considerations. *Arch Surg*. 1976;111 (4):456–463.

[7] Rosenthal D, Dickman CA. Thoracoscopic microsurgical excision of herniated thoracic discs. *J Neurosurg*. 1998;89(2):224–235.

[8] Han PP, Kenny K, Dickman CA. Thoracoscopic approaches to the thoracic spine: experience with 241 surgical procedures. *Neurosurgery*. 2002;51(5 Suppl):S88–S95.

[9] Loblaw DA, Perry J, Chambers A, Laperriere NJ. Systematic review of the diagnosis and management of malignant extraduralspin alcordcompression: the Cancer Care Ontario Practice Guidelines Initiative's Neuro– Oncology Disease Site Group. *J Clin Oncol*. 2005;23(9):2028–2037.

[10] Prasad D, Schiff D. Malignant spinal–cord compression. *Lancet Oncol*. 2005;6(1):15–24.

[11] Boriani S, Bandiera S, Biagini R, et al. Chordoma of the mobile spine: fifty years of experience. *Spine*. 2006;31(4):493–503.

[12] Richardson JD, Campbell DL, Grover FL, et al. Transthoracic approach for Pott's disease. *Ann Thorac Surg*. 1976;21(6):552–556.

[13] Lowe TG, Alongi PR, Smith DAB, O'Brien MF, Mitchell SL, Pinteric RJ. Anterior single rod instrumentation for thoracolumbar adolescent idiopathic scoliosis with and without the use of structural interbody support. *Spine*. 2003;28(19):2232–2241. discussion 2241–2.

[14] Tis JE, O'Brien MF, Newton PO, et al. Adolescent idiopathic scoliosis treated with open instrumented anterior spinal fusion: five–year follow–up. *Spine*. 2010;35(1):64–70.

[15] Magerl F, Aebi M, Gertzbein SD, Harms J, Nazarian S. A comprehensive classification of thoracic and lumbar injuries. *Eur Spine J*. 1994;3 (4):184–201.

[16] Vaccaro AR, Lehman RA, Hurlbert RJ, et al. A new classification of thoracolumbar injuries: the importance of injury morphology, the integrity of the posterior ligamentous complex, and neurologic status. *Spine*. 2005;30(20):2325–2333.

[17] Denis F. The three column spine and its significance in the classification of acute thoracolumbar spinal injuries. *Spine*. 1983;8 (8):817–831.

[18] Patel AA, Dailey A, Brodke DS, et al. Thoracolumbarspine traumaclassification: the Thoracolumbar Injury Classification and Severity Score system and case examples. *J Neurosurg Spine*. 2009;10(3):201–206.

[19] Hott JS, Feiz–Erfan I, Kenny K, Dickman CA. Surgical management of giant herniated thoracic discs: analysis of 20 cases.

J Neurosurg Spine. 2005;3(3):191–197.

[20] Arce CA, Dohrmann GJ. Herniated thoracic disks. *Neurol Clin*. 1985 May;3(2):383–392.

[21] Currier BL, Eismont FJ, Green BA. Transthoracic disc excision and fusion for herniated thoracic discs. *Spine*. 1994;19(3):323–328.

[22] Oppenlander ME, Clark JC, Kalyvas J, Dickman CA. Surgical management and clinical outcomes of multiple–level symptomatic herniated thoracic discs. *J Neurosurg Spine*. 2013 Dec;19(6):774–783.

[23] Martirosyan NL, Feuerstein JS, Theodore N, Cavalcanti DD, Spetzler RF, Preul MC. Blood supply and vascular reactivity of the spinal cord under normal and pathological conditions. *J Neurosurg Spine*. 2011;15(3):238–251.

[24] Leung YL, Grevitt M, Henderson L, Smith J. Cord monitoring changes and segmental vessel ligation in the "at risk" cord during anterior spinal deformity surgery. *Spine*. 2005;30(16):1870–1874.

[25] Mummaneni PV, Haid RW, Rodts GE. Lumbar interbody fusion: state– of–the–art technical advances. Invited submission from the Joint Section Meeting on Disorders of the Spine and Peripheral Nerves, March 2004. *J Neurosurg Spine*. 2004;1(1):24–30.

[26] Sundaresan N, Steinberger AA, Moore F, et al. Indications and results of combined anterior–posterior approaches for spine tumor surgery. *J Neurosurg*. 1996;85(3):438–446.

[27] Dimar JR, Carreon LY, Glassman SD, Campbell MJ, Hartman MJ, Johnson JR. Treatment of pyogenic vertebral osteomyelitis with ante– rior debridement and fusion followed by delayed posterior spinal fusion. *Spine*. 2004;29(3):326–332. discussion 332.

[28] Vaccaro AR, Lim MR, Hurlbert RJ, et al. Surgical decision making for unstable thoracolumbar spine injuries: results of a consensus panel review by the Spine Trauma Study Group. *J Spinal Disord Tech*. 2006;19(1):1–10.

[29] Acosta FL, Liu J, Slimack N, Moller D, Fessler R, Koski T. Changes in coronal and sagittal plane alignment following minimally invasive direct lateral interbody fusion for the treatment of degenerative lumbar disease in adults: a radiographic study. *J Neurosurg Spine*. 2011;15 (1):92–96.

[30] Dakwar E, Cardona RF, Smith DA, Uribe JS. Early outcomes and safety of the minimally invasive, lateral retroperitoneal transpsoas approach for adult degenerative scoliosis. *Neurosurg Focus*. 2010;28(3).

[31] Tohmeh AG, Rodgers WB, Peterson MD. Dynamically evoked, discrete–threshold electromyography in the extreme lateral interbody fusion approach. *J Neurosurg Spine*. 2011;14(1):31–37.

[32] Berjano P, Lamartina C. Minimally invasive lateral transpsoas approach with advanced neurophysiologic monitoring for lumbar interbody fusion. *Eur Spine J*. 2011.

[33] Boysen PG. Perioperative management of the thoracotomy patient. *Clin Chest Med*. 1993;14(2):321–333.

[34] Loguidice VA, Johnson RG, Guyer RD, et al. Anterior lumbar inter– body fusion. *Spine*. 1988;13(3):366–369.

[35] Benglis DM, Vanni S, Levi AD. An anatomical study of the lumbo– sacral plexus as related to the minimally invasive transpsoas approach to the lumbar spine. *J Neurosurg Spine*. 2009;10 (2):139–144.

[36] Rodgers WB, Gerber EJ, Patterson J. Intraoperative and early postoperative complications in extreme lateral interbody fusion: an analysis of 600 cases. *Spine*. 2011;36(1):26–32.

[37] Barrera R, Shi W, Amar D, et al. Smoking and timing of cessation: impact on pulmonary complications after thoracotomy. *Chest*. 2005;127(6):1977–1983.

[38] Baron EM, Albert TJ. Medical complications of surgical treatment of adult spinal deformity and how to avoid them. *Spine*. 2006;31(19 Suppl):S106–S118.

[39] De Giacomo T, Francioni F, Diso D, et al. Anterior approach to the thoracic spine. *Interact Cardiovasc Thorac Surg*. 2011;12(5):692–695.

[40] Baumann MH, Strange C. The clinician's perspective on pneumo– thorax management. *Chest*. 1997;112(3):822–828.

[41] Sullivan PS, Dente CJ, Patel S, et al. Outcome of ligation of the inferior vena cava in the modern era. *Am J Surg*. 2010;199(4):500–506.

[42] Marts BC, Naunheim KS, Fiore AC, Pennington DG. Conservative versus surgical management of chylothorax. *Am J Surg*. 1992;164 (5):532–534. discussion 534–5.

[43] Shimizu K, Yoshida J, Nishimura M, Takamochi K, Nakahara R, Nagai K. Treatment strategy for chylothorax after pulmonary resection and lymph node dissection for lung cancer. *J Thorac Cardiovasc Surg*. 2002;124(3):499–502.

[44] Renner H, Gabor S, Pinter H, Maier A, Friehs G, Smolle–Juettner FM. Is aggressive surgery in pleural empyema justified? *Eur J Cardiothorac Surg*. 1998;14(2):117–122.

[45] Rajaraman V, Vingan R, Roth P, Heary RF, Conklin L, Jacobs GB. Visceral and vascular complications resulting from anterior lumbar interbody fusion. *J Neurosurg Spine*. 1999;91(1):60–64.

[46] Gumbs AA, Hanan S, Yue JJ, Shah RV, Sumpio B. Revision open anterior approaches for spine procedures. *Spine J*. 2007;7(3):280–285.

[47] Rauzzino MJ, Shaffrey CI, Nockels RP, Wiggins GC, Rock J, Wagner J. Anterior lumbar fusion with titanium threaded and mesh interbody cages. *Neurosurg Focus*. 1999;7(6).

[48] Baker JK, Reardon PR, Reardon MJ, Heggeness MH. Vascular injury in anterior lumbar surgery. *Spine*. 1993;18(15):2227–2230.

[49] Wood KB, Devine J, Fischer D, Dettori JR, Janssen M. Vascular injury in elective anterior lumbosacral surgery. *Spine*. 2010;35(9 Suppl):S66–S75.

[50] Saraph V, Lerch C, Walochnik N, Bach CM, Krismer M, Wimmer C. Comparison of conventional versus minimally invasive extraperitoneal approach for anterior lumbar interbody fusion. *Eur Spine J*. 2004;13(5):425–431.

[51] Flynn JC, Price CT. Sexual complications of anterior fusion of the lumbar spine. *Spine*. 1984;9(5):489–492.

[52] Carragee EJ, Mitsunaga KA, Hurwitz EL, Scuderi GJ. Retrograde ejaculation after anterior lumbar interbody fusion using rhBMP–2: a cohort controlled study. *Spine J*. 2011 Jun;11(6):511–516.

[53] Pumberger M, Hughes AP, Huang RR, Sama AA, Cammisa FP, Girardi FP. Neurologic deficit following lateral lumbar interbody fusion. *Eur Spine J*. 2012;21(6):1192–1199.

[54] Cahill KS, Martinez JL, Wang MY, Vanni S, Levi AD. Motor nerve injuries following the minimally invasive lateral transpsoas approach. *J Neurosurg Spine*. 2012;17(3):227–231.

第四部分
血管内神经外科
Endovascular Neurosurgery

第34章　颈动脉和颅内动脉支架置入术
Carotid and Intracranial Stent Placement

Bryan Moore　Robert Taylor　Cuong Nguyen　Michelle J. Smith　著

刘慧峰　张永哲　译

张国宾　校

一、神经解剖学与手术

要　点

- 球囊成形术和支架置入术是治疗颈内动脉狭窄的常用方法。
- 自颅内动脉狭窄支架成型术与积极药物治疗比较（stenting versus aggressive medical therapy for intracranial arterial stenosis，SAMPRIS）试验以来，支架置入有所下降，并且仅针对症状性、内科难治的病例采用支架置入术。
- 支架辅助弹簧圈技术是常规治疗宽颈动脉瘤的首选方法。
- 导流装置用于大型和巨大宽颈颅内动脉瘤。

（一）颈动脉支架置入术

首先了解颈动脉支架置入手术适应证。美国心脏病学会 / 美国卒中协会（American Heart Association/American Stroke Association，AHA/ASA）最新的指南指出，根据颈动脉内膜切除术或支架置入血运重建研究（carotid revascularization endarterec-tomy Versus stenting rial，CREST）的结果[1, 2]，一般手术风险的患者，颈动脉支架（carotid artery stent，CAS）可以作为颈动脉内膜剥脱术（carotid endarterectomy，CEA）的合理替代。

对于症状性狭窄的患者，如果血管内操作的风险为中等或低于中等，颈内动脉管腔直径经非侵入的影像检查狭窄＞ 70%，或者经导管造影检查狭窄＞ 50%，并且预计围术期脑卒中或死亡率＜ 6%，CAS 置入可以作为 CEA 的替代方案（推荐等级Ⅱb 级；证据水平：B）。

但对于手术高风险患者，CAS 优于 CEA。AHA/ASA 的卒中指南关于治疗的推荐方案如下[2]：

症状性重度狭窄（＞ 70%）的患者，在解剖或者医疗条件上增加了外科手术的风险，或者存在其他特殊情况，如放疗引起的狭窄或 CEA 术后再狭窄的患者，可以选择 CAS（Ⅱa 级；证据水平 B）（二级预防脑卒中）。

因此，首先需要了解患者的高危因素[3]。这些危险因素概括总结在框 34-1。其次，要了解手术过程，这是管理 CAS 患者的一个重要的方面。CAS 不需要插管麻醉，通过常规麻醉，连续监测神经功能，并避免心率和血压大幅度的波动。通常，动脉鞘被放置在股动脉中。通过这个鞘，导管在透视引导下越过主动脉弓进入远端颈总动脉（图 34-1A 和 B）。然后，远端动脉栓塞保护（distal embolic protection，DEP）装置通过狭窄区域进入远端颈内动脉（图 34-1C）。在 DEP 装置打开之后，球囊在导引导丝的携带下到达狭窄区域并扩张。这时，需要与麻醉团队沟通，因为球囊扩张过程经常会诱发短暂性心动过缓，需要使用抗副交感神经生理作用的药物，如格隆溴铵。

将球囊抽瘪并回收，然后通过导丝将支架输送到之前狭窄区域并释放。随后，回收并撤出 DEP 装置。最后造影检查，确保足够解决狭窄问题，没有出现动脉夹层，且支架扩张及位置良好（图 34-1 D 和 E）。

（二）颅内支架置入术

与 CAS 相反，自 2011 年 SAMPRISIS 试验结果发表以来，支架置入治疗颅内动脉狭窄已

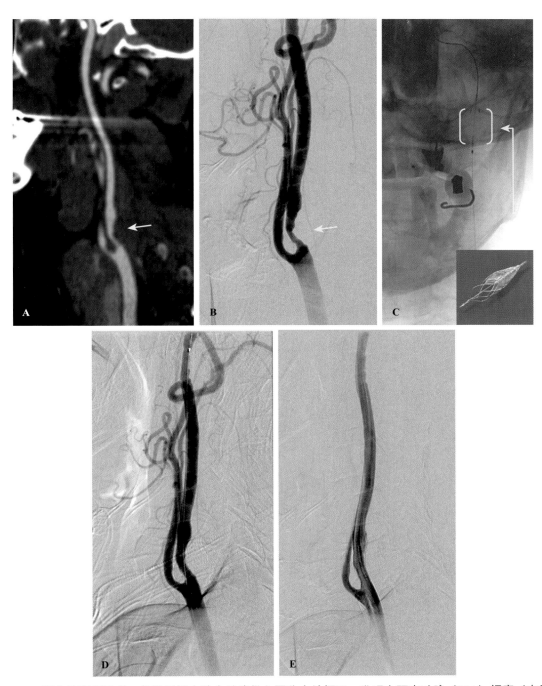

▲ 图 34-1　66 岁女性吸烟患者，急性双侧大脑中动脉供血区分水岭梗死，发现右颈内动脉（ICA）闭塞（未显示）和 65% 左颈内动脉狭窄，如 CTA（A）和颈动脉 DSA（B）显示患者接受了 CAS，术中使用了 ACCUNET RX 远端栓子保护装置（C）。治疗后 DSA 显示球囊血管成形（D）。支架置入术后显示狭窄明显减少，支架放置后约有 10% 残余狭窄（E）
（图 C 由 Abbott 公司提供。©2013Abbott，版权所有）

逐渐减少 [4]。本试验随机将 451 例颅内动脉狭窄率为 70%～99% 且近期出现过短暂性脑缺血发作（ transient ischemic attack，TIA）或脑卒中的患者分成积极药物治疗对照组，与积极药物治疗联合 wingspan 支架系统的血管成形术（Stryker，Kalamazoo，MI）介入组。介入组 30 天脑卒中发生率及死亡率（14.7%）与对照组（5.8%）相比，介入组明显高于对照组，所以试验被停止了。该试验围术期并发症发生率高。在 32 例并发症中，出血性脑卒中 9 例，缺血性脑卒中 23 例。出血性脑卒中患者中的 4 例是由于微导丝导致的血管破裂穿孔，5 例被认为是再灌注出血。在缺血性脑卒中患者中，大多数被认为是基底动脉穿支梗死 [5]。

框 34-1　与颈动脉内膜切除术风险增加相关的因素

医疗风险	解剖风险
不稳定型心绞痛	对侧颈动脉闭塞
充血性心力衰竭（NYHA Ⅲ / Ⅳ级）	严重串联病变
左心室射血分数	高颈段病变
＜ 30%	低颈段病变
近期心肌梗死	动脉夹层
需要心脏手术	CEA 手术史
重症肺部疾病	颈部手术病史
年龄≥ 80 岁	颈部放疗病史
近期使用过药物洗脱性支架	对侧喉返神经损伤

NYHA. 纽约心脏协会；CEA. 颈动脉内膜切除术

一项新的针对 Wingspan 支架系统的市场后监测研究，以进一步了解该系统是否能达到血管成形术和支架置入后脑卒中和死亡率＜ 6.6%。考虑到围术期几个危险因素，试验仅接收药物治疗但仍出现复发性脑卒中（而非 TIA）的患者。患者需在上一次脑卒中后 7 天后接受治疗，因为在 SAMMMPR IS 试验中，7 天内治疗的患者并发症

发生率较高 [4]。

对于颅内动脉血管成形术和支架置入术用于特殊的、难治性病例时，需要在插管麻醉下后进行该手术。通常，6F 鞘置入股动脉中，在透视引导下，导引导管被引导进入颈内动脉或椎动脉。此时，静脉注射肝素使活化凝血时间＞ 250s。继而，将球囊导管通过微导丝输送到狭窄区域。在透视引导下，球囊扩张到标准压力，以扩张狭窄区域。注意不要过度膨胀，以避免血管破裂。下一步将球囊微导管撤回，将单独的微导管放置到狭窄区域以远，然后通过微导管输送支架，撤回微导管，支架在先前狭窄的区域内"脱鞘"。导引导管造影，显示支架放置位置良好，所有的主干及分支血管的血流充盈正常（图 34-2 A 至 E）。

与用于血管狭窄相反，支架辅助颅内动脉瘤栓塞的治疗非常普遍。在解脱宽颈动脉瘤中的弹簧圈之前，可以展开自膨式颅内支架，如 Neuroform EZ（Stryker，Kalamazoo，MI）和 Enterprise（Cordis，Miami，FL），以防止弹簧圈环突出到载瘤动脉管腔内（图 34-3A 至 D）。事实表明，支架辅助弹簧圈技术，可以使动脉瘤栓塞治疗的患者得到长期且可靠的闭塞率，其风险也在可控范围 [6, 7]。

一种叫作 Pipeline 栓塞装置（pipeline embolization device，PED）（EV3 Neurovascular，Irvine，CA）的转流装置，已被批准用于从岩部到垂体上动脉段的颈内动脉巨大宽颈动脉瘤治疗，这是一个由金属钴和铬构成的密网支架装置，支架被 30%～35% 的金属覆盖。在微导管输送和装置展开后，动脉瘤中的血流停滞，引起血管壁慢性闭塞和新生内皮化（图 34-4A 至 F）。早期研究显示，在 180 天内可以达到 70%～90% 的闭塞率 [8, 9]。类似的转流技术，血管腔内血流再定向装置（MICROSIZE Teluo，Tustin，CA），目前正在美国食品药物管理局批准的 Ⅱ 期和 Ⅲ 期临床试验中。

这些装置为那些极具挑战性，自然史很差且缺乏其他安全有效治疗方案的动脉瘤提供了很

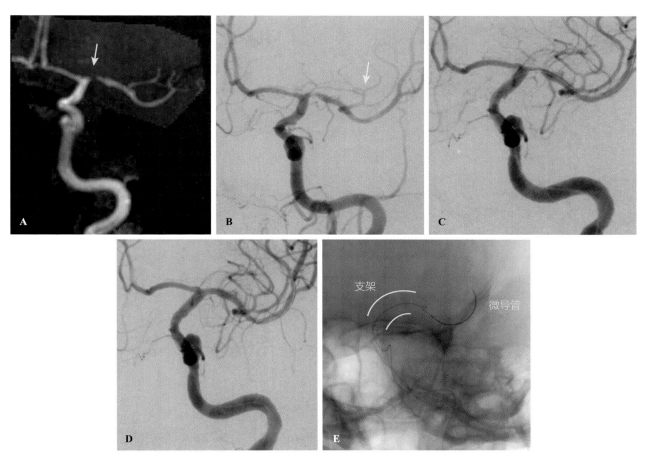

▲ 图 34-2　**62 岁老年男性，患有重度近端 M_1 狭窄，在接受最大剂量药物治疗下后仍反复出现左 MCA 脑卒中**
磁共振血管成像（magnetic resonance angiogram，MRA）（A）和随后的脑部 DSA（B）显示了 MCA 近端 M_1 段的严重狭窄（＞ 90%）。患者接受了血管成形术和支架置入术。干预后 DSA［球囊血管成形术后（C）和支架置入术后（D）］显示狭窄明显减少，并且无明显残留狭窄。未减影的图像（E）显示 Wingspan 支架到位，从左侧颈内动脉床突上段延伸至左大脑中动脉 M_1 段

好的治疗方案，这些动脉瘤在进行血管内治疗时，它的不良事件的风险可能比一般动脉瘤治疗要高很多[10]。此外，PED 正在更多地用于设定范围之外的治疗，这需要较长时期的研究。

这些装置的技术与颅内动脉成形术和支架术相似，但没有球囊血管成形术。另外，对于特定的情况，可以将两个微导管同时放置在导引导管内，即"羁留"技术。这包括将第一微导管导航到动脉瘤颈部并保留在这里，支架则通过第二个微导管展开。这样做的好处是第一个微导管处于最佳的成篮位置，而不是支架释放后再通过导引导管进入动脉瘤颈部。这些操作步骤需要常规进行全身肝素化。

二、围术期注意事项

要　点

◆ 支架置入时维持血流动力学稳定性是重要的，可能需要抗胆碱能药物或升压药物。

◆ 颈部和颅内支架内血栓形成。

◆ 支架后的双重抗血小板治疗是目前的治疗标准。

◆ 个别患者可能对某些抗血小板药物耐药。

◆ 用维梵纳血小板功能分析仪监测血小板功能是常见的，虽然有争议，并产生一个 P2Y12 反应单位（P2Y12 reaction unit，PRU）值。

◆ 增加氯吡格雷的剂量和使用普拉格雷或替加瑞尔作为降低氯吡格雷抵抗患者血栓栓塞事件发生率的机制已被提出。

（一）颈动脉支架置入术

在进行球囊血管成形术和支架置入术时需要考虑几个围术期问题，包括使用足量抗血小板药物来预防血栓栓塞并发症。颈动脉支架本身能导致血栓形成，标准预防方案包括每天服用阿司匹林（acetylsalicylic acid，ASA）325mg 和氯吡格雷75mg。所使用的确切方案因人而异，并且通常各地模式也会有差异[11]；然而，在作者的机构中，择期支架治疗的患者通常每天服用 ASA 325mg 和氯吡格雷 75mg，预处理 5 天，术后再服用 3 个月。需要紧急支架治疗的患者在术前 1 天接受 ASA 325 mg 和氯吡格雷 600mg 的负荷剂量，术后继续标准剂量为每天 ASA 325mg 和氯吡格雷

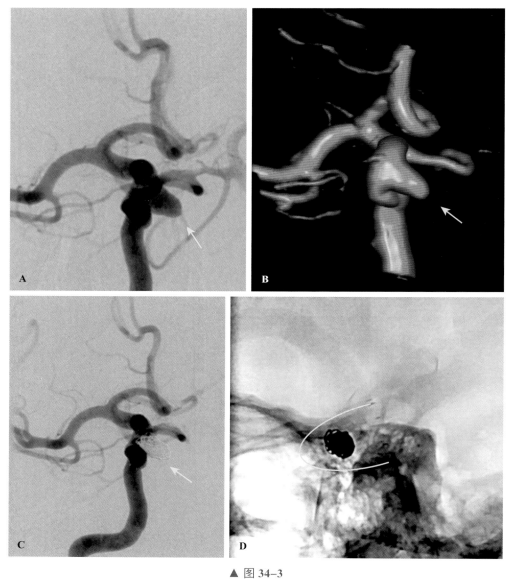

▲ 图 34-3

67 岁女性，无吸烟史，伴高血压病史，偶然发现右上垂体动脉未破裂宽颈 5.5mm×4mm×5mm（瘤顶 × 直径 × 瘤颈）动脉瘤，如图脑 DSA（A）和三维血管造影（B）。血管造影后支架辅助弹簧圈栓塞致密栓塞。未减影图像（D）示出了一个横跨动脉瘤颈部的支架（曲线），从床突上段延伸到右 ICA 的海绵窦段

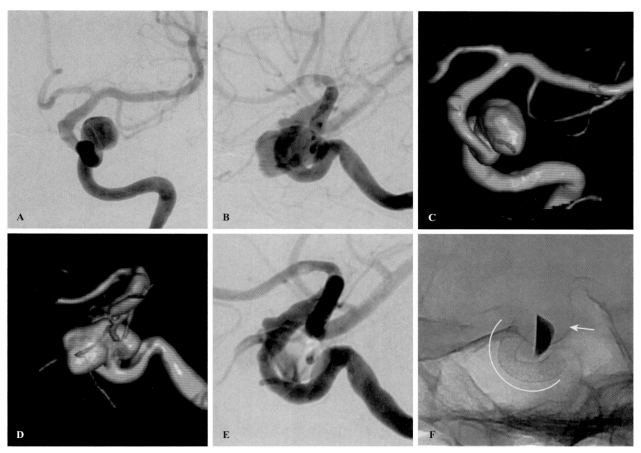

▲ 图 34-4　67 岁女性，有吸烟史，发现未破裂动脉瘤，脑血管 DSA（A. AP 投影；B. 侧位投影）和 3D 血管成像（C 和 D），PED 后的血管造影显示动脉瘤完全（E），未减影图像（F. 管线设备用曲线勾勒）可见密网支架影

75mg，连续 3 个月后氯吡格雷停止，ASA 81mg 终身服用。

关于 CAS 的另一个围术期问题是充分控制血压和心率。重度狭窄患者，尤其是对侧颈动脉闭塞或串联狭窄患者，可能依赖于全身血压以保证脑灌注。为此，应避免低血压，防止围术期缺血或脑卒中发生。此外，球囊血管成形术和导管操作，可能刺激颈动脉球，触发压力感受器反射，引起明显的心动过缓或低血压。心动过缓通常用抗胆碱能药物，如甘草酸或阿托品进行控制，扩容难以治疗的低血压可以用血管升压药治疗。

（二）颅内支架置入术

类似于颈动脉支架，颅内支架也是易形成血栓的，因此，需要足量的双抗治疗。在实际应用

中，这些药物使用模式也是不同的。在作者的机构中，在 Wingspan（Stryker，Kalamazoo，MI）、Enterprise（Cordis，Miami，FL）或 Neuroform（Stryker，Kalamazoo，MI）支架放置之前，遵循与颈动脉支架相同的治疗方案。然而，考虑到与血液导流装置相关的血栓栓塞和出血并发症具有更高的发生概率，所以抗血小板方案用于放置导流装置更为重要。首先，患者每天服用 ASA 325mg 和氯吡格雷 75mg 至少 5 天。接下来，进行床旁检测（VerifyNow，Accumetrics，Sparta，NJ）评估患者氯吡格雷的耐药性。如果怀疑有耐药性，停用氯吡格雷，开始使用抗血小板替代药物如普拉格雷（10mg/d）。此外，如果床旁检测表明患者是氯吡格雷的"高反应者"，患者可能每隔一天服用 75mg。最后，在 PED 放置后，继续进行双抗血小板治疗，直到后续成像

显示动脉瘤内完全血栓形成。围绕血流导向装置和床旁检测的抗血小板治疗的实践模式仍然存在争议[11]。

（三）抗血小板药物治疗的思考

围绕抗血小板药物治疗的方案和试验存在争议，原因包括缺乏直接的神经血管疾病的研究，所以大多数有关这方面因素的数据都是从心脏文献推断出来的。心脏病学家已经进行了大量的研究，来观察阿司匹林和氯吡格雷双重抗血小板治疗在预防冠状动脉介入术后血栓形成的有效性。他们的研究结果被应用于颈动脉和颅内动脉支架置入术[12-15]，患者对标准剂量的抗血小板药物的反应存在显著的异质性。在围术期必须采取足量的抗血小板治疗措施。术前可以测试血小板功能作为指导，以确保患者对抗血小板治疗的有效性。

虽然大多数支架置入术后患者受益于阿司匹林和氯吡格雷的双抗治疗，大约有 1/3 的随访人群存在高残留血小板活性，而氯吡格雷则是"氯吡格雷抵抗"[16]。许多实验室研究可以量化阿司匹林或氯吡格雷在个体患者中的抗血小板活性水平。光透射聚合测定法是金标准，这是一种基于实验室的方法，缺乏高水平的实验室间标准化。另一种基于实验室的方法是血管舒张药刺激磷蛋白测定，这对于低的 P2Y12 受体阻断是不敏感的[17]。常用的床旁检测方法包括多电极血小板聚集法、血栓弹力图法、血小板功能测定法 100 和 VerifyNow 系统。由于 VerifyNow 系统（Accumetrics，CA）在临床实践中使用普遍，因

此可以解释。该实验使用含枸橼酸盐的全血在光透射 - 基于光学检测测量二磷酸腺苷 - 获得含有涂层的纤维蛋白原药盒内的血小板聚集[18]。该化验产生 PRU，这是对氯吡格雷抵抗的测量，较高的 PRU 值表明对氯吡格雷具有更强的抵抗力。PRU 值为 235～240 是公认的"氯吡格雷抵抗"的临界点[19]。

CYP2C19 肝脏同工酶在氯吡格雷前药形式的生物活化中起着重要作用。CYP2C19 的不同形式可能导致氯吡格雷的低活化或过度活化，导致高 PRU 值的低抑制率或低 PRU 值的高抑制率（表 34-1）。

在氯吡格雷抵抗和维持治疗的患者中，氯吡格雷的剂量加倍，血小板抑制也增加[20]。最近的一项多中心随机试验研究了根据血小板功能测试结果增加氯吡格雷维持剂量。在高残留血小板活性患者中，与标准剂量相比，VerifyNow 试验对血栓形成安全性的测量反应性试验显示，高剂量氯吡格雷组既无益处，也无危害。

另一种减少急性血栓形成可能性的方案，是让氯吡格雷耐药患者使用血小板二磷酸腺苷受体的不同抑制药。普拉格雷和替卡瑞罗与氯吡格雷相比，具有更高的可预测性和均一的抗血小板作用。两者都比氯吡格雷起效更快，并且代谢变异性也较小。然而，常规抗血小板策略与药物洗脱支架植入和治疗中断的双重随机化评估，持续一年后，支架试验未显示全因死亡、心肌梗死、脑卒中或 TIA 在常规组与监测组相比显著减少[21]。

个性化抗血小板治疗仍在继续研究中，但迄今为止，还没有随机对照试验显示临床获益。

表 34-1　CYP2C19 亚型和氯吡格雷反应

亚　　型	前体药物的生物活化	抑制百分比	PRU	临床结果
CYP2C19*2	降低	降低	增加	血栓形成风险增加
CYP2C19*17	增加	增加	降低	出血风险增加

PRU. P2Y12 反应单元

三、并发症

颈动脉和颅内动脉支架置入术的并发症，见表 34-2。

（一）颈动脉支架置入术后并发急性脑卒中

CAS 后最严重的并发症是脑卒中。根据 CREST 试验的结果，1262 例 CAS 患者中，4.1% 在术后 30 天内经历了围术期脑卒中[1]。根据医学研究 36 项短期健康调查（SF-36）和心理成分量表 1，脑卒中与 1 年内严重的功能恶化显著相关。SAMPRISIS 试验是一项关于颅内血管成型术及支架置入术治疗颅内动脉狭窄的前瞻性随机对照试验，对照试验研究介入治疗与药物治疗。这项研究报道了接受颅内血管成形术和支架置入术围术期 12.5% 的非致命性脑卒中和 2.2% 致命性脑卒中[4,22]。这项研究被提前停止，因为介入治疗后，脑卒中或死亡的百分比明显增高。

颈部和颅内支架植入术后缺血性脑卒中的病因有很多，包括栓塞事件、低灌注和支架内血栓形成。栓子的来源可能是在手术时引入的空气栓子、远端栓塞保护装置失败后导管或支架的血栓栓子和（或）球囊血管成形术中的动脉粥样硬化斑块脱落。有几个研究表明，CAS 的手术经验和并发症发生率之间存在相反的关系[23]。

虽然急性支架内血栓形成很罕见，占 CAS 手术的 0.5%～2.0%，但它是灾难性的[24]，早期报道显示这一并发症与术前和术中抗凝和抗血小板治疗不足有关[25]。如果患者在急性围术期出现脑卒中症状，需要做一个静态的 CT 扫描和头颈部血管的 CTA 检查，以排除出血，并评估小血管或大血管闭塞。如果发生血栓，患者可能需要返回到导管室，进行动脉内糖蛋白 Ⅱ b/ Ⅲ a 受体拮抗药如阿昔单抗或组织纤溶酶原激活剂治疗[24]。有时可进行血管内机械干预，重复球囊血管成形术或机械取栓术。与治疗急性缺血性脑卒中的观念相似，快速干预对于挽救缺血性脑组织至关重要。

CAS 术后出血性脑卒中发生频率低于急性缺血性脑卒中。通过全国住院样本数据库对 13 093 例患者进行了脑出血（intracerebral hemorrhage，ICH）发生率的评估研究，结果显示这组病例脑出血发生率为 0.15%[26]，排除在手术过程中的直接血管穿孔。围术期出血性脑卒中往往是由于以前缺血的脑组织灌注过度引起的[27]。快速头颅 CT 可用于检测脑出血。治疗包括用鱼精蛋白中和肝素，考虑逆转抗血小板药物，以及严格控制血压。大量出血形成的血肿和脑疝需要手术解决。所有必须由介入医生和神经外科医生密切合作共同干预，因为治疗将依据之前 CAS 手术的细微差别制订。

（二）自主神经功能障碍

1. 背景

CAS 或 CEA 进行颈动脉血运重建后会出现自主神经功能障碍，在一些文献里，这个并发症被标记为血流动力学不稳定、血流动力学抑制和 CAS 相关的自主神经障碍（CAS-related dysautonomia，CAS-D）[28-30]。该综合征包括收缩

表 34-2　颅内和颅内支架置入术后并发症

并发症		病　因	处理方法
脑卒中	• 缺血	• 低血压 • 支架内血栓形成的血栓栓子（空气、斑块、血凝块）	• 水化 • 升压剂 • 抗胆碱能药物 • 组织纤溶酶原激活剂糖蛋白 II b/ III a 抑制药 • 血管成形术 • 机械血栓取出术
	• 出血	• 高灌注 • 血栓栓塞 • 动脉瘤破裂	• 逆转抗凝剂 • 抗血小板逆转 • 动脉瘤治疗 • 神经外科介入
自主神经功能障碍		• 压力感受器反射	• 水化抗胆碱能抑制药
脑过度灌注综合征		• 脑自动调节受损	• 降血压、抗癫痫药
急性冠状动脉综合征		• 冠状动脉斑块破裂 • 心肌缺血	• 继续 ASA • 减少心肌需求 • 心脏介入
穿刺部位并发症	• 血肿 　– 皮下血肿 　– 腹膜后	• 压迫不足 • 腹股沟韧带上方穿刺	• 手动压迫 • 超声引导压迫复苏 • 抗凝逆转
	• 假性动脉瘤	• 压迫不足	• 人工压迫超声引导下注射凝血酶
	• 血栓栓塞	• 解剖 • 封闭装置的使用	• 抗凝 • 血管外科

ASA. 阿司匹林

压＜ 90mmHg 的低血压和（或）心率＜ 60 次 / 分的心过缓，这是在支架置入前颈动脉球囊扩张期间发生的，在术后有可能继续存在。这种反应非常严重，足以引起心律失常或节后交感神经活动停止[31]。研究表明，CAS-D 的发生率为1.7%～84%[30, 32]。各研究之间的数据差异主要是由于缺乏对该综合征的标准定义[33]。CAS-D 的风险高于围术期脑卒中和心肌梗死的风险[28]。

2. 病理生理学

颈动脉窦和主动脉弓的压力感受器是血管系统自动调节的一部分。颈动脉窦压力感受器是自由神经末梢的机械感受器，随着动脉血压的升高而伸展。压力感受器的激活导致动作电位的增加，其激活程度与机械拉伸程度成正比[28]。CAS术中，颈动脉压力感受器反应在球囊扩张时最突出，当动脉壁维持最大程度的急性径向力时[28]，机械感受器通过压力增加激活，它们通过舌咽神经（CN IX）和迷走神经（CN X）的传入通路传递信号。这些输入信号进入孤束核中的突触，孤束核再投射到延髓腹外侧，从而对交感神经活动产生抑制作用。延髓腹外侧髓质通过 GABA 能中间神经元抑制吻侧腹外侧髓质，吻侧腹外侧是传出交感神经活动的起源[28]。

3. 颈动脉支架置入术后自主神经障碍的危险因素

通过研究危险因素和人口统计资料来预判哪些患者可能会出现 CAS-D，结果好坏参半。一组数据发现，在支架置入前的颈动脉狭窄程度是与 CAS-D 发生呈显著相关的唯一变量[33]。Qureshi 等的另一项多中心研究分析了连续 5 年期间 500 例 CAS 手术[29] 发现，心梗病史也是可预测 CAS-D 发生的危险因素[34]。颈动脉球部动脉粥样硬化病变或钙化斑块的存在也是 CAS-D 的独立危险因素。钙化斑块减弱了里面的压力感受器接受压力波的能力，这个压力波是在球囊扩张时产生的径向力的异常刺激。所以因为钙化斑块的存在，球囊扩张需要更大的压力，才能触发压力反射[28]。同侧 CEA 病史、糖尿病病史、服用 β 受体阻断药病史与降低 CAS-D 的风险有关[29]，同侧颈动脉内膜切除术可能对其压力感受器造成了永久损伤，这可以解释为什么这类患者发生 CAS-D 的概率较低[28]；糖尿病患者由于潜在的自主神经病变，其交感神经输出可能被损伤；众所周知，吸烟通过释放肾上腺素和去甲肾上腺素来增加交感神经张力，从而提高血压和心率[35]。Mylonas 等对 4204 例患者进行了 27 项研究的 Meta 分析，结果显示，患者年龄、颈动脉分叉处到最小管腔直径之间的距离 ≤ 10mm，以及同侧 CEA 病史，与 CAS-D 的发生呈显著相关性[36]。

4. 结果

在 461 例患者的病例研究中，GupTa 等发现持续性血流动力学下降与围术期主要不良临床事件的风险增加有关。持续的 CAS-D 需要连续加压输液[29]。主要不良事件定义为心肌梗死、卒中或死亡。Howell 等发现，围术期收缩压变化的幅度与不良神经事件发生率之间呈线性关系[37]。与之相反，Mlekusch 等通过对 471 例患者的研究，发现有或者无 CAS-D 的患者，其神经系统并发症发生率无差异。Mylonas 等在同样的研究中，有或无 CAS-D 的患者，其死亡率、脑卒中、TIA 或主要的不良事件之间没有差异。根据 223 例患者的前瞻性研究结果，Cieri 得出结论，即使在严重的 CAS-D 中，也没有增加不良脑血管事件或心脏事件的风险[38]。

5. 管理

目前还没有标准化的方法来治疗 CAS-D。常用的策略包括围术期水化和预防性使用抗胆碱能药物。Cayne 等评估预防性阿托品治疗在 CAS 术前球囊扩张术前的应用。他们发现在接受了预防性阿托品的患者，与没有接受预防性阿托品的患者相比较，其术中心动过缓的发生率和围术期

心脏并发症的发病率的降低[32]。此外，他们还指出接受阿托品的治疗组，其围术期的低血压发生率和需要通过血管紧张素维持目标心率或血压的要求要低于对照组[32]。Nandalur 等使用回顾性分析来检验使用血管升压药对 CAS-D 患者[39]治疗结果的影响，研究表明，去氧肾上腺素可能是治疗 CAS-D 的更好选择。与多巴胺治疗组相比，在去氧肾上腺素治疗组中，患者使用血管加压素时间更短，同时缩短了 ICU 的住院时间，主要不良事件发生率降低。

目前最全面的治疗方案是由耶鲁大学纽黑文医院的医疗团队开发的[28]。在这个方案中，所有的患者都被建议在 CAS 手术前至少 24h 停止使用任何房室结阻断药。大多数患者还被要求保留早晨的降压药剂量。所有脉搏 < 60 次 / 分的患者在扩张颈动脉病变前都要预防性服用阿托品。所有患者在扩张后和放置支架前均接受阿托品治疗。如果持续性心动过缓，则暂缓下一步干预。围术期低灌注的一线治疗是静脉注射 0.9% 生理盐水，随后服用去氧肾上腺素药物，随后用肾上腺素滴注使平均动脉压力 > 65mmHg 和（或）收缩压 > 90mmHg。在低血压持续时间超过 12h 的情况下，开始服用米托君 10mg，每日 3 次。

其他常见的照护包括连续心脏监测和动脉血压监测，将患者从导管室接到 ICU，这里有阿托品和可以随时使用的心脏起搏装置。如果家庭降压药或房室结阻断药继续在围术期使用，并且患者出现了 CAS-D，则应立即停药。在极少数情况下，患者需要放置经静脉起搏器。由于存在诱发室性心律失常和心房或心室穿孔的风险，目前不推荐预防性静脉起搏。

（三）脑过度灌注综合征

脑过度灌注综合征（cerebral hyperperfusion syndrome，CHS）是危及生命的并发症，约 3% 的颈动脉支架成形术后患者可能出现[40]。CHS 的定义是在血管成形术和支架置入术后，患者的脑血流量超过基线的 100% 或更高。脑血流增加的

病理生理机制是脑血管自动调节能力的降低和血管成形术后动脉收缩压的增加[41]。由于严重颈动脉或颅内动脉疾病引起的慢性低流量状态，导致狭窄远端血管代偿性扩张，这是维持脑血流量的一种正常的自我调节反应。狭窄区远端血管在血压变化时失去了自身调节阻力的能力，这导致再通后大脑血流量增加，与自动调节完好时相比，收缩压和大脑血流量之间线性关系更明显。

CHS 的危险因素包括血管成形术后高血压、治疗前狭窄严重程度的增加，以及对侧存在颈动脉狭窄或闭塞[42]。如果不采取措施减少流向"处于险地"的脑组织的血流量，则会发生明显的水肿，以及脑实质内或蛛网膜下腔出血。病变的小动脉可能无法收缩以降低静水压力，导致水肿的发生[43]。

有很多种成像方式可以起到检查疑似 CHS 的作用，包括经颅多普勒（transcranial Doppler, TCD）、单光子发射计算机断层扫描（single-photon emission computed tomography, SPECT）、计算机断层扫描或灌注成像（computed tomography with or without perfusion imaging, CT 或 CT-P）、弥散和灌注成像的磁共振成像（magnetic resonance imaging, MRI）。TCD 可用于评估患者术前血管舒缩反应的基线。失去血管反应性的患者，CHS 风险性增加，TCD 可以证实，这类患者术后血流速度增加超过 100%。CHS 患者的普通 CT 扫描有可能是正常的，或在血管成形术部位以远脑实质上出现斑片状水肿。CT-P 和磁共振灌注均可显示大脑血流量超过血管成形术远端血管区域的基线，MRI 可能显示局部水肿、梗死或出血。SPECT 扫描也可以显示高灌注，但是高成本限制了其在临床实践中的使用。

（四）急性冠状动脉综合征与心肌梗死

众所周知，PMI 导致血管手术或血管内手术后的发病率和死亡率增加[44]。PMI 可能是不稳定冠状动脉粥样硬化斑块破裂的结果。更常见的 PMI 发生在血管内手术 48h 内[45]，是由于严重但稳定的冠状动脉疾病引起。心肌梗死有 6 个亚型，但通常只有 2 个亚型为 PMI，即 1 型 PMI 和 2 型 PMI。1 型 PMI 包括冠状动脉血栓闭塞，2 型 PMI 是由于在稳定但阻塞性冠状动脉粥样硬化负荷和由手术引起的生理应激的背景下心肌供需不匹配造成的。这通常被临床医生称为需求性缺血。非心源性围术期 PMI 最常见为 2 型[46]。

PMI 会出现心脏生物标志物升高、缺血性症状和心电图中的缺血性改变。在早期 PMI 中，这些特征中的任何一个既可能独立看到，也可能一起出现[47]，WHO 将 PMI 定义为生物标志物的单独释放[48]。生物标志物的升高与非心脏手术后的远期发病率和死亡率有关。该试验观察了 8000 多名非心脏手术后的患者，其中 40% 是除 CEA 外的血管病变。该研究发现，PMI 的发病率为 5%，无 PMI 患者的 30 天死亡率为 2.2%，而有 PMI 患者的 30 天死亡率为 11.5%。

对 CREST 试验结果的分析发现，CAS 组的 PMI 为 2%，而 CEA 组的 PMI 为 3.4%。CREST 试验中的所有 PMI 都显著增加了死亡率风险，包括仅有生物标志物的 PMI[49]。在 CREST 试验中，CAS 和 CEA 的仅有生物标志物的 PMI 的百分比相似。非 ST 段抬高型心肌梗死的远期预后比 ST 段抬高型心肌梗死更差，这可能是由于缺乏紧急经皮冠状动脉介入治疗的指征。

（五）穿刺部位并发症

从冠状动脉介入治疗的文献中可以推断出介入部位并发症的发生率，报道范围为 0.6%～6.0%[50]。有多种因素增加了这种并发症的风险，包括使用更大的动脉鞘，重复股动脉穿刺，溶栓、抗凝和使用抗血小板药物，血小板减少，术后抗凝，延长动脉鞘放置时间，高龄，外周血管疾病[50-52]。与冠状动脉介入治疗类似，CAS 通常通过相对较大的导管进行，6F 鞘或 8F 导引导管。一些中心采用更大直径的近端栓塞保护装置[53]。

穿刺点并发症第一位是血肿。浅表血肿的发生是由于人为压迫股动脉穿刺点无效。他们通常表现为股骨区域皮下坚硬肿块或凸起[54]。小血肿往往只导致局限性瘀斑，较大的血肿，特别是当与股动脉管腔存在沟通时，可导致假性动脉瘤形成[55-57]。假性动脉瘤可通过有触痛的搏动性腹股沟肿块，及双超声或 CTA 证实。虽然假性动脉瘤通常是良性的，但也有破裂的风险，通常采用超声引导下压迫或注射凝血酶治疗，通常不需要切开手术[54]。

更为严重的一种血肿类型或出血是腹膜后血肿。如果在髂腹股沟韧带上方行动脉穿刺，则腹膜后间隙可能发生血肿，一旦发生会导致腰痛和低血压。腹部和骨盆 CT 可以确诊该诊断。怀疑有腹膜后血肿的患者必须严密监测。通常是采取保守治疗，包括绝对卧床，根据血红蛋白水平输血，中和抗凝剂。如果出血无法控制，需要手术干预[54]。

穿刺点并发症还包括股动脉穿刺部位血栓栓塞。动脉鞘置入时可能发生股动脉的剥离或损伤，也与使用闭合装置有关[58]。如果动脉壁损伤严重，可能导致动脉完全血栓形成或远端周围血管血栓栓塞，外周动脉减弱或消失，下肢发凉、苍白、疼痛，应迅速行超声或 CTA 检查。如果是血管损伤，可能需要手术来取出血栓并修复血管壁。

参 考 文 献

[1] Mantese VA, Timaran CH, Chiu D, Begg RJ, Brott TG. The Carotid Revascularization Endarterectomy versus Stenting Trial (CREST): stenting versus carotid endarterectomy for carotid disease. *Stroke*. 2010;41(10 Suppl):S31–S34.

[2] Furie KL, Kasner SE, Adams RJ, et al. Guidelines for the prevention of stroke in patients with stroke or transient ischemic attack: a guideline for healthcare professionals from the american heart association/american stroke association. *Stroke*. 2011;42 (1):227–276.

[3] Roffi M, Mukherjee D, Clair DG. Carotid artery stenting vs. endarterectomy. *Eur Heart J*. 2009;30(22):2693–2704.

[4] Chimowitz MI, Lynn MJ, Derdeyn CP, et al. Stenting versus aggressive medical therapy for intracranial arterial stenosis. *N Engl J Med*. 2011;365(11):993–1003.

[5] Derdeyn CP, Fiorella D, Lynn MJ, et al. Intracranial stenting: SAMM-PRIS. *Stroke*. 2013;44(6 Suppl 1):S41–S44.

[6] Hetts SW, Turk A, English JD, et al. Stent-assisted coiling versus coiling alone in unruptured intracranial aneurysms in the matrix and platinum science trial: safety, efficacy, and mid-term outcomes. *Am J Neuroradiol*. 2014;35(4):698–705.

[7] Mine B, Aljishi A, D'Harcour JB, Brisbois D, Collignon L, Lubicz B. Stent-assisted coiling of unruptured intracranial aneurysms: long-term follow-up in 164 patients with 183 aneurysms. *J Neuroradiol*. 2014;41(5):322–328.

[8] Becske T, Kallmes DF, Saatci I, et al. Pipeline for uncoilable or failed aneurysms: results from a multicenter clinical trial. *Radiology*. 2013;267(3):858–868.

[9] Nelson PK, Lylyk P, Szikora I, Wetzel SG, Wanke I, Fiorella D. The pipeline embolization device for the intracranial treatment of aneurysms trial. *Am J Neuroradiol*. 2011;32(1):34–40.

[10] Phillips TJ, Wenderoth JD, Phatouros CC, et al. Safety of the pipeline embolization device in treatment of posterior circulation aneurysms. *Am J Neuroradiol*. 2012;33(7):1225–1231.

[11] Faught RWF, Satti SR, Hurst RW, Pukenas BA, Smith MJ. Heterogeneous practice patterns regarding antiplatelet medications for neuroendovascular stenting in the USA: a multicenter survey. *J Neurointerv Surg*. 2014;10:774–779.

[12] Bhatt DL, Topol EJ. Clopidogrel for High Atherothrombotic Risk and Ischemic Stabilization Management, and Avoidance Executive C. Clopidogrel added to aspirin versus aspirin alone in secondary prevention and high-risk primary prevention: rationale and design of the Clopidogrel for High Atherothrombotic Risk and Ischemic Stabilization, Management, and Avoidance (CHARISMA) trial. *Am Heart J*. 2004;148(2):263–268.

[13] Spertus JA, Peterson E, Rumsfeld JS, et al. The Prospective Registry Evaluating Myocardial Infarction: Events and Recovery (PRE- MIER)—evaluating the impact of myocardial infarction on patient outcomes. *Am Heart J*. 2006;151(3):589–597.

[14] Steinhubl SR, Berger PB, Mann 3rd JT, et al. Early and sustained dual oral antiplatelet therapy following percutaneous coronary intervention: a randomized controlled trial. *JAMA*. 2002;288(19):2411–2420.

[15] Wallentin L. Dual antiplatelet therapy in the drug-eluting stent era. *Eur Heart J Suppl*. 2008;10(D):D38–D44.

[16] Siller-Matula J, Schror K, Wojta J, Huber K. Thienopyridines in cardio- vascular disease: focus on clopidogrel resistance. *Thromb Haemost*. 2007;97(3):385–393.

[17] Judge H, Buckland R, Sugidachi A, Jakubowski J, Storey R. Relationship between degree of P2Y12 receptor blockade and inhibition of P2Y12 mediated platelet function. *Thromb Haemos*. 2010;103(6):1210–1217.

[18] Yamaguchi Y, Abe T, Sato Y, Matsubara Y, Moriki T, Murata M. Effects of VerifyNow P2Y12 test and CYP2C19*2 testing on clinical outcomes of patients with cardiovascular disease: a systematic review and meta-analysis. *Platelets*. 2013;24(5):352–361.

[19] Bonello L, Tantry US, Marcucci R, et al. Consensus and future directions on the definition of high on-treatment platelet reactivity to adenosine diphosphate. *J Am Coll Cardiol*. 2010;56(12):919–933.

[20] Angiolillo DJ, Bernardo E, Palazuelos J, et al. Functional impact of high clopidogrel maintenance dosing in patients undergoing elective percutaneous coronary interventions. Results of a randomized study. *Thromb Haemost*. 2008;99(1):161–168.

[21] Collet JP, Cuisset T, Range G, et al. Bedside monitoring to adjust antiplatelet therapy for coronary stenting. *N Engl J Med*. 2012;367 (22):2100–2109.

[22] Derdeyn CP, Chimowitz MI, Lynn MJ, et al. Aggressive medical treatment with or without stenting in high-risk patients with intracranial artery stenosis (SAMMPRIS): the final results of a randomised trial. *Lancet*. 2014;383(9914):333–341.

[23] Khan M, Qureshi AI. Factors associated with increased rates of post-procedural stroke or death following carotid artery stent placement: a systematic review. *J Vasc Interv Neurol*. 2014;7(1):11–20.

[24] Tong FC, Cloft HJ, Joseph GJ, Samuels OB, Dion JE. Abciximab rescue in acute carotid stent thrombosis. *Am J Neuroradiol*. 2000;21(9): 1750–1752.

[25] Chaturvedi S, Sohrab S, Tselis A. Carotid stent thrombosis: report of 2 fatal cases. *Stroke*. 2001;32(11):2700–2702.

[26] Timaran CH, Veith FJ, Rosero EB, Modrall JG, Valentine RJ, Clagett GP. Intracranial hemorrhage after carotid endarterectomy and carotid stenting in the United States in 2005. *J Vasc Surg*. 2009;49 (3):623–628. discussion 8–9.

[27] Lieb M, Shah U, Hines GL. Cerebral hyperperfusion syndrome after carotid intervention: a review. *Cardiol Rev*. 2012;20(2):84–89.

[28] Bujak M, Stilp E, Meller SM, et al. Dysautonomic responses during percutaneous carotid intervention: principles of physiology and management. *Catheter Cardiovasc Interv*. 2015;85(2):282–291.

[29] Gupta R, Abou–Chebl A, Bajzer CT, Schumacher HC, Yadav JS. Rate, predictors, and consequences of hemodynamic depression after carotid artery stenting. *J Am Coll Cardiol*. 2006;47(8):1538–1543.

[30] Ullery BW, Nathan DP, Shang EK, et al. Incidence, predictors, and outcomes of hemodynamic instability following carotid angioplasty and stenting. *J Vasc Surg*. 2013;58(4):917–925.

[31] Acampa M, Guideri F, Marotta G, et al. Autonomic activity and baroreflex sensitivity in patients submitted to carotid stenting. *Neurosci Lett*. 2011;491(3):221–226.

[32] Cayne NS, Faries PL, Trocciola SM, et al. Carotid angioplasty and stent–induced bradycardia and hypotension: impact of prophylactic atropine administration and prior carotid endarterectomy. *J Vasc Surg*. 2005;41(6):956–961.

[33] Kojuri J, Ostovan MA, Zamiri N, Farshchizarabi S, Varavipoor B. Hemodynamic instability following carotid artery stenting. *Neurosurg Focus*. 2011;30(6).

[34] Qureshi AI, Luft AR, Sharma M, et al. Frequency and determinants of postprocedural hemodynamic instability after carotid angioplasty and stenting. *Stroke*. 1999;30(10):2086–2093.

[35] Grassi G, Seravalle G, Calhoun DA, et al. Mechanisms responsible for sympathetic activation by cigarette smoking in humans. *Circulation*. 1994;90(1):248–253.

[36] Mylonas SN, Moulakakis KG, Antonopoulos CN, et al. Carotid artery stenting–induced hemodynamic instability. *J Endovasc Ther*. 2013;20(1):48–60.

[37] Howell M, Krajcer Z, Dougherty K, et al. Correlation of periprocedural systolic blood pressure changes with neurological events in high–risk carotid stent patients. *J Endovasc Ther*. 2002;9(6):810–816.

[38] Cieri E, De Rango P, Maccaroni MR, et al. Is haemodynamic depression during carotid artery stenting a predictor of periprocedural complications? *Eur J Vasc Endovasc Surg*. 2008;35:399–404.

[39] Nandalur MR, Cooper H, Satler LF, et al. Vasopressor use in the critical care unit for treatment of persistent post–carotid artery stent induced hypotension. *Neurocrit Care*. 2007;7(3):232–237.

[40] Pennekamp CW, Moll FL, De Borst GJ. Role of transcranial Doppler in cerebral hyperperfusion syndrome. *J Cardiovasc Surg*. 2012;53 (6):765–771.

[41] Ballesteros–Pomar M, Alonso–Argueso G, Tejada–Garcia J, Vaquero– Morillo F. Cerebral hyperperfusion syndrome in carotid revascularisation surgery. *Rev Neurol*. 2012;55(8):490–498.

[42] Abou–Chebl A, Yadav J, Reginelli J, Bajzer C, Bhatt D, Krieger D. Intracranial hemorrhage and hyperperfusion syndrome following carotid artery stenting: risk factors, prevention, and treatment. *J Am Coll Cardiol*. 2004;43(9):1596–1601.

[43] Lieb M, Shah U, Hines GL. Cerebral hyperperfusion syndrome after carotid intervention: a review. *Cardiol Rev*. 2012;20(2):84–89.

[44] Landesberg G, Shatz V, Akopnik I, et al. Association of cardiac troponin, CK–MB, and postoperative myocardial ischemia with long–term survival after major vascular surgery. *J Am Coll Cardiol*. 2004;42(9):1547–1554.

[45] Landesberg G, Mosseri M, Shatz V, et al. Cardiac troponin after major vascular surgery: the role of perioperative ischemia, preoperative thallium scanning, and coronary revascularization. *J Am Coll Cardiol*. 2004;44(3):569–575.

[46] Cohen MC, Aretz TH. Histological analysis of coronary artery lesions in fatal postoperative myocardial infarction. *Cardiovasc Pathol*. 1999;8 (3):133–139.

[47] Thygesen K, Alpert JS, Jaffe AS, et al. Third universal definition of myocardial infarction. *J Am Coll Cardiol*. 2012;60(16):1581–1598.

[48] Cutlip DE, Windecker S, Mehran R, et al. Clinical end points in coronary stent trials: a case for standardized definitions. *Circulation*. 2007;115(17):2344–2351.

[49] Stilp E, Baird C, Gray WA, et al. An evidence–based review of the impact of periprocedural myocardial infarction in carotid revascularization. *Catheter Cardiovasc Interv*. 2013;82(5):709–714.

[50] Muller DW, Shamir KJ, Ellis SG, Topol EJ. Peripheral vascular complications after conventional and complex percutaneous coronary interventional procedures. *Am J Cardiol*. 1992;69(1):63–68.

[51] Popma JJ, Satler LF, Pichard AD, et al. Vascular complications after balloon and new device angioplasty. *Circulation*. 1993;88(4 Pt 1):1569–1578.

[52] Blankenship JC, Hellkamp AS, Aguirre FV, Demko SL, Topol EJ, Califf RM. Vascular access site complications after percutaneous coronary intervention with abciximab in the evaluation of c7E3 for the prevention of ischemic complications (EPIC) trial. *Am J Cardiol*. 1998;81(1):36–40.

[53] Patel RA. State of the art in carotid artery stenting: trial data, technical aspects, and limitations. *J Cardiovasc Transl Res*. 2014;7(4):446–457.

[54] Carrozza J. Complications of diagnostic cardiac catheterization, In: *UpToDate*, Cutlip D (Ed), Waltham, MA. Accessed on 09.03.15.

[55] Krueger K, Zaehringer M, Strohe D, Stuetzer H, Boecker J, Lackner K. Postcatheterization pseudoaneurysm: results of US–guided percutaneous thrombin injection in 240 patients. *Radiology*. 2005;236(3): 1104–1110.

[56] Katzenschlager R, Ugurluoglu A, Ahmadi A, et al. Incidence of pseu– doaneurysm after diagnostic and therapeutic angiography. *Radiology*. 1995;195(2):463–466.

[57] Webber GW, Jang J, Gustavson S, Olin JW. Contemporary management of postcatheterization pseudoaneurysms. *Circulation*. 2007;115(20):2666–2674.

[58] Koreny M, Riedmuller E, Nikfardjam M, Siostrzonek P, Mullner M. Arterial puncture closing devices compared with standard manual compression after cardiac catheterization: systematic review and meta–analysis. *JAMA*. 2004;291(3):350–357.

第 35 章 颅内动脉瘤的血管内治疗
Endovascular Management of Intracranial Aneurysms

Rohan Chitale   David Kung   Stavropoula Tjoumakaris   Pascal Jabbour   Robert H. Rosenwasser   **著**

王清华   张国宾   **译**

张永哲   **校**

一、神经解剖学与手术

> **要　点**
>
> ◆ 动脉瘤的治疗是为了降低初次或反复蛛网膜下腔出血的风险。
> ◆ 技术的进步使得大多数动脉瘤都可以进行血管内治疗。

> 临床要点：
> • 多种血管内技术可用于治疗动脉瘤。
> • 小动脉瘤是术中破裂的较高风险。
> • 弹簧圈栓塞治疗巨大动脉瘤的复发率较高，但手术风险较夹闭术低。

脑动脉瘤弹簧圈栓塞的主要目的是降低初次或多次蛛网膜下腔出血的风险。颅内动脉瘤通常发生在蛛网膜下腔内颅内动脉的分叉部位[1]。由于血管内技术的迅速发展，大多数颅内动脉瘤可以采用血管内治疗。位于基底端、颈内动脉海绵窦段或眼动脉段的动脉瘤弹簧圈栓塞治疗较开放性显微手术更容易。但大脑中动脉远端动脉瘤采用手术夹闭更容易[2,3]。极小动脉瘤（＜3mm）术中破裂风险较高[4]，巨大动脉瘤采用栓塞术后复发率较高，当采用显微外科夹闭术治疗时，必须对更高的术后并发症发生率进行权衡。

（一）麻醉/手术注意事项

在与患者和家属讨论手术的风险和益处、替代治疗和保守治疗后，患者才被带到血管内治疗手术室。虽然麻醉方法可能有所不同，但全身气管内麻醉通常用于动脉瘤栓塞术。这使得患者能够固定牢固，以获得更好的图像质量、更好的患者舒适度，以及更好地控制呼吸和心血管变量[5]。全身麻醉不利之处在于不能进行神经系统检查，以及拔管时血压和颅内压的控制困难[5]。放置内置尿管和动脉导管监测血压。7-Fr 鞘通常放置在病变部位对侧的股动脉。如果要栓塞一个未破裂动脉瘤，那么就要使用肝素化来维持活化凝血时间（activated clotting time，ACT）2～3 倍于基础值。手术过程中可采用神经电生理监测，即脑电图和体感诱发电位。

（二）技术选项

治疗动脉瘤的材料很多。基底与颈部比率良好（＞2∶1）的囊状动脉瘤是栓塞治疗的理想类型。由软铂合金制成的线圈具有不同程度的柔软度、尺寸和形状。颅内支架可用于辅助宽颈或复杂动脉瘤的栓塞，因为它们提供了一种腔内支架，将弹簧圈保留在瘤体内同时又保持载瘤动脉通畅。支架置入的患者需要长期抗血小板治疗。另外，球囊辅助栓塞可用于治疗宽颈动脉瘤，并且无须长期抗血小板治疗。在这种方法中，将弹簧圈放入动脉瘤中，同时用一个球囊在瘤颈部充盈以保护载瘤血管。液体栓塞剂，Onyx HD 500（eV3），也可用于球囊辅助下栓塞动脉瘤瘤腔。血流导流是一种新技术，在动脉瘤的颈部放置一个致密的合金支架，以重建载瘤血管减少瘤体内的血流冲击。这项技术也需要长期抗血小板治疗。有时，可采用去结构方式，在临时球囊闭塞证明安全后将动脉瘤的载瘤血管和远端血管栓塞。

二、围术期注意事项

要　点

◆ 必须进行彻底的术前评估和知情同意告知。
◆ 了解颅内动脉瘤血管内治疗常用的药物，如抗血小板药物、对比剂和抗凝药物，这一点很重要。

临床要点：
● 外周血管疾病可能限制治疗选择，必须在术前评估。
● 肾功能必须仔细监测。
● 肝素诱导的血小板减少症可能以延迟的方式发生，并导致显著的术后并发症发病率。

彻底的术前评估对于任何外科手术的成功都是至关重要的。对于动脉瘤血管内栓塞术，有几个因素需要特别注意。

（一）周围血管疾病

脑动脉瘤的危险因素与动脉粥样硬化和外周血管疾病（如吸烟、高血压）的危险因素有明显的重叠，因此，这些情况经常同时发生。晚期动脉粥样硬化患者的动脉横穿与血栓栓塞和血管夹层的发生风险增加有关。对于接受血管内手术的患者，术前评估运动心率和踝臂指数是有用的。主动脉和下肢的计算机断层扫描（computed tomography，CT）

血管造影是必不可少的，有助于确定血管解剖结构和疾病，并确定是否有可选择的血管通路，如肱动脉、桡动脉或颈动脉。在手术过程中，如果发生远端肢体缺血，则应立即抗凝或外科血管重建术。

（二）肾脏疾病

对比剂诱发肾病（contrast-induced nephropathy，CIN）是血管内栓塞治疗的潜在并发症。危险因素包括慢性肾功能不全、糖尿病、脱水、高龄、使用血管紧张素转换酶（angiotensin-converting enzyme，ACE）抑制药和高血压[6]。手术前应检查血清肌酐。静脉输液充分水化是预防 CIN 最重要的因素。对于肌酐＞ 1mg/dl 的患者，应使用非离子低渗对比剂，在术中能达到手术目的的情况下，尽可能使用最少剂量的对比剂[7]。建议给予乙酰半胱氨酸和碳酸氢钠可降低发生 CIN 的发生风险[8]。然而，最近的研究表明，无论是否加用乙酰半胱氨酸，在预防 CIN 发生的作用中容量补充使用氯化钠比碳酸氢钠更有效[9, 10]。对于终末期肾病患者，几乎没有明显的证据表明使用对比剂能进一步加重肾损害。也没有使用对比剂后出现全身或器官毒性的证据，提示透析依赖性患者无须紧急透析[11]。因糖尿病而服用二甲双胍（葡糖噬菌体）的患者应在造影前 24h 和造影后 48h 停止使用，以避免使用对比剂后肾小管清除减少导致乳酸酸中毒。

（三）对比剂过敏

对非离子对比剂的轻微反应，如心动过速、恶心或呕吐，约 3% 的患者会发生。严重反应，如支气管痉挛和低血压发生率约为 0.04%，致死性事件发生率为（2～6）/100 万。既往有对比剂过敏的患者过敏反应的发生率高 6 倍[12-14]。一般认为动脉内注射对比剂出现过敏反应发生率要低于静脉注射。有对比剂过敏史的患者应预先用抗组胺药（苯海拉明 50mg）和泼尼松龙（40mg 术前 12h 和 2h）预处理。轻微的反应通常可以用抗组胺药和静脉输液来治疗。严重反应用类固醇治疗，肾上腺素和通气支持（表 35-1）。

（四）肝素诱导血小板减少症

有肝素诱导血小板减少症（heparin-induced thrombocytopenia,HIT）病史的患者必须术前确认，以避免血管内手术中再次使用肝素后出现灾难性后果。必须收集完整的病史以预防这种并发症，对于 HIT 患者或 HIT 高危患者，在血管内手术中可直接使用凝血酶抑制药代替肝素（表 35-1）。

表 35-1　药物相关并发症发生率

	并发症发生率
对比剂过敏	3%（轻度反应） 0.04%（严重反应） （2～6）/100 万例（致命反应）
肝素诱导 血小板减少症	1%～5%

三、术中及术后并发症

要　点

◆ 颅内动脉瘤血管内治疗的主要并发症是血栓栓塞。

◆ 术中出血事件可能是灾难性的，而迟发性出血并发症相对少见。

◆ 蛛网膜下腔出血并发症（如血管痉挛和脑积水）在血管内治疗中的发生率与传统显微外科手术相似。

临床要点：

● 支架置入需要抗血小板治疗。

● 如果考虑对蛛网膜下腔出血患者使用抗血小板药物，早期脑室引流术是必要的。

● 术中血栓被认为是血小板聚集的结果，可动脉通路使用糖蛋白ⅡB/ⅢA抑制药治疗。

● 血压控制是最重要的。

● 发生出血并发症时，必须立即使用鱼精蛋白硫酸盐。

患者通常在重症监护室接受动脉瘤栓塞术后观察。至少在最初的 24h 内，连续的心血管监测与每小时 1 次的神经系统查体需一起进行。一旦患者的神经系统检查稳定，ACT 值恢复到正常水平，股动脉鞘可以拔除。通常在手术完成后，股动脉鞘不会立即取出，保留血管通路以便在术后急性期需要紧急血管造影或再次手术时使用。

脑动脉瘤栓塞术的主要并发症包括血栓栓塞事件和出血事件，包括术中动脉瘤破裂。

（一）血栓栓塞事件

由于动脉粥样硬化斑块或导管、线圈、支架或球囊上形成栓子的阻断和脱落栓塞，可导致缺血性脑卒中，这是动脉瘤血管内治疗的一个固有风险（表 35-2）。

表 35-2　栓塞并发症风险

	栓塞风险
弹簧圈栓塞	2%～8%
球囊辅助栓塞	1.7%～14.1%
支架辅助栓塞	4%～18.8%
血流导流	0%～14%

据报道，在弹簧圈栓塞病例中有栓塞症状占 2%～8%[15-20]。大部分的神经功能障碍是一过性的[17, 21]。

在球囊辅助弹簧圈栓塞术中，血栓栓塞并发症被认为是由使用两个微导管和球囊扩张导致血流动力学停滞引起的[18, 22-24]。Sluzewski 等报道在 757 例连续治疗的患者中，球囊辅助技术导致的血栓栓塞并发症高于弹簧圈栓塞。（14.1% vs. 3%）[24]。然而，Cekirge 等最近系列报道了 1.7% 的血栓栓塞事件导致 1.3% 的发病率或死亡率[25]。最近 Shapiro 等报道了一项 Meta 分析对比 863 例无球囊辅助的弹簧圈栓塞病例和 273 例球囊辅助弹簧圈栓塞病例，发现血栓栓塞发生率无统计学差异[26]。2009—2011 年，76 例在作者医院进行的球囊辅助弹簧圈栓塞手术显示，栓塞的发生率为

6%，其中 5.2% 的病例是一过性并发症，没有永久性并发症发生[22]。在同一医院，对于接受血管内手术治疗破裂动脉瘤的患者，栓塞并发症发生率为 7.5%[27]。

对于未破裂动脉瘤的支架辅助弹簧圈栓塞术，提前使用双重抗血小板药物是标准的护理措施，以减少血小板聚集和栓塞事件的风险[28]。通常在放置支架前 7 天，每天给予 325mg 阿司匹林和 75mg 氯吡格雷，每天一次，持续 7 天，或给予 650mg 阿司匹林和 600mg 氯吡格雷的负荷剂量。在给予负荷量后 1h 可以观察到阿司匹林的抗血小板作用，并且在血小板寿命期（7～10 天）内持续存在。关于"阿司匹林耐药性"存在争议，因为对其定义缺乏共识，对其临床意义不确定性，以及如何最好地处理。目前，数据不支持常规监测阿司匹林的抗血小板作用来指导个体治疗。

氯吡格雷是一种噻吩吡啶类药物，需要肝脏细胞色素 P_{450} 酶代谢激活，然后不可逆地阻断血小板腺苷二磷酸（adenosine diphosphate，ADP）受体 P2Y12。600mg 负荷剂量是最佳的，并在 2～4h 达到效果[29-31]。有文献报道患者对氯吡格雷的反应存在差异[32]。氯吡格雷耐药性的问题也有一些争议；对于似乎对氯吡格雷反应不理想的患者，可考虑使用新的 ADP 受体拮抗药，如普拉格雷，它被证明能引起更持久的血小板抑制作用[33]。

支架辅助栓塞治疗蛛网膜下腔出血需要权衡栓塞的风险和使用抗血小板药物的出血风险。

围术期支架内血栓形成的发生率为 4%～18.8%[34-38]。在一个关于 65 例蛛网膜下腔出血患者接受支架辅助弹簧圈栓塞治疗的回顾性分析中，7.7% 的患者发生术中支架内血栓形成[39]。在几个小系列研究中，为了尽量减少血栓栓塞或出血并发症而进行抗血小板治疗的最佳时机尚未达成共识[34-36, 38]。对于急性动脉瘤性蛛网膜下腔出血和脑积水的患者，最好在血管内手术前放置脑室引流术，因为如果在手术过程中使用支架，必须服用抗血小板药物，而这会增加脑室造瘘瘘口处的出血风险[39]。

使用管道栓塞装置（pipeline embolization device，PED）血流导流后围术期栓塞并发症的总发生率为 0%～14%[40]。用 P2Y12 反应单位(P2Y12 reaction units，PRU) 监测血小板抑制水平，> 240 可能与较高的围术期栓塞风险相关[40]。

当使用支架或导流装置时，抗血小板同时术中肝素可用于降低栓塞的风险。术中、术后血管造影与术前图像进行比较，以确定所有分支血管，并评估是否存在血栓栓塞或动脉夹层。如果患者在手术后出现神经系统功能变差，或神经电生理监测显示术中有变化，则应立即查找原因。如果术后头颅 CT 显示没有出血，那么急诊血管造影来识别任何血栓栓塞现象、弹簧圈脱落或支架移位 / 血栓形成。围术期血栓形成通常是血小板聚集或纤维蛋白形成的结果。因此，在 10～20min 通过动脉通路应用糖蛋白 ⅡB- Ⅲa 抑制药，如阿昔单抗（ReoPro），使用剂量 4～10mg[41]。静脉注射阿昔单抗也被建议作为一线治疗［ReoPro，0.25mg/kg 快速静推，然后按 125μg/（kg·min）持续静滴 12h］[42]。可使用动脉内组织纤溶酶原激活剂和肝素。在术后，静脉注射阿昔单抗和肝素也可以使用 24h。在大血管闭塞的情况下，可以放置支架或使用取栓器。在重症监护病房，积极的血压管理是必不可少的。控制合适血压以尽量降低缺血加重和梗死性出血转化的风险。

（二）出血性事件

颅内出血（Intracranial hemorrhage，ICH）可能是由于术中动脉瘤破裂、血管撕裂、载瘤动脉损伤或梗死性出血转化所致。在重症监护病房，必须特别注意避免患者拔管时血压出现一过性的峰值。如果患者在介入治疗后出现急性神经系统体征改变，则应进行头部 CT 扫描以评估出血情况。如果扫描结果确有急性血肿，则用鱼精蛋白硫酸逆转肝素（1mg/100U 肝素，最多 50mg）。如果出血量大或脑脊液（cerebrospinal fluid，CSF）循环梗阻，可考虑行脑室引流术或减压术。鱼精蛋白可引起非免疫原性组胺释放，导致全身性外周血管扩张和轻度至中度低血压[43]。据报道鱼精蛋白过敏反应的发生率为 0.06%～10.6%[44]。

抗血小板药物的使用是脑出血、脑出血量增加和死亡率增加的一个危险因素[45]。因此，支架辅助栓塞术后同时使用阿司匹林和氯吡格雷的患者有发生脑出血并发症的风险。在原发性脑出血患者中，从阿司匹林（VerifyNow）和氯吡格雷（P2Y12，Accumetrics，Inc.）的血小板抑制试验中获得的信息已被证实与脑出血量增加、14 天死亡率增高和 3 个月后不良预后相关[45-48]。输血小板是否降低了这种风险，如果是的话，输血小板的并发症是否被其获益所超过还不得而知，输血的操作也各不相同。300mg 氯吡格雷负荷后输 10 个单位血小板或 600mg 负荷后输 12.5 单位血小板已被证明能使血小板功能正常化[49]。由于活性代谢物的持续存在，一些人建议在最后一次服用氯吡格雷后 4 天或 5 天连续输血小板[50]。其他一些研究质疑抗血小板逆转效果。Ducruet 等在一项对服用抗血小板药物的脑出血患者的回顾性研究显示在接受血小板输注（n=35）和未输注血小板（n=31）的患者之间，血肿增加或临床结果没有差异[51]。在 Campbell 等的文献综述中，没有发现输血小板有任何好处，并建议有必要进一步研究以确定输血治疗对预后的影响[52]。

支架辅助栓塞术的患者脑出血治疗是一个临床挑战。停用抗血小板药物可以减少出血的发病率，但增加血栓栓塞并发症（支架内狭窄或血栓形成）的发病率。导流支架治疗的患者进行抗血小板逆转治疗可能更危险，因为这些支架具有较低的孔隙率和较高的金属表面覆盖率，从而导致血栓形成的风险更高。对这些患者的合理治疗措施并不确定，应根据每一例患者具体情况而定。在我们的研究所，当进行血流导流时，在氯吡格雷开始使用前和术前进行 P2Y12 测定，以计算血小板抑制率。在平衡血栓和出血风险方面，数值在 30%～70% 被认为是最佳的。在最近的一项研究中，术前 PRU 值＜ 60 和＞ 240 是围术期出现出血和血栓栓塞并发症的最强预测因子[40]。尽管没有关于如何管理 PED 患者

出血风险的数据，作者按照 P2Y12 监测数值指导输血小板，理论上维持抗血小板治疗的合适水平，同时降低血肿增大风险。连续头部 CT 检查和临床检查用于监测出血进展和患者的临床进程。

迟发性脑实质内血肿出现在放置导流支架术后，这些均采用了双重抗血小板治疗，理论上认为是由缺血性病变的出血性转化、异物栓塞和远端动脉的自动调节功能丧失所致[53, 54]。迟发性支架移位是由于载瘤血管近心端和远心端之间的动脉直径不匹配而发生的另一种并发症，可导致血栓栓塞和动脉瘤破裂[55]。最后，迟发性动脉瘤破裂被认为是由血流导流相关的血流动力学改变和血栓形成相关的生物变化所导致的一种现象[56]。

动脉瘤弹簧圈栓塞期间最可怕的并发症之一是术中动脉瘤破裂。术中破裂的发生率为 1%～4%，可能是自发的或医源性的，如微丝、微导管或弹簧圈置入动脉瘤[57-59]。颅内压迅速升高，导致急性全身性高血压。如果出现这种情况，脑室外引流术可以用来转移脑脊液和降低颅内压。渗透药物，如甘露醇和高渗盐水，也可用于治疗颅内高压。稳定血压以谨慎地降低动脉瘤再出血的风险。虽然许多手术人员使用麻醉药，如异丙酚或巴比妥类药物，以降低脑代谢率作为一种神经保护策略，但这种做法缺乏证据支持。对于其他疾病，如在外伤性脑损伤和急性缺血性脑卒中中使用这种策略可能造成损害。

当动脉瘤破裂时，应立即用鱼精蛋白拮抗肝素，服用抗血小板药物的患者应考虑输血小板。首先，动脉瘤必须迅速处理掉。如果微导管位于蛛网膜下腔，则导管不应拉回，而是应从蛛网膜下腔回到动脉瘤瘤腔内继续栓塞。如果有可能，也可以用球囊阻断载瘤血管以进行近端控制。作为最后的紧急措施，液体栓塞剂和弹簧圈可以用来牺牲载瘤血管。

（三）肝素诱导血小板减少症

患者在血管内手术中需使用肝素。鞘管和导管中的冲洗管线通常含有普通肝素，术中常规使

用肝素进行全身抗凝。HIT 是一种由凝血酶原抗体介导的，具有潜在生命危险的疾病，其特征是血小板减少和血小板活化。发病率约为 1%，但有高达 5% 的报道[60]。血小板减少症通常在初次接触后 5～10 天发生，尽管它可能发生在再次暴露后的早期、1 天内或在暴露后的数周内。HIT 的后遗症包括静脉血栓和动脉血栓形成（比率为 4 ∶ 1）[61]。这些后遗症包括深静脉血栓形成、肺栓塞、脑卒中、心肌梗死和可能危及肢体的外周动脉血栓。不太常见的是肝素注射部位坏死性皮肤病变或弥漫性血管内凝血。与 HIT 相关的死亡率为 5%～10%，通常是由血栓并发症引起的[62]（表 35-1）。

HIT 的治疗开始于立即停止所有肝素，并开始立即使用非肝素抗凝剂的时候，在凝血酶或凝血因子 X 水平中断凝血级联反应。通常使用肠外直接凝血酶抑制药。Argatroban（美国伊利诺伊州北芝加哥市诺瓦斯坦市）是一种合成的直接凝血酶抑制药，经美国食品药物管理局（Food and Drug Administration，FDA）批准用于治疗 HIT，目前是该人群的首选抗凝剂。该药起效迅速，半衰期为 40～50min，并经过肝胆清除。术后应以 2ug/（kg·min）的速度静脉输注，对于肝脏疾病或危重病患者以 0.5～1.2ug/（kg·min）的速度给药。应固定输注速率，使凝血活酶部分活化时间保持在正常值的 1.5～3 倍，且不超过 10ug/（kg·min）。临床不存在相关解毒剂。比伐卢定是一种水蛭素类似物，是 FDA 批准的直接凝血酶抑制药，用于经皮冠状动脉介入治疗后 HIT 患者或 HIT 高风险患者。它的半衰期为 25min，通过肾和酶降解清除。针对 HIT 的治疗剂量尚未确定。Lepirudin 和 desireudin 是重组水蛭素。前者已不再生产，关于后者的 HIT 治疗数据也有限。其他不直接抑制凝血酶的非肝素抗凝剂包括 danaparoid 和 fondaparinux。在美国已不再提供 Danaparoid，但 Danaparoid 在加拿大、日本、欧洲和澳大利亚可用于 HIT 治疗。fondaparinux 皮下注射给药，由于半衰期长，所以需每天给药。因此 fondaparinux 在重症监护室使用并不理想，HIT

治疗的数据也有限。HIT 的治疗指南已经由美国胸科医师学会和英国血液学标准委员会的止血和血栓工作组出版[63, 64]。

四、血管通路并发症

> **要　点**
>
> ◆ 尽管血管内技术比开放手术创伤小，但它们与一系列独特的并发症相关。
> ◆ 全面的术前评估有助于减少并发症的风险。
> ◆ 术后密切监测对于早期发现并发症至关重要。

> 临床要点：
> ● 理想的股动脉穿刺点在腹股沟韧带以下 2～3cm 处，以减少腹腔内或腹膜后出血的机会。
> ● 脉搏血氧仪监测同侧足部有助于确定早期肢体缺血。

血管内手术需要动脉通路。通过单壁穿刺技术和 Seldinger 技术放置鞘层获得股总动脉通路。每次介入治疗开始和结束时都要做股动脉造影，以确定有无血管狭窄、闭塞、夹层和假性动脉瘤。考虑到罕见的同时发生的脑和腹股沟并发症，作者常规通过动脉瘤对侧腹股沟通道。在这种考虑下，大脑半球损伤导致的偏瘫，和股动脉损伤影响的是同一侧肢体。同时发生脑损伤和股骨干损伤情况下可能导致患者的双侧下肢功能障碍，选择对侧腹股沟入路有助于避免这一罕见后果。

理想的股动脉穿刺点在腹股沟韧带以下 2～3cm 处。股动脉通常位于股骨头内侧 1/3 处，股静脉外侧。更高的穿刺位置增加腹膜后出血的风险，以及较低的穿刺位置可能导致鞘层闭塞。术后心血管监测有助于识别低血压和心动过速。

这些临床表现伴随着背部、腹部和腹股沟疼痛或肿胀，提示股动脉闭合失败，导致腹膜后出血或腹股沟血肿。如果诊断不及时，可能会出现腹腔间隔室综合征和失血性休克。侧腹（Grey Turner 征）或脐周区（Cullen 征）瘀斑较晚出现，不应把这些作为诊断急性腹膜后血的依据。如果临床上怀疑腹膜后血肿，应通过腹部和骨盆的 CT 扫描来诊断。对于稳定的患者，液体扩容、输血和恢复凝血功能治疗可能是恰当的。活动性对比剂外漏可能需要开放手术修补。另外，在动脉破口处用覆膜支架进行血管内治疗可能是一种选择。

夹层和假性动脉瘤可由壁内对比剂注射或金属丝 / 导管推入内膜下层引起。这种并发症可能发生在穿刺部位和目标血管之间的任何地方。幸运的是，动脉夹层导致血管阻塞是罕见的[65]。治疗通常包括观察、抗血小板药物或抗凝治疗。如果是夹层流量有限，则可考虑放置支架[66]。

股动脉穿刺部位可用闭合器或人工压迫。脉搏血氧仪应放置在穿刺股动脉同侧脚趾上。血氧饱和度可在围术期和术后监测，以快速识别肢体缺血。在取鞘前和术后每小时必须检查足背和胫后脉搏。血管外科医生应对肢体缺血的证据应进行紧急评估，以确定取栓术或血管内修复是否安全可行。未能识别肢体血管功能不全可能导致截肢。

参 考 文 献

[1] Rhoton Jr AL. Aneurysms. *Neurosurgery*. 2002;51(4 Suppl): S121–S158.

[2] Regli L, Uske A, de Tribolet N. Endovascular coil placement compared with surgical clipping for the treatment of unruptured middle cerebral artery aneurysms: a consecutive series. *J Neurosurg*. 1999;90 (6):1025–1030.

[3] Johnston SC, Wilson CB, Halbach VV, et al. Endovascular and surgical treatment of unruptured cerebral aneurysms: comparison of risks. *Ann Neurol*. 2000;48(1):11–19.

[4] Raymond J, Roy D. Safety and efficacy of endovascular treatment of acutely ruptured aneurysms. *Neurosurgery*. 1997;41(6):1235–1245. discussion 45–6.

[5] Varma MK, Price K, Jayakrishnan V, Manickam B, Kessell G. Anaesthetic considerations for interventional neuroradiology. *Br J Anaesth*. 2007;99(1):75–85.

[6] Parfrey PS, Griffiths SM, Barrett BJ, et al. Contrast material–induced renal failure in patients with diabetes mellitus, renal insufficiency, or both. A prospective controlled study. *New Eng J Med*. 1989;320 (3):143–149.

[7] Porter GA. Radiocontrast–induced nephropathy. *Nephrol Dial Transplant*. 1994;9(Suppl 4):146–156.

[8] Schmidt P, Pang D, Nykamp D, Knowlton G, Jia H. N–acetylcysteine and sodium bicarbonate versus N–acetylcysteine and standard hydration for the prevention of radiocontrast–induced nephropathy following coronary angiography. *Ann Pharmacother*. 2007;41(1):46–50.

[9] Shavit L, Korenfeld R, Lifschitz M, Butnaru A, Slotki I. Sodium bicarbonate versus sodium chloride and oral N–acetylcysteine for the prevention of contrast–induced nephropathy in advanced chronic kidney disease. *J Intervent Cardiol*. 2009;22(6):556–563.

[10] Klima T, Christ A, Marana I, et al. Sodium chloride vs. sodium bicarbonate for the prevention of contrast medium–induced nephropathy: a randomized controlled trial. *Eur Heart J*. Aug;33(16):2071–9.

[11] Dawson P. Contrast agents in patients on dialysis. *Sem Dial*. 2002;15 (4):232–236.

[12] Lasser EC, Lyon SG, Berry CC. Reports on contrast media reactions: analysis of data from reports to the U.S. Food and Drug Administration. *Radiology*. 1997;203(3):605–610.

[13] Katayama H, Yamaguchi K, Kozuka T, Takashima T, Seez P, Matsuura K. Adverse reactions to ionic and nonionic contrast media. A report from the Japanese Committee on the Safety of Contrast Media. *Radiology*. 1990;175(3):621–628.

[14] Wolf GL, Mishkin MM, Roux SG, et al. Comparison of the rates of adverse drug reactions. Ionic contrast agents, ionic agents combined with steroids, and nonionic agents. *Invest Radiol*. 1991;26 (5):404–410.

[15] Qureshi AI, Luft AR, Sharma M, Guterman LR, Hopkins LN. Prevention and treatment of thromboembolic and ischemic complications associated with endovascular procedures: Part II—Clinical aspects and recommendations. *Neurosurgery*. 2000;46(6):1360–1375. discussion 75–6.

[16] Vinuela F, Duckwiler G, Mawad M. Guglielmi detachable coil embolization of acute intracranial aneurysm: perioperative anatomical and clinical outcome in 403 patients. *J Neurosurg*. 1997;86(3):475–482.

[17] Pelz DM, Lownie SP, Fox AJ. Thromboembolic events associated with the treatment of cerebral aneurysms with Guglielmi detachable coils. *AJNR*. 1998;19(8):1541–1547.

[18] Derdeyn CP, Cross 3rd DT, Moran CJ, et al. Postprocedure ischemic events after treatment of intracranial aneurysms with Guglielmi detachable coils. *J Neurosurg*. 2002;96(5):837–843.

[19] Friedman JA, Nichols DA, Meyer FB, et al. Guglielmi detachable coil treatment of ruptured saccular cerebral aneurysms: retrospective review of a 10–year single–center experience. *AJNR*. 2003;24 (3):526–533.

[20] Ross IB, Dhillon GS. Complications of endovascular treatment of cerebral aneurysms. *Surg Neurol*. 2005;64(1):12–18. discussion 8–9.

[21] Soeda A, Sakai N, Sakai H, et al. Thromboembolic events associated with Guglielmi detachable coil embolization of asymptomatic cerebral aneurysms: evaluation of 66 consecutive cases with use of diffusion weighted MR imaging. *AJNR*. 2003; 24(1):127–132.

[22] Chalouhi N, Jabbour P, Tjoumakaris S, Dumont AS, Chitale R, Rosenwasser RH, Gonzalez LF. Single–center experience with balloon–assisted coil embolization of intracranial aneurysms: safety, efficacy and indications. *Clin Neurol Neurosurg*. May;115(5):607–13.

[23] Ross IB, Dhillon GS. Balloon assistance as a routine adjunct to the endovascular treatment of cerebral aneurysms. *Surg Neurol*. 2006;66(6):593–601. discussion 602.

[24] Sluzewski M, van Rooij WJ, Beute GN, Nijssen PC. Balloon–assisted coil embolization of intracranial aneurysms: incidence, complications, and angiography results. *J Neurosurg*. 2006;105(3):396–399.

[25] Cekirge HS, Yavuz K, Geyik S, Saatci I. HyperForm balloon remodeling in the endovascular treatment of anterior cerebral,

middle cerebral, and anterior communicating artery aneurysms: clinical and angiographic follow-up results in 800 consecutive patients. *J Neurosurg*. Apr;114(4):944–53.

[26] Shapiro M, Babb J, Becske T, Nelson PK. Safety and efficacy of adjunctive balloon remodeling during endovascular treatment of intracra- nial aneurysms: a literature review. *AJNR*. 2008;29(9):1777–1781.

[27] Chitale R, Chalouhi N, Theofanis T, et al. Treatment of ruptured intracranial aneurysms: comparison of stenting and balloon remodeling. *Neurosurgery*. Jun;72(6):953–9.

[28] Mocco J, Snyder KV, Albuquerque FC, et al. Treatment of intracranial aneurysms with the Enterprise stent: a multicenter registry. *J Neurosurg*. 2009;110(1):35–39.

[29] Hochholzer W, Trenk D, Frundi D, et al. Time dependence of platelet inhibition after a 600-mg loading dose of clopidogrel in a large, unselected cohort of candidates for percutaneous coronary intervention. *Circulation*. 2005;111(20):2560–2564.

[30] Muller I, Seyfarth M, Rudiger S, et al. Effect of a high loading dose of clopidogrel on platelet function in patients undergoing coronary stent placement. *Heart (British Cardiac Society)*. 2001;85(1):92–93.

[31] von Beckerath N, Taubert D, Pogatsa-Murray G, Schomig E, Kastrati A, Schomig A. Absorption, metabolization, and antiplatelet effects of 300-, 600-, and 900-mg loading doses of clopidogrel: results of the ISAR-CHOICE (Intracoronary Stenting and Antithrombotic Regimen: choose Between 3 High Oral Doses for Immediate Clopidogrel Effect) Trial. *Circulation*. 2005;112(19):2946–2950.

[32] Serebruany VL, Steinhubl SR, Berger PB, Malinin AI, Bhatt DL, Topol EJ. Variability in platelet responsiveness to clopidogrel among 544 individuals. *J Am Coll Cardiol*. 2005;45(2):246–251.

[33] Brandt JT, Payne CD, Wiviott SD, et al. A comparison of prasugrel and clopidogrel loading doses on platelet function: magnitude of platelet inhibition is related to active metabolite formation. *Am Heart J*. 2007;153(1):66 e9–66 e16.

[34] Tahtinen OI, Vanninen RL, Manninen HI, et al. Wide-necked intracranial aneurysms: treatment with stent-assisted coil embolization during acute (<72 hours) subarachnoid hemorrhage— experience in 61 consecutive patients. *Radiology*. 2009;253(1):199–208.

[35] Meckel S, Singh TP, Undren P, et al. Endovascular treatment using predominantly stent-assisted coil embolization and antiplatelet and anticoagulation management of ruptured blood blister–like aneurysms. *AJNR*. Apr;32(4):764–71.

[36] Katsaridis V, Papagiannaki C, Violaris C. Embolization of acutely ruptured and unruptured wide-necked cerebral aneurysms using the Neuroform2 stent without pretreatment with antiplatelets: a single center experience. *AJNR*. 2006;27(5):1123–1128.

[37] Benitez RP, Silva MT, Klem J, Veznedaroglu E, Rosenwasser RH. Endovascular occlusion of wide-necked aneurysms with a new intracranial microstent (Neuroform) and detachable coils. *Neurosurgery*. 2004;54 (6):1359–1367. discussion 68.

[38] Akpek S, Arat A, Morsi H, Klucznick RP, Strother CM, Mawad ME. Self-expandable stent-assisted coiling of wide-necked intracranial aneurysms: a single-center experience. *AJNR*. 2005;26(5):1223–1231.

[39] Amenta PS, Dalyai RT, Kung D, etal. Stent-assistedcoiling of wide-necked aneurysms in the setting of acute subarachnoid hemorrhage: experience in 65 patients. *Neurosurgery*. Jun;70(6):1415–29; discussion 29.

[40] Delgado Almandoz JE, Crandall BM, Scholz JM, et al. Pre- procedure P2Y12 reaction units value predicts perioperative thromboembolic and hemorrhagic complications in patients with cerebral aneurysms treated with the Pipeline Embolization Device. *J Neurointervent Surg*. Nov;5 Suppl 3:iii3–10.

[41] Kwon OK, Lee KJ, Han MH, Oh CW, Han DH, Koh YC. Intraarterially administered abciximab as an adjuvant thrombolytic therapy: report of three cases. *AJNR*. 2002;23(3):447–451.

[42] Mounayer C, Piotin M, Baldi S, Spelle L, Moret J. Intraarterial administration of Abciximab for thromboembolic events occurring during aneurysm coil placement. *AJNR*. 2003;24(10):2039–2043.

[43] Hobbhahn J, Habazettl H, Conzen P, Peter K. Complications caused by protamine. 1: pharmacology and pathophysiology. *Anaesthesist*. 1991;40(7):365–374.

[44] Weiler JM, Gellhaus MA, Carter JG, et al. A prospective study of the risk of an immediate adverse reaction to protamine sulfate during cardiopulmonary bypass surgery. *J Allergy Clin Immunol*. 1990;85 (4):713–719.

[45] James RF, Palys V, Lomboy JR, Lamm JR, Jr., Simon SD. The role of anticoagulants, antiplatelet agents, and their reversal strategies in the management of intracerebral hemorrhage. *Neurosurg Focus*. May;34(5):E6.

[46] Naidech AM, Bendok BR, Garg RK, et al. Reduced platelet activity is associated with more intraventricular hemorrhage. *Neurosurgery*. 2009;65(4):684–688. discussion 8.

[47] Naidech AM, Bernstein RA, Levasseur K, et al. Platelet activity and outcome after intracerebral hemorrhage. *Ann Neurol*. 2009;65 (3):352–356.

[48] Naidech AM, Jovanovic B, Liebling S, et al. Reduced platelet activity is associated with early clot growth and worse 3-month outcome after intracerebral hemorrhage. *Stroke*. 2009;40(7):2398–2401.

[49] Vilahur G, Choi BG, Zafar MU, et al. Normalization of platelet reactivity in clopidogrel-treated subjects. *J Thromb Haemost*. 2007;5 (1):82–90.

[50] Herman J, Benson K. Platelet transfusion therapy. In: PD M, ed. *Transfusion Therapy: Clinical Principles and Practice*. 2nd ed. Bethesda, MD: AABB Press; 2004:335–353.

[51] Ducruet AF, Hickman ZL, Zacharia BE. et al. Impact of platelet transfusion on hematoma expansion in patients receiving antiplatelet agents before intracerebral hemorrhage. *Neurolog Res*. 2010;32 (7):706–710.

[52] Campbell PG, Sen A, Yadla S, Jabbour P, Jallo J. Emergency reversal of antiplatelet agents in patients presenting with an intracranial hemorrhage: a clinical review. *World Neurosurg*. 2010;74(2–3):279–285.

[53] Chitale R, Gonzalez LF, Randazzo C. et al. Single center experience with pipeline stent: feasibility, technique, and complications. *Neurosurgery*. 2012;3:679–691 discussion 91.

[54] Velat GJ, Fargen KM, Lawson MF, Hoh BL, Fiorella D, Mocco J. Delayed intraparenchymal hemorrhage following pipeline embolization device treatment for a giant recanalized ophthalmic aneurysm. *J Neurointervent Surg*. 2012;4(5):e24.

[55] Chalouhi N, Satti SR, Tjoumakaris S, et al. Delayed migration of a pipeline embolization device. *Neurosurgery*. 2013;72(2 Suppl Operative):229–234; discussion 34.

[56] Kulcsar Z, Houdart E, Bonafe A, et al. Intra-aneurysmal thrombosis as a possible cause of delayed aneurysm rupture after flow-diversion treatment. *AJNR*. 2011;32(1):20–25.

[57] Brisman JL, Niimi Y, Song JK, Berenstein A. Aneurysmal rupture dur- ing coiling: low incidence and good outcomes at a single large volume center. *Neurosurgery*. 2008;62(6 Suppl 3):1538–1551.

[58] Levy E, Koebbe CJ, Horowitz MB, et al. Rupture of intracranial aneu- rysms during endovascular coiling: management and outcomes. *Neu- rosurgery*. 2001;49(4):807–811. discussion 11–3.

[59] Doerfler A, Wanke I, Egelhof T, et al. Aneurysmal rupture during embolization with Guglielmi detachable coils: causes, management, and outcome. *AJNR*. 2001;22(10):1825–1832.

[60] Arepally GM, Ortel TL. Clinical practice. Heparin-induced thrombocytopenia. *New Engl J Med*. 2006;355(8):809–817.

[61] Warkentin TE, Kelton JG. A 14-year study of heparin-induced throm bocytopenia. *Am J Med*. 1996;101(5):502–507.

[62] Warkentin TE, Kelton JG. Temporal aspects of heparin-induced thrombocytopenia. *New Eng J Med*. 2001;344(17):1286–1292.

[63] Linkins LA, Dans AL, Moores LK, et al. Treatment and prevention of heparin-induced thrombocytopenia: Antithrombotic Therapy and Prevention of Thrombosis, 9th ed: American College of Chest Physi- cians Evidence-Based Clinical Practice Guidelines. *Chest*. Feb;141(2 Suppl):e495S–530S.

[64] Keeling D, Davidson S, Watson H. The management of heparin- induced thrombocytopenia. *Br J Haematol*. 2006;133(3):259–269.

[65] Fifi JT, Meyers PM, Lavine SD, et al. Complications of modern diagnostic cerebral angiography in an academic medical center. *J Vasc Interv Radiol*. 2009;20(4):442–447.

[66] Fusco MR, Harrigan MR. Cerebrovascular dissections: a review. Part II: blunt cerebrovascular injury. *Neurosurgery*. Feb;68(2):517–30; discussion 30.

第 36 章　动静脉畸形和硬脑膜动静脉瘘栓塞术
Arteriovenous Malformation and Dural Arteriovenous Fistula Embolization

Dorothea Altschul　Sean D. Lavine　Raul G. Nogueira　**著**

刘师林　丁志权　**译**

王清华　党　帅　**校**

一、神经解剖学和手术方法

要　点

- 动静脉畸形（arteriovenous malformation，AVM）患者好发于伴有颅内出血的青壮年。
- 没有出血的局灶性神经体征非常罕见。
- 大多数硬脑膜动静脉瘘（dural arteriovenous fistula，DAVF）患者年龄在 50—60 岁，症状与病变部位和静脉引流模式有关。

（一）脑动静脉畸形

脑动静脉畸形是一种血管病变，在这种病变中，异常缠绕的血管团中血液从动脉到静脉的病理性分流，而不经过中间的毛细血管床。虽然 AVM 不常见，但它们可以存在于中枢神经系统的任意部位。因此，任何颅内动脉或颅外侧支动脉都可以发生这些病变。

自从现代脑成像技术问世以来，大约在 0.05% 的人群偶然发现脑 AVM[1]。虽然 AVM 易发生在青壮年（平均年龄 35 岁）[2]，但认为它们是在胚胎发育过程中形成的。一些脑 AVM 可以是遗传的，但大部分不是，很可能是自发突变或其他环境因素（如胚胎颅内静脉血栓）的结果[3]。

约 50% 的脑 AVM 患者出现颅内出血（intracranial hemorrhage，ICH），首次出血率为每年 0.55/10 万人[2]。出血部位取决于病变的位置，通常是脑实质内和（或）脑室内。这些类型 ICH 要么是颅内动脉瘤破裂所致，要么是病灶血管结构突然变化，如静脉流出量的变化。与 ICH 的其他原因相比，与 AVM 破裂相关的发病率较低，尽管它仍然可能是致命的，特别是如果它发生在中线深部结构、颅后窝或脑干。报告的长期年死亡率为 1%～1.5%[4]。总的来说，10%～30% 的幸存者有长期残疾。当脑 AVM 存在出血、完全深静脉引流[5, 6]、单一引流静脉[5, 7]或存在颅内动脉瘤时[8]，继发出血的风险增加[9, 10]。

蛛网膜下腔出血也可能是 AVM 的一种表现，通常是产前高血流量相关动脉瘤引起的（图 36-1），这些动脉瘤出现在正常动脉血管的分支点或分叉处，类似于自发性浆液性小动脉瘤。目前还没有发现组织学或影像学特征能够区分伴有 AVM 的血流相关动脉瘤和无 AVM 的动脉瘤。有趣的是，许多与血流相关的动脉瘤在 AVM 治疗后会自行消退。尽管罕见，但 AVM 也可能伴有硬膜下血肿。

另外，最常见的表现是癫痫，约 1/3 的病例会出现癫痫，通常会提醒医生注意动静脉畸形的存在[11]。不一致的数据使得不能确定癫痫发作与随后的脑出血风险之间的关系。几种类型的发作被标记为癫痫发作，而癫痫发作的类型在动静脉畸形研究中未被报道。癫痫发作是由病灶的胶质组织引起的。

头痛是大约 15% 的 AVM 患者的主要症状。

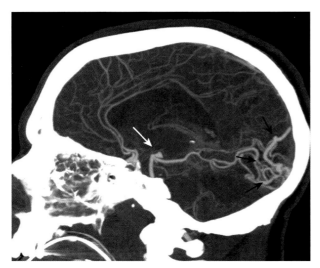

▲ 图 36-1　51 岁男子在蛛网膜下腔出血的情况下失去知觉

CT 血管造影证实存在与血流有关的左侧大脑后动脉段动脉瘤（白箭）和左枕部动静脉畸形（黑箭）

由于头痛是普通人群中的常见症状，因此很难确定与 AVM 有关的头痛是否是该病所特有的。与早期的假设相反，很少有证据支持单侧动静脉畸形引起反复发作的单侧头痛。有先兆和无先兆的偏头痛在 AVM 患者中均有记录[12]。偏头痛的术后消失并不少见，可以发生在任何类型的治疗之后。

很少有患者出现缓慢进展的神经功能缺损（4%~8%）[13, 14]。低血流量的 AVM 分流导致周围正常脑组织的灌注不足，这种现象称为血管盗血。然而，缺乏与缺血症状之间因果联系的证据。静脉高压和病灶的肿块效应是缓慢进展局灶性神经功能障碍的另一种解释。

脑 AVM 常用的分级量表是 Spetzler–Martin 分级（Spetzler–Martin Grade，SMG）（表 36–1），这是一种包括病灶大小、邻近语言功能区，以及是否有深静脉引流的综合评分[15]。如果任何或全部的静脉引流发生在深静脉（大脑内部、基底静脉、小脑前中央静脉），则归类为深度。如果动静脉畸形靠近感觉运动皮层、语言区域、视觉皮层、下丘脑、丘脑、内囊、脑干、小脑脚或小脑深部核，则认为它紧靠着认知功能的脑实质。SMG 的范围为 1~5，则对每个类别的得分求和。

表 36–1　Spetzler 和 Martin 提出的动静脉畸形（AVM）分类[15]。不能手术的病变单独保留 6 级

AVM 特征		分　级
AVM 的大小	小（<3cm）	1 分
	中等（3~6cm）	2 分
	大（>6cm）	3 分
AVM 的位置	非语言功能区	0 分
	语言功能区	1 分
静脉引流	仅在浅处	0 分
	深处	1 分

框 36–1　血管内管理在脑 AVM 病变中的作用

- 术前：栓塞术作为完成根治性手术切除之前的方案
- 放射治疗：栓塞术作为放疗外科之前的治疗
- 靶向治疗：栓塞以根除特定的出血灶或高危部位
- 治疗：试图治愈的栓塞治疗
- 姑息性：栓塞可缓解因分流引起的姑息性症状

SMG 系统最初是用来预测围术期和术后结果的，并与手术结果可靠相关。此外，已经在 AVM 的综合管理中对其进行了评估，包括栓塞后进行手术切除、单独栓塞或放射科治疗[15]。19% 的 SMG Ⅰ 级或 Ⅱ 级病变患者、35% 的 SMG Ⅲ 级病变患者和 42% 的 SMG Ⅳ 级或 Ⅴ 级病变患者，观察到由于治疗导致的恶化。该量表不包括出血风险特征，如相关动脉瘤、静脉淤滞或静脉瘤。没有可靠的数据将这些特征与治疗风险联系起来。

对于未破裂、表面浅表引流的 AVM 患者，年出血风险可能低至 0.9%，而对于先前破裂，深静脉引流的 AVM 破裂的患者，其年出血风险可能高达 34%[16]。未破裂的高级别 AVM（尤其是 SMG Ⅲ 级和 SMG Ⅴ 级）的治疗方案仍然存在争议；当解剖和血管造影结果提示出血风险较高时，可能需要进行治疗[17]。鉴于 SMG Ⅰ 级和 SMG Ⅱ 级 AVM 手术闭塞的发病率较低，因此建议大多数患者接受治疗。SMG Ⅲ 级和 SMG Ⅴ 级 AVM 必须个体化治疗。

由于破裂的脑 AVM 出血风险（4.5%～34%）高于从未破裂的（0.9%～8%）[5, 16]，尽管缺乏随机对照试验的证据表明益处大于风险，建议对破裂的脑 AVM 进行治疗[18]。

AVM 治疗的最终目标是完全消除病灶，因为只进行部分治疗可能会增加出血的机会[19]。

可供选择的治疗方法包括血管内栓塞、显微外科切除、立体定向放射科手术或这些方法的结合［有关 AVM/AVF 的显微外科的详细说明，请参阅第 10 章；有关立体定向放射科（SRS）的详细说明，请参阅第 25 章］。动静脉畸形的治疗管理需要一个仔细的多学科方法来评估单个患者的风险收益比（框 36-1）。

SRS 通常可以治愈 AVM。尽管这种方法可用于破裂的 AVM，但必须注意的是，放射治疗要等到治疗后数月至数年才能巩固。放射治疗的成功与否与 AVM 病灶的大小成反比。体积＜10cm³（直径＜3cm）的 AVM 通常适用于放射科治疗，估计两年治愈率为 80%～88%[20]。放射治疗的主要缺点是持续存在颅内出血（intracranial

hemorrhage，ICH）的风险，这种风险可能高达 10%。即使清除了 AVM 病灶，这种风险也可能持续存在[21]。由于这种风险，SRS 通常用于治疗未破裂的病变。在某些破裂情况下，若其他治疗方式被认为风险太高，仍可使用该方法，因为它存在继续破裂的风险。血管内栓塞将病灶缩小到较小的单个目标（图 36-2），通常用于以后的放射科治疗。其他目标还包括，在放射科手术引起的闭塞发生之前，对有出血危险的潮状动脉瘤的治疗，以及试图解决对放射科手术效果不佳的大动静脉瘘。对于较大的深部病变，有人主张分期进行 SRS 的多种治疗，这通常用于无法手术的较大病变的情况。有新的报告指出，仅凭减少血流而不减少动静脉畸形团可能无法在使用 SRS 治疗之前提供益处。实际上，这可能导致对血管结构理解错误，从而导致错误的定位和治疗计划[8]。

AVM 栓塞术常在手术切除之前进行，特别是对于中心部位和语言功能部位的患者，以及深部供血者而言[18]。没有前瞻性对照研究比较有栓塞和没有栓塞的手术，但许多病例已经证明，术

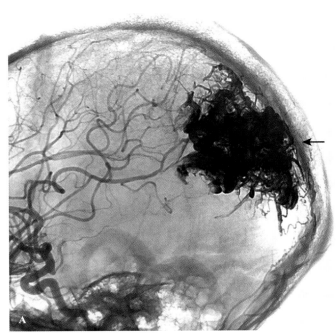
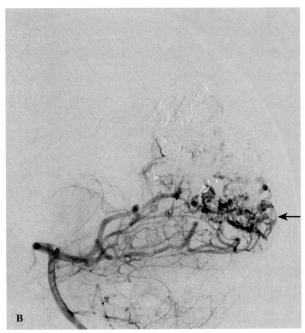

▲ 图 36-2　使用"堆积法"栓塞 5 次后的最终血管造影影像（**A**），**AVM** 的前循环成分几乎完全消失（黑箭），而（**B**）只有一个小的后循环，集中在视觉皮层区域（黑箭）
患者随后接受了放射治疗

前栓塞可以改善治疗效果[18-25]。优点包括通过减少巢状血管的大小和 AVM 的血流量来减少出血量并缩短手术时间。栓塞的血管在手术过程中也更容易识别，并且可以为切除动脉血管团和病灶提供靶点，同时保留通向附近实质的组织动脉。最后，分阶段栓塞术可以减少血流以降低潜在灾难性出血的发生率[26]。

单独使用栓塞可以完全治愈 AVM（图 36-3），发布的栓塞治愈率因选择标准、技术和病变大小而异。治愈的成功率似乎与 AVM 的体积和病灶数量成反比，< 4cm^3 的 AVM 完全闭塞率为 71%，4～8cm^3 的 AVM 完全闭塞率仅为 15%[27]。AVM 的

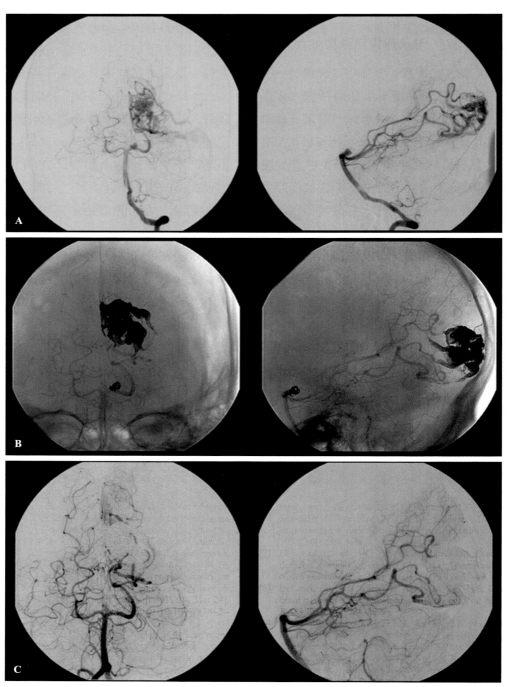

▲ 图 36-3　A-C 两阶段治疗性 Onyx 栓塞治疗
前后视图（A）预处理，（B）显示 Onyx 管型，（C）在两阶段 Onyx 治疗后，无任何动静脉残余分流的迹象

体积不能准确预测血管内治愈的可能性[28]。恰恰相反，据报道在具有良好血管造影特征的一组患者中，治愈性栓塞率为 74%（总治愈率为 40%），如一条或几条主要供血动脉，没有围术期血管生成和瘘管[28]。随着技术的改进和经验的积累，通过栓塞成功消除 AVM 的比例正在增加[29]。

对于顽固性 AVM 的患者，姑息性栓塞治疗似乎并不能改善保守治疗的预后，而且可能会恶化后续的临床病情[30]。但是在某些情况下，姑息栓塞术有一定作用，因为它可以缓解动脉盗血或静脉高压引起的症状。但是这种影响通常只是暂时的，由于侧支血流的快速发展，症状可能会复发。表现对药物有抵抗性难治性癫痫的患者，也可以进行姑息性栓塞。部分栓塞减轻了动脉分流的严重程度，从而改善了对周围脑实质的灌注。

（二）颅内硬脑膜动静脉瘘

颅内 DAVF 是硬脑膜动脉与硬脑膜静脉窦，脑膜静脉或皮质静脉之间的病理性分流[31]。DAVF 占颅内 AVM 的 10%～15%。术语硬脑膜 AVM 应该保留为儿童硬脑膜动静脉瘘，因为畸形意味着发育起源异常，而成人硬脑膜动静脉瘘是获得性病变。DAVF 与硬脑膜动静脉增生症或小脑 AVM 的区别在于存在硬脑膜动脉供血，而没有实质性病变[31]。多数 DAVF 位于横窦、乙状窦和海绵窦[32]。DAVF 主要是特发性的，尽管一小部分患者有过开颅、外伤或硬脑膜窦血栓形成的病史[33, 34]。

> 临床要点：搏动性耳鸣是由于硬脑膜静脉窦的血流量增加而引起的症状，尤其是横窦和乙状窦的病变。海绵窦 DAVF 可能伴有眼肌麻痹、眼球突出、水肿、眼眶后疼痛或视力下降（图 36-4）。

DAVF 静脉引流模式决定症状的严重程度，并为 Borden 等[35] 和 Cognard 等[36] 的分类方案提供基础。

Borden 分类根据静脉引流部位及是否存在皮质静脉引流（CVD）对病变进行分层（表 36-2）。Cognard 的分类[36] 基于硬脑膜窦引流的方向、是否存在 CVD，以及静脉流出结构（非扩张性皮质静脉、扩张性皮质静脉或脊髓周围静脉）。

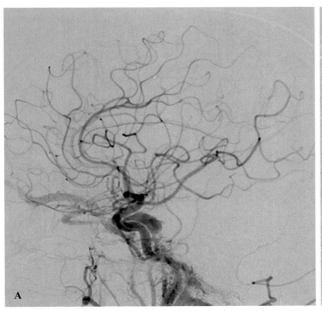
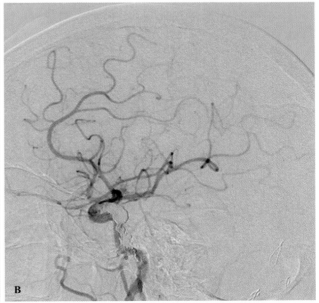

▲ 图 36-4 经静脉 Onyx 栓塞前（A）和后（B）硬脑膜动静脉瘘导管造影显示动静脉分流完全消失
海绵窦，眼上静脉扩张

Ⅰ型 DAVF 血流顺向引流硬脑膜静脉窦，并且无 CVD 特征性表现。Ⅱ型 DAVF 再分为三类，即Ⅱa 型病灶逆行引流至无 CVD 的硬脑膜静脉窦，Ⅱb 型病灶顺向引流至有 CVD 的硬脑膜静脉窦，Ⅱa+b 型病灶逆向引流至有 CVD 的硬脑膜静脉窦。Ⅲ型、Ⅳ型、Ⅴ型病变均具有 CVD，无硬脑膜静脉引流和皮质静脉流出结构变化（Ⅲ型仅具有 CVD，Ⅳ型具有 CVD 和静脉扩张，Ⅴ型伴有 CVD 和脊髓周围引流）。缺乏 CVD 是一个有利的特征，并与良性自然病史有关。DAVF 患者通常会偶然出现静脉压升高的症状，如癫痫发作、帕金森病、小脑症状、认知能力下降、痴呆和脑神经异常，包括三叉神经痛的罕见病例。

Ⅰ型 Borden 病（Cognard Ⅰ型和Ⅱa 型）病变发生 ICH 的风险极低[37]。CVD（Borden Ⅱ型和Ⅲ型，Cognard Ⅱb～Ⅴ型）的存在使 DAVF 出血的风险较高。在这些报道中，年死亡率为10.4%，ICH 的年风险为 8.1%，神经功能缺损的年风险为 6.9%[38]。将 CVD 病变（Borden Ⅱ型和Ⅲ型，Cognard Ⅱb～Ⅴ型）细分为有症状和无症状类型，可进一步提高风险分层的准确性[39]。有症状和无症状类型每年发生出血的风险存在显著差异，分别为 7.4% 和 1.5%[39]。尽管对 DAVF 进行分类有助于风险分层，但这些病变具有动态性质。由于静脉狭窄，静脉血栓形成或动脉血流增加，Ⅰ型病变可随时间发展为 CVD[40]。转化的风险很低，仅在 2% 的低度病变中有报道[40]，也有 DAVF 自发性血栓形成治疗 / 消退的报道[41]。

表 36-2　DAVF 的 Borden 分类

类　型	静脉引流部位	皮质静脉引流
良性的		
Ⅰ	硬脑膜窦	没有
侵袭性的		
Ⅱ	硬脑膜窦	有
Ⅲ	皮质静脉	有

患者症状的任何变化都可以反映出静脉引流模式的恶化，并可以通过神经血管成像进一步评估。

（三）影像和血管造影

颅内 AVM 和 DAVF 可以通过多种诊断性非侵入性影像学研究进行诊断，包括计算机断层扫描（computed tomography，CT）和 CT 血管造影（CT angiography，CTA）。磁共振（magnetic resonance，MR）成像技术更有帮助，因为它们可以显示高级别 DAVF 病变（如白质高信号、ICH 或静脉梗死）中的血管扩张，静脉囊，血管增强和静脉高压迹象。但是，在许多 DAVF 或小的 AVM 病例中，无创成像可能是完全正常的，无法解释的蛛网膜下腔或实质性出血应该考虑导管血管造影，血管造影仍然是观察动脉和静脉解剖结构的金标准，并且在计划治疗中起着至关重要的作用。

进行血管造影时应仔细评估是否存在动脉瘤。由于动脉瘤易出血，应在处理其他病变前先解决动脉瘤。动脉瘤可能位于远离病灶的供血血管上（"血流相关"动脉瘤），也可能位于病灶本身内（"内在性"动脉瘤）（图 36-2）。这些病变可代表位于与 AVM 病灶相邻的最远端动脉分支的真性动脉瘤、扩张的静脉囊或是先前出血残留引起的假性动脉瘤[7]。

静脉造影图像是血管造影评估的另一个重要组成部分，应注意是否存在先前就有的静脉流出狭窄，因为在栓塞过程中无意识地阻塞静脉是危险的。

快速进行动静脉分流可能会导致动脉供血动脉、病灶和引流静脉的造影图像重叠，从而导致重要特征的模糊，如小动脉供血动脉、远端供血蒂、nidal 动脉瘤、直接的动静脉瘘管和小的引流静脉。通常需要使用微导管进入动脉远端，进行选择性血管造影，以确定更精细的病变细节[28]。

二、围术期注意事项

> **要　点**
>
> ◆ AVM 管理涉及一个多学科的团队，通常采用多模式方法。
> ◆ N- 丁烯氰基丙烯酸酯（NBCA）胶和液体栓塞剂（Onyx）是最常用的栓塞剂。
> ◆ 栓塞的目的是形成坚固的管型内膜。

栓塞手术的血管通路是通过股动脉的 5F 或 6F 血管鞘来实现的。针对 AVM 的抗凝决策是在个案的基础上做出的。一些中心更倾向于使用肝素使活化凝血时间（activated clotting time，ACT）至少是基线值的 2～2.5 倍，其他中心不使用肝素。

对于动脉压力管理适用于颅内栓塞，特别是通过使用血管活性物质控制全身压力以及进行术后血压管理。低血压，甚至是暂时性停搏（伴有腺苷），可能会导致动静脉分流的速度减慢，并更好地控制栓塞材料的贴附[42]。

大多数中心在全身麻醉下进行栓塞，有的中心在手术过程中使用神经电生理监测（体感诱发电位和脑电图）监测神经功能。其他中心则使用带有深度静脉镇静药的监测麻醉护理。没有证据表明气管内全身麻醉或监护下的麻醉护理与较低的并发症发生率相关[43]。这两种方法各有优缺点。在全身麻醉下栓塞的依据包括在患者没有活动的情况下改善结构的可视化效果，尤其是出现暂时性呼吸暂停，或者使用数字减影血管造影进行定时通气时。

监测麻醉护理权衡了患者运动的潜力和对特定的功能解剖检查和评估能力的提高。这种方法需要深度镇静，以使患者在导管放置过程中感到舒适，同时让患者保持对选择性神经测试有适当的反应。在这种情况下，在 AVM 栓塞之前，将阿莫巴比妥（含或不含利多卡因）选择性注射给供血血管内[44]。然后立即进行集中的神经系统检查。随着注射药剂的消散，诱发的缺陷在几分钟内就会消失。

目前可用的栓塞剂包括液体栓塞剂，如 NBCA，二甲基亚砜的乙烯 – 乙烯醇共聚物（Onyx），以及未稀释的无水乙醇（undiluted absolute ethyl alcohol，ETOH）；颗粒，如聚乙烯醇颗粒；固体闭塞装置，如线圈、丝、线和气球，其中液体栓塞剂使用最广泛。

液体黏合剂聚合物剂具有几个重要的优点，包括可以渗入 AVM 病灶的深处；永久性栓塞并持久闭塞血管或蒂；通过小型、灵活、流动导向的导管进行输送，该导管可安全无创伤地操作到血管的最远端位置；能够快速送入血管蒂。在液体栓塞剂广泛使用之前，聚乙烯醇（polyvinyl alcohol，PVA）颗粒通常用于脑栓塞。在成功根除外周血管畸形的基础上，提倡用 ETOH 栓塞脑 AVM。这些药物不经常使用，因为它们的功效不如 NBCA 和 Onyx，并可能带来更高的风险。

NBCA 于 2000 年获得美国食品药品管理局（Food and Drug Administration，FDA）批准用于脑血管畸形的术前栓塞。NBCA 是一种液体单体，通常被称为"胶"，它在血液和血管内皮上的亲核试剂催化的快速放热聚合反应，形成固体黏合剂。聚合反应的速率可以通过将碘化油混合到混合物中来调节，与 NBCA 不同，这种混合物不透射线。高浓度的碘化油降低了聚合速率，增加了栓塞材料的黏度。在 NBCA 液体栓塞系统的前瞻性随机临床研究中所用的比例按体积计从 10%～70% 的 NBCA 和 30%～80% 的碘化油。通常使用（1～3）∶1（NBCA∶oil）的混合物，这意味着聚合时间为 2～7s。可以根据个体的血管结构和血流动力学进行修改，加入低浓度的冰醋酸可以延缓聚合反应，增加渗透。然而，这项技术偏离了 FDA 批准的用于商业用 NBCA 的适应证。钽粉可以与 NBCA∶oil 混合物混合，增加更大射线的不透明度。栓塞的目的是形成固态的 NBCA 管型内膜，避免在动脉供血层的早期聚合或静脉流出后聚合，纯 NBCA 在导管尖端几乎瞬间聚合。

当聚合物完全填满内腔时，血管被永久性阻

塞。NBCA在血管壁和周围组织中引起炎症反应，导致血栓形成，血管坏死和纤维向内生长，血管再通并不常见。

Onyx是一种非黏附性液体栓塞剂，呈乳糜状流动。将其与乙烯 – 乙烯醇共聚物（ethylene-vinyl alcohol copolymer，EVOH），二甲基亚砜共聚物（dimethyl sulfoxide，DMSO）和微粉化的钽粉混合，在造影中用来实现射线不透性[45]。在注射前，必须用力猛烈摇晃Onyx溶液20min，使微粉化的钽粉完全悬浮。共聚物在注射时凝聚，但不黏附于内皮细胞或微导管尖端。当混合物接触血液时，DMSO迅速从混合物中扩散出去，导致聚合物原位沉淀和固化，并形成海绵状栓子。沉淀物从外表面向内推进，形成一个带液体中心的表皮，随着凝固的继续，液体中心继续流动。共聚物的沉淀速率与EVOH的浓度成正比。两种制剂的完全固化均在5min内，这比NBCA固化慢。由于Onyx不黏附于血管内皮和微导管，因此延长注射时间可以更好地穿透血管团。

> 临床要点：相比NBCA，Onyx有一些优势。如果Onyx开始向另一个动脉蒂、静脉流出血管或可疑的危险吻合处移动，操作者可以选择停止注射。另一个优点是在栓塞过程中有可控制的血管造影。这可以评估剩余血流和复杂病变的血流动力学模式。然而，透视时间可能更长，并且有报道说辐射导致的损伤。

DMSO可引起血管痉挛、血管坏死、动脉血栓形成和血管破裂[46]。这些不良后果与DMSO的注入量和内皮细胞接触时间有关。当DMSO的输注速率＜0.25ml/90s时，不会出现严重的血管毒性效应。由于DMSO是可以溶解不兼容的导管，因此只能与Onyx一起使用经过特殊批准的微导管（Ultraflow，Marathon，Echelon）。在Onyx栓塞后的1～2天，患者可能会闻到类似大蒜的味道，并且由于DMSO，其皮肤和呼吸可能会具有特殊性的气味。

对于DAVF，经动脉、静脉或偶尔采用联合方法栓塞的血管内治疗已成为一线治疗方法。治疗的目的是完全消除动静脉分流，不完全的治疗会产生侧支血管并持续存在出血风险。当完全阻塞分流术行不通或认为风险太大时，应考虑选择性断开CVD。这种方法在预防神经系统疾病和降低手术风险方面的效果可与DAVF闭塞术相媲美。血管内治疗的最佳方法是有争议的，据报道，通过静脉栓塞完成的血管造影闭塞率为71%～87.5%（图36-4和图36-5）[47]，经动脉Onyx栓塞治疗长期治愈率为90%[48]。

三、术后并发症

要　点

◆ ＜3%的栓塞会发生微导管滞留。

◆ 导管诱发的血栓栓塞是栓塞过程中脑缺血的最常见原因。

◆ 建议在栓塞后至少24h内加强神经系统监测。

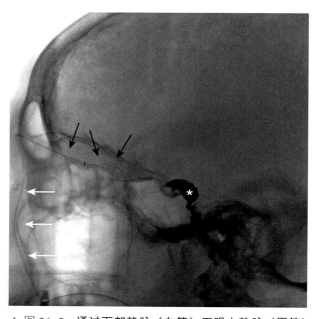

▲ 图36-5　通过面部静脉（白箭）至眼上静脉（黑箭）并进入海绵窦（白星）的Onyx静脉栓塞，Onyx栓塞位于海绵窦（白星）延伸到岩下窦的预期位置

脑血管的血管内导航过程中的并发症可能迅速而剧烈，需要跨学科的合作。脑部病变的栓塞可以在技术上取得高度成功，并且永久性神经系统并发症的发生率相对较低。据报道，脑 AVM 栓塞的总体并发症发生率为 3%～25% [49]，与栓塞相关的死亡率为 2% 或更低，使用新一代微导管的永久性神经功能缺损为 2%～8.9% [27, 49]。经静脉栓塞的永久并发症报道为 4%～7% [47]。

一个严重的并发症是液体制剂黏附在导管上，拔管时易造成创伤。微导管尖端滞留在病灶中的情况不到所有栓塞的 3%。栓塞后不久或如果与血管壁无粘连，可在几周后手术切除留置导管。在血管腔内的直微导管不会引起血栓形成。但是，一些神经介入医生从患者安全考虑出发，更喜欢 3～6 个月的抗凝治疗以防止血栓形成。与 NBCA 相比，Onyx 栓塞术中微导管断裂 / 滞留可能更常见。然而，具有可拆卸尖端的 DMSO 兼容微导管的问世极大降低了微导管的滞留 [50]。目前该技术仅在欧洲可用。

导管诱发的血栓栓塞，栓塞错误的血管及栓塞物质回流到正常的脑血管是栓塞过程中脑缺血的最常见原因。通过全身抗凝和（或）用肝素化盐水冲洗所有导管，可以预防血栓栓塞。高质量的双平面成像系统、全身麻醉、微导管的精准定位，以及适当地稀释液体栓塞剂以获得所需的聚合时间，都可以防止栓塞过程中栓塞材料回流到正常的实质分支中。在不慎发生血管闭塞的情况下，无论是否进行直接溶栓，都可以通过升高血压增加远端血流灌注 [42]。根据现有的最佳证据，在栓塞过程中因血管闭塞而出现症状性脑缺血的情况下，不应因害怕导致畸形的破裂而刻意诱发高血压。

ICH 发生在栓塞期间或栓塞后，是栓塞治疗中最可怕的并发症之一。在术中出血的情况下，应尽快进行立即使用肝素鱼精蛋白（如果术中使用肝素）[42]。与 AVM 栓塞相关的出血性并发症发生率为 2%～4.7%，原因可能有很多种，但最常见的包括微导管导航过程中的血管穿孔（使用流向导管显著降低了血管穿孔的发生率，因为它们不需要尖端以外的金属导丝即可进入 AVM 病灶）；静脉流出阻塞，与栓塞材料阻塞静脉有关，或者与静脉流量突然减少导致的晚期静脉血栓形成有关；正常灌注压突破（normal perfusion pressure breakthrough，NPPB）出血。

NPPB 被认为是由于在 AVM 栓塞或切除后，理论上该部位脑实质长期自我调节受损，周围正常脑实质中的灌注压力突然增加所致。NPPB 往往发生在大的高流量 AVM 和多个大的供血血管的患者中。在栓塞后的最初 24h 内，将患者的平均动脉压降低至比基线低 15%～20%，并将每次栓塞（分期栓塞）限制在 AVM 病灶的 30% 以内，这都是降低 NPPB 引起 ICH 风险的方法。

AVM 栓塞后脑积水可能由多种原因引起，包括 ICH 和大的引流静脉压迫 Sylvius 导水管 [18]。脉络膜 AVM 可能与脑脊液和脑积水的产生过度有关。通常用插入脑室引流导管治疗脑积水。

据报道，经颅海绵窦栓塞的患者中有 14% 发生脑神经损伤和一过性眼肌麻痹，但患者通常可以完全康复 [47]。使用液体栓塞剂可避免因弹簧圈质量或弹簧圈直接引起的脑神经损伤。缓慢的 Onyx 注射有时可以预防 DMSO 引起的血管毒性或血管痉挛 [51]。避免注射到颅下神经的血管（脑膜中动脉的分支、耳后和枕动脉的后突肌支、咽上支的颈支），以免损伤脑神经。可以考虑在颅脑损伤后短期使用类固醇 [52]。

通常消除 AVM/DAVF 会导致癫痫发作率降低，这在外科手术切除后最为明显 [53]。但术后癫痫发作频率可能增加。在一个小系列研究中，Onyx 栓塞后发生癫痫发生率为 45%，其中 10% 除了最近的 Onyx 栓塞以外没有其他原因（发作的中位天数为 7 天）[54]。

术后建议进行神经重症监护。患者最好在手术后拔管，以便进行神经系统检查来监测患者的病情，尽管做法各不相同，一些神经介入治疗专家会为患者插管，以更好地控制血压。手术后通常会拔掉动脉鞘，但是可以保留动脉管路来监测血压。对血管通路部位并发症和管理的了解对于提供优质的术后护理很重要[55]（表36-3）。

对于静脉血流缓慢或静脉流出系统重要组成部分受损的患者，应考虑在手术后使用肝素进行全身抗凝治疗。静脉血流缓慢可导致静脉血栓形成，继而诱发病灶出血。通常，在栓塞手术后应维持较低的收缩压（80～120mmHg），以避免NPPB出血。没有静脉扩张特性的降压药可能是首选，以减少出血的可能性。

栓塞后新的神经功能缺损通常用平扫CT检查，以排除新的脑出血或脑积水。如果怀疑有缺血性梗死或在Onyx栓塞可能无法使用CT评估的情况下，采用弥散加权成像的磁共振（magnetic resonance，MR）成像扫描可能是合适的。钆增强（Gadolinium-enhanced spoiled gradient，SPGR）磁共振序列和（或）时间分辨磁共振血管造影/

CTA可以无创评估静脉流出通畅性[56]。

四、结论

AVM和DAVF是血管病变，临床上可能是无症状的，也可能引起危险性的脑出血。破裂的病灶需紧急治疗，然而，对未破裂病变的治疗还没达成共识。治疗方案包括血管内栓塞、显微外科手术切除、立体定向放射科或这些治疗方法的组合。血管内栓塞通常作为显微外科手术或放射治疗的前体，了解不同的栓塞剂至关重要。栓塞过程中和栓塞后的并发症迅速而且凶险，需要多学科紧密配合协作。虽然脑部病变的栓塞术在技术上取得高度成功，并且永久性神经系统并发症的发生率相对较低，但仍会发生较高的发病率和死亡率。

表36-3　血管通路部位并发症及处理

并发症	描述	临床表现	处理
血肿（最常见）发生率：5%～23%	• 软组织中收集血液 • 由于动脉和（或）静脉通路部位失血或动脉/静脉穿孔而导致 • 如果动脉点在股分叉下方，因此股骨头不能帮助压迫，则可能发生这种情况	• 穿刺周围肿胀（可见） • 穿刺部位周围的硬化区域（可触及） • 大小不一 • 通常与腹股沟区域的疼痛有关，这种疼痛发生在休息或下肢运动时 • 是否会导致血红蛋白和血压的降低和心率的增加，这取决于病情的严重程度	• 对血肿部位加压 • 标记该区域以评估大小是否有变化 • 补充水分 • 连续监测全血细胞计数 • 保持/延长卧床休息时间 • 必要时中断抗凝和抗血小板药物治疗 • 随着血液消散并被组织吸收时，许多血肿会在几周内消退
腹膜后出血发生率：0.15%～0.44%	• 出血发生在腹部/骨盆内壁的浆膜后方 • 如果动脉壁穿刺在腹股沟韧带上方，可能会导致腹股沟上动脉穿孔或穿透后壁 • 如果不及早发现可能是致命的	• 背痛/腰痛或腹痛 • 腹胀 • 通常不伴有明显的肿胀 • 瘀斑、血红蛋白下降和红细胞比容降低是晚期的迹象 • 低血压和心动过速 • 计算机断层扫描诊断	• 补充水分 • 进行连续血细胞计数 • 保持/延长卧床休息时间 • 必要时中断抗凝和抗血小板药物治疗 • 输血，如果有指征 • 如果病情严重，可能需要外科手术
假性动脉瘤的发病率：0.5%～9%	• 较薄弱的股动脉壁和周围组织之间的交通管道 • 可能的原因包括插管困难、鞘管拔除后压迫不充分和凝血功能受损	• 插入部位肿胀 • 又大又痛的血肿 • 瘀斑 • 搏动性肿块 • 腹股沟处有瘀伤和（或）震颤 • 腹股沟的瘀伤和（或）刺激假性动脉瘤可破裂，导致突然肿胀和严重疼痛 • 当疼痛与血肿大小不成比例时，考虑神经受压 • 神经压迫可导致肢体无力，需要数周或数月才能恢复 • 超声诊断	• 保持/延长卧床休息时间 • 小型股动脉假性动脉瘤应予以监测；它们通常在停止抗凝治疗后自性闭塞 • 大型股动脉假性瘤可通过超声引导下压迫、超声引导下注射凝血酶或外科手术治疗

（续表）

并发症	描　述	临床表现	处　理
动静脉瘘发生率：0.2%～2.1%	• 当动脉和静脉被刺破时发生的动脉和静脉之间的直接通路 • 一旦鞘管被移除，就会发生瘘 • 危险因素：多次尝试，高于或低于适当部位的穿刺，凝血功能受损	• 可以无症状 • 触诊部位有瘀伤和（或）震颤 • 肢体肿胀、触痛， • 远端动脉供血不足和（或）深静脉血栓形成可导致肢体缺血 • 充血性心力衰竭 • 超声可确认	• 一些动静脉瘘在没有干预的情况下自行消退 • 一些动静脉瘘需要超声引导压迫或手术修复。
动脉闭塞发生率：< 0.8%	• 血栓栓子阻塞动脉 • 最常见的来源：动脉粥样硬化斑块、血管瘤、心脏 • 血栓栓子可在鞘状部位或导管尖端形成 • 在拔鞘的过程中可能会发生栓塞 • 预防 / 减少抗凝，血管扩张药，医师 / 护士的警惕	• 典型症状包括疼痛、瘫痪、感觉异常、脉搏无力、面色苍白 • 多普勒研究有助于定位该区域 • 需要血管造影来确定阻塞部位的确切位置	• 治疗方法取决于栓子的大小 / 类型，位置以及患者对患处局部缺血的耐受能力 • 灌注良好区域的小血栓栓子可能会自发溶解 • 较大的血栓栓塞可能需要进行血栓清除术和（或）溶栓剂，手术
股神经病变发病率：0.21%	血肿进入和（或）压迫神经过程中，由于股神经或外侧皮支受伤而引起的神经损伤	• 局部或辐射性疼痛 / 刺痛 / 麻木 • 腿无力 • 活动患腿有困难 • 髌腱反射减弱	• 确定来源和治疗症状 • 大多数都是自发解决的 • 物理治疗方法
感染率：< 0.1%	• 病原菌定植 • 原因：技术受限、卫生条件差、鞘管滞留时间过长 • 股动脉通路关闭装置（与感染发生率增加有关）	• 入口处疼痛、红斑、肿胀、分泌物 • 发热 • 白细胞计数增加	• 症状（如疼痛）的治疗 • 抗生素

参 考 文 献

[1] Morris Z, Whiteley WN, Longstreth Jr WT, et al. Incidental findings on brain magnetic resonance imaging: systematic review and meta-analysis. *BMJ*. 2009;339:b3016.

[2] Stapf C, Mast H, Sciacca RR, et al. The New York Islands AVM Study: design, study progress, and initial results. *Stroke*. 2003;34(5): e29–e33.

[3] Kim H, Su H, Weinsheimer S, Pawlikowska L, Young WL. Brain arteriovenous malformation pathogenesis: a response–to–injury paradigm. *Acta Neurochir Supp*. 2011;111:83–92.

[4] Ondra SL, Troupp H, George ED, Schwab K. The natural history of symptomatic arteriovenous malformations of the brain: a 24–year follow–up assessment. *J Neurosurg*. 1990;73(3):387–391.

[5] Hernesniemi JA, Dashti R, Juvela S, Vaart K, Niemela M, Laakso A. Natural history of brain arteriovenous malformations: a long–term follow–up study of risk of hemorrhage in 238 patients. *Neurosurgery*. 2008;63(5):823–829. discussion 9–31.

[6] Mast H, Young WL, Koennecke HC, et al. Risk of spontaneous hae–morrhage after diagnosis of cerebral arteriovenous malformation. *Lancet*. 1997;350(9084):1065–1068.

[7] Marks MP, Lane B, Steinberg GK, Snipes GJ. Intranidal aneurysms in cerebral arteriovenous malformations: evaluation and endovascular treatment. *Radiology*. 1992;183(2):355–360.

[8] Pollock BE, Flickinger JC, Lunsford LD, Bissonette DJ, Kondziolka D. Factors that predict the bleeding risk of cerebral arteriovenous malformations. *Stroke*. 1996;27(1):1–6.

[9] da Costa L, Wallace MC, Ter Brugge KG, O'Kelly C, Willinsky RA, Tymianski M. The natural history and predictive features of hemor–rhage from brain arteriovenous malformations. *Stroke*. 2009;40 (1):100–105.

[10] Redekop G, TerBrugge K, Montanera W, Willinsky R. Arterial aneurysms associated with cerebral arteriovenous malformations: classification, incidence, and risk of hemorrhage. *J Neurosurg*. 1998;89 (4):539–546.

[11] Brown Jr RD, Wiebers DO, Forbes G, et al. The natural history of unruptured intracranial arteriovenous malformations. *J Neurosurg*. 1988;68(3):352–357.

[12] Monteiro JM, Rosas MJ, Correia AP, Vaz AR. Migraine and intracranial vascular malformations. *Headache*. 1993;33(10):563–565.

[13] ApSimon HT, Reef H, Phadke RV, Popovic EA. A population–based study of brain arteriovenous malformation: long–term treatment outcomes. *Stroke*. 2002;33(12):2794–2800.

[14] Hillman J. Population–based analysis of arteriovenous malformation treatment. *J Neurosurg*. 2001;95(4):633–637.

[15] Spetzler RF, Martin NA. A proposed grading system for arteriovenous malformations. *J Neurosurg*. 1986;65(4):476–483.

[16] Stapf C, Mast H, Sciacca RR, et al. Predictors of hemorrhage in patients with untreated brain arteriovenous malformation. *Neurology*. 2006;66(9):1350–1355.

[17] Mohr JP, Parides MK, Stapf C, et al. Medical management with or without interventional therapy for unruptured brain arteriovenous malformations (ARUBA): a multicentre, non–blinded, randomised trial. *Lancet*. 2014;383(9917):614–621.

[18] Ogilvy CS, Stieg PE, Awad I, et al. AHA Scientific Statement: Recommendations for the management of intracranial arteriovenous malformations: a statement for healthcare professionals from a special writing group of the Stroke Council, American Stroke Association. *Stroke*. 2001;32(6):1458–1471.

[19] Wikholm G, Lundqvist C, Svendsen P. Embolization of cerebral arteriovenous malformations: part I—Technique, morphology, and complications. *Neurosurgery*. 1996;39(3):448–457. discussion 57–9.

[20] Lunsford LD, Kondziolka D, Flickinger JC, et al. Stereotactic radiosurgery for arteriovenous malformations of the brain. *J Neurosurg*. 1991;75(4):512–524.

[21] Maruyama K, Kawahara N, Shin M, et al. The risk of hemorrhage after radiosurgery for cerebral arteriovenous malformations. *New Eng J Med*. 2005;352(2):146–153.

[22] Deruty R, Pelissou–Guyotat I, Mottolese C, Bascoulergue Y, Amat D. The combined management of cerebral arteriovenous malformations. Experience with 100 cases and review of the literature. *Acta Neurochir (Wien)*. 1993;123:101–102.

[23] Deruty R, Pelissou–Guyotat I, Amat D, et al. Multidisciplinary treatment of cerebral arteriovenous malformations. *Neurol Res*. 1995;17:169–177.

[24] Hartmann A, Mast H, Mohr JP, et al. Determinants of staged endovascular and surgical treatment outcome of brain arteriovenous malformations. *Stroke*. 2005;36:2431–2435.

[25] Starke RM, Komotar RJ, Otten ML, et al. Adjuvant embolization with N–butyl cyanoacrylate in the treatment of cerebral arteriovenous malformations: outcomes, complications, and predictors of neurologic deficits. *Stroke*. 2009;40:2783–2790.

[26] Jafar JJ, Davis AJ, Berenstein A, Choi IS, Kupersmith MJ. The effect of embolization with N–butyl cyanoacrylate prior to surgical resection of cerebral arteriovenous malformations. *J Neurosurg*. 1993;78 (1):60–69.

[27] Pierot L, Cognard C, Herbreteau D, et al. Endovascular treatment of brain arteriovenous malformations using a liquid embolic agent: results of a prospective, multicentre study (BRAVO). *Eur Radiol*. 2013;23(10):2838–2845.

[28] Valavanis A, Pangalu A, Tanaka M. Endovascular treatment of cerebral arteriovenous malformations with emphasis on the curative role of embolisation. *Intervent Neuroradiol*. 2005;11(Suppl 1):37–43.

[29] van Rooij WJ, Jacobs S, Sluzewski M, van der Pol B, Beute GN, Sprengers ME. Curative embolization of brain arteriovenous malformations with onyx: patient selection, embolization technique, and results. *AJNR*. 2012;33(7):1299–1304.

[30] Reitz M, Schmidt NO, Vukovic Z, et al. How to deal with incompletely treated AVMs: experience of 67 cases and review of the literature. *Acta Neurochir Suppl*. 2011;112:123–129.

[31] Gandhi D, Chen J, Pearl M, Huang J, Gemmete JJ, Kathuria S. Intra cranialdural arteriovenous fistulas: classification, imaging findings, and treatment. *AJNR*. 2012;33(6):1007–1013.

[32] Kirsch M, Liebig T, Kuhne D, Henkes H. Endovascular management of dural arteriovenous fistulas of the transverse and sigmoid sinus in 150 patients. *Neuroradiology*. 2009;51(7):477–483.

[33] Chung SJ, Kim JS, Kim JC, et al. Intracranial dural arteriovenous fistulas: analysis of 60 patients. *Cerebrovasc Dis*. 2002;13(2):79–88.

[34] Suh DC, Lee JH, Kim SJ, et al. New concept in cavernous sinus dural arteriovenous fistula: correlation with presenting symptom and venous drainage patterns. *Stroke*. 2005;36(6):1134–1139.

[35] Borden JA, Wu JK, Shucart WA. A proposed classification for spinal and cranial dural arteriovenous fistulous malformations and implications for treatment. *J Neurosurg*. 1995;82(2):166–179.

[36] Cognard C, Gobin YP, Pierot L, et al. Cerebral dural arteriovenous fistulas: clinical and angiographic correlation with a revised classification of venous drainage. *Radiology*. 1995;194(3):671–680.

[37] Davies MA, Ter Brugge K, Willinsky R, Wallace MC. The natural history and management of intracranial dural arteriovenous fistulae. Part 2: aggressive lesions. *Intervent Radiol*. 1997;3(4):303–311.

[38] van Dijk JM, terBrugge KG, Willinsky RA, Wallace MC. Clinical course of cranial dural arteriovenous fistulas with long–term persistent cortical venous reflux. *Stroke*. 2002;33(5):1233–1236.

[39] Zipfel GJ, Shah MN, Refai D, Dacey Jr RG, Derdeyn CP. Cranial dural arteriovenous fistulas: modification of angiographic classification scales based on new natural history data. *Neurosurg Focus*. 2009;26(5).

[40] Satomi J, van Dijk JM, Terbrugge KG, Willinsky RA, Wallace MC. Benign cranial dural arteriovenous fistulas: outcome of conservative management based on the natural history of the lesion. *J Neurosurg*. 2002;97(4):767–770.

[41] Luciani A, Houdart E, Mounayer C, Saint Maurice JP, Merland JJ. Spontaneous closure of dural arteriovenous fistulas: report of three cases and review of the literature. *AJNR*. 2001;22(5):992–996.

[42] Young WL, Pile–Spellman J. Anesthetic considerations for interventional neuroradiology. *Anesthesiology*. 1994;80(2):427–456.

[43] Manninen PH, Gignac EM, Gelb AW, Lownie SP. Anesthesia for interventional neuroradiology. *J Clin Anesth*. 1995;7(6):448–452.

[44] Moo LR, Murphy KJ, Gailloud P, Tesoro M, Hart J. Tailored cognitive testing with provocative amobarbital injection preceding AVM embolization. *AJNR*. 2002;23(3):416–421.

[45] Jahan R, Murayama Y, Gobin YP, Duckwiler GR, Vinters HV, Vinuela F. Embolization of arteriovenous malformations with Onyx: clinicopathological experience in 23 patients. *Neurosurgery*. 2001;48(5):984–995. discussion 95–7.

[46] Chaloupka JC, Huddle DC, Alderman J, Fink S, Hammond R, Vinters HV. A reexamination of the angiotoxicity of superselective injection of DMSO in the swine rete embolization model. *AJNR*. 1999;20(3):401–410.

[47] Yoshida K, Melake M, Oishi H, Yamamoto M, Arai H. Transvenous embolization of dural carotid cavernous fistulas: a series of 44 consecutive patients. *AJNR*. 2010;31(4):651–655.

[48] Chandra RV, Leslie–Mazwi TM, Mehta BP, et al. Transarterial onyx embolization of cranial dural arteriovenous fistulas: long–term follow–up. *AJNR*. 2014;35(9):1793–1797.

[49] Jayaraman MV, Marcellus ML, Hamilton S, et al. Neurologic complications of arteriovenous malformation embolization using liquid embolic agents. *AJNR*. 2008;29(2):242–246.

[50] Altschul D, Paramasivam S, Ortega–Gutierrez S, Fifi JT, Berenstein A. Safety and efficacy using a detachable tip microcatheter in the embolization of pediatric arteriovenous malformations. *Childs Nerv Syst*. 2014;30(6):1099–1107.

[51] Nogueira RG, Dabus G, Rabinov JD, et al. Preliminary experience with onyx embolization for the treatment of intracranial dural arteriovenous fistulas. *AJNR*. 2008;29(1):91–97.

[52] Ogilvy CS, Stieg PE. Awad I, et al, Special Writing Group of the Stroke Council, American Stroke Association. AHA Scientific Statement. Recommendations for the management of intracranial arteriovenous malformations: a statement for healthcare professionals from a special writing group of the Stroke Council, American Stroke Association. *Stroke*. 2001;32:1458–1471.

[53] Baranoski JF, Grant RA, Hirsch LJ, et al. Seizure control for intracranial arteriovenous malformations is directly related to treatment modality: a meta–analysis. *J Neurointerv Surg*. 2014;6(9):684–690.

[54] de Los Reyes K, Patel A, Doshi A, et al. Seizures after Onyx embolization for the treatment of cerebral arteriovenous malformation. *Intervent Radiol*. 2011;17(3):331–338.

[55] Nasser TK, Mohler 3rd ER, Wilensky RL, Hathaway DR. Peripheral vascular complications following coronary interventional procedures. *Clin Cardiol*. 1995;18(11):609–614.

[56] Nogueira RG, Bayrlee A, Hirsch JA, Yoo AJ, Copen WA. Dynamic contrast–enhanced MRA at 1.5 T for detection of arteriovenous shunting before and after Onyx embolization of cerebral arteriovenous malformations. *J Neuroimaging*. 2013;23(4):514–517.

第 37 章　急性脑卒中的处理
Acute Stroke Management

Caitlin Loomis　Bryan A. Pukenas　Robert W. Hurst　**著**

张亿乐　肖玲珑　**译**

王清华　**校**

一、概述

在美国，每 40s 就发生一次脑卒中事件，脑卒中是导致成年人长期残疾的主要原因。缺血性脑卒中占所有脑卒中的绝大多数[1]。静脉注射重组组织型纤溶酶原激活剂（rt-PA）于 1996 年被美国食品药品管理局（Food and Drug Administration，FDA）批准用于治疗发病 3h 内的急性缺血性脑卒中[2]。2009 年，针对特定脑卒中患者的治疗窗口延长至 4.5h[3, 4]。然而，全美只有 2%～5% 的缺血性脑卒中患者接受静脉注射重组组织型纤溶酶原激活剂治疗[5, 6]，这主要是由于很多患者发病时间未知，以及到达医疗机构时已超出治疗时间窗所致。一项大型 Meta 分析显示，患者动脉再通与 3 个月后良好的功能恢复有很强的相关性[7]，提示再通对恢复至关重要。静脉注射重组组织型纤溶酶原激活剂可在 6%～50% 的患者中实现部分甚至完全再通，但是对近端动脉闭塞的患者疗效较差。静脉注射重组组织型纤溶酶原激活剂的患者再闭塞率高达 34%[7-15]。对静脉注射重组组织型纤溶酶原激活剂反应不佳的患者包括大血管闭塞的患者[14, 16, 17]、血栓负荷较高的患者（血栓＞ 8mm）[18] 和非心源性栓子导致脑卒中的患者[19]。

脑卒中带来的严重负担、较高的再闭塞率和近端动脉闭塞等不良预后使得血管内治疗成为符合治疗指征患者的理想选择。本章将讨论急性缺血性脑卒中血管内治疗和围术期并发症相关的神经解剖要点、注意事项及适应证。

二、神经解剖与手术

> **要　点**
>
> ◆ 主动脉弓和 Willis 环（circle of Willis，COW）存在解剖变异，不应被误认为动脉闭塞或疾病。
> ◆ 影响导管置入难度和治疗时间的解剖学因素包括大血管起始处的疾患、主动脉弓变异和颈总动脉（common carotid artery，CCA）迂曲。
> ◆ 大部分颈内动脉（internal carotid artery，ICA）来源的栓子被血流冲刷到大脑中动脉（middle cerebral artery，MCA）。

在进行数字减影血管造影（digital subtraction angiography，DSA）之前，常通过相对无创的计算机断层扫描血管造影（computed tomography angiography，CTA）来进行临床评估并确定闭塞血管的位置。

行 DSA 检查时，进入动脉系统通常是通过穿刺右侧股总动脉完成的，为了术后止血安全，穿刺部位必须在腹股沟韧带下方。这个位置的穿刺可以通过压迫有效止血，并最大限度地减少腹膜后血肿的机会。动脉穿刺并置入动脉鞘后，将导丝和导管置入主动脉弓。

主动脉弓的形态因分支血管选择性插管的解剖学优势而不同[20]。根据分支血管在主动脉弓部上下缘的起源，可将主动脉弓部分为三种类型（图37-1），这三种类型在选择性分支血管插管时越来越困难，其中Ⅱ型和Ⅲ型在进行选择性插管时增加了导管脱出到弓部的机会，Ⅱ型和Ⅲ型也与高龄相关，并带来更高的栓子脱落、动脉夹层及血栓形成风险[21]。

> 临床要点：Ⅱ型和Ⅲ型主动脉弓的患者通常与更高的栓子脱落、动脉夹层及血栓形成风险相关。

主动脉弓的三个主要分支包括无名动脉、左颈总动脉和左锁骨下动脉（图37-1）。无名动脉是三个分支动脉中最短的一支，长数厘米，随后分成右锁骨下动脉和右颈总动脉。然后是左颈总动脉，通常紧随其后的是左锁骨下动脉。椎动脉

一般起源于各自锁骨下动脉的第一支，在人群中，大约5%的人左椎动脉直接在左颈总动脉以远起自主动脉弓。

导致超选置管困难从而影响急性缺血性脑卒中治疗时间的其他解剖学因素包括大血管起始处的病变；主动脉弓变异，包括无名动脉和左颈总动脉的共同起始；颈总动脉迂曲。

超选置管后，通过导丝交换技术在动脉系统（颈内动脉或椎动脉）的近端放置一个长鞘（80～90cm）。置入的长鞘可为更远端的导管置入提供一个稳定的平台。灵活的导引导管可以穿过长鞘在血管的颅外段前进到更远端的位置。

颈内动脉通常分为四段（图37-2），即颈段、岩骨段、海绵窦段和硬膜内段。眼动脉（ophthalmic artery，OA）近端的颈内动脉病变位于硬膜外，而位于眼动脉起始处或其远端的颈内动脉病变则位于蛛网膜下腔内。来自颈外动脉的眼动脉侧支可提供稳定血流并代偿颈内动脉的闭塞，重建床突上段的血流供应。

椎动脉也可被划分为四段，即 V_1 段～V_4 段（图37-3）。其中，V_1 段、V_2 段和 V_3 段位于硬膜外，

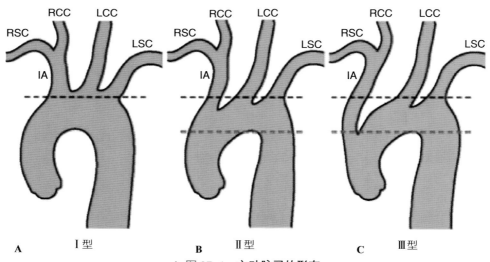

▲ 图 37-1 主动脉弓的形态

主动脉弓的形态是根据大分支血管的起源来定义的。A.Ⅰ型弓：所有分支血管均起源于主动脉弓的上缘；B.Ⅱ型弓：至少有一条分支血管起源于主动脉弓的上缘和下缘之间；C.Ⅲ型弓：至少有一条分支血管起源于主动脉弓下缘以下。IA. 无名动脉；RSC. 右锁骨下动脉；RCC. 右颈总动脉；LCC. 左颈总动脉；LSC. 左锁骨下动脉。经许可转载，引自 Rapp, J, et al. Carotid artery stenting. In Morton, J ed. *The Interventional Cardiac Catheterization Handbook*, 3rd ed., pp. 324-339 © 2013, Elsevier, Inc.

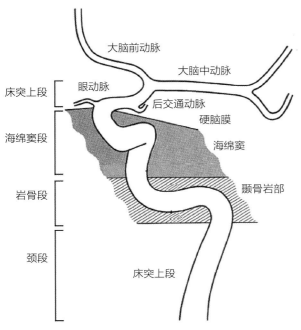

▲ 图 37-2　颈内动脉分段

颈内动脉可分为以下四段，即颈段、岩骨段、海绵窦段和床突上段。颈段发自颈内动脉行自颈动脉孔，延伸为岩骨段。海绵窦段穿过海绵窦（CS），在脑神经（Ⅲ、Ⅳ、V$_1$、V$_2$、Ⅵ）的内侧，被海绵窦静脉丛包绕。在床突上段，颈内动脉由此穿出海绵窦进入硬脑膜，并发出三个主要的硬膜内分支。OA 是颈内动脉的第一个硬膜内分支，常被视为颈内动脉穿过硬膜处的神经影像学标志。下一个硬膜内分支是后交通动脉（posterior communicating artery，PComm），它是 Willis 环的一个组成部分。紧随其后的分支是脉络膜前动脉（未标出），它恰好发于颈内动脉在大脑中动脉（middle cerebral artery，MCA）和大脑前动脉（anterior cerebral artery，ACA）分叉处的近端。经许可转载，引自 Takeuchi S, Karino T. Flow patterns and distributions of fluid velocity and wall shear stress in the human internal carotid and middle cerebral arteries. *World Neurosurg.* 2010 Mar;73(3):174–85.

而 V$_4$ 段则位于硬膜内。在 V$_4$ 段有小脑后下动脉（posterior inferior cerebellar artery，PICA）发出，它是主动脉唯一的主要分支。在人群中，有 5%～15% 的人小脑后下动脉远端的 V$_4$ 部分可能有先天发育不良，这种异常最常发生于右侧，不应与获得性闭塞或动脉粥样硬化性疾病相混淆。椎动脉的不对称也很常见，大约 80% 的人左椎动脉直径与右椎动脉一样大或大于右椎动脉。由于左椎动脉相对容易进入且通常具有较大的直径，故对大多数后循环闭塞的病例选择经左椎动脉进行血管内治疗。

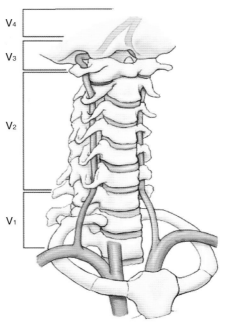

▲ 图 37-3　椎动脉的四个节段

V$_1$ 段或横突前段包括椎动脉从起始处到进入下颈椎（通常在 C$_6$ 处）横突孔的那部分。V$_2$ 段或横突段穿过横突孔到达 C$_2$ 水平。椎动脉的 V$_3$ 段或枕下段在穿过 C$_2$、C$_1$ 的横突孔经 C$_1$ 的上缘穿入硬脑膜，这一过渡通常以血管轻度生理性狭窄为标志。硬膜内段或 V$_4$ 段在蛛网膜下腔与对侧椎动脉在椎基底动脉交界处汇合，形成基底动脉。经许可转载，引自 Charbel, FT, et al. Extracranial Vertebral Artery Diseases, In: Winn, HR ed. *Youmans Neurological Surgery* Copyright © 2011, Elsevier Inc 版权所有

> 临床要点：在人群中，有 5%～15% 的人存在小脑后下动脉远端的椎动脉先天性发育不良，不应与急性闭塞或动脉粥样硬化性疾病相混淆。

诊断性血管造影术是常通过鞘或导引导管经颈总动脉、颈内动脉的颈段，或椎动脉的 V$_2$ 段～V$_3$ 段进行检查。通过诊断性血管造影术的评估判定闭塞的位置，以及颅内循环的解剖结构。尤其重要的是评估潜在的侧支循环和 Willis 环的结构。

Willis 环是位于大脑底部的一个重要的动脉吻合结构，它可以提供从左到右的侧支血流，也可以提供前循环和后循环之间的侧支血流（图 37-4）。

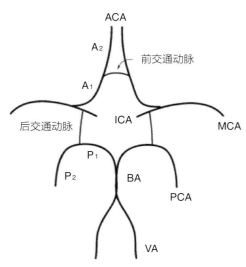

▲ 图 37-4　构成整个 Willis 环的动脉

ICA. 颈内动脉；ACA. 颈前动脉；MCA. 大脑中动脉；PCA. 大脑后动脉；BA. 基底动脉；VA. 椎动脉；A_1、A_2、P_1、P_2. 前交通动脉和后交通动脉的分支。经许可转载，引自 Cucchiara, B, et al. *Medical Hypotheses*. 2008, 70: pp. 860–65.

在 Willis 环上一处或多处结构的不对称、发育不全甚至缺如是很常见的。人群中，大约 40% 的人血管造影时表现有 A_1 段的不对称。需要重点说明的是，一侧 A_1 段发育不良（4%）或缺如（1%）导致颈内动脉闭塞时从左向右的侧支循环代偿受抑制并不鲜见。此外，相当数量的人有一侧（20%）或双侧（2%）的 P_1 发育不良。这种构型导致大脑后动脉分布区主要接受后交通动脉的供应，被称为胚胎型交通动脉[22]。Willis 环的解剖变异对急性缺血性脑卒中患者近端血管闭塞和栓塞的影响有重要意义。

> 临床要点：大脑后动脉分布区的脑卒中可能通过颈内动脉代偿，即约 20% 的人群有单侧 P_1 发育不良，导致大脑后动脉分布区通过后交通动脉得到来自的前循环的血液供应。

大脑中动脉主要接受来自颈内动脉的血供，因此，大多数颈内动脉来源的栓子会被血流冲刷到大脑中动脉的分布区中[23]。M_1 段自大脑中动脉起始处行至侧裂，并有豆纹动脉外侧支（lateral lenticulostriate，LST）发出。这些穿支动脉为深部的灰质核团提供血流供应，包括壳核和苍白球。因此，M_1 段闭塞可能会导致侧支循环不佳的豆纹动脉外侧支分布区血流受阻，以及大脑中动脉远端的缺血。在侧裂中，大脑中动脉分为上干和下干，在岛叶和盖部周围走行，形成皮质支，供应额叶、顶叶和颞叶的外侧部分。

大脑前动脉（anterior cerebral artery，ACA）也起源于 ICA 分叉处，向内侧发出 A_1 段，与前交通动脉相交。大脑前动脉更远端的部分更多地位于纵裂中，形成皮质支，为额叶和顶叶内侧提供血流供应。

后循环的主要血管，即基底动脉，起始于椎 – 基底动脉交界处，沿脑桥和中脑表面上行。基底动脉发出穿支动脉，以及供应脑干和部分小脑的横支。基底动脉的两个命名小脑分支包括小脑前下动脉（anterior inferior cerebellar artery，AICA）和小脑上动脉（superior cerebellar artery，SCA）。小脑前下动脉在基底动脉长度约 1/3 处发出，横穿脑桥，为脑桥的穿支动脉提供血流供应。小脑上动脉起源于远端基底动脉，绕行于中脑外侧，然后发出小脑上部的半球支和蚓支。

基底动脉在顶端分成大脑后动脉（posterior cerebral arteries，PCA）。P_1 段通过位于丘脑近端的丘脑穿支动脉提供给丘脑的大部分血液供应。P_1 段发育不良较为常见（见前文），不应与后天性闭塞相混淆。随之，大脑后动脉绕过中脑，发出颞下支。然后，大脑后动脉在近中线处进入后纵裂，为枕叶和顶叶的内侧提供血液供应。

确定闭塞部位后，用于血管内治疗的微导管通过鞘或导引导管被置入颅内循环的血管。目前用于急性缺血性脑卒中血管内治疗的技术包括动脉内注射溶栓药物和（或）机械取栓术清除急性血块。

MERCI 取栓器是美国批准的最早的取栓设

备，由一个螺旋开瓶器样的装置组成，用来捕获颅内血管内的血栓。然后在抽吸作用下将装置和血栓取出[24]。

Penumbra 系统利用连接到吸引泵的吸入微导管来清除血栓。泪滴状的分离器通过抽吸微导管置入，在微导管的远端通过往复运动分解血凝块，从而加强抽吸[25]。也可以仅通过微导管进行直接抽吸[26]。不同大小的抽吸微导管使得装置可以进入相对远端的动脉分支，包括 $M_2 \sim M_3$、A_2 和 P_2 等。

支架取栓器，包括 Solitaire FR 和 Trevo 系统。取栓时，导丝被置入血栓闭塞处，附于导丝上的支架系统撑开闭塞节段并维持片刻，使得血凝块被捕获到支架网眼中。然后，维持对导引导管或鞘的吸力，取出捕获了血凝块的支架系统[27]（图 37-5）。

（一）血管内治疗的注意事项与指征

要　点

◆ 符合急性缺血性脑卒中血管内治疗指征的患者群体包括那些对静脉注射重组组织型纤溶酶原激活剂无效的大血管闭塞患者，或者超出静脉注射重组组织型纤溶酶原激活剂治疗时间窗但距离上次被发现身体良好时的时间在 6 ~ 8h 的患者。

◆ 由于基底动脉血栓形成的患者往往预后不佳，其治疗时间窗可延长至 12h，有报道称最长可达 48h 仍可获益。

◆ 大多数介入医生普遍倾向于机械取栓，而不是动脉注射重组组织型纤溶酶原激活剂治疗。

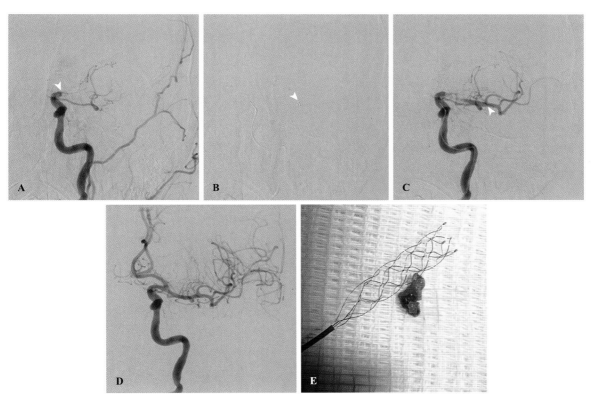

▲ 图 37-5　78 岁女性，突发右侧偏瘫和失语症

A. 前后位造影，左侧颈内动脉（left internal carotid，LICA）推注对比剂显示颈内动脉分叉处闭塞（箭头）。B.Solitaire 支架展开后前后位造影，推注对比剂前（箭头所指为远端的 Solitaire 支架头端标记）。C.Solitaire 支架展开后前后位造影，推注对比剂时（箭头所指为远端的 Solitaire 支架头端标记）。Solitaire 支架撑开颈内动脉远端，可见大脑中动脉远端充盈。D.Solitaire 支架取栓后前后位造影，可见大脑中动脉和大脑前动脉血运完全重建。E. 取栓后的 Solitaire 支架，其上可见附着的血凝块

多项已经发表的研究中，比较了现有取栓设备的疗效。发现较新的取栓设备，特别是 Penumbra 系统和支架取栓器，比早期的取栓设备或单独的动脉内溶栓治疗具有更高的再通率并改善了临床结局 [28-31]。需要重点说明的是，在比较静脉溶栓和血管内治疗急性缺血性脑卒中的早期随机试验中，这些设备很少被使用。

大脑中动脉栓塞局部纤溶试验（local fibrinolytic intervention trial，MELT）和动脉内应用重组尿激酶原治疗急性脑血栓栓塞试验 Ⅱ（prolyse in acute cerebral thromboembolism，PROACT Ⅱ）试验评价动脉内注射尿激酶治疗大脑中动脉闭塞的安全性和有效性，并将动脉内注射尿激酶与标准治疗方案进行比较。PROACT Ⅱ 提示再通情况改善可使更多的患者获得轻微残疾或无残疾的治疗效果。在日本，由于静脉注射重组组织型纤溶酶原激活剂的治疗效果被证实，MELT 试验被提前中止；虽然其主要终点即患者改良 Rankin 评分（MRS）≤ 2 分在两组之间没有显著差异，但治疗组患者确实显示出更高的恢复到正常或接近正常（MRS ≤ 1 分）的比率。值得注意的是，PROACT Ⅱ 试验的患者脑内出血（intracerebral hemorrhage，ICH）发生率明显较高 [32, 33]。脑缺血机械取栓试验（mechanical embolus removal in cerebral ischemia，MERCI）、Multi-MERCI 试验和 PENUMBRA 试验对急性缺血性脑卒中的机械取栓进行了评价。尽管这些试验中机械取栓取得了更高的再通率，并显示出改善临床结局的趋势，但他们并没有明确地证明机械取栓是有益的 [24, 25, 34]。

2013 年，脑卒中介入治疗 Ⅲ（IMS Ⅲ）试验，SYNTHESIS 试验（Synthesis Expansion：动脉溶栓对比静脉溶栓治疗急性缺血性脑卒中的随机对照试验）和血栓切除术治疗脑卒中栓子的机械取栓血管再通试验（MR RESCUE）的结果公布，比较了各种血管再灌注策略，包括静脉注射重组组织型纤溶酶原激活剂、动脉注射重组组织型纤溶酶原激活剂、机械性取栓及以上各项的组合。IMS Ⅲ 试验由于效果不佳提前停止，尽管该试验中动脉注射重组组织型纤溶酶原激活剂 + 介入技术治疗组确实显示出较高的再灌注率，而更高的再灌注率使得 90 天时 MRS ≤ 2 患者的比例增加。SYNTHESIS 试验结果表明，与静脉注射重组组织型纤溶酶原激活剂组患者相比，血管内治疗组的患者明显获益，尽管接受血管内治疗组的患者平均在接受静脉注射重组组织型纤溶酶原激活剂后 1h 就接受了血管内治疗治疗。在 MR RESCUE 试验中，尽管只使用了 MERCI 取栓器和 PENUMBRA 取栓器，但取栓术相比于标准治疗方案并没有体现出其优越性 [35-37]。

2015 年发表了 5 项评价急性缺血性脑卒中血管内治疗效果的前瞻性随机试验 [38-42]。每项试验都表明，对于颅内颈内动脉或大脑中动脉闭塞的患者，在症状出现后一定时间内（一般为 6h 内）进行血管内治疗，与单独静脉注射组织型纤溶酶原激活剂相比，可明显获益。在这些试验中，通常在静脉注射组织型纤溶酶原激活剂的基础上进行血管内治疗；然而，也有一些试验纳入了不符合静脉注射组织型纤溶酶原激活剂指征的患者。

这些试验的结果为急性缺血性脑卒中的推荐诊疗方式带来了重大改变。从试验汲取的重要经验包括，与头部 CT 相对正常的患者相比，血管内血栓清除术对于有严重神经功能缺损并被证实为颈内动脉远端或大脑中动脉近端闭塞的患者是一种有效的治疗方法。此外，在血管内治疗之前接受静脉注射组织型纤溶酶原激活剂可使患者获得受益，当患者符合静脉注射组织型纤溶酶原激活剂用药指征时用药不容犹豫。需要重点说明的是，试验证实，脑卒中血管内治疗中心通过协调的多学科合作进行血管内治疗，可以最大限度地缩短使用现有血栓清除设备进行再通的时间，并使患者获益 [43]。

基于这些试验，2015 年美国心脏病学会（American Heart Association，AHA）联合美国卒中协会（American Stroke Association，ASA）共同发布了《2015 AHA/ASA 指南：急性缺血性脑卒中患者早期

血管内治疗（更新版）》（*American Heart Association/ American Stroke Association Focused Update of the 2013Guidelines for the Early Management of Patients With Acute Ischemic Stroke Regarding Endovascular Treatment*）[44]。该指南中重点推荐的关于急性缺血性脑卒中处理措施如下所示。

符合指征的急性缺血性脑卒中患者和出现明显神经功能缺损症状在 4.5h 内的患者应予以静脉注射组织型纤溶酶原激活剂治疗。

如果考虑进行血管内治疗，推荐无创性颅内血管影像学检查（CT 血管造影）来检测近端的大动脉闭塞（颅内颈内动脉和大脑中动脉）。

对于近端大动脉闭塞的患者，推荐使用支架取栓设备进行血管内治疗（I 类推荐；A 级证据）；但是，在特定情况下，合理应用其他取栓设备也是可行的。

血管内治疗应在症状出现后 6h 内开始。

该指南强调急性缺血性脑卒中患者的系统管理。建议将患者迅速转移到最近的经过认证的初级脑卒中中心或综合脑卒中中心（I 类推荐；A 级证据）。指南进一步指出，在某些情况下，可能涉及空中医疗运输和医院桥接转运。

最近一个对 8 项脑卒中试验的 Meta 分析发现，与标准药物治疗相比，急性脑卒中血管内治疗与更好的功能独立性和更高的影像学血管再通率相关，但在 90 天时的症状性脑出血或全因死亡率方面没有差异[45]。

在不进行溶栓治疗的情况下，基底动脉闭塞和血栓形成的患者死亡率可达 80%～90%，因此其治疗时间窗是不同于标准治疗时间窗的。血管内治疗可使基底动脉闭塞和血栓形成的患者死亡率降至 42%～70%，其中早期采取治疗的患者转归较好[46-48]。考虑到这一预后，介入医生在症状出现后超过 12h 仍可考虑进行血运重建[49]，据报道，发病时间长达 48h 方采取治疗者仍可出现症状改善[50]（见表 37-1 和图 37-6）。

表 37-1　可行的急性缺血性卒中血管内再通治疗（endovascular revascularization therapy，ERT）选择标准

血管内再通治疗的纳入标准	大中血管闭塞导致神经功能缺损 前循环闭塞的患者应距离上次被发现身体良好时的时间在 6～8h 内进行治疗，后循环闭塞的患者应在 12h 内进行治疗 超过 6～8h 的治疗应在术前影像学复查的基础上进行 有可能导致神经功能缺损 静脉注射重组组织型纤溶酶原激活剂后神经功能缺损仍持续或恶化
血管内再通治疗的排除标准	动脉狭窄导致无安全入路 疑有主动脉夹层 药物治疗无法控制的高血压（HTN）（收缩压＞185mmHg 或舒张压＞110mmHg） 血小板计数＜3 万 INR＞3.0 已知的出血性素质 血糖＜2.78mmol/L 导致的神经功能缺失 癫痫发作，癫痫发作后状态导致的神经功能缺失 影像学表现：颅内出血形成明显占位效应并导致中线移位、亚急性梗死＞大脑中动脉供应区域的 1/3 或梗死脑组织的体积＞100ml、出血可能性较大的中枢神经系统病变 脑肿瘤、脑脓肿、脑血管畸形、动脉瘤、脑挫伤）
血管内再通治疗的相对禁忌证	过去 3 个月内有颅内或脊柱手术史、头部外伤史或其他血管分布区的卒中史 既往 ICH 病史 终末期疾病预期寿命不长或合并其他疾病 妊娠：进行风险与受益分析，有能力保护患者 确诊的亚急性细菌性心内膜炎伴或不伴霉菌性动脉瘤和卒中 对使用新型抗凝剂患者的特殊考虑
静脉注射重组组织型纤溶酶原激活剂后桥接血管内再通治疗的相对禁忌证	血糖＞22.22mmol/L 的患者，脑出血风险增加 正在进行血液透析或腹膜透析的患者，可能增加脑出血的风险

HTN. 高血压；INR. 国际标准化比值

经许可转载，引自 Lazzaro MA, Novakovic RL, Alexandrov AV, et al. Developing practice recommendations for endovascular revascularization for acute ischemic stroke. *Neurology*. 2012;79(13 Suppl 1):S243–55.

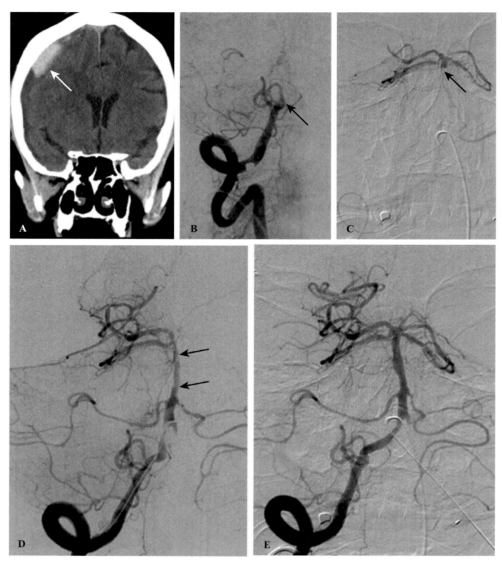

▲ 图 37-6　女性 74 岁，右侧硬膜下血肿，突发右侧肢体无力

A. 冠状位 CT 扫描显示右半球硬膜下血肿；B. 前后位右侧椎动脉造影提示椎基底动脉交界处闭塞（箭）；C. 基底末端微导管造影显示双侧 PCA 和 SCCA 充盈（箭）；D. 右侧椎动脉血管成形术及 Penumbra 设备取栓术后行前后位血管造影复查提示基底动脉再通伴腔内不规则血栓残留（箭）；E. 使用 Solitare 设备取栓后血管造影

相比于静脉溶栓，动脉内输注溶栓剂具有理论优势，包括可直接将药物输注到血栓闭塞处，从而允许较低的治疗剂量，潜在地降低了静脉注射重组组织型纤溶酶原激活剂的颅内出血风险[51]。此外，动脉溶栓使得即刻血管造影确认血管再通成为可能。与机械取栓术相比，动脉注射重组组织型纤溶酶原激活剂与导丝和导管相关的并发症较少，包括动脉夹层、穿孔和血管破裂等[52, 53]。此外，动脉内注射的重组组织型纤溶酶原激活剂能够向远端行进，到达取栓设备无法触及的闭塞血管。

重组组织型纤溶酶原激活剂是当前动脉内溶栓治疗的首选溶栓药物。经典剂量予不超过 22mg 重组组织型纤溶酶原激活剂动脉内注射，还可在先前全量静脉注射重组组织型纤溶酶原激活剂的基础上加用动脉注射重组组织型纤溶酶原激活剂。此外，在术中经常给予不同剂量的肝素，以最大限度地减少血管内装置上的血凝块形成。推注时给单次给药剂量通常不超过 2000U 的输注时给药剂量通常不超过 500U/h，术前由拟施术者会诊对于评估术后出血的风险是很重要的[49]。

当前的机械取栓技术具有避免使用溶栓药物的优点。如前所述，机械取栓装置多种多样，包括 MERCI 取栓器、Penumbra 系统和支架取栓器等。机械取栓术适用于不宜动脉注射重组组织型纤溶酶原激活剂的患者，包括既往有出血并发症病史、凝血障碍病史或有近期手术史的患者[51]。

尽管机械取栓术有一些并发症，但相比于动脉注射重组组织型纤溶酶原激活剂大多数介入医生倾向于使用机械取栓，保留动脉注射重组组织型纤溶酶原激活剂作为患者机械取栓失败或不能安全使用机械取栓的补充[54]。

（二）围术期注意事项

要 点

- 应尝试增加脑血流量，包括允许性高血压、充足的水分和保持床头平坦。目前没有足够的数据建议血管内治疗时使用升压药来提高血压。
- 小型研究表明，全身麻醉具有潜在的危害，尽管在某些情况下使用全身麻醉是必须的。有必要特别注意血压，特别是在麻醉诱导和苏醒期间。
- 应该在血管内手术后对神经系统进行影像复查，以评估是否有脑出血。
- 所有患者都应避免发热和高血糖

1. 血压的管理

在血管内治疗之前应停止服用降压药，这是急性缺血性脑卒中患者的标准治疗。全身血压升高可以增加脑血流量，提升缺血区的灌注，促进侧支血管的开放[55]。血压参数指南是根据急性缺血性脑卒中患者使用静脉注射重组组织型纤溶酶原激活剂与否进行调整的，即使用溶栓剂的患者血压应维持在 < 180/105mmHg，未接受溶栓剂患者的血压应维持在 < 220/110mmHg[56]。

血管升压药作为改善脑血流和半暗带组织灌注的一种手段，已经被研究过了。在急性缺血性脑卒中患者中已经进行了几项小型研究。一项小型前瞻研究表明，随着血压的升高，美国国立卫生研究院卒中评分（National Institutes of Health stroke scale，NIHSS）得到改善，低灌注组织体积减少[57]。对接受血管升压药治疗的急性脑卒中的患者进行了更大规模的回顾性研究，结果表明，这种治疗方法与出血或死亡率的增加无关，但在发病后 24～48h 内，血压升高的益处就会下降[58, 59]。目前尚不清楚的是，这些数据与接受血管内治疗的患者之间的关系。目前，升高血压在明确的动脉低血压患者中是合理的，但并未推荐在临床试验范围之外应用[56]。

2. 补液

足量的补液是不可或缺的，特别是在将对比剂肾病的风险降到最低方面[55]。补液时，应使用等渗液，以避免加重脑水肿，除非出现明显的低血糖，否则不应使用含有葡萄糖的注射液[55, 56]。术前和术中应记录总的入量和出量，以便调整患者的液体需要量并维持患者术后的良好血容量。有充血性心力衰竭病史或射血分数低的患者应予严密监测；神经重症或麻醉方面的专家意见可能有助于指导治疗[55]。

3. 床头位置

小型研究表明降低床头可以增加大脑中动脉的平均血流速度，这表明这些患者的脑灌注增加[60, 61]。但是，降低床头的益处必须与误吸和维持气道的风险相权衡。

4. 血管内治疗前的抗栓治疗

根据美国国家神经疾病和卒中研究所（National Institute of Neurological Disorders and Stroke，NINDS）的研究方案，在过去 24h 内接受静脉注射重组组织型纤溶酶原激活剂的患者应该避免抗血栓治疗[2]。对于拟置入颅内支架者应给予特别考虑，以避免支架内血栓的发生，但有相关数据可指导这些患者的抗血栓治疗。一般来说，患者应该在手术前和手术后接受负荷量的两种抗血小板药物治疗。在 FDA 批准的首个颅内支架治疗急性缺血性卒中的试验中，患者在手术前服用氯吡格雷 600mg 和阿司匹林 650mg[62]。

5. 麻醉与镇静

全身麻醉和清醒镇静哪个更好仍然是一个存有争议的话题。全身麻醉的好处包括维持安全的气道，即对于延髓功能障碍或气道狭窄的患者至关重要[63]；在手术过程中可减少患者活动，能降低动脉穿孔的风险；因为对脑血管施加的机械作用可能会导致疼痛[64]，因此有强化镇痛的作用。全身麻醉的缺点包括诱导时的低血压，这可能会加剧缺血性损伤，因插管延误治疗，以及神经病学检查的缺失[55]。

清醒镇静同样也有很多优点和缺点。优点包括减少再灌注时间和维持血流动力学相对稳定。缺点包括手术过程中患者移动的风险，以及大多数患者在手术前不禁食，有误吸的潜在风险。对于失语症或被忽视的患者来说，清醒镇静可能特别危险，因为他们在手术过程中可能不太合作[49]。

临床要点：严重失语或被忽视的患者在手术过程中可能不太配合，因此采用全身麻醉可能更为有益。

有几项研究对全身麻醉下与清醒镇静下接受血管内治疗的急性缺血患者进行了对比。一项大型的多中心回顾性试验表明，两组患者脑出血的发生率没有差异；然而，接受全身麻醉的患者在 90 天内神经功能恶化的风险几乎是前者的两倍[65]。一项小型回顾性研究还显示，在手术过程中没有插管的患者，临床结局更好，最终梗死体积更小，住院死亡率更低[66]。IMS Ⅱ 试验的一个子试验评估了全身麻醉和清醒镇静的患者，发现接受清醒镇静的患者再通率更高，并发症更少，接受全身麻醉的患者感染率更高[67]。因此，虽然没有文献表明全身麻醉比清醒镇静更好，但有三份文献已经证明，全身麻醉实际上可能是有害的，可能是由于治疗延误以及插管和镇静相关并

发症导致的[65, 68]。

如果必须使用全身麻醉，应严格控制血压，特别是在麻醉诱导时，以防止一过性低血压和神经功能恶化。患者拟采取全身麻醉时，应考虑其基线血压、脑卒中综合征和一般状况[63]。目标血压应在入院血压的 10%～20% 波动，除非患者接受了静脉注射重组组织型纤溶酶原激活剂，此时应维持血压 < 180/105mmHg[55]。

临床要点：在全身麻醉期间，医师必须对血压监护保持警惕，以避免低灌注和梗死范围的扩大。

6. 抗血栓治疗：术中管理

术中抗血栓和抗凝药物的理想用药方案暂无明确的指南。关于在手术过程中使用肝素的安全性的数据是有限的。关于血栓预防的各种方案已见诸报道，包括在手术中推注普通肝素，然后将剩余部分持续输注[33, 35, 69]。由于这些患者也接受了动脉重组组织型纤溶酶原激活剂治疗，注射肝素带来的出血风险尚不明确。MERCI 试验的亚组分析观察了 51 名患者，其中 47% 接受了围术期肝素治疗，发现围术期肝素治疗与出血风险或 90 天死亡率无关[70]。糖蛋白 Ⅱb/Ⅲa 抑制药在接受血管内治疗的急性缺血性脑卒中患者中的作用尚不清楚，故不推荐在临床试验之外使用[71]。血管内介入治疗后是否继续使用普通肝素或糖蛋白 Ⅱb/Ⅲa 抑制药暂无明确指征[64]。

7. 神经影像及监护

神经影像学检查通常是在手术后即刻进行的，并在血管内介入治疗后 16～32h 予以复查，检查时常采用平扫头颅 CT 或磁共振成像（magnetic resonance imaging，MRI）的脑部磁化率加权序列。患者出现临床症状恶化时，应立即予以头颅 CT 平扫，以排除颅内出血[49]。所有患者都应该在术后住进神经重症监护病房（neurology intensive care unit，NICU），以确保及时进行神经和外周血管检查。

8. 血压的术后管理

血管内介入治疗后严密监测血压是必要的，以避免血压过度升高和再灌注出血。虽然文献已明确提出应该避免收缩压＜ 120mmHg[72]，但介入治疗后的最佳血压尚无定论。应综合考虑患者血管再通程度和神经功能情况，如已达到完全再通并有神经功能改善，收缩压（systolic blood pressure, SBP）应以 120～140mmHg 为合理目标，以避免再灌注出血[55]。然而，一些介入医生倾向于维持较高的血压，以促进侧支循环血液流动并清除血管远端的栓子[73]。静脉注射重组组织型纤溶酶原激活剂治疗后的血压参数也被推荐给那些已经实现再通但没有接受静脉注射重组组织型纤溶酶原激活剂治疗的患者[74]。规划静脉注射重组组织型纤溶酶原激活剂治疗后的血管内治疗患者监护参数是合理的，可以保证对患者及时进行血压和神经功能的检查。

> 临床要点：规划患者血压管理目标时，应考虑患者血管再通程度和神经功能情况。

9. 抗血栓治疗：术后管理

一些中心已经对血管内治疗后的患者使用普通肝素，这一疗法也是 MERCI 试验方案的一部分，由主治医生自行决定是否使用[34]。然而，支持这一疗法的数据是有限的，因为人们担心血管内介入治疗后的出血性转化。但是，皮下注射肝素预防深静脉血栓形成已被证明与急性脑卒中预后的改善独立相关，应该在神经系统影像检查确认没有出血或注射重组组织型纤溶酶原激活剂24h 后使用[55, 75]。靴型气压治疗仪可以在术后即刻使用。

所有在介入治疗后 24h 内接受动脉注射重组组织型纤溶酶原激活剂治疗的患者应避免使用抗血栓药物[56]，但接受支架置入治疗的患者除外。对于只接受了机械取栓术的患者，如果神经系统影像学复查证实没有出血，可以更早地开始使用抗血栓药物[55]。

三、术后并发症

要　点

◆ 脑血管内治疗有许多与脑缺血 / 脑梗死不相关的并发症；这些并发症中的大多数都是所有血管内治疗过程中常见的。

◆ 5%～6% 的急性缺血性脑卒中患者罹患了与血管内介入治疗相关的脑出血，主要是由于再灌注损伤导致的。

◆ 空气栓子虽然罕见，但可能会导致严重的神经功能缺损，应予纯氧或高压氧治疗（表 37-2）。

急性缺血性脑卒中的血管内治疗可导致多种并发症，其中许多并发症是所有介入血管手术所共有的。这些并发症包括动脉通路相关并发症、药物和对比剂相关并发症、麻醉相关并发症和全身并发症。导管和导丝特有的相关并发症也可能发生，包括穿孔、栓塞、夹层、假性动脉瘤形成和动脉血管痉挛。下文将重点阐述急性缺血性脑卒中血管内治疗中特有的并发症（框 37-1）。

框 37-1　继发于急性脑卒中血管内介入治疗的并发症（依严重程度排列）
• 脑出血 • 新的动脉分布区域梗死和原位血栓形成 • 空气栓塞 • 动脉夹层 • 颈动脉海绵窦瘘

注：根据并发症的严重程度，本框所列并发症排序可能有所改变

（一）颅内出血

颅内出血是急性缺血性脑卒中血管内治疗的一种常见且棘手的并发症，5%～6% 的接受动脉注射再通的患者会发生这种并发症[56]。血管内治疗中的颅内出血通常是由再通后的再灌注损伤导致的；其他原因包括导管、导丝或取栓设备直接造成的血管穿孔。与静脉注射重组组织型纤溶酶原激活剂出血后相比，血管内治疗相关的脑出血的类型往

表 37-2　常见并发症

动脉通路相关并发症	• 血肿 • 腹膜后出血 • 假性动脉瘤和夹层 • 动静脉瘘 • 腹股沟区感染 • 动脉血栓形成
药物与对比剂相关并发症	• 出血 • 恶心 / 呕吐 • 血管迷走性晕厥 • 过敏反应 • 低血压 • 心律失常 • 急性肾衰竭 • 充血性心力衰竭
全身性并发症	• 心肌梗死 • 心律失常 • 低血压 • 肾功能不全
麻醉相关并发症	• 恶心 / 呕吐 • 误吸 • 低血压 • 心律失常
取栓设备相关并发症	• 穿孔 • 动脉夹层 / 假性动脉瘤 • 血栓形成 • 栓塞（空气 / 颗粒） • 血管内膜下对比剂注入 • 动脉痉挛 • 颈外动脉闭塞 • 取栓设备折断 • 颈动脉海绵窦瘘
支架相关并发症	• 支架血栓形成 • 支架移位 • 支架展开后压迫 • 支架展开失败
球囊相关并发症	• 球囊破裂 • 栓塞（空气 / 颗粒） • 血管痉挛 • 穿孔

经许可转载，引自 Complications of endovascular therapy for acute ischemic stroke and proposed management approach. *Neurology*. 2012;79(13 Suppl 1):S192-8.

往更加多变，发生蛛网膜下腔出血（subarachnoid hemorrhage，SAH）的风险也更高[76]。已知的增加发生脑出血风险的因素包括较高的 NIHSS 评分、血糖升高、血小板计数＜ 200 000/ml、治疗时间、软脑膜侧支循环不良和串联闭塞[77-79]。蛛网膜下腔出血的独立预测因素包括与手术相关的血管穿孔、取栓术后行补救性血管成形术、大脑中动脉远端闭塞和高血压[53]。

任何神经系统体格检查的改变、血压急剧升高、恶心、呕吐或新发头痛应立即进行头颅 CT 平扫检查和血清实验室检查，包括全血细胞计数、凝血酶原时间 / 国际标准化比值 / 部分凝血活酶时间、血型与抗体筛检，以及纤维蛋白原水平[56]。在神经影像学上，鉴别急性出血和对比剂渗出是很重要的；脑磁共振磁敏感加权成像在这方面可有助益[80]。如果发现脑出血，所有的抗血栓药物和抗凝血剂都应予以拮抗；虽然没有标准的逆转剂指南，但冷沉淀通常被用于静脉注射或动脉注射重组组织型纤溶酶原激活剂的患者，以补充纤维蛋白原水平[56]。外科手术减压和血肿清除仍然存有争议。虽然没有确切的数据表明外科手术在症状性脑出血中的作用，但结合患者的神经系统表现和一般情况，应适时考虑神经外科会诊评估。由于小脑出血减压手术已被证明对自发性脑出血是有效的，因此对于血管内治疗后出血的患者行减压手术是合理的[56, 81]。

脑出血后应严格控制血压。虽然没有确切的数据，但应谨慎地将血压控制在收缩压 120～160mmHg 和舒张压＜ 90mmHg 水平[82]。在患者发生蛛网膜下腔出血时，ICU 管理的重点应放在血管痉挛的预防、早期识别和治疗上，可考虑预防性地予以抗癫痫药物[82]。

（二）空气栓塞

空气栓塞并不常见，在对 4500 多名接受神经血管造影手术的患者的回顾性研究中，空气栓塞导致明显神经功能缺损的占 0.08%；所有空气栓塞都发生在介入手术期间，没有一例发生在常规血管造影期间[83]。在 SWIFT 试验中，将 MERCI 设备与 Solitaire 设备进行比较，两名患者（1.4%）出现空气栓塞，其中一人被认为是严重不良事件[28, 29]。一般认为空气栓塞是冲洗动脉导管或负压突然施加到导管上使空气进入动脉导致的[82]。应采取谨慎措施避免空气栓塞，包括在插入前轻柔准备和冲洗所有导管和设备（以消除气泡），并尽量减少微导管的操作次数[82]。如果空气栓塞导致症状性神经功能障碍，应考虑 100%

纯氧或高压氧舱治疗[84]。

（三）动脉夹层

动脉夹层是介入神经血管造影术中少见的并发症。在一项对 3000 多名同时接受诊断性血管造影和介入手术的患者进行的大型回顾研究中，0.4% 的患者罹患动脉夹层，其中 0.7% 发生在介入治疗组[85]。在 SWIFT 试验中，动脉夹层发生率要高得多，达 3.5%[28, 76]。罹患动脉夹层的患者，需要严密的神经监护。对于血流或神经功能状态不受影响的动脉夹层患者，可考虑抗血栓或抗血小板药物治疗[82]（图 37-7）。

（四）颈动脉海绵窦瘘

颈动脉海绵窦瘘是一种已知的血管内手术并发症，通常是由于导丝直接引起颈动脉穿孔导致的[82]。据文献报道，颈动脉海绵窦瘘在血管成形

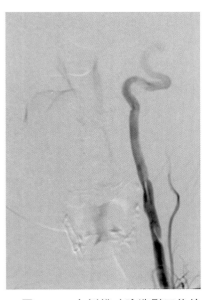

▲ 图 37-7　左侧椎动脉造影正位片提示 V$_2$ 段的非限流性夹层

术中也有发生[86]。现有的几种治疗策略，包括支架置入[86]，支架辅助弹簧圈封堵瘘管[87]，以及直接通过经眶[88]或经静脉[89]途径将 Onyx 胶栓塞到海绵窦内。此外，如果介入医生能够维持穿孔的瘘道，还可以直接通过动脉穿孔的瘘道进入海绵窦进行 Onyx 胶栓塞[82]。

（五）新的血管分布区域梗塞和原位血栓形成

在血管内介入治疗期间，血凝块可以向远端迁移到另一个单独分支或多个较小的分支，导致缺血性脑卒中[82]。此外，也可能在新的血管分布区域出现栓子[76]。由于血小板活化并诱导凝血过程，原位血栓也可能发生。动脉内治疗设备运行区域的血流量可能已经受到急性脑卒中的影响，而血流量减少可能会加剧血栓形成[82]。血管内介入治疗后血栓形成在神经功能恶化中占很大比例。预防措施包括输注肝素盐水，若已有血栓形成可推注肝素治疗。关于糖蛋白Ⅱb/Ⅲa 抑制药的作用的数据有限。如果抗凝剂和抗血栓药均不能使血管再通，可以考虑行机械取栓术[82]。

四、结论

急性缺血性脑卒中的血管内治疗是治疗不具备静脉注射重组组织型纤溶酶原激活剂条件或经溶栓治疗仍无改善的患者的重要手段。在开始血管内治疗之前，综合解剖、影像和临床等方面进行通盘考虑是必要的。术前、术中、术后均应对患者严密监护，以确保对缺血性卒中进行有效治疗，尽可能避免任何并发症。

参考文献

[1] Go AS, Mozaffarian D, Roger VL, et al. Heart disease and stroke statistics—2014 update: a report from the American Heart Association. *Circulation*. 2014;129(3):e28–e292.

[2] Tissue plasminogen activator for acute ischemic stroke. The National Institute of Neurological Disorders and Stroke rt–PA Stroke Study Group. *New Engl J Med*. 1995;333(24):1581–7.

[3] Hacke W, Kaste M, Bluhmki E, et al. Thrombolysis with alteplase 3 to 4.5 hours after acute ischemic stroke. *New Eng J Med*. 2008;359

(13):1317–1329.

[4] Del Zoppo GJ, Saver JL, Jauch EC, Adams Jr HP. American Heart Association Stroke C. Expansion of the time window for treatment of acute ischemic stroke with intravenous tissue plasminogen activator: a science advisory from the American Heart Association/American Stroke Association. *Stroke*. 2009;40(8):2945–2948.

[5] Adeoye O, Hornung R, Khatri P, Kleindorfer D. Recombinant tissue–type plasminogen activator use for ischemic stroke in the United States: a doubling of treatment rates over the course of 5 years. *Stroke*. 2011;42(7):1952–1955.

[6] Kleindorfer D, Lindsell CJ, Brass L, Koroshetz W, Broderick JP. National US estimates of recombinant tissue plasminogen activator use: ICD–9 codes substantially underestimate. *Stroke*. 2008;39 (3):924–928.

[7] Rha JH, Saver JL. The impact of recanalization on ischemic stroke outcome: a meta–analysis. *Stroke*. 2007;38(3):967–973.

[8] Alexandrov AV, Molina CA, Grotta JC, et al. Ultrasound–enhanced systemic thrombolysis for acute ischemic stroke. *New Eng J Med*. 2004;351(21):2170–2178.

[9] Daffertshofer M, Gass A, Ringleb P, et al. Transcranial low–frequency ultrasound–mediated thrombolysis in brain ischemia: increased risk of hemorrhage with combined ultrasound and tissue plasminogen activator: results of a phase II clinical trial. *Stroke*. 2005;36 (7):1441–1446.

[10] Alexandrov AV, Grotta JC. Arterial reocclusion in stroke patients treated with intravenous tissue plasminogen activator. *Neurology*. 2002;59(6):862–867.

[11] del Zoppo GJ, Poeck K, Pessin MS, et al. Recombinant tissue plasminogen activator in acute thrombotic and embolic stroke. *Ann Neurol*. 1992;32(1):78–86.

[12] Wunderlich MT, Goertler M, Postert T, et al. Recanalization after intravenous thrombolysis: does a recanalization time window exist? *Neurology*. 2007;68(17):1364–1368.

[13] Wolpert SM, Bruckmann H, Greenlee R, Wechsler L, Pessin MS, del Zoppo GJ. Neuroradiologic evaluation of patients with acute stroke treated with recombinant tissue plasminogen activator. The rt–PA Acute Stroke Study Group. *AJNR*. 1993;14(1):3–13.

[14] Linfante I, Llinas RH, Selim M, et al. Clinical and vascular outcome in internal carotid artery versus middle cerebral artery occlusions after intravenous tissue plasminogen activator. *Stroke*. 2002;33 (8):2066–2071.

[15] Lee KY, Han SW, Kim SH, et al. Early recanalization after intravenous administration of recombinant tissue plasminogen activator as assessed by pre– and post–thrombolytic angiography in acute ischemic stroke patients. *Stroke*. 2007;38(1):192–193.

[16] Kharitonova T, Ahmed N, Thoren M, et al. Hyperdense middle cerebral artery sign on admission CT scan—prognostic significance for ischaemic stroke patients treated with intravenous thrombolysis in the safe implementation of thrombolysis in Stroke International Stroke Thrombolysis Register. *Cerebrovascular Dis*. 2009;27 (1):51–59.

[17] De Silva DA, Brekenfeld C, Ebinger M, et al. The benefits of intravenous thrombolysis relate to the site of baseline arterial occlusion in the Echoplanar Imaging Thrombolytic Evaluation Trial (EPITHET). *Stroke*. 2010;41(2):295–299.

[18] Riedel CH, Zimmermann P, Jensen–Kondering U, Stingele R, Deuschl G, Jansen O. The importance of size: successful recanalization by intravenous thrombolysis in acute anterior stroke depends on thrombus length. *Stroke*. 2011;42(6):1775–1777.

[19] Molina CA, Montaner J, Arenillas JF, Ribo M, Rubiera M, Alvarez–Sabin J. Differential pattern of tissue plasminogen activator–induced proximal middle cerebral artery recanalization among stroke subtypes. *Stroke*. 2004;35(2):486–490.

[20] Naggara O, Touze E, Beyssen B, et al. Anatomical and technical factors associated with stroke or death during carotid angioplasty and stenting: results from the endarterectomy versus angioplasty in patients with symptomatic severe carotid stenosis (EVA–3S) trial and systematic review. *Stroke*. 2011;42(2):380–388.

[21] Bajzer CT. Anatomical considerations. In: Bhatt DL, ed. *Guide to Peripheral and Cerebrovascular Interventions*. London: Remedica Publishing; 2004: 1–20.

[22] Yaşargil MG. *Microneurosurgery*. New York: Georg Thieme Verlag; Thieme Medical Publishers; 1987.

[23] Ng YS, Stein J, Ning M, Black–Schaffer RM. Comparison of clinical characteristics and functional outcomes of ischemic stroke in different vascular territories. *Stroke*. 2007;38(8):2309–2314.

[24] Smith WS, Sung G, Saver J, et al. Mechanical thrombectomy for acute ischemic stroke: final results of the Multi MERCI trial. *Stroke*. 2008;39 (4):1205–1212.

[25] Penumbra Pivotal Stroke Trial I. The penumbra pivotal stroke trial: safety and effectiveness of a new generation of mechanical devices for clot removal in intracranial large vessel occlusive disease. *Stroke*. 2009;40(8):2761–2768.

[26] Turk 3rd AS, Campbell JM, Spiotta A, et al. An investigation of the cost and benefit of mechanical thrombectomy for endovascular treatment of acute ischemic stroke. *J Neurointev Surg*. 2014;6 (1):77–80.

[27] Castano C, Dorado L, Guerrero C, et al. Mechanical thrombectomy with the Solitaire AB device in large artery occlusions of the anterior circulation: a pilot study. *Stroke*. 2010;41(8):1836–1840.

[28] Saver JL, Jahan R, Levy EI, et al. Solitaire flow restoration device versus the Merci Retriever in patients with acute ischaemic stroke (SWIFT): a randomised, parallel–group, non–inferiority trial. *Lancet*. 2012;380(9849):1241–1249.

[29] Leker RR, Eichel R, Gomori JM. Ramirez de Noriega F, Ben–Hur T, Cohen JE. Stent–based thrombectomy versus intravenous tissue plasminogen activator in patients with acute middle cerebral artery occlusion. *Stroke*. 2012;43(12):3389–3391.

[30] Beadell NC, Lutsep H. New stent retriever devices. *Curr Atherosclerosis Rep*. 2013;15(6):333.

[31] Almekhlafi MA, Menon BK, Freiheit EA, Demchuk AM, Goyal M. A meta–analysis of observational intra–arterial stroke therapy studies using the Merci device, Penumbra system, and retrievable stents. *AJNR*. 2013;34(1):140–145.

[32] Ogawa A, Mori E, Minematsu K, et al. Randomized trial of intraarterial infusion of urokinase within 6 hours of middle cerebral artery stroke: the middle cerebral artery embolism local fibrinolytic intervention trial (MELT) Japan. *Stroke*. 2007;38(10):2633–2639.

[33] Furlan A, Higashida R, Wechsler L, et al. Intra–arterial prourokinase for acute ischemic stroke. The PROACT II study: a randomized controlled trial. Prolyse in Acute Cerebral Thromboembolism. *JAMA*. 1999;282(21):2003–2011.

[34] Smith WS, Sung G, Starkman S, et al. Safety and efficacy of mechanical embolectomy in acute ischemic stroke: results of the MERCI trial. *Stroke*. 2005;36(7):1432–1438.

[35] Broderick JP, Palesch YY, Demchuk AM, et al. Endovascular therapy after intravenous t–PA versus t–PA alone for stroke. *New Engl J Med*. 2013;368(10):893–903.

[36] Ciccone A, Valvassori L, Nichelatti M, et al. Endovascular treatment for acute ischemic stroke. *New Engl J Med*. 2013;368(10):904–913.

[37] Kidwell CS, Jahan R, Gornbein J, et al. A trial of imaging selection and endovascular treatment for ischemic stroke. *New Engl J Med*. 2013;368(10):914–923.

[38] Berkhemer OA, Fransen PS, Beumer D, et al. A randomized trial of intraarterial treatment for acute ischemic stroke. *New Engl J Med*. 2015;372:11–20.

[39] Campbell BC, Mitchell PJ, Kleinig TJ, et al. Endovascular therapy for ischemic stroke with perfusion–imaging selection. *New Engl J Med*. 2015;372:1009–1018.

[40] Goyal M, Demchuk AM, Menon BK, et al. Randomized assessment of rapid endovascular treatment of ischemic stroke. *New Engl J Med*. 2015;372:1019–1030.

[41] Jovin TG, Chamorro A, Cobo E, et al. Thrombectomy within 8 hours after symptom onset in ischemic stroke. *New Engl J Med*. 2015;372:2296–2306.

[42] Saver JL, Goyal M, Bonafe A, et al. Stent–retriever thrombectomy after intravenous t–PA vs. t–PA alone in stroke. *New Engl J Med*. 2015;372:2285–2295.

[43] Grotta JC, Hacke W. Stroke neurologist's perspective on the new endovascular trials. *Stroke*. 2015;46:1447–1452.

[44] Powers WJ, Derdeyn CP, Biller J, et al. 2015 American Heart Association/American Stroke Association focused update of the 2013 Guidelines for the Early Management of Patients with Acute Ischemic Stroke Regarding Endovascular Treatment: a guideline for healthcare professionals from the American Heart Association/American Stroke Association. *Stroke*. 2015;46:3020–3035.

[45] Badhiwala JH, Nassiri F, Alhazzani W, et al. Endovascular thrombectomy for acute ischemic stroke: a meta–analysis. *JAMA*.

2015;314 (17):1832–43.

[46] Lazzaro MA, Novakovic RL, Alexandrov AV, et al. Developing practice recommendations for endovascular revascularization for acute ischemic stroke. *Neurology*. 2012;79(13 Suppl 1):S243–S255.

[47] Eckert B, Kucinski T, Pfeiffer G, Groden C, Zeumer H. Endovascular therapy of acute vertebrobasilar occlusion: early treatment onset as the most important factor. *Cerebrovasc Dis*. 2002;14(1):42–50.

[48] Schulte–Altedorneburg G, Hamann GF, Mull M, et al. Outcome of acute vertebrobasilar occlusions treated with intra–arterial fibrinolysis in 180 patients. *AJNR*. 2006;27(10):2042–2047.

[49] Arnold M, Nedeltchev K, Schroth G, et al. Clinical and radiological predictors of recanalisation and outcome of 40 patients with acute basilar artery occlusion treated with intra–arterial thrombolysis. *J Neurol Neurosurg Psychiatry*. 2004;75(6):857–862.

[50] Berg–Dammer E, Felber SR, Henkes H, Nahser HC, Kuhne D. Longterm outcome after local intra–arterial fibrinolysis of basilar artery thrombosis. *Cerebrovasc Dis*. 2000;10(3):183–188.

[51] Nguyen TN, Babikian VL, Romero R, et al. Intra–arterial treatment methods in acute stroke therapy. *Frontiers Neurol*. 2011;2:9.

[52] Nguyen TN, Lanthier S, Roy D. Iatrogenic arterial perforation during acute stroke interventions. *AJNR*. 2008;29(5):974–975.

[53] Shi ZS, Liebeskind DS, Loh Y, et al. Predictors of subarachnoid hemorrhage in acute ischemic stroke with endovascular therapy. *Stroke*. 2010;41(12):2775–2781.

[54] Hennerici MG, Kern R, Szabo K. Non–pharmacological strategies for the treatment of acute ischaemic stroke. *Lancet Neurol*. 2013;12 (6):572–584.

[55] Tarlov N, Nien YL, Zaidat OO, Nguyen TN. Periprocedural management of acute ischemic stroke intervention. *Neurology*. 2012;79(13 Suppl 1):S182–S191.

[56] Jauch EC, Saver JL, Adams Jr HP, et al. Guidelines for the early management of patients with acute ischemic stroke: a guideline for healthcare professionals from the American Heart Association/ American Stroke Association. *Stroke*. 2013;44(3):870–947.

[57] Hillis AE, Ulatowski JA, Barker PB, et al. A pilot randomized trial of induced blood pressure elevation: effects on function and focal perfusion in acute and subacute stroke. *Cerebrovasc Dis*. 2003;16(3):236–246.

[58] Rordorf G, Cramer SC, Efird JT, Schwamm LH, Buonanno F, Koroshetz WJ. Pharmacological elevation of blood pressure in acute stroke. Clinical effects and safety. *Stroke*. 1997;28(11):2133–2138.

[59] Rordorf G, Koroshetz WJ, Ezzeddine MA, Segal AZ, Buonanno FS. A pilot study of drug–induced hypertension for treatment of acute stroke. *Neurology*. 2001;56(9):1210–1213.

[60] Wojner AW, El–Mitwalli A, Alexandrov AV. Effect of head positioning on intracranial blood flow velocities in acute ischemic stroke: a pilot study. *Crit Care Nurs Q*. 2002;24(4):57–66.

[61] Wojner–Alexander AW, Garami Z, Chernyshev OY, Alexandrov AV. Heads down: flat positioning improves blood flow velocity in acute ischemic stroke. *Neurology*. 2005;64(8):1354–1357.

[62] Levy EI, Siddiqui AH, Crumlish A, et al. First Food and Drug Administration–approved prospective trial of primary intracranial stenting for acute stroke: SARIS (stent–assisted recanalization in acute ischemic stroke). *Stroke*. 2009;40(11):3552–3556.

[63] Froehler MT, Fifi JT, Majid A, Bhatt A, Ouyang M, McDonagh DL. Anesthesia for endovascular treatment of acute ischemic stroke. *Neurology*. 2012;79(13 Suppl 1):S167–S173.

[64] Abou–Chebl A. Intra–arterial therapy for acute ischemic stroke. *Neurotherapeutics*. 2011;8(3):400–413.

[65] Abou–Chebl A, Lin R, Hussain MS, et al. Conscious sedation versus general anesthesia during endovascular therapy for acute anterior circulation stroke: preliminary results from a retrospective, multicenter study. *Stroke*. 2010;41(6):1175–1179.

[66] Jumaa MA, Zhang F, Ruiz–Ares G, et al. Comparison of safety and clinical and radiographic outcomes in endovascular acute stroke therapy for proximal middle cerebral artery occlusion with intubation and general anesthesia versus the nonintubated state. *Stroke*. 2010;41 (6):1180–1184.

[67] Nichols C, Carrozzella J, Yeatts S, Tomsick T, Broderick J, Khatri P. Is periprocedural sedation during acute stroke therapy associated with poorer functional outcomes? *J Neurointervent Surg*. 2010;2 (1):67–70.

[68] Gupta R. Local is better than general anesthesia during endovascular acute stroke interventions. *Stroke*. 2010;41(11):2718–2719.

[69] Investigators IIT. The Interventional Management of Stroke (IMS) II Study. *Stroke*. 2007;38(7):2127–2135.

[70] Nahab F, Walker GA, Dion JE, Smith WS. Safety of periprocedural heparin in acute ischemic stroke endovascular therapy: the multi MERCI trial. *J Stroke Cerebrovascr Dis*. 2012;21(8):790–793.

[71] Nahab F, Kass–Hout T, Shaltoni HM. Periprocedural antithrombotic strategies in acute ischemic stroke interventional therapy. *Neurology*. 2012;79(13 Suppl 1):S174–S181.

[72] Sheth KN, Sims JR. Neurocritical care and periprocedural blood pressure management in acute stroke. *Neurology*. 2012;79(13 Suppl 1): S199–S204.

[73] Caplan LR, Hennerici M. Impaired clearance of emboli (washout) is an important link between hypoperfusion, embolism, and ischemic stroke. *Arch Neurol*. 1998;55(11):1475–1482.

[74] Leslie–Mazwi TM, Sims JR, Hirsch JA, Nogueira RG. Periprocedural blood pressure management in neurointerventional surgery. *J Neurointervent Surg*. 2011;3(1):66–73.

[75] Bravata DM, Wells CK, Lo AC, et al. Processes of care associated with acute stroke outcomes. *Arch Intern Med*. 2010;170 (9):804–810.

[76] Akins PT, Amar AP, Pakbaz RS, Fields JD, Investigators S. Complications of endovascular treatment for acute stroke in the SWIFT trial with solitaire and Merci devices. *AJNR*. 2014;35(3):524–528.

[77] Kidwell CS, Saver JL, Carneado J, et al. Predictors of hemorrhagic transformation in patients receiving intra–arterial thrombolysis. *Stroke*. 2002;33(3):717–724.

[78] Vora NA, Gupta R, Thomas AJ, et al. Factors predicting hemorrhagic complications after multimodal reperfusion therapy for acute ischemic stroke. *AJNR*. 2007;28(7):1391–1394.

[79] Christoforidis GA, Karakasis C, Mohammad Y, Caragine LP, Yang M, Slivka AP. Predictors of hemorrhage following intra–arterial thrombolysis for acute ischemic stroke: the role of pial collateral formation. *AJNR*. 2009;30(1):165–170.

[80] Greer DM, Koroshetz WJ, Cullen S, Gonzalez RG, Lev MH. Magnetic resonance imaging improves detection of intracerebral hemorrhage over computed tomography after intra–arterial thrombolysis. *Stroke*. 2004;35(2):491–495.

[81] Morgenstern LB, Hemphill 3rd JC, Anderson C, et al. Guidelines for the management of spontaneous intracerebral hemorrhage: a guideline for healthcare professionals from the American Heart Association/ American Stroke Association. *Stroke*. 2010;41 (9):2108–2129.

[82] Darkhabani Z, Nguyen T, Lazzaro MA, et al. Complications of endovascular therapy for acute ischemic stroke and proposed management approach. *Neurology*. 2012;79(13 Suppl 1):S192–S198.

[83] Gupta R, Vora N, Thomas A, et al. Symptomatic cerebral air embolism during neuro–angiographic procedures: incidence and problem avoidance. *Neurocrit Care*. 2007;7(3):241–246.

[84] Murphy BP, Harford FJ, Cramer FS. Cerebral air embolism resulting from invasive medical procedures. Treatment with hyperbaric oxygen. *Ann Surg*. 1985;201(2):242–245.

[85] Cloft HJ, Samuels OB, Tong FC, Dion JE. Use of abciximab for mediation of thromboembolic complications of endovascular therapy. *AJNR*. 2001;22(9):1764–1767.

[86] Kim SH, Qureshi AI, Boulos AS, et al. Intracranial stent placement for the treatment of a carotid–cavernous fistula associated with intracranial angioplasty. Case report. *J Neurosurg*. 2003;98 (5):1116–1119.

[87] Moron FE, Klucznik RP, Mawad ME, Strother CM. Endovascular treatment of high–flow carotid cavernous fistulas by stent–assisted coil placement. *AJNR*. 2005;26(6):1399–1404.

[88] Elhammady MS, Peterson EC, Aziz–Sultan MA. Onyx embolization of a carotid cavernous fistula via direct transorbital puncture. *J Neurosurg*. 2011;114(1):129–132.

[89] Bhatia KD, Wang L, Parkinson RJ, Wenderoth JD. Successful treatment of six cases of indirect carotid–cavernous fistula with ethylene vinyl alcohol copolymer (Onyx) transvenous embolization. *J Neuro Ophthalmol*. 2009;29(1):3–8.

第 38 章　肿瘤栓塞术

Tumor Embolization

Hesham Masoud　Thanh Nguyen　Alexander Norbash　著

张亿乐　译

王清华　校

本章将回顾栓塞治疗最常见的头颈部肿瘤，神经血管造影所见是尤为重要的。重点学习肿瘤相关的神经解剖学和血管结构特征，如肿瘤血管结构和血管吻合。此外，本章还对手术过程和围术期处理，包括术后并发症进行了讨论，旨在使读者对肿瘤栓塞患者处理过程中的关键问题有较为全面的认识。

一、概述

肿瘤栓塞术是指在切除手术之前，通过直接经皮穿刺肿瘤或血管内栓塞（常经股动脉），注入微粒、液体栓塞剂、弹簧圈、吸收性明胶海绵或其他材料，以减少肿瘤的血供的手术[1]。

术前肿瘤栓塞的目标包括控制开颅手术中无法触及的动脉血供，通过减少出血降低手术致残率，缩短手术时间，增加手术全切的机会，降低对邻近正常组织的损害风险，缓解顽固性疼痛，减少预期的肿瘤复发，在减少手术并发症的情况下促进手术视野的可视化。

姑息性肿瘤栓塞可能是对于不适合手术、放疗和化疗来治疗顽固性疼痛、出血或进行性神经功能缺损的患者的唯一治疗方法[2]。

可能受益于术前栓塞的富血供肿瘤包括副神经节瘤、青少年鼻咽纤维血管瘤、脑膜瘤、血管瘤、血管母细胞瘤、血管外皮细胞瘤、嗅母细胞瘤和富血供转移瘤。

二、肿瘤的血管供应

要　点

◆ 常需术前栓塞的肿瘤包括青少年鼻部血管纤维瘤、副神经节瘤和脑膜瘤。
◆ 肿瘤血供来源于局部血管系统。
◆ 栓塞是通过在目标肿瘤供血血管中置入微导管并将栓塞材料输送到肿瘤床血管中来达成的。

临床要点：

● 罹患富血供肿瘤的患者可以从术前栓塞中受益，通过减少出血和缩短手术时间来降低手术并发症发生率。
● 咽升动脉是颈动脉体瘤的主要血供来源。
● 颈外动脉分支操作可触发三叉神经 – 心脏反射并导致严重心动过缓而需要阿托品治疗。

头颈部肿瘤的血供来自局部血管系统，包括颈外动脉的硬脑膜或颅外分支，或由颅内循环的远端分支供应的软脑膜。图 38-1 展示了正常的劲外动脉解剖结构。根据肿瘤部位的不同，可能还有来自椎动脉、颈内动脉（internal carotid artery，ICA）、毗邻的中枢神经系统（central nervous system，CNS）实质小支血管、甲状颈干

和肋颈干分支的血流供应[3]。较大的肿瘤可能会重新引导毗邻的血管系统血流重构，已有的血管吻合可能会因为血流需求的增加而急剧扩张。

三、常见的需要栓塞的肿瘤

（一）青少年鼻血管纤维瘤

青少年鼻血管纤维瘤（juvenile nasal angiofi-

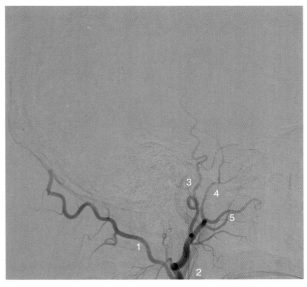

▲ 图 38-1　颈外动脉主要分支的血管造影
1. 枕动脉；2. 咽升动脉；3. 颞浅动脉；4. 脑膜中动脉；5. 颌内动脉

bromas，JNA）是一种极富血供的良性肿瘤，几乎仅见于青春期男性。JNA 在美国和欧洲很少见，占所有头颈部肿瘤的 0.5%。常见症状包括鼻塞和鼻出血。JNA 起源于蝶腭孔附近，可蔓延到鼻腔，可从翼腭窝蔓延到腭部、颧颌裂、眼眶、蝶窦和海绵窦。

血管造影可见分叶状血管团块，血管显影明显，持续时间长。JNA 通过扩大的颌内动脉获得血流供应，也可经咽升动脉和翼状沟动脉获得血流供应（图 38-2）[4]。

（二）副神经节瘤

副神经节瘤，又称血管球瘤，是一种极富血供的肿瘤，占所有头颈部肿瘤的 0.6%[5]。遗传性头颈部副神经节瘤（head and neck paragang-liomas，HNP）常由琥珀酸脱氢酶亚单位基因突变引起，引起 2 型内分泌肿瘤、von-Hippel-Lindau 病和 1 型神经纤维瘤病的罕见基因突变，可与遗传性头颈部副神经节瘤相关[6]。

血管球瘤可以表现为缓慢生长的肿块。在病程后期，可能会观察到后组脑神经病变（Vernet 综合征；舌咽神经、迷走神经、副神经受累），合并舌下神经受累（Collet-Sicard 综合征）和 Horner 综合征（上睑下垂、瞳孔缩小、无汗和眼球内陷）[34, 36]。

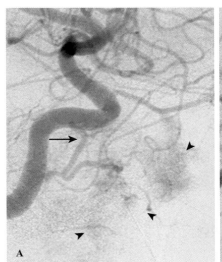
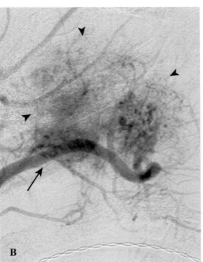
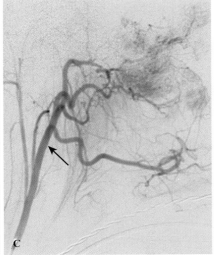

▲ 图 38-2　A. 颈内动脉血管造影显示鼻咽部肿块（箭头）由下外侧干供血（箭）；B. 颈外动脉血管造影显示青少年鼻咽血管纤维瘤（箭）病灶从颌内动脉（箭头）获得血流供应；C. 从咽升动脉的咽支（箭）造影也可以看到肿瘤的血流供应

411

副神经节瘤起源于自主神经系统的神经嵴衍生物，以肿瘤部位命名。鼓室球瘤起源于中耳的鼓神经（jacobson 神经），可能导致听力丧失和搏动性耳鸣。颈静脉球瘤起源于颈静脉孔。肿瘤增大延伸到中耳时，则称为颈静脉鼓室球瘤。表38-1 列出了颈静脉鼓室副神经节瘤的 Fisch 分级。颈动脉体瘤发生在颈动脉分叉处，占遗传性头颈部副神经节瘤相关的 1/3。表 38-2 列出了常用的颈动脉体瘤 Shamblin 分级。迷走神经副神经节瘤（迷走神经球瘤和迷走神经旁副神经节瘤）沿迷走神经走行，可表现为声音嘶哑和吞咽困难。

表 38-1　颈静脉鼓室副神经节瘤的 Fisch 分级

等　级	肿瘤特征
A	肿瘤沿鼓室岬血管丛生长；局限于中耳
B	肿瘤起源于鼓室，侵犯鼓室和乳突
C	肿瘤起源于颈静脉球顶部，侵犯岩骨和锥体；根据颈动脉孔至海绵窦的颈动脉管侵蚀程度分为 $C_1 \sim C_4$ 型
D	肿瘤向颅后窝和颅内延伸；根据浸润深度分为： De: 肿瘤侵犯至硬膜外 De1: 硬脑膜移位 < 2cm De2: 硬脑膜移位 > 2cm Di: 肿瘤侵犯至硬脑膜内 Di 1: 硬膜内侵犯 < 2cm Di 2: 硬膜内侵犯 > 2cm Di 3: 不能手术

经许可转载，引自 Fisch U, Mattox DE. *Microsurgery of the Skull Base*. Stuttgart: Thieme Medical Publishers, Inc.; 1988.

表 38-2　颈动脉体瘤的 Shamblin 分级

等　级	肿瘤特征
Ⅰ	颈动脉分叉张开，肿瘤几乎不附着于颈动脉；完全切除肿瘤导致并发症可能性很小
Ⅱ	肿瘤部分包绕颈内动脉和颈外动脉；完全切除有困难
Ⅲ	肿瘤完全包绕颈动脉；完全切除通常需要主要血管重建

经许可转载，引自 Boedeker CC, Ridder GJ, Schipper *J Fam Cancer*. 2005;4(1):55-9.

多达 3% 的副神经节瘤儿茶酚胺分泌活性增加，其释放的儿茶酚胺可导致心动过速、高血压和发汗 [6]。与代谢不活跃的非嗜铬副神经节瘤相比，这种代谢活跃的副神经节瘤也被归类为嗜铬副神经节瘤。因此儿茶酚胺检测是作出诊断的必要条件；常可见 24h 尿液中的甲氧基肾上腺素、甲氧基去甲肾上腺素和香草扁桃酸超出正常范围。最新的检测建议包括应用高效液相色谱测定血浆中游离的甲氧基肾上腺素或 24h 尿中的普通甲氧基肾上腺素 [7]。在极少数情况下，对患者行血管造影可能会诱发致命的高血压危象 [8]。在这样的患者中，血管造影和手术干预需要在围术期予 α 肾上腺素受体阻断药 [9]。

颈动脉体瘤可特征性地将颈动脉和颈内动脉撑开，最常见咽升动脉（ascending pharyngeal artery，APA）供血，可与副神经节瘤快速强化部分重叠，因此在血管造影时区分和进入可能有一些困难。较大的病灶可能会从附近的颈外动脉分支获得血流供应。迷走神经球瘤可使颈外动脉和颈内动脉前侧移位。动脉供应类似于颈动脉体瘤，但不累及颈动脉分叉的动脉分支。颈静脉球部和鼓室肿瘤的动脉供应包括咽升动脉的鼓室下支、枕动脉（occipital artery，OA）的茎突乳突支、脑膜中动脉的岩鳞支和上颌内动脉的前鼓室支。侵犯颅底的较大肿瘤可从岩骨 – 海绵窦段颈内动脉和（或）椎动脉（vertebral artery，VA）肌支获得血流供应。颈静脉球瘤常导致颈静脉阻塞。

在血管造影上，无论肿瘤的位置如何，副神经节瘤看起来都很相似。造影可见轮廓清晰的富血管、圆形或分叶状肿块，并伴有长时间的高密度对比显影。较大的肿瘤还可以看到血管包裹和狭窄，也可能存在动静脉分流（图 38-3）。

（三）脑膜瘤

脑膜瘤，又称脊膜瘤，是一种良性的颅内或脊柱肿瘤，特征是硬脑膜附着或"尾征"。脑膜瘤生长缓慢，多变，偶可见血管丰富的情况。脑膜瘤通常是偶然发现的，但由于局部占位效应，患者可能会出现头痛、癫痫发作或局灶性神经功能

第 38 章　肿瘤栓塞术
Tumor Embolization

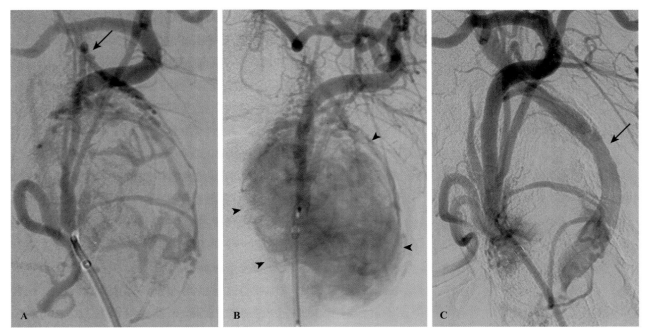

▲ 图 38-3　**A.** 右侧颈外动脉造影显示颈动脉体瘤主要由咽升动脉供血（箭）。**B.** 肿瘤显影增强勾勒出富血管肿瘤的边缘（箭头）。**C.** 栓塞后血管造影显示血管富集程度明显减少。可见颈内动脉对比剂溢流充盈（箭）。栓塞术后 2 天行肿瘤切除术，术中出血量 **50ml**

障碍。脑膜瘤最常见于大脑凸面，其次是蝶骨顶脑膜瘤、矢状窦旁脑膜瘤和岩斜区脑膜瘤[10]。患有 2 型神经纤维瘤病（neurofibromatosis 2，NF2）的患者发生脑膜瘤的风险较高。

颈外动脉的分支通常累及颅内脑外肿瘤，如脑膜瘤等。基于肿瘤位置的脑膜瘤血流供应如表 38-3 所示。颌内动脉分出脑膜中动脉和脑膜副动脉供应额叶、顶叶和颞叶上的脑膜。椎动脉发出脑膜后动脉可供应颅后窝脑膜瘤。更大型的脑膜瘤也可以通过枕动脉跨过骨质的分支获得来自颈外动脉的血流供应。

血管造影上可特征性地见到边界清楚、富血供的肿物，血管显影明显。显影在动脉期初即出现，并持续到静脉期末。硬脑膜动脉对肿瘤核心的血流供应增加，可在造影上出现日冕样或车轮辐条样影。此外，造影还可观察到肿瘤周边来自软膜的血流供应。

（四）血管瘤

血管瘤是最常见的婴儿期肿瘤，因内皮细胞

表 38-3　不同位置脑膜瘤的血流供应

位　置	血流供应
矢状窦旁 / 镰旁	脑膜中动脉（包括对侧），筛前动脉
嗅沟	筛前 / 筛后动脉
蝶骨嵴	脑膜中动脉的蝶骨分支
鞍旁	颈内动脉分支、脑膜中动脉、圆孔动脉
天幕	天幕边缘动脉、天幕基底动脉
颅后窝	脑膜中动脉，枕动脉，咽升动脉

经许可转载，引自 Gupta R, Thomas AJ, Horowitz M. *Neurosurgery.* Nov 2006:59 (5); S3–251.

增生而增大。血管瘤通常表现为头颈部的孤立病变，也可以见全身受累的多灶性病变。浅表病变呈草莓样外观的亮红色隆起，听诊时可闻及搏动性杂音。由于扩张的引流静脉覆盖，较深部的病变可能呈蓝色。

血管瘤血管造影可见供血动脉扩张，具有多节段腺样血管结构的致密实质性显影，可伴有快速静脉引流，提示动静脉分流[11]。

（五）血管母细胞瘤

血管母细胞瘤是一种罕见的血管性肿瘤，在中枢神经系统肿瘤中所占比例＜ 3%。大多位于小脑、脑干和脊髓，可能包括良性的、边界清楚的、富血管的肿瘤，偶可伴有多种明显的囊性成分。血管母细胞瘤症状主要是局部神经结构压迫导致的，很少导致出血或副肿瘤并发症（图 38-4）[12]。

（六）血管外皮细胞瘤

血管外皮细胞瘤（hemangiopericytoma，HPC）是一种罕见的富血管肿瘤，起源于骨内或骨周围的平滑肌细胞。血管外皮细胞瘤往往侵及骨骼肌肉系统。在血管造影上，血管外皮细胞瘤呈高度血管性的病灶，常可观察到快速的动静脉分流[13]。血管造影常表现为主干周围无数不规则的微小供血血管和明显的绒毛样对比显影，伴肿瘤循环时间延长[14]。

四、手术细节

栓塞手术可以在单独执行，也可与诊断性血管造影同时进行，或者根据肿瘤的大小和位置可能需要分阶段进行多次栓塞。该手术通常在拟采取的肿瘤切除手术前 24～72h 进行，以便于手术时切断肿瘤的血流供应。手术在清醒镇静或全身气管内麻醉下于神经血管造影手术室内进行；后者可能需要根据手术需要暂时予以神经肌肉阻滞以安全地进行栓塞。在围术期，重要的是要确保患者的充分水化，以保护肾脏免受含碘对比剂带来的肾功能负荷的影响。

经股动脉入路行肿瘤栓塞是这类治疗的标准方式，使用 4F 或 5F 多用途导管和 0.89mm（0.035英寸）亲水性导丝进行初步的诊断性血管造影。根据肿瘤部位的不同，可能需要单独对颈内动脉、颈外动脉、双侧椎动脉和其他颈部血管进行造影。使用亲水性微导管和微导丝对肿瘤的供血动脉予超选后行血管造影。微导管远端的超选定

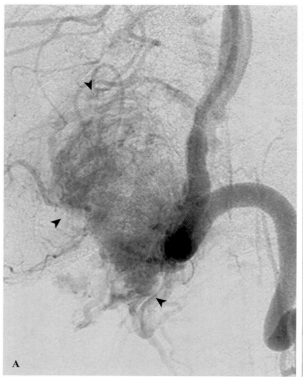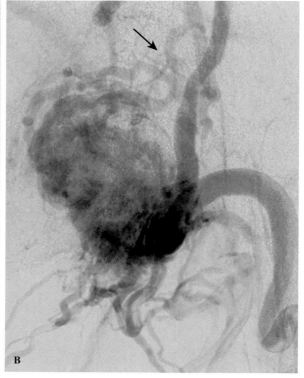

▲ 图 38-4　**A.** 椎动脉血管造影显示颅后窝血管母细胞瘤呈供血分支密集的致密肿块影（箭头）；**B.** 动脉期末造影更清楚地显示肿瘤受到小脑后下动脉的血流供应（箭）

位时，应注意轻柔地捻入，以避免回流栓塞进入重要功能区或语言区的可能性。为了防止正常结构被栓塞，微导管通常被置于尽可能靠近肿瘤床的位置。

栓塞材料（颗粒或液体栓塞剂）在透视下被注射，直到肿瘤显影消失或达到最大允许的反流。栓塞液应小心配制，使栓塞材料浓度应适宜，这样栓塞材料不易过度集中并意外阻塞微导管，此外，还应保证对比剂充分充盈，从而可以在栓塞过程中清晰地显示不需要的反流。注射时应保持缓慢、稳定、规律，同时观察细微的回流，以及时提醒术者停止已栓塞满意的肿瘤蒂部操作。一旦肿瘤被满意栓塞，或在特定情况下认为合适的单支或多支供血动脉栓塞之后，可在栓塞剩余的动脉供血动脉之前，先用吸收性明胶海绵（Upjohn Co.，Kalamazoo，MI）或铂金弹簧圈闭塞近端供血血管[15]。

为了降低颈内动脉或椎动脉分支栓塞期间脑卒中的风险，根据需要保护的血管的位置，可以将临时球囊穿过目标血管的起始处或目标血管的起始处远端后充气保护。在这种情况下，也需要抗凝治疗[16]。通常，某些血管区域因为同时向重要功能区供应血流而不适合栓塞，如通过软脑膜得到血流供应的以脑膜为基底的肿瘤，或经筛窦（通过眼动脉）得到血流供应的嗅沟脑膜瘤，若直接栓塞的动脉吻合可能危及中枢神经系统或眼球。

然而，如果在这种情况下选择球囊保护，就需要额外的器械辅助并在球囊放气之前小心抽吸导管，以防止颅内栓塞颗粒反流。最近有报道称，使用双腔球囊导管（Scepter C，Micro Vention，Inc.，Tustin，CA）进行球囊加强肿瘤栓塞术比使用老式设备更有优势，包括改善导管导向和减少手术时间[17]。

三叉神经 - 心脏反射引起的心动过缓可与颈外动脉分支的操作相关。手术过程中应备有阿托品，以防出现严重的心动过缓。

对于不适宜经动脉栓塞的病例，如血管扭曲导致导管难以到位、风险极大的动脉粥样硬化性病变、供血动脉过于纤细或累及颈内动脉或椎动脉的血管吻合，可在透视、超声或计算机断层扫描辅助下直接经皮穿刺行肿瘤栓塞术。完成普通血管造影初步描绘肿瘤血管路图后，可在影像引导下使用 18 号或 20 号针穿刺靶病变。病变位于颅底时可直接采用经颧下、经鼻、经腭部或经口穿刺[18]。

五、围术期注意事项

> **要　点**
>
> ◆ 根据肿瘤的位置，在手术切除过程中可能需要牺牲血管。如果需要牺牲血管，可要求术前对血管行球囊闭塞试验，以评估可行性。
> ◆ 肿瘤栓塞通常在拟行切除手术前 24～72h 进行。
> ◆ 脑神经血流供应和颈外 - 颈内动脉吻合相关的知识对手术的安全性至关重要。

临床要点：
- 粒度较小的栓塞剂可促进肿瘤坏死，但会增加意外栓塞的风险。
- 随着栓塞过程中血流的变化，可出现危险的颈内动脉 - 颈内动脉吻合。
- 粒度 < 150μm 的栓塞材料可阻断神经的血流供应，导致脑神经病变。

（一）栓塞材料的选择

术者所选择的理想栓塞剂应能最大限度地穿透肿瘤血管床，同时保留正常的邻近组织[2]。目前的栓塞剂包括聚乙烯醇（polyvinyl alcohol，PVA）、吸收性明胶海绵（Gelfoam；Upjohn，Kalamazoo，MI）、栓塞微粒球（BioSphere Medical，Rockland，

MA）、液体栓塞剂 [乙醇、氰基丙烯酸正丁酯
（NBCA）] 胶、乙基乙烯醇共聚物（EVOH）或
Onyx（eV3，Irvine，CA）和弹簧圈[19]。

1. 聚乙烯醇

聚乙烯醇（polyvinyl alcohol，PVA）在破碎、
灭菌后成为大小不等的泡沫颗粒样栓塞剂。较小
的颗粒（45～150μm）可渗入肿瘤毛细血管床，
有助于阻断血管血流，并与栓塞后较高的肿瘤坏
死率相关[20]。较大的颗粒（150～250μm）可栓
塞肿瘤床中的小动脉。粒度较小的聚乙烯醇颗粒
可穿透到更远端，增加全身其他位置非计划栓塞
部位被栓塞的风险。靶血管内需要足够的顺向血
流才能将栓塞颗粒输送到肿瘤床。导管相关血管
痉挛引起的血流停止可能会导致聚乙烯醇颗粒的
反流，增加非靶点部位栓塞的风险。一种技术是
先以较小颗粒栓塞远端血管，随后的注射中逐渐
增加栓塞颗粒大小[21]。这种技术可使延迟再通与
颗粒栓塞一起发生，因此减少了术中长时间阻断
血流的机会，同时也最大限度地减少了非计划栓
塞组织意外栓塞造成的长期后遗症的风险[22]。

2. 吸收性明胶海绵

吸收性明胶海绵可以海绵状和粉末状的形
式用于肿瘤栓塞。它是一种不溶于水的多孔栓塞
剂，可在 4～6 周内完全吸收。通过类似于颗粒
栓塞的技术，可将吸收性明胶海绵条经微导管注
入靶血管[21]。

3. 栓塞微粒球

三聚氰胺明胶微球是一种不可吸收的圆形栓
塞剂，尺寸精确。它们的尺寸为 40～1300μm，
大小一致和形状均匀。亲水性涂层可以减少聚
集，便于通过微导管输注。

4. 氰基丙烯酸正丁酯

氰基丙烯酸正丁酯（N-butyl cyanoacrylate，
NBCA）又称强力胶，是一种液体栓塞剂，在
接触到血液或盐水等离子溶液时会发生快速聚
合。NBCA 和碘油以特定的方式混合，可以改变
聚合速度，还可以添加不透射线的钽粉（Trufill；
Codman Neurovascular，Inc.，Raynham，MA），

以进一步提高透视可视性。聚合时间可以通过调
整碘油相对于 NBCA 的体积浓度来控制。成功输
注胶水需要对材料熟悉，手术技术熟练，并能仔
细控制聚合时间、微导管操作和注射速度。为了
避免胶水滞留微导管的风险，注射必须快速和相
对连续地进行，这样做可能会牺牲精确的控制。
此外，每栓塞一条血管必须更换微导管。

5. 乙醇

对于供应正常脑组织的大血管发出的小血
管供血的肿瘤，可使用酒精等液体栓塞剂进行栓
塞[15, 23]。基于球囊导管的流量控制技术被用来引
导酒精优先流向目标供血动脉分支，而远离供应
正常大脑的血管。这项技术被认为是有争议的，
因为当球囊放气时，漂浮的残留栓塞剂颗粒可能
会向远端栓塞。

6. 乙烯 - 乙烯醇

乙烯 - 乙烯醇（Onyx）是一种溶解在二甲
基亚砜（dimethyl sulfoxide，DMSO）中的无黏
性和附着性的液体栓塞剂。一旦聚合物溶液被注
入血管中，DMSO 就会被跨壁吸收，使血管内未
悬浮的聚合物逐渐固化为贴合血管构型的血管内
聚合物"塞子"。添加钽粉以实现透视下可视化。
Onyx 是机械栓塞血管的，不会附着在血管壁上，
允许单次长时间缓慢注射栓塞剂，注射持续时
间通常在几十分钟内。Onyx 在二甲基亚砜中以
配方悬浮液形式提供，有 6%（Onyx18）和 8%
（Onyx34）两种浓度的 EVOH 可供选择。术者可
根据肿瘤内的血流速度选择不同浓度的栓塞剂。
对每个供血分支进行栓塞，直到达到血管满意栓
塞并遇到最大允许的反流。如果正常血管充盈不
良，可暂停注射 30～120s，以使肿瘤栓塞的部分
固化。当注射恢复时，Onyx 会选择阻力最小的
路径来填充肿瘤的另一部分。由于 Onyx 注射的
有的放矢和循序渐进的性质，Onyx 通常是单股
注射的，从而降低了非计划静脉漂移的风险。为
了防止栓塞过程中的反流，允许在微导管尖端形
成初始栓子。由于 Onyx 的非附着性，其滞留导
管的风险比 NBCA 要小。在手术结束时，微导管

被取出，以进一步降低滞留导管的风险[24]。注射使用的微导管必须与 DMSO 兼容，并在每根血管栓塞后予以更换。与 DMSO 不相容的微导管和注射器暴露在 DMSO 中时可能会很快溶解或变形，从而可能无意中导致栓塞材料的意外泄漏产生危险。

（二）危险的吻合

颈外动脉、颈内动脉、椎动脉、眼动脉、颈升动脉、颈深动脉和脊髓动脉之间存在吻合通路[3]。值得注意的是，这些吻合在最初的血管造影中可能并不明显，但可以随着栓塞过程中局部血流的变化而显露出来，随着栓塞的进行，血流和对比剂流入了以前未开放的血管通道。因此，在术中对已有的目标供血分支为进行栓塞之前，有必要进行多次间断手推造影，以评估术中是否有新的吻合口出现。

掌握颈外动脉分支的功能性血管解剖知识和对某些颅内外吻合通路的谨慎保护对于避免意外的栓塞导致脑卒中或脑神经麻痹至关重要。脑神经麻痹可能是由于包裹供应脑神经自身血流的神经血管缺血所致。作为主要吻合通道的三个解剖位置是眶区、岩骨 - 海绵窦区和上颈部（表 38-4）。

脑神经的血流供应总结如表 38-5 所示。颈外动脉对脑神经最重要的血流供应是向面神经（CN Ⅶ）和后组脑神经（CNSIX- Ⅻ）供血。一般说来，未开放的吻合动脉的口径为 50～80μm。因此，＞ 150μm 的颗粒将无法穿过吻合口，从而避免潜在的栓塞并发症。当栓塞脑神经的供血动脉，如枕动脉的茎乳突支或咽升动脉的神经脑膜支时，建议将栓塞剂粒度增加到 300～500μm。如果要将栓塞颗粒注入肿瘤分支近端，可以使用几种技术来防止栓塞材料误入侧支，包括选用

表 38-4　**Summary of the Major Extracranial and Intracranial Anastomoses**

	Extracranial		Intracranial	
Major artery	Location	Branch	Branch	Artery
Internal maxillary artery	Proximal	MMA	Orbital branches, anterior branch (anterior falcine artery)	Ophthalmic artery
			Cavernous branches	ILT
			Petrous branch	CN VII supply
	Proximal	AMA	Artery of foramen ovale	ILT
	Distal	Vidian artery		Petrous ICA
	Distal	Artery of foramen rotundum		ILT
	Distal	Anterior deep temporal artery		Ophthalmic artery
Superficial temporal artery	Frontal branch		Supraorbital branch	Ophthalmic artery
Ascending pharyngeal artery	Pharyngeal trunk	Superior pharyngeal artery	Carotid branch (foramen lacerum)	Lateral clival artery
	Neuromen-ingeal trunk	Odontoid arch		Vertebral artery (C1)
		Hypoglossal and jugular branch		Meningohypophyseal trunk of ICA
Posterior auricularocci-pital artery	Stylomastoid branch			Vertebral artery (C1–C2)
Occipital artery	Muscular branches			Vertebral artery (C1–C2)
Ascending and deep cervical arteries				Vertebral artery (C3–C7)

ILT, inferolateral trunk; ICA, internal carotid artery; CN, cranial nerve; MMA, middle meningeal artery; AMA, accessory meningeal artery.
Reprinted from Geibprasert S, Pongpech S, Armstrong D et al. AJNR. 2009;30(8):1459–68.

较大的栓塞颗粒或弹簧圈机械阻塞侧支近端分支，也可通过血流控制或血流逆转技术在近端使用球囊导管闭塞颈外动脉侧支血管，将血流从颈内动脉支配引向颈外动脉支配区域。这项技术仍然可能导致并发症，因为漂浮在颈内动脉中的残留颗粒可能会栓塞远端导致脑卒中[15, 25]。可以局部注射利多卡因对可能供应脑神经的动脉进行诱发试验，以观察是否有神经功能缺损。如果引发出病理征，那么微导管可能需要被重新定位。

（三）球囊闭塞试验

当颈内动脉发出大量供血分支和（或）肿瘤包裹颈内动脉时，外科处理应考虑牺牲颈内动脉的可能性，并常通过球囊闭塞试验（balloon test occlusion，BTO）予测试。球囊闭塞试验是在清醒镇静和全身抗凝的情况下进行的。通过导引导管将球囊导管送入颈内动脉段。在球囊闭塞试验过程中，可以在对侧颈动脉放置导管，以验证是否有足够的代偿血流从毗邻侧支循环流入闭塞血管供应区域。全身肝素化抗凝后（激活凝血时间为250～350s），球囊缓慢充气以闭塞感兴趣的血管（通常是颈内动脉）。30min后对患者进行检查，查看是否可以耐受颈内动脉牺牲。为了进一步评估侧支能否充分代偿，可用药物继续降低血压15min（比基线血压低20mmHg），并重新评估患者的神经功能缺损情况。为了进一步提高球囊闭塞试验的灵敏度，可以进行残端压力测定；将

表 38-5　**Summary of Cranial Nerve Supply**

Cranial Nerve	Location	Arterial Supply	
III、IV	Cisternal	Mesencephalic perforators (common trunk for CN III)	Vertebrobasilar system
	Cavernous sinus	CN III: ILT only; CN IV; marginal artery of the tentorium cerebelli (meningohypophyseal trunk)+ILT	
	Superior orbital fissure	Anteromedial branch of ILT	
VI	Cisternal		Vertebrobasilar system
	Dorsum sella	Jugular branch of APA, medial branch of lateral clival artery, meningohypophyseal trunk	
	Cavernous sinus	ILT	
	Superior orbital fissure	Anteromedial branch of ILT	
V	Cisternal	Basilar vestige of trigeminal artery (between SCA and AICA)	
	Meckel cave	Lateral artery of trigeminal ganglion, cavernous branch of MMA, carotid branch of APA, ILT	
V 2	Foramen rotundum	Artery of foramen rotundum	ILT, distal IMA
V 3	Foramen ovale	Posteromedial branch	ILT, AMA
VII、VIII	Cisternal+IAC	Internal auditory artery	AICA
	Geniculate ganglion	Petrosal branch of MMA, stylomastoid artery of posterior auricular artery/occipital artery	
IX、X	Cisternal, jugular foramen	Jugular branch of neuromeningeal trunk	VA, APA
XI	Spinal root	C3 segmental branch	Cervical arteries, muscul-ospinal branch of APA
	Cranial root	Jugular branch of neuromeningeal trunk	APA
XII	Cisternal hypoglossal canal	Hypoglossal branch of neuromeningeal trunk	VA, APA

APA, ascending pharyngeal artery; ILT, inferolateral trunk; SCA, superior cerebellar artery; AICA, anterior inferior cerebellar artery; MMA, middle meningeal artery; IMA, internal maxillary artery; AMA, accessory meningeal artery; IAC, internal auditory canal.
Reprinted from Geibprasert S, Pongpech S, Armstrong D et al. AJNR. 2009;30(8):1459–68.

微导管放置在充气的闭塞球囊导管之外，记录闭塞的颈内动脉远端的平均残端压力。无症状患者的残端压力比＞ 60%（通过比较颈内动脉闭塞期间的平均残端压力与桡侧全身平均动脉压算）表明，如有必要，牺牲颈内动脉是安全的 [26]。静脉期技术是通过对侧颈内动脉注射对比剂进行的。双侧半球皮质静脉显影之间的延迟＞ 2s 表明颈内动脉牺牲是不安全的（测试失败）。球囊闭塞试验期间同侧大脑中动脉血流速度的经颅多普勒监测也可用于评估耐受性。球囊充气时速度下降 30% 表明存在边缘侧支，下降 40% 表明侧支循环不足以支持脑灌注 [27, 28]。脑单光子发射计算机断层成像可能有助于评估球囊闭塞试验期间的灌注情况。除了与脑血管造影相关的总体风险外，球囊闭塞试验的风险还包括脑卒中和局部血管损伤。

（四）术前栓塞的时机

理想情况下，栓塞应在切除手术前 24～72h 进行，以最大限度地允许闭塞血管的血栓形成，并防止闭塞动脉的再通或侧支动脉血流供应的形成 [19]。如果被栓塞肿瘤蒂部较大，延迟的肿瘤切除可能会导致肿瘤床的新血管生成和血运重建。使用永久性液体栓塞剂（胶水和 Onyx）结合较大的手术延迟可能允许最大程度的肿瘤组织坏死和软化。在这种情况下，栓塞和手术切除之间的最佳间隔可能增加到 7～9 天。这种刻意的坏死性栓塞也可以通过粒度极小的栓塞颗粒来实现，尽管如本章前面所述，粒度较小的栓塞颗粒也伴随着更大的风险，即不经意间阻塞吻合口和脑神经动脉血管。大型肿瘤的栓塞有肿瘤坏死和肿胀相关的风险，这可能会产生症状并迫使手术（12～24h）更早的进行。最近的一篇综述报道了栓塞后进行手术的平均时间为 6.3 天，范围在 0～30 天 [10]。

六、术后并发症

> **要　点**
>
> ◆ 文献报道的与肿瘤栓塞相关的并发症发生率为 2.8%～12.6%。
> ◆ 主要并发症包括血栓栓塞、脑神经病变和栓塞后肿瘤占位效应增加。
> ◆ 脑血管造影的轻微风险包括腹股沟血肿、血管损伤和对比剂肾病。
> ◆ 术后护理包括标准的腹股沟置管操作后护理、静脉水化，以及密切监测大型肿瘤的迟发性肿胀情况。如果肿瘤较小和（或）切除延迟，患者可能会在观察 24h 后回家。

> 临床要点：
> • 颈外动脉操作时可出现严重的心动过缓，可能需要阿托品。
> • 脑神经麻痹和失明可能是由于对正常结构或眼动脉的意外栓塞所致。
> • 大型肿瘤栓塞后可出现迅速坏死并伴有恶性水肿，迫使早期进行手术切除。
> • 3% 的副神经节瘤可能有分泌活性，伴儿茶酚胺释放增加。如果在 α– 肾上腺素能受体没有阻断之前使用 β 受体拮抗药，可能发生高血压危象。

一项对 459 名患者的回顾性研究报道，与栓塞直接相关的并发症发生率为 4.6% [10]。其他研究报道的并发症发生率为 2.8%～12.6% [29-32]（749 个肿瘤栓塞后的平均发生率为 6.8%）。

推荐的肿瘤栓塞指南已经发表 [1]，建议的并发症阈值如表 38-6 所列。最常见的一过性并发症是发热和局部疼痛。非感染性发热与较大面积的坏死有关，可持续 2～3 周；然而，应对所有发热患者进行细菌培养检查，以排除可治疗的感染性疾病。

表 38-6　**Proposed Complication Thresholds that Should Prompt Review If Exceeded**

Indicator	Threshold（%）
Nerve Palsy	
Transient	> 2
Permanent	> 1
Neurological deficit	
Major permanent	> 1
Minor permanent	> 2
Death	> 0
Unintended vascular occlusion	> 5
Total complications	> 5

Reprinted from American Society of Interventional and Therapeutic Neuroradiology. AJNR. 2001;22:S14–S15.

穿刺部位的并发症，如腹股沟血肿，通常在临床上是较轻微的并发症，除非出血量很大或发生腹膜后出血。经导管血管造影的其他风险包括动脉置管造成的血管损伤和对比剂肾病。医源性动脉穿孔可能导致硬膜外、硬膜下或蛛网膜下腔出血，具体取决于出血位置，可能需要紧急神经外科干预（如开颅手术、血肿清除、脑室外引流放置等）。

与栓塞直接相关的严重并发症包括神经和组织损伤、眼动脉阻塞致盲和脑卒中。伴有吞咽困难的后组脑神经麻痹增加了误吸的风险，可能需要行经皮内窥镜胃造口术和（或）气管切开术。对于这些患者，需要与语言治疗师进行强化吞咽治疗。如果怀疑有脑神经病变，应预料到潜在的气道损害，这表明在术后拔管期间需要格外小心。如果肿瘤内存在动静脉分流，较小的栓塞颗粒可能会通过病变并栓塞到肺部。如果颈外动脉的皮肤分支被栓塞，可能会发生皮肤坏死，可能需要局部使用消毒剂或抗生素。

肿瘤内出血与脑膜瘤栓塞有关[20]。可能的出血病理生理学包括远端异常的、易碎的微血管闭塞，或近端血管内持续搏动导致较小的闭塞血管破裂[33]。术后水肿可以通过在栓塞前使用类固醇来减轻[37]，对于大型的肿瘤和脑膜瘤，尤其是延迟切除的患者[1]，推荐使用类固醇。但是，肿瘤栓塞后仍可能出现肿瘤迅速坏死和相关的症状性组织肿胀，导致手术切除的时间提前（12～24h）。颅后窝脑膜瘤的患者应该密切监护，因为脑干脑疝的风险增加。脑干受压是急行颅后窝开颅手术的指征，出现任何脑干受压的迹象都应积极处理。

如前所述，副神经节瘤很少可能有内分泌活性。儿茶酚胺分泌过多会引起类似于嗜铬细胞瘤患者的症状。如果 β 肾上腺素能拮抗药先于 α 肾上腺素能拮抗药使用，由于未拮抗的 α 肾上腺素能活性，可能会加剧高血压危象。苯氧苄明是一种不可逆的 α 肾上腺素能阻断药，在剂量和时间上是产生足够的 α 肾上腺素能受体阻断的首选药物。然后，可以谨慎地开始使用小剂量的 β 受体阻断药（如普萘洛尔），最终是单一的长效剂量，以实现目标心率在 60～80 次 / 分。如果血压控制不充分，可加用钙通道阻滞药（如尼卡地平、维拉帕米），也可推荐用于室上性心动过速或 β 受体阻断药禁忌证的患者[35]。神经肽分泌也可能存在，循环中高水平的胆囊收缩素与术后长时间的肠梗阻有关[38]。

作者的惯例是，接受栓塞治疗的大型肿瘤患者会被送进重症监护病房，在那里他们会受到密切监护，了解是否有因肿瘤肿胀而导致的神经系统检查的变化或气道损害。在某些情况下，如果临床情况稳定并推迟手术切除，患者可能会被监护一夜，然后第二天出院回家。作者强调针对个体患者的不适程度量身制订的充分的疼痛控制方案和营养方案的重要性。

七、总结

术前肿瘤栓塞术可以通过提供更好的止血作用，从而减少手术时间，减少对血液替代的需要，从而减少手术并发症和死亡率。这样的手术风险相对较低，但需要注意血管解剖因素和特定的技术变量带来的潜在风险。术者需要血管造影方法、工具和入路相关的专业知识，以成功实现治疗目标。

参 考 文 献

[1] Duffis JE, Gandhi CD, Prestigiacomo CJ, etal. Head, neck, andbraintumor embolization guidelines. *J NeuroIntervent Surg.* 2012;4(4):251–255.

[2] American Society of Interventional and Therapeutic Neuroradiology. *AJNR.* 2001;22:S14–S15.

[3] Gemmete JJ, Ansari SA, McHugh J, et al. Embolization of vascular tumors of the head and neck. *Neuroimag Clin N Am.* 2009;19 (2):181–198.

[4] Osborn AG. *Diagnostic Cerebral Angiography.* 2nd ed. Philadelphia: Lippincott Williams & Wilkins; 1999.

[5] Sykes JM, Ossoff RH. Paragangliomas of the head and neck. *Otolaryngol Clin North Am.* 1986;19(4):755–767.

[6] Offergeld C, Brase C, Yaremchuk S, et al. Head and neck paragangliomas: clinical and molecular genetic classification. *Clinics (Sao Paulo).* 2012;67(Suppl 1):19–28.

[7] Colen TY, Mihm FG, Mason TP, et al. Catecholamine–secreting paragangliomas: recent progress in diagnosis and perioperative management. *Skull Base.* 2009;19(6):377–385.

[8] Hu WY, TerBrugge KG. The role of angiography in the evaluation of vascular and neoplastic disease in the external carotid artery circulation. *Neuroimag Clin N Am.* 1996;6(3):625–644.

[9] Hahn S, Palmer JN, Adappa ND. A catecholamine–secreting skull base sinonasal paraganglioma presenting with labile hypertension in a patient with previously undiagnosed genetic mutation. *J Neurol Surg Rep.* 2012;73(1):19–24.

[10] Shah AH, Patel N, Raper DM, et al. The role of preoperative embolization for intracranial meningiomas. *J Neurosurg.* 2013;119 (2):364–372.

[11] Song JK, Niimi Y, Berenstein A. Endovascular treatment of hemangiomas. *Neuroimag Clin N Am.* 2007;17(2):165–173.

[12] Bamps S, Calenbergh FV, Vleeschouwer SD, et al. What the neurosurgeon should know about hemangioblastoma, both sporadic and in Von Hippel–Lindau disease: A literature review. *Surg Neurol Int.* 2013;4:145 eCollection 2013.

[13] Santillan A, Zink W, Lavi E, et al. Endovascular embolization of cervical hemangiopericytoma with Onyx–18: case report and review of the literature. *J Neurointerv Surg.* 2011;3(3):304–307.

[14] Marc JA, Takei Y, Schecter MM, et al. Intracranial hemangiopericytomas. Angiography, pathology and differential diagnosis. *Am J Roentgenol Radium Ther Nucl Med.* 1975;125(4):823–832.

[15] Gupta R, Thomas AJ, Horowitz M. Intracranial head and neck tumors: endovascular considerations, present and future. *Neurosurgery.* 2006;59(5 Suppl 3):S251–S260.

[16] Tymianski M, Willinsky RA, Tator CH, et al. Embolization with temporary balloon occlusion of the internal carotid artery and in vivo proton spectroscopy improves radical removal of petrous–tentorial meningioma. *Neurosurgery.* 1994;35(5):974–977.

[17] Spiotta AM, Miranpuri A, Vargas J, et al. Balloon augmented Onyx embolization utilizing a dual lumen balloon catheter: utility in the treatment of a variety of head and neck lesions. *J Neurointerv Surg.* 2014;6(7):547–555.

[18] Gemmete JJ, Chaudhary N, Pandey A, et al. Vinyl Alcohol Copolymer in Conjunction with Standard Endovascular Embolization Techniques for Preoperative Devascularization of Hypervascular Head and Neck Tumors: Technique, Initial Experience, and Correlation with Surgical Observations. *AJNR.* 2010;31(5):961–966.

[19] Gandhi D, Gemmette JJ, Ansari SA, et al. Interventional neuroradiology of the head and neck. *AJNR.* 2008;29(10):1806–1815.

[20] Wakhloo AK, Juengling FD, Van Velthoven V, etal. Extended preoperative polyvinyl alcohol microembolization of intracranial meningiomas: assessment of two embolization techniques. *AJNR.* 1993;14(3):571–582.

[21] Lazzaro MA, Badruddin A, Zaidat OO, etal. Endo vascularem bolization of head and neck tumors. *Frontiers Neurol.* 2011;2:64.

[22] Sorimachi T, Koike T, Takeuchi S, et al. Embolization of cerebral arteriovenous malformations achieved with polyvinyl alcohol particles: angiographic reappearance and complications. *AJNR.* 1999;20 (7):1323–1328.

[23] Horowitz M, Whisnant RE, Jungreis C, et al. Temporary balloon occlusion and ethanol injection for preoperative embolization of carotidbody tumor. *Ear Nose Throat J.* 2002;81(8):536–538, 540, 542.

[24] Gemmete JJ, Pandey AS, Kasten SJ, et al. Endovascular methods for the treatment of vascular anomalies. *Neuroimag Clin N Am.* 2013;23 (4):703–728.

[25] Geibprasert S, Pongpech S, Armstrong D, et al. Dangerous extracranial–intracranial anastomoses and supply to the cranial nerves: vessels the neurointerventionalist needs to know. *AJNR.* 2009;30(8): 1459–1468.

[26] Mazza A, Armigliato M, Marzola MC, et al. Anti–hypertensive treatment in pheochromocytoma and paraganglioma: current management and therapeutic features. *Endocrine.* 2014;45(3):469–478.

[27] Sekhar LN, Biswas A, Hallam D, et al. Neuroendovascular management of tumors and vascular malformations of the head and neck. *Neurosurg Clin N Am.* 2009;20(4):453–485.

[28] Kofke WA, Brauer P, Policare R, et al. Middle cerebral artery blood flow velocity and stable xenon computed tomographic blood flow during balloon test occlusion of the internal carotid artery. *Stroke.* 1995;26(9):1603–1606.

[29] Waldron JS, Sughrue ME, Hetts SW, et al. Embolization of skull base meningiomas and feeding vessels arising from the internal carotid circulation. *Neurosurgery.* 2011;68(1):162–169.

[30] Bendszus M, Monoranu CM, Schutz A, et al. Neurologic complications after particle embolization of intracranial meningiomas. *AJNR.* 2005;26(6):1413–1419.

[31] Carli DF, Sluzewski M, Beute GN, et al. Complications of particle embolization of meningiomas: frequency, risk factors, and outcome. *AJNR.* 2010;31(1):152–154.

[32] Rosen CL, Ammerman JM, Sekhar LN, et al. Outcome analysis of preoperative embolization in cranial base surgery. *Acta Neurochir (Wein).* 2002;144(11):1157–1164.

[33] Kallmes DF, Evans AJ, Kaptain GJ, et al. Hemorrhagic complications in embolization of a meningioma: case report and review of the literature. *Neuroradiology.* 1997;39(12):877–880.

[34] Krings T, Geibprasert S, ter Brugge KG. *Case-Based Interventional Neuroradiology.* New York, NY: Thieme Medical Publishers, Inc.; 2011.

[35] Fisch U, Mattox DE. *Microsurgery of the Skull Base.* Stuttgart: Thieme Medical Publishers, Inc.; 1988.

[36] Boedeker CC, Ridder GJ, Schipper J. Paragangliomas of the head and neck: diagnosis and treatment. *Fam Cancer.* 2005;4(1):55–59.

[37] Wang AY, Chen CC, Lai HY, et al. Balloon Test Occlusion of the Internal Carotid Artery with Stump Pressure Ratio and Venous Phase Delay Technique. *J Stroke Cerebrovasc Dis.* 2013;22(8):e533–e540.

[38] Jackson CG, Gulya AJ, Knox GW, et al. A paraneoplastic syndrome associated with glomus tumors of the skull base? Early observations. *Otolaryngol Head Neck Surg.* 1989;100(6):583–587.

第 39 章　脊髓血管病变
Spinal Vascular Lesions

Santiago Ortega Gutierrez　Ian Kaminsky　Neena I. Marupudi　Sandra Narayanan　**著**

沈　杰　王育胜　**译**

张洪钿　**校**

一、神经解剖与手术

要　点

◆ 脊髓轴的血管化呈体节性分布，横向排列的成对节段动脉由多个纵向通道连接。

◆ 大多数节段动脉仅限于供应神经根、硬脊膜、椎体和硬膜外软组织。只有少数节段动脉发出与脊髓动脉相吻合的根髓动脉。

◆ 节段动脉和纵向连接的变异较常见。脊髓前、后动脉是脊髓的主要供血动脉。

◆ 静脉引流从脊髓内纵行静脉经髓静脉进入硬膜外纵行静脉丛和椎旁静脉丛。

（一）胚胎学

脊髓轴的血管化是在子宫内发育的最初几周

确定的。31个体节中的每一个都接受来自背主动脉的一对节段动脉来供应每一个发育中的体节。随着脊髓的增大，横向动脉之间形成纵向连接。这些连接在中线处合并，形成未来的脊髓动脉。同时，节段动脉的最末端部分（未来的根动脉）逐渐退化；这些主要供应椎体、椎旁肌肉、硬脊膜和神经根。少数优势的节段动脉（将来的根髓动脉）仍然供应脊髓（图39-1）[1]。

（二）脊髓血管单元

脊髓轴的血管系统由从背主动脉发出的两条节段动脉组成。这些血管向后横向绕行椎体，发出小的穿支供应椎体的前外侧，分为背侧支和腹侧支[2]。肋间背侧动脉的脊髓支经椎间孔进入椎管，分为3条，包括一条走行在纵韧带下的前弓给椎体后方供血；一条后支走行于后方硬脊膜外

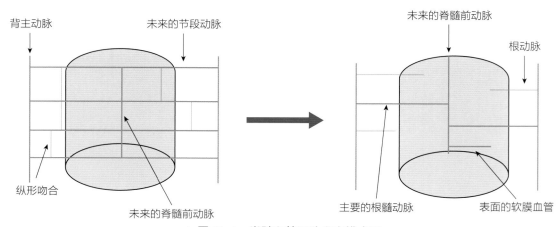

▲ 图 39-1　脊髓血管胚胎发育模式图

间隙，向椎板前层和部分棘突供血；一条根动脉，在每个节段水平供应硬脊膜和神经根。在一定程度上，根动脉与脊髓前动脉（anterior spinal artery，ASA）和脊髓后动脉（posterior spinal artery，PSA）保持胚胎期的吻合，并供应大段的脊髓。和 ASA 相吻合的根动脉称为前根髓动脉（平均有 6 条吻合）。向后和 PSA 吻合的根动脉被称为根软膜或者后（根）髓动脉（平均 11～16 条）。前根髓和后根髓动脉可以单独起源，也可以共干，沿着神经根，向神经根和周围的硬脊膜（根脊膜支）提供侧支吻合。节段动脉背支的主干沿椎板外表面在同侧横突的下方向后横穿，形成一个靠近棘突的动脉丛，并为背侧肌群提供中外侧肌支（图 39-2）[3]。

（三）脊髓节段的解剖变异

在颈部、上胸部和骶骨区域，脊髓节段性血管起源于主动脉以外的血管。在颈部，连续的节段间吻合通道的发育和保留形成了三个主要的上下走行的血管系统，即颈升动脉、椎动脉（vertebral artery，VA）和颈深动脉。上胸段由最上肋间动脉、肋颈干或锁骨下动脉直接供血。来自同侧髂内动脉的骶动脉和髂腰动脉（供应 L_5 水平）是尾棘的主要供血动脉。由主动脉分叉处产生的骶正中动脉可产生若干节段的骶血管[1]。

（四）脊髓的血管吻合

脊髓重要的血管吻合沿纵向和横向（穿过中线）连接，发生在连续椎体水平之间。连续的节段动脉在椎管外之间的纵向吻合在颈段高度发达。椎管内硬脊膜外系统主要有横向吻合，但也有纵向连接。横向吻合发生在硬脊膜鞘的背侧和腹侧，形成硬膜外环，分支供应邻近的骨和硬膜结构。进入硬脊膜外间隙前方的血管有一个特征性的六边形分支模式，组成体后侧支网络（译者注：硬膜外椎体后方钻石形的吻合）（图 39-3）[4]。

（五）脊髓内、外血供

脊髓主要由 ASA 供血，ASA 位于前正中沟，

通过沟支供应大部分灰质。脊髓前表面和侧面的软膜支供应动脉冠的腹侧 2/3[5]。发自椎动脉、颈升动脉、颈深动脉、肋间动脉和腰动脉的根髓动脉是 ASA 的主要来源。最大的根髓动脉，亚当凯维奇动脉（adamkiewicz artery），或者腰膨大动脉，超过 70% 的情况下来自 T_9～T_{12} 的左侧肋间动脉。脊髓后动脉供应动脉冠的后 1/3、后角和中央灰质的边缘（图 39-4）[6]。

（六）脊髓静脉系统

对静脉系统的了解对于全面了解脊髓血管病理学的广度至关重要。脊髓静脉引流分为内外静脉网和硬膜外静脉丛。髓内静脉引流脊髓实质的血汇入表面静脉，包括脊髓背侧静脉、沟静脉和腹侧静脉。脊髓后静脉和脊髓前内侧静脉这两个纵向的静脉是无瓣膜的，通过根静脉流入硬膜外静脉丛。当穿过硬膜时，根静脉形成功能性瓣膜，防止硬膜外椎静脉逆行流入硬膜内脊髓外静脉系统。这些根静脉在硬膜上没有二级静脉网络支持，使其容易发生血栓，在硬脊膜动静脉瘘（dural arteriovenous fistulas，DAVF）中容易继发静脉高压。椎管内静脉由两条相互连接的纵向通道组成，分别位于脊髓硬膜外腔的前后，通过椎间孔引流至椎旁静脉（图 39-5）。

二、脊髓血管畸形的分类

要　点

- 脊髓血管病变很少见，但与显著的致残率相关。
- 磁共振成像（magnetic resonanceimaging，MRI）应该是最初的诊断检查；然而，脊髓血管造影仍然是更好地明确疾病和选择合适治疗方法的金标准。
- 强调血管解剖和病理学的分类是最具临床意义的。

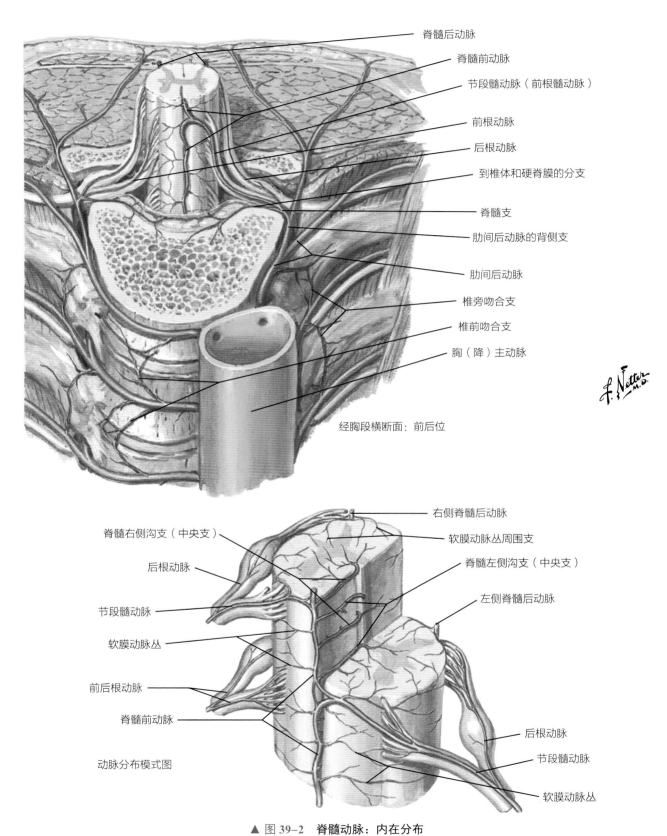

脊髓后动脉

脊髓前动脉

节段髓动脉（前根髓动脉）

前根动脉

后根动脉

到椎体和硬脊膜的分支

脊髓支

肋间后动脉的背侧支

肋间后动脉

椎旁吻合支

椎前吻合支

胸（降）主动脉

经胸段横断面：前后位

右侧脊髓后动脉

软膜动脉丛周围支

脊髓右侧沟支（中央支）

脊髓左侧沟支（中央支）

后根动脉

左侧脊髓后动脉

节段髓动脉

软膜动脉丛

前后根动脉

后根动脉

脊髓前动脉

节段髓动脉

软膜动脉丛

动脉分布模式图

▲ 图 39-2　脊髓动脉：内在分布

图片由 www.netterimages.com 提供，Elsevier, Inc. 版权所有

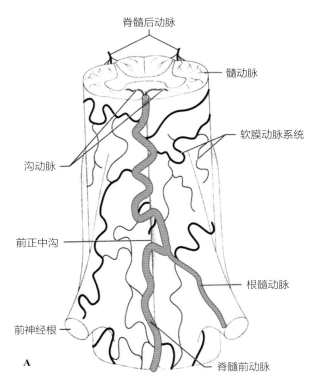

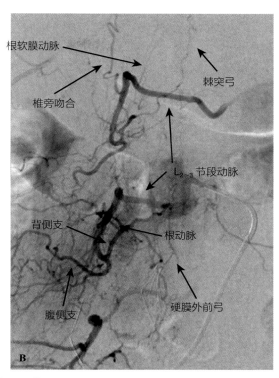

▲ 图 39-3 A. 脊髓纵向吻合的前面观示意图；B. 选择性左 L₃ 造影后前位观。由于纵向吻合的存在，可见多个节段显影

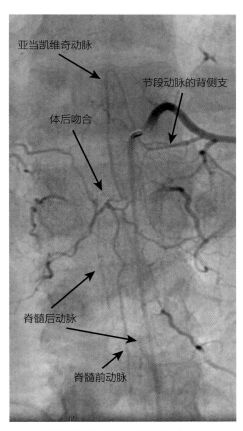

▲ 图 39-4 选择性数字减影血管造影（digital subtraction angiography, DSA）超选左 L₁ 节段脊髓前、后动脉

脊髓血管病变是一种罕见、诊断率低且临床认识不足的疾病，如果不及时有效地治疗，可能会导致进行性脊髓损伤和脊髓病。根据病变类型，急性髓内 / 蛛网膜下腔出血和亚急性静脉高压之间的症状不同。诊断通常是通过在 MRI 上识别异常血管流空影（表 39-1）；然而，脊髓血管造影能够更全面了解疾病过程并做出最优治疗计划（框 39-1）。

框 39-1　从诊断性脊髓血管造影中获得的基本信息
• 鉴别动静脉瘘、硬膜内分流和瘘型动静脉畸形，确定准确的椎体水平和瘘点 • 确定供血动脉及其与不向瘘供血的根髓动脉（特别是亚当凯维奇动脉）和根软膜动脉的关系 • 确定动脉瘤和静脉曲张的存在及其与症状的关系

考虑到生物学特征、位置和遗传倾向，提出了多种分类方法 [7, 8]。出于实际原因，我们提出了一种新的改良分类法，根据解剖和病理因素区分血管病变，以帮助进行最佳治疗选择 [8-10]：

硬膜外动静脉瘘（arteriovenous fistulae, AVF）

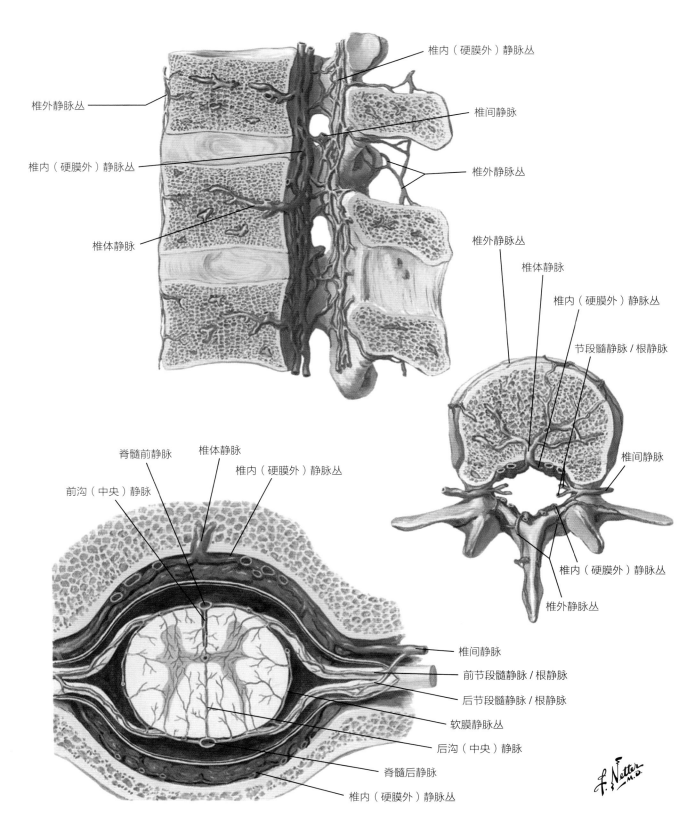

椎外静脉丛

椎内（硬膜外）静脉丛

椎体静脉

椎内（硬膜外）静脉丛

椎间静脉

椎外静脉丛

椎外静脉丛

椎体静脉

椎内（硬膜外）静脉丛

节段髓静脉 / 根静脉

椎间静脉

椎内（硬膜外）静脉丛

椎外静脉丛

脊髓前静脉　椎体静脉

前沟（中央）静脉

椎内（硬膜外）静脉丛

椎间静脉

前节段髓静脉 / 根静脉

后节段髓静脉 / 根静脉

软膜静脉丛

后沟（中央）静脉

脊髓后静脉

椎内（硬膜外）静脉丛

▲ 图 39–5　脊髓和脊柱的静脉

图片由 www.netterimages.com 提供 Elsevier, Inc. 版权所有

表 39-1　常规磁共振序列与脊髓血管畸形的诊断表现

序　列	方　向	观察什么	如何观察
T$_2$ 加权	矢状位	充血性水肿 / 脊髓病 扩张的髓周血管 扩张的髓内血管	高信号和脊髓膨胀 脊髓前 / 后低信号扩张管状结构（流空） 髓内杂乱的流空
T$_1$ 加权	矢状位	髓内血红蛋白	混合低信号 / 高信号血管结构
液体衰减反转恢复	轴位	髓外出血（SAH）	蛛网膜下腔的高信号区
梯度回波	矢状位	髓内含铁血黄素	髓内多变的低信号区
钆剂增强后 T$_1$ 快速自旋回波	矢状位	髓内 / 髓周对比增强	异常血管的强化

又称硬膜外瘘是指腹侧硬膜外弓状支（arcade branch）与邻近腹侧硬膜外静脉丛之间的一种异常沟通。虽然它可能主要是无症状的，静脉扩大可能会对邻近的神经根和脊髓造成占位效应。这些罕见的瘘主要通过血管内技术治疗，目的是封闭瘘口。

硬膜内背侧动静脉瘘又称 1 型 DAVF 是 40—60 岁患者中最常见的脊髓血管畸形。它们由一根与脊髓背侧冠状静脉丛相交通的神经根供血动脉组成。瘘口一般位于神经根的硬膜袖套内，主要堵塞脊髓静脉流出，导致静脉高压和脊髓病。这些病变可以通过血管内治疗或者外科手术。手术的关键是识别动脉供血和根髓动脉，特别是亚当凯维奇动脉（adamkiewicz artery）（图 39-6A）。

髓内动静脉畸形（arteriovenous malformation，AVM，又称血管球（glomus）或 Ⅱ 型 AVM 是完全位于脊髓实质内的病变，接受来自 ASA 和 PSA 的单支或多支供血。组织学上，它们由软膜下分流组成，根据血管巢的血管构筑，可以是致密或弥漫型的。在 20 岁以前，经常由于蛛网膜下腔出血或髓内出血而出现严重的神经功能缺损。血管内和外科治疗都可能有用，尽管手术切除具有消除占位效应的优势。对于弥漫性多蒂（multipediculated）病变，建议术前栓塞以减少术中失血（图 39-6B）。

硬膜外 – 硬膜内动静脉畸形又称青少年动静脉畸形、体节型动静脉畸形或 Ⅲ 型动静脉畸形，是广泛的病变，影响离散的体节内多层组织。除了脊髓和神经根外、骨、棘旁肌肉和相应体节的

皮肤也会受到影响，尽管症状主要是由髓内部分引起的。AVM 累及整个体节被称为 Cobb 综合征（Cobb's syndrome）。多次姑息性血管内治疗是这一复杂情况的正常过程，主要是在年轻人诊断出来。

硬膜内腹侧动静脉瘘又称 Ⅳ 型软膜瘘，位于蛛网膜下腔的腹面中线处，其瘘口位于脊髓供血动脉（主要是 ASA）和扩张的静脉网之间。根据大小，可分为 A 型（单支小供血动脉）、B 型（瘘有多支供血动脉）和 C 型（巨大的多蒂病变伴静脉通道广泛扩张）。后者可引起严重的窃血现象，伴有脊髓缺血症状。考虑到脊髓前动脉置管和栓塞的风险，前方 / 前外侧手术入路是 A 型病变的首选。然而，B 型和 C 型病变由于其复杂的结构和多个供血动脉的参与，更适合于血管内治疗。

脊髓圆锥动静脉畸形的特征是多个来自 ASA 和 PSA 供血到扩张静脉的直接分流，导致静脉高压和脊髓圆锥内的占位效应。这个独特的位置产生上下运动神经元损伤。经动脉栓塞术联合马尾神经减压术可获得良好的疗效。

其他脊髓血管瘤包括良性肿瘤（血管瘤、血管母细胞瘤、动脉瘤性骨囊肿、骨样骨瘤、成骨细胞瘤）、恶性肿瘤（多发性骨髓瘤、浆细胞瘤、血管外皮细胞瘤、巨细胞瘤、软骨肉瘤、成骨肉瘤）、某些转移瘤（肾细胞癌和甲状腺癌），以及海绵状血管畸形[11]。手术切除是最好的治疗方法，特别是一些病变（如海绵状血管畸形）在血管造影上是隐匿的[12]。

在没有其他脊髓血管病变的情况下，孤立

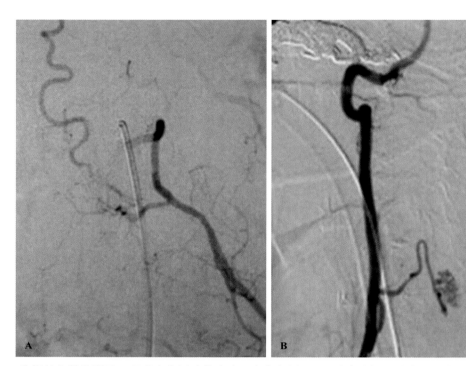

▲ 图 39-6　**A.** 选择性血管造影显示硬膜内背侧动静脉瘘，来自左侧 T_{12} 根动脉的供血动脉，早期分流至扩张迂曲的髓周静脉；**B.** 髓内动静脉畸形接受来自右颈段脊髓前动脉的供血

经许可转载，引自 Dr. Mario Martinez-Galdámez, Director, Interventional Neuroradiology Unit, Department of Radiology, University Clinic Hospital of Valladolid, Spain.

的脊髓动脉瘤是罕见的，并且偶尔与发育不良的情况相关，例如主动脉缩窄，或者表现为感染性后遗症（真菌性动脉瘤）。它们通常发生在 ASA 上的根髓动脉和 ASA 的发夹样连接处，并表现为蛛网膜下腔出血或占位效应[12]。

三、围术期注意事项：血管内治疗

> **要　点**
>
> ◆ 术中监测有助于预防非靶向栓塞。
> ◆ 根据病变解剖和血流情况，采用栓塞（NBCA 胶、Onyx 胶）或弹簧圈或两者同时采用进行血管内介入治疗。
> ◆ 脊髓 DAVF 的根治需要栓塞近端引流静脉。脊髓 AVM 的治疗需要血管巢的完全栓塞，理想情况下，保留所有引流静脉以防止血管巢再破裂或静脉血栓形成。一个多学科的治疗团队是正确处理脊髓血管病变的关键。

一个可重复的系统流程是进行脊髓血管造影的关键。带有不透射线标记的辐射直尺应放置在台面下方（图 39-7）。在前后位（AP）视图上，数字标记略位于右侧椎体边缘外侧，棘突中心距椎弓根等距，使图像准直，而不会因减影的伪影而模糊潜在的病变。助手用相应的标尺编号记录椎体水平。知道导管的准确水平可以确保每一个水平的可追溯，减少由于重新计数和欠准直而产生的辐射剂量。许多病例在 MRI 上表现为明显的血管畸形，但脊髓血管造影呈阴性。当回顾这些图像时，很明显相同的椎体水平被多次造影，并且标记为不同的椎体节段。这种疏忽会延误诊断和治疗，造成灾难性后果。

应使用所有方法来获得清晰的图像（从而避免由于可预防的伪影而丢失关键发现）。其中包括导管在血管口的安全定位，以防止导管移位、欠佳的注射或不必要的对比剂返流到主动脉；使用微型或小型（0.3~0.6mm）焦点[11] 进行精确的微血管成像；在较低密度的组织（如肺）上拍

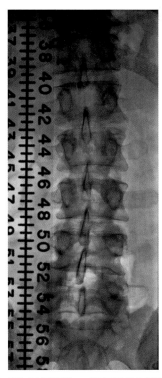

▲ 图 39-7　前后位透视图像，标记尺位于脊柱右侧的合适位置

当开始数整个脊柱的水平时，感兴趣的水平必须位于图像的中心，以避免视差和错误的编号

摄时，应用滤光片使图像边缘锐化；充分的镇静以使患者最大限度地合作 / 最小化运动；在拍摄肋间血管时，使用呼吸暂停以使膈肌运动最小化；以及使用胰高血糖素以减少肠蠕动。腹部数字血管成像中胰高血糖素 1~2mg 静脉或肌肉注射可使胃肠道平滑肌松弛，提高图像质量[13]。由于它的半衰期很短，需要每隔 10~20min 给药一次，以保持抗蠕动效果。微小的运动伪影可以通过采集图像的"像素偏移"来校正。

在节段动脉的选择性注射过程中，以 2ml/s 的速率注射在肝素盐水中稀释 50% 的 4~5ml 非离子型对比剂。双侧椎动脉及甲状颈干、肋颈干超选可充分了解颈椎病变的解剖。

> 临床要点：脊髓前动脉注射后延迟的静脉引流高度提示静脉高压和在另一个层面存在分流病变。

延迟拍摄以正确理解静脉引流是必要的。应注意引流方式、是否有正常静脉、静脉扩张或血栓形成[1]。AVM 的抗凝决定是根据具体情况作出的。一些中心肝素化使得激活凝血时间（activated clotting time，ACT）达到基线的 2~2.5 倍或 250~300s；其他中心不使用肝素。

大多数中心在全麻下进行栓塞，一些中心使用神经电生理监测（体感诱发电位和脑电图）来监测术中神经功能，并适当调整麻醉技术，以获得满意的信号。为避免正常解剖的栓塞，可超选供血动脉（清醒患者）注射异戊巴比妥钠（含或不含利多卡因）[14]。栓塞主要通过 Trufill 牌氰基丙烯酸正丁酯（NBCA 或"胶"）、乙烯 - 乙烯醇共聚物（Onyx）、弹簧圈或其组合来实现。其他栓塞剂，如聚乙烯醇颗粒可以暂时闭塞，因此，很少使用。有关这些栓塞剂的详细说明，请参阅第 36 章和第 38 章。

根据病理学的不同，血管内治疗有两个主要的概念差异。在脊髓 DAVF 或有瘘样供血动脉的 AVM 中，治疗的目的是通过将栓塞剂注入引流静脉来闭合瘘口，并防止随后硬膜内侧支的再通。血管内治疗的成功率为 25%~75%[15, 16]。相反，开放手术的完全瘘闭塞率 > 90%[17]。对于有明显血管巢的脊髓 AVM 的治疗目标是用液体栓塞剂清除畸形血管巢（Onyx 在血管巢渗透和其他供血动脉胶的反流控制性方面可能优于 NBCA）。先于畸形血管巢的闭塞，栓塞剂对静脉的提早栓塞可促进血管巢内压力迅速升高和出血。

> 临床要点：通过血管内途径永久性阻塞 DAVF 最好是通过液体栓塞剂渗透到远端供血动脉 / 血管巢和引流静脉的起始部。单独闭塞供血血管伴近端引流静脉闭塞失败与 DAVF 高复发率相关。

放射剂量和对比剂的量是操作者容易控制的变量，有助于预防放射损伤和对比剂肾病。低剂量方案是第一步。在大多数情况下，每秒 3 帧足以进行导管操作[18]，但许多透视机的脉冲频率预设为 7.5～15 次 / 秒。可变帧频数字减影血管造影进一步降低了辐射剂量。使用尺子时，血管的选择应紧密准直，兴趣水平放在图像中心，包括大约上下各一半的椎体。有了这些预防措施，辐射损伤就不应该发生，除了对放射敏感性高的患者。只要注射少量的对比剂找到每个腰动脉或肋间动脉，就可以完成整个脊髓血管造影。对于训练有素的血管造影医生，观察向后的导管尖端的偏转通常足以选择到血管，从而进一步降低总的对比剂负荷。

四、术后并发症

如果有准备就绪的适当的安全措施，并且经过充分训练的操作人员采用系统的方法，通常可以避免脊髓血管造影和介入的并发症。这应该以团队的方式进行，因为多个观察者和参与者可以帮助预防并发症。

手术过程中的每一个环节都可能出现并发症，如血管通路、对比剂的使用、导管操作、血管选择、辐射暴露和栓塞 / 介入过程。脊髓血管造影并发症也可分为神经性和非神经性。主要的神经并发症是非靶向栓塞造成的脊髓梗死。到目前为止，最常见的非神经性并发症是穿刺部位血肿（框 39-2）。

脊髓血管造影和介入治疗几乎完全是通过经股动脉入路进行的。并发症发生率主要引用自脑血管造影系列。明显的腹股沟血肿在报道中高达 10.7%[19, 20]。这个看似很高的比率出现在大号动脉鞘和肝素化程度较高以及使用其他抗凝剂的患者。影响血肿形成率的另一个因素是患者年龄。大多数腹股沟血肿患者年龄 > 60 岁[20, 21]。最大的单中心回顾性分析显示，脊髓血管造影后腹股沟血肿的风险为 1%，均给予保守治疗[22]。

> **临床要点**：几乎所有的脊髓血管造影，包括介入治疗，都可以通过 5F 鞘进行，大多数成人股动脉均能耐受。

穿刺点的其他并发症包括股动脉假性动脉瘤和动脉夹层。股动脉穿刺术后假性动脉瘤的发生率仅为 0.05%～0.55%[23]，但在目前的多重抗血小板治疗和积极的术中及术后肝素化的年代，假性动脉瘤的发生率可能略高。动脉夹层也很少见（0.4%），通常发生在开始放置鞘管或导管 / 导丝操作期间[24]。因为股动脉是逆行的，所以这里夹层的血流限制不典型。如果过度的鞘内注射或激进的导丝和导管进入假腔，夹层可能导致血流限制。

框 39-2　脊髓血管病栓塞的并发症

- 脊髓缺血性或出血性梗死
- 非靶向栓塞
- 脊髓静脉血栓形成
- 动脉破裂
- 微导管置入
- 动脉夹层
- 对比剂过敏
- 对比剂肾病
- 穿刺点或腹膜后血肿
- 股动脉假性动脉瘤

随着非离子碘对比剂的广泛使用，对比剂的过敏反应一般是轻微的。据报道，总反应率高达 3.13%，严重和非常严重的反应发生率分别为 0.04% 和 0.004%[25]。先前有对比剂过敏反应的患者在下次暴露期间有 17%～35% 的重复过敏反应风险[26-28]。在造影前 13h、7h 和 1h 口服泼尼松 50mg 的预处理方案，以及在造影前 1h 使用苯海拉明 50mg，可将重复过敏反应率降低至 0.3%[29, 30]。

对比剂肾病，定义为血清肌酐在使用对比剂后 48h 内高于基线水平 25% 或升高 0.5mg/dl，主要影响老年患者及先前存在肾功能不全、糖尿病和充血性心力衰竭的患者，并因术前、术中和术后禁食期间静脉补液不足而加重。此外，健康的患者也可能因为脊髓血管造影中使用过多的对比剂而遭受肾损伤。

用适当的技术和现代导管技术行诊断脊髓血管造影时，血管损伤是不大可能发生的。小血管穿孔也不太可能，但可以发生在激进的微导丝 /

微导管操作中，不可逆地损伤一个脆弱的供血血管。这不仅造成内膜损伤，还可能破坏治疗潜在病变的血管通路。此外，在长时间液体栓塞注射完成时，或当有过度张力或栓塞剂将远端微导管固定时（图 39-8），微导管移除过程中可能发生血管撕裂。

除了血管损伤，随着更复杂的导管系统的引入，血栓栓塞并发症的风险也会增加。每个内腔，从股动脉鞘到远端微导管，必须保持在肝素盐水持续冲洗下，以防止血栓形成。多个团队的成员应积极检查相关的冲洗管线，以确保所有管线通畅，袋子要充分加压，盐水袋有足够的液体量以利用施加的压力。

脊髓介入治疗最重要的可预防并发症之一是液体栓塞剂意外栓塞根髓支，导致脊髓梗死。对目标血管周围的血管水平进行广泛的检查了解是至关重要的。如果脊髓动脉出现在供应病变的任何水平，无论是肿瘤还是血管畸形，那么使用液体栓塞剂可能会导致非靶向栓塞。病变内可能出现分流，在某些高流量动静脉分流或高血运性肿瘤的病例中，栓塞前由于盗血现象，邻近的脊髓动脉可能无法识别。当发现血流减慢而栓塞剂已进入新出现的脊髓动脉时，就已太晚了。在行术前栓塞以减少随后脊髓肿瘤切除术中的失血量的情况下，如果脊髓动脉来自其中一个供血血管，可以使用弹簧圈代替液体栓塞剂。在评估血管畸形时，如果认为血管内途径不安全，多数可以通过手术治疗。

治疗脊髓血管畸形时可能出现的一种特殊并发症，即脊髓静脉血栓形成。如果瘘和引流静脉的最近端被液体栓塞剂成功渗透，那么病变很可能被治愈，在长期扩大的、先前动脉化的引流静脉内的血流将急剧减少。血流停滞，特别是在较大的血管中，是血栓形成的主要风险。有人建议在血管畸形闭塞后短期预防性抗凝以预防这种并发症[15, 31]。

在对肿瘤进行行术前栓塞时，必须考虑肿瘤水肿的可能性。阻断肿瘤的血供，结合某些液体栓塞剂的炎症特性，可导致肿瘤肿胀，这可能会加重对脊髓或神经根的占位效应。如果预期会肿胀，可在手术开始时注射 10mg 地塞米松，然后每 6 小时注射 4mg，持续 24h。当药物措施效果不佳，可能需要尽快手术和脊髓减压。术前栓塞的目的是减少术中失血。必须以尽可能低的风险进行手术，以确保血管内并发症不超过手术的总风险，或者至少不影响将来的切除和患者的预后。

一般来说，在脊髓血管造影和介入治疗过程中发生严重并发症的风险在经验丰富的神经介入医生中是相当低的。血管造影医生充分培训是预防并发症的重要方面之一。除了获得标准化方法的经验外，充分的培训还可以增强对显示的解剖和病理学的理解。神经介入手术需要高水平的诊断专业知识，不仅包括血管造影，还包括辅助成像方式。一个训练有素的血管造影医生将在手术前回顾任何相关的影像学，以帮助寻求诊断，防止或减少与患者独特的解剖或疾病相关的并发症。

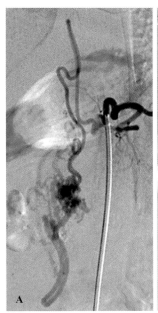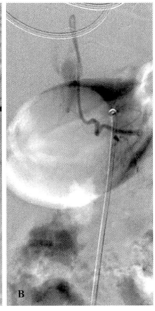

▲ 图 39-8　A. 前后位栓塞前图片：髓周 AVF 由位于左侧 T_{11} 的脊髓分支供应。B. 胶栓塞术后的前后位图：突然的血流动力学变化显示 T_{11} 处脊髓前动脉对比剂有活动性外渗

微导管快速拔除是动脉撕裂的可能原因

虽然较新的微创技术已通过血管内栓塞治

疗脊髓血管畸形，但显微外科治疗脊髓血管畸形仍然是神经外科医生器械库的一个必需的组成部分。手术应在病程早期进行，以防止神经功能缺损的进展。患者术前的神经功能状态可能是术后总体预后的预测因素。

> **临床精要**：患者术前的神经功能状态可能是术后总体预后的预测因素。

手术治疗通常包括使用显微神经外科技术进行广泛的椎板切除和硬膜开放，同时保持蛛网膜完整。一旦通过蛛网膜层的检查确定了病变的范围，就可以打开蛛网膜开始切除畸形。对于侧方或腹侧的畸形，切开腹侧神经根和背侧神经根之间的齿状韧带可以允许脊髓轻微旋转。在许多情况下，不需要切除整个畸形；阻断主要动脉供血和动脉化静脉系统之间的瘘通常可以治疗病变及

其相关症状（图 39-9）。

治疗脊髓血管畸形的一般外科风险包括浅表皮肤感染、出血、慢性疼痛综合征、硬膜内或硬膜外静脉血栓形成导致进行性神经功能缺损、瘘复发和脊髓梗死。脊髓血管病变开放性神经外科手术治疗后的并发症包括脑脊液漏、脑膜炎、硬膜外或硬膜下血肿，可能需要再次手术。其他并发症包括脊髓缺血性或出血性梗死和脊髓、神经根或背根神经节的机械损伤（框 39-3）。在术后即刻必须经常监测患者。早期发现神经功能下降对实施治疗和维持良好的预后至关重要。脊髓硬膜外血肿通常首先表现为剧烈的局部疼痛，伴有神经根症状，在随后数小时内出现对称性运动和感觉减退[32]。硬膜外血肿的快速手术治疗与更好的预后相关，症状出现到手术的时间间隔＜12h，神经系统恢复的可能性更大[33]。

由于在脊髓血管畸形的大多数手术中需要广

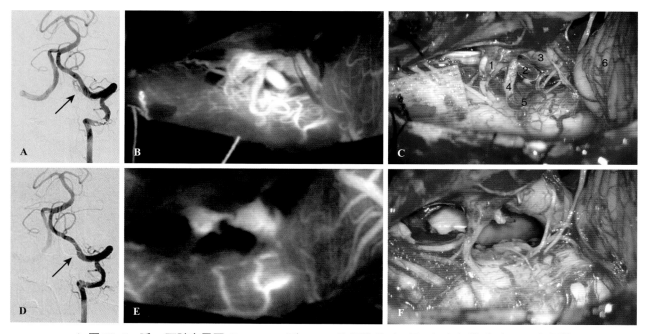

▲ 图 39-9　延 - 颈髓交界区 Cognard Ⅴ 型 DAVF 的切除前（A 至 C）和切除后（D 至 F）图像

.A. 术前造影显示左侧延 - 颈髓交界区 11×5.9×5.1mm 三角形血管巢（箭），早期静脉引流至左 V₄ 节段下的左侧髓静脉。B. 术中注射吲哚菁绿（indocyanine green，ICG）行 DAVF 切除术前荧光造影。C. 有三角形血管巢的 DAVF 的术中图像，由一个小的左 V₃~V₄ 肌支供血。1.C₁ 神经节；2. 髓静脉 / 引流静脉；3. 左椎动脉；4.V₃~V₄ 肌支；5.DAVF 血管巢；6. 小脑。此处未显示脊髓前静脉、脑桥延髓前静脉和右侧岩静脉的引流。D. 术后血管造影无 DAVF 残留或早期引流静脉。E.DAVF 切除后术中注射吲哚菁绿（ICG）。F. 术后视图。血管巢完全电凝切除，引流静脉电凝并切断（图片由 Dr. Sandeep Mittal, Department of Neurosurgery, Wayne State University 提供）（译者注：单纯的寰枕交界区 DAVF，2 和 4 都是引流静脉，或者 4 是脊髓正常的供血动脉。若按照书中的描述，则更像是髓周瘘。）

泛而长节段的椎板切除和硬膜切开，考虑一些技术相关并发症特别重要。椎板切除术后一个重要但不常见的显微外科并发症是脊柱不稳。硬脊膜动静脉瘘或髓内动静脉畸形术后的脊柱不稳定可以通过将小关节切除限制在 < 50% 来避免[17]。当考虑到稳定性或脊椎畸形未来进展时，应进行器械或骨融合。多节段脊柱切开后的另一个可能的并发症是硬脊膜假性囊肿，一种邻近硬膜缺损的脑脊液聚集。细致的硬膜缝合、肌肉拉近和皮肤缝合可以最大限度地减少这种并发症。最初硬脊膜假性囊肿通常通过腰椎引流进行脑脊液转移治疗，但最终可能需要基本的闭合硬膜缺损。

脊髓附近使用双极电凝可导致邻近神经组织、神经根和神经节的热损伤。也可使用动脉瘤夹来阻断脊髓 AVF，以尽量减少脊髓附近的双极凝血。脊髓 AVM 供血动脉的特点是退化和薄壁，因此，必须使用非常紧的夹子，以防止术中和术后持续出血[34]。动静脉瘘夹闭切除术的疗效明显优于单纯夹闭术[35]。在复杂的硬脊膜动静脉瘘中，很难确定瘘点。一个定位瘘口的有用方法是从血管内在接近瘘口的供血动脉远端放置弹簧圈。随后行术中荧光造影可以用来定位瘘口。

（一）脊髓 DAVF 的手术并发症

消除脊髓静脉淤血是硬脊膜动静脉瘘的主要治疗目标。目前的治疗方式包括血管巢清除和静脉引流阻断。如果一个扩张的、动脉化的冠状静脉丛被误认为是病灶并被切除，静脉充血可能会加剧。这些静脉通常是正常的髓外硬膜内静脉，在外观上发生改变，有时由于长期的压力和流量升高而变得无功能。术后脊髓病恶化或神经功能缺损可能提示脊髓静脉淤血和血栓形成。

少数情况下，患者在手术切断引流静脉后会有持续的硬脊膜动静脉瘘。这可能是由于不止一个髓静脉引流硬脊膜动静脉瘘，或由于同时有硬膜外和硬膜内的瘘引流。通过仔细研究术前血

管造影，可以避免或减少漏切断所有近端引流静脉[36]。

框 39-3　脊髓血管病变的手术并发症

- 脊髓缺血性或出血性梗死
- 硬膜外、硬膜下或髓内血肿
- 脊髓、神经根或背根神经节的机械损伤
- 脊柱不稳
- CSF 漏，硬脊膜假性囊肿形成
- 慢性疼痛综合征
- 浅表皮肤感染

由于典型的 Ⅳ 型硬脊膜动静脉瘘位于脊髓的前部位置及与 ASA 的密切关系，其手术入路更具挑战性。如果瘘发生在脊髓圆锥或终丝处，则可以通过后路安全地处理。圆锥上方或更高的脊髓前方病变可能需要前或前外侧入路。达到位于上圆锥的瘘可能需要更多的操作，可能导致术后神经功能缺损[37]。

（二）脊髓髓内动静脉畸形的手术并发症

高流量脊髓 AVM 通常在 AVM 血管间质间隙内含有神经组织。这些病变有更高的髓内出血风险，表现为急性发作的严重背部和神经根疼痛，紧接着病变下方肌肉张力丧失和括约肌功能障碍。上升和下降传导束移位和受压，但立即手术清除，可保留更多的脊髓丘脑侧束[38]。由于幼稚型脊髓内 AVM 的大量供血来源于多条髓动脉，这些动脉也供应脊髓和其他体节节段，开放性手术治疗更为复杂，并且有更高的出血、动脉或静脉梗死风险。

胸腰椎的髓内 AVM 具有较高的脊髓卒中和术后神经功能缺损的手术风险。与颈部髓内 AVM 相比，由于侧支循环更为脆弱，动静脉畸形残留的风险更高[39-41]。关于持续性 AVM 发生率的长期数据非常有限，也没有关于临床复发或不完全性手术清除的进展的长期数据。

参 考 文 献

[1] Nelson PK, Setton A, Berenstein A. Vertebrospinal angiography in the evaluation of vertebral and spinal cord disease. *Neuroimaging Clin N Am*. 1996;6(3):589–605.

[2] Chiras J, Morvan G, Merland JJ. The angiographic appearances of the normal intercostal and lumbar arteries. Analysis and the anatomic correlation of the lateral branches. *J Neuroradiol*. 1979;6(3):169–196.

[3] Fazio C, Agnoli A. The vascularisation of the spinal cord—anatomical and pathophysiological aspects. *Vasc Surg*. 1970;4(4):245–257.

[4] Grunwald I, Thron A, Reith W. Spinal angiography: vascular anatomy, technique and indications. *Radiologe*. 2001;41(11):961–967.

[5] Lazorthes G, Gouaze A, Zadeh JO, et al. Arterial vascularization of the spinal cord. Recent studies of the anastomotic substitution pathways. *J Neurosurg*. 1971;35(3):253–262.

[6] Lazorthes G, Gouaze A. Supply routes of arterial vascularization of the spinal cord. Applications to the study of vascular myelopathies. *Bull Acad Natl Med*. 1970;154(1):34–41.

[7] Rodesch G, Hurth M, Alvarez H, et al. Spinal cord intradural arteriovenous fistulae: anatomic, clinical, and therapeutic considerations in a series of 32 consecutive patients seen between 1981 and 2000 with emphasis on endovascular therapy. *Neurosurgery*. 2005;57(5): 973–983.

[8] Krings T, Mull M, Reinges MH, et al. Double spinal dural arteriovenous fistulas: case report and review of the literature. *Neuroradiology*. 2004;46(3):238–242.

[9] Kim LJ, Spetzler RF. Classification and surgical management of spinal arteriovenous lesions: arteriovenous fistulae and arteriovenous malformations. *Neurosurgery*. 2006;59(5 Suppl 3):S195–S201. discussion S3–13.

[10] Krings T, Thron AK, Geibprasert S, et al. Endovascular management of spinal vascular malformations. *Neurosurg Rev*. 2010;33(1):1–9.

[11] Narayanan S, Hurst RW, Abruzzo TA, et al. Standard of practice: embolization of spinal arteriovenous fistulae, spinal arteriovenous malformations, and tumors of the spinal axis. *J Neurointerv Surg*. 2013;5(1):3–5.

[12] Spetzler RF, Detwiler PW, Riina HA, et al. Modified classification of spinal cord vascular lesions. *J Neurosurg*. 2002;96(2 Suppl): 145–156.

[13] Chernish SM, Maglinte DD. Glucagon: common untoward reactions— review and recommendations. *Radiology*. 1990;177(1):145–146.

[14] Niimi Y, Sala F, Deletis V, et al. Neurophysiologic monitoring and pharmacologic provocative testing for embolization of spinal cord arteriovenous malformations. *AJNR*. 2004;25(7):1131–1138.

[15] Niimi Y, Berenstein A, Setton A, Neophytides A. Embolization of spinal dural arteriovenous fistulae: results and follow–up. *Neurosurgery*. 1997;40(4):675–682. discussion 82–3.

[16] Van Dijk JM, TerBrugge KG, Willinsky RA, et al. Multidisciplinary management of spinal dural arteriovenous fistulas: clinical presentation and long–term follow–up in 49 patients. *Stroke*. 2002;33(6): 1578–1583.

[17] Steinmetz MP, Chow MM, Krishnaney AA, etal. Outcome after the treatment of spinal dural arteriovenous fistulae: a contemporary single institution series and meta–analysis. *Neurosurgery*. 2004;55(1): 77–87. discussion 88.

[18] Pearl MS, Torok C, Wang J, et al. Practical techniques for reducing radiation exposure during cerebral angiography procedures. *J Neurointerv Surg*. 2015;7(2):141–145. http://dx.doi.org/10.1136/neurintsurg–2013–010982.

[19] Olivecrona H. Complications of cerebral angiography. *Neuroradiology*. 1977;14(4):175–181.

[20] Dion JE, Gates PC, Fox AJ, et al. Clinical events following neuroangiography: a prospective study. *Stroke*. 1987;18(6):997–1004.

[21] Thomson KR, Thomson SM. Complications of cerebral angiography in a teaching hospital. *Australas Radiol*. 1986;30(3):206–208.

[22] Chen J, Gailloud P. Safety of spinal angiography: complication rate analysis in 302 diagnostic angiograms. *Neurology*. 2011;77 (13):1235–1240.

[23] Coley BD, Roberts AC, Fellmeth BD, et al. Postangiographic femoral artery pseudoaneurysms: further experience with US–guided compression repair. *Radiology*. 1995;194(2):307–311.

[24] Cox N. Managing the femoral artery in coronary angiography. *Heart Lung Circ*. 2008;17(4 Suppl):S65–S69.

[25] Katayama H, Yamaguchi K, Kozuka T, et al. Adverse reactions to ionic and nonionic contrast media. A report from the Japanese Committee on the Safety of Contrast Media. *Radiology*. 1990;175(3):621–628.

[26] Witten DM, Hirsch FD, Hartman GW. Acute reactions to urographic contrast medium: incidence, clinical characteristics and relationship to history of hypersensivity states. *Am J Roentgenol Radium Ther Nucl Med*. 1973;119(4):832–840.

[27] Shehadi WH. Adverse reactions to intravascularly administered contrast media. A comprehensive study based on a prospective survey. *Am J Roentgenol Radium Ther Nucl Med*. 1975;124(1):145–152.

[28] Fischer HW, Doust VL. An evaluation of pretesting in the problem of serious and fatal reactions to excretory urography. *Radiology*. 1972;103(3):497–501.

[29] Greenberger PA, Patterson R, Simon R, et al. Pretreatment of high-risk patients requiring radiographic contrast media studies. *J Allergy Clin Immunol*. 1981;67(3):185–187.

[30] Greenberger P, Patterson R, Kelly J, et al. Administration of radiographic contrast media in high–risk patients. *Invest Radiol*. 1980; 15(6 Suppl):S40–S43.

[31] Knopman J, Zink W, Patsalides A, et al. Secondary clinical deterioration after successful embolization of a spinal dural arteriovenous fistula: a plea for prophylactic anticoagulation. *Interv Neuroradiol*. 2010;16(2):199–203.

[32] Mattle H, Sieb JP, Rohner M, et al. Nontraumatic spinal epidural and subdural hematomas. *Neurology*. 1987;37(8):1351–1356.

[33] Lawton MT, Porter RW, Heiserman JE, et al. Surgical management of spinal epidural hematoma: relationship between surgical timing and neurological outcome. *J Neurosurg*. 1995;83(1):1–7.

[34] Krayenbühl H, Yaşargil MG, McClintock HG. Treatment of spinal cord vascular malformations by surgical excision. *J Neurosurg*. 1969; 30(4):427–435.

[35] Tacconi L, Lopez Izquierdo BC, Symon L. Outcome and prognostic factors in the surgical treatment of spinal dural arteriovenous fistulas. A long–term study. *Br J Neurosurg*. 1997;11(4):298–305.

[36] Malis LI. Microsurgery for spinal cord arteriovenous malformations. *Clin Neurosurg*. 1979;26:543–555.

[37] Barrow DL, Colohan AR, Dawson R. Intradural perimedullary arteriovenous fistulas (type IV spinal cord arteriovenous malformations). *J Neurosurg*. 1994;81(2):221–229.

[38] Pullarkat VA, Kalapura T, Pincus M, et al. Intraspinal hemorrhage complicating oral anticoagulant therapy: an unusual case of cervical hematomyelia and a review of the literature. *Arch Int Med*. 2000;160 (2):237–240.

[39] Connolly Jr ES, Zubay GP, McCormick PC, et al. The posterior approach to a series of glomus (Type II) intramedullary spinal cord arteriovenous malformations. *Neurosurgery*. 1998;42(4):774–785.

[40] Rosenblum B, Oldfield EH, Doppman JL, et al. Spinal arteriovenous malformations: a comparison of dural arteriovenous fistulas and intradural AVMs in 81 patients. *J Neurosurg*. 1987;67(6):795–802.

[41] Yaşargil MG, Symon L, Teddy PJ. Arteriovenous malformations of the spinal cord. *Adv Tech Stand Neurosurg*. 1984;11:61–102.

第五部分
颅内监测和典型手术

Intracranial Monitors and Special Procedures

第 40 章　分流管的置入与管理
Shunt Placement and Management

Jason J. Chang　Anthony M. Avellino　著

付　强　张国宾　译

张洪钿　校

一、概述

脑积水是一种临床诊断，其特征是继发于脑脊液（cerebrospinal fluid，CSF）产生或吸收不平衡导致的颅内压（intracranial pressure，ICP）升高的症状。脑脊液引流和相关并发症的处理仍然是儿童和成年人神经危重症治疗的基本内容。本章将回顾在紧急情况下脑脊液引流相关的方法，脑室外引流术（external ventricular drains，EVD），以及在慢性期的手术方法，如脑室 - 腹腔分流术、脑室 - 心房分流术或脑室胸膜分流术。分流手术失败包括出现需要重症治疗观察的情况和需要紧急手术干预的情况。

二、神经解剖学和手术步骤

> **要　点**
>
> - 中脑导水管是连接第三和第四脑室的脑脊液通道。
> - 上视麻痹多为松果体区或顶盖区肿物的诊断提示，可导致非交通性脑积水。
> - 7%～10% 的动脉瘤性蛛网膜下腔出血患者需要行脑积水分流手术。
> - 阀门的三大类型是额定压力型、流量控制型和可调控压力型。

（一）脑室系统解剖学

脑室系统由四个充满液体的腔室组成，彼此间通过幕上和幕下的孔相互连接（图 40-1）。侧脑室是横跨整个大脑的双侧 C 形结构。两侧侧脑室通过室间孔汇入第三脑室的前部。在三脑室后部，中脑导水管作为第三脑室与第四脑室的连接通道，容易被松果体区肿物阻塞（图 40-2，框 40-1）。脑脊液可以通过第四脑室正中的 Magendie 孔和侧壁上的 Luschka 孔流出脑室系统。

（二）诊断

适合进行脑脊液引流的颅内高压最初可能表现为非特异性症状，随后迅速进展为神经功能的恶化。无论患者年龄大小，最初的神经学检查应评估脑神经功能（如瞳孔大小和对光反射的检查），以及运动、感觉、反射和小脑功能。颅内压增高的症状，包括头痛、恶心、呕吐、嗜睡、意识不清、视盘水肿、继发于外展神经压迫导致的复视和重影。由心动过缓、高血压和不规则呼吸组成的库欣三联征代表脑干压迫引起的自主神经功能障碍，提示颅内压增高。

如果出现严重颅内压增高，部分大脑组织将从正常位置疝出，越过硬脑膜进入其他腔室，并对邻近的大脑结构产生压迫作用。三种重要的脑疝分别为颞叶钩回疝、小脑幕切迹疝和小脑下疝。颞叶钩回疝或单侧的小脑幕切迹疝的结果是

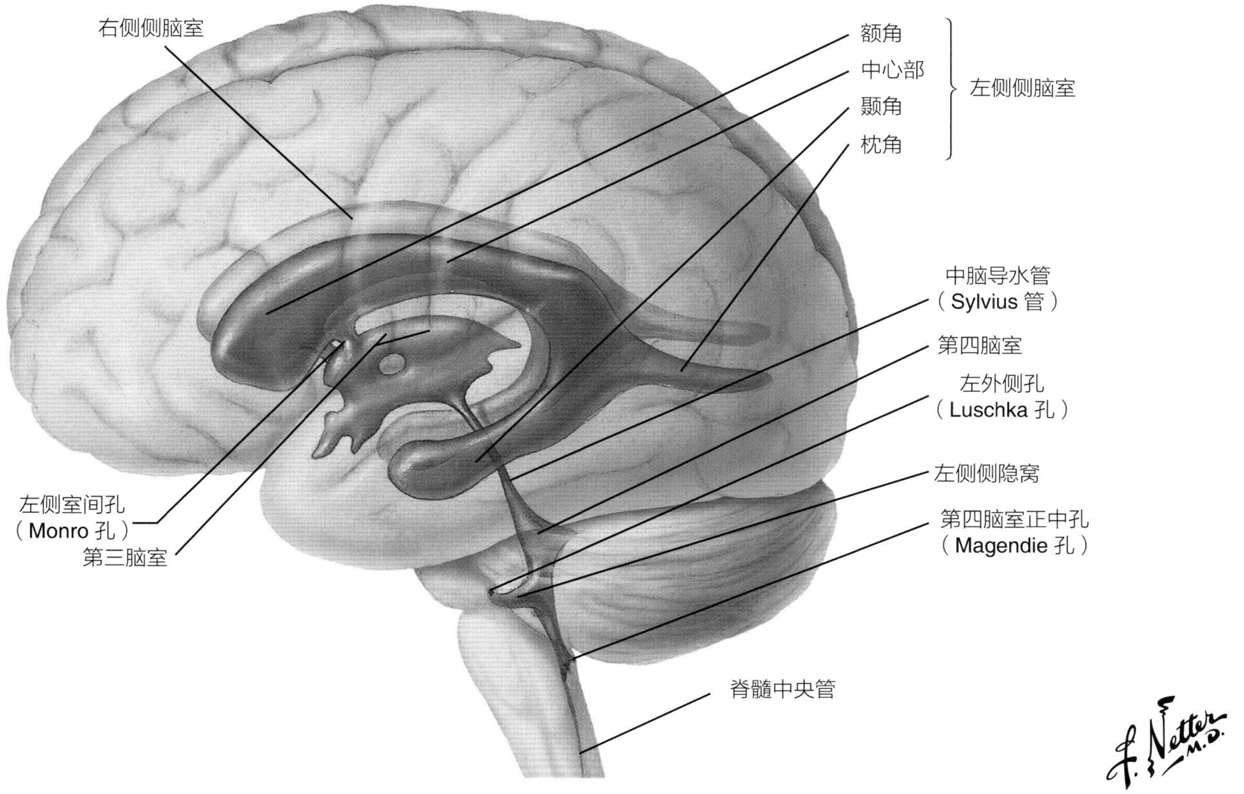

左侧面透视图

▲ 图 40-1　正常脑室解剖和脑脊液构成

经许可转载，引自 Felten DL. Ventricles and the Cerebrospinal fluid. In: Netter's Atlas of Neuroscience. Saunders, Elsevier; 2010:67–73.

框 40-1　基于梗阻部位的脑积水病因

- 侧脑室
  - 脉络丛肿瘤
  - 脑室神经胶质瘤
- 室间孔
  - 先天性闭锁
  - 医源性功能性狭窄
  - 脑室内出血或脑室炎继发的胶质增生性狭窄
- 第三脑室
  - 胶样囊肿
  - 室管膜囊肿
  - 蛛网膜囊肿
  - 肿瘤，如颅咽管瘤、下丘脑星形细胞瘤或胶质瘤
- 中脑导水管
  - 先天性导管畸形
  - 动静脉畸形
  - 先天性导水管狭窄
  - 肿瘤如松果体区生殖细胞瘤或导水管周围胶质瘤
- 第四脑室
  - Dandy-Walker 囊肿
  - 肿瘤，如髓母细胞瘤、室管膜瘤、星形细胞瘤或脑干胶质瘤
  - 继发于蛛网膜下腔出血或脑膜炎的基底孔闭塞
  - Chiari 畸形

经许可转载，引自 Singer HS, Kossoff EH, Hartman AL, et al. (eds). *Treatment of Pediatric Neurologic Disorders*. Boca Raton, FL: Taylor and Francis; 2005.

当钩回被挤压嵌入小脑幕切迹时，中脑受压导致同侧瞳孔扩大固定，意识下降，呼吸节律和心律不齐，通常对侧肢体运动障碍。当双侧大脑半球都将间脑和中脑推挤到小脑幕切迹时，就会导致中央型脑疝或双侧小脑幕疝，出现瞳孔先缩小后扩大、意识下降、呼吸不规律、去大脑或去皮质性强直。当小脑被挤压到枕骨大孔时，就会发生小脑下疝。脑干受压会导致颈部僵硬或头部歪斜，上视受限，意识下降，后组脑神经麻痹[1]。对于任何怀疑颅内压增高的患者，应要慎重考虑是否进行腰椎穿刺，因为它可能增加脑疝发生的概率。

在新生儿和小于 6 个月的婴儿中，用侵入性操作测量颅内压是非常困难的。触诊囟门饱满和张开的颅缝也可以对颅内压升高的程度进行粗略估计。新生儿和婴儿颅内压增高的其他表现包括枕额围（occipitofrontal Circumference，OFC）增大、意识水平下降、易激惹、喂养困难、困

脑积水

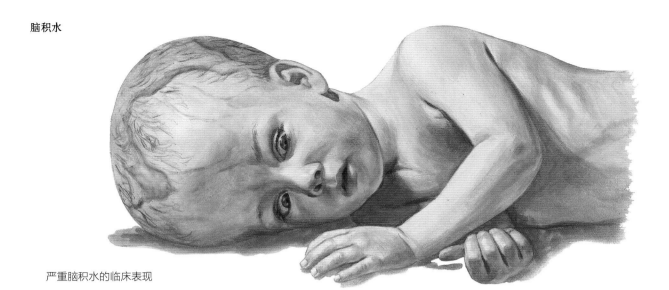

严重脑积水的临床表现

梗阻性脑积水潜在的病变部位
1. 室间孔（Monro 孔）
2. 中脑导水管（Sylvius 管）
3. 第四脑室外侧孔（Luschka 孔）
4. 第四脑室正中孔（Magendie 孔）

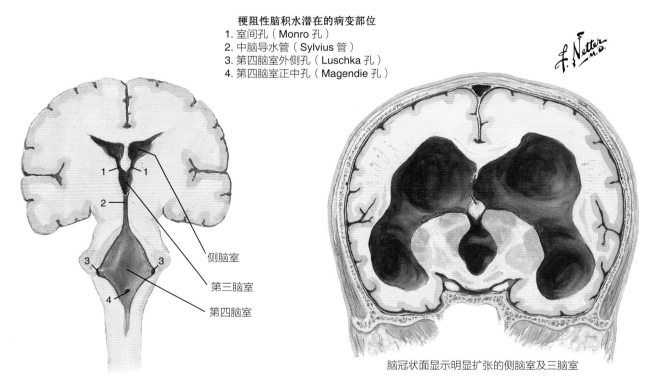

侧脑室

第三脑室

第四脑室

脑冠状面显示明显扩张的侧脑室及三脑室

▲ 图 40-2 儿童常见脑积水症状：囟门隆起和日落征

脑室内脑脊液循环阻塞的常见位置。经许可转载，引自 Felten DL. Ventricles and the Cerebrospinal fluid. In: Netter's Atlas of Neuroscience. Saunders, Elsevier; 2010:67–73.

倦、上视受限或强迫下视（落日征）（图 40-2）。婴幼儿视乳头状水肿少见，对诊断儿童颅内压升高的敏感度低 [2]。一旦诊断为颅内压增高，立即进行神经影像学检查是关键（如电子计算机头部 CT、超声波或磁共振成像），以利于进行相应的治疗。

（三）脑室引流管放置的外科手术入路

EVD 的放置可以在重症监护病房或在手术室的床旁进行。用颅骨上的解剖学参考点作为标记点，以近似垂直方向穿刺侧脑室额角。Kocher 点是急诊手术和长期放置脑室引流管最常见的解剖学参考点，需要在额骨上钻一个孔 [3]。该点距中线约 3cm（即瞳孔中线），目的是为了避免损伤流入矢状窦的桥静脉。Kocher 点在冠状缝前面 1～2cm 处，也在运动区前方。一旦用 18 号针或手术刀切开硬脑膜，便可用脑室引流管垂直穿刺到达距颅骨内板约 6cm 的区域。该技术是急诊脑脊液引流安全且准确的方法。

临床要点：神经外科脑室穿刺点

- **Kocher**　鼻根后 10cm 与中线旁 3cm 交点，位于瞳孔中线上。
- **Frazier**　枕外隆突上方 6cm 与中线旁 3cm 交点。
- **Keen**　耳郭后 3cm 与耳郭上 3cm 交点。
- **Paine**　眶顶外侧上方 2.5 cm 与外侧裂前方 4.5cm 交点。

Frazier 点（枕外隆突上方 6cm 与中线旁 3cm 交点）与 Keen 点（耳郭后 3cm 与耳郭上 3cm 交点）是后顶部位置进入脑室可供选择的手术穿刺点，主要用于长期脑脊液引流的体内分流手术。影像学引导有助于提高手术入路的精确性，能够将脑室引流管置入侧脑室内并将导管尖端止于侧脑室额角（图 40-3）[4]。这三个穿刺点均以侧脑室额角为目标，以避免侵入性脉络膜丛过度生长，并在一定时间内封堵导管尖端的小孔。术中为求脑组织减压偶尔通过 Paine 点穿刺脑室。Hyun 点和 Park 点已经改良了 Paine 点，将其改为更靠近头侧（Park 点）和尾侧（Hyun 点）的位置，以减少大脑语言功能区损伤的风险 [5-7]。

（四）脑室外引流的适应证

神经影像学显示脑室进行性扩大同时伴有临床症状恶化时，治疗团队应考虑进行 EVD。脑室

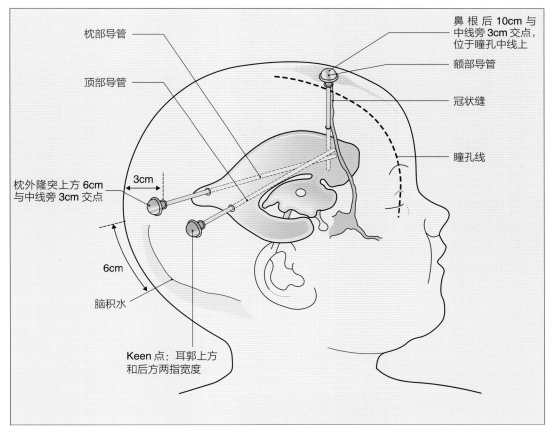

▲ 图 40-3　脑室引流管常见颅脑表面穿刺点

经许可转载，引自 Rengachary SS, Ellenbogen RG, eds. Principles of *Neurosurgery.* 2nd ed. St Louis, MO: Elsevier Mosby; 2005:117–33.

造口术后颅内压升高的常见征象包括侧脑室颞角扩大，除第四脑室外其余脑室增大导致中脑导水管消失。在大多数情况下用 EVD 来处理上述情况；然而，在没有颅后窝肿瘤性病变或导水管狭窄的情况下，也可以选择其他方法，包括腰椎穿刺或腰椎穿刺引流。

（五）治疗

脑积水的治疗方法可分为保守和手术两种，手术又可分为非分流术和分流术。任何成功治疗脑积水的目标都是最大限度保护神经功能；不影响面容[8]。影像学检查结果显示脑室大小正常不应被认为是任何治疗方法的目标。

1. 非手术方案

目前还没有确切有效的治疗方法来治疗脑积水。即使脑脊液产量减少 33%，颅内压也只会小幅降低 $1.5cmH_2O$ 压力。历史上乙酰唑胺和呋塞米被用于治疗脑积水。这两种药物都能在短期内减少脑脊液的分泌，但不能明显的使扩大的脑室缩小[8]。乙酰唑胺是一种碳酸酐酶抑制药，历来用于治疗早产儿脑出血后脑积水。当今研究表明，乙酰唑胺在避免放置脑室分流管方面是无效的，并可能会使神经功能进一步恶化。大剂量乙酰唑胺（每日 25mg/kg，分为 3 次），其不良反应包括嗜睡、食欲差、呼吸急促、腹泻、肾钙质沉积病和电解质紊乱（如高色氨酸代谢性酸中毒）。对磺胺类过敏者禁用乙酰唑胺）。

2. 手术方案：非分流术

应尽可能地手术切除引起脑积水的梗阻性病变。切除第三和第四脑室附近的肿瘤通常可以有效地解决继发性脑积水，而且不需要行脑脊液分流术。不幸的是，大多数先天性脑积水没有明确阻塞脑脊液循环的肿物。成人在外伤、感染或蛛网膜下腔出血后出现持续性脑积水需要行脑脊液分流术。

对于导水管或导水管以下部位病变所导致的脑脊液阻塞（如顶盖肿瘤、后天性导水管狭窄或颅后窝肿瘤），可以行内镜下第三脑室底造瘘术进行手术治疗。该手术在第三脑室底部开一个瘘口，脑脊液可以分流，而且不需要放置永久性脑室分流泵。最近的研究报告指出，在特定的儿童患者中，内镜下第三脑室造瘘术成功率很高。年龄 < 1 岁的儿童，脑积水伴导水管狭窄、脊髓膨出，第三脑室造瘘术对其有很好的效果[9]。相比之下，交通性脑积水通常不适合行第三脑室底造瘘术。

3. 手术方案：脑脊液分流术

组成部件

分流管有三个组成部件，包括近端（脑室）导管（如前所述）、阀门和远端导管。分流管是由硅橡胶制成，可浸渍抗生素或钡，并可能随着时间的推移变得脆弱。该系统将脑脊液从脑室系统转移到另一个在生理上可吸收脑脊液的位置（腹膜、心房或胸膜腔）（图 40-4）。

远端导管通常从脑室穿刺点开始经皮下间隙走行终止于腹部切口处，在置入腹腔前需确认分流管功能正常（图 40-4）。可在耳廓后方再做一切口，以利于远端导管皮下隧道走行畅通。分流管腹腔端应放置在腹腔可以直视的地方。小切口开腹术是一种常见的手术入路方式，切口位于中线旁，可以直视活动的腹部脏器和大网膜。对于肥胖患者和腹部有多次手术瘢痕的患者开腹手术具有挑战性。此时，使用腹腔镜辅助是非常必要的，也是最好的手术方法。有些外科医生常规使用腹腔镜来进行腹腔通路操作。

临床要点：腹膜通路
- 距中线旁 ≥ 3cm 处的小切口可以更好地显示腹直肌鞘层。
- 腹腔镜通路是非常有用的，特别是对进入腹腔困难的患者。

分流管远端可放置的部位包括心房 / 静脉系统、胸膜腔或胆囊。约 40% 的心房 / 静脉分流患者在导管尖端易发生血栓[10]。单向阀可以防止血液逆流到脑室导管并预防阀门阻塞的可能。心房 /

脑室腹腔分流术

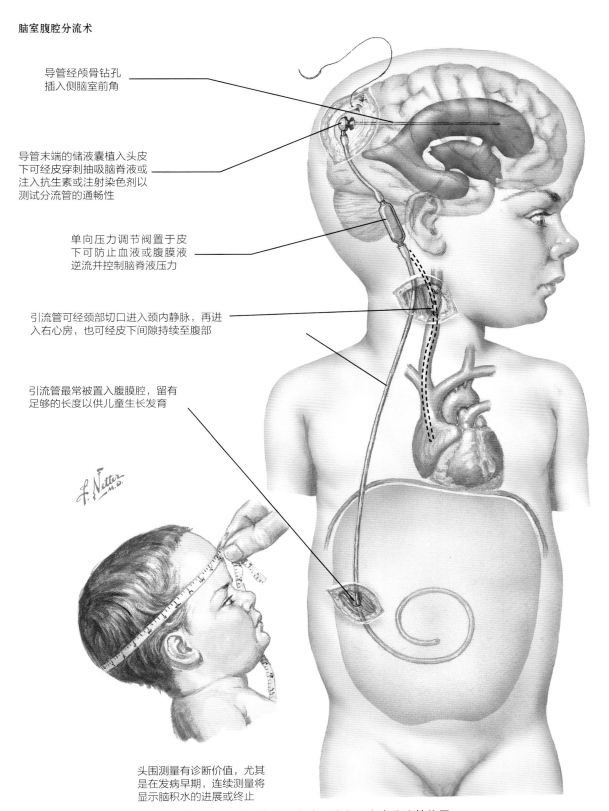

导管经颅骨钻孔
插入侧脑室前角

导管末端的储液囊植入头皮
下可经皮穿刺抽吸脑脊液或
注入抗生素或注射染色剂以
测试分流管的通畅性

单向压力调节阀置于皮
下可防止血液或腹膜液
逆流并控制脑脊液压力

引流管可经颈部切口进入颈内静脉，再进
入右心房，也可经皮下间隙持续至腹部

引流管最常被置入腹膜腔，留有
足够的长度以供儿童生长发育

头围测量有诊断价值，尤其
是在发病早期，连续测量将
显示脑积水的进展或终止

▲ 图 40-4　常见脑室 - 腹腔和脑室 - 心房分流管位置

经许可转载，引自 Felten DL. Ventricles and the Cerebrospinal fluid. In: *Netter's Atlas of Neuroscience.* Saunders, Elsevier; 2010:67–73.

静脉分流可能与肺栓塞或复杂的心血管疾病，如肺心病、心包填塞和心律失常有关[11]。通过小切口将胸膜分流管放置在外侧肋骨和上肋骨上，通过该切口将导管引入胸膜腔，同时保持正压。气胸是值得关注的问题，因此建议术后行胸部 X 线片检查排除气胸同时确认引流管放置位置。

当需要在如假性脑瘤所形成的小脑室内长期放置脑脊液引流时，为了降低脑组织并发症的风险和近端导管端阻塞的可能性，更适合进行腰大池腹腔分流术[12, 13]。可经穿刺针将引流管导入 $L_4 \sim L_5$ 水平的腰大池。术中 X 线透视用于确保分流管腰大池内部分处于正确的位置。

目前公认的治疗脑积水的阀门有三种，即固定压力型、可控制流量型和可调节压力型（表 40-1）。最早使用的阀门是固定压力型的，患者常常受因头部位置变化而导致脑脊液持续引流的困扰。如果患者出现了过度引流的症状则需要进行手术来调整分流阀门的阈值。后来开发了流量控制阀，能够在面对压力差改变和患者体位变化时保持流量恒定。这种阀门中的抗虹吸部件是由球阀和弹簧机制构成的，被特定的体位和压力激活，从而降低了过度分流的可能性。最近又发明了可调控压力的阀门，增加了流量调节范围，而患者无须再次手术。

三、围术期注意事项

要 点

- 静脉麻醉药对颅内压、脑血流（cerebral blood flow，CBF）和脑代谢有良好的作用。
- Monro–Kellie 定律认为颅骨不能扩张，必须保持脑组织、血液和脑脊液的总容量稳定。
- 顺应性描述了脑脊液容量变化与颅内压之间的指数关系。
- 压力体积指数（Pressure Volume Index，PVI）是顺应性的数学导数。它量化了与颅内压 10 倍变化相关的脑脊液量。

（一）麻醉注意事项

药物的选择往往取决于患者的实际情况和医疗团队的需要。需关注脑积水的病因，并且进行完整的神经系统检查（见神经麻醉和围术期治疗）。在因脑积水引起的病情进行性恶化的患者中，根据个体顺应性储备的不同，颅内容量的微小变化可以产生显著的影响。静脉麻醉药在颅内压增高、脑血流量和代谢方面表现良好，而一些吸入麻醉药则可能加重脑积水（表 40-2 和表 40-3）。当需要进行脑脊液分流时，通常避免使用氧化亚氮，因为它是一种可增加脑血流量和颅内压增高的吸入性麻醉药。在插入分流管后，有时颅内压快速下降可能导致心律失常。

（二）颅内压和脑脊液动力学

Monro–Kellie 定律已经给予颅内压最好的定义。它认为颅腔内容量恒定，脑组织占 80%，脑脊液量占 10% 和血液量占 10%。该定律认为大脑处于不能扩张的颅骨之中，因此，该学说的适用范围仅限于囟门开放的患者[14]。鉴于颅内容积恒定的特性和大脑的不可压缩性，脑脊液体积的变化最初可以通过静脉窦的压迫得到部分补偿，从而略微减少脑血容量，但这种影响较小且短暂。

脑脊液通常由脉络丛通过主动转运分泌，只有当脑血流量开始下降时，脑脊液的分泌量才会下降[15]。它的吸收是被动地通过流体静压力学梯度，通过蛛网膜颗粒进入静脉循环。这个比率与颅内压呈线性相关[16]，因此，无论脑脊液生成增加或吸收减少都会导致颅内压增高。儿童时期的正常脑脊液产生率和脑脊液总量随儿童的成熟而变化（表 40-4）。据估计，新生儿的平均脑脊液总容量为 40～50ml[17]，而成年人的平均脑脊液总容量为 150ml，其分泌速率约为 20ml/h（0.34ml/min）[15]。

改变脑脊液容量是治疗脑积水继发的颅内压升高的主要方法。脑脊液主要存在于蛛网膜下腔，只有 10% 存在于颅内脑室系统。脑脊液的体积变化来抵消压力的变化表现为顺应性（$\Delta V / \Delta P$）或

表 40-1　分流阀

固定压力	流量控制	可调节压力
Hakim Microprecision （Codman–a Johnson and Johnson company） • 0～5 cm H$_2$O 流出阻力 • Siphonguard（球形和锥形）可防止过度引流	Orbit–Sigma OSV Ⅱ （Integra） • 最早的流量控制阀 • 三级变阻机制 • 磁中性 /MRI 安全	Strata （Medtronic） • 带磁性的球 / 簧机制 • 可编程 / 非侵入性 　• 可合并的三角腔
PS Medical （Medtronic） • 可穿刺储液囊 • 非代谢性 • 极低、低、中、高流出压	Delta （Medtronic） • 弹性隔膜机制 • 0.5、1.0、1.5、2.0、2.5 级	Codman Hakim （Codman–a Johnson and Johnson company） • 18 级无创模式 • 球簧机制
		Sophy （Sophysa） • 最早的可调式阀 • 硅树脂涂层的聚碳酸酯腔 • 带变压弹簧的球锥装置
		Polaris （Sophysa） • 能与 MRI 兼容的可变阀 • 可自锁的磁力系统
		proGAV （Aesculap） • 能与 MRI 兼容的可变阀 • 可自锁的磁力系统 • 球簧机制 • 重力依赖以减少过度引流

MRI. 磁共振成像

经许可转载，引自 Blount JP. Effects of Anesthetic Agents and Other Drugs on Cerebral Blood Flow, Metabolism, and Intracranial Pressure. In: *Youmans Neurological Surgery*. 6th ed. Philadelphia, PA: Saunders; 2011:78–94.

表 40-2　吸入麻醉药对 CBF、CMR、ICP 的影响总结

	CBF	CMR	ICP
N$_2$O	↑↑	↑或→	↑↑
氙气	↓（灰色）↑（白色）	↓	↑或→
异氟烷	↑或→	↓↓	→或↗或↑
七氟烷	↓或→或↗	↓或↓↓	→或↗或↑
地氟烷	↓或↑	↓↓	↑或→

CBF. 脑血流；CMR. 脑代谢率；ICP. 颅内压力；箭头表示半定量变化；↗. 轻度增加 ；↑. 增加；↑↑. 明显的增加；→. 没变化；↓. 减少，↓↓. 明显减少（经许可转载，引自 Sakabe T. Effects of Anesthetic Agents and Other Drugs on Cerebral Blood Flow, Metabolism, and Intracranial Pressure, In: *Cottrell and Young's Neuroanesthesia*. Philadelphia, PA: Mosby, Inc; 2010:78–94. ）

表 40-3　静脉麻醉药对 CBF、CMR、ICP 的影响总结

	CBF	CMR	ICP
巴比妥酸盐	↓↓	↓↓	↓↓
依托咪酯	↓↓	↓↓	↓↓
氯胺酮	↓↓	↓↓	↓↓
苯二氮䓬类药物	↓	↓	↑或→
合成的阿片类药物	→或↗或↘	→或↓	→或↗
右旋美托咪啶	↓	→或↓	→

CBF. 脑血流；CMR. 脑代谢率；ICP. 颅内压力

经许可转载，引自 Sakabe T. Effects of Anesthetic Agents and Other Drugs on Cerebral Blood Flow, Metabolism, and Intracranial Pressure, In: *Cottrell and Young's Neuroanesthesia*. Philadelphia, PA: Mosby, Inc.; 2010:78–94.

表 40-4　正常年龄颅内压

年　龄	正常 ICP 范围（mmHg）
幼儿	3～7
成人和大龄儿童	< 15

ICP. 颅内压力
经许可转载，引自 Greenberg M. *Handbook of Neurosurgery.* 7th ed. New York, NY: Thieme Publishers, Inc; 2010.

PVI[18, 19]，PVI 是指注入液体或排出液体导致颅内压十倍的变化的体积，计算 $PVI = \Delta V / (\text{Log } Pf/Po)$，$\Delta V$= 液体注入或排出的体积，Pf= 最终的颅内压，Po= 最初的颅内压。PVI 与估计的神经轴体积成比例变化。PVI 在婴儿中为 8ml，在 14 岁的儿童中为 25ml。因此，在 14 岁儿童的神经轴上加入 10ml 的容量可能会导致中度的颅内压升高，而在婴儿中同样的容量可能是致命的（图 40-5）。

（三）病理生理学以及脑脊液分流指征

脑脊液动力学失衡出现在脑积水的各种病理状态。据估计，至少 7%～10% 的动脉瘤性蛛网膜下腔出血后脑积水患者需要分流[20-22]。创伤后脑积水（posttraumatic hydrocephalus，PTH）常见于重型颅脑损伤后。这种情况通常在受伤后 3 个月内发生，但也可能会与皮质萎缩相混淆，后者至少在受伤后 6 个月或更长时间内逐渐发生。导致患者创伤后脑积水的危险因素包括年龄、昏迷时间、是否行去骨瓣减压术、轴索损伤引起的皮质萎缩和缺氧[23-26]。只有约 10% 的严重创伤后脑积水患者会出现影像学和临床表现恶化，需要行脑脊液分流手术。

临床要点：需要行分流手术的脑积水的发病率

• 虽然 70% 伴有动脉瘤性蛛网膜下腔出血的脑积水患者急诊行脑脊液引流后病情可得到改善，但只有 10% 的患者需要行脑脊液分流术[22]。

• 大骨瓣减压术颅骨切除邻近上矢状窦时更容易发生需要行分流术的外伤性脑积水。

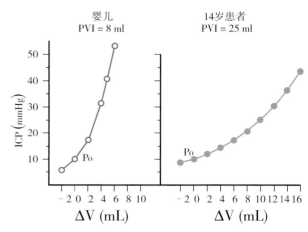

▲ 图 40-5　婴儿与 14 岁患者顺应性差异
脑脊液的体积变化来抵消压力的变化表现为符合（$\Delta V / \Delta P$）或 PVI，PVI 是指注入液体或排出液体导致颅内压十倍的变化的体积，计算 $PVI = \Delta V / (\text{Log } P_f/P_o)$，$\Delta V$= 液体注入或排出的体积，$P_f$= 最终的颅内压，$P_o$= 最初的颅内压（经许可转载，引自 Cheek WR, et al., eds. *Pediatric Neurosurgery: Surgery of the Developing Nervous System.* 3rd ed. Philadelphia, PA: W.B. Saunders; 1994:307-19.）

四、术后并发症

要　点

◆ 分流术的三种并发症类型是感染、流量调节不足和机械故障。

◆ 约 60% 的分流感染是由表皮葡萄球菌引起的；金黄色葡萄球菌占 30%；其他的原因包括大肠杆菌、丙酸菌、链球菌或流感嗜血杆菌。

（一）分流术的并发症

分流引起的并发症和分流失败仍然是治疗脑积水的一个重要问题。只有 30%～37% 的分流器在安装后的前 10 年内可以保持自我调节[27, 28]。在首次接受分流安置的成年人中，多达 50% 的人在前 6 个月需要进行调试。

临床要点：分流术的并发症

• 40% 的分流术患者在第一年就出现手术失败[41, 48, 52]。

- 分流手术感染发生率可多达 10%[41, 53]。
- 只有 1/3 的分流泵在置入 10 年后仍能正常工作。
- 脑室穿刺出血更容易发生在婴儿，短时间内需要更换分流装置。

分流手术急性并发症包括颅内出血、阀门阻塞和远端置管造成的创伤。至少 7% 的脑室造瘘会出现出血，但只有 0.8% 的脑室造瘘有临床显著出血[29, 30]。脑室内出血是一个潜在的并发症，高达 31% 的分流儿童患者会出现[30]。虽然不常见，约 3% 脑室外引术可发生医源性出血，并将影响治疗计划。当怀疑术后急性分流手术失败时，影像学检查可以确认分流装置是否连接正常，按压分流泵储液囊可以明确分流系统的通畅性。

分流并发症可分为三大类，包括脑脊液或分流装置的感染，由于脑脊液流量过多或过少而导致的功能性失败，以及分流装置的机械故障。分流手术并发症见表 40-5。最常见的两种并发症是感染和堵塞。

（二）分流手术感染

为减少分流手术感染采取了多种方法，如戴双层手套、抗生素浸渍导管、使用含碘的手术巾、用仪器控制硬件、围术期静脉注射抗生素和

在手术中分流管腔内注射抗生素[10, 31-36]。然而，仍有多达 15% 的分流手术发生感染。通常认为大多数细菌是在手术时带入的。在分流术后前 3 个月儿童往往更容易出现并发症及分流手术感染。这一比率似乎是恒定的，根据一些资料，早产儿已被划分为风险最高的人群[41]。

临床要点：预防分流手术感染的最有效方法
- 在切皮时静脉注射抗生素。
- 分流管内注射抗生素。
- 尽量少接触分流装置组件，减少频繁更换手套，使用抗生素浸渍导管。

致病微生物通常来自皮肤菌群。分流手术感染大约 60% 是由表皮葡萄球菌引起；金黄色葡萄球菌占 30%；大肠杆菌、丙酸菌、链球菌，以及流感嗜血杆菌[42, 37]。一般来说，革兰阳性菌的预后比革兰阴性菌好。分流手术感染的常见症状包括易怒和厌食症。临床症状包括低热和 C 反应蛋白升高。金黄色葡萄球菌感染常沿分流道出现红斑。脑室心房分流术感染可能出现亚急性细菌性心内膜炎和分流性肾炎，分流性肾炎是一种类似于急性肾小球肾炎的免疫复合物疾病[8]。

预防性使用抗生素已在大量前瞻性随机试验中进行研究，结果显示，当儿童接受全身性苯唑西林、全身性复方新诺明或脑室内万古霉素治疗后，分流感染率有统计学意义上的显著改

表 40-5　分流并发症

常见并发症	不常见并发症			
	颅骨	皮下组织	腹膜	心房
感染	硬膜下积液	分流泵移位	腹膜炎	心内膜炎
阻塞	硬膜下血肿	分流泵脱连	假性囊肿	肾炎
流量不足或引流过度	偏瘫	分流泵断裂	肠穿孔	
	血肿		腹疝	

经许可转载，引自 Wang PP. Hydrocephalus in Adults, In: Rengachary SS, Ellenbogen RG, eds. *Principles of Neurosurgery*. 2nd ed. St Louis, MO: Elsevier Mosby; 2005:117–33.

善[31, 39]。在这些研究中，一项前瞻性的、多中心试验的脑室内使用抗生素的策略是最有影响的，它确定了在切皮前静脉注射头孢唑林或万古霉素，然后在脑室内注射万古霉素和在分流泵储液囊内注射庆大霉素的方法[32]。在四个研究机构21名外科医生的研究中，感染率从8.8%下降到5.7%（图40-6）。

分流手术感染通常是在采集脑脊液化验后诊断的。公认的与感染相符的脑脊液特征包括白细胞计数升高（1000～5000mcl），以中性粒细胞为主，蛋白浓度增高（100～500mg/dl），葡萄糖浓度降低（＜40mg/dl）[38]。分流手术感染的最有效和最普遍使用的治疗方法是移除分流装置，行脑室管外引流暂时引流脑脊液，根据药敏结果全身使用抗生素。当感染治愈后，可植入新的脑室分流装置并拔除脑室外引流管。分流手术感染公认的治愈标准包括连续5～7天脑脊液培养阴性，脑脊液WBC计数＜50mcl，脑脊液蛋白＜500mg/dl。有时，保守治疗分流手术感染是可行的，但并不是总能取得成功。

脑室外引流相关的感染与体内分流感染相似[35]。葡萄球菌通常与医院获得性脑室炎有关。

除了减少易引起体内分流手术感染的操作外，脑室外引流管自颅骨钻孔处到出皮点在皮下潜行距离＞3cm，被认为能明显减少院内感染的风险。大多数脑室外引流相关性脑室炎和脑膜炎发生在放置引流管后12天内，放置后第4～9天感染的风险最高[34]。延长引流时间并不增加患脑室炎的可能性[40]。

（三）分流管阻塞

分流管阻塞是一种常见的并发症，可出现许多非特异性症状。机械故障或阻塞可以在任何时间发生在三个部件的任一部分。最常见的近端梗阻发生在脉络膜丛或碎屑阻塞脑室导管尖端时[41, 42]。婴儿期放置分流管的患者，生长发育中一旦导管尖端从腹腔中脱出，通常会造成远端引流故障。手术评估是在客观检查的条件下对临床结果的综合解释。临床表现包括头痛、外展神经麻痹、向上凝视麻痹、易怒、嗜睡、恶心和（或）呕吐。有分流功能障碍的婴儿可能表现出易怒、厌食、头围增大和（或）不正常的嗜睡。重要的是要了解目前的临床表现和症状是否与过去分流故障时相同。

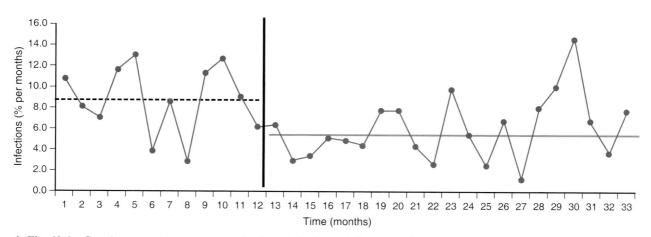

▲ Fig. 40.6　Graph comparing mean monthly shunt infection rate before and after a standardized protocol implementing the administration of intravenous cefazolin or vancomycin prior to incision and injection of gentamicin and vancomycin into the shunt reservoir at time of placement. The infection rate before implementation of the protocol (first 12 months) was 8.8% (dashed line); after implementation, it was 5.7% (solid line; chi-square¼8.93, p¼0.0028). (Adapted with permission from Kestle JR, Riva-Cambrin J, Wellons JC, et al. A standardized protocol to reduce cerebrospinal fluid shunt infection: The Hydrocephalus Clinical Research Network Quality Improvement Initiative. J Neurosurg Pediatr. 2011;8(1):22-9.)

当怀疑分流管出现故障时，应进行包括头颅CT、颅骨、胸部和腹部正侧位 X 线片在内的影像学检查（图 40-7）[43]。影像学检查可以发现脑室大小、导管断开和断裂的变化。通过垂直于阀门的颅骨 X 线片对可调节的阀门进行设置确认对于有分流依赖的患者非常重要，并可作为对存在可疑外界影响诱发临床症状时的阀门校验。

证明阻塞的非侵入性方法包括评估头皮下积液。侵袭性的方法包括经皮穿刺和用 23 号或更小的针抽吸阀门储液囊。基于液体流出是否顺畅可快速诊断近端导管是否阻塞[44]。如果急诊手术干预不能立即执行时，侵袭性的方法可以作为颅内高压急症的临时抢救措施，同时可以收集脑脊液进行化验分析。可以通过向阀门储液囊注入放射性对比剂获取核药物分流图以此确定分流管路系统是否通畅。被诊断为分流管故障的患者必须紧急送往手术室进行分流管更换。

在病情不太紧急和临床症状不典型时，反复散瞳眼底检查可能对监测病情变化有一定的作用。视盘水肿对检测颅内压升高具有特异性，但敏感性低。年龄、脑积水的持续时间、视神经萎缩和大脑结构的改变都和恶性颅内压增高的眼底变化相关[2, 45]。

在神经影像学研究中，大多数分流装置功能障碍患者的脑室体积增大。脑室僵化、裂隙脑室综合征或引流过度症状的患者在诊断分流器故障时有困难。对于临床反应差且脑顺应性降低的患者，应使用无菌分流泵阀门检测分流管近端和远端脑脊液流量。

临床要点：与分流手术相关的术语
- 裂隙脑室综合征：与体位无关的间歇性头痛通常伴有恶心、呕吐、嗜睡、易怒和认知障碍。
- 过度分流：与体位有关的头痛，影响日常生活。
- 脑室僵化：脑室的大小不会因为大脑顺应性的减弱而改变。

上述症状常常不典型，在 22% 以头痛和影像学检查显示脑室塌陷为特征的儿童中可能与裂隙脑室综合征同时发生[46, 47]。裂隙脑室综合征的患者会出现大小便失禁，局灶性神经功能障碍加重，癫痫发作和嗜睡可能代表颅内压突然增加。在成人中，更换分流管最常见的原因是脑脊液引流不理想。在长期过度引流的情况下，约有 10% 的患者会出现硬膜下血肿、中脑导水管狭窄 / 闭塞、裂隙脑室综合征、颅内低压或颅缝早闭[47, 48]。

影响远端引流的并发症包括放置位置不当和引流管阻塞。在已行分流手术的脑积水中，腹部不适症状先于脑脊液引流不足症状出现，腹部肿块高度提示假性囊肿。腹部 CT 或超声可以确认出现了局部积液。虽然迟发性脑脊液吸收障碍的病因尚不清楚，但可以观察到炎症反应导致了腹膜增厚[49, 50]。目前的理论认为感染源是脑脊液中的蛋白或自体免疫变态反应。假性囊肿可以经皮穿刺抽吸，并进行囊液细菌培养。如果怀疑有潜在的感染，在感染治愈之前，需要另行分流手术和（或）短期内行脑室外引流。

（四）分流手术不常见的并发症

表 40-5 列出了几种不常见的分流并发症。脑室明显扩大且脑皮质很薄的儿童行脑室引流术后常出现硬脑膜下积液和血肿。有症状的硬膜下积液和血肿的治疗包括调高分流阀压力设定值和（或）通过导管穿刺到硬膜下积液腔然后连接到远端分流系统。如果分流泵没有被良好地固定在出颅的骨孔处，脑室导管就会脱出脑室。分流管远端的并发症包括在将分流管插入腹腔后的 3 个月内腹部切口可能会发生腹疝。这种情况下发生的腹疝和其他疝气的治疗方法相同。腹腔内脏器穿孔是一种罕见但容易发现的并发症。

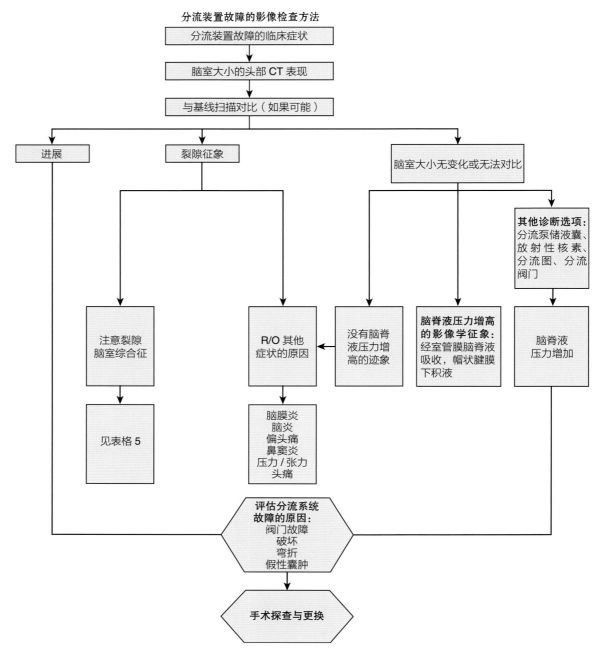

▲ 图 40-7　评估可疑分流系统故障的放射学和临床方法流程图

经许可转载，引自 Sivaganesan A, Krishnamurthy R, Sahni D, et al. Neuroimaging of ventriculoperitoneal shunt complications in children. *Pediatr Radiol.* 2012;42(9):1029–46.

参 考 文 献

[1] Avellino AM, Carson BS. Increased intracranial pressure. In: Maria BL, ed. *Current Management in Child Neurology.* 2nd ed. Hamilton, Ontario: B.C. Decker; 2002:481–486.

[2] Nazir S, O'Brien M, Qureshi NH, Slape L, Green TJ, Phillips PH. Sensitivity of papilledema as a sign of shunt failure in children. *J AAPOS.* 2009;13(1):63–66.

[3] Schultke E. Theodor Kocher's craniometer. *Neurosurgery.* 2009;64(5):1001–1004. discussion 4–5.

[4] Levitt MR, O'Neill BR, Ishak GE, et al. Image–guided cerebrospinal fluid shunting in children: catheter accuracy and shunt survival. *J Neurosurg Pediatr.* 2012;10(2):112–117.

[5] Hyun SJ, Suk JS, Kwon JT, Kim YB. Novel entry point for intraoperative ventricular puncture during the transsylvian approach. *Acta Neu- rochir.* 2007;149(10):1049–1051. discussion 51.

[6] Park J, Hamm IS. Revision of Paine's technique for intraoperative ven-tricular puncture. *Surg Neurol.* 2008;70(5):503–508. discussion 8.

[7] Mortazavi MM, Adeeb N, Griessenauer CJ, et al. The ventricular system of the brain: a comprehensive review of its history, anatomy, histology, embryology, and surgical considerations. *Childs Nerv Syst.* 2014;30(1):19–35.

[8] Avellino AM. Hydrocephalus. In: Singer HS, Kossoff ES, Hartman AL, Crawford TO, eds. *Treatment of Pediatric Neurologic Disorders.* Boca Raton, FL: Taylor and Francis; 2005:25–35.

[9] Teo C, Jones R. Management of hydrocephalus by endoscopic third ventriculostomy in patients with myelomeningocele. *Pediatr Neurosurg.* 1996;25(2):57–63.

[10] Li V. Methods and complications in surgical cerebrospinal fluid shunting. *Neurosurg Clin North Am.* 2001;12(4):685–693. viii.

[11] Vernet O, Rilliet B. Late complications of ventriculoatrial or ventriculoperitoneal shunts. *Lancet.* 2001;358(9293):1569–1570.

[12] Aoki N. Lumboperitoneal shunt: clinical applications, complications, and comparison with ventriculoperitoneal shunt. *Neurosurgery.* 1990;26(6):998–1003. discussion 1004.

[13] Wang VY, Barbaro NM, Lawton MT, et al. Complications of lumboperitoneal shunts. *Neurosurgery.* 2007;60(6):1045–1048. discussion 9.

[14] Mokri B. The Monro–Kellie hypothesis: applications in CSF volume depletion. *Neurology.* 2001;56(12):1746–1748.

[15] Bruce D. Concepts of intracranial volume and pressure. In: James H, Anas N, Perkin R, eds. *Brain Insults in Infants and Children: Pathophys- iology and Management.* Orlando, FL: Grune & Stratton; 1985:19–23.

[16] McComb J, Zlokovic B. Cerebrospinal fluid and the blood–brain interface. In: Cheek WR, Marlin AE, McLone DG, eds. *Pediatric Neurosurgery: Surgery of the Developing Nervous System.* Philadelphia, PA: W B Saunders Co; 1994.

[17] Hazinkski MF, van Stralen D. Physiologic and anatomic differences between children and adults. In: Levin DL, Morriss FC, eds. *Essentials of Pediatric Intensive Care.* St. Louis, MO: Quality Medical Publishing; 1990:5–17.

[18] Shapiro K, Morris WJ, Teo C. Intracranial hypertension: mechanisms and management. In: Cheek WR, Marlin AE, McLone DG, eds. *Pediatric Neurosurgery: Surgery of the Developing Nervous System.* 3rd ed. Philadelphia, PA: W.B. Saunders; 1994:307–319.

[19] Shapiro K, Marmarou A, Shulman K. Abnormal brain biomechanics in the hydrocephalic child. In: Neurosurgery ASoP, ed. *Concepts in Pediatric Neurosurgery.* 2nd ed. Basel, Switzerland: Karger; 1993:76–88.

[20] Germanwala AV, Huang J, Tamargo RJ. Hydrocephalus after aneurysmal subarachnoid hemorrhage. *Neurosurg Clin North Am.* 2010;21(2):263–270.

[21] Vassilouthis J, Richardson AE. Ventricular dilatation and communicating hydrocephalus following spontaneous subarachnoid hemor- rhage. *J Neurosurg.* 1979;51(3):341–351.

[22] Milhorat TH. Acute hydrocephalus after aneurysmal subarachnoid hemorrhage. *Neurosurgery.* 1987;20(1):15–20.

[23] Wilson JT, Wiedmann KD, Hadley DM, Condon B, Teasdale G, Brooks DN. Early and late magnetic resonance imaging and neuropsy- chological outcome after head injury. *J Neurol Neurosurg Psychiatry.* 1988;51(3):391–396.

[24] Takeuchi S, Nawashiro H, Otani N, Shima K. Post–traumatic hydrocephalus following decompressive craniectomy. *J Neurotrauma.* 2012;29(5):1028.

[25] Mazzini L, Campini R, Angelino E, Rognone F, Pastore I, Oliveri G. Posttraumatic hydrocephalus: a clinical, neuroradiologic, and neuropsychologic assessment of longterm outcome. *Arch Phys Med Rehabil.* 2003;84(11):1637–1641.

[26] De Bonis P, Pompucci A, Mangiola A, Rigante L, Anile C. Post–traumatic hydrocephalus after decompressive craniectomy: an underestimated risk factor. *J Neurotrauma.* 2010;27 (11):1965–1970.

[27] Kulkarni AV, Riva–Cambrin J, Butler J, et al. Outcomes of CSF shunting in children: comparison of Hydrocephalus Clinical Research Network cohort with historical controls: clinical article. *J Neurosurg Pediatr.* 2013;12(4):334–338.

[28] Drake JM, Kestle JR, Tuli S. CSF shunts 50 years on—past, present and future. *Childs Nerv Syst.* 2000;16(10–11):800–804.

[29] Bauer DF, Razdan SN, Bartolucci AA, Markert JM. Meta–analysis of hemorrhagic complications from ventriculostomy placement by neurosurgeons. *Neurosurgery.* 2011;69(2):255–260.

[30] Brownlee RD, Dold ON, Myles ST. Intraventricular hemorrhage complicating ventricular catheter revision: incidence and effect on shunt survival. *Pediatr Neurosurg.* 1995;22(6):315–320.

[31] Ragel BT, Browd SR, Schmidt RH. Surgical shunt infection: significant reduction when using intraventricular and systemic antibiotic agents. *J Neurosurg.* 2006;105(2):242–247.

[32] Kestle JR, Riva–Cambrin J, Wellons 3rd JC, et al. A standardized protocol to reduce cerebrospinal fluid shunt infection: the Hydrocephalus Clinical Research Network Quality Improvement Initiative. *J Neurosurg Pediatr.* 2011;8(1):22–29.

[33] Flint AC, Rao VA, Renda NC, Faigeles BS, Lasman TE, Sheridan W. A simple protocol to prevent external ventricular drain infections. *Neu- rosurgery.* 2013;72(6):993–999. discussion 9.

[34] Zabramski JM, Whiting D, Darouiche RO, et al. Efficacy of antimicrobial–impregnated external ventricular drain catheters: a prospective, randomized, controlled trial. *J Neurosurg.* 2003;98 (4):725–730.

[35] Thomas R, Lee S, Patole S, Rao S. Antibiotic–impregnated catheters for the prevention of CSF shunt infections: a systematic review and meta analysis. *Br J Neurosurg.* 2012;26(2):175–184.

[36] Choudhury AR. Avoidable factors that contribute to the complications of ventriculoperitoneal shunt in childhood hydrocephalus. *Childs Nerv Syst.* 1990;6(6):346–349.

[37] Kulkarni AV, Drake JM, Lamberti–Pasculli M. Cerebrospinal fluid shunt infection: a prospective study of risk factors. *J Neurosurg.* 2001;94(2):195–201.

[38] Wells DL, Allen JM. Ventriculoperitoneal shunt infections in adult patients. *AACN.* 2013;24(1):6–12. quiz 3–4.

[39] Al–Jeraisy M, Phelps SJ, Christensen ML, Einhaus S. Intraventricular vancomycin in pediatric patients with cerebrospinal fluid shunt infections. *JPPT.* 2004;9(1):36–42.

[40] Scheithauer S, Burgel U, Bickenbach J, et al. External ventricular and lumbar drainage–associated meningoventriculitis: prospective analysis of time–dependent infection rates and risk factor analysis. *Infection.* 2010;38(3):205–209.

[41] Browd SR, Ragel BT, Gottfried ON, Kestle JR. Failure of cerebrospinal fluid shunts: part I: obstruction and mechanical failure. *Pediatr Neurol.* 2006;34(2):83–92.

[42] Dickerman RD, McConathy WJ, Morgan J, et al. Failure rate of frontal versus parietal approaches for proximal catheter placement in ventriculoperitoneal shunts: revisited. *J Clin Neurosci.* 2005;12(7):781–783.

[43] Sivaganesan A, Krishnamurthy R, Sahni D, Viswanathan C. Neuroimaging of ventriculoperitoneal shunt complications in children. *Pediatr Radiol.* 2012;42(9):1029–1046.

[44] Noetzel MJ, Baker RP. Shunt fluid examination: risks and benefits in the evaluation of shunt malfunction and infection. *J Neurosurg.* 1984;61(2):328–332.

[45] Salgarello T, Falsini B, Tedesco S, Galan ME, Colotto A, Scullica L. Correlation of optic nerve head tomography with visual field sensitivity in papilledema. *Invest Ophthalmol Vis Sci.* 2001;42(7): 1487–1494.

[46] Rekate HL. The slit ventricle syndrome: advances based on technology and understanding. *Pediatr Neurosurg.* 2004;40(6):259–263.

[47] Pudenz RH, Foltz EL. Hydrocephalus: overdrainage by ventricular shunts. A review and recommendations. *Surg Neurol.* 1991;35 (3):200–212.

[48] Browd SR, Gottfried ON, Ragel BT, Kestle JR. Failure of cerebrospinal fluid shunts: part II: overdrainage, loculation, and abdominal complications. *Pediatr Neurol.* 2006;34(3):171–176.

[49] Popa F, Grigorean VT, Onose G, Popescu M, Strambu V, Sandu AM. Laparoscopic treatment of abdominal complications *following* ventri culoperitoneal shunt. *J Med Life.* 2009;2(4):426–436.

[50] Anderson CM, Sorrells DL, Kerby JD. Intra–abdominal pseudocysts as a complication of ventriculoperitoneal shunts: a case report and review of the literature. *Curr Surg.* 2003;60(3): 338–340.

[51] Yamamura K, Kodama O, Kajikawa H, et al. Rare intraabdominal complications of a ventriculoperitoneal shunt: report of three cases. *No Shinkei Geka.* 1998;26(11):1007–1011.

[52] Bergsneider M, Stiner E. Shunting. In: *Youmans Neurological Surgery [Internet].* Philadelphia, PA: Elsevier SaundersManagment of Adult Hydrocephalus;2011:515–524.

[53] Al–Tamimi YZ, Sinha P, Chumas PD, et al. Ventriculoperitoneal shunt 30–day failure rate: a retrospective international cohort study. *Neurosurgery.* 2014;74(1):29–34.

第 41 章　颅内压监测仪和腰大池引流管的放置及并发症
Placement and Complications of Intracranial Monitors and Lumbar Drains

William Ares　Ramesh Grandhi　Bradley J. Molyneaux　David Okonkwo **著**

齐洪武　**译**

王玉海　**校**

在神经重症监护室中，经常需要对神经外科患者进行侵入性中枢神经系统监测。需要密切监测的适应证甚多，其中包括需要神经外科干预的颅内适应证和脊髓适应证。尽管颅内压监护仪置入和放置腰大池引流管是在床旁进行的常见神经外科手术，但它们并非不存在术中和围术期风险。本章将讨论相关的手术指南、解剖结构、常见并发症以及围术期的注意事项（表 41-1）。

一、神经解剖和手术操作

要　点

◆ 同侧的 Monro 孔是脑室外引流（external ventricular drain，EVD）导管的穿刺目标。穿刺该目标最好通过在 Kocher 点（它坐落在鼻根向后 10~11cm，中线旁开 3cm。即沿着瞳孔中线冠状缝前 1cm）。上钻一骨孔并瞄准一条轨迹穿刺，穿刺终止于同侧内眦（矢状平面）与耳屏前 1.5 cm（冠状平面）的交点处。

◆ 放置腰大池引流管时，棘突内导管长度应为 40cm，以利于脑脊液（cerebrospinal fluid，CSF）的充分引流。取出导针时，必须小心，以免使导管破裂。

表 41-1　植入装置的可能并发症

装　置	并发症
脑室外引流	出血
	脑损伤
	感染
	过度引流、硬膜下血肿
颅内压监测仪	出血
	脑损伤
	感染
腰大池引流	过度引流、脑疝、出血
	神经根、脊髓损伤
	长期带管
	感染

（一）脑室外引流（EVD）

临床要点：即使没有脑室扩张，在颅脑创伤患者中放置 EVD 也是控制颅内压的一种非常有效的方法。目前的指南建议对格拉斯哥昏迷量表评分为 3~8 分的神经创伤患者进行颅内压监测[1]。

当有测量颅内压（intracranial pressure，ICP）或引流 CSF 的指征时，放置 EVD 是一种常见的神经外科手术。放置 EVD 的常见适应证包括颅脑外伤、蛛网膜下腔出血、颅后窝占位病变，以及有颅内高压或脑积水危险的其他神经系统疾病。神经重症监护中 EVD 在指导治疗方面起着重要的作用，从治疗角度来说，EVD 还可持续降低 ICP[2]。

除病变自身妨碍引流管放置的情况外，通常首选右侧额叶穿刺放置 EVD 以避免损伤优势半球。患者保持仰卧位，头部位于床边，床头抬高到大约 45°。在拟 EVD 置管的一侧用理发器大范围剃光头发，并且以标准无菌方式准备头部术区。在头皮上分别画两条线以确定 Kocher 点，即中线上自鼻根向后 10cm 为第一点，从第一点自中线旁开 3cm 为第二点。此位置即为颅骨钻孔的位置，并且应位于同侧瞳孔线上。最后，画出两条线引导脑室穿刺置管的轨迹，一条线是 Kocher 点至同侧眼内眦连线，另一条线是 Kocher 点至同侧耳屏前大约 1.5cm 处的连线。使用配有肾上腺素的局麻药进行头皮局部浸润麻醉，作一小的皮肤直切口，切开皮肤直至颅骨，剥离骨膜。用颅骨钻钻 1 枚骨孔，去除碎骨片和骨渣，用手术刀或锋利的器械切开硬脑膜（图 41-1）。

使用标定的线作为指导，使用钻头钻骨孔的轨迹与放置脑室引流管的轨迹相同，即冠状平面指向同侧眼的内眦矢状平面朝向同侧耳屏前 1.5cm 的位置。该轨迹极其重要，因为它描绘了脑室外引流置管的轨迹。如果未在适当的位

置上钻骨孔，由于 EVD 受骨孔的限制，就无法最佳定位 EVD 的路径，尤其是在颅骨较厚的时候。使用先前描绘的轨迹将脑室外引流管置入约 6.25cm 的深度。因为存在小的阻力变化，通常可以通过操作者的触觉改变确定导管进入脑室。

另一种放置脑室外引流管的方法是使用 Dandy 原则，该原则指出可采用直接垂直于颅骨的方向轨迹进行脑室外引流管置入。无论如何，由于存在损伤脑干的风险，脑室外引流管置入深度不能 > 7cm 的深度。EVD 放置到位后，在头皮切口旁做一小切口，将引流管自皮下隧道引出并固定。术后复查头部计算机断层扫描（computed tomography，CT）。

在某些情况下，即使是最有经验的神经外科医生，脑室置管也可能会受到挑战。作者的经验是使用先前描述的穿刺标志和轨迹，而不管是否存在占位或明显的中线移位。多数情况下，EVD 位置不当通常是由于侧向轨迹偏移引起的，必须特别注意避免损伤同侧内囊。若在某些情况下引流管已经置入脑室却没有脑脊液流出，则可以在引流管尾端连接一个装有无菌盐水的小型无活塞注射器。如果引流管确实位于侧脑室，则盐水应从注射器经引流管流入侧脑室。值得注意的是，如果经过三次穿刺置管仍未见脑脊液流出，则应将 EVD 置于原处，并进行头部 CT 扫描以确定其

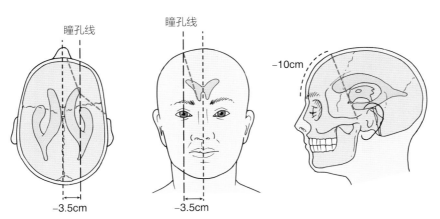

▲ 图 41-1　显示放置 EVD 的头颅内部和外部标志的轴位、冠状位和矢状位视图

冠状平面从 Kocher 点至同侧内眦，矢状平面从 Kocher 点至耳屏前 1.5cm 处，可以近似得出脑室外引流管至 Monro 孔的路径。经许可转载，引自 *The Mont Reid Surgical Handbook*, 6th ed., Wolfgang Stehr pp. 73, 815-18. Copyright © 2008 by Saunders, an imprint of Elsevier, Inc. 版权所有

位置。也可以使用影像引导或超声引导技术进行（见下文）。

（二）颅内压监测

使用 ICP 监测设备，有时将它们与 EVD 连接作为监测 ICP 的辅助手段，而在其他情况时，如裂隙状侧脑室无法放置 EVD，则可以单独放置颅内压监测仪。头皮切口的位置与脑室穿刺置管的位置相同，但使用较小的钻头钻骨孔和使用较小的探针刺穿硬脑膜。当使用微型压电应变式或光纤传导式脑实质监测仪时，需将探头置入 1～2cm，进入皮质下白质。微型压电应变式监测探头需要通过单独的切口经皮下隧道穿过皮肤，然后固定。不同的是，光纤传导式脑实质监测仪可以通过拧入颅骨的固定螺栓固定。在使用这些脑实质型 ICP 监测仪之前，需要考虑它们与 EVD 相比的劣势，它们存在数值精确度低、数值可靠性低、故障可能性高以及成本比较高。

（三）腰大池引流

尽管在多数情况下，进行 EVD 是最佳选择，但在一些病理情况下，放置腰大池引流（lumbar drain，LD）也是一种选择。LD 放置的常见指征包括颅面部外伤伴 CSF 漏、脊柱手术后医源性 CSF 漏、评估正常压力脑积水的分流效果，以及颅底手术中进行 CSF 引流以暴露脑组织。腰大池引流还可以用作腹主动脉瘤修复手术的辅助治疗手段，其中 CSF 引流被认为有助于促进脊髓的灌注[3]。

放置 LD 通常在床旁或手术室中进行，无须透视辅助。患者需进行心电监护，给予充分的镇静和镇痛，然后使患者处于侧卧位。通过触摸髂嵴来定位 L$_{4/5}$ 间隙，类似于腰穿前的评估。术野消毒铺巾完成后，持 14 号 Tuohy 针将斜口平行于棘状韧带循中线穿刺。看见 CSF 流出后，将针旋转 90° 至斜口端朝向颅骨方向，以保证 LD 导管向颅骨方向置入。取出穿刺针芯并从 Tuohy 针尾端观察到 CSF 通畅流出，将一根 85cm 钡浸渍导管自针尾置入 40cm。然后小心地拔出 Tuohy 针，

避免折断导管或刺破导管。体外的导管绕成圆形固定在腰部皮肤上，可避免导管移位并降低感染的风险。放置 LD 后无须进行影像学检查确认。

二、脑室外引流和颅内压监测仪置入术后并发症

> **要　点**
>
> ◆ EVD 置入的最常见风险是中枢神经系统（central nervous system，CNS）感染。引流时间长短可能与感染发生率相关。事实证明，建立基于证据的标准化操作流程可以降低与 EVD 相关的 CNS 感染的风险。
> ◆ 尽管某些与导管相关的出血可能会影响 6%～7% 的 EVD 置入，但临床上明显的出血仅影响约 1% 的需要 EVD 的患者。
> ◆ 利用外部解剖标志徒手放置 EVD 约 90% 可顺利完成 CSF 引流。神经创伤和中线移位已被证明是导管穿刺错位的危险因素。

放置 EVD 和（或）ICP 监测仪是神经科重症监护病房中常进行的床旁操作之一。通过 EVD 或颅内压监测仪（intracranial pressure monitor，IPM）进行颅内监测的适应证诸多。然而，颅内监测是治疗原发性或继发性脑积水，以及严重颅脑外伤患者的重要组成部分。尽管通常它们被认为是安全的床旁手术，但放置 EVD 和 IPM 确实有并发症的风险，最常见的是感染、出血和置管位置不当。

（一）感染

EVD 置入的最常见并发症是感染。Lozier 等在 2006 年的一项研究中发现 EVD 感染发生率为 0%～22%，而 23 项大型研究的平均感染率为 8.8%[4]。各个研究中感染发生率不同的原因可能是多因素导致的；但是，缺乏导管相关感染的诊断标准可能是各研究间感染发生率不同的重大影响原因。在已发表的文献中，最被广泛接受的导

管相关感染的定义与 Mayhall 等提出的最为相似，即从脑室引流管中留取 CSF 的培养呈阳性 [5]。另外，Sundbärg 等对导管相关感染进行了更为严格的定义，即不仅要求 CSF 培养阳性，还要求 CSF 的有核细胞增多，以及发热或外周血白细胞增多 [6]。尽管 IPM 相关的感染并发症数据较少，提示总感染率可能低于 EVD。据 Guyot 等发现，在 229 例神经创伤患者中 IPM 的感染率为 0%。值得注意的是，当 IPM 与 EVD 连接使用时，该组合的感染率已经接近或超过了单独的脑室外引流的感染率 [8]。

革兰阳性皮肤菌群往往是导管相关感染患者脑脊液培养的主要分离物，因为它们导致了超过 80% 的导管相关感染 [6]。Schade 等在 2005 年对 EVD 和 LD 的研究也支持这一结论，该团队发现所研究的系列患者中近 70% 感染的病原体是革兰阳性球菌 [9]。抗生素应用是这一研究中关键的混杂因素。然而，Poon 等在 1998 年进行的一项研究发现 26% 的感染是革兰阳性球菌 [10]。耐药菌所占的比例明显更高，这可能是由于研究人群持续使用抗生素造成的。

在放置脑室外引流的患者中已经进行了许多研究来明确 CSF 感染相关的危险因素。在对 EVD 相关感染的回顾中，Lozier 及其同事指出了与 EVD 感染相关的最常见和最可能的因素（框 41-1）[4]。在被列为阳性预测的危险因素中，除了导管留置时间外，其他因素均在文献中得到高度支持。作为 CSF 感染的危险因素，导管留置时间似乎在临床上出现了争议，即在 Lozier 的 Meta 分析中，作者发现 10 项研究，包括 1698 例患者和 2046 根导管，导管留置时间与 CSF 感染之间存在相关性；而另外 7 项研究，包括 2113 例患者和 2199 根导管，导管留置时间与导管感染之间没发现存在相关性。Holloway 等对 584 例接受 EVD 的患者进行回顾性分析，发现直到第 10 天，每天的感染率一直在稳定增长，10 天后感染率达到稳定水平 [11]。值得注意的是，该小组还发现，在第 5 天之前预防性更换导管并没有降

低感染率。然而，Winfield 等发现，在整个导管留置期间的每日感染率并没有变化，并且与导管放置的持续时间无关 [12]。同样，Park 等发现在第 4 天感染率处于稳定期后，直到第 14 天，每天的感染率似乎一直稳定在 1%～2% [13]。

框 41-1　放置脑室外引流患者 CSF 感染的危险因素

- 放置脑室外引流患者脑脊液感染危险因素 a
  - 脑脊液感染危险因素
    - 脑室内出血
    - 蛛网膜下腔出血
    - 手术性颅骨凹陷骨折
    - 颅底骨折伴脑脊液漏
    - 神经外科手术
    - 脑室置管冲洗
    - 系统性感染
    - 导管留置时间
  - 非脑脊液感染危险因素
    - 脑室置管位置
    - 类固醇激素
    - 脑脊液有核细胞增多
    - 导管放置后脑脊液漏
  - 多导管
    - 兼具 ICP 监测功能
    - 脑脊液引流
    - 闭合性颅脑损伤
    - 肿瘤
    - 颅内血肿

a. CSF. 脑脊液；ICP. 颅内压
经许可转载，引自 Lozier AP, et al. Ventriculostomy–related infections: a critical review of the literature. *Neurosurgery.* 2002;51(1): 170–82.

有证据表明，通过建立基于证据的引流管置入和管理流程，可以减少 EVD 相关感染的发生率。van Hall 等发现，在他们的研究机构中开始了一项标准化流程后，如对床旁放置脑室引流管和维护的人员进行卫生培训（对 Luer 接口进行消毒、CSF 采样、使用灭菌手套），以及导管置入和维护方法的改变（单剂量预防性抗生素的使用，使用电推剪彻底剃光头发以及整个头部敷料包扎），他们所在机构的 EVD 相关感染降低了 300% 以上（37%～11.2%）[14]。Dasic 及其同事也发现在遵循一定流程后他们机构中的 EVD 相关感染发生率显著降低（27%～12%），如在手术室放置 EVD、在放置导管时预防性使用抗生素，以及导管皮下隧道长度至少 10cm [15]。

（二）出血

文献报道的 EVD 相关性出血的发生率范围波动较大。Binz 和 Bauer 最近分别进行的 Meta 分析发现，与 EVD 置入相关的累计出血率为 6%～7%，临床显著性出血的发生率＜ 1%[16, 17]。在这两篇 Meta 分析中，临床显著性出血的定义是出血导致神经系统体征改变；需要手术清除血肿；导致患者死亡。术后常规进行 CT 扫描确实会影响临床显著性出血和临床非显著性出血的检出率。Maniker 和 Gardner 均报道称，在接受常规术后 CT 扫描的中心，导管相关出血的发生率＞ 30%[18, 19]。有趣的是，大部分的导管相关出血都是临床非显著性出血，因为与更大宗的 Meta 分析结果比较，神经系统体征变化的发生率或需要手术干预的比率（分别为 2.5% 和 0.6%）没有显著差异（图 41-2 表 41-2）。

在现有文献中尚未对 EVD 相关性出血的危险因素进行系统的研究；但是，许多单中心的研究显示出有趣的相关性。Maniker 等研究发现，既往脑血管疾患病史的患者更有可能发生导管相关出血的并发症，但并未提及使用抗血小板药物或抗凝药物可能是混淆因素。Huh 及其同事也证实了之前研究的结果，提示导管相关出血的发生

与病前抗血小板药物或抗凝药物之间的存在相关联系（P = 0.056）[20]。作者还发现高龄和双侧导管置入是出血并发症的独立危险因素。

针对脑室外引流患者或需要接受脑室外引流的患者进行预防性的静脉栓塞治疗还没有正式的专家推荐；然而，在放置脑室外引流管 24h 后开始接受预防性药物抗栓治疗的患者中，导管相关出血的风险并没有增加[21]。在拔除脑室外引流管过程中，是否使用抗凝药物的数据同样有限。对于此类患者，作者医院在拔除引流管之前，先给予单剂量的低分子肝素或皮下肝素，拔管之后可按照药物常规给药时间表使用。

尽管 IPM 的感染风险似乎低于 EVD，但出血的风险似乎相似，并且在某些情况下（通常是监测颅内压的需求）其出血风险要大于 EVD 的出血风险。一项大型的单中心研究对 1000 名接受 Camino IPM（Integra，Inc.，Plainsboro，NJ）置入的患者进行了调查，Gelabert-González 等发现其中 8.7% 患者既往曾有凝血病（至少一个凝血参数异常），无凝血病患者的 IPM 置入相关出血发生率是 1.9%（译者注：书中所述为 1.2%，已查阅原文，该发生率是 1.9%）[22]。共有 6 例患者（研究人群的 0.6%）需要手术清除血肿。有趣的是，在接受手术的 6 例患者中，均在 IPM 放置

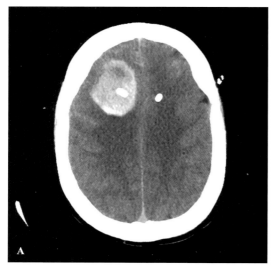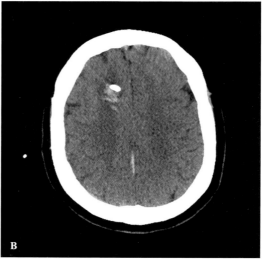

▲ 图 41-2　头颅 CT 平扫显示明显的 EVD 相关性出血

A. 患者需要放置对侧 EVD 进行治疗；偶然发现 EVD 相关性出血；B. 通过对患者连续扫描发现

表 41-2　放置脑室外引流相关出血发生率

术后常规复查头颅 CT 的研究			
研　究	出血例数	显著出血例数	脑室外引流管的病例数量
Ehtisham 等[8]	6	0	29
Maniker 等[1]	52	4	160
Paramore 和 Turner[4]	2	2	253
Rhodes 等[6]	6	0	66
Anderson 等[7]	12	1	68
Wiesmann 和 Mayer[13]	6	0	92
Naryan 等[12]	4	1	207
总计	88	8	875

出血发生率（10.06%）；显著出血发生率（0.91%）

术后不常规复查头颅 CT 的研究			
研　究	出血例数	显著出血例数	脑室外引流管的病例数量
Guyot 等[3]	9	2	274
North 和 Reilly[5]	2	1	199
Roitberg 等[10]	1	0	103
Leung 等[2]	1	0	133
Friedman 和 Vries[11]	1	0	100
Khanna 等[9]	0	0	106
总计	14	3	915

出血发生率（1.53%）；显著出血发生率（0.33%）

经许可转载，引自 Binz DD, Toussaint III LG, Friedman JA. Hemorrhagic complications of ventriculostomy placement: a meta-analysis. *Neurocrit Care* 2009;10(2): 253-56.

前没有凝血障碍。

由于 ICP 可监测颅内高压，在暴发性肝衰竭患者中进行 ICP 监测已变得司空见惯。鉴于肝衰竭导致的凝血基线改变，该队列人群是一个关键部分，并且可能是 IPM 置入相关出血增多的一组特别人群。Blei 及其同事在 1993 年进行的一项研究表明，暴发性肝衰竭患者中放置硬膜外颅内压监测仪出现致命性出血的比例为 1%，放置脑实质型颅内压监测仪或硬膜下颅内压监测仪出现致命性出血的比例为 4%～5%[23]。10 年后，由于脑实质型颅内压监测仪和硬膜下颅内压监测仪的使用明显减少，Vaquero 及其同事报道称 IPM 手术相关出血的发生率提高了 10.8%，有两人死亡（两人均与硬膜下放置硬膜外监测仪相关）[24]。

（三）引流管错位

鉴于 EVD 放置通常是徒手完成的，因此放置脑室外引流管的可能并发症之一是放置引流管错位。2008 年 Kakarla 等分析了在一个高通量的神经外科中心进行脑室外引流管放置情况，结果表明其置管准确度达 87%［置于同侧额角（77%）或置于对侧额角或无功能皮质（10%）］[25]。作为放置 EVD 的适应证，颅脑创伤及中线移位均与引流管错位有关。但是，术者的经验却和置管位置无关。同样，Patil 和 Saladin 发现近 90% 的导管放置在适当的位置[26, 27]。Patil 等研究表明颅脑创伤是与引流管错位唯一有关的因素，尽管在 15% 的研究人群中使用了 Ghajar guide，但其使用与导管置入准确性的提高无关（图 41-3）。

三、腰大池引流术后并发症

要　点

- LD 后颅内血肿、低颅压、感染的发生率均极低，但它们仍是 LD 置管的常见并发症。
- LD 引流的患者常出现体位性头痛和过度引流头痛，减少引流速度和镇痛，症状就会缓解。

临床要点：开颅术后非计划性的腰大池快速引流（可能伴有脑脊液漏的颅底病例术后放置腰大池引流）会导致小脑扁桃体疝和病情迅速恶化。

尽管从本质上讲腰大池引流是相对无创的，但腰大池引流脑脊液会带来严重后果，即颅内出血、颅内低血压和感染。

（一）颅内出血

2008 年一项评估 233 例患者使用腰大池引流治疗正常压力性脑积水的研究中，Governale 等发现腰大池引流相关症状性颅内出血的发生率为 1.7%[28]。其中 3 例腰大池引流相关硬膜下血肿患者中只有 1 例需要外科手术引流处理。类似地，在 486 例接受腰大池引流治疗的腹主动脉瘤修复手术患者中，Wynn 等发现 3.5% 的患者出现颅内出血，其中 2 名患者需要接受硬膜下血肿清除术，3 例（包括 2 例清除硬膜下血肿手术患者）均在颅内治疗后死亡[29]。腹主动脉瘤手术期间过度脑脊液引流被认为是术后发生颅内出血的重要危险因素。

（二）低颅压

据文献报道，低颅压导致小脑幕裂孔疝或获得性 Chiari 畸形是腰大池引流的可能不良反应。尽管缺乏大型试验证实，但许多个案都报道了低颅压性神经功能障碍，并且影像学检查也支持低颅压表现（小脑扁桃体疝、弥漫性硬脑膜强化、基底池闭塞），如果及早发现，停止腰大池引流或 LD 导管持续性渗漏处给予硬膜外补片修补，则低颅压是可以逆转的[30-32]。

（三）感染

腰大池引流相关的中枢神经系统感染率似乎低于脑室外引流。回顾既往研究发现腰大池引流相关的中枢神经系统感染的发生率为 0.8%～7%[9, 28, 33]。一项细菌学研究指出腰大池引流相关的中枢神经系统感染病原菌主要是皮肤菌群，与 EVD 的感染病原菌类似。

（四）轻微不良反应

暂时性神经根刺激和短暂性头痛是文献中讨论的两种最常见的轻微并发症。Shapiro 等报道 24% 的暂时性神经根症状在移除留置导管后消失。Governale 等在正常压力脑积水的研究中发现，腰大池引流的 6 例患者中有 3 例因神经根症状而要求提前拔除导管并退出试验。＞ 60% 的腰大池引流患者中可出现短暂的"低颅压"头痛，通常可通过减缓引流速度和镇痛治疗来缓解[33, 34]。

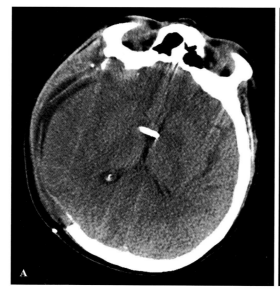
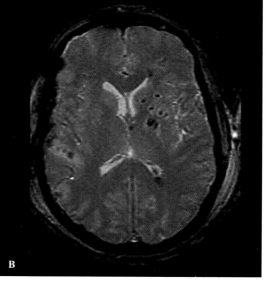

▲ 图 41–3　A. 头部的 CT 平扫显示导管穿过侧脑室透明隔并终止于对侧尾状核；B. 轴向 SWAN MRI 证实了引流管放置时错位造成多个点状区域皮质损伤

四、颅内压监测和腰大池引流围术期思考

要　点

◆ 抗菌导管和皮下隧道已被证实可降低脑室外引流相关感染的发生率。

◆ 文献不支持常规预防性使用抗生素、更换导管、每日化验脑脊液来减少脑室外引流相关感染。

临床要点：与立即拔除脑室外引流管相比，缓慢拔除脑室外引流管（＞ 96h，逐渐升高引流装置的高度）在避免长期分流依赖的方面可能没有任何优势。

（一）放置导管辅助技术

如前所述，利用解剖标志徒手放置 EVD 有时会出现引流管错位和引流失败。一些人提倡使用无创仪器辅助，如 Ghajar guide（Neurodynamics，New York，NY），这是一种刚性三脚架设备，通过该设备放置导管可确保从骨孔位置到脑室空间的垂直轨迹。在一项对比使用 Ghajar guide 与徒手放置的前瞻性研究中，O'Leary 等发现 Ghajar guide 确实可协助将导管尖端更精确地放置在 Monro 孔处或附近，但其并未提高脑室外引流置管的准确率 [36]。非侵入性成像技术，如床边超声检查采用"骨孔"探头，已用于儿科和成人人群，效果良好，尤其是在解剖学变异或占位病变的患者中 [37, 38]。文献中所描述的与术中神经导航效果相当的无创图像引导技术，可提高置管的准确性，但在广泛临床应用之前尚需要进一步研究 [39, 40]。

（二）导管选择

目前已有多种抗微生物浸渍导管在临床使用，并且已获得良好的效果。Zabramski 等发表了第一项标准硅胶导管与利福平和米诺环素浸渍导管比较的随机对照试验，发现使用抗生素浸渍导管组 CSF 培养阳性率低了 7 倍，导管病原菌定植率低 2 倍 [41]。除了抗生素浸渍导管，与脑脊液培养阳性相关的变量是放置导管的场所（急诊室）和其他部位感染。这一结果在 Abla 等的一项研究中得到证实，他们对 129 例患者进行了研究，发现使用利福平 / 米诺环素和利福平 / 克林霉素浸渍的导管，在 18 个月内未出现记录在案的 CSF 感染 [42]。与普通导管相比，银浸渍导管感染减少了一半，结果与抗生素浸渍导管相似 [43]。银浸渍导管和标准导管在导管放置后的第 5 天都会出现感染高峰，但标准导管在放置后第 10 天会出现第二个更大的高峰。有趣的是，作者还指出银浸渍导管组的分流率明显较低，可能原因是银的浸渍不仅是导管在位时降低晚期感染，而且在取出后也有影响。相反，Kaufman 等发现与标准的硅橡胶导管相比，亲水涂层导管不能降低感染率 [44]。

（三）皮下隧道

自 1980 年 Friedman 等报道以来，关于脑室外引流管的皮下隧道在感染控制方面的处理，放置 EVD 的标准流程建议是在距骨孔约 5cm 处设置单独皮肤出口用以导管皮下通过 [45]。1995 年 Khanna 等扩展了这一概念，对于需要接受长期 CSF 引流的患者创造了长隧道脑室穿刺置管术用以控制感染 [46]。该施术过程与标准脑室穿刺置管的放置过程相似，不同之处在于皮下隧道长度，导管需放置到上胸部区域。尽管原始研究的作者在引流的前 16 天未遇到任何 CNS 感染，总体感染率仅为 4%，但 Leung 等进行了一项后续随访研究，证明其早期感染率和总体感染率均与标准流程相似 [47]。

（四）预防性抗生素

目前证据不支持在 EVD 患者中持续使用预防性抗生素 [48-52]。Prabhu 等于 1999 年进行的一项调查发现针对接受 EVD 治疗的患者，调查的医疗中心内 72% 使用了某种形式的预防性抗生素。然而，超过 60% 的医院在使用抗生素方面

存在明显的差异，这表明该方法并非是统一规范的[49]。在最近的一项 Meta 分析中，Sonabend 等提出预防性抗生素可能会降低 EVD 患者 CSF 感染的发生率，但指出支持该结论的研究在设计上存在很大的异质性，并且大部分研究是在抗生素浸渍导管问世之前进行的[50]。事实上，在 Meta 分析中仅引用了两项研究预防性抗生素使用的随机对照试验，一项研究表明预防性抗生素的使用并无益处。此外，如前所述，使用广谱抗生素选择性地使耐药菌存活，导致与抗生素相关的并发症（过敏、艰难梭菌结肠炎）的发生率增加，并且治疗成本显著增加。在一项对 308 例患者为期 2 年的研究中，Alleyne 等发现，预防性抗生素并不能降低 EVD 患者的脑室炎发生率，停止使用预防性抗生素将显著降低该人群的住院药物支出[51]。此外，May 等在分析包含 279 例放置 ICP 监测仪（脑室内颅内压监测、脑实质颅内压监护或蛛网膜下腔颅内压监测）的颅脑创伤患者数据，发现广谱抗生素并不能降低 CNS 感染的风险，而只会增加随后耐药菌的感染并发症[52]。

（五）更换导管

过去，每 5 天定期更换导管是减少导管相关 CSF 感染的有效方法。Wong 和 Holloway 进行的随机对照试验结果表明，这种做法并不能达到预期的效果。相反，Wong 等提出，定期更换导管的患者人群的感染率还会增加，但统计学上无明显增加（7.8% vs. 3.8%）[11,53]。另外，Lo 等发现在接受常规导管更换的患者中，放置的第 2 根导管和第 3 根导管的感染风险明显高于第 1 根，因此可以认为，放置引流管时可将病原菌引入中枢神经系统，而不是由于病原菌经导管逆行定植[54]。

（六）常规脑脊液分析

留置脑室引流管，且引流 CSF 为封闭系统的患者，规划 CSF 采样频率时，已公布的数据不支持每日采样作为预测 CNS 感染的方法。Hader 等在为期 13 年随访的 160 个导管样本中分析了 7 例导管相关的 CNS 感染，发现每日 CSF 细胞计数和 CSF 培养分析无法在临床症状和体征（外周白细胞增多和发热）出现之前预测感染[55]。类似地，在一项包含 230 例患者研究中，Schade 等发现与对照组相比，22 例发展为细菌性脑膜炎患者在脑膜炎诊断前 3 天，CSF 指标（白细胞计数、蛋白质浓度、糖浓度和 CSF / 血糖比值）并没有差异[56]。作者还建议，在筛查导管相关感染时，CSF 革兰染色的低特异性使其成为不太可靠的诊断工具。相反，Pfisterer 等发现 CSF 细胞计数中白细胞增多与导管感染有关。但是，它仅在 CSF 培养阳性的当天成立[57]。

参 考 文 献

[1] Brain Trauma Foundation, American Association of Neurological Surgeons, Congress of Neurological Surgeons, Joint Section on Neurotrauma and Critical Care, AANS/CNS, Bratton SL, Chestnut RM, et al. Guidelines for the management of severe traumatic brain injury. VIII. Intracranial pressure thresholds. *J Neurotrauma*. 2007;(24 suppl 1):S55–S58.

[2] Timofeev I, Dahyot–Fizelier C, Keong N, et al. Ventriculostomy for control of raised ICP in acute traumatic brain injury. *Acta Neurochir Supp*. 2009;99–104. [Internet]. Springer Vienna [cited 2014 Mar 24]. Available from: http://link.springer.com/chapter/10.1007/978–3–211–85578–2_20.

[3] Acher CW, Wynn MM, Hoch JR, Popic P, Archibald J, Turnipseed WD. Combined use of cerebral spinal fluid drainage and naloxone reduces the risk of paraplegia in thoracoabdominal aneurysm repair. *J Vasc Surg*. 1994;19(2):236–249.

[4] Lozier AP, Sciacca RR, Romagnoli MF, Connolly Jr ES. Ventriculost–omy–related infections: a critical review of the literature. *Neurosurgery*. 2002;51(1):170–182.

[5] Mayhall CG, Archer NH, Lamb VA, et al. Ventriculostomy–related infections. *N Engl J Med*. 1984;310(9):553–559.

[6] Sundbärg G, Nordström C–H, Söderström S. Complications due to prolonged ventricular fluid pressure recording. *Br J Neurosurg*. 1988;2 (4):485–495.

[7] Guyot LL, Dowling C, Diaz FG, Michael DB. Cerebral monitoring devices: analysis of complications. In: *Intracranial Pressure and Neuro monitoring in Brain Injury*: (71):1998:47–49.

[8] Bekar A, Gören S, Korfali E, Aksoy K, Boyaci S. Complications of brain tissue pressure monitoring with a fiberoptic device. *Neurosurg Rev*. 1998;21(4):254–259.

[9] Schade RP, Schinkel J, Visser LG, Van Dijk JMC, Voormolen JH, Kuijper EJ. Bacterial meningitis caused by the use of ventricular or lumbar cerebrospinal fluid catheters. *J Neurosurg*. 2005;102 (2):229–234.

[10] Poon WS, Ng S, Wai S. CSF antibiotic prophylaxis for neurosurgical patients with ventriculostomy: a randomised study. In: *Intracranial Pressure and Neuromonitoring in Brain Injury [Internet]*: 1998: 146–148. [cited 2014 Mar 24]. Available from: http://link.springer.com/chapter/10.1007/978–3–7091–6475–4_43.

[11] Holloway KL, Barnes T, Choi S, et al. Ventriculostomy infections:

the effect of monitoring duration and catheter exchange in 584 patients. *J Neurosurg*. 1996;85(3):419–424.

[12] Winfield JA, Rosenthal P, Kanter RK, Casella G. Duration of intracranial pressure monitoring does not predict daily risk of infectious complications. *Neurosurgery*. 1993;33(3):424–431.

[13] Park P, Garton HJ, Kocan MJ, Thompson BG. Risk of infection with prolonged ventricular catheterization. *Neurosurgery*. 2004;55 (3):594–601.

[14] Leverstein–van Hall MA, Hopmans TE, van der Sprenkel JWB, et al. A bundle approach to reduce the incidence of external ventricular and lumbar drain–related infections: clinical article. *J Neurosurg*. 2010;112(2):345–353.

[15] Dasic D, Hanna SJ, Bojanic S, Kerr RC. External ventricular drain infection: the effect of a strict protocol on infection rates and a review of the literature. *Br J Neurosurg*. 2006;20(5):296–300.

[16] Binz DD, Toussaint III LG, Friedman JA. Hemorrhagic complications of ventriculostomy placement: a meta–analysis. *Neurocrit Care*. 2009;10 (2):253–256.

[17] Bauer DF, Razdan SN, Bartolucci AA, Markert JM. Meta–analysis of hemorrhagic complications from ventriculostomy placement by neurosurgeons. *Neurosurgery*. 2011;69(2):255–260.

[18] Maniker AH, Vaynman AY, Karimi RJ, Sabit AO, Holland B. Hemorrhagic complications of external ventricular drainage. *Neurosurgery*. 2006;59(4):ONS419–ONS424.

[19] Gardner PA, Engh J, Atteberry D, Moossy JJ. Hemorrhage rates after external ventricular drain placement: clinical article. *J Neurosurg*. 2009;110(5):1021–1025.

[20] Huh J, Joo WI, Chough CK, Park HK, Lee KJ, Rha HK. Hemorrhagic complications induced by external ventricular draining catheters. *Korean J Cerebrovasc Surg*. 2011;13:256–262.

[21] Tanweer O, Boah A, Huang PP. Risks for hemorrhagic complications after placement of external ventricular drains with early chemical prophylaxis against venous thromboembolisms. *J Neurosurg*. 2013;119(5):1309–1313.

[22] Gelabert–Gonzalez M, Ginesta–Galan V, Sernamito–Garcia R, Allut AG, Bandin–Diéguez J, Rumbo RM. The Camino intracranial pressure device in clinical practice. Assessment in a 1000 cases. *Acta Neurochir (Wien)*. 2006;148(4):435–441.

[23] Blei AT, Olafsson S, Webster S, Levy R. Complications of intracranial pressure monitoring in fulminant hepatic failure. *Lancet*. 1993;341 (8838):157–158.

[24] Vaquero J, Fontana RJ, Larson AM, et al. Complications and use of intracranial pressure monitoring in patients with acute liver failure and severe encephalopathy. *Liver Transpl*. 2005;11(12):1581–1589.

[25] Kakarla UK, Chang SW, Theodore N, Spetzler RF, Kim LJ. Safety and accuracy of bedside external ventricular drain placement. *Neurosurgery*. 2008;63(1):ONS162–ONS167.

[26] Patil V, Lacson R, Vosburgh KG, et al. Factors associated with external ventricular drain placement accuracy: data from an electronic health record repository. *Acta Neurochir (Wien)*. 2013;155(9):1773–1779.

[27] Saladino A, White JB, Wijdicks EFM, Lanzino G. Malplacement of ventricular catheters by neurosurgeons: a single institution experience. *Neurocrit Care*. 2009;10(2):248–252.

[28] Governale LS, Fein N, Logsdon J, Black PM. Techniques and complications of external lumbar drainage for normal pressure hydrocephalus. *Neurosurgery*. 2008;63(4):379–384.

[29] Wynn MM, Mell MW, Tefera G, Hoch JR, Acher CW. Complications of spinal fluid drainage in thoracoabdominal aortic aneurysm repair: a report of 486 patients treated from 1987 to 2008. *J Vasc Surg*. 2009;49(1):29–35.

[30] Snow RB, Kuhel W, Martin SB. Prolonged lumbar spinal drainage after the resection of tumors of the skull base: a cautionary note. *Neurosurgery*. 1991;28(6):880–883.

[31] Guido LJ, Patterson Jr RH. Focal neurological deficits secondary to intraoperative CSF drainage: successful resolution with an epidural blood patch: Report of two cases. *J Neurosurg*. 1976;45 (3):348–351.

[32] Samadani U, Huang JH, Baranov D, Zager EL, Grady MS. Intracranial hypotension after intraoperative lumbar cerebrospinal fluid drainage. *Neurosurgery*. 2003;52(1):148–152.

[33] Shapiro SA, Scully T. Closed continuous drainage of cerebrospinal fluid via a lumbar subarachnoid catheter for treatment or prevention of cranial/spinal cerebrospinal fluid fistula. *Neurosurgery*. 1992;30 (2):241–245.

[34] Kitchel SH, Eismont FJ, Green BA. Closed subarachnoid drainage for management of cerebrospinal fluid leakage after an operation on the spine. *J Bone Jt Surg*. 1989;71(7):984–987.

[35] Klopfenstein JD, Kim LJ, Feiz–Erfan I, et al. Comparison of rapid and gradual weaning from external ventricular drainage in patients with aneurysmal subarachnoid hemorrhage: a prospective randomized trial. *J Neurosurg*. 2004;100(2):225–229.

[36] O'Leary ST, Kole MK, Hoover DA, Hysell SE, Thomas A, Shaffrey CI. Efficacy of the Ghajar Guide revisited: a prospective study. *J Neurosurg*. 2000;92(5):801–803.

[37] Phillips SB, Gates M, Krishnamurthy S. Strategic placement of bedside ventriculostomies using ultrasound image guidance: report of three cases. *Neurocrit Care*. 2012;17(2):255–259.

[38] Whitehead WE, Jea A, Vachhrajani S, Kulkarni AV, Drake JM. Accurate placement of cerebrospinal fluid shunt ventricular catheters with real–time ultrasound guidance in older children without patent fontanelles. *J Neurosurg*. 2007 Nov;107(5 suppl):406–410.

[39] Mahan M, Spetzler RF, Nakaji P. Electromagnetic stereotactic navigation for external ventricular drain placement in the intensive care unit. *J Clin Neurosci*. 2013;20(12):1718–1722.

[40] Gautschi O, Smoll N, Kotowski M. Non–assisted versus neuro–navigated and XperCT–guided external ventricular catheter placement: a comparative cadaver study. *Acta Neurochir (Wien)*. 156(4):777–785.

[41] Zabramski JM, Whiting D, Darouiche RO, et al. Efficacy of antimicrobial–impregnated external ventricular drain catheters: a prospective, randomized, controlled trial. *J Neurosurg*. 2003;98(4):725–730.

[42] Abla AA, Zabramski JM, Jahnke HK, Fusco D, Nakaji P. Comparison of two antibiotic–impregnated ventricular catheters: a prospective sequential series trial. *Neurosurgery*. 2011;68(2):437–442.

[43] Keong NCH, Bulters DO, Richards HK, et al. The SILVER (silver impregnated line versus EVD randomized trial): a double–blind, prospective, randomized, controlled trial of an intervention to reduce the rate of external ventricular drain infection. *Neurosurgery*. 2012;71(2):394–404.

[44] Kaufmann AM, Lye T, Brevner A, et al. Infection rates in standard vs. hydrogel coated ventricular catheters. *Can J Neurol Sci*. 2004;31 (4):506–510.

[45] Friedman WA, Vries JK. Percutaneous tunnel ventriculostomy: summary of 100 procedures. *J Neurosurg*. 1980;53(5):662–665.

[46] Khanna RK, Rosenblum ML, Rock JP, Malik GM. Prolonged external ventricular drainage with percutaneous long–tunnel ventriculo tomies. *J Neurosurg*. 1995;83(5):791–794.

[47] Leung GKK, Ng KB, Taw BBT, Fan YW. Extended subcutaneous tunnelling technique for external ventricular drainage. *Br J Neurosurg*. 2007;21(4):359–364.

[48] Wyler AR, Kelly WA. Use of antibiotics with external ventriculos–tomies. *J Neurosurg*. 1972;37(2):185–187.

[49] Prabhu VC, Kaufman HH, Voelker JL, et al. Prophylactic antibiotics with intracranial pressure monitors and external ventricular drains: a review of the evidence. *Surg Neurol*. 1999;52 (3):226–237.

[50] Sonabend AM, Korenfeld Y, Crisman C, Badjatia N, Mayer SA, Connolly Jr ES. Prevention of ventriculostomy–related infections with prophylactic antibiotics and antibiotic–coated external ventricular drains: a systematic review. *Neurosurgery*. 2011;68 (4):996–1005.

[51] Alleyne Jr CH, Hassan M, Zabramski JM. The efficacy and cost of prophylactic and periprocedural antibiotics in patients with external ventricular drains. *Neurosurgery*. 2000;47(5):1124–1129.

[52] May AK, Fleming SB, Carpenter RO, et al. Influence of broad–spectrum antibiotic prophylaxis on intracranial pressure monitor infections and subsequent infectious complications in head–injured patients. *Surg Infect*. 2006;7(5):409–417.

[53] Wong GKC, Poon WS, Wai S, Yu LM, Lyon D, Lam JMK. Failure of regular external ventricular drain exchange to reduce cerebrospinal fluid infection: result of a randomised controlled trial. *J Neurol Neurosurg Psychiatry*. 2002;73(6):759–761.

[54] Lo CH, Spelman D, Bailey M, Cooper DJ, Rosenfeld JV, Brecknell JE. External ventricular drain infections are independent of drain duration: an argument against elective revision. *J Neurosurg*. 2007;106 (3):378–383.

[55] Hader WJ, Steinbok P. The value of routine cultures of the cerebrospinal fluid in patients with external ventricular drains. *Neurosurgery*. 2000;46(5):1149–1155.

[56] Schade RP, Schinkel J, Roelandse FW, et al. Lack of value of routine analysis of cerebrospinal fluid for prediction and diagnosis of external drainage–related bacterial meningitis. *J Neurosurg*. 2006;104 (1):101–108.

[57] Pfisterer W, Mühlbauer M, Czech T, Reinprecht A. Early diagnosis of external ventricular drainage infection: results of a prospective study. *J Neurol Neurosurg Psychiatry*. 2003;74(7):929–932.

第 42 章　皮瓣管理
Management of Flaps

Anthony J. Wilson　Catherine S. Chang　Suhail Kanchwala　著

齐洪武　译

吴　喜　校

一、概述

> **要　点**
>
> - 游离皮瓣重建是最复杂的重建形式。
> - 根据其组成，存在多种类型的游离皮瓣。
> - 常用的游离皮瓣有股前外侧皮瓣（anterolateral thigh，ALT）、游离背阔肌皮瓣、腹横肌肌皮瓣（transversus abdominus myocutaneous，TRAM）。

重建手术旨在安全地提供持久的伤口覆盖，同时以最小的供体部位发病率恢复形态和功能。整形外科医生经常接到会诊要求封闭复杂的缺损。应用重建阶梯原则可获得最佳的闭合方法和最低的失活率。阶梯从最简单的开始，以最复杂的重建方案结束，即自体游离组织转移。本章主要聚焦于覆盖常见神经外科缺损的游离组织移植，并将讨论皮瓣的选择原则、围术期管理、潜在的并发症。

神经外科手术患者游离皮瓣重建适用于存在严重的局部组织缺损和（或）缺少骨膜，无法通过局部皮瓣和皮肤移植来解决。游离组织移植也是放射创面或当出现延迟愈合、发展成慢性创面的可能性最大时，局部重建前的首选手段（图 42-1）[1-4]。最终，选择游离皮瓣重建的决定应基于整形外科医生和神经外科医生之间充分的交流和咨询。考虑到供体部位发病率和重复手术的可能性，极有必要给予患者充分的建议。

自体游离组织移植，即游离"皮瓣"重建是一项通过动静脉显微吻合将解剖结构明确的供体组织节段转移至移植床的显微操作。皮瓣的特点是有其独特的血液供应。皮瓣的选择基于解剖结构、应用和组成。皮瓣通常根据解剖成分分为以下 8 类，即筋膜、筋膜皮瓣、肌瓣、肌皮瓣、肌肉黏膜瓣、肠、网膜、骨。神经外科最常用的游离皮瓣是带有单独皮肤移植物的肌瓣和肌皮瓣。

游离皮瓣的主要血供被称为蒂。蒂由动脉、静脉和支配肌肉的运动神经构成。优势的蒂足以单独供养肌肉和皮瓣。相反，较小的蒂仅可供养特定的肌肉，不足以供养全部肌肉。许多肌肉同时存在多种相互独立的血供，其中每一血供单独供养特定部分的肌肉，因此该血供称为节段蒂。在单纯皮瓣或肌皮瓣中，蒂或节段蒂可进一步分为穿支。这些穿支对皮瓣的皮肤和皮下组织的灌注十分重要。缺少足够的穿支可导致部分或全部皮瓣失活或皮肤脱落[5]。

神经外科手术操作后修复创面最常用的皮瓣包括股前外侧皮瓣、游离背阔肌、腹横肌肌皮瓣[1, 6]。下文将描述常见皮瓣主要的解剖和外科操作。了解术中操作步骤将为游离皮瓣重建患者的围术期和术后管理提供坚实基础。

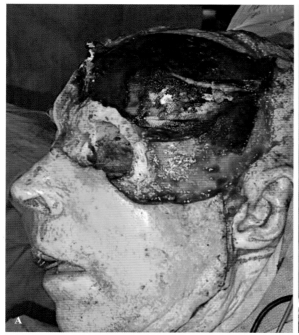

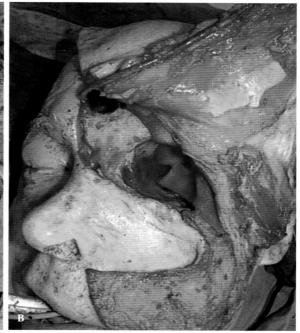

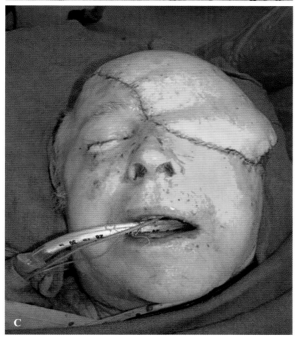

▲ 图 42-1 **A.** 该患者的颅颌面部为浸润性鳞状细胞癌继发的巨大缺损，无法进行局部重建。**B.** 游离股前外侧皮瓣（肌筋膜皮瓣）用于重建。蒂血管吻合到面动脉。**C.** 带有皮岛的皮瓣已嵌入缺损区，覆盖良好

（一）股前外侧皮瓣（图 42-2）

1. 解剖

股前外侧皮瓣是位于大腿外侧中 1/3、股直肌与股外侧肌之间的筋膜皮瓣。其主要的血管蒂是旋股外侧动脉降支的皮支及伴随静脉。与蒂伴行的是支配股外侧肌的神经。股前外侧皮瓣可包含肌肉和一块皮岛。皮肤移植不是必需的。

2. 翻瓣

在髂前上棘与髌骨外侧之间画一连线，这条连线标志着股直肌和股外侧肌之间的隔膜，一根血管穿通支沿此线走行。在内侧作一纵向切口，切开深筋膜，找到股直肌。切开股直肌和股外侧肌之间的隔膜，暴露蒂，蒂向近端延续为旋股外侧动脉降支。通常有两条静脉与该动脉伴行。有时肌间隔穿通支缺如，在这种情况下，继续沿股

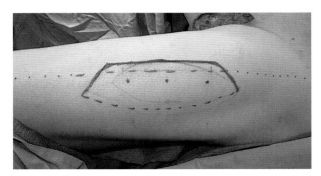

▲ 图 42-2　股前外侧皮瓣（ALT）

此处，皮瓣用星号标记了三个主要血管的穿支位置

外侧肌深处切开。如果没有合适大小的从旋股外侧动脉降支发出的支配股外侧肌的穿通支，向近端切开，暴露旋股外侧动脉横支。

当找到合适的穿通支后，皮瓣的下缘和外侧缘即已确定。翻瓣在筋膜下界面完成。将蒂尽可能地向近端股深动脉和静脉的方向延展，具体取决于所需要的长度。

皮瓣供应部位通常一期缝合。然而，如果供应部位宽度超过 8cm，则需要从对侧大腿取皮肤进行移植。

（二）背阔肌皮瓣（图 42-3）

1. 解剖

背阔肌皮瓣是肌肉 / 肌皮瓣。背阔肌起点位于 $T_7 \sim L_5$ 椎体棘突、胸椎筋膜、髂嵴、第 3 或第 4 肋下、肩胛骨下角、止于肱骨结节间沟底。蒂通常位于腋后肌肉的深面、背阔肌肱骨止点下方 10cm，二级节段蒂包括肋间后动静脉发出的外侧纵行穿动脉分支和伴行静脉以及腰动静脉发出的内侧纵行穿支。胸背神经支配运动功能，与主要蒂伴行进入背阔肌。感觉神经通常在翻瓣时被分离。

2. 翻瓣

患者取侧卧位或俯卧位，并使肩外展。背阔肌最内侧起点从肩胛骨处分离，向远侧椎骨起点方向切开。沿腋窝方向继续切开，当寻找到胸背动脉后，将肌肉从肱骨分离。

将蒂向近端尽可能地分离直到足够的长度或

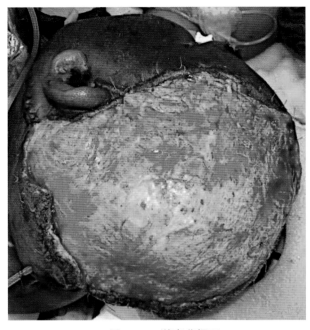

▲ 图 42-3　游离背阔肌

与股前外侧皮瓣不同，该皮瓣进行神经外科手术重建时通常不移植皮岛。此时尚未覆盖刃厚皮肤。返回重症监护病房前，进行皮肤移植

至其汇入腋动脉和静脉。在蒂的切开过程中，处理掉供养大圆肌的分支和旋肩胛动静脉。对于头皮重建来讲，背阔肌皮瓣通常不需要皮岛。刃厚皮肤移植置于肌肉的表面。供体部位在放置多处引流后一起缝合。

（三）腹横肌皮瓣（图 42-4）

1. 解剖

成对腹直肌起于耻骨联合和耻骨棘，止于第 5～7 肋软骨。主要蒂为内乳动静脉发出的腹壁上动静脉和髂外动静脉发出的腹壁下动静脉。运动神经是第 7～12 肋间神经的分支，表面皮肤的感觉神经为来源于第 7～12 肋间神经的外侧皮神经。

2. 翻瓣

腹直肌位于肋缘和耻骨支之间。根据缺损设计皮瓣，并将皮瓣置于腹直肌中央。将腹直肌前鞘切开，并将肌肉与后鞘分离。继续从腹直肌鞘的内外侧翻瓣。注意将腹直肌与后鞘分离时不要进入腹腔。最终此皮瓣包含一个巨大的皮岛。

另外，供体部位需要用网片修补闭合前鞘。

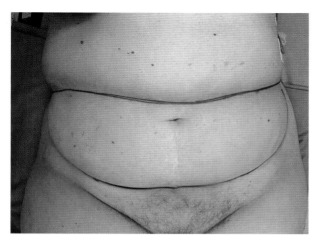

▲ 图 42-4　游离腹横肌皮瓣位点的标记

二、围术期管理

要　点

◆ 术后患者需要在专用病房进行监测。

◆ 仔细关注患者血流动力学、体温、容量状态。

◆ 最终，围术期管理的目标是保证吻合通畅和皮瓣灌注。

了解皮瓣如何失败及其失败的原因对于正确的皮瓣监测和术后患者管理至关重要。成功的游离皮瓣重建需要皮瓣血液供应的等量流入和流出。皮瓣重建失败源于偏离了这一平衡状态。常见的皮瓣重建失败原因包括动静脉血栓形成、血管机械性扭曲、蒂血管痉挛、体位或血肿对皮瓣

的压力[7]。本章主要讲述如何预防和鉴别皮瓣损害。训练有素的医护人员、合适的患者体位，血流动力学状态的优化都是皮瓣管理中重要的因素，必须解决潜在的问题以保证皮瓣重建的成功（表 42-1）。

早期发现皮瓣损害至关重要，最好在重症监护室监护或专用皮瓣护理病房实现，无论皮瓣的位置、类型、患者的全身状况如何[8]，血管损害的发生率在血管吻合后首个 48h 内最高。从最初发生血管损害到手术取出皮瓣这个过程中任意环节的延迟都会导致重建失败的概率升高。患者应该在血管吻合后首个 48h 内通过体格检查和多普勒每小时检查一次皮瓣。这些检查应该由一个或两个受过专业训练的、熟悉皮瓣最初外观和细节的医生或护士完成。应减少换班次数和频率。考虑到在最初 48h 内可能需要重返手术室，患者应该保持禁食，或者最多清淡饮食直到血管损害发生率最高的时期过去。

> 临床要点：血栓并发症发生率在血管吻合后首个 48h 内最高。在这段时间内，患者应在重症监护室或专用皮瓣护理病房监护。

患者血流动力学的优化可预防并发症。足够的容量复苏为皮瓣提供了必要的灌注，但过量的复苏可导致患者和皮瓣发病率升高[9, 10]。在肾和心脏功能正常的患者中，密切监测尿量，$30 \sim 60 cm^3/h$ 的目标尿量，是确保体液平衡和皮

表 42-1　术后皮瓣管理的重要参数

	干预措施	可能的后果
护理	重症监护室或专用皮瓣监护病房，在术后第 1 个 48～72h 由受过训练的专业人员每小时检查一次皮瓣（体格检查和多普勒）	过迟发现血管损害导致皮瓣补救成功的可能性降低。大部分微血管事件发生在首次操作后 48h 内
体位	找到皮瓣蒂位置。不要对皮瓣和蒂施加压力（包括眼镜、鼻导管等），移动的时候要小心	对蒂施加的压力可引起血管机械性扭曲、撕裂和血栓形成，导致需要手术取出皮瓣并可能导致皮瓣缺失
温度	适当的温度十分必要。患者在术后早期可能需要保温毯	低温可引起血管收缩增强和可能的蒂血管收缩，导致监测敏感性降低和可能导致皮瓣缺失
血流动力学	足量的容量复苏，使尿量保持在 30～60ml。避免一切血管活性药物	容量复苏不全可导致游离皮瓣灌注减少。血管活性药物可导致皮瓣蒂血管痉挛

瓣灌注的理想目标。所有皮瓣重建患者都应避免使用血管活性药物。血管活性药物可能直接影响皮瓣蒂，导致皮瓣灌注减少和潜在血栓形成。对于任何血流动力学不稳定的患者，在重症监护病房中使用血管活性药物前应与整形外科医生沟通讨论。在可行且对患者安全的情况下，首选进行容量复苏。

体温过低不利于皮瓣灌注，应尽量避免。任何体温过低都会导致肾上腺素能升高，全身血管阻力增加。这种生理反应反过来会引起皮瓣蒂血管痉挛，导致监测灵敏度降低和潜在的皮瓣重建失败。术后所有患者都应使用加热设备进行保温，直至达到恰当的温度。

> 临床要点：重症监护病房小组应尽一切努力限制在皮瓣重建患者中应用血管活性药物。

必须密切关注患者体位。皮瓣蒂上的任何压力不仅会导致短暂的血流减少，还会造成血栓形成前状态和潜在明显的吻合口血栓形成[11]。虽然实际情况和患者需求可能是别的部位，但是神经外科手术患者的吻合口通常在颞浅或面部血管处，分别位于颞窝和下颌骨处或附近。患者在这些部位不应被施加任何压力。此外，在患者转移或改变体位的时候必须十分小心，以避免对蒂施加大的或撕裂应力。整形外科医生有责任标注蒂和吻合口的位置。如果对蒂或吻合口的位置有任何疑问，重症监护室小组应向整形外科医生咨询并明确这些位置（图42-5）。曾有报道眼镜和鼻导管施加的压力导致皮瓣损害和重建失败。必须向患者和病房医护人员详述具体事项，以防止任何压力和体位相关的并发症。

抗凝剂用于预防吻合口血栓形成和静脉血栓栓塞症的功效在整形外科医生中观点各不相同，并在诸多文献中一直存在争议[12, 13]。在大多数中心，是否进行抗凝治疗及使用什么药物抗凝取决于外科医生。通常，没有任何禁忌证的患者每天

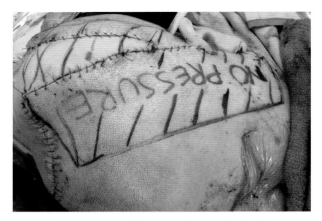

▲ 图 42-5　蒂和吻合口位置的重要标记
为防止机械性扭曲，不能在此部位施加压力

会接受皮下注射低分子量肝素或 325mg 阿司匹林的治疗。尽管不太常见，但有些做法是以低流速输入肝素静脉注射（通常为 300～500U/h）以预防吻合口血栓形成。无论选择哪种方案，外科医生都应记录清楚具体剂量和持续时间。

三、皮瓣监测

要　点

◆ 体格检查是皮瓣监测中最重要和最可靠的方法。
◆ 及时发现皮瓣损害十分重要。
◆ 训练有素的医护人员应监控皮瓣，注意温度、颜色和肿胀程度。
◆ 多普勒监测是皮瓣监测的重要辅助手段。

尽管技术不断进步、监测手段日新月异，体格检查仍是皮瓣监测的标准手段[14, 15]。体格检查结果的变化反映了皮瓣血流状态的改变。神经外科重症监护病房的护士和医生必须接受识别这些变化的基本培训。必须特别注意皮瓣的颜色、肿胀程度和温度，因为这些指标的显著变化可表明血流障碍（表42-2）。具备正常血液灌注和回流的皮瓣应为粉红色，柔软但饱满，并且核心体温在 1～3℃。血液流入障碍的皮瓣通常是苍白或白

表 42-2 游离皮瓣体格检查和监测参数要点

	正 常	动脉功能不全	静脉功能不全
颜色	与供体部位颜色相同	苍白	蓝色或紫色
温度	核心体温 1～3℃	触诊时皮温低	变化不定
毛细血管充盈	2～3s	＞ 3s	＜ 2s
针刺	含氧血存在	缺少出血	过量出血，黑色
多普勒	双相动脉	缺少信号	双相信号变为单相

色，质地降低（过度柔软或起皱），并且触诊时皮温低。静脉淤血的皮瓣表现为蓝色或紫色，触诊时较硬。温度根据淤血的时间长短和阻塞程度而变化。必须注意将皮瓣的颜色与其供体部位进行比较。考虑到日照程度不同，皮瓣与受体部位的颜色和质地不同。

> 临床要点：在第一 48h 内每小时检查一次皮瓣的颜色、肿胀程度和温度。通过多普勒信号确认体格检查结果。

在基本的体格检查变化的背景下，进一步的检查，如评估毛细血管充盈和针刺皮瓣再出血有助于判断足够的血流状态。正常皮瓣中的毛细血管充盈大约需要 2～3s。毛细血管充盈评估可在任一干燥清洁的皮瓣上通过仪器或手动进行。在动脉血流受损的皮瓣中，毛细血管充盈将延迟或超过 3s。静脉功能不全，但持续的动脉血液流入的皮瓣毛细血管充盈较快通常 ＜ 2s。医生也可以进行针刺检查。在这项检查中，使用 22 号针头插入皮瓣后取出。快速出现黑色血液与静脉阻塞淤血相关。很少或没有出血与动脉功能不全有关。

多普勒监测游离皮瓣仍然是必不可少的辅助检查[16]。多普勒监护仪可以是外部手持式探头或术中置于血管蒂周围的导线。使用外部还是内部监测是基于外科医生偏好和是否存在外部可检测信号。内部和外部多普勒探头都可以评估动脉和静脉血流[17]。通常仅监测动脉信号。但是，如果担心皮瓣受损，静脉信号可提供对皮瓣整体血流状态的了解。正常动脉信号是双相的。动脉血栓形成和动脉血流减少可表现为更柔和甚至没有信号。静脉血栓形成或功能不全会导致静脉信号丢失及动脉信号的变化。通常，动脉信号从双相变为单相，即被描述为"水锤"声。

如前所述，并非所有用于重建的皮瓣都有与之相关的皮岛。背阔肌皮瓣通常只是单纯的肌肉皮瓣，表面由单独的皮肤移植。皮瓣体格检查的基本原理在这种情况下保持基本不变。与有皮岛的皮瓣类似，单纯肌肉皮瓣也会表现出动脉或静脉功能不全的改变。皮瓣静脉功能不全时会肿胀，针刺后会有黑色的血液快速流出。动脉功能不全时则会出现相反的情况。多普勒只能用于有完整皮岛的皮瓣。

> 临床要点：监测单纯肌肉皮瓣比带有皮岛的皮瓣更具挑战性。温度、膨胀程度和针刺出血反应仍是可靠的检查结果。多普勒监护仪可在皮瓣外部和内部同时使用。

图 42-6 和图 42-7 分别说明了静脉和动脉功能不全。图 42-6 展示了静脉受损的皮瓣的外观。发现颜色和饱满程度的变化十分重要，因为其很可能先于多普勒信号的改变。这块皮瓣明显是紫色的，相对于周围组织呈斑驳状。相反，图 42-7 中的皮瓣显示了动脉供血不足的典型征象。进一步检查表明相对于周围组织，它皮温低且非常柔软。这两种皮瓣都急需手术干预。

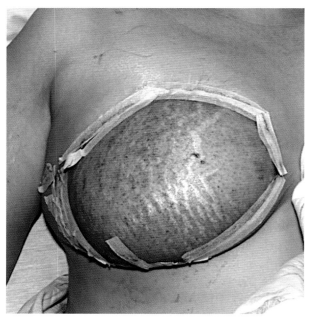

▲ 图 42-6 术后充血

此图说明了皮瓣静脉功能不全的体格检查结果。静脉功能不全源于蒂静脉血栓形成或蒂机械性扭转，或者尽管蒂血管正常且通畅，但仍缺乏足够的内在静脉回流。皮瓣质地坚硬，毛细血管充盈时间 < 2s。此皮瓣需要探查以排除静脉血栓形成

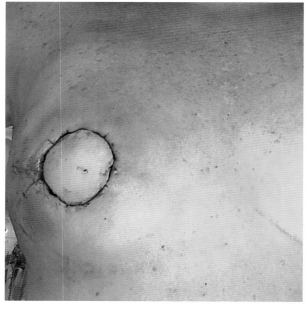

▲ 图 42-7 术后动脉功能不全

该图说明了继发于动脉血栓形成或蒂机械性扭转造成的动脉功能不全的检查结果。蒂的血栓形成或机械扭转。该皮瓣柔软，触诊时皮温低，并且没有毛细血管充盈。针刺后不会出血。像静脉功能不全一样，该皮瓣需要紧急手术评估

四、术后并发症

要 点

◆ 并发症包括裂开、感染、黏液肿 / 血肿、部分皮瓣失活、静脉功能不全、动脉功能不全、完全皮瓣失活。

◆ 早期识别皮瓣并发症对于补救皮瓣至关重要。

游离皮瓣重建术后并发症包括裂开、局部感染、黏液肿、血肿、部分皮瓣失活（皮岛和脂肪坏死）、静脉血栓形成、动脉血栓形成、皮瓣充血和潜在的完全皮瓣失活[17]。如果还使用了刃厚皮肤移植物，另一种可能是皮肤移植的部分或全部失活（表 42-3）。必须及时处理并发症，以防止可能造成破坏性的皮瓣全部失活。

皮瓣损害，无论是继发于明显的动脉或静脉血栓形成还是病因不明，都可占所有重建皮瓣的5%～10%[18]。皮瓣重建完全失败可立即发生（在手术后的第一个48h内）或延迟发生[19]。大多数破坏性的血管事件发生在最初的48h内，而补救成功率取决于病因和手术评估及纠正的时间。应尽可能地在初步诊断后1h内将患者推入手术间。

意外发生再次手术时，重症监护病房工作人员应对术中情况有基本了解。皮瓣探查包括对静脉和动脉吻合口的评估。先前的吻合口可能会被切除，而进行新的吻合可有或没有进行静脉移植的必要。静脉移植将需要新的供体部位，通常是大隐静脉覆盖在内踝的部分。因此，患者返回重症监护病房时会带有新的伤口，需要在管理上进行调整。为治疗损害皮瓣患者，多次往返重症监护病房的情况并不罕见。但是，随后的返回与皮瓣抢救成功的可能性降低相关[13, 20, 21]。

在血栓形成事件中，无论动脉或静脉，外科医生可以选择应用全身性肝素或用组织纤溶酶原激活物、尿激酶或链激酶进行皮瓣导向的药物溶栓治疗[19, 22, 23]。通常行皮瓣探查术的患者返回重

表 42-3　术后并发症

	临床表现	处　理	潜在后果
黏液肿 / 血肿	可触及积液	放射或手术引流	对蒂施加机械性压力
静脉血栓形成 / 功能不全	皮瓣充血，毛细血管充盈加快	手术探查，可能进行新的静脉吻合	最终动脉血栓形成，皮瓣失活
动脉血栓形成	苍白，皮温降低，无多普勒信号	手术探查，重新吻合	皮瓣嵌合
部分皮瓣丢失	皮岛脱落，脂肪坏死	保守治疗或清创	可能需要清创

症监护病房后需行肝素输入。部分凝血活酶时间
（partial thromboplastin time，PTT）目标值取决于
外科医生的偏好和患者合并症。

> 临床要点：在皮瓣再次手术期间，初始吻
> 合口通常会被切除并被替换为新的吻合口。
> 在皮瓣再次手术后患者可能会被进行抗凝治
> 疗，这导致血肿形成和随后手术干预的风险
> 增加。再次修复的皮瓣应视为新皮瓣，并且
> 每小时一次的监护应重新开始并持续 48h 或
> 更长时间，这取决于外科医生的偏好。

无吻合口血栓形成的静脉功能不全是游离皮
瓣重建后的潜在问题（图 42-8）[5]。在这种情况
下，充血性外观饱满、质地坚硬、充血性皮瓣中
可能会探测到可识别的静脉信号。应该在术中直
接观察蒂确认有否血凝块。仅静脉功能不全而无
血栓形成可能需要二次吻合术，称为增压。如果
没有可供二次吻合的血管，则可能应用水蛭（医
用水蛭）疗法。这种形式的疗法并非没有其自身
的并发症，且经常不能成功[24]。所有在整形外
科医生指导下进行水蛭疗法的患者，需要积极备
血以备潜在的输血及预防性应用抗生素（通常为
氟喹诺酮或头孢菌素），以治疗潜在的气单胞菌
感染[25]。

部分皮瓣失活是任何游离皮瓣重建的潜在
并发症。部分皮瓣失活可能是继发于一块保留的
皮瓣，因为该皮瓣的一部分在足够的时间范围内
没有被再灌注；或者可能继发于皮瓣整体内在血
液供应不足，尽管皮瓣血管结构正常通畅。当获

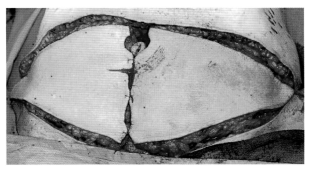

▲ 图 42-8　图示说明了腹横肌皮瓣中固有静脉的血栓形成
患者左侧的皮瓣呈蓝紫色，毛细血管充盈加快。该皮瓣尚未
摘除，因此有正常的蒂解剖结构和血流。但是，穿支的缺失
限制了皮瓣的内在血液回流，导致了充血

取的皮瓣的大小和体积超过蒂和穿支的灌注能力
时，就会发生部分皮瓣失活。皮瓣的类型（单
纯皮瓣、肌皮瓣、筋膜皮瓣）不同，部分皮瓣
失活的表现会有所不同。通常可见皮肤边缘失
活和脂肪坏死。大多数部分皮瓣失活需采用保
守治疗。如果出现大面积脱落和感染，则需要
清创。

皮瓣积液，无论黏液肿还是血肿，通常需
要手术或放射引导下经皮穿刺引流。任何积液都
可能对皮瓣的蒂血管产生机械性应力和压力。大
部分游离皮瓣接受者和供者部位都有手术引流
（Jackson-Pratt 或 Blake）以预防黏液肿和血肿。
重症监护病房护士和医生必须保证引流已通畅，
排空和正常发挥作用。任何可触摸到的积液应该
立即通知整形外科医生。尤其是小的裂开不容忽
视。裂开可能是皮瓣充血或部分皮瓣失活的早期
表现。发现裂开的迹象应尽快由整形外科医生及
早进行评估，并持续每小时监测一次。

临床要点：在其他外科手术中认为是较小的并发症，在游离皮瓣重建过程中则可能是毁灭性的。血肿、黏液肿和裂开必须立即解决，因为它们可能导致进一步的并发症，包括皮瓣重建失败。

轮廓不规则和其他美观问题，虽然不是并发症，但却值得一提。随着组织沉降和逐渐萎缩至稳定状态，任何游离皮瓣的初始外观都会随着时间的推移而改变。翻瓣、使皮瓣变薄、调整皮瓣轮廓都是可能返回到游离皮瓣的位置。这在去除被感染的骨瓣或颅骨成形术后可能在需要翻修颅骨的患者中尤为重要。为进一步手术的翻瓣应在整形外科医生的协助下进行。

五、结论

自体游离组织转移，即游离皮瓣，是神经外科患者重要的且经常使用的重建方法。医生和工作人员在治疗游离皮瓣重建患者时应认识到皮瓣的类型，供体部位的位置及可能存在的皮肤移植物。掌握潜在的并发症及其临床表现和管理的基础知识十分重要。所有患者首次苏醒前应在重症监护病房或专科护理病房监测48～72h，每小时进行一次皮瓣检查，评估颜色、膨胀度、温度和多普勒信号。此外，不应忽视对患者体位的注意，且避免应用血管活性药物。出现皮瓣手术的并发症需要及时评估和干预；任何延迟都可能导致治疗效果欠佳，甚至导致皮瓣完全失活。游离皮瓣重建是涉及多学科的，医护人员应与整形外科同事公开交流以取得最佳效果并成功重建。

参 考 文 献

[1] Oh SJ, Lee J, Cha J, Jeon MK, Koh SH, Chung CH. Free-flap reconstruction of the scalp: donor selection and outcome. *J Craniofac Surg*. 2011;22(3):974–977.

[2] Yuen JC, Hochberg J. Free flap coverage of scalp defects following radiation. *J Ark Med Soc*. 2003;100(6):194–195.

[3] Chang KP, Lai CH, Chang CH, Lin CL, Lai CS, Lin SD. Free flap options for reconstruction of complicated scalp and calvarial defects: report of a series of cases and literature review. *Microsurgery*. 2010;30(1):13–18.

[4] Han DH, Park MC, Park DH, Song H, Lee IJ. Role of muscle free flap in the salvage of complicated scalp wounds and infected prosthetic dura. *Arch Plast Surg*. 2013;40(6):735–741.

[5] Blondeel PN, Arnstein M, Verstraete K, et al. Venous congestion and blood flow in free transverse rectus abdominis myocutaneous and deep inferior epigastric perforator flaps. *Plast Reconstr Surg*. 2000;106(6):1295–1299.

[6] Hierner R, van Loon J, Goffin J, van Calenbergh F. Free latissimus dorsi flap transfer for subtotal scalp and cranium defect reconstruction: report of 7 cases. *Microsurgery*. 2007;27(5):425–428.

[7] Giunta R, Geisweid A, Feller AM. Clinical classification of free flap perfusion complications. *J Reconstr Microsurg*. 2001;17(5): 341–345.

[8] Cornejo A, Ivatury S, Crane CN, Myers JG, Wang HT. Analysis of free flap complications and utilization of intensive care unit monitoring. *J Reconstr Microsurg*. 2013;29(7):473–479.

[9] Booi DI. Perioperative fluid overload increases anastomosis thrombosis in the free TRAM flap used for breast reconstruction. *Eur J Plast Surg*. 2011;34(2):81–86.

[10] Fischer JP, Nelson JA, Mirzabeigi MN, Serletti JM, Kanchwala S. Perioperative hemodynamics in free flap breast reconstruction: incidence, predictors, and management of tachycardia. *Ann Plast Surg*. 2012;69(4):356–360.

[11] Garg S, Deschler D. Saving a free flap with close clinical postoperative monitoring. *JAAPA*. 2013;26(1):47–49.

[12] Ashjian P, Chen CM, Pusic A, Disa JJ, Cordeiro PG, Mehrara BJ. The effect of postoperative anticoagulation on microvascular thrombosis. *Ann Plast Surg*. 2007;59(1):36–39. discussion 9–40.

[13] Fosnot J, Jandali S, Low DW, Kovach 3rd SJ, Wu LC, Serletti JM. Closer to an understanding of fate: the role of vascular complications in free flap breast reconstruction. *Plast Reconstr Surg*. 2011;128(4):835–843.

[14] Chao AH, Lamp S. Current approaches to free flap monitoring. *Plast Surg Nurs*. 2014;34(2):52–56.

[15] Lohman RF, Langevin CJ, Bozkurt M, Kundu N, Djohan R. A prospective analysis of free flap monitoring techniques: physical examination, external Doppler, implantable Doppler, and tissue oximetry. *J Reconstr Microsurg*. 2013;29(1):51–56.

[16] Salgado CJ, Moran SL, Mardini S. Flap monitoring and patient management. *Plast Reconstr Surg*. 2009;124(6 suppl):e295–e302.

[17] Williams JG, French RJ, Lalonde DH. Why do free flap vessels thrombose? Lessons learned from implantable Doppler monitoring. *Can J Plast Surg*. 2004;12(1):23–26.

[18] Selber JC, Angel Soto-Miranda M, Liu J, Robb G. The survival curve: factors impacting the outcome of free flap take-backs. *Plast Reconstr Surg*. 2012;130(1):105–113.

[19] Agostini T, Lazzeri D, Agostini V, Spinelli G, Shokrollahi K. Delayed free flap salvage after venous thrombosis. *J Craniofac Surg*. 2012;23(3):e260–e261.

[20] Chang EI, Carlsen BT, Festekjian JH, Da Lio AL, Crisera CA. Salvage rates of compromised free flap breast reconstruction after recurrent thrombosis. *Ann Plast Surg*. 2013;71(1):68–71.

[21] Mirzabeigi MN, Wang T, Kovach SJ, Taylor JA, Serletti JM, Wu LC. Free flap take-back following postoperative microvascular compro mise: predicting salvage versus failure. *Plast Reconstr Surg*. 2012;130(3):579–589.

[22] D'Arpa S, Cordova A, Moschella F. Pharmacological thrombolysis: one more weapon for free-flap salvage. *Microsurgery*. 2005;25(6):477–480.

[23] Panchapakesan V, Addison P, Beausang E, Lipa JE, Gilbert RW, Neligan PC. Role of thrombolysis in free-flap salvage. *J Reconstr Microsurg*. 2003;19(8):523–530.

[24] Pannucci CJ, Nelson JA, Chung CU, et al. Medicinal leeches for surgically uncorrectable venous congestion after free flap breast reconstruction. *Microsurgery*. 2014 Oct;34(7):522–526.

[25] Kalbermatten DF, Rieger UM, Uike K, et al. Infection with *Aeromonas hydrophila* after use of leeches (*Hirudo medicinalis*) in a free microvascular osteo-(myo-)cutaneous flap—suggestions for successful management. *Handchir Mikrochir Plast Chir*. 2007;39(2):108–111.

第43章　联合手术：耳鼻咽喉整形外科

Combined and Specialty Surgery: Otolaryngology, Plastics

Lori A. Shutter　Carl H. Snyderman　Paul A. Gardner　**著**

曾　鹏　王育胜　**译**

张洪钿　**校**

一、解剖和步骤

要　点

◆ 头颈外科手术可能会改变颅底的解剖标志。

◆ 颅面手术可能导致硬脑膜缺损。

◆ 关键的神经和血管解剖结构在颅底手术中非常重要。

◆ 耳鼻咽喉科和神经外科的术前联合规划至关重要。

◆ 术后护理对伤口的重建和愈合有显著影响。

掌握解剖结构是研究患者病史、诊断和外科治疗的基础。许多头颈部手术都涉及从鼻腔到咽部的上呼吸道。鼻旁窦紧邻颅底，且周围有包绕许多重要解剖结构，如颈内动脉、眼眶和脑神经等。穿过颅底的重要神经结构在术中和术后都密切相关。

无论是良性还是恶性的鼻腔肿瘤，都有可能累及颅底。鼻腔恶性肿瘤，如嗅神经母细胞瘤的经典手术入路就是采用颅面联合入路（图43-1）。这包括一个双冠开颅入路和一个经面入路，以实现肿瘤全切。双冠入路，即去除侵犯的硬脑膜，采用颅周或颅外组织缝合硬脑膜，并更换额骨瓣。经面入路，即采用内窥镜下经鼻入路；颅

底的重建常采用的是筋膜移植物、带蒂的鼻中隔黏膜瓣或颅外周围组织。常切除一侧或者双侧的眼眶内侧薄层骨壁。颅底缺损从额窦前部一直延伸至蝶骨平面后部。手术区域向后受到视神经和视交叉的限制，两侧到达眼眶组织和筛窦动脉（眼动脉的分支）。经颅入路，额窦通常被骨蜡封闭（切除额窦黏膜），以清除额窦内残留的肿瘤。而经鼻内镜入路，额窦通过鼻腔引流途径得以保留。

通过蝶窦手术切除垂体瘤和其他颅底病变（颅咽管瘤、脑膜瘤）将在其他章节中讨论。原发性蝶窦病变包括鼻腔恶性肿瘤和炎症性疾病（慢性细菌性蝶窦炎、侵袭性和非侵袭性真菌性鼻窦炎和黏液囊肿）。蝶窦周围有重要的神经和血管结构，如视神经、垂体、颈内动脉（internal carotid artery，ICA）和海绵窦（图43-2）。斜坡（枕骨腹侧与蝶骨后下表面相邻）大致分为三份。上斜坡从后斜坡延伸至鞍底，与动眼神经和基底动脉尖在颅内相连。中斜坡从鞍底一直延伸到蝶窦底，在颅内与外展神经和基底动脉干相连。下斜坡的其余部分延伸至大孔，在颅内与椎动脉和舌下神经相连。涉及斜坡的肿瘤包括脊索瘤和良性脑膜瘤。斜坡缺损的重建方法与筋膜移植、脂肪组织和带蒂鼻中隔黏膜瓣相似。

岩尖可通过蝶窦到达。岩尖的扩张性病变，如胆固醇肉芽肿，首选经内窥镜引流至蝶窦，因为经碟入路通常损伤较小，避免了经颞和颅中窝

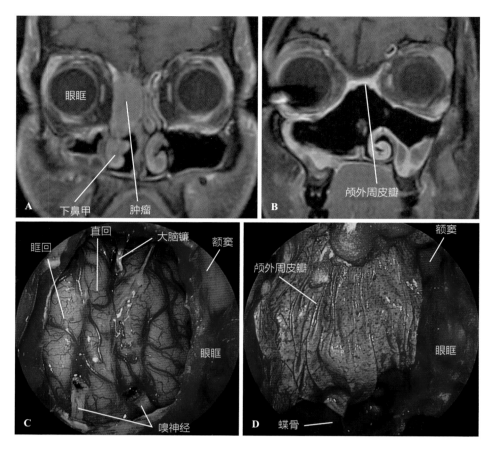

▲ 图 43-1　嗅神经神经母细胞瘤的术前（A）和术后（B）磁共振成像（MRI）

术后 MRI 显示肿瘤完全切除，重建皮瓣增强显示。肿瘤切除后，术中内镜下观察硬脑膜缺损（C）及颅外周皮瓣重建术（D）

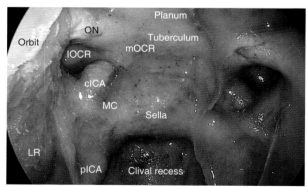

▲ 图 43-2　蝶窦的解剖特征包括眼眶（Orbit）、视神经（ON）、外侧视颈动脉隐窝（lOCR）、内侧视颈动脉隐窝（mOCR）、海绵状颈内动脉（cICA）、中斜坡（MC）、斜坡旁颈内动脉（pICA）、外侧隐窝（LR）、蝶骨平台（Planum）、鞍结节（Tuberculum）、鞍背（Sella）和斜坡隐窝（Clival recess）

入路的潜在并发症（图 43-3）。岩尖手术的其他适应证包括肿瘤和岩尖炎性病变。岩尖的解剖位置位于斜坡隐窝水平的颈内动脉斜坡旁段的后面（蝶窦凹陷）。在斜坡中部钻空能够到达岩尖；岩尖被颅后窝的硬脑膜和 ICA 所包围。外展神经沿斜坡旁颈内动脉中段的斜行进入 Dorello 管。

鼻咽从蝶窦（鼻中隔附着于蝶骨）一直延伸到软腭，在侧面被咽鼓管的软骨部分包围。咽鼓管的后面有一个 Rosenmuller 窝（一个位于咽鼓管圆枕后面的黏膜隐窝）。长度可能 < 1cm 的颈内动脉咽旁段位于鼻咽后外侧。鼻咽切除术包括切除鼻咽软组织。常见的适应证是切除由小涎腺或残留 / 复发鼻咽癌引起的原发性恶性肿瘤。可以磨除斜坡下面的骨质以清晰的显露肿瘤边际。从侧方来看，鼻咽切除术的手术范围常受到咽旁 ICA 走形的限制。因为显露地颈内动脉容易出现延迟性破裂，特别是在放射治疗时。因此，如果可以，在鼻咽切除术完成后，可以将显露的颈内动脉用周围组织覆盖。

耳鼻咽喉科和神经外科的另一个合作手术是血管纤维瘤切除术（图 43-4）。这种良性肿瘤常发生于青春期男性，可能会严重侵蚀颅底骨质和压迫颅内组织。这是一种血供丰富的肿瘤，当

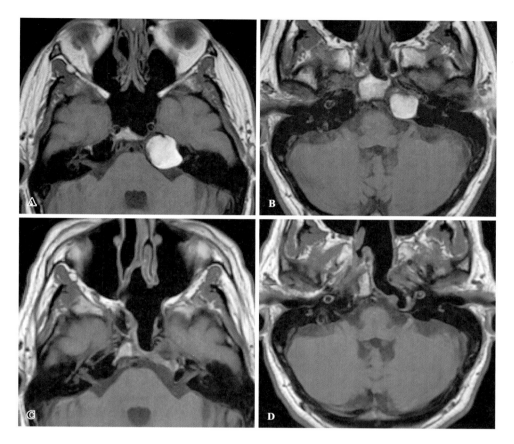

◀ 图 43-3 左岩尖胆固醇肉芽肿术前（A 和 B），内窥镜鼻腔入路切除术后（C 和 D）

肿瘤进展时，经常会发现其一部分血供可来源于颈内动脉。肿瘤常起源于翼状区的基底部并延伸到翼腭间隙（pterygopalatine space，PPS）。翼腭间隙位于上颌窦后部，连接咀嚼间隙和鼻腔。上颌内动脉的分支常通过蝶腭间隙；蝶腭动脉是上颌内动脉的终支，它是鼻中隔黏膜瓣和下鼻甲黏膜瓣的主要供血动脉，常在蝶腭孔处离开蝶腭间隙。经蝶窦入路可进入蝶窦外侧隐窝，而蝶窦外侧隐窝又是岩上入路进入颅中窝的起点。蝶腭动脉切断后，剥离 PPS 的内容物，可以显露出翼区基底部。翼管紧靠蝶腭动脉后方，其内有翼管神经和动脉走行。翼管神经是颈内动脉岩段定位的一个重要标志，它横跨颈内动脉上方。翼管的上外侧是圆孔，其内有上颌神经通过。蝶窦的外侧隐窝位于翼管神经和上颌神经之间，同时它也是通往 Meckel 腔的窗口。三叉神经的第三分支（下颌神经）直接位于圆孔下方，翼外板后方。血管纤维瘤在颅内生长的一个常见途径是从 PPS 内开始经眶下裂至眶上裂再到颅中窝（海绵窦外侧）。

颞下外侧入路和前鼻内 / 上颌窦入路均可用于切除血管纤维瘤。采用颞下外侧入路时，需要截断颧骨和翻转颞肌，从而进入颞下颅底区域和咀嚼肌间隙。颞部开颅术可用于肿瘤向颅内方向生长时，但血管纤维瘤几乎总是在硬膜外的。内镜技术则是通过前鼻内和上颌窦（Caldwell-Luc）入路进行的。损伤翼管神经将会导致同侧眼睛不自主流泪。三叉神经的第二和第三支的损伤将会导致受影响的面部感觉减退和咀嚼不能。由于疼痛和手术瘢痕，咀嚼间隙的手术通常会导致短暂性牙关紧闭。虽然术前常会予以血管栓塞，但血管纤维瘤术中仍有可能会大量出血。

耳鼻咽喉科在颞部的手术也会和神经外科的桥小脑角（听神经瘤）手术相结合，并也有用在其他病变切除术上。对茎突后咽旁间隙的神经源性肿瘤采用的咽旁间隙入路，也可以用于副神经节瘤（迷走神经球瘤、颈静脉球）手术。这些肿瘤可以通过颈静脉孔在颅内延伸。后组脑神经位于颈静脉孔内、颈静脉的前内侧。经颅肿瘤的切

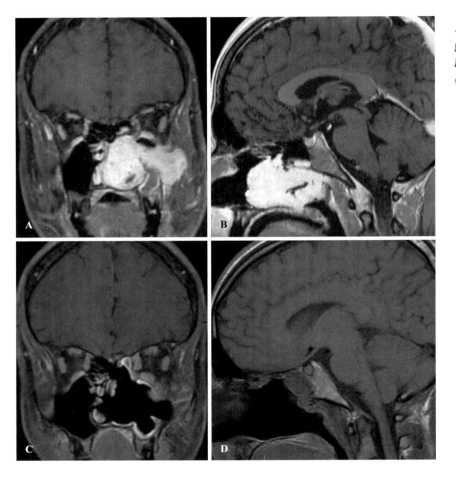

◀ 图 43-4　向咀嚼间隙外侧扩张的血管纤维瘤的术前（**A** 和 **B**）和术后（**C** 和 **D**）MRI
鼻内入路采用上颌骨内侧切除术

除，需要联合切除乳突的远外侧入路和上颈椎切开入路。如有必要，可以将面神经的垂直段在面神经管中使其前移。将后组脑神经推开，可以充分显露颈内静脉。

> 临床要点：
> - 翼管神经是辨别颈内动脉岩部的重要标志。
> - 颈内动脉的分支——翼管动脉常是大血管纤维瘤重要的供血动脉。

二、围术期的注意事项

> **要　点**
>
> - 气道管理在这些患者中具有独特的挑战性。
> - 上呼吸道相关手术后不应进行鼻内插管。

- 需要特别注意和监测脑神经功能。
- 耳鼻咽喉科、神经外科和神经危重症中心之间的紧密合作对管理患者至关重要。
- 颅底手术时间通常很长，可能会造成大量失血。

手术完成后，手术团队成员、麻醉医生和运输患者的护理团队之间的良好沟通至关重要。重要的关注点包括气管插管的稳定性，患者是否应该在手术室或复苏室拔管，是否继续插管转移到重症监护室。如果需要患者术后早期影像学检查，最好等患者生命体征稳定后，再转移到放射科。插管时也可以评估患者的神经状态和镇静水平。建议使用清单式或固定协议进行交接，以建立良好的通信，并将错误风险降至最低。

头颈部手术常累及上呼吸道。一般来说，在硬腭水平以上的手术不会引起严重的气道水肿而导致气道阻塞。应用游离皮瓣修复腭部大面积缺损时，可因皮瓣体积过大而造成部分气道阻塞。其他危险因素有长时间插管、经口插管、鼻咽通气管（延伸至咽部的鼻管）和气管切开术。拔管后，面罩通气通常是颅底手术的禁忌证，因为有可能迫使空气通过破损的硬脑膜进入颅内，引起气颅。如果有骨头缺损，空气也可能被压迫进入软组织，导致皮下气肿；眼眶组织特别容易受到影响。

肥胖是阻塞性睡眠呼吸暂停（obstructive sleep apnea，OSA）和脑脊液（cerebrospinal fluid，CSF）压力升高的潜在危险因素。肥胖患者可能有未确诊的阻塞性睡眠呼吸暂停综合征，或者在家有接受持续气道正压通气（continuous positive airway pressure，CPAP）治疗。而术后因为有颅底缺损，所以不能进行 CAPA。尽管很多这样的患者在住院期间可以放弃 CPAP，但也应该仔细持续监测血氧。气道阻塞引起脑脊液压力波动，将会增加术后脑脊液漏的发生率。

在涉及鼻道的手术中，禁止进行经鼻腔插管等。在患者的房间里张贴标志，不要让任何管子通过鼻腔。如果一定要插管，只能由外科医师在内窥镜下进行操作。盲目地插入导管可能会破坏修补的硬脑膜，从而进入颅内。经口插管也应在可视进行，因为它们可能会误入鼻咽。

患者应注意避免擤鼻涕和会升高脑脊液压力的动作，如紧张等。通常予以大便软化剂，适当抬高床头，以减少颅内静脉淤血。在颅底硬脑膜修补术的患者中，腰大池引流也常被用来降低脑脊液压力。

在许多采用联合手术的患者中，需要小心地调节血压以避免颅内低灌注的发生。这对于术前视力下降的患者来说尤其重要，因为他们的视交叉和视神经的血流可能会受到影响。避免高血压发作对预防颅内出血也很重要。

在这些患者中，应特别注意脑神经的检查。应密切监测患者现有脑神经缺损导致的症状和体征的恶化，同时也要监测新的缺损的出现。视力

评估包括对每只眼睛的单独评估，因为患者可能没有意识到单侧视力丧失。应注意瞳孔对光的反应；瞳孔传入反射的消失意味着单侧视神经受损。辨别红色的能力下降是视觉损害的早期迹象。视野缺损也可以在床边评估。眼球外斜和向上向外的凝视也可以观察到。任何视觉功能的改变都应该邀请眼科医生进行彻底的评估。角膜反射的评估可以确定三叉神经第一支的完整性。可以采用滴生理盐水来完成，以避免用棉布或纱布擦拭造成角膜损伤。

听力损失可能是传导性或感音神经性的。传导性听力损失是由于中耳压力变化和中耳炎导致的咽鼓管功能障碍引起，这可以通过切开或扩大鼓膜来改善。感音神经性听力损失是耳蜗神经或内耳直接损伤的结果。未被确诊的听力损失会导致患者的困扰（尤其是老年人），并导致沟通不畅。

与进食和吞咽有关的神经（舌咽神经、迷走神经和舌下神经）和喉功能（迷走神经）的损伤将会降低患者保护气道的能力。迷走神经损伤影响喉的感觉和运动功能。单侧声带麻痹引起部分气道阻塞、声嘶，降低咳嗽的有效性。有误吸风险的患者应在恢复进口饮食前由吞咽治疗医生进行评估。在床边应用内窥镜进行吞咽功能评估有助于指导患者的吞咽治疗。吞咽困难的患者可能需要短暂的经鼻胃管进食。

要 点

◆ 肥胖患者有术后气道问题和脑脊液渗漏的风险。

◆ 术后不能盲目进行经鼻插管，因为有插入颅内的危险。

◆ 视神经受压的早期症状之一是辨别红色能力的下降。

◆ 接受鼻咽手术的患者应评估是否有因咽鼓管功能障碍而导致传导性听力损失。

三、术后并发症

要　点

◆ 早期发现并发症至关重要。

◆ 值得关注的并发症包括气道损伤、血肿、脑脊液漏、气颅、视力下降和脑神经损伤。

◆ 气道管理至关重要，必须避免正压通气。

◆ 除非鼻腔或口腔填塞到位，否则不推荐预防性使用抗生素超过术后24h。

早期发现颅底手术后的并发症对治疗至关重要。除了伤口感染和术后出血的标准评估外，还必须注意评估气道损伤、硬脑膜完整性和神经损伤。这些损伤的发生率因手术入路、手术方式和基础神经功能的不同而有很大差异。最近对经内镜颅底手术治疗鞍旁病变的回顾性研究表明，术后出现的主要非创伤性并发症包括脑脊液漏（7.4%～23.4%）、脑膜炎（5.4%～7.8%）、呼吸衰竭（3.7%）、视力下降（3.6%）、神经损伤（4.1%～11.1%）和血管损伤（2.7%）[1-4]。

（一）气道损伤

术后轻度损伤可给予保守治疗（表43-1），但气道干预的阈值应较低。在任何病因引起的急性气道损害的情况下，都需要对这些患者进行详细的评估，因为有可能出现困难气道的情况。只要避免正压面罩通气，就可以进行快速顺序诱导

表 43-1　气道水肿和喘鸣的内科治疗

治疗方式	方法/剂量
补充氧气	鼻腔、面罩或面罩无正压
改变头部体位	垂直45°～90°
喷雾型外消旋肾上腺素	将0.5～0.75ml的2.25%外消旋肾上腺素与2.5～3ml生理盐水混合，快速有效
地塞米松	4～8mg静脉注射，每8～12小时1次，延迟效应
吸入性氦氧混合气	70%氦，30%氧，快速有效

插管法。应紧急在床边进行操作。可考虑使用清醒状态下纤支镜插管、视频喉镜或喉罩气道。

（二）血管损伤/出血

鼻出血是上呼吸道手术后常见的并发症。出血的严重性取决于手术类型和既往治疗。鼻腔/鼻窦手术后可能会有少量渗出，因而不必担心。这种情况通常可以通过鼻腔填塞（如鼻腔填塞或气囊导管）进行保守治疗。虽然有效，但可能会导致鼻窦炎、中耳积液、患者不适和缺氧。少量鼻腔出血，通常由蝶腭动脉或筛前动脉破损引起。在颅底外伤患者中，出血更可能来自筛窦动脉。鼻内镜检查有助于确定鼻腔填塞物的位置和填塞情况。

鼻出血也可能是受损的颈内动脉或海绵窦瘘将要严重出血的先兆（图43-5）。颈内动脉假性动脉瘤或颈动脉海绵窦瘘可能是颅底外伤（如蝶骨骨折）或鼻窦或鼻内颅底手术中医源性损伤的结果。特别是对于既往因癌症接受过鼻咽放疗的患者，更容易因放疗损伤而导致颈动脉"爆裂"（自发性裂开）。有些肿瘤切除术中，甚至需要对后循环血管进行分离。在这种情况下，高度怀疑颅内血管损伤是必要的，应立即用CTA或介入血管造影进行评估，以确定出血源。上呼吸道严重出血的最大风险是呼吸道梗阻。在处理出血时，应

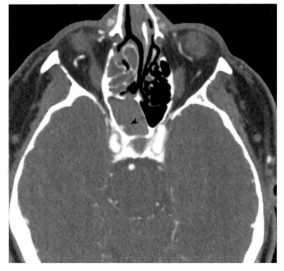

▲ 图43-5　右颈内动脉海绵状段假性动脉瘤（箭），该假性动脉瘤是鼻内镜手术中医源性损伤所致

考虑选择性插管或气管切开术以保护气道。颈内动脉出血可以暂时性的局部填塞，但仍需要使用血管内技术（血管内支架、弹簧圈或栓塞）进行处理。

（三）后组脑神经损伤

颅底手术需要在围术期密切关注脑神经。特别注意的是，后组脑神经功能障碍可能会导致气道阻塞和误吸。舌咽神经损伤导致软腭肌张力减弱，导致上呼吸道机械性阻塞。紧急插管往往是必要的，气管切开术可能是必要的。迷走神经损伤引起的气道阻塞比较少见，除非两条神经都受到影响，导致双侧声带麻痹。在平静状态时，患者可能能够舒适地呼吸，但增加的呼吸需求或任何声带水肿可能会引起呼吸困难。纤维支气管镜检查可以显示吸气时的气管的反常运动（内侧移位）。紧急治疗方案包括减轻气道水肿的药物治疗、插管和气管切开术。气道水肿保守治疗方案包括补充氧气、正确定位、外消旋肾上腺素、地塞米松和吸入氦氧混合气（表 43-1）。

（四）脑脊液漏

脑脊液漏是颅底手术常见的并发症之一，约5% 的患者在鼻内窥镜手术和 10% 的侧颅底手术后发生脑脊液漏[5]。危险因素包括糖尿病、肥胖、既往颅底手术、营养不良和既往放疗。CSF 漏的根本原因分析如表 43-2 所示。脑脊液鼻漏的临床特征是鼻腔内透明或黄棕色的液体漏出，在鼻腔填塞物被移除之前可能不明显。脑脊液向鼻咽后漏出可能会引起咳嗽，因此如出现反复咳嗽，应怀疑是否有脑脊液鼻漏。如有怀疑，应采集少量液体样本，检测 β_2- 转铁蛋白，其敏感性和特异性均高于传统的葡萄糖检测[6]。应提醒患者避免擤鼻涕，因为有发生气颅和颅内感染的危险。如果术后早期发现脑脊液漏，头部抬高和脑脊液引流可以有效地封堵脑脊液漏。脑脊液引流速度一般为 5～15ml/h，持续 5～7 天[7]。应避免过度引流，因为可能会产生脑膜炎症和低颅压性头痛。过度引流的症状可能与脑膜炎的症状相似，

表 43-2　脑脊液漏的潜在危险因素

患者因素	材　料	技　术	围术期护理
既往治疗	同种异体移植物	皮瓣的制作	腰大池引流
高流量漏	不带蒂自体移植	嵌体移植	清创术
受者情况	带蒂皮瓣	皮瓣放置	患者活动
脑脊液压力升高		填塞	填塞
肿瘤类型			

从而使诊断变得模糊，并可能对医疗决策产生负面影响。另外还应避免长时间的脑脊液引流，因为这会增加颅内感染和脑脓肿的风险[8]。不建议预防性使用抗生素，因为这样不但不会降低颅内感染的发病率，而且可能有助于选择出毒力更强的致病菌[9]。如果脑脊液引流不能解决脑脊液漏，那么手术探查和修复可能是必要的。在鼻内颅底手术后，考虑到潜在漏口的大小和应填塞的组织，及时再探查优于腰椎引流。

予以腰大池引流后，需要密切观察和积极管理。脑脊液样本应进行感染性分析。必须密切监测引流量，因为过度引流可能会导致气颅、低颅压头痛、恶心、呕吐、声带麻痹，甚至昏迷。腰大池引流术后，其他问题还包括引流管断裂和引流管滞留、化学性脑膜炎、出血、大脑后动脉阻塞和腰神经根病等[10, 11]。

（五）颅内积气

内窥镜鼻窦手术或显微颅底手术后，颅内积气的发生率是很低的[12]。围术期可能导致颅内积气发生的危险因素见框 43-1。颅内积气的症状包括精神状态改变、新的或恶化的头痛、恶心、呕吐和癫痫发作。在极少数情况下，可能会发生额叶扁平化的张力性气颅，导致脑组织受压和颅内压（intracranial pressure，ICP）升高。颅内积气的程度应通过 CT 扫描来评估。颅底手术（包括硬脑膜开放）后会出现一定程度的气颅；1 周后会逐渐消失。颅底手术后的颅内积气治疗最初应采取保守措施，如卧床休息、头部抬高、通过面

罩吸氧、通过 100% 非再呼吸面罩时绝对避免正压通气、镇痛[13]。保守治疗失败的患者或有张力性气颅，应考虑手术探查降低颅内压和修补硬脑膜缺损。阻塞性睡眠呼吸暂停综合征的肥胖患者特别容易发生气颅。在严重或持续得不到改善的病例中，可能需要通过插管或气管切开术。

框 43-1　围术期发生颅内积气的危险因素分析

- 头部体位
- 持续时间
- 手术麻醉
  - 一氧化氮（N_2O）麻醉的应用
  - 脊髓麻醉
  - 硬膜外麻醉
- 脑积水
- 术中渗透疗法
- 过度换气
- 气压伤
- 腰大池持续引流脑脊液
- 感染（中耳炎）
- 肿瘤
- 颅底损伤
- 颅底手术（瘘）后重建不完全
- 术后正压事件
  - 咳嗽
  - 紧张
  - 呕吐
  - Valsalva 动作包括打喷嚏、擤鼻涕

（六）重建

颅底重建失败可能会导致上述任一并发症。如果患者要用游离皮瓣重建，通常需要非常严格的血流动力学标准。此外，考虑到血压对脑动脉或皮瓣动脉血供的潜在影响，应仔细考虑所使用的升压药或降压药的类型。

（七）视觉损伤

内窥镜鼻腔和颅底手术都可能会损伤视神经、引起视神经缺血或发生颅内血肿，从而引起视觉缺陷。发生视觉变化后，应立即进行评估。颅底手术后，由于视觉通路上任何地方的损伤，都可能导致视力丧失，如术后颅内血肿压迫视交叉可导致双颞叶偏盲。

眼眶组织出血可导致视力突然丧失，是眼科急症。电凝不确切的筛窦动脉，收缩后可能会破裂，可导致眶后血肿、眶内压突然升高和眶前间隔综合征。体格检查可示眼球突出、眼睑瘀斑、化脓、眼肌麻痹、瞳孔传入障碍、视野和视力下降、视盘水肿和视网膜中央动脉搏动。应请眼科和耳鼻咽喉科紧急会诊协同床边评估。眼压测量可指导手术和治疗。虽然影像学检查可能能够证实诊断，但评估和治疗不应因影像学检查而延误。如果出现急性视力丧失，眼压 > 40mmHg，或眼球突出，建议紧急行外眦切开和松解术以释放压力。外科手术相对适应证包括瞳孔传入障碍、眼肌麻痹和严重疼痛[14]。

（八）脑神经损伤

脑神经损伤的风险取决于肿瘤的性质、入路和肿瘤在颅底的位置。眼球运动功能障碍可由直接的机械损伤、眼眶手术损伤或脑神经损伤引起。眼球运动功能损伤后会产生复视，紧急治疗可采用戴眼罩或有遮光镜片的眼镜，持续的症状可能需要使用菲涅耳棱镜或手术治疗。三叉神经第一支损伤导致感觉障碍的患者需要用眼部润滑剂保护眼睛，用胶带封住眼睑，或使用眼罩来避免角膜损伤。因为眼罩的刺激可能导致角膜磨损，所以眼罩不得接触角膜。如果患者还患有面部麻痹，闭眼不完全，除了上述预防措施外，可能还需要进行暂时性睑板缝合。

听力损失可以通过放大技术（助听器）来解决。前庭神经损伤可能导致直立性低血压、平衡受损、空间记忆和定向能力下降及眩晕发作。康复和物理治疗有助于平衡和空间知觉的恢复。眩晕的治疗可能需要药物干预。

后组脑神经的损伤不仅对气道的影响可能会危及生命，其他功能的损伤也可能会长期影响患者的健康。患者可能会因面神经或舌咽神经损伤而出现味觉障碍，因此导致食欲下降，导致营养不良。舌咽神经、迷走神经或舌下神经损伤可能会导致吞咽困难和言语困难。在开始口服药物或经口饮食前，需要进行吞咽评估，以评估吞咽时口腔、咽和食管

的协调性和误吸风险。有误吸高风险的患者需要积极的治疗和管理肺炎。放置鼻胃管可能会减少误吸发生率。鼻胃管的放置应在直观的情况下进行。如果需要长期的营养支持，可以放置经皮胃造瘘。

（九）垂体功能不全

许多前颅底肿瘤的手术有可能会损伤垂体。必要时，仔细监测早晨的皮质醇水平、体液和钠平衡至关重要。连续 2h 尿量超过 250ml 应通过尿比重（specific gravity，SG）和血清钠检查来评估是否有尿崩症。在这种情况下，尿比重 SG＜1.005 和血清钠＞145mmol/L，通常应采用静脉注射或皮下注射 DDAVP 治疗。无论是肿瘤受累、术中收缩或静脉损伤引起脑水肿时，都应注意避免低钠血症。在这种情况下，导致低钠血症的原因有很多，包括肾上腺功能不全、抗利尿激素分泌不全综合征和脑盐消耗等。因此，密切监测液体平衡和尿量至关重要。

（十）感染

除了长时间的手术和恢复期导致全身感染外，较高的脑脊液漏和瘘管导致了较低的脑脊液采样阈值。虽然单纯内窥镜鼻腔手术后颅内感染的发生率和标准颅底手术相似[15]，但术后患者出现发热时，也要注意是否发生颅内感染。插管时间的延长会增加肺炎的发生率，因此插管时间要注意和后组脑神经损伤导致的误吸风险相平衡。

（十一）全身并发症

颅底联合手术时间的增加将会导致全身并发症风险大大增加。应常规应用下肢多普勒超声密切监测血栓。此外，对于微血管皮瓣、脑脊液漏和脑神经病变方面的担忧，早期动员也非常关键。鼻腔恶性肿瘤患者或术前营养不良患者发生上述所有并发症的风险更大，应仔细监测其营养状况。

> **临床要点**
> - 术后鼻出血通常来自蝶腭动脉或筛前动脉的分支。
> - 术后鼻出血可能是颈内动脉假性动脉瘤的早期征象。
> - 患者精神状态的突然变化可能是由于气颅引起的，即使没有临床证据证明脑脊液漏。

参 考 文 献

[1] Koutourousiou M, Fernandez–Miranda JC, Stefko ST, Wang EW, Snyderman CH, Gardner PA. Endoscopic endonasal surgery for suprasellar meningiomas: experience with 75 patients. *J Neurosurg.* 2014;120(6):1326–1339.

[2] Koutourousiou M, Gardner PA, Fernandez–Miranda JC, Paluzzi A, Wang EW, Snyderman CH. Endoscopic endonasal surgery for giant pituitary adenomas: advantages and limitations. *J Neurosurg.* 2013;118(3):621–631.

[3] Koutourousiou M, Gardner PA, Fernandez–Miranda JC, Tyler–Kabara EC, Wang EW, Snyderman CH. Endoscopic endonasal surgery for craniopharyngiomas: surgical outcome in 64 patients. *J Neurosurg.* 2013;119(5):1194–1207.

[4] Yano S, Hide T, Shinojima N, Hasegawa Y, Kawano T, Kuratsu J. Endoscopic endonasal skull base approach for parasellar lesions: Initial experiences, results, efficacy, and complications. *Surg Neurol Int.* 2014;16(5):51.

[5] Zanation AM, Carrau RL, Snyderman CH, et al. Nasoseptal flap reconstruction of high flow intraoperative cerebral spinal fluid leaks during endoscopic skull base surgery. *Am J Rhinol Allergy.* 2009;23 (5):518–521.

[6] McCudden CR, Senior BA, Hainsworth S, et al. Evaluation of high resolution gel β(2)–transferrin for detection of cerebrospinal fluid leak. *Clin Chem Lab Med.* 2013;51(2):311–315.

[7] Rodrigue T, Selman WR. Postoperative management in the neurosciences critical care unit. In: Suarez JI, ed. *Critical Care Neurology and Neurosurgery.* Totowa: Humana Press; 2004:433–448.

[8] Horowitz G, Fliss DM, Margalit N, et al. Association between cerebrospinal fluid leak and meningitis after skull base surgery. *Otolaryngol Head Neck Surg.* 2011;145(4):689–693.

[9] Klastersky J, Sadeghi M, Brihaye J. Antimicrobial prophylaxis in patients with rhinorrhea or otorrhea: a double–blind study. *Surg Neurol.* 1976;6(2):111–114.

[10] Allen KP, Isaacson B, Purcell P, et al. Lumbar subarachnoid drainage in cerebrospinal fluid leaks after lateral skull base surgery. *Otol Neurotol.* 2011;32(9):1522–1524.

[11] Yeo NK, Cho GS, Kim CJ, et al. The effectiveness of lumbar drainage in the conservative and surgical treatment of traumatic cerebrospinal fluid rhinorrhea. *Acta Otolaryngol.* 2013;133(1):82–90.

[12] Schirmer CM, Heilman CB, Bhardwaj A. Pneumocephalus: case illustrations and review. *Neurocrit Care.* 2010;13(1):152–158.

[13] Delgaudio JM, Ingley AP. Treatment of pneumocephalus after endoscopic sinus and microscopic skull base surgery. *Am J Otolaryngol.* 2010;31(4):226–230.

[14] Peak DA, Green TE. Acute orbital compartment syndrome. Medscape. Last updated May 10, 2013.

[15] Kono Y, Prevedello DM, Snyderman CH, et al. One thousand endoscopic skull base surgical procedures demystifying the infection potential: incidence and description of postoperative meningitis and brain abscesses. *Infect Control Hosp Epidemiol.* 2011;32(1):77–83.

第 44 章 外伤性臂丛神经损伤的处理
Management of Traumatic Brachial Plexus Injuries

Zarina S. Ali　Luke Macyszyn　Eric L. Zager　**著**

曾　鹏　张永哲　**译**

张洪钿　**校**

一、神经解剖与手术方法

> **要　点**
>
> - 外伤是儿童和成人臂丛神经损伤的最常见原因。
> - 神经损伤的病理生理与临床表现和诊断结果均相关，并指导治疗方案。
> - 及时恢复运动和感觉功能，减轻疼痛是臂丛神经损伤外科治疗的目标。
> - 在神经根撕脱伤的病例中，通常使用神经移植术，而在节后损伤中，也可以选择神经移植术。
> - 优先恢复的功能包括屈肘和肩部稳定。成人前臂、手腕和手的功能无法完全恢复。

臂丛神经通常由四个颈根和一个胸根组成，包括 C_5、C_6、C_7、C_8 和 T_1（图 44-1）。C_4（前支神经丛）或 T_2（后支神经丛）也可能有神经分支参与[1,2]。具体地说，肩胛背神经源于 C_5 脊神经，支配菱形肌，C_5、C_6、C_7 神经形成的胸长神经支配前锯肌。然后脊神经聚集在一起形成臂丛的不同部分。C5 和 C6 脊神经合并形成上干。C_7 脊神经形成中干。C_8 和 T_1 脊神经连接形成下干。

上干发出一条神经到锁骨下肌，也形成肩胛上神经，支配冈上肌和冈下肌。然后，每条神经干分成前后两股，再形成束。上干产生外侧束（前股）和后束（后股）。外侧束产生胸外侧神经，支配胸大肌锁骨头。中干分为外侧束（前股）和后束（后股）。最后，下干形成后束（后股）和内侧束（前股）。内侧束形成胸内侧神经，支配胸大肌的胸肋头。该束的皮支包括臂内侧皮神经，传递臂的下内侧感觉；臂前内侧皮神经，传递前臂的尺侧感觉。

随后，这些束产生臂丛的终支。具体来说，外侧束分支进入肌皮神经，也有参与正中神经。后入进入腋神经，再形成桡神经。内侧束与正中神经相连，又形成尺神经。每根脊神经对运动和感觉纤维的贡献各不相同，其中 C_5 和 C_6 对运动的贡献最大，C_7 对感觉纤维的贡献最大[3]。

臂丛神经损伤可发生在这些解剖部位神经中的任何一条，并导致各种各样的临床症状。据文献报道，有 10%～20% 的周围神经损伤是臂丛神经损伤，80%～90% 的成人外伤性臂丛神经损伤是由摩托车和汽车事故引起的[4]。外伤性臂丛神经损伤通常是拉伸/牵引损伤或压缩/挤压损伤。有时，尖锐的撕裂伤也可能导致臂丛神经损伤。牵引性损伤发生时，头部与肩部的角度增加，导致上躯干损伤，涉及 C_5 或 C_6 脊神经最常见，也称为 Erb Duchenne 麻痹。C_7 神经有时也会受累，这也被称为扩展性 Erb–Duchenne 麻痹。当手臂在头上被强行外展时，臂丛下部产生的牵引伤，通常累及 C_8 和 T_1，称为 Dejerine–Klumpke 麻痹。

区别节前和节后损伤有重要的临床意义。节

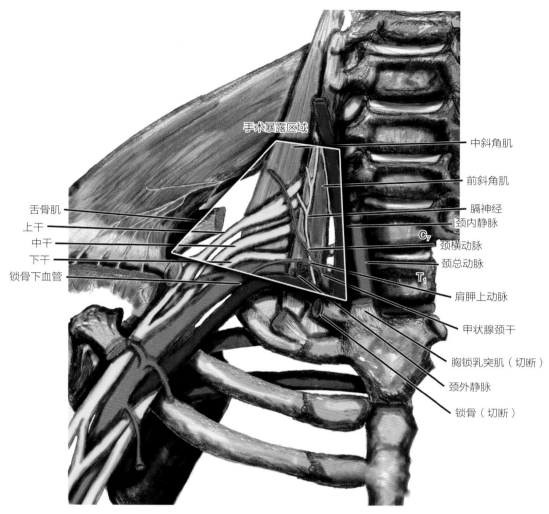

▲ 图 44-1 臂丛神经解剖

经许可转载，引自 Nicholas Zaorsky, MD.

前损伤是指神经根从脊神经节近端的脊髓中被强力撕脱，损伤发生在感觉轴突细胞体所在的背根神经节附近。这是最严重的臂丛神经损伤类型，将可能导致脊髓内运动神经元细胞死亡和中枢神经系统近端感觉轴突不连续。发生这种损伤后，自然康复的可能性很小。C_5、C_6 和 C_7 脊神经在神经外膜和颈横突之间有纤维附着，对撕脱伤有一定的保护作用，而 C_8 和 T_1 处没有这些纤维，因此它们容易受到节前损伤。相反，节后损伤发生在感觉神经细胞体的远端，有神经再生的可能性，这取决于损伤的程度。

神经损伤的病理生理学也是评价臂丛神经损伤的重要内容。Seddon 的神经损伤分类包括神经失用、轴突断裂和神经断裂[6]。Sunderland 根据神经损伤的五个微观病理分级，提出了对损伤程度进行分类，并指导后续的治疗（表 44-1）。最温和的神经损伤形式包括 Sunderland I 型，因轴突髓鞘的损伤引起的局灶性传导阻滞，导致神经麻痹症状。脱髓鞘可能发生，但可以自发恢复。Sunderland II 型损伤，包括更严重的神经损伤，伴有沃勒变性，称为轴突中断。因为神经内膜能够保持完整性，因此能够自发再生。Sunderland III 型损伤，包括神经纤维横断，减少了自发再生的可能性。Sunderland IV 型损伤，包括神经束膜损伤，自发恢复性较小。Sunderland V 型损伤、神经外膜损伤和 Seddon 分类的神经断裂，所有神经元件的完全断裂，神经不能自发再生，如不进行手术干预，预后将较差。

表 44-1　Sunderland 和 Seddon 神经损伤分类

Sunderland 分类	Seddon 分类	组织学表现
I	神经麻痹	局灶性传导阻滞
II	轴突损伤	神经内膜和神经束膜完整
III	轴突损伤	神经束膜完整
IV	轴突损伤	神经外膜完整
V	神经性损伤	所有层都中断

典型的臂丛神经损伤分为四个级别（表 44-2）[7]。1 级损伤包括节前根损伤，如脊髓、根细胞和根损伤。2 级损伤可能是撕脱伤的一部分，但也以神经孔远端或臂丛初级干水平的脊神经断裂为特征。3 级损伤位于锁骨后，累及脊髓，通常保留内侧脊髓。4 级损伤累及脊髓远端。5 级损伤影响臂丛神经的终支。了解损伤程度对外科治疗有重要意义。

表 44-2　臂丛神经损伤的五个级别

级　数	位　置
1 级	锁骨上，累及根部撕脱
2 级	锁骨上，累及孔外脊神经前支损伤，伴或不伴撕脱，或原发干损伤
3 级	锁骨后损伤，通常累及后索或侧索，或两者兼有
4 级	脊髓远端病变
5 级	靠近神经丛起源的终支病变

每种类型的臂丛神经损伤都需要一种独特的重建策略，以实现功能恢复。直到 20 世纪 70 年代，由于缺乏有效的治疗方案，对于臂丛撕脱伤患者，通常都会进行截肢手术。其他策略包括肩、肘和腕关节融合术，具体取决于损伤程度。在节后臂丛神经损伤中，采用保守的"观察和等待"策略来确定是否出现自发的功能恢复。现在，随着影像诊断学和电生理学的进步，大多数外科医生倾向

于早期手术。许多人主张在受伤 3～6 个月后进行探查手术，因为手术延迟往往会导致预后恶化[8,9]。

对于一级损伤或在节前损伤中，神经根撕脱伤是最常见的损伤类型，约 70% 的病例发生神经根撕脱伤[7]。在这些病例中，功能恢复的唯一选择是使用神经移植、游离肌肉移植和其他姑息性方法。神经移植是指取患者其他部位生理上健康的神经，移植到功能更重要但正在退变的远端神经。供体神经近端和远端彻底的松解对于受者不使用移植物的神经直接吻合至关重要。在神经移植的水平上，应尽可能远地切断供体神经分支（供体远端），以减少这些神经纤维到达目标肌肉所需的再生长度。整个神经移植和再生过程称为神经化[10]。供体神经可分为丛外和丛内供体神经两部分。

臂丛外神经移位术的目的是在严重臂丛神经损伤累及多条脊神经的情况下，为重要肌群提供运动神经再生。因此，合适的丛外供体包括臂丛外的运动神经元件，如膈神经、副神经、肋间神经、颈丛深部运动支、舌下神经，以及对侧的 C_7 脊神经[11-13]。也可以利用锁骨上感觉神经、肋间臂神经和肋间感觉神经对正中神经进行丛外感觉神经转移，为瘫痪的手提供感觉[14]。重建 1 级损伤的另一个选择是丛内神经转移。然而，这种方法只有在部分丛性撕脱伤中才有可能。在这种情况下，来自健康的臂丛神经终支的纤维被转移到撕脱根的远端神经节段。这种方法高度依赖于术中发现供体神经的可用性，以及患者的临床状态和功能水平。一些更常用的神经移植包括在上干撕脱伤的情况下，将副神经转移到肩胛上神经[9]；将部分尺神经转移到肌皮神经的肱二头肌支（Oberlin 手术）恢复肘部功能；胸内侧神经 - 肌皮神经移位和桡神经 - 三头肌 - 腋神经移位术修复三角肌功能[16-18]。在全神经根撕脱伤的情况下，使用带血管的尺神经进行移植，将对侧 C_7 转移到正中神经，以恢复手的某些功能[19]。利用肋间神经转移到肌皮神经，以及膈神经转移到肩胛上神经，用于恢复肘关节屈曲和肩外展[20]。一

些人还主张优先使用移植物来恢复关键的运动功能，但这并不被普遍接受[21]。

自由肌转移（free muscle transfer，FMT）是一种利用微血管和微神经网与失神经运动神经吻合的肌肉转移[22]，包括背阔肌（胸背神经）、股直肌（股神经）和股薄肌（闭孔神经前段）。股薄肌肌皮 FMT 是臂丛重建中最常用的供体肌肉，因为它的肌腱长度很长（有可能恢复肘部屈曲、手腕伸展或手指弯曲）[23-25]。因为 FMT 必须由健康的神经支配，所以两条肋间运动神经或脊髓副神经通常被用来驱动股薄肌皮瓣。近端把股薄肌被固定在锁骨上，远端把股薄肌腱被编织成二头肌腱。股薄肌 FMT 中至少有 79% 能达到 4 级屈肘[26]。局部肌肉转移也用于臂丛神经损伤修复，但其结果与术前供体肌肉力量直接相关，但供体肌肉力量在广泛的臂丛神经损伤中常常受损[12]。

肌腱转移也很有用，主要用于促进肩部稳定和改善肘关节屈曲[27]。然而，存在许多局限性。例如，这种方法不能恢复感觉和某些运动功能。此外，手术涉及较大面积的损伤，术后会出现明显的瘢痕和粘连。肌腱断裂、张力不足和拉伸等并发症也是难题[10]。

对于主要累及神经节后的 2～4 级损伤，臂丛神经成分常因神经瘤样和致密瘢痕组织的形成而中断。如果存在相关的 1 级损伤，重建方案包括神经松解、神经修复、神经移植，甚至神经转移。当神经损伤是连续性时，因为存在一些健康的轴突，并且能够进行自发恢复，因此可以选择神经松解术。可以选择在神经外膜周围进行外部神经松解术，也可以进行内部神经松解术（进行束间剥离）。在臂丛损伤中，通常进行外部神经松解术，使神经元从周围受压的结缔组织和肌肉瘢痕中松解出来。神经束转移，如 Oberlin 手术，需要内部神经松解。

只有在干净、尖锐的穿透性损伤后，才有可能直接修复神经，并且应该进行急诊修复，以获得最佳的功能恢复机会。这通常包括直接缝合切断的神经残端（图 44-2 和图 44-3）。在某些情况下，神经的锯齿状裂伤可以标记为延迟修复，这允许在必要时对受伤的神经残端进行适当的修剪和移植。

神经移植术于 1963 年[28]由 Seddon 提出，至今仍是臂丛重建手术中最常用的技术。最常用的是来自供者自体部位的游离神经移植，如腓肠神经移植（图 44-4）。手臂和前臂的内侧皮神经、桡神经和大腿的隐神经有时也被使用。神经移植术后的效果在很大程度上取决于移植的长度、干预的时间、伤口是否有瘢痕组织、使用的移植数量[14]。因为没有张力而不能直接缝合破裂的神经末梢时，也可以使用插入式移植物修复神经末梢。交叉神经移植的常见例子包括 C_5 脊

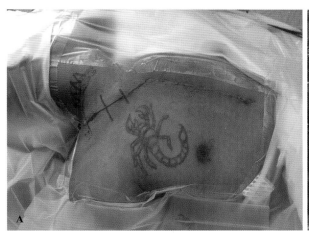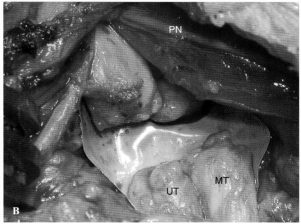

▲ 图 44-2　患者 26 岁，右颈和胸部（A）有刺伤，因血管损伤接受了急诊纵隔探查，随后进行了臂丛探查（B），发现 UT 和 MT 撕裂

PN. 膈神经；UT. 上干；MT. 中干

神经与肩胛上神经或腋神经（用于肩外展）、C_6 与肌皮神经（用于肘关节屈曲）和 C_7 与三头肌或桡神经（用于肘关节伸展和腕关节伸展）的吻合 [12]。因为供体神经移植物通常有限，所以也可使用自体组织，如静脉移植和人工导管 [29, 30]。然而，自体神经移植仅可改善预后 [31]。

臂丛神经的手术入路多种多样，包括锁骨上前入路、锁骨下入路和锁骨后入路。在这里，作者描述了锁骨上前入路，因为它是外科医生最常用的方法 [32]。全身麻醉采用短效神经肌肉阻滞诱导，以便随后进行神经监测。患者仰卧，在同

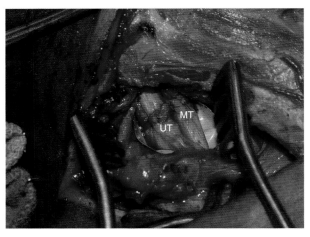

▲ 图 44-3　上干（**UT**）和中干（**MT**）撕裂伤患者的缝合和纤维蛋白胶修复

（接图 42.2）

侧肩胛骨下用标准的肩卷固定，头部朝向对侧，可置于头圈上，床头升高 15°～20°。同侧颈部、胸部、上肢和双侧下肢（在外伤的情况下可能进行腓肠神经移植）应做好准备，并将上肢搭在臂板桌上。外科医生要求能够在手术中自由地操纵手臂的位置。将针式肌电图（electromyogram，EMG）电极置于上肢适当的肌肉中，用复合运动动作电位（compound motor action potentials，CMAP），也可以使用体感和运动诱发电位。钩状电极应可用于神经动作电位（nerve action potential，NAP）监测。

切口平行于锁骨，位于颈后三角底部的自然皮肤皱褶处（图 44-5）。一些外科医生更喜欢 L 形切口，垂直的 L 边覆盖在胸锁乳突肌（sternocleidomastoid muscle，SCM）的后缘。锐利地切开颈阔肌。然后到颈后三角，该三角由脊髓后缘内侧、斜方肌前缘外侧和锁骨下缘围成。切口沿着 SCM 的后缘进行，其与锁骨交叉的侧面可被充分显露。锁骨上脂肪垫沿锁骨内侧和下缘分布，并向外侧收缩。颈横动脉和静脉在这个水平可被识别，术中可能是收缩的、结扎的或横断的。然后，可见舌骨肌的后腹部。淋巴管可以用双极电凝，也可以结扎。在 SCM 向内侧收缩和脂肪垫向外侧收缩后，膈神经在前斜角肌（anterior scalene muscle，ASM）薄筋膜下的表面可被识别出来。膈神经在 ASM 上方下降时，经

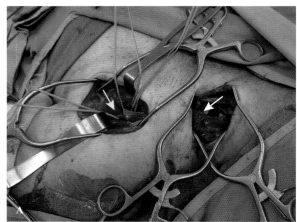
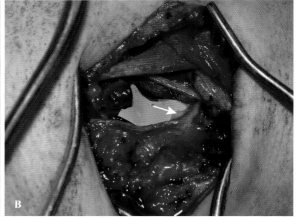

▲ 图 44-4　**A**. 因滑雪致外伤的 **20** 岁男性患者的术中视图，他接受了左 C_5 至肌皮（黄箭）腓肠神经移植（白箭）和左 C_5 至腋窝神经腓肠神经移植。锁骨上切口在图的右侧，锁骨下切口在图的左侧。**B**. 同一患者，在高倍视野下显示左 C_5 锁骨上部分至腓肠神经肌皮移植（白箭）

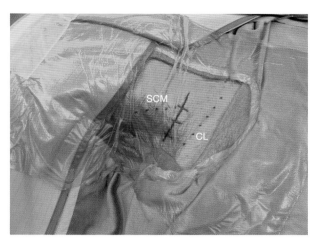

▲ 图 44-5　右锁骨上臂丛神经探查，计划皮肤切口（实线），标记胸锁乳突肌外侧缘（SCM）和锁骨上缘（CL）（虚线）作为进入颈部后三角的路径

常是从外侧到内侧走形的。在严重创伤的情况下，膈神经最初可能看不到，需要电刺激来诱发半膈肌收缩来发现。应注意保护这一脆弱的神经结构，以避免受伤。膈神经是识别 C_5 脊神经的重要标志。

上干在 ASM 的侧面，C_5 脊神经可与 C_6 脊神经连接形成上干。显露中、下干需要显露出 C_7、C_8 和 T_1 脊神经。这可以通过分割或切除 ASM 来实现，中斜角肌也可以到达第一肋骨。这些解剖标志必须细心区分。锁骨下动脉位于 ASM 的下方，需要小心分离和保护这根血管及其分支，以免其损伤。切除位于下颈椎横突和顶叶胸膜之间的胸膜上膜（Sibson 筋膜），可以进入 C_8 和 T_1 脊神经和下干。根据损伤程度，对所有神经丛成分进行广泛的神经松解（360° 解剖）。在外伤病例中，对锁骨远端和下方的神经干进行分离，以确定前后分支和肩胛上神经。在这些病例中，经常需要通过三角肌沟显露锁骨下臂丛神经。

记录 CMAP 以确认每个神经元件并显示功能。外科医生可以通过观察创伤记录 NAP，以确定内束断裂和轴突再生的程度。由于大约 90% 的病例能够自发恢复功能，所以在进行神经外松解术后，不应切除 NAP 阳性的病变[33]。

手术完成时，用生理盐水浸润伤口，麻醉医生进行 Valsalva 动作检查是否漏气，如果漏气则

表明有气胸。闭合前用双极仔细的电凝止血。因为乳糜胸可能是一个主要的并发症，外科医生也应该仔细检查淋巴液的渗漏。引流管是可选择放与不放的。颈阔肌和皮下用间断的 3～0 薇乔线缝合，然后用 4～0 皮肤可吸收缝线缝合。切口用敷料覆盖 24h。在神经修复的情况下，将手臂放在吊带中 3 周，然后在经验丰富的理疗师的监督下，在一定范围内进行渐进性运动训练。

二、围术期注意事项

> **要　点**
>
> ◆ 影像学检查和电生理学检查与患者的临床检查结合研究，以确定最佳治疗方案。
> ◆ 术中神经电生理学评估可指导外科医生评估手术干预的类型和范围。
> ◆ 外伤性臂丛神经探查和重建的最佳时机存在争议，但早期确诊损伤并转诊给神经外科医生，可能对功能恢复有重大影响。

臂丛神经重建术需要详细的术前和围术期评估。通常，影像学检查和电生理学检查用于补充患者的临床检查。在影像学研究中，脊髓 CT 诊断神经根撕脱伤的敏感度为 85%，特异度为 95%[34]。更先进的磁共振成像也被用来诊断神经根撕脱伤和确定臂丛神经损伤的位置[35]。胸部 X 线片有助于显示肋骨骨折，这表明可能有肋间神经受损，限制了它们作为神经移植潜在供体的使用。此外，吸气和呼气视图可以用来评估膈肌麻痹。

> **要　点**
>
> ◆ 外伤性臂丛神经损伤及处理
> 　➢ 选择合适的患者，通过详细的病史和体格检确定病变的位置，仍是周围神经手术成功的最关键因素。

> ➤ 适当的诊断检查，包括肌电图和影像学检查，对于确定手术时机和方法至关重要。
>
> ➤ 对所有损伤的臂丛神经成分进行彻底解剖，并进行术中电生理检查，以确定神经松解、神经移植和（或）神经转移的最佳手术方法。
>
> ➤ 在显露锁骨上臂丛神经时，膈神经特别容易受到牵拉损伤。

神经电生理检查可以帮助临床确定哪些神经受损，损伤的位置和再生的可能性。基线肌电图和神经传导检查通常在损伤后 3～4 周进行。在肌电图检查中，失神经肌肉表现出正的锐利波，沃勒变性纤维沿着受损的运动神经出现。在神经功能可能恢复之前，肌电图还可以识别神经的再生潜力（新生运动单位、多相动作电位）。因为这些发现意味着可能能够自发恢复，所以建议在手术前进行重复的神经电生理检查。节前损伤也可以在电生理学上被识别，靠近背根神经节的损伤将保留远端的感觉轴突。因此，尽管感觉丧失，但感觉神经动作电位（sensory nerve action potentials，SNAP）仍可以得以保留。类似地，在缺乏自主运动单位的情况下出现短声提示节前损伤。

术中电生理检查在臂丛神经重建手术中具有重要价值。在手术过程中可以对臂丛神经进行电刺激，使外科医生了解特定神经纤维的健康或退化情况。在神经与神经瘤粘连的情况下，神经动作电位监测在外科医生决定是进行外部神经松解术还是进行切除神经瘤或神经移植术时显得至关重要。简单地说，神经动作电位监测是通过在神经瘤的近端和远端各使用一个电极来实现的，以此来定量评估存活神经纤维的数量[36, 37]。通过保留神经动作电位，超过 90% 的患者将在临床康复上受益[33]。术中神经电刺激也可用于神经移植手术中，以确定供体神经束功能正常，并确认受体神经纤维无功能。

在围术期确定手术的目标和时机是臂丛神经重建的一个最关键方面。鉴于在许多情况下，几乎没有功能性神经元件存在，功能恢复的优先顺序变得至关重要。许多作者主张肘关节屈曲和肩部稳定是改善预后的最先优先事项[12]。次要优先事项包括手部感觉、手腕和手指伸展和屈曲。因为手功能恢复潜能很小，在成人臂丛神经重建中很少被优先考虑。而这些优先考虑事项在婴幼儿身上是完全不同的。

关于手术时机，在成人和儿童人群中进行超早期的神经转移和（或）神经移植是研究的热点[38-44]。有强有力的证据表明，越早进行神经修复或移植手术，目标神经的重建、神经再生和神经肌肉功能恢复越有效。这种积极的方法得到了因轴突切开导致神经元死亡的自然史的支持。更重要的是在动物模型的节前损伤中，高达 80% 的运动神经元细胞死亡[45]。早期修复策略依赖于创伤外科医生和重症监护人员的协调，以确定患者是否具有快速神经损伤倾向，是否有菱形肌和前锯肌功能丧失导致的临床连枷臂，是否有霍纳综合征、严重神经性疼痛和相关损伤（如第一肋骨或锁骨骨折或锁骨下血管损伤）的证据。这些患者通常需要早期咨询周围神经外科医生，以确定早期臂丛神经探查或神经转移的适应证。臂丛神经修复延迟常见的原因之一是存在其他相关的严重损伤，这可能会分散对严重臂丛神经损伤的诊断。因为干预时机对功能恢复有重大影响，因此重症监护室（intensive care unit，ICU）的多学科护理团队应加强对周围神经损伤患者的及时识别。

三、术后并发症

要 点

- 大多数臂丛手术术后并发症涉及伤口愈合和手术部位，以及供体神经部位的感染。
- 术后胸部 X 线检查是评估医源性膈神经损伤的必要手段。

◆ 应就手术失败的风险向患者仔细说明：手术失败的风险可能高达 40%。
◆ 臂丛神经损伤引起的神经病理性疼痛最好通过药物联合治疗，可能需要疼痛科转诊管理。

尽管大多数患者术后不需要入住 ICU，但在患者术后恢复期间，有一些并发症必须详细评估和尽量避免（框 44-1）。臂丛神经手术的大多数并发症与其他手术没有显著不同，包括伤口延迟愈合和（或）感染，尤其是腓肠神经切除切口。并发症在高危人群中更为常见，包括糖尿病和肾衰竭患者。放置引流管可以减少手术区的积液和血肿的发生。术后立即进行胸部 X 线检查是必要的，以评估是否有同侧膈神经损伤而导致的气胸和膈肌抬高。如果出现上述任何一种并发症，可能需要将患者转移到 ICU 进行呼吸监测和（或）放置胸导管。

框 44-1　臂丛神经重建术后并发症
• 锁骨下动脉或静脉损伤 • 进一步加重臂丛神经损伤 • 膈神经损伤 • 术后无改善 / 持续性功能障碍 • 气胸 • 乳糜胸 • 供体神经部位病变 • 神经病理性疼痛，灼痛 • 伤口延迟愈合 / 感染

供区神经损伤也是臂丛神经重建手术中公认的并发症。例如，肋间神经移位与胸膜撕裂有关（因神经牵拉导致），约 9% 的患者发生这种情况[46]。症状性胸腔积液、急性呼吸窘迫综合征和血肿的形成较少发生，但可能有更严重的后遗症。其他

的手术并发症包括乳糜胸、灼痛和神经丛的进一步损伤（包括完全瘫痪和完全感觉丧失）。其他少见但严重的并发症，包括锁骨下动脉和静脉损伤，这种术中并发症通常在手术时就会被发现和处理。术中广泛的动脉切开可能需要血管外科会诊。

有人认为臂丛神经重建术后最严重的并发症之一就是手术失败。文献报道只有大约 60% 的臂丛神经损伤患者的功能得到改善，包括那些在经验丰富的中心接受治疗的患者。具体来说，65%～72% 肋间至肌皮神经移位的患者获得 M_3 或更大的肱二头肌功能[47, 48]。77% 脊髓副神经移位至肌皮神经的患者产生大于 M_3 功能，大于或等于 M_4 功能的患者占 29%[48]。Oberlin 手术有非常好的结果，包括 85% 的患者恢复 M_3 或更大的肱二头肌力量，最新的数据显示 94% 患者恢复 M_4 或更大的力量[15]。对于肩外展和屈曲，在 60° 外展时，80% 的副神经转移肩胛上神经的患者能够获得大于或等于 M_3 的功能[47]。通过第二次神经移位后，桡神经三头肌支至腋神经的外展度增加，28 个月内平均外展度达到 124°[18]。尽管取得了一些很好的结果，但许多患者仍然残疾，以前能够工作的人中有一半仍然是残疾人。

神经性疼痛在臂丛神经损伤后很常见，可以持续到神经再生完成[49, 50]。联合交感神经药物、抗炎药、抗癫痫药（如加巴喷丁和普瑞巴林）、抗抑郁药和麻醉药可用于重度疼痛。疼痛科转诊通常适用于撕脱伤患者，因为他们可能需要高剂量的麻醉药和程序性干预（星状神经节阻滞、周围神经刺激器和背柱刺激器）[50-53]。随着时间的推移，3 年内 80% 的患者完全从神经性疼痛中恢复[54]。在严重的病例中，撕脱性疼痛可以通过损伤脊髓的背根入口区进行手术治疗[55]。

参 考 文 献

[1] Büyükmumcu M, Ziylan T, Uysal II, et al. Brachial plexus variations in human fetuses. *Neurosurgery*. 2003;53(3):676–684. discussion 84. Epub 2003/08/29.
[2] Kerr AT. The brachial plexus of nerves in man, the variations in its formation and branches. *Am J Anat*. 1918;23:285–395.
[3] Ferrante MA, Wilbourn AJ. The utility of various sensory nerve conduction responses in assessing brachial plexopathies. *Muscle Nerve*. 1995;18(8):879–889. Epub 1995/08/01.
[4] Flores LP. Epidemiological study of the traumatic brachial plexus injuries in adults. *Arq Neuropsiquiatr*. 2006;64(1):88–94. Epub 2006/04/20.

[5] Seddon HJ. Three types of nerve injury. *Brain*. 1943;66:237–288.

[6] Sunderland S. A classification of peripheral nerve injuries producing loss of function. *Brain*. 1951;74(4):491–516. Epub 1951/12/01.

[7] Narakas AO. The treatment of brachial plexus injuries. *Int Orthop*. 1985;9(1):29–36. Epub 1985/01/01.

[8] Bertelli JA, Ghizoni MF. Results and current approach for Brachial Plexus reconstruction. *J Brachial Plex Peripher Nerve Inj*. 2011;6 (1):2. Epub 2011/06/17.

[9] Narakas AO, Hentz VR. Neurotization in brachial plexus injuries. Indication and results. *Clin Orthop Relat Res*. 1988;237:43–56. Epub 1988/12/01.

[10] Fox IK, Mackinnon SE. Adult peripheral nerve disorders: nerve entrapment, repair, transfer, and brachial plexus disorders. *Plast Reconstr Surg*. 2011;127(5):105e–118e. Epub 2011/05/03.

[11] Gu Y, Xu J, Chen L, et al. Long term outcome of contralateral C7 transfer: a report of 32 cases. *Chin Med J (Engl)*. 2002;115(6):866–868. Epub 2002/07/19.

[12] Giuffre JL, Kakar S, Bishop AT, et al. Current concepts of the treatment of adult brachial plexus injuries. *J Hand Surg Am*. 2010;35 (4):678–688. quiz 88. Epub 2010/04/01.

[13] Chuang DC. Neurotization procedures for brachial plexus injuries. *Hand Clin*. 1995;11(4):633–645. Epub 1995/11/01.

[14] Chuang DC. Brachial plexus injury: nerve reconstruction and functioning muscle transplantation. *Semin Plast Surg*. 2010;24 (1):57–66. Epub 2011/02/03.

[15] Oberlin C, Beal D, Leechavengvongs S, et al. Nerve transfer to biceps muscle using a part of ulnar nerve for C5–C6 avulsion of the brachial plexus: anatomical study and report of four cases. *J Hand Surg Am*. 1994;19(2):232–237. Epub 1994/03/01.

[16] Leechavengvongs S, Witoonchart K, Uerpairojkit C, et al. Combined nerve transfers for C5 and C6 brachial plexus avulsion injury. *J Hand Surg Am*. 2006;31(2):183–189. Epub 2006/02/14.

[17] Witoonchart K, Leechavengvongs S, Uerpairojkit C, et al. Nerve transfer to deltoid muscle using the nerve to the long head of the triceps, part I: an anatomic feasibility study. *J Hand Surg Am*. 2003;28 (4):628–632. Epub 2003/07/25.

[18] Leechavengvongs S, Witoonchart K, Uerpairojkit C, et al. Nerve transfer to deltoid muscle using the nerve to the long head of the triceps, part II: a report of 7 cases. *J Hand Surg Am*. 2003;28(4):633–638. Epub 2003/07/25.

[19] Gu YD, Zhang GM, Chen DS, et al. Seventh cervical nerve root transfer from the contralateral healthy side for treatment of brachial plexus root avulsion. *J Hand Surg Br*. 1992;17(5):518–521. Epub 1992/ 10/01.

[20] Gu YD, Wu MM, Zhen YL, et al. Phrenic nerve transfer for treatment of root avulsion of the brachial plexus. *Chin Med J (Engl)*. 1990;103 (4):267–270. Epub 1990/04/01.

[21] Nichols CM, Brenner MJ, Fox IK, et al. Effects of motor versus sensory nerve grafts on peripheral nerve regeneration. *Exp Neurol*. 2004;190 (2):347–355. Epub 2004/11/09.

[22] Tamai S, Komatsu S, Sakamoto H, et al. Free muscle transplants in dogs, with microvascular neurovascular anastomoses. *Plast Reconstr Surg*. 1970;46(3):219–225. Epub 1970/09/01.

[23] Chuang DC. Functioning free muscle transplantation for brachial plexus injury. *Clin Orthop Relat Res*. 1995;314:104–111. Epub 1995/05/01.

[24] Doi K. Management of total paralysis of the brachial plexus by the double free–muscle transfer technique. *J Hand Surg Eur Vol*. 2008;33(3):240–251. Epub 2008/06/20.

[25] Shin AY, Spinner RJ, Steinmann SP, et al. Adult traumatic brachial plexus injuries. *J Am Acad Orthop Surg*. 2005;13(6):382–396. Epub 2005/10/15.

[26] Bishop AT. Functioning free–muscle transfer for brachial plexus injury. *Hand Clin*. 2005;21(1):91–102. Epub 2005/01/26.

[27] Chen WS. Restoration of elbow flexion by modified Steindler flexorplasty. *Int Orthop*. 2000;24(1):43–46. Epub 2000/04/25.

[28] Seddon HJ. Nerve grafting. *J Bone Joint Surg Br*. 1963;45:447–461. Epub 1963/08/01.

[29] Chiu DT. Autogenous venous nerve conduits. A review. *Hand Clin*. 1999;15(4):667–671. ix. Epub 1999/11/24.

[30] Chiu DT, Strauch B. A prospective clinical evaluation of autogenous vein grafts used as a nerve conduit for distal sensory nerve defects of 3 cm or less. *Plast Reconstr Surg*. 1990;86(5):928–934. Epub 1990/ 11/01.

[31] Whitlock EL, Tuffaha SH, Luciano JP, et al. Processed allografts and type I collagen conduits for repair of peripheral nerve gaps. *Muscle Nerve*. 2009;39(6):787–799. Epub 2009/03/18.

[32] Tender GC, Kline DG. Anterior supraclavicular approach to the brachial plexus. *Neurosurgery*. 2006;58(4 suppl 2) ONS–360–4; discussion ONS–4–5. Epub 2006/04/04.

[33] Kline DGHA. *Nerve Injuries: Operative Results for Major Nerve Injuries, Entrapments, and Tumors*. Philadelphia, PA: WB Saunders; 1995.

[34] Carvalho GA, Nikkhah G, Matthies C, et al. Diagnosis of root avulsions in traumatic brachial plexus injuries: value of computerized tomography myelography and magnetic resonance imaging. *J Neurosurg*. 1997;86(1):69–76. Epub 1997/01/01.

[35] Yoshikawa T, Hayashi N, Yamamoto S, et al. Brachial plexus injury: clinical manifestations, conventional imaging findings, and the latest imaging techniques. *Radiographics*. 2006;26(suppl 1):S133–S143. Epub 2006/10/20.

[36] Kline DG, Happel LT. Penfield Lecture. A quarter century's experience with intraoperative nerve action potential recording. *Can J Neurol Sci*. 1993;20(1):3–10. Epub 1993/02/01.

[37] Flores LP. The importance of the preoperative clinical parameters and the intraoperative electrophysiological monitoring in brachial plexus surgery. *Arq Neuropsiquiatr*. 2011;69(4):654–659. Epub 2011/08/31.

[38] Little KJ, Zlotolow DA, Soldado F, et al. Early functional recovery of elbow flexion and supination following median and/or ulnar nerve fascicle transfer in upper neonatal brachial plexus palsy. *J Bone Joint Surg Am*. 2014;96(3):215–221. Epub 2014/02/07.

[39] Mohammad–Reda A. Early post–operative results after repair of traumatic brachial plexus palsy. *Turk Neurosurg*. 2013;23(1):1–9. Epub 2013/01/25.

[40] Duclos L, Gilbert A. Obstetrical palsy: early treatment and secondary procedures. *Ann Acad Med Singapore*. 1995;24(6):841–845. Epub 1995/11/01.

[41] Kawabata H, Masada K, Tsuyuguchi Y, et al. Early microsurgical reconstruction in birth palsy. *Clin Orthop Relat Res*. 1987;215:233–242. Epub 1987/02/01.

[42] Alanen M, Halonen JP, Katevuo K, et al. Early surgical exploration and epineural repair in birth brachial palsy. *Z Kinderchir*. 1986;41 (6):335–337. Epub 1986/12/01.

[43] Terzis JK, Vekris MD, Soucacos PN. Outcomes of brachial plexus reconstruction in 204 patients with devastating paralysis. *Plast Reconstr Surg*. 1999;104(5):1221–1240. Epub 1999/10/08.

[44] Jivan S, Kumar N, Wiberg M, et al. The influence of pre–surgical delay on functional outcome after reconstruction of brachial plexus injuries. *J Plast Reconstr Aesthet Surg*. 2009;62(4):472–479. Epub 2008/05/20.

[45] Koliatsos VE, Price WL, Pardo CA, et al. Ventral root avulsion: an experimental model of death of adult motor neurons. *J Comp Neurol*. 1994;342(1):35–44. Epub 1994/04/01.

[46] Kovachevich R, Kircher MF, Wood CM, et al. Complications of intercostal nerve transfer for brachial plexus reconstruction. *J Hand Surg Am*. 2010;35(12):1995–2000. Epub 2010/11/26.

[47] Songcharoen P, Wongtrakul S, Spinner RJ. Brachial plexus injuries in the adult. nerve transfers: the Siriraj Hospital experience. *Hand Clin*. 2005;21(1):83–89. Epub 2005/01/26.

[48] Merrell GA, Barrie KA, Katz DL, et al. Results of nerve transfer techniques for restoration of shoulder and elbow function in the context of a meta–analysis of the English literature. *J Hand Surg Am*. 2001;26 (2):303–314. Epub 2001/04/03.

[49] Schwartzman RJ, Maleki J. Postinjury neuropathic pain syndromes. *Med Clin North Am*. 1999;83(3):597–626. Epub 1999/07/01.

[50] Merritt WH. The challenge to manage reflex sympathetic dystrophy/ complex regional pain syndrome. *Clin Plast Surg*. 2005;32 (4):575–604. vii–viii. Epub 2005/09/06.

[51] Bittar RG, Teddy PJ. Peripheral neuromodulation for pain. *J Clin Neurosci*. 2009;16(10):1259–1261. Epub 2009/07/01.

[52] Novak CB, Mackinnon SE. Outcome following implantation of a peripheral nerve stimulator in patients with chronic nerve pain. *Plast Reconstr Surg*. 2000;105(6):1967–1972. Epub 2000/ 06/06.

[53] North R, Shipley J, Prager J, et al. Practice parameters for the use of spinal cord stimulation in the treatment of chronic neuropathic pain. *Pain Med*. 2007;8(suppl 4):S200–S275. Epub 2007/11/13.

[54] Zorub DS, Nashold Jr BS, Cook Jr WA. Avulsion of the brachial plexus. I.A review with implications on the therapy of intractable pain. *Surg Neurol*. 1974;2(5):347–353. Epub 1974/09/01.

[55] Friedman AH, Nashold Jr BS, Bronec PR. Dorsal root entry zone lesions for the treatment of brachial plexus avulsion injuries: a follow–up study. *Neurosurgery*. 1988;22(2):369–373. Epub 1988/02/01.

第六部分
特殊重症监护室并发症
Specific Intensive Care Unit Complications

第45章　神经外科术后苏醒延迟
Delayed Emergence after Neurosurgery

Anurag Tewari　Rafi Avitsian　Edward M. Manno　**著**

王华松　**译**

张洪钿　**校**

一、概述

"结束的时候其实还没有结束"，这句话可能是这个话题的一个很好的开场白。和飞行需要成功着陆一样，麻醉需要周密的计划和管理。虽然对麻醉医生的共同理解是"让我入睡的医生"，但我们也不应该忘记他（她）在术后"唤醒我"的角色。

苏醒是一种逐渐恢复到麻醉诱导之前的精神和身体能力的过程。苏醒是一个积极的过程，在确保充分的镇痛（第四个成分）的同时，麻醉的四个组成部分的前三个部分（失忆、催眠和肌肉放松）同时被逆转。在前面的定义中，一个重要的部分是术语渐进。然而，神经外科手术后的及时苏醒对于证明手术的成功和安全性是重要的。其目标是使患者在医学上保持稳定，保持清醒和警觉、自主呼吸，并保持足够的气道。因此，苏醒延迟，即比预期的苏醒时间要长，可以提醒麻醉医生及早诊断颅内并发症。

停止镇静后，患者应迅速恢复苏醒和警觉。苏醒延迟通常被描述为在神经外科手术后20～30min没有恢复意识。尽管开颅术后可怕的并发症之一，即颅内出血可能表现为迟发苏醒，但仍有其他原因需要快速诊断和治疗。出于本章的目的，当讨论复苏延迟时，作者将参考那些不是故意延迟全身麻醉和拔管后苏醒的病例。这一章将首先回顾确定神经外科手术后苏醒和拔管最佳时间的麻醉目标和考虑因素；然而，主要的焦点将是用一个系统的方法来诊断和治疗神经外科手术术后患者的苏醒延迟。

二、神经外科术后苏醒

要　点

◆ 控制神经外科手术后苏醒对手术的成功很重要。

◆ 苏醒得太快会导致继发性并发症。

◆ 在某些情况下可能需要延迟苏醒和拔管。

神经外科手术后的苏醒应该得到迅速和良好的控制。这些特征似乎是不相容的，但最近的药理学进展却提供了新的麻醉辅助手段，在一个平稳的方式和最小的血流动力学改变的基础上，早期检查麻醉患者的神经系统变化。手术后的一个特殊问题是咳嗽，气管插管引起的咳嗽可导致一系列血流动力学变化，导致颅内压（intracranial pressure，ICP）、静脉压和动脉压的快速升高。在残留麻醉药干扰脑自我调节的患者中，高血压（hypertension，HTN）可导致脑充血，并可能导致术后脑突破性出血。因此，在苏醒时稳定的血流动力学是一个重要的目标。

在苏醒的早期阶段，吸氧和机械通气仍然不是最佳选择。低通气可能导致呼吸性酸中毒，随即出现脑水肿和颅内压增高，在术中高通气呼吸支持下，这个情况可能会更加严重。

在怀疑有神经外科并发症的情况下，可能需要延迟麻醉苏醒。在这种情况下，需要延迟苏醒，以更好地控制血流动力学和通气生理学。在一项大型前瞻性研究中，54.5% 的患者在接受神经外科手术后至少出现了一例并发症。恶心或呕吐（38%）是最常见的并发症，其次是心血管系统（6.7%）、神经系统（5.7%）和呼吸系统（2.8%）并发症[1]，其他回顾性研究报道主要并发症的发生率为 13%～27.5%[2-4]。

草率、不加控制地拔管比缓慢、有控制地拔管可能引起更高的并发症。在一项前瞻性研究中，Magni 等[5] 报道了 162 例患者中的 92 例（57%）出现并发症，其中呼吸障碍（28%）是最常见的不良事件。他们证实，鉴于术后不良事件的高发生率，神经外科手术后的恢复期对患者来说仍然是一个非常危险的时期。这些事件似乎与麻醉策略无关。Li 等[6] 回顾性分析了神经外科常见并发症，发现手术前 2h 并发症发生率较高（52.7%）。在对普通儿科神经外科的前瞻性回顾中，Lindert 等[7] 报道并发症发生率为 20.2%，其中 2.7% 发生在手术中，17.5% 发生在术后。

由于早期并发症的发生率较高，术后延长镇静和呼吸机使用时间，在一些神经外科中心手术术后比较常见。在德国一个的神经手术麻醉中心，39% 的脑肿瘤术后患者都会延长机械通气的时间[8]。

如果手术时间较长（>6h）、切除肿瘤较大、脑神经损伤（特别是第Ⅸ、第Ⅹ和第Ⅻ对脑神经）、术中并发症、体温过低或出现严重的呼吸或心血管并发症，则可能需要延迟拔管[9]（表 45-1）。Manninen 等在一项前瞻性研究中指出，11% 的患者术后插管超过 4h[1]。Cai 等[10] 在一项前瞻性研究中报道了近一半的患者延迟拔管。他们认为脑干手术和下脑神经功能障碍是延迟拔管的主要因素[10]。

表 45-1　苏醒延迟的全身性及颅脑性原因

全身性	颅脑性
低体温（T＜35℃）	术前意识性改变
高血压（SBP＞150mmHg）	脑肿胀、脑疝、中线移位
低血压性血流量减少	脑缺血、脑梗死、脑出血
血细胞比容（＜25%）	手术时间＞6h
低氧血症或者高碳酸血症	颅后窝手术，损失后组脑神经（第Ⅸ、第Ⅹ、第Ⅻ对脑神经）
无效的机械通气	癫痫
低渗透压（＜280mOsmol/kg）	
残余的神经肌肉阻滞	
基础代谢紊乱	

SBP. 收缩压

三、苏醒延迟的治疗

要　点

- 对于麻醉后苏醒缓慢的神经外科患者，应采取全身性的方法。
- 苏醒延迟出现的原因可分为术前、术中或术后原因。
- 以前的医疗状况、药物治疗或习惯性使用药物或非处方补品可能会使神经外科手术复杂化。
- 药物的长期药理作用可能导致苏醒的延迟。
- 术后早期诊断神经系统并发症是限制脑并发症和改善预后的重要步骤。

一个有效的方法是找出所有可能导致意识恢复慢于预期的原因以及术前通气和血流动力学状况。延迟出现的原因可分为术前、术中和术后原因。

（一）术前原因

神经外科手术患者的术前精神状态和认知功

能可能是术后精神敏锐度最重要的预测因子。术前神经和精神状态评估和记录是决定麻醉方案的重要部分。在评估过程中，应确定可能影响术后麻醉恢复速度的基线条件。

麻醉药量也必须根据年龄调整；如果不这样做，可能会导致过量使用麻醉药和缓慢恢复[11]。老年患者也更容易发生术后谵妄。年龄也会影响围术期使用的任何药物的药代动力学[12]。

麻醉深度和苏醒的另一个重要决定因素是围术期酒精和娱乐性药物的使用。慢性酒精中毒可增加患者对挥发性麻醉药的需求，其定义为挥发性麻醉药的最小肺泡浓度（minimal alveolar Concentration，MAC），在 50% 的患者中，该浓度可抑制疼痛刺激时的运动。相反，急性酒精中毒会降低 MAC 值。长期使用阿片类药物也会改变受体对麻醉药的敏感性，导致对这些药物的需求增加。

使用非处方药物和一些草药补充剂也会影响发病（表 45-2）[13]。卡瓦－卡瓦可增强巴比类和苯二氮类药物的作用，并导致过度镇静。见棕榈可改变苯二氮类药物（如阿普唑仑）或右美沙芬的药代动力学。麻黄可能与挥发性全身麻醉药（如氟烷、异氟烷、地氟烷）和强心甙（如洋地黄）相互作用，并可能导致心律失常。患者长期服用麻黄会消耗周围儿茶酚胺的储备。因此，在全身麻醉下，这些患者可能出现严重的术中低血压，必须用直接的血管收缩剂（如去氧肾上腺素）代替麻黄碱（一种间接的交感神经素）来控制。麻黄与苯乙肼或其他单胺氧化酶抑制药一起使用可能导致失眠、头痛和震颤。与催产素同时使用已被证明会导致 HTN。生姜增强巴比妥酸盐的作用，由于其肌力作用，可干扰心脏药物。大量食用生姜还可能导致心律失常和中枢神经系统抑郁。

有糖尿病病史的患者应定期监测血糖，特别是在时间较长的手术期间中。要特别注意糖尿病的治疗方式，因为如果不调整一些糖尿病药物的剂量，术前禁食会引起低血糖。这些患者的

表 45-2　流行的草药产品和可能引起麻醉医生关注的问题

草　药	引发的问题
黑升麻	低血压；易诱发出血
紫锥花	增强巴比妥酸盐毒性；免疫抑制；肾毒性；肝脏炎症；拮抗糖皮质激素和环孢素的免疫抑制作用；抑制肝微粒体酶
麻黄	拟交感神经，与挥发性全麻药物相互作用，术中严重低血压
野甘菊	偏头痛、失眠、焦虑和关节僵硬；抑制血小板的活动
大蒜	大蒜透析液对 β 肾上腺素能拮抗药作用的调控增强抗凝血药的作用
姜	镇静作用；如果患者使用抗凝剂，出血风险增加；增强了巴比妥酸盐的影响
银杏	抑制肝微粒体酶；可能增加出血，刺激免疫的作用
人参	高血压、失眠、易怒；心脏影响的风险；使用抗凝药物的患者避免使用；糖尿病患者慎用
蝴蝶亚	血糖水平的波动；可能的心律失常
卡瓦酒	可能的肝毒性；镇静作用；对药物有增强作用的风险
锯棕榈	是否能与苯二氮䓬或右美沙芬等药物相互作用
贯叶连翘	诱导细胞色素 P_{450} 系统（CYP 3A4），不推荐使用单胺氧化酶抑制药、β- 拟交感胺或选择性 5- 羟色胺再摄取抑制药；是否可以延长麻醉时间，延迟急诊
缬草	增加镇静效果

精神状态改变可能是低血糖或高血糖的结果。

对于有帕金森氏病病史的患者，应特别注意药物的使用频率和剂量。延迟服用抗帕金森病药物，这常常见于手术时间延长的患者中，可能会出现麻醉后苏醒延迟。其他神经肌肉疾病，如肌萎缩性侧索硬化症或重症肌无力，可增加对神经肌肉阻滞剂的敏感性。这可能导致术后持续气管插管的时间延长。因此，仔细回顾患者的病史和习惯，以及仔细评估目前的药物，是评估迟发患者的必要条件。

（二）术中原因

1. 麻醉药或肌松药的原因

为了诊断术中苏醒延迟的原因，有必要回顾麻醉记录中的生理变化和给药情况。在算法方法

中，苏醒延迟的最佳出发点是确认充分的围术期氧合和通气以及稳定的血流动力学。下一步是验证麻醉药和肌肉松弛剂的停用和（或）逆转。虽然呼出的挥发性麻醉药浓度较低时，一些患者可能对言语刺激产生反应，但当呼出的麻醉药浓度（作为脑浓度的生物标记）为零且仍无反应时，才会担心出现复苏延迟[14]。

药物的长期药理作用可能导致苏醒的延迟。理想的药物剂量可能因患者而异。苯二氮䓬类药物是具有最小系统性不良反应的镇静药；然而，当与大剂量阿片类药物联合使用时，它们可能引起深度呼吸抑制，产生缺氧和高碳酸血症[15]。对于神经外科患者的术前镇静，应限制苯二氮䓬类药物的使用，因为它们主要可导致开颅或慢性阻塞性肺病患者的呼吸抑制[16]。如果要使用苯二氮䓬类药物，那么咪达唑仑可能是首选药物，因为它的作用时间较短[17]。

> 临床要点：年龄可能是药物代谢中最重要的因素。老年患者需要更长的时间才能从麻醉中苏醒。年轻患者的苏醒延迟应引起特别关注。

如果静脉麻醉药或阿片类药物用于输注，则应审查这些药物的半衰期，以估计停药后苏醒的时间。对于静脉麻醉药，早期恢复依赖于从血液和大脑到肌肉和脂肪的再分配。异丙酚在肝脏和其他肝外部位迅速代谢。它通常不会累积，从而导致更快的复苏。硫喷妥钠最初的药物作用在 5~15min 通过再分配终止。肝脏中以每小时 15% 的速度发生氧化代谢，24h 后，多达 30% 的剂量会留在体内。因此，当给予超过一种剂量时，累积效应可能变得明显，从而延迟苏醒。阿片类药物具有不同的镇痛、镇静和呼吸抑制作用。剂量反应受联合使用麻醉药和其他患者因素的影响。阿片类药物降低脑干化学感受器对二氧化碳的敏感性，导致低通气，随后挥发性药物的清除率下降。阿片受体的直接作用随药物的

效力、半衰期、代谢和患者的敏感性而变化。吗啡和哌替啶的活性代谢物可延长作用时间，特别是在肾衰竭的情况下[15]。如果阿片类药物导致了苏醒延迟，小剂量的纳洛酮可谨慎使用，以逆转阿片类药物效应。值得注意的是，纳洛酮可能有不良反应，包括明显的疼痛、肺部并发症和过敏反应。另一个重要的考虑是纳洛酮的半衰期会比手术中使用的阿片类药物短，因此镇静和低通气可能会复发。因此，如果残留的阿片类物质被确定为苏醒延迟的原因，则应谨慎地推迟苏醒和拔管的时间，直到阿片类物质代谢排泄完毕。

残余神经肌肉阻滞可能发生在非去极化肌松药剂量增加或不完全逆转时（表 45-3）。神经刺激器可以帮助作出诊断，而四人训练式肌肉抽动监测器在确定残余肌肉松弛方面是一个有用的设备。四次抽动的减退或无抽动可能表明肌肉仍有松弛或无力。监视器的正确位置对结果的解释至关重要。临床上，能够正常依从的患者无法保持头举 5s，说明受体有超过 30% 的残留阻滞。血浆胆碱酯酶基因异常或缺失是导致使用琥珀酰胆碱后长时间呼吸暂停的主要原因。在肝病中，这种酶的水平也趋于较低，可以观察到长时间的肌肉松弛。重复使用琥珀酰胆碱（总剂量 > 6~8mg/kg）可产生 2 期阻滞（与非去极化药物相似），这种阻滞作用持续时间长且恢复缓慢。肾衰竭减少了非去极化肌松药，如泮库溴铵和维库溴铵的消除。大剂量的氨基糖苷类抗生素和酸中毒也可以延长肌肉松弛剂的作用时间[14]。如果持续的神经肌肉阻滞是苏醒延迟的原因，则瘫痪但清醒的患者可能会出现烦躁的高肾上腺素能状态。

在手术过程中使用的其他药理学药物也应进行审查。抗癫痫药物可能引起镇静和延长出现时间。氧化亚氮由于溶解性差，关颅后会使头盖骨内的气穴增大；脑积水可能是出现苏醒延迟的原因之一。

2. 代谢的原因

术中过度通气来降低 ICP 和改善手术暴露会提高脑脊液 pH，$PaCO_2$ 在苏醒时迅速恢复正常

表 45-3　延长神经肌肉阻滞的因素

药物药理作用	抗生素
	抗胆碱酯酶药物
	β 受体拮抗药
	钙通道阻滞药
	丹曲林
	呋塞米
	麻醉药
	单胺氧化酶抑制药
	锂或镁剂（乙酰胆碱抑制药）
	麻醉药（降低传输活性电位）
	挥发性麻醉药
生理情况	假性胆碱酯酶缺乏
	肝脏疾病
	低体温
	甲状腺功能减退
电解质异常	代谢性酸中毒
	低钠血症
	低钙血症
	低钾血症
神经系统情况	肌萎缩性脊髓侧索硬化症
	恶性高热
	肌肉萎缩症
	家族性周期性麻痹
	遗传性肝卟啉症
	重症肌无力 / Eaton–Lambert 综合征

MAOI. 单胺氧化酶抑制药

可能导致中枢神经系统的相对酸中毒。动脉血气评估可以提供重要的信息和指导诊断氧合、通气和 pH 异常。

3. 血流动力学的原因

在神经外科手术期间，由于脑灌注不足继发低动脉压，可能发生脑缺氧或缺血。各种颅脑血管手术和坐位手术对脑灌注有潜在的威胁，这也是在此类手术中动脉换能器在中脑水平调平的原

因之一。此外，术中血流动力学改变、心律失常或脑血管异常患者可发生颅内出血（intracranial hemorrhage，ICH）、血栓形成或梗死。这种术中缺血事件的术后结果从轻微的功能缺损到偏瘫和昏迷不等[15]。

（三）术后原因

确认适当的氧合和通气是调查苏醒延迟的第一步。术后呼吸衰竭可引起低氧血症、高碳酸血症或两者兼而有之。呼吸衰竭的原因可能是在于神经、肺和肌肉。中枢呼吸动力可能由于药物过量、颅内病变、慢性阻塞性肺病或睡眠呼吸暂停而丧失。呼吸系统功能可因原发性肌肉问题、代谢失衡、肥胖和残余神经肌肉阻滞而受损。低氧血症导致脑缺氧并抑制皮质功能。高碳酸血症由中枢化学感受器感知，最初刺激呼吸，但随着病情发展会抑制大脑呼吸调节中枢，导致进一步的低通气。高碳酸血症导致脑血管舒张，导致脑血容量增加，在颅内顺应性受损的颅内压损伤患者中，颅内压升高，可能导致继发性神经损伤[15]。

注意血流动力学，特别是血压，在苏醒时也是必要的。HTN 出现的病理生理学是复杂的。全身性 HTN 是早期苏醒的主要问题，因为急性 HTN 在神经外科患者可能导致脑充血和突破性出血。据报道，神经外科患者术后 HTN 的发生率高达 70%～90%[18, 19]。这可能是交感神经刺激增加的结果，循环儿茶酚胺的增加证明了这一点[20]。手术关颅时的疼痛可能导致交感神经刺激导致 HTN 的出现[21]。

苏醒时心输出量或血压与脑血流的关系尚不清楚，但苏醒时交感神经输出量与脑充血之间似乎存在联系。Bruder 等[22] 发现拔管时耗氧量与脑血流速度（经颅多普勒）呈线性关系[22]。

收缩压＞ 200mmHg 可能是颅内手术后发生 ICH 的危险因素。在一项对神经外科患者使用低剂量麻醉药的随机前瞻性试验中，Bhagat 等[21] 报道 38% 的患者出现 HTN。Bilotta 等也观察到

了同样的结果，在开颅手术后使用瑞芬太尼 / 舒芬太尼联合异丙酚导致 HTN 的患者占 37%[23]。Talke 等报道 50% 的患者出现高血压发作，而 Magni 等观察到 29% 的患者在颅内手术康复期间出现 HTN[24, 25]。在一项回顾性病例对照研究中，Basali 等[26] 人报道神经外科患者发生术后 HTN 的可能性是其匹配对照组的 3.6 倍。他们发现，62% 的 ICH 患者有术中 HTN，而对照组只有 34%（ $P < 0.001$ ）。同样，62% 的 ICH 组在术后最初 12h 内有出血前 HTN，而对照组在术后有 25%（ $P < 0.001$ ，OR=4.6）。ICH 组的住院时间（中位数，24.5 天和 11.0 天）和死亡率（18.2 天和 1.6%）显著高于对照组。这对于神经外科医生来说尤其重要，因为他们可能在低血压或正常血压下止血，但在较高的血压下会出血。

由于出现全身 HTN 常见，可考虑预防性输注艾司洛尔（或其他抗交感神经药物）。剂量高达 200～300mg /（kg·min）已用于控制全身性高血压。β 受体拮抗药可能会在高血压苏醒时对抗脑充血[18]。各种静脉降压药（拉贝洛尔、乌拉地尔或尼卡地平）可用于控制苏醒时全身性高血压的立即上升。拉贝洛尔与尼卡地平对开颅术后出现高血压的对照研究表明，尼卡地平治疗组低血压和心动过速的发生率较高[27]。地尔硫䓬与尼卡地平合用可能有效，优点是心动过速的发生率比单独应用尼卡地平少。开颅手术中使用小剂量芬太尼也可有效预防术后早期高血压[21]。

在血气分析中包括电解质和血糖的测量，也可以帮助排除代谢原因引起的苏醒延迟。脑耗盐综合征或尿崩症患者可能会出现血钠水平的急剧变化，从而导致精神状态的改变甚至癫痫发作。轻度低钠血症通常是无症状的，但血清钠浓度为 120mmol/L 会引起精神错乱和易怒。进一步降低至 110mmol/l 可引起癫痫和昏迷。抗利尿激素分泌不当综合征导致低钠血症，可由脑外伤、蛛网膜下腔出血和各种药物（如阿片类药物、氟哌利多醇和血管加压素）引起。脑损伤患者也可能出现脑耗盐综合征，其后果类似。

术后极少发生极端高钠血症（ $Na^+ > 160mmol/L$ ），过量的钠会使脑细胞脱水，可能导致血管破裂和脑出血，尿毒症的临床效果各不相同，但严重时，脑内病变可引起嗜睡、昏睡或昏迷[15]。注意其他电解质也很重要；术中静脉注射镁以防止癫痫发作也会导致肌肉无力或增强神经肌肉阻滞。

由于大脑完全依赖葡萄糖作为能量来源，神经低血糖症可能会导致思维混乱、行为异常、癫痫发作和昏迷。它可发生在幼儿以及控制不良的糖尿病、饥饿和酗酒者身上[14]。严重的高血糖也会延长麻醉后的昏迷时间。它在未治疗的患者中引起渗透性利尿和脱水，导致嗜睡和酸中毒。在严重的情况下，血液高渗和高黏度容易导致脑窦或静脉血栓形成和脑水肿。合并微血管和大血管疾病的糖尿病患者术中血管闭塞可导致缺血性脑卒中[15]。

静脉麻醉药用于启动突发抑制和在暂时的动脉夹闭期间提供脑保护可以延长麻醉恢复时间。出现的时间将取决于所给的剂量和所使用药物的药代动力学。

> 临床要点：根据神经外科手术的性质，术后癫痫发作的可能性很高，可能是苏醒延迟的潜在原因。新出现的癫痫发作可能是轻微的，也可能是无抽搐的，或者包括持续眼球震颤、轻微的手指和脚趾运动，或者嘴角抽搐。

及时苏醒的另一个重要要求是正常体温。如果在神经外科手术中使用诱导低温或由于加热技术不充分而导致体温下降，苏醒时温度会很低。体温过低的影响是多方面和广泛的。随着温度的降低，会出现意识混乱（＜ 35℃）、意识不清（＜ 30℃）、呼吸暂停（＜ 24℃）和大脑活动缺失（＜ 18℃）。随着体温的显著下降，心排血量减少，可能会发生心律失常。低心输出量会影响循环和组织灌注，以及药物的药代动力学[15]。

> 临床要点：低体温在神经外科患者中很常见，因为手术过程中下丘脑结构可能受到影响，使体温调节更加困难。

体温过低引起的苏醒时的寒战会增加氧气消耗，导致酸中毒[28]。体温过低可引起其他并发症，如伤口愈合延迟、心肌缺血和凝血功能障碍。颤抖将增加脑代谢需求，在某些情况下可能被误解为癫痫活动，特别是在神经肌肉阻滞不完全逆转的情况下[20]。控制术后寒战的最佳方法是保持正常体温，神经外科手术中使用强制空气加热可达到正常体温。常温患者术后即刻恢复期间耗氧量和血儿茶酚胺的增加较少[29]。药理学方法可用于预防术后颤抖，记住这些药理学药物本身可能导致镇静。同样重要的是要认识到在神经外科手术过程中体温过高是不可取的[30]。

1. 手术原因

虽然有一长串的麻醉原因导致苏醒延迟，但是我们不应该延迟考虑潜在的手术并发症。如前所述，识别原因和治疗的算法方法是最好的行动方案。麻醉医生和神经外科医师在苏醒时应持续及时地沟通。如果苏醒延迟不是麻醉原因造成的，应立即通知外科医生。术后由于止血不足导致的出血源引起的颅内出血可能迅速扩大。虽然一些麻醉和逆转药物可能影响瞳孔大小和反应性，但是瞳孔大小不等应引起对 ICH 的关注。术中损伤和重要脑区损伤也可能延迟出现，因此有理由使用短效药物来加强快速神经检查。

神经外科手术后的癫痫发作可能尤其成问题。虽然没有证据表明抗癫痫药物应该应用于所有颅内手术来预防癫痫发作，但这些药物在临床实践中是常规使用的[31]。如前所述，这些药物可能会导致镇静后苏醒时间延长。

与硬膜外引流系统相连的真空系统可能是术后出血的一个来源。如果不及时发现可能导致严重低血压的出血，应密切检查出血是否大于预期[32, 33]。脑出血的一个经常被忽视的原因是引流管的负压。接通真空装置后的一过性心动过缓是这种并发症的警告信号。

2. 麻醉药后遗效应

术后早期诊断神经系统并发症是限制脑并发症和改善预后的重要步骤。然而，一些术后麻醉药可以模拟局灶性神经缺损。低剂量的咪达唑仑或芬太尼可加重或暴露 60% 以上的既往代偿性神经功能障碍患者的局灶性神经功能障碍[34]。远端（慢性）脑卒中患者也可能出现短暂的局灶性症状复发。这一观察结果可能解释了一些关于纳洛酮术后神经功能缺损显著好转的报道，以及在神经外科术后恢复期观察到的一过性神经功能缺损[35]。在神经外科手术中使用短效麻醉药可以避免不必要的颅脑计算机断层扫描或紧急重新开颅。

另外，延迟出现的系统和中心原因见表 45-1。

四、结论

在术后初期，许多并发症可能表现为苏醒延迟。其目标是要有一个精神清醒的患者，使麻醉医生和神经外科医生能够进行神经评估，同时确保充分的氧合、通气和稳定的血流动力学。对苏醒时发生的病理生理变化及所使用药物的药理学认识有助于对苏醒延迟进行早期评估。做好充分准备以预防任何不良后果是确保神经外科患者安全的关键。

参 考 文 献

[1] Manninen P, Raman S, Boyle K, et al. Early postoperative compli-cations following neurosurgical procedures. *Can J Anaesth*. 1999;46 (1):7–14.

[2] Cabantog AM, Bernstein M. Complications of first craniotomy for intraaxial brain tumour. *Can J Neurol Sci*. 1994;21(3):213–218.

[3] Brell M, Ibanez J, Caral L, et al. Factors influencing surgical complications of intra–axial brain tumours. *Acta Neurochir (Wien)*. 2000;142 (7):739–750.

[4] Sawaya R, Hammoud M, Schoppa D, et al. Neurosurgical outcomes in a modern series of 400 craniotomies for treatment of parenchymal tumors. *Neurosurgery*. 1998;42(5):1044–1055.

[5] Magni G, La Rosa I, Gimignani S, et al. Early postoperative complications after intracranial surgery: comparison between total intravenous and balanced anesthesia. *J Neurosurg Anesthesiol*. 2007;19 (4):229–234.

[6] Li X, Wang H, Hou C, et al. Retrospective analysis of common complications in neurosurgical postanesthesia care unit. *Chin J Contemp Neu rol Neurosurg*. 2010;10(4):452–455.

[7] Lindert EJV, Delye H, Leonardo J. Prospective review of a single center's general pediatric neurosurgical intraoperative and postoperative complication rates. *J Neurosurg Pediatr*. 2014;13(1):107–113.

[8] Himmelseher S, Pfenninger E. Anesthetic management of neurosurgi-cal patients. *Curr Opin Anaesthesiol*. 2001;14(5):483–490.

[9] Bruder N, Ravussin P. Recovery from anesthesia and postoperative extubation of neurosurgical patients: a review. *J Neurosurg Anesthe-siol*. 1999;11(4):282–293.

[10] Cai Y, Zeng H, Shi Z, et al. Factors influencing delayed extubation after infratentorial craniotomy for tumour resection: a prospective cohort study of 800 patients in a Chinese neurosurgical centre. *J Int Med Res*. 2013;41(1):208–217.

[11] Robinson TN, Eiseman B. Postoperative delirium in the elderly: diag-nosis and management. *Clin Interv Aging*. 2008;3(2):351–355.

[12] Mangoni AA, Jackson SHD. Age–related changes in pharmacokinetics and pharmacodynamics: basic principles and practical applications. *Br J Clin Pharmacol*. 2004;57(1):6–14.

[13] Rudra A, Chatterjee S, Sengupta S, Kumar P. Herbal Medications and their Anaesthetic Implications. *Internet J Anesthesiol*. 2008;19(1).

[14] Radhakrishnan J, Jesudasan S, Jacob R. Delayed awakening or emergence from anaesthesia. *Update Anaesth*. 2001;13:4–6.

[15] Sinclair RCF, Faleiro RJ. Delayed recovery of consciousness after anaesthesia. *Contin Educ Anaesth Crit Care Pain*. 2006;6(3):114–118.

[16] Tassonyi E, Fuchs T, Forster A. Role of benzodiazepines in neuroa-nesthesia. *Agressologie*. 1991;32(8–9):402–404.

[17] Revelly JP, Chiolero R, Ravussin P. Use of benzodiazepines in neuro-surgical resuscitation. *Agressologie*. 1991;32(8–9):387–390.

[18] Lim SH, Chin NM, Tai HY, et al. Prophylactic esmolol infusion for the control of cardiovascular responses to extubation after intracranial surgery. *Ann Acad Med Singapore*. 2000;29(4):447–451.

[19] Todd M, Warner D, Sokoll M, et al. A prospective, comparative trial of three anesthetics for elective supratentorial craniotomy.

Anesthesiology. 1993;78(6):1005–1020.

[20] Bruder N, Stordeur JM, Ravussin P, et al. Metabolic and hemodynamic changes during recovery and tracheal extubation in neurosurgical patients: immediate versus delayed recovery. *Anesth Analg*. 1999;89 (3):674–678.

[21] Bhagat H, Dash HH, Bithal PK, et al. Planning for early emergence in neurosurgical patients: a randomized prospective trial of low-dose anesthetics. *Anesth Analg*. 2008;107(4):1348–1355.

[22] Bruder NJ. Awakening management after neurosurgery for intracra-nial tumors. *Curr Opin Anaesthesiol*. 2002;15(5):477–482.

[23] Bilotta F, Caramia R, Paoloni FP, et al. Early postoperative cognitive recovery after remifentanil–propofol or sufentanil–propofol anaesthesia for supratentorial craniotomy: a randomized trial. *Eur J Anaesthesiol*. 2007;24(2):122–127.

[24] Talke P, Caldwell JE, Brown R, et al. A comparison of three anesthetic techniques in patients undergoing craniotomy for supratentorial intracranial surgery. *Anesth Analg*. 2002;95(2):430–435.

[25] Magni G, Baisi F, La Rosa I, Imperiale C, et al. No difference in emergence time and early cognitive function between sevoflurane–fentanyl and propofol– remifentanil in patients undergoing craniotomy for supratentorial intracranial surgery. *J Neurosurg Anesthesiol*. 2005;17(3):134–138.

[26] Basali A, Mascha E, Kalfas I, et al. Relation between perioperative hypertension and intracranial hemorrhage after craniotomy. *Anesthe-siology*. 2000;93(1):48–54.

[27] Kross R, Ferri E, Leung D, et al. A comparative study between a calcium channel blocker (nicardipine) and a combined alpha–beta-blocker (labetalol) for the control of emergence hypertension during craniotomy for tumor surgery. *Anesth Analg*. 2000;91(4): 904–909.

[28] Reynolds L, Beckmann J, Kurz A. Perioperative complications of hypothermia. *Best Pract Res Clin Anaesthesiol*. 2008;22(4):645–657.

[29] Kranke P, Eberhart LH, Roewer N, et al. Pharmacological treatment of postoperative shivering: a quantitative systematic review of randomized controlled trials. *Anesth Analg*. 2002;94(2):453–460.

[30] Kilpatrick MM, Lowry DW, Firlik AD, et al. Hyperthermia in the neurosurgical intensive care unit. *Neurosurgery*. 2000;47 (4):850–856.

[31] Wu AS, Trinh VT, Suki D, et al. A prospective randomized trial of perioperative seizure prophylaxis in patients with intraparenchymal brain tumors. *J Neurosurg*. 2013;118(4):873–883.

[32] Hernandez–Palazon J, Tortosa J, Sanchez–Bautista S, et al. Cardio-vascular disturbances caused by extradural negative pressure drainage systems after intracranial surgery. *Br J Anaesth*. 1998;80 (5):599–601.

[33] Honegger J, Zentner J, Spreer J, et al. Cerebellar hemorrhage arising postoperatively as a complication of supratentorial surgery: a retrospective study. *J Neurosurg*. 2002;96(2):248–254.

[34] Lazar R, Fitzsimmons B, Marshall R, et al. Reemergence of stroke deficits with midazolam challenge. *Stroke*. 2002;33(1):283–285.

[35] Hans P, Brichant JF, Longerstay E, et al. Reversal of neurological deficit with naloxone: an additional report. *Intensive Care Med*. 1992;18 (6):362–363.

第 46 章 术后出血的管理
Management of Postoperative Hemorrhage

Rahul Damani　Jose I. Suarez　**著**

云　强　郭松韬　**译**

吴　喜　**校**

一、概述

神经危重症病房的术后出血可分为术后颅内出血（postoperative intracranial hemorrhage，POICH）和颅外出血，其中以腹膜后出血最为严重。

POICH 是神经外科手术中常见和严重的并发症之一，通常具有很高的发病率和死亡率。从历史上看，由于潜在的不良预后，神经外科操作比其他外科学科对止血更加重视[1]。重要的是要指出，对于 POICH，没有明确和普遍接受的定义，稍后我们会详细讨论[2-9]。

同样，腹膜后血肿是神经血管内治疗最可怕的并发症。患者接受术前、术中或术后脑血管造影时，应考虑腹膜后出血的可能性[10, 11]。

在这一章中，基于目前的文献和作者的临床经验，综述了神经外科患者发生 POICH 和腹膜后出血的流行病学、危险因素、临床表现和处理。

二、流行病学

要　点

◆ 重要的 POICH 最好的定义是需要外科手术后颅内出血。

◆ 大多数 POICH 会在手术后 24h 内发生。

◆ 远隔部位颅内出血（intracranial hemorrhage，ICH）是一种罕见但重要的并发症。

◆ 神经外科术后全身性出血的发生率目前尚不清楚。

（一）术后颅内出血

由于缺乏一个标准定义，文献报道的颅内手术后 POICH 的发生率有很大的差异。一些研究采用临床恶化为标准[2-4]，而其他研究使用的是大脑影像发现的异常[5, 6]，或者两者的结合[7-9]。因此，术后出血的发生率因定义不同而不同，据报道，基于术后临床恶化[2-4]的发生率为 0.8%～6.9%，基于常规影像学检查的发生率 10.8%～50.0%[5, 6]。目前，大多数专家都同意，对于 POICH 最佳的定义是需要再次手术清除血肿。神经外科术后发生明显血肿的关键时间为 6h。然而，POICH 可能在神经外科手术后 24～48h[6] 表现出来，偶尔甚至超过 7 天[5]。远隔部位 ICH 指发生在手术部位以外的出血，是一种有意思且相对罕见的 POICH。远隔脑出血在所有幕上开颅手术中占 0.6%，在未破裂动脉瘤的开颅手术中占 2.8%，在颞叶开颅手术中占 1.4%[12]，在脊柱手术后很少发生，被认为与硬膜裂伤有关[12]。虽然有研究报道 POICH 的发生频率，但颅内手术后全身出血的发生率目前尚不清楚。

（二）腹膜后血肿

所有脑血管造影的患者有 0.2%～0.6% 发生腹膜后血肿。

三、风险因素

要　点

◆ POICH 的主要危险因素包括糖尿病、高血压和脑淀粉样血管病。

◆ 术前、术中、术后控制血压对于减少 POICH 的发生非常重要。

◆ 发生 POICH 的主要血液学因素包括血小板减少、弥漫性血管内凝血（disseminated intravascular coagulation，DIC）、XIII 因子缺乏和血小板功能抑制。

◆ 在脑血管病造影患者中，最严重的出血并发症是腹膜后血肿，尤其是有以下危险因素的患者，包括女性、使用大的动脉鞘、应用抗血小板药物和过度抗凝。

（一）术后颅内出血

许多研究报道了 POICH 进展的危险因素。目前，没有证据表明人口统计学因素，如年龄、性别和种族与 POICH 风险有关。但是，其他因素如糖尿病，高血压和脑淀粉样血管病与 POICH 的发展有关。糖尿病会引起血管病变和伤口愈合不良，从而增加 POICH 的风险。然而，糖尿病是否导致 POICH 风险的确切增加是未知的[13, 14]。在老年患者中，脑淀粉样血管病导致平滑肌细胞被淀粉样蛋白沉积取代，这可能增加 POICH 的风险[15, 16]。慢性高血压是血管疾病的危险因素，增加了原发性 ICH、动脉瘤形成和破裂的风险。术前、术中和术后的高血压都与 ICH 和 POICH 的发生有关[9, 17-19]。

临床要点：
- 术前、术中、术后仔细控制血压对减少 POICH 的发生至关重要。
- 最有可能发生 POICH 的患者是那些有糖尿病、高血压和脑淀粉样血管病史的患者。

其他可能增加系统性出血和 POICH 风险的血液学危险因素包括血小板减少、DIC 和凝血因子缺乏。任何将血小板计数降低到 < 100000/μl 的情况都可能增加 POICH 的风险[20, 21]。此外，如果血小板计数降低是急性发生而不是慢性发生的，POICH 有扩大的风险。DIC 和第 VIII 因子缺乏已被确定为 POICH 的危险因素。一项大的前瞻性研究[7]表明接受神经外科手术的患者，特别是那些出现 POICH 的患者，应该进行 VIII 因子水平检测；但是，这不是一种常见的做法。

术前使用抗血小板药物如阿司匹林和氯吡格雷以及口服抗凝剂会增加 POICH 的风险。作者常规做法是手术前 7 天停用抗血小板药物。除了急诊手术的病例外，作者还在术前和术后进行血小板功能测定。此外，作者在择期神经外科手术前停用华法林至少 5 天；如果需要，低分子肝素或普通肝素可以用于术前桥接。对于急诊逆转华法林，可静脉注射维生素 K 和新鲜冷冻血浆（fresh frozen plasma，FFP）和（或）凝血酶原复合物浓缩物（prothrombin complex concentrate，PCC）。

（二）腹膜后出血

脑血管造影患者术前、术中或术后腹膜后出血的可能性应始终予以关注[10, 11]。腹膜后出血通常是由于无意中刺穿股动脉后壁或髂动脉后壁所致。与此并发症相关的主要危险因素是女性、使用大的动脉鞘、血小板计数降低和过度抗凝。

四、临床表现

要　点

◆ 全麻后未能清醒或神经系统功能恶化应紧急完成临床影像学检查去甄别 POICH。

◆ 排除了高血压的常规原因（如停用肾上腺素受体拮抗药等慢性药物或手术疼痛 / 焦虑）后，如果术后没有明显原因的持续性高血压应立即进行头部 CT 成像以评估 POICH。

◆ 低血压、静息性心动过速和尿量减少应该促使医生寻找失血的原因。但是，这种全身征象并不是由颅内血肿的失血量引起的（成人）。

◆ 腹膜后出血的症状可能不明显；经常表现为相对低血压和静息状态下心动过速，短时间的静脉输液有效。

（一）术后颅内出血

虽然存在争议，但颅内手术后出现 POICH 的时间最多见于 6～24h [9, 15]，但可能术后超过 7 天才表现出来 [5]。这一证据表明，至少在手术后的最初 24h 内，对这些患者进行密切的临床和神经系统监测。全麻后未能清醒或神经系统恶化应立即通过临床影像学检查去排除 POICH。

术后高血压与术中和术后出血的发展有关 [9, 17-19]。术后无其他典型和可治疗原因的持续性高血压应立即行头颅 CT 检查予以排除 POICH。格拉斯哥昏迷量表（Glasgow coma scale，GCS）评分 < 8 分的患者，或术后需要镇静的患者，密切监测颅内压（intracranial pressure，ICP）至关重要。神经外科手术后颅内压升高在应高度怀疑脑肿胀和 / 或颅内血肿，应立即行头部影像学检查。

（二）腹膜后血肿

出现休克症状，如低血压 [收缩压（systolic blood pressure，SBP ） < 90mmHg]、静息性心动过速（心率 > 90/min ）和尿量减少 [< 0.5ml/（kg·h ）] 应提示寻找失血来源。然而，值得注意的是，静息状态心动过速和低血压在仰卧位患者中可能不明显，只有在中度到重度持续出血的情况下才更加明显。腹膜后出血患者的临床表现可能是多种多样的，而且常常没有明显临床表现 [10, 11]。通常，这些患者可能经历了相对的低血压和静息时心动过速，这是对大量静脉输液的短暂反应。但是，如果患者服用 β 受体阻断药可能不表现为心动过速。腹膜后出血的患者可能会经历背部、下腹部或腹股沟的不适和肿胀，接着是血流动力学不稳定和血细胞比容下降。

临床要点：术后意识水平的改变或持续性高血压应立即进行头部 CT 扫描以评估 POICH。

五、实验室评价和影像

要　点

◆ POICH 的高危患者应该在手术前测量Ⅷ因子浓度。

◆ 术中头部 CT 有利于早期发现 POICH。

◆ 氧交换参数的检测将有助于识别有明显血容量丢失的患者。

◆ 对于脑血管造影后出现血容量下降或不明原因血红蛋白降低的患者，应考虑腹部和盆腔影像学检查。

术前不仅要考虑血小板计数和功能，还要考虑ⅩⅢ因子的浓度 [7]。术后和术后 24h 应实验室常规评估血小板计数、血红蛋白和血细胞比容。然而，血细胞比容在急性失血时通常不会改变，血细胞比容的下降可能反映了术中静脉输液稀释了红细胞。在这种情况下，监测氧交换参数，如动脉碱剩余、动脉乳酸浓度和混合静脉血氧饱和度（venous oxygen saturation, SvO_2），可以帮助确定由全身（脑外）出血引起的低血容量性休克患者。在有明显失血的患者中，碱剩余升高是组织氧合受损引起的全身组织酸中毒的标志[22]。正常范围的碱剩余是 -2～2mmol/L。碱剩余异常升高分类为轻度（-5～-2mmol/L）、中等（-14～-6mmol/L，重度（-15mmol/L）。临床研究表明，碱剩余增加的幅度与失血程度之间存在直接相关性[23]。此外，容量置换后数小时内碱剩余的校正提示有良好的结果[23]，而碱剩余的持续升高往往是多器官功能衰竭的先兆。同样，在循环性休克中，乳酸浓度也是一个预后指标[24]。全血或血清乳酸浓度超过 2mEq/L 为异常。血乳酸水平与失血量[24]和出血死亡风险密切相关[24, 25]。对于有中心静脉导管的患者，SvO_2 应连续监测。SvO_2 似乎是一种可靠而敏感的检测出血的参数[26]。$SvO_2 < 70\%$ 提示组织缺氧。

（一）术后颅内出血

在 POICH 高危患者中，术中计算机断层扫描（intraoperative computed tomography，iCT）和术中磁共振成像（intraoperative magnetic resonance imaging，iMR）已被用于各种神经外科手术，需要时应使用。iMR 和 iCT 都是识别 POICH 的有效和快速工具，特别是在手术视野不可见的区域。大多数神经重症医生和神经外科医生也喜欢常规在 24h 内行术后 CT 或 MRI 检查，24h 内被认为是发生 POICH 最高风险的时间段[9, 15]。

（二）腹膜后血肿

对于接受脑血管造影诊断或血管内治疗的患者，如果出现任何休克或低容量迹象，可以通过腹部超声（abdominal ultrasound，USG）或更理想的腹部和盆腔 CT 来评估腹膜后血肿。

六、管理

> **要　点**
>
> ◆ 一系列的神经科检查有助于发现可能促进识别和治疗 POICH 的细微变化。
>
> ◆ 首先应适当控制血压，第一个 24h 将收缩压控制在 < 140mmHg。应该适当的减轻疼痛，因为未经治疗的疼痛可能导致高血压。
>
> ◆ 及时行扩容和纠正组织缺氧是成功治疗低血容量性休克的关键。
>
> ◆ 如果最初的液体复苏不能纠正低血压，那么应该使用血管加压药物。
>
> ◆ 在初次复苏后，处理重点应放在出血的识别和治疗上。
>
> ◆ 血小板减少和凝血功能障碍应及时纠正。

下文将概述神经外科手术后 POICH 和系统性出血患者的处理。作者将治疗分为一般的术后护理和出血并发症的治疗（框 46-1）。

框 46-1　出血性并发症的处理总结

- 一般术后护理
  - 术后最初几小时住 ICU/ 神经科 ICU
  - 一系列神经系统检查
  - 抬高床头 > 30°
  - 疼痛管理
  - 血压控制：目标 SBP < 140mmHg
  - 恶心呕吐的管理
  - 控制血糖：维持血糖在 120～200mg/dl
  - 避免发热和低体温
  - 仅用 24h 机械装置预防深静脉血栓形成
  - 胃肠道预防
  - 尽可能快地拔管；维持血压平稳，波动范围 < 30cmH₂O
- 出血并发症管理
  - 晶体复苏
  - 静脉液体复苏后持续低血压（SBP < 90mmHg 或 MAP < 65mmHg）应静脉给予升压药物
  - 如氧摄取率 < 50%，则输注红细胞
  - 确定出血来源
  - 正确的凝血功能：输血小板，FFP，冷沉淀，或 PCC 给药
  - 考虑颅内压监测和治疗颅内高压
  - 有症状的患者外科手术清除血肿
  - 怀疑腹膜后出血的患者请血管外科会诊

ICU. 重症监护病房；SBP. 收缩压；MAP. 平均动脉压；FFP. 新鲜冰冻血浆；PCC. 凝血酶原复合物；ICP 颅内压

（一）一般术后护理

神经外科和神经血管内手术的高风险需要谨慎的术后护理。考虑到这些手术所引起的危及生命的并发症，患者应该在术后的头几个小时被收住到重症监护单元，最好是神经重症监护室。一系列的临床和神经系统检查是术后良好医疗护理的基础。外科手术或血管内手术前确定患者基线神经功能很重要。这有利于发现细微的变化，可能会有助于对 POICH 的认识和治疗。

应该适当的控制疼痛，因为未经治疗的疼痛会导致高血压，这是 POICH 的一个风险因素。芬太尼（每 2～4h 给 25～50μg）或硫酸吗啡（每 2～4h 给 1～4mg）应谨慎使用，以达到充分的镇痛效果而不改变感觉。术后恶心和呕吐是常见的，可导致吸入性肺炎、动脉/静脉高压和 ICP 增加，应立即使用恩丹西酮（每 4～8h 静滴 4～8mg）治疗或甲氧氯普胺（每 6h 静脉注射一次 5～10mg）。

患者应抬高头部至 > 30° 降低 ICP，促进静脉回流，降低吸入性肺炎的风险。适当控制血压，将最初 24h 的收缩压控制在 140mmHg 以下，确保足够的脑灌注压（cerebral perfusion pressure，CPP > 60mmHg）。术后高血压应及时静脉滴注尼卡地平（5～15mg/h）或拉贝洛尔（每 15min5～10mg）。可通过 100～500μg 一次大剂量尼卡地平达到快速起效的降压作用[27]。这通常需要内科医生的指导。持续性高血压应促使临床医生寻找并发症，包括 POICH。

术后拔管应在安全的情况下尽快进行。有助于安全拔管的因素包括纠正术后 POICH 或全身出血因素，充足的氧合（SaO₂ > 92%，FiO₂ < 50%），良好的分钟通气，无低血压或休克，快速浅呼吸指数 < 105，无须持续静脉注射镇静，神志清醒（GCS > 8 分）和保护气道的能力[28]。对于不能安全拔管的患者，呼吸机护理应将平台压力保持在 < 30cm H₂O、减少咳嗽和进行每日间断停机试验作为目标[29, 30]。

避免体温 > 37.5℃ 的发热，必要时应使用对乙酰氨基酚或布洛芬及体外降温或升温装置。低温性凝血功能障碍可诱发术后出血。

应该使用胰岛素来维持血糖 120～200mg/dl。对应激性溃疡和静脉血栓栓塞的预防应规范地进行，最初采用机械方法，一旦排除或稳定了 POICH 或全身出血，应使用低分子或普通肝素；然而，目前尚无文献指导临床医生重新启动预防性抗凝剂的最佳时机。所有的患者都应开始适当的饮食，对于机械通气或术后 > 24h 无法吞咽的患者应考虑肠内营养。

（二）出血并发症的管理

1. 术后颅内出血

在 POICH 病例中，患者常表现为血压升高。在这种情况下，控制血压是必要的。尽管尚无证据，但大多数神经重症医生更倾向于立即治疗高血压，以收缩压 < 140mmHg 为目标（从原始 ICH 试验推断的数据[31, 32]）。同时，临床医生应意识到 ICP 增加的可能性，并应努力维持 CPP > 60mmHg。如果患者没有颅内压监护仪，应放置脑室外引流管，不仅可以监测 ICP 和 CPP，而且可以通过引流脑脊液来降低颅内压。此外，只要有血小板减少的任何证据都应及时输注血小板纠正。必要时应监测和纠正血小板功能障碍。此外，FFP、冷沉淀和 PCC 输血必须在国际标准化比率或凝血因子不正常的情况下进行。术后应监测 XIII 因子。

POICH 患者初步稳定后，应立即返回手术室，并应手术清除，特别是硬膜下、硬膜外、浅表实质内和幕下的血肿[33, 34]。

2. 颅外出血和腹膜后血肿

术后可能出现严重的颅外出血，导致低血容量性休克和组织低灌注。及时补充血容量和纠正组织缺氧是成功治疗低血容量性休克的关键。

治疗应立即开始液体复苏，首选晶体液体。根据血容量减少的程度，液体复苏的初始需求为 20～30ml/kg，应通过大的静脉输液通道给药。进一步的液体复苏应以恢复正常血容量为目的（SBP > 90mmHg 和平均动脉压 > 65mmHg），以防止组织低灌注和纠正组织缺氧，可监测动脉碱剩余、动脉乳酸浓度和 SvO_2 [23-26]。中心静脉压（central venous pressure，CVP）和每搏量变异度（stroke volume variation，SVV）可用于帮助临床医生决定患者血容量的多少和是否有进一步静脉输液的需要。传统上，CVP 可能是判断是否应该输液的最常用参数。然而，大量的研究[35-37]表明，CVP 不能区分有反应者和无反应者，总体上，CVP 对液体反应性的预测能力较差[36]。考虑到静态指标在预测液体反应性方面的不足，利用动态指标来预测液体反应性受到了广泛的关注，SVV 是最重要的。SVV 是根据通气周期中每搏输出量的百分比变化来计算的。在机械通气控制下，正常 SVV 值小于 10%～15%。SVV 已被多次证明在不同临床环境中能够准确预测液体反应性[38-41]。SVV 的一些局限性是，它在没有使用机械通气的患者中没有得到验证。此外，机械通气患者 SVV 可受心律失常、呼气末正压和其他呼吸机参数变化的影响。尽管理论上胶体比晶体在增加血浆容量和促进心输出量方面有优势，但晶体仍应作为复苏的液体选择。这种偏好是由于缺乏证据证明胶体复苏对生存的益处，缺乏普遍的可获得性和成本[41, 42]。容量不足纠正后，应重点纠正血液携氧能力。血红蛋白和血细胞比容的下降通常被用来提示需要用浓缩红细胞（packed red blood cells，PRBC）输血。然而，正如本章前面提到的，在复苏的初始阶段，血细胞比容可能不能准确地反映出血量，因此应该使用氧摄取分数。通过测定动脉血（SaO_2）和混合静脉血（SvO_2）中的血氧饱和度，可以计算氧的摄取量（氧摄取率 %=SaO_2 –SvO_2）。氧摄取率少于 50% 表明组织缺氧，通常是触发 PRBC 输血的原因。如果最初的液体复苏不能恢复血流量（SBP > 90mmHg 和 MAP > 65mmHg），应使用血管加压药。去甲肾上腺素（左旋多巴）被认为

是恢复血流的一线血管升压药物。其他可用的升压药包括血管加压素、重酒石酸去氧肾上腺素和多巴胺。

在初步复苏后，患者管理的重点应该是识别和治疗特定的出血。那些接受神经血管内手术的失血患者应考虑腹部超声或盆腹腔 CT 检查。此外，所有怀疑腹膜后出血的患者都应寻求血管外科会诊。

临床要点：
- 血管内手术后发生任何低血压事件，特别是伴有静息状态下心动过速和尿量减少时，如果有经股动脉或髂动脉器械操作的病史，都应做腹部或盆腔 CT 扫描评估腹膜后出血。
- 术后应注意及时纠正血小板减少或凝血功能障碍。

七、预后

据报道，POICH 患者的临床预后明显较差[19]。据估计，36%～55% 的患者在 3 个月时死亡、成为植物人或严重残疾。总死亡率可高达 32%。由于这些令人担心的问题，从业者应该注意控制可治疗的危险因素和早期发现 POICH。

八、总结

POICH 是神经外科手术和神经血管内手术中最可怕和最具灾难性的一类并发症。许多与 POICH 相关的危险因素是可以治疗的，并且可以通过良好的围术期管理加以预防。如果患者神经系统状况恶化，应立即进行头部影像学检查，以发现并治疗 POICH。如出现血容量不足，特别是在那些接受脑血管造影的患者，应该怀疑存在系统性出血，其中腹膜后血肿是最严重的类型。

参 考 文 献

[1] Merriman E, Bell W, Long DM. Surgical postoperative bleeding associated with aspirin ingestion. Report of two cases. *J Neurosurg.* 1979;50(5):682–684. PubMed PMID: 430164.

[2] Samii M, Matthies C. Management of 1000 vestibular schwannomas (acoustic neuromas): surgical management and results with an emphasis on complications and how to avoid them. *Neurosurgery.* 1997;40(1):11–21. discussion 23. PubMed PMID: 8971819.

[3] Taylor WA, Thomas NW, Wellings JA, Bell BA. Timing of postoperative intracranial hematoma development and implications for the best use of neurosurgical intensive care. *J Neurosurg.* 1995;82(1):48–50. PubMed PMID: 7815133.

[4] Dickinson LD, Miller LD, Patel CP, Gupta SK. Enoxaparin increases the incidence of postoperative intracranial hemorrhage when initiated preoperatively for deep venous thrombosis prophylaxis in patients with brain tumors. *Neurosurgery.* 1998;43(5):1074–1081. PubMed PMID: 9802851.

[5] Fukamachi A, Koizumi H, Nukui H. Postoperative intracerebral hemorrhages: a survey of computed tomographic findings after 1074 intracranial operations. *Surg Neurol.* 1985;23(6):575–580. PubMed PMID: 3992457.

[6] Touho H, Hirakawa K, Hino A, Karasawa J, Ohno Y. Relationship between abnormalities of coagulation and fibrinolysis and postoperative intracranial hemorrhage in head injury. *Neurosurgery.* 1986;19(4):523–531. PubMed PMID: 3785592.

[7] Gerlach R, Tolle F, Raabe A, Zimmermann M, Siegemund A, Seifert V. Increased risk for postoperative hemorrhage after intracranial surgery in patients with decreased factor XIII activity: implications of a prospective study. *Stroke.* 2002;33(6):1618–1623. PubMed PMID: 12053001.

[8] Bullock R, Hanemann CO, Murray L, Teasdale GM. Recurrent hematomas following craniotomy for traumatic intracranial mass. *J Neurosurg.* 1990;72(1):9–14. PubMed PMID: 2294191.

[9] Vassilouthis J, Anagnostaras S, Papandreou A, Dourdounas E. Is postoperative haematoma an avoidable complication of intracranial surgery? *Br J Neurosurg.* 1999;13(2):154–157. PubMed PMID: 10616584.

[10] Kasotakis G. Retroperitoneal and rectus sheath hematomas. *Surg Clin North Am.* 2014;94(1):71–76. PubMed PMID: 24267499.

[11] Chan YC, Morales JP, Reidy JF, Taylor PR. Management of spontaneous and iatrogenic retroperitoneal haemorrhage: conservative management, endovascular intervention or open surgery? *Int J Clin Pract.* 2008;62(10):1604–1613. PubMed PMID: 17949429.

[12] Friedman JA, Piepgras DG, Duke DA, et al. Remote cerebellar hemorrhage after supratentorial surgery. *Neurosurgery.* 2001;49(6):1327–1340. PubMed PMID: 11846932.

[13] Yamamoto H, Hirashima Y, Hamada H, Hayashi N, Origasa H, Endo S. Independent predictors of recurrence of chronic subdural hematoma: results of multivariate analysis performed using a logistic regression model. *J Neurosurg.* 2003;98(6):1217–1221. PubMed PMID: 12816267.

[14] Zetterling M, Ronne–Engstrom E. High intraoperative blood loss may be a risk factor for postoperative hematoma. *J Neurosurg Anesthesiol.* 2004;16(2):151–155. PubMed PMID: 15021285.

[15] Izumihara A, Ishihara T, Iwamoto N, Yamashita K, Ito H. Postoperative outcome of 37 patients with lobar intracerebral hemorrhage related to cerebral amyloid angiopathy. *Stroke.* 1999;30(1):29–33. PubMed PMID: 9880384.

[16] Leblanc R, Carpenter S, Stewart J, Pokrupa R. Subacute enlarging cerebral hematoma from amyloid angiopathy: case report. *Neurosurgery.* 1995;36(2):403–406. PubMed PMID: 7731523.

[17] Haines SJ, Maroon JC, Jannetta PJ. Supratentorial intracerebral hemorrhage following posterior fossa surgery. *J Neurosurg.* 1978;49(6):881–886. PubMed PMID: 731306.

[18] Basali A, Mascha EJ, Kalfas I, Schubert A. Relation between perioperative hypertension and intracranial hemorrhage after craniotomy. *Anesthesiology.* 2000;93(1):48–54. PubMed PMID: 10861145.

[19] Kalfas IH, Little JR. Postoperative hemorrhage: a survey of 4992 intracranial procedures. *Neurosurgery.* 1988;23(3):343–347. PubMed PMID: 3226512.

[20] Chan KH, Mann KS, Chan TK. The significance of thrombocytopenia in the development of postoperative intracranial hematoma. *J Neurosurg.* 1989;71(1):38–41. PubMed PMID: 2738639.

[21] Harker LA, Slichter SJ. The bleeding time as a screening test for evaluation of platelet function. *N Engl J Med.* 1972;287(4):155–159. PubMed PMID: 4537519.

[22] Kincaid EH, Miller PR, Meredith JW, Rahman N, Chang MC. Elevated arterial base deficit in trauma patients: a marker of impaired oxygen utilization. *J Am Coll Surg.* 1998;187(4):384–392. PubMed PMID: 9783784.

[23] Davis JW, Shackford SR, Mackersie RC, Hoyt DB. Base deficit as a guide to volume resuscitation. *J Trauma.* 1988;28(10):1464–1467. PubMed PMID: 3172306.

[24] Moomey Jr CB, Melton SM, Croce MA, Fabian TC, Proctor KG. Prognostic value of blood lactate, base deficit, and oxygen–derived variables in an LD50 model of penetrating trauma. *Crit Care Med.* 1999;27(1):154–161. PubMed PMID: 9934910.

[25] Husain FA, Martin MJ, Mullenix PS, Steele SR, Elliott DC. Serum lactate and base deficit as predictors of mortality and morbidity. *Am J Surg.* 2003;185(5):485–491. PubMed PMID: 12727572.

[26] Scalea TM, Hartnett RW, Duncan AO, et al. Central venous oxygen saturation: a useful clinical tool in trauma patients. *J Trauma.* 1990;30(12):1539–1543. PubMed PMID: 2258969.

[27] Cheung AT, Guvakov DV, Weiss SJ, et al. Nicardipine intravenous bolus dosing for acutely decreasing arterial blood pressure during general anesthesia for cardiac operations: pharmacokinetics, pharmacodynamics, and associated effects on left ventricular function. *Anesth Analg.* 1999;89(5):1116–1123. Epub 1999/11/30.

[28] Dellinger RP, Levy MM, Rhodes A, et al. Surviving sepsis campaign: international guidelines for management of severe sepsis and septic shock: 2012. *Crit Care Med.* 2013;41(2):580–637. PubMed PMID: 23353941.

[29] Esteban A, Alia I, Tobin MJ, et al. Effect of spontaneous breathing trial duration on outcome of attempts to discontinue mechanical ventilation. Spanish Lung Failure Collaborative Group. *Am J Respir Crit Care Med.* 1999;159(2):512–518. Epub 1999/02/02.

[30] Esteban A, Frutos F, Tobin MJ, et al. A comparison of four methods of weaning patients from mechanical ventilation. Spanish Lung Failure Collaborative Group. *N Engl J Med.* 1995;332(6):345–350. Epub 1995/02/09.

[31] Anderson CS, Heeley E, Huang Y, et al. Rapid blood–pressure lowering in patients with acute intracerebral hemorrhage. *N Engl J Med.* 2013;368(25):2355–2365. PubMed PMID: 23713578.

[32] Qureshi AI, Tariq N, Divani AA, et al. Antihypertensive Treatment of Acute Cerebral Hemorrhage i. Antihy–pertensive treatment of acute cerebral hemorrhage. *Crit Care Med.* 2010;38(2):637–648. PubMed PMID: 19770736.

[33] Kao FC, Tsai TT, Chen LH, et al. Symptomatic epidural hematoma after lumbar decompression surgery. *Eur Spine J.* 2015;24(2):348–357. PubMed PMID: 24760464.

[34] Koizumi H, Fukamachi A, Nukui H. Postoperative subdural fluid collections in neurosurgery. *Surg Neurol.* 1987;27(2):147–153. PubMed PMID: 3810442.

[35] Magder S, Bafaqeeh F. The clinical role of central venous pressure measurements. *J Intensive Care Med.* 2007;22(1):44–51. PubMed PMID: 17259568.

[36] Osman D, Ridel C, Ray P, et al. Cardiac filling pressures are not appropriate to predict hemodynamic response to volume challenge. *Crit Care Med.* 2007;35(1):64–68. PubMed PMID: 17080001.

[37] Kumar A, Anel R, Bunnell E, et al. Pulmonary artery occlusion pressure and central venous pressure fail to predict ventricular filling volume, cardiac performance, or the response to volume infusion in normal subjects. *Crit Care Med.* 2004;32(3):691–699. PubMed PMID: 15090949.

[38] Hofer CK, Muller SM, Furrer L, Klaghofer R, Genoni M, Zollinger A. Stroke volume and pulse pressure variation for prediction of fluid responsiveness in patients undergoing off–pump coronary artery bypass grafting. *Chest.* 2005;128(2):848–854. PubMed PMID: 16100177.

[39] Marx G, Cope T, McCrossan L, et al. Assessing fluid responsiveness by stroke volume variation in mechanically ventilated patients with severe sepsis. *Eur J Anaesthesiol.* 2004;21(2):132–138. PubMed PMID: 14977345.

[40] Wiesenack C, Fiegl C, Keyser A, Prasser C, Keyl C. Assessment of fluid responsiveness in mechanically ventilated cardiac surgical patients. *Eur J Anaesthesiol.* 2005;22(9):658–665 PubMed PMID: 16163911.

[41] Myburgh JA, Mythen MG. Resuscitation fluids. *N Engl J Med.* 2013;369(13):1243–1251. PubMed PMID: 24066745.

[42] Annane D, Siami S, Jaber S, et al. Effects of fluid resuscitation with colloids vs crystalloids on mortality in critically ill patients presenting with hypovolemic shock: the CRISTAL randomized trial. *JAMA.* 2013;310(17):1809–1817. PubMed PMID: 24108515.

第 47 章　术后颅内高压的处理
Management of Postoperative Intracranial Hypertension

Jennifer Gutwald Miller　　Christopher Melinosky　　Neeraj Badjatia **著**

曾　鹏　张永哲 **译**

王玉海 **校**

一、概述

颅内高压的处理原则很大程度上来源于对急性重型颅脑损伤（traumatic brain injury，TBI）患者的研究。对于这一人群，有一种根深蒂固的、分级的或循序渐进的临床算法，该算法得到了正式指南的认可[1]。这些治疗方法特别适用于创伤后弥漫性脑肿胀患者，但通常也适用于其他原因（如缺血性脑卒中）的颅内高压患者。然而，神经外科择期手术患者颅内高压的原因可能与急性颅脑损伤患者在病理生理学和发病率上有所不同。因此，重要的是要认识到与手术相关的诱发因素，并相应地改变治疗方法，使其也具有病因特异性。在神经外科术后合并颅内高压的患者中，集中的、病理驱动的过程可能比一般的循序渐进的方法更合适。

颅内高压的病理生理学

颅内顺应性原则由 Monro–Kellie 学说[2, 3]描述，该学说认为颅内压（cranial pressure，ICP）的变化依赖于由脑脊液、血液和实质组织组成的颅内容积的变化（图 47-1）。颅内容量的增加（如肿瘤）最初可由脑血管和脑脊液代偿，而不会导致颅内压升高；然而，由于固定的颅内容积，压力最终开始呈指数增长，并可突然导致灾难性的颅内高压。理论上，这可以通过测量 ICP 波形上动脉波（P_1－敲击波）和静脉波（P_2－潮汐波）之间的差异来量化（图 47-2）。通常情况下 P_1 波

高于 P_2 波，随着顺应性的丧失，P_1 和 P_2 之间的梯度也会丧失。这发生在颅内压升高之前，尽管时间因损伤的敏锐度不同而不同。在床边，可以通过用脑室外引流系统的引流量除以引流前和引流后的颅内压差值来评估患者的颅内顺应性。可惜，目前还没有一种标准的方法通过光纤来监测患者的颅内顺应性，在床边对颅内顺应性的判断很大程度上取决于波形的质量，这种方法还是存在局限性。

如果不了解脑灌注压（cerebral perfusion Pressure，CPP）与脑血管自动调节之间的关系，对颅内顺应性和颅内压升高的处理的讨论

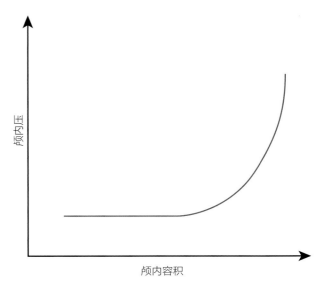

▲ 图 47-1　颅内压与颅内容积的关系

当颅内压最初开始增加时，由于代偿机制（脑静脉血和脑脊液从颅内流出），颅内压的增加微乎其微。然而，一旦这些补偿机制耗尽，颅内压就会随着颅内容积的持续增加而迅速上升

是不完整的。CPP 由平均动脉压（mean arterial pressure，MAP）减去 ICP 获得，正常范围为 50mmHg～150mmHg（图 47-3）[4]。超过自动调节的上下限，脑血流量（cerebral blood flow，CBF）与 CPP 呈线性变化；在慢性高血压患者中，这些界限向右移动（图 47-2）。急性神经系统疾

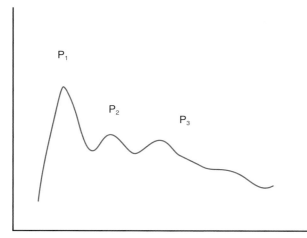

▲ 图 47-2　颅内压波形 P_1 称为冲击波，与动脉收缩波相对应

P_2 型称为潮汐波，反映颅底静脉引流。它通常小于 P_1，但当颅内容积增加时，在平均 ICP 值改变之前，它可能会上升。

P_3 代表二向波，反映主动脉瓣关闭

病，如缺血性脑卒中、严重脑外伤和蛛网膜下腔出血（subarachnoid hemorrhage，SAH），可能损害损伤区脑血管的自动调节，使 CBF 完全处于压力被动状态（图 47-3）。

当颅内占位性病变或脑水肿导致颅内顺应性降低时，自动调节触发的血管扩张会增加脑血容量（cerebral blood volume，CBV），因此会增加 ICP。颅内压升高的患者尤其容易受到 MAP 下降的影响，因为当 ICP 升高时，CPP（根据定义）会降低，而血管舒张代偿只会加剧这种情况。图 47-3 显示了 CPP 两端的自动调节失败及 ICP 和 CBF 之间的关系。在超过自动调节下限时，会发生被动血管塌陷，以缺血性损伤为主，超过上限时，自动调节机制损坏会导致血管内压和容积增加，造成高灌注损伤和血管源性水肿。

二、常见临床情景

（一）术后出血

手术野的术后出血是评估颅内压升高和临

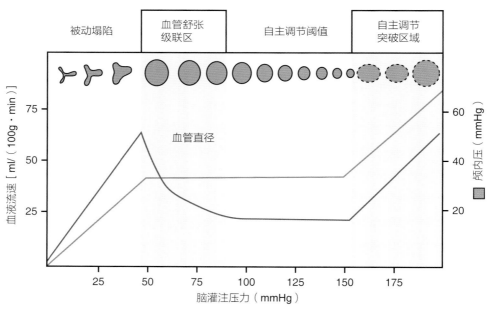

▲ 图 47-3　脑血流、脑灌注压力与颅内压的相互作用

脑血流（CBF）和脑灌注压力（CPP）之间的关系导致血管弹性变化，直接影响颅内压（ICP）。该图反映一个部分颅内组织代偿的颅内压升高患者，在正常自动调节范围的下端，血容量增加和 ICP 增加的关系[4]。经许可转载，引自 Rose JC and Mayer SA. *Neurocrit Care.* 1(3):287-99.

床恶化的原因的重要考虑因素，治疗目的是实现止血[5]。这种并发症通常与特定的手术有关，多形性胶质母细胞瘤的手术切除术后出血的风险最大，这可能是由于这些肿瘤的侵袭性和富含血运，以及不完全切除会留下可能出血的残余肿瘤[6]。此外，血管畸形手术，可能与正常灌注压的突然升高有关，也可能增加术后出血的概率。Basali 等[5]报道了术后高血压与颅内出血的关系[7]。术后神经外科患者颅内出血可导致颅内压升高，为减少继发性神经损伤，常需行脑脊液引流及高渗疗法。确切的治疗常常需要再次手术来控制出血和（或）减少血肿的占位效应。手术减压在这一人群中的作用还没有得到很好的研究，实践也各不相同。评价手术减压效果的临床研究包括有自发性脑出血（spontaneous intracerebral hemorrhages，ICH）的患者，而不是术后的 ICH。可能的手术方法包括开颅手术、内窥镜吸引术和立体定向吸引术。迄今为止，发表的最大的研究是脑出血的外科治疗（surgical treatment of intracerebral hemorrhage，STICH）试验。在 STICH 中，自发性脑出血患者被随机分为早期手术组和保守治疗组。早期血肿清除术患者的预后略有改善，但若采用开颅术，且血肿距皮层表面＜ 1cm，则预后无统计学意义[8]。STICH Ⅱ 利用 STICH 的亚组分析来确定开颅手术否对部分患者有益，并重申早期手术干预和保守治疗有相似的结果[9]。幕下手术野再出血可导致脑干受压和第四脑室闭塞（急性脑积水），可导致迅速或突然死亡。小脑出血临床上呈恶化趋势或出血直径＞ 3cm 者，应行手术减压[10]。

（二）硬脑膜静脉窦血栓形成

脑静脉窦血栓形成（cerebral venous sinus thrombosis，CVT）可以发生在神经外科手术后，特别是在跨半脑手术后，包括矢状窦手术，或涉及颞下入路的手术[11]。这种风险与（通常是故意的）牺牲皮质静脉有关，这可能导致血流中断并最终形成血栓。当梗死发生时，CVT 可隐匿地表

现为头痛，并发展为局灶性神经体征。CVT 也可能出现急性颅内高压的临床征象（头痛、呕吐、视盘水肿）。它也可以表现为非局灶性脑病或局灶性神经功能缺损。CVT 常表现为癫痫发作，导致癫痫持续状态。CVT 的发病机制为静脉结构梗阻，静脉压升高，毛细血管灌注压降低，CBV升高。随后的大脑静脉扩张和侧支通路的开放在CVT 早期阶段起着重要作用，并可能在最初代偿压力的变化。静脉和毛细血管压力的增加导致血脑屏障的破坏，导致血管源性水肿，血浆渗漏到组织间隙。随着静脉压力持续升高，静脉或毛细血管破裂可导致严重的脑血管源性水肿和静脉出血。静脉压力升高可能导致血管内压力升高，随后 CPP 降低，导致 CBF 降低和能量代谢失败。反过来，因 Na^+–K^+–ATP 酶失活导致细胞内通道开放，水进入细胞内，进而出现细胞毒性水肿，导致血管源性水肿雪上加霜。细胞毒性和血管源性水肿可加重颅内高压，其本身可进一步影响静脉回流[12]。CVT 也会导致脑脊液吸收受损，进而直接加重颅内高压[13]。诊断 CVT，磁共振成像使用梯度回声 T_2^* 磁化率加权序列结合磁共振静脉成像（magnetic resonance venography，MRV）已被证明是最灵敏的成像方法[14]。计算机断层扫描（Computed tomography，CT）仍应是第一个排除 ICP 增加的其他原因的影像学方法，有时可能显示引起怀疑 CVT 的异常。CVT的 CT 表现包括致密三角形征、空三角形征和脐带征。致密的三角形征是由静脉血栓引起的上矢状窦后部呈三角形或圆形的高密度。头部 CT 扫描显示空三角征，在上矢状窦后部的中心区域周围呈三角形增强，而该区域缺乏增强。脐带征可以在 CT 上看到，在大脑皮层形成了一个曲线或线性的高密度，这是由皮质静脉血栓形成引起的[15-17]。

（三）脑积水

对神经外科手术后新发脑积水的关注通常与手术位置有关，其中脑室、幕下和脑室周围手术

是风险最高的。在小样本系列的颅底或经蝶窦手术中，有 5%～8% 的脑积水病例报道[18-20]。最常见的病因是脑室系统的新出血、脑脊液渗漏或导致阻塞性脑积水的局灶性水肿。此外，已确定的危险因素包括先前的开颅手术史、先前的放射治疗史和脑脊液感染史[18]。

因 Chiari I 型畸形行枕大孔减压术的患者术后也有新发急性脑积水的危险。Chiari I 型畸形是指小脑扁桃体下降到枕大孔以下，这改变了脑脊液的流动，导致多达一半的病例伴有脊髓空洞症[21]。通过颅后窝及（或）C_1～C_5 椎骨的减压术，加或不加硬脑膜开窗及植骨扩大枕大池，已成为有症状病例的标准治疗方法。即使排除术前脑积水或颅内压增高的患者，仍有高达 8% 的患者因枕大孔减压术后出现脑积水或颅内压增高[21]。

急性脑积水的治疗常常需要将脑室外引流（external ventricular drain，EVD）作为一线治疗。考虑到脑干的脆弱性，幕下病变可能需要紧急关注。在这些病例中，少量的水肿可能会阻碍脑脊液的正常引流通路，导致脑积水，对脑干产生占位效应，需要紧急干预。

（四）颅腔积气

神经外科手术后，空气可积聚于硬膜外、蛛网膜下腔、脑室、脑内或硬膜下，其中硬膜下最为常见。最常见的部位是额部，其次是枕部和颞部[22]。

关于气颅进展的描述，至少两种可能的机制[23]。第一个是所谓的球阀效应，即空气通过脑脊液泄漏（如硬脑膜撕裂）从颅外空间进入，使空气进入但不出。第二种可能是由于手术过程中脑脊液的过度流失，这可能导致颅内压为负，导致进入的空气代替脑脊液，使两腔的压力平衡。虽然气颅最常见的原因是外伤，但并不是不常见于颅脑或脊柱手术和耳 / 鼻 / 喉手术后，如鼻窦手术、鼻中隔切除术、鼻息肉切除术[22]。气颅可导致头痛、恶心、呕吐、易怒、头晕和癫痫发作。少数情况下，气颅可能处于张力状态，导致占位

效应（大脑受压）和颅内压升高。氧化亚氮麻醉的使用已被报道是一个促进术后张力性气颅的发展因素，因为它可以迅速增加原有的气颅[24]。发生这种情况的机制是由于 N_2O 的性质，它在血液中迅速溶解，进入封闭的硬脑膜空间的速度快于氮气的排出速度[24]。可以说，这种化学性质，虽然在手术过程中增强了 N_2O 进入头部封闭空间的能力，但在 N_2O 停止使用后，也会促进术后少量气颅的发生。然而，这一概念并没有得到严格的评估。与张力性气颅相关的临床症状与其他术后并发症（如占位性出血或颅内压增高）无特异性且难以区分。这些患者可能会出现激惹、局灶性缺损、觉醒水平迅速下降，甚至心搏骤停。与任何急性神经系统恶化的术后患者一样，需要快速行颅脑 CT 扫描，不需要使用对比增强剂。"富士山征"描述了急性张力性脑气肿的放射学表现（图 47-4）。当硬脑膜下的游离空气压迫并分离额叶时，就会发生这种情况[25]。

气颅通常没有任何临床表现就被吸收，虽然它可能需要 2～3 周才能完全解决。最初的治疗包括将患者床头抬高 30°，高压氧疗法有时也被

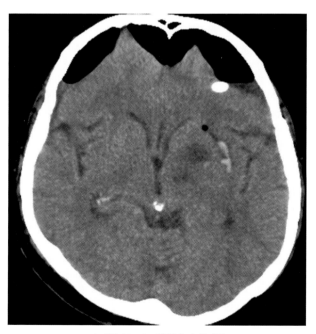

▲ 图 47-4 "富士山"征

CT 平扫轴位图像显示额叶凸起上方和额叶之间硬膜下间隙的空气，使额叶呈现尖状外观。提示张力性气颅

用来缓解气颅的症状[26]。出现意识受损的张力性气颅患者，应立即行外科减压术治疗。

（五）癫痫

癫痫发作几乎是所有幕上神经外科手术的一个危险因素。据估计，术后患者的发病率为15%～20%[27-31]。癫痫最有可能发生在手术后的第 1 个月，整体风险随时间降低。癫痫发作的风险随着手术时间的延长而增加；涉及皮层的手术、术前癫痫发作史、手术治疗幕上脑膜瘤和低级别胶质瘤或动脉瘤等均是术后癫痫发作的危险因素[31]。多种因素导致癫痫发作的风险增加，包括组织刺激、局部缺氧、出血和手术过程中的整体压力[32]。

癫痫发作常见于低级别肿瘤患者[33]，但也可发生在高级别肿瘤的患者，并可引起颅内压的急性升高。肿瘤的位置也是一个重要的考虑因素，因为幕上肿瘤与较高程度的癫痫活动相关，这些肿瘤位于或邻近于周围皮层和颞叶，特别容易发生致癫痫活动[34]。在进行动脉瘤夹闭术或动静脉畸形切除术的脑血管手术患者中，癫痫发作的报道分别为 5%[35] 和每年 0.16 例[36]。与肿瘤手术不同，它不表现出解剖学上的偏向，大多数癫痫发作发生在动脉瘤夹闭术或介入栓塞术后的24h 内[35]。

部分和全身性癫痫都被证明与颅内压增高有关，可能是由于血流的改变[37]。癫痫持续状态罕见，可分为惊厥性或非惊厥性（nonconvulsive，NCSE）。惊厥性癫痫持续状态很容易识别，但NCSE 可能很难发现，尤其是在术后早期。NCSE的特征是非特异性的，可能包括在镇静时无法苏醒、新发偏侧凝视、刻板活动、意识水平波动、无其他原因的 ICP 单独升高或自主神经功能不稳定。

如果怀疑有 NCSE，则应进行脑电图（electroencephalogram，EEG）检查。经验性地服用苯二氮䓬类药物可能导致精神状态"似是而非"的改善；然而，苯二氮䓬类药物试验不应该诊断性地取代脑电图。许多研究已经调查了在开颅手术后[30]常规使用抗癫痫药物（antiepileptic drugs，AED）来预防癫痫发作或癫痫持续状态，但没有一个研究能最终证明常规预防性使用 AED 是有效的。由于癫痫持续状态的发生率较低，所有术后患者较少常规使用连续性脑电图监测[38]。然而，如果使用连续性脑电图监测，它可能为其他未知病因的 ICP 增加提供额外的证据。

三、提高颅内压的一般方法

（一）颅内压增高的临床症状和体征

初始的神经学评估是至关重要的，术前和术后评估对于发现颅内压升高和神经学恶化的迹象和症状都是至关重要的。视盘水肿、仰卧位时头痛加重、恶心和呕吐、眼球运动异常、瞳孔改变和意识障碍是颅内压升高的典型症状。在大多数情况下，意识水平下降是颅内压增高的最早迹象。然而，这可能很难从止痛药或镇静药的不良反应中辨别出来。因此，除了其他神经系统检查外描述精神状态的变化是很重要的，可以提高诊断的准确性。呕吐在儿童中比在成人中更常见，并且更常与导致阻塞性脑积水的幕下病变相关。血流动力学的改变是一个晚期的信号，反映了脑干的压力，往往预示着即将发生脑疝。

辨别脑疝综合征是很重要的，因为不可逆的神经损伤可能很快就会出现这些症状之后[39]。颞叶钩回疝是最常见的疝类型，典型表现为意识受损，同侧瞳孔固定和扩大，对侧肢体偏瘫。钩回是位于颞叶内侧的解剖结构，它能突出幕缘并压迫动眼神经。进一步的疝出可导致中脑受压并向下进入颅后窝，引起意识障碍和对侧偏瘫（通过压迫皮质脊髓束）。在大的颞叶肿瘤和长时间的钩回疝的患者中，大脑后动脉可被压缩在钩部和中脑之间，导致枕叶梗死。由于扣带回的局部肿块，额叶手术后可发生镰下突出。这种情况常见于幕上转移瘤及低或高级别胶质瘤患者。大脑前动脉的分支走形在大脑镰的游离缘附近，可以被扣带回的位移压缩，导致缺血或梗死。这可以反映为下肢的肌力和肌张力的变化。随着上方的病变增大而引起向下的矢状力增加（如双侧硬膜下血肿），整个中脑可能向下移动，导致中央（间脑）疝。患者通常反应迟钝、呼吸模式改变、针尖样瞳孔、向上凝视不能。随着颅后窝内容物的扩大，如小脑幕下肿瘤，小脑可通过枕骨大孔疝出并压迫延髓。这会导致心肺功能障碍、呼吸模式改变和意识障碍。孤立的外展神经麻痹或与其他临床症状相结合，常被认为是"假定位"症状，因为考虑到它可能是由于脑干或沿神经的颅内任何地方的颅内压增高而出现的[40]。值得注意的是，如果放置和取出了腰椎引流管，并有残留的硬脑膜性腰椎脑脊液漏产生颅底压力梯度，那么仅在额部轻度水肿的情况下，就可能诱发脑疝综合征[41]。

（二）颅内压监测

ICP 监测可采用多种不同的方法进行，准确性不同，且存在个别并发症。最常用的方法是将导管直接插入脑室（也称为 EVD）。这项技术有几个优点，其除了直接监测压力，该系统允许脑脊液引流可以用于治疗，允许脑脊液采样并诊断。这种方法使用压力传感器监测 ICP 波形，同时以压力相关的方式收集多余的流体。这个导管可以在手术室中直接可视化放置，也可以在床边通过解剖标志定位摆放。引流高度平于耳屏或外耳道，与 Monro 孔的水平接近。压力只有在引流系统关闭时才传导。至于引流系统是否经常或间歇性地关闭，并没有标准的做法。相反，这一决定往往是在迫切需要引流的情况下作出的。较新的系统利用了安装在双腔探头尖端区域的气囊，允许同时进行排水和压力监测[42]。由于脑室的直接通路，11%～20% 的导管可能发生脑室炎。在几个小的随机对照试验中，抗感染的探头或银浸渍探针通常显示脑室炎发生率降低，但是最重要的因素仍然是放置引流管的总时间，超过 5 天的

风险每天都在增加[43]。在使用 EVD 进行 ICP 监测时，需要考虑的其他因素有导管可能会堵塞，可能会有穿刺道出血，或者可能会有意外的过度引流。如果导管移位，可能会完全停止引流。神经危重症护理学会[44]和美国神经科学护士协会已经发布了 EVD 指南[45]。

其他监测方法包括将压力监测器通过颅骨置入脑实质、蛛网膜下腔、硬膜下腔或硬膜外腔。最常见的方法是使用实质探针，它位于脑白质中，且通常位于右额叶或左额叶的标准位置。这些监测仪在局灶性病理中很有用，然而尽管风险比 EVD 要低，但总体上被认为不太准确，因为其一旦放置就不能重新校准，不能排出液体，而且存在感染或出血的风险。

（三）普遍的措施

随着颅内压增高的第一个信号出现，患者的体位是至关重要的。床头应抬高至 30°，头略高于心脏水平。对于那些因气颅或部分硬膜下囊肿压迫而导致双额水肿的患者，不能使用这种方法。患者头部应置于中立位置，颈部不应有任何限制装置（如颈圈或胶带），以防止颈部受压。监测血压来完善 CPP；低血压可能通过反应性血管舒张升高 ICP，同时降低脑灌注。在颅内高压发作期间，应尽可能避免使用气管内吸痰和其他可能突然升高腹腔内或胸腔内压力的技术[46-49]。维持正常体温，因为核心温度每升高 1℃，大脑的氧气代谢率就会增加 10%，导致 CBF 增加，从而增加颅内血容量和 ICP[50]。

（四）镇静、镇痛

充分的镇静和镇痛是治疗颅内压升高的重要的首步。通过多种药物联合使用降低脑氧代谢率和 CBF，从而有效降低 ICP。然而，镇痛药不应作为降低颅内压的主要方法。目的是在不影响临床检查的情况下达到足够的镇静和镇痛。如果镇静和止痛滴定到指定的范围，效果最好。这些量表需要唤醒和互动的临床评估，并没有考虑可

能昏迷的患者。尽管如此，镇静评定量表可以消除外部影响的影响，并为护士和医生提供一个明确的目标。总的效果是减少了过度镇静的倾向，减少了机械通气的天数、气管切开的需要和费用[51, 52]。

在选择镇静药时，了解一般的和神经特异性的特性是很重要的。最重要的是，镇静药应该有一个快速的起效和补偿的时间，并有一个独立于末梢器官功能的可预测的清除机制。这使得评估更容易生效，同时也允许进行持续的神经学评估。最小的心血管抑制作用也很重要，这样就不需要额外的输液疗法来维持目标血压。理想的药物应该是通过降低脑血流量和降低脑氧代谢率来降低颅内压。这意味着自动调节不会被干扰，这并不是所有的镇静药都能普遍观察到的。

虽然没有一种理想的药物能满足所有这些标准，但异丙酚被广泛使用，也是唯一一种有 I 类证据支持其用于降低 ICP 的药物[53]。异丙酚是一种替代苯酚，具有快速麻醉作用，但没有镇痛特性。它通过与代谢率耦合的剂量依赖性的 CBF 下降来降低 ICP。此外，它还通过依赖 γ- 氨基丁酸（gammaaminobutyric acid，GABA）的氯离子通道发挥抗惊厥作用，这也有助于中枢神经系统的抑制。异丙酚可导致一系列生化和心脏并发症，其中最严重的是一系列表现为异丙酚输注综合征的结果。这些不良反应中许多都可以通过限制治疗的剂量和持续时间来避免。右美托咪啶是一种中枢 α_1 激动剂，具有多个作用位点，可导致交感神经活性、寒战和抗焦虑作用的总体降低。这种药物的独特之处在于能够保持唤醒和镇静，这使得它对神经损伤的患者来说是一个有吸引力的药物。这种对 $CMRO_2$ 的总体缺乏显著影响的特点使得右旋美托咪啶成为一种弱的降低 ICP 的药物。此外，右美托咪啶可能存在 $CMRO_2$ 和 CBF 的脱钩，使患者面临脑缺血的风险[54a]。缺乏明确的临床研究来表明这种担忧是否转化为可量化的风险。苯二氮䓬类药物是一类常用的镇静药物，作用于 GABA 受体，产生镇静、催眠和缓解焦虑的

作用[54b]。在镇静作用的剂量下，它们对 $CMRO_2$ 或 CBF 的影响微乎其微。此外，它们可通过全身降压降低 CPP，通过呼吸抑制导致 $PaCO_2$ 升高，并在长期使用时延长镇静时间，这使得苯二氮䓬类药物不适合用于初级降颅内压治疗。

（五）过度通气

在机械通气患者中，过度通气可能是一种早期的技术，按照 Monro-Kellie 学说，可以通过降低颅内的血容量成分来迅速降低 ICP[3]。动脉二氧化碳的减少导致脑血管收缩，从而减少颅内血容量，进而降低 ICP[55]。$PaCO_2$ 每变化 1mmHg，CBF 变化 4%。过度换气的效果可以在几分钟内看到，是一种简单有效的急诊降低颅内压的方法。

然而，研究已经证明过度换气的负面后果[56-58]，特别是在受伤后早期。在过度通气的情况下，最初会出现代偿性的氧摄取增加，但这种效果不会持续下去。在已经有缺血风险的组织中，增加的低灌注会增加梗死的风险。随着使用时间的延长，乳酸和谷氨酸等二次损伤介质的产量会增加。因此，过度换气是一种临时的过渡疗法，而不是一种长期或预防性的解决方案[56]。

（六）渗透疗法

高渗治疗被认为是 ICP 升高的核心药物治疗[59-62]。甘露醇和高渗盐水都是常用的渗透剂，最常见的是团注疗法。

甘露醇以团注方式给药，剂量范围为 0.25～1.0g/kg。它起到渗透性利尿药的作用，在肾小球过滤并重新吸收。其作用高峰出现在给药后15～120min。为了降低颅内压，它增加了血脑屏障的渗透梯度，因为它不会穿过血脑屏障。这有利于脑组织中水分的运动，从而减少脑组织中的水分含量。其他有利的作用包括增加血浆容量，从而降低红细胞压积和黏度，从而改善微血管中的血液流动。甘露醇溶液浓度为 20%。研究已经显示出剂量 - 反应关系，剂量在 0.5g/kg 以下效

果较差，起效时间较短，而剂量在 0.5～1.0g/kg 则能更有效地降低颅内压[60, 61]。应在甘露醇给药前后，测定血浆渗透压或更好的是血浆渗透压差。

肾衰竭是甘露醇治疗的一种潜在但不寻常的不良反应——所提出的机制涉及肾内血管收缩和相对血管内容量耗竭[46]。由于对肾衰竭的定义不同，神经危重护理患者群体的发病率差异很大，缺乏临床上重大肾衰竭的发病率数据。甘露醇快速给药可引起低钠血症、低氯血症、高钾血症、渗透压差增大、容量过载和快速滴注速度下（总剂量少于 5min）的低血压。

高渗盐水（hypertonic saline，HTS）已被证明可以降低脑外伤、SAH、缺血性和出血性脑卒中、肝衰竭和颅内占位患者的颅内高压。它的作用是直接增加血清渗透压。它在不同浓度下使用，包括 2% 或 3% 的溶液（150ml 团注），7.5% 的溶液（75ml 团注），或 23.4% 的溶液（30ml 团注）。HTS 用于团注的治疗剂量，用于治疗急性脑疝和急性颅内压时增高。在实践中，3% 高渗盐水也常进行持续输注，作为预防性升高血清钠，可滴定至血清 Na^+ 145～155mmol/L。HTS 的不良反应除了医源性高氯代谢性酸中毒外，还与持续诱导高渗透压状态有关，在高渗透压状态下可导致肾衰竭。在一些心脏储备受损的患者中，高容量血症也可能是个问题。已有研究表明，高钠血症（Na^+ > 160mmol/L）在神经危重症患者的渗透治疗中是一个独立的死亡预测因子[63]。脑桥中央髓鞘溶解症常被认为是慢性酗酒者和营养不良患者治疗的潜在并发症，但在已发表的研究中未显示这种情况下会发生高钠血症。

（七）类固醇

尽管类固醇在神经肿瘤学中的临床应用由来已久，但其作用的确切机制仍不清楚[64, 65]。有研究表明，地塞米松对水肿的影响是使得肿瘤毛细血管通透性降低。地塞米松是最常用的类固醇类药物，半衰期较长，盐皮质激素活性相对较低，长期免疫抑制的可能性较小。据报道，70% 有瘤周血管源性水肿症状的患者在类固醇治疗后症状有所改善[66]。围术期应用糖皮质激素可以限制肿瘤切除过程中水肿的形成[66]。通常在手术前 24～48h 开始治疗，以获得最佳效果。地塞米松的最佳剂量缺乏研究，但通常在实践中，最初的剂量是 10～20mg，用于治疗肿块效应引起的急性症状，然后分次给药，每天共 10～20mg[66]。除了在治疗肿瘤周围血管源性水肿方面的良好疗效外，还没有发现类固醇对其他导致颅内高压的原因有用[67, 68]。

（八）低温疗法

有许多研究低温对重型颅脑损伤和顽固性颅内高压患者预后影响的对照试验，主要表明低温是降低 ICP 的有效方法，尽管关于预后的数据大多不乐观[69]。据估计，低温对降低 ICP 的影响约为 10mmHg（范围为 5～23mmHg）。通过分析研究，降低 ICP 的效果优于适度过度通气、巴比妥酸盐和甘露醇，但不如半颅切除术和 HTS 有效[70]。然而，没有证据表明低温可用于术后降低 ICP。一般来说，体温目标应该是通过使用退热药来避免发热。

（九）外科减压术

当标准药物治疗不能预防继发性脑损伤时，可以考虑手术减压治疗难治性颅内压升高。根据主要过程的病因，其适应证和时间会有所不同。在神经外科术后患者中，并发症包括术后硬膜下和硬膜外血肿，以及大量占位性出血，可能需要减压。减压术在颅脑损伤、大面积脑梗死、颅后窝出血和幕上脑出血中得到了广泛的研究，在某些情况下适用，在其他情况下有争议[71-73]。

参 考 文 献

[1] The Brain Trauma Foundation. The American Association of Neuro-logical Surgeons. The Joint Section on Neurotrauma and Critical Care. Intracranial pressure treatment threshold. *J Neurotrauma*. 2000;17:493–495.

[2] Marik P, Chen K, Varon J, Fromm Jr R, Sternbach GL. Management of increased intracranial pressure: a review for clinicians. *J Emerg Med*. 1999;17:711–719.

[3] Mokri B. The Monro–Kellie hypothesis: applications in CSF volume depletion. *Neurology*. 2001;56:1746–1748.

[4] Rose JC, Mayer SA. Optimizing blood pressure in neurological emergencies. *Neurocriti Care*. 2004;1:287–299.

[5] Basali A, Mascha EJ, Kalfas I, Schubert A. Relation between perioperative hypertension and intracranial hemorrhage after craniotomy. *Anesthesiology*. 2000;93(1):48–54.

[6] Constantini S, Cotev S, Rappaport ZH, Pomeranz S, Shalit MN. Intracranial pressure monitoring after elective intracranial surgery. A retrospective study of 514 consecutive patients. *J Neurosurg*. 1988;69:540–544.

[7] Rangel–Castilla L, Spetzler RF, Nakaji P. Normal perfusion pressure break through theory: a reappraisal after 35 years. *Neurosurg Rev*. 2015;38 (3):399–404. http://dx.doi.org/10.1007/s10143–014–0600–4. discus– sion 404–405. Epub 2014 Dec 9.

[8] Mendelow AD, Gregson BA, Fernandes HM, et al. Early surgery versus initial conservative treatment in patients with spontaneous supratentorial intracerebral haematomas in the International Surgical Trial in Intracerebral Haemorrhage (STICH): a randomised trial. *Lancet*. 2005;365:387–397.

[9] Mendelow AD, Gregson BA, Rowan EN, et al. Early surgery versus ini tial conservative treatment in patients with spontaneous supratentor iallobar intracerebral haematomas (STICH II): a randomisedtrial. *Lancet*. 2013;382:397–408.

[10] Morgenstern LB, Hemphill 3rd JC, Anderson C, et al. Guidelines for the management of spontaneous intracerebral hemorrhage: a guideline for healthcare professionals from the American Heart Association/ American Stroke Association. *Stroke*. 2010;41:2108–2129.

[11] Nakase H, Shin Y, Nakagawa I, Kimura R, Sakaki T. Clinical features of postoperative cerebral venous infarction. *Acta Neurochir (Wien)*. 2005;147:621–626. discussion 626.

[12] Gründe PO. The "Lund Concept" for the treatment of severe head trauma—physiological principles and clinical application. *Intensive Care Med*. 2006;32(10):1475–1484. Epub 2006 Aug 2.

[13] Gotoh M, Ohmoto T, Kuyama H. Experimental study of venouscircu latory disturbance by dural sinus occlusion. *Acta Neurochir (Wien)*. 1993;124:120–126.

[14] Dormont D, Anxionnat R, Evrard S, Louaille C, Chiras J, Marsault C. MRI in cerebral venous thrombosis. *J Neuroradiol*. 1994;21:81–99.

[15] Boukobza M, Crassard I, Bousser MG. When the "dense triangle" in dural sinus thrombosis is round. *Neurology*. 2007;69:808.

[16] Lee EJ. The empty delta sign. *Radiology*. 2002;224:788–789.

[17] Virapongse C, Cazenave C, Quisling R, Sarwar M, Hunter S. The empty delta sign: frequency and significance in 76 cases of dural sinus thrombosis. *Radiology*. 1987;162:779–785.

[18] Sharma M, Ambekar S, Sonig A, Nanda A. Factors predicting the development of new onset post–operative hydrocephalus following trans–sphenoidal surgery for pituitary adenoma. *Clin Neurol Neuro-surg*. 2013;115:1951–1954.

[19] Duong DH, O'Malley S, Sekhar LN, Wright DG. Postoperative hydrocephalus in cranial base surgery. *Skull Base Surg*. 2000;10:197–200.

[20] Burkhardt JK, Zinn PO, Graenicher M, et al. Predicting postoperative hydrocephalus in 227 patients with skull base meningioma. *Neurosurg Focus*. 2011;30:E9.

[21] Zakaria R, Kandasamy J, Khan Y, et al. Raised intracranial pressure and hydrocephalus *following* hindbrain decompression for Chiari I malformation: a case series and review of the literature. *Br J Neuro-surg*. 2012;26:476–481.

[22] Solomiichuk VO, Lebed VO, Drizhdov KI. Posttraumatic delayed sub dural tension pneumocephalus. *Surg Neurol Int*. 2013;4:37.

[23] Dabdoub CB, Salas G, Silveira Edo N, Dabdoub CF. Review of the management of pneumocephalus. *Surg Neurol Int*. 2015;6:155.

[24] Artru AA. Nitrous oxide plays adirectrole in the developmentof tension pneumocephalus intraoperatively. *Anesthesiology*. 1982;57:59–61.

[25] Michel SJ. The Mount Fuji sign. *Radiology*. 2004;232:449–450.

[26] Paiva WS, de Andrade AF, Figueiredo EG, Amorim RL, Prudente M, Teixeira MJ. Effects of hyperbaric oxygenation therapy on symptomatic pneumocephalus. *Ther Clin Risk Manag*. 2014;10:769–773.

[27] Foy PM, Copeland GP, Shaw MD. The incidence of postoperative seizures. *Acta Neurochir (Wien)*. 1981;55:253–264.

[28] Milligan TA, Hurwitz S, Bromfield EB. Efficacy and tolerability of levetiracetam versus phenytoin after supratentorial neurosurgery. *Neurology*. 2008;71:665–669.

[29] North JB, Penhall RK, Hanieh A, Frewin DB, Taylor WB. Phenytoin and postoperative epilepsy. A double–blind study. *J Neurosurg*. 1983;58:672–677.

[30] Pulman J, Greenhalgh J, Marson AG. Antiepileptic drugs as prophylaxis for post–craniotomy seizures. *Cochrane Database Syst Rev*. 2013;2. CD007286.

[31] Shaw MD, Foy PM. Epilepsy after craniotomy and the place of prophylactic anticonvulsant drugs: discussion paper. *J R Soc Med*. 1991;84:221–223.

[32] Kuijlen JM, Teernstra OP, Kessels AG, Herpers MJ, Beuls EA. Effectiveness of antiepileptic prophylaxis used with supratentorial craniotomies: a meta–analysis. *Seizure*. 1996;5:291–298.

[33] Chang EF, Potts MB, Keles GE, et al. Seizure characteristics and control following resection in 332 patients with low–grade gliomas. *J Neurosurg*. 2008;108:227–235.

[34] Tandon N, Esquenazi Y. Resection strategies in tumoral epilepsy: is a lesionectomy enough? *Epilepsia*. 2013;54(suppl 9):72–78.

[35] Lai LT, O'Donnell J, Morgan MK. The risk of seizures during the in–hospital admission for surgical or endovascular treatment of unruptured intracranial aneurysms. *J Clin Neurosci*. 2013;20:1498–1502.

[36] Mohr JP, Parides MK, Stapf C, et al. Medical management with or without interventional therapy for unruptured brain arteriovenous malformations (ARUBA): a multicentre, non–blinded, randomised trial. *Lancet*. 2014;383:614–621.

[37] Gabor AJ, Brooks AG, Scobey RP, Parsons GH. Intracranial pressure during epileptic seizures. *Electroencephalogr Clin Neurophysiol*. 1984;57:497–506.

[38] McNamara B, Ray J, Menon D, Boniface S. Raised intracranial pressure and seizures in the neurological intensive care unit. *Br J Anaesthes*. 2003;90:39–42.

[39] Stevens RD, Huff JS, Duckworth J, Papangelou A, Weingart SD, Smith WS. Emergency neurological life support: intracranial hypertension and herniation. *Neurocriti Care*. 2012;17(suppl 1):S60–S65.

[40] Larner AJ. False localising signs. *J Neurol Neurosurg Psychiatry*. 2003;74:415–418.

[41] Samadani U, Huang JH, Baranov D, Zager EL, Grady MS. Intracranial hypotension after intraoperative lumbar cerebrospinal fluid drainage. *Neurosurgery*. 2003;52(1):148–151. discussion 151–152.

[42] Brain Trauma F, American Association of Neurological S, Congress of Neurological S, et al. Guidelines for the management of severe traumatic brain injury. VII. Intracranial pressure monitoring technology. *J Neurotrauma*. 2007;(24 suppl 1):S45–S54.

[43] Sonabend AM, Korenfeld Y, Crisman C, Badjatia N, Mayer SA, Connolly Jr ES. Prevention of ventriculostomy–related infections with prophylactic antibiotics and antibiotic–coated external ven-tricular drains: a systematic review. *Neurosurgery*. 2011;68: 996–1005.

[44] Fried HI, Nathan BR, Rowe AS, et al. The insertion and

management of external ventricular drains: an evidence–based consensus statement: a statement for healthcare professionals from the Neurocritical Care Society. *Neurocrit Care*. 2016;24(1):61–81. http://dx.doi.org/ 10.1007/s12028–015–0224–8.

[45] http://www.aann.org/uploads/AANN11_ICPEVDnew.pdf.

[46] Meyer MJ, Megyesi J, Meythaler J, et al. Acute management of acquired brain injury part II: an evidence–based review of pharmacological interventions. *Brain Inj*. 2010;24:706–721.

[47] Meyer MJ, Megyesi J, Meythaler J, et al. Acute management of acquired brain injury part I: an evidence–based review of non-pharmacological interventions. *Brain Inj*. 2010;24:694–705.

[48] Rosner MJ, Coley IB. Cerebral perfusion pressure, intracranial pressure, and head elevation. *J Neurosurg*. 1986;65:636–641.

[49] Wolfe TJ, Torbey MT. Management of intracranial pressure. *Curr Neurol Neurosci Rep*. 2009;9:477–485.

[50] Polderman KH. Mechanisms of action, physiological effects, and complications of hypothermia. *Crit Care Med*. 2009;37:S186–S202.

[51] Halpern SD, Becker D, Curtis JR, et al. An official American Thoracic Society/American Association of Critical–Care Nurses/American College of Chest Physicians/Society of Critical Care Medicine policy statement: the Choosing Wisely(R) Top 5 list in Critical Care Medicine. *Am J Respir Crit Care Med*. 2014;190:818–826.

[52] Riker RR, Fugate JE. Participants in the International Multi-disciplinary Consensus Conference on Multimodality M. Clinical monitoring scales in acute brain injury: assessment of coma, pain, agitation, and delirium. *Neurocriti Care*. 2014;(21 suppl 2):S27–S37.

[53] Kelly DF, Goodale DB, Williams J, et al. Propofol in the treatment of moderate and severe head injury: a randomized, prospective double–blinded pilot trial. *J Neurosurg*. 1999;90:1042–1052.

[54a] Drummond JC, Dao AV, Roth DM, et al. Effect of dexmedetomidine on cerebral blood flow velocity, cerebral metabolic rate, and carbon dioxide response in normal humans. *Anesthesiology*. 2008;108(2):225–232.

[54b] Giffin JP, Cottrell JE, Shwiry B, et al. Intracranial pressure, mean arterial pressure, and heart rate following midazolam or thiopental in humans with brain tumors. *Anesthesiology*. 1984;60(5):491–494.

[55] Cold GE. Cerebral blood flow in acute head injury. The regulation of cerebral blood flow and metabolism during the acute phase of head injury, and its significance for therapy. *Acta Neurochir Supp*. 1990;49:1–64.

[56] Marion DW, Puccio A, Wisniewski SR, et al. Effect of hyperventilation on extracellular concentrations of glutamate, lactate, pyruvate, and local cerebral blood flow in patients with severe traumatic brain injury. *Crit Care Med*. 2002;30:2619–2625.

[57] Coles JP, Minhas PS, Fryer TD, et al. Effect of hyperventilation on cerebral blood flow in traumatic head injury: clinical relevance and monitoring correlates. *Crit Care Med*. 2002;30:1950–1959.

[58] Muizelaar J, Marmarou A, Ward J, et al. Adverse effects of prolonged hyperventilation in patients with severe head injury: a randomized clinical trial. *J Neurosurg*. 1991;75:731–739.

[59] Ropper AH. Hyperosmolar therapy for raised intracranial pressure. *New Engl J Med*. 2012;367:746–752.

[60] Marko NF. Hypertonic saline, not mannitol, should be considered gold–standard medical therapy for intracranial hypertension. *Crit Care*. 2012;16:113.

[61] Torre–Healy A, Marko NF, Weil RJ. Hyperosmolar therapy for intracranial hypertension. *Neurocrit Care*. 2012;17:117–130.

[62] Diringer MN. New trends in hyperosmolar therapy? *Curr Opinion Crit Care*. 2013;19:77–82.

[63] Aiyagari V, Deibert E, Diringer MN. Hypernatremia in the neurologic intensive care unit: how high is too high? *J Crit Care*. 2006;21:163–172.

[64] Hedley–Whyte ET, Hsu DW. Effect of dexamethasone on blood–brain barrier in the normal mouse. *Ann Neurol*. 1986;19:373–377.

[65] Papadopoulos MC, Saadoun S, Binder DK, Manley GT, Krishna S, Verkman AS. Molecular mechanisms of brain tumor edema. *Neuroscience*. 2004;129:1011–1020.

[66] Bebawy JF. Perioperative steroids for peritumoral intracranial edema: a review of mechanisms, efficacy, and side effects. *J Neurosurg Anesthesiol*. 2012;24:173–177.

[67] Edwards P, Arango M, Balica L, et al. Final results of MRC CRASH, a randomised placebo–controlled trial of intravenous corticosteroid in adults with head injury–outcomes at 6 months. *Lancet*. 2005;365:1957–1959.

[68] Poungvarin N, Bhoopat W, Viriyavejakul A, et al. Effects of dexamethasone in primary supratentorial intracerebral hemorrhage. *New Engl J Med*. 1987;316:1229–1233.

[69] Polderman KH, Ely EW, Badr AE, Girbes AR. Induced hypothermia in traumatic brain injury: considering the conflicting results of metaanalyses and moving forward. *Intensive Care Med*. 2004;30:1860–1864.

[70] Schreckinger M, Marion DW. Contemporary management of traumatic intracranial hypertension: is there a role for therapeutic hypothermia? *Neurocrit Care*. 2009;11:427–436.

[71] Taylor B, Lopresti M, Appelboom G, Sander Connolly Jr E. Hemicraniectomy for malignant middle cerebral artery territory infarction: an updated review. *J Neurosurg Sci*. 2015;59:73–78.

[72] Barthelemy EJ, Melis M, Gordon E, Ullman JS, Germano I. Decompressive craniectomy for severe traumatic brain injury: a systematic review. *World Neurosurg*. 2016;88:411–420.

[73] Takeuchi S, Wada K, Nagatani K, Otani N, Mori K. Decompressive hemicraniectomy for spontaneous intracerebral hemorrhage. *Neurosurg Focus*. 2013;34:E5.

第 48 章 术后脑卒中的管理
Management of Postoperative Stroke

Peggy Nguyen Christina Huang James M. Wright Gene Sung **著**

范劲慷 **译**

吴 喜 **校**

一、概述

（一）流行病学

尽管美国卒中协会/美国心脏病学会（American Stroke Association/American Heart Association，ASA/AHA）制订了缺血性脑卒中的应急管理指南，但对术后卒中，尤其是神经外科患者术后的重症监护管理尚未达成共识[1]。先前的流行病学调查发现，心脏、神经和血管手术的术后脑卒中风险较高，其发生率通常为 2.2%～5.2%[2]。目前，大部分神经外科手术后的脑卒中确切发生率并不明确，有研究表明，颈动脉内膜剥脱术后缺血性脑卒中的发生率高达 5.5%～6.1%，而头颈部肿瘤切除术后的脑卒中发生率高达 4.8%[3, 4]。本章内容将重点阐述神经外科手术后缺血性脑卒中的重症监护管理。

（二）脑卒中的病因

栓塞是普外科手术后脑卒中的最常见病因。有研究发现，心源性栓塞导致的脑卒中，占普外科手术围术期脑卒中的 42%[4-6]。其他常见的病因，如心房纤颤、围术期高血压，以及由于大血管粥样硬化导致的动脉-动脉的栓子。

在神经外科病例中，围术期脑卒中可分为动脉性和静脉性。在神经外科手术中，脑卒中的病因多种多样，如栓子脱落，血管穿孔和血管吻合时夹闭血管，以及肿瘤切除时造成的血管损伤或闭塞等。

据报道，在动脉瘤夹闭的手术中，脑卒中发生率为 5%～20%[7, 8]。一项 Meta 分析显示，行动脉瘤夹闭术和动脉瘤弹簧圈栓塞术的患者，术后脑梗死发生率相似，分别为 16.1% 和 20.9%[8]。

肿瘤切除也与术后动静脉缺血事件相关。各研究术后缺血事件发生率的数据差异很大，受多种因素影响，如手术医生经验、肿瘤切除范围、年龄及合并症等。一项纳入 720 名受试者的研究中，脑膜瘤切除术中静脉梗死发生率为 2%，其中手术入路是静脉缺血事件的最重要危险因素[9]。另一项纳入 825 名脑膜瘤手术切除患者的研究发现，大脑膜瘤（＞ 4cm）和小脑膜瘤（＜ 4cm）的静脉梗死发生率分别为 6.8% 和 1.2%。当肿瘤侵犯硬脑膜窦时，尤其是脑膜瘤侵袭上矢状窦的后 1/3，易形成静脉性卒中。通过对美国外科医生学会国家外科质量改进计划数据库中 3812 名经历选择性头颅手术的患者数据进行分析发现，术后脑血管意外发生率为 1.62%，术后平均于第 4 天出现脑卒中[11]。

在神经外科手术过程中牺牲引流静脉，可能会导致脑静脉循环障碍，导致静脉梗死。症状可包括头痛、局灶性神经功能障碍、癫痫、复视或脑病。根据 Kageyama 等报道，在 120 人的受试对象中，13% 患者出现上述症状；Saito 等的研究中该数据为 2.6%。Al-Mefty 和 Krish 发现牺牲大脑侧浅静脉后，10% 的患者可出现脑水肿[12-14]。大脑静脉没有瓣膜，所以补偿性循环和排血取决于侧支循环。

二、管理

（一）溶栓和抗血小板治疗

1. 溶栓药物治疗

急性脑卒中管理的首要目标是再灌注：而术后的溶栓治疗存在局限性。脑卒中后 3h 之内采用纤溶酶原激活剂（tissue plasminogen activator，tPA）进行静脉溶栓，通常预后良好（OR=1.9，95%CI 1.2～1.9）；脑卒中后 3～4.5h 采用纤溶酶原激活剂（tPA）进行静脉溶栓仍能获益（OR=1.28，95%CI 1.00～1.65）。尽管静脉溶栓是急性脑卒中为数不多的有效疗法之一，但近两周内行外科手术是溶栓的禁忌证[15]。同样，动脉内溶栓具有溶栓药物用量小，可局部给药等优点，是一种合适的给药方式，但在神经科手术患者中，安全性较差。在一项评价术后动脉内溶栓（intraarterial thrombolysis，IAT）安全性的研究发现，IAT 可以替代静脉 tPA 进行溶栓治疗，但由于开颅手术后 IAT 可导致主要并发症发生率过高[16]，因此研究人员认为 IAT 不适用于神经外科手术后卒中的溶栓治疗。

2. 器械取栓

一项关于急性缺血性脑卒中的血管内治疗多中心随机临床研究，即 MR CLEAN 试验，是首个大型随机试验，具有里程碑意义，其证实了机械取栓的获益，证明了机械取栓是替代 IV tPA 和 IAT 的最佳方案[17]。尽管该试验未对神经外科患者进行亚组分析，但对缺血性脑卒中患者进行紧急介入治疗的过程中，试验人员并未将外科术后作为介入治疗的禁忌证，因此外科术后患者并未排除在该试验外。术后脑卒中应考虑器械取栓，由于栓塞是术后脑卒中最常见原因，且通常影响前循环大血管的血供，因此更加适合器械取栓。随后的三个随机试验，Extend-IA 试验、ESCAPE 试验和 SWIFT-PRIME 试验，均证实了栓子切除术对大血管闭塞症治疗中的获益[18-20]。

3. 抗血小板治疗

作为脑卒中的二级预防，小剂量阿司匹林应尽早使用。目前对于术后恢复服用阿司匹林治疗，缺乏询证医学证据。在开颅手术后的患者中，在术后 24h 内尽早恢复低剂量阿司匹林可能是合理的，而临床实践中，很多患者都在术后 1～4 周后服药。一般来说，接受脊柱手术的患者可在 3～7 天恢复服用阿司匹林。由于双重抗血小板治疗（如阿司匹林 + 氯吡格雷）可导致出血风险增加，因此术后应尽量避免。

（二）血流动力学的维稳和补液优化

由于血压是一个动态参数，因此建议缺血性脑卒中发生后 24h 内对血压进行监测[1]。指南建议缺血性脑卒中急性期管理时，允许放纵式高血压，即收缩压为 220mmHg，舒张压为 120mmHg[1]。放宽血压管理的主要目的是维持缺血半暗区的脑灌注。然而，这种方式对神经外科手术患者是否合适，目前依然存疑，系统性的高血压可能导致精细神经血管手术，开颅手术及脊柱手术等手术部位出血。为了保持足够的灌注，收缩压维持在 120～160mmHg 是合理的。在大部分情况下，术后都会直接对患者进行心电监护，同时合理监测平均动脉血压（mean arterial，MAP）进行检测是合理的，MAP 目标值 ≥ 80mmHg，换算为脑灌注压力即 ≥ 70mmHg。

在急性缺血性脑卒中患者中，低渗性静脉输液可能进一步加重缺血性脑水肿，因此应予避免[1]。若患者需要液体复苏治疗，应尽可能能采用等张晶体，如 0.9% 的生理盐水。

（三）发热

有研究表明，高热可增加急性缺血性脑卒中的死亡率[21, 22]。尽管高热导致神经细胞凋亡的确切机制尚不清楚，但已有理论支持两者之间的关联，如自由基产生、代谢需求增加，以及谷氨酸、γ 氨基丁酸、甘氨酸等有害神经递质的释放。基于这些发现，缺血性脑卒中发生后，应采取严格的管理措施保持正常体温，使全身温度 ≤ 38℃ 为宜。

（四）血糖控制

高血糖在脑卒中人群中十分常见，40% 以上的脑卒中患者合并血糖升高[1]。一些研究已经证实了高血糖与较差的影像学表现和临床结局密切相关[23,24]。然而，值得注意的是，一项注册于 Cochrane 综述，回顾了多个临床试验数据，结果发现通过静脉胰岛素治疗严格控制血糖并不能带来临床获益[25]。因此，AHA/美国卒中协会现行指南建议，在严格控糖的安全性尚未得到更多的临床试验一致证实前，将血糖水平控制在 140～180mg/dl 为宜[1]。静脉补液治疗过程中，应避免输注含葡萄糖的液体。

（五）颅内压控制

大面积脑卒中可导致脑水肿，最终导致脑疝。由于脑疝发生时的局灶病变，通常由局部压力梯度所导致，并不一定表现为整体颅内压升高，因此动态监测颅压指征并不明确。当出现脑疝和颅内压升高的临床征象时，应当采取抬高床头、碱化血液、应用高渗药物（如甘露醇、高渗盐水等）及体温控制。大面积脑卒中，可导致难治性脑水肿，此时去骨瓣减压术可挽救生命。

三、总结

由于缺乏文献支持，神经外科术后患者发生缺血性脑卒中后的管理相当复杂。因此，现有针对一般人群脑卒中后管理的指南，应当基于神外术后脑卒中这一特定人群的具体情况进行修改和调整。脑卒中早期，需尽早决定是否行动脉内器械取栓。一般来说，轻度的高血压是可以接受的；服用阿司匹林的时机取决于获益与风险的权衡。控制容量等是减轻二次损伤的常规措施。体温和血清葡萄糖水平应予以检测和控制。

参 考 文 献

[1] Jauch EC, Saver JL, Adams Jr HP, et al. Guidelines for the early management of patients with acute ischemic stroke: A guideline for healthcare professionals from the American Heart Association/American Stroke Association. *Stroke*. 2013;44:870–947.
[2] Wong GY, Warner DO, Schroeder DR, et al. Risk of surgery and anesthesia for ischemic stroke. *Anesthesiology*. 2000;92:425–432.
[3] Selim M. Perioperative stroke. *N Engl J Med*. 2007;356:706–713.
[4] Nosan DK, Gomez CR, Maves MD. Perioperative stroke in patients undergoing head and neck surgery. *Ann Otol Rhinol Laryngol*. 1993;102:717–723.
[5] Limburg M, Wijdicks EF, Li H. Ischemic stroke after surgical procedures: clinical features, neuroimaging, and risk factors. *Neurology*. 1998;50:895–901.
[6] Hart R, Hindman B. Mechanisms of perioperative cerebral infarction. *Stroke*. 1982;13:766–773.
[7] Suzuki M, Yoneda H, Ishihara H, et al. Adverse events after unruptured cerebral aneurysm treatment: a single center experience with clipping/coil embolization combined units. *J Stroke Cerebrovasc Dis*. 2015;24(1):223–231.
[8] Li H, Pan R, Wang H, et al. Clipping versus coiling for ruptured intracranial aneurysms: a systematic review and meta–analysis. *Stroke*. 2013;44(1):29–37.
[9] Sughrue M, Rutkowski M, Shangari G, et al. Incidence, risk factors and outcome of venous infarction after meningioma surgery in 705 patients. *J Clin Neurosci*. 2011;18(5):628–632.
[10] Jang W, Jung S, Jung T, Moon K, Kim I. Predictive factors related to symptomatic venous infarction after meningioma surgery. *Br J Neurosurg*. 2012;26(5):705–709.
[11] Abt N, Bydon M, De la Garza–Ramos R, et al. Concurrent neoadjuvant chemotherapy is an independent risk factor of stroke, all–cause morbidity, and mortality in patients undergoing brain tumor resection. *J Clin Neurosci*. 2014;21(11):1895–1900.
[12] Al–Mefty O, Krisht AF. The danger veins. In: Hakuba A, ed. *Surgery of the Intracranial Venous System*. Berlin Heidelberg, New York: Springer; 1996:338–345.
[13] Kageyama Y, Watanabe K, Kobayashi S. Postoperative brain damage due to cerebral vein disorders resulting from the pterional approach. In: Hakuba A, ed. *Surgery of the Intracranial Venous System*. Berlin Heidelberg, New York: Springer; 1996:311–315.
[14] Saito F, Haraoka J, Ito H, Nishioka H, Inaba I, Yamada Y. Venous complications in pterional approach; About frontotemporal bridging veins. *Surg Cereb Stroke*. 1998;26:237–241.
[15] Tissue plasminogen activator for acute ischemic stroke. The national institute of neurological disorders and stroke rt–pa stroke study group. *New Engl J Med*. 1995;333:1581–1587.
[16] Chalela JA, Katzan I, Liebeskind DS, et al. Safety of intra–arterial thrombolysis in the postoperative period. *Stroke*. 2001;32: 1365–1369.
[17] Berkhemer OA, Fransen PS, Beumer D, et al. A randomized trial of intraarterial treatment for acute ischemic stroke. *New Engl J Med*. 2015;372:11–20.
[18] Campbell BCV, Mitchell PJ, Kleinig TJ, et al. Endovascular Therapy for Ischemic Stroke with Perfusion–Imaging Selection. *New Engl J Med*. 2015;372:1009–1018.
[19] Goyal M, Demchuk AM, Menon BK, et al. Randomized Assessment of Rapid Endovascular Treatment of Ischemic Stroke. *N Engl J Med*. 2015;372:1019–1030.
[20] Saver JL, Goyal M, Bonafe A, et al. Solitaire with the Intention for Thrombectomy as Primary Endovascular Treatment. *N Engl J Med*. 2015;372:2285–2295.
[21] Hajat C, Hajat S, Sharma P. Effects of poststroke pyrexia on stroke outcome: a meta–analysis of studies in patients. *Stroke*. 2000;31: 410–414.
[22] Azzimondi G, Bassein L, Nonino F, et al. Fever in acute stroke worsens prognosis. A prospective study. *Stroke*. 1995;26:2040–2043.
[23] Baird TA, Parsons MW, Phan T, et al. Persistent poststroke hyperglycemia is independently associated with infarct expansion and worse clinical outcome. *Stroke*. 2003;34:2208–2214.
[24] Rosso C, Pires C, Corvol JC, et al. Hyperglycaemia, insulin therapy and critical penumbral regions for prognosis in acute stroke: further insights from the insulinfarct trial. *PLoS One*. 2015;10: e0120230.
[25] Bellolio MF, Gilmore RM, Ganti L. Insulin for glycaemic control in acute ischaemic stroke. *Cochrane Database Sys Rev*. 2014;1. Cd005346.

第 49 章　术后癫痫管理

Management of Postoperative Seizures

Brian Mac Grory　Lawrence J. Hirsch　Emily Gilmore　Kevin N. Sheth　著

范劲慷　张国宾　译

王清华　校

一、概述

约 1/5 接受神经外科手术的患者术后发生癫痫。术后急性期癫痫，通常与潜在的致命性并发症相关，也是长期癫痫发作的可能先兆。癫痫的发病率因人而异，主要与原发病和手术类型相关。发生癫痫的风险与手术的侵入性、潜在疾患及侵入手术次数相关。药物管理旨在预防早期癫痫发作，减小迟发癫痫发生风险，保护易损大脑。目前，对于术后癫痫的预防性治疗，尚缺乏公认的指南，且临床证据并不一致。

本章将阐述术后癫痫的发病率、病理生理学及癫痫管理。由于术后癫痫和创伤性癫痫具有相似之处，因此将一并回顾。此外，作者还将讨论具体用药选择，以及神外监护病房内术后患者的急性期癫痫的管理，探讨非惊厥癫痫活动时，脑电图检测的重要性。

二、背景

> **要　点**
>
> ◆ 术后癫痫与神经外科手术后患者更差的预后相关，与恶化中线移位，出血范围扩大，误吸风险增加独立相关。
>
> ◆ 术后癫痫可分为即刻、早期、迟发三类。

> ◆ 术后癫痫的风险取决于手术类型及潜在的疾病状态。脑脓肿与超高风险的癫痫活动相关。
>
> ◆ 癫痫是创伤性脑损伤（traumatic brain injury，TBI）后常见并发症，目前对于发病 7 天以上的癫痫，尚无有效的预防性治疗方案。

神经外科术后的患者发生癫痫相当常见。术后早期癫痫患者，转为迟发性癫痫风险增高，体现为周期性的无端发作的癫痫症[1, 2]。早期癫痫发作活动致使代谢需求增加，脑水肿加重，谷氨酸浓度升高，颅内压升高，种种因素叠加于脆弱的脑组织上，最终造成神经元损伤[3]。癫痫使临床检查变得复杂。癫痫（如非惊厥性癫痫）与脑中线偏移加重[4]、非创伤性脑出血范围增加[5]及误吸风险增加独立相关。创伤性脑损伤患者中，非惊厥癫痫与增高的颅内压，升高的乳酸/丙酮酸比值，脑微透析时增高的谷氨酸水平（已知的与神经损伤相关的因素），升高的甘油水平（说明细胞膜崩解）及永久的海马萎缩相关[3]。癫痫导致的再插管，占开颅手术后患者的 8.9%[6]。

癫痫的急性发作可在神经外科手术后（发生于术后 24 小时内称"即刻"，24 小时至 1 周称"早发"）或术后 1 周以后（迟发术后癫痫，与癫痫症风险强相关）[7]。急性症状性癫痫发作和迟发的无端发作在病因、病理生理、预后，以及管理均不相同（表 49-1）。

表 49-1　术后癫痫的暂定定义

癫痫类型	时　限
即刻	＜ 24 小时
早发	24 小时至 7 天 *
迟发	≥ 7 天

*. 部分研究将早发定义为 24 小时至 14 天

（一）开颅手术后癫痫发病机制

目前，对开颅手术后癫痫已有大量的基础和临床研究。早期癫痫多由脑水肿、手术区的炎症、氧化应激，以及神经元细胞膜的破坏所引起[8]。术中对脑组织较多的操作也可增加术后癫痫风险[9]。此外，介入操作的次数与术后癫痫症呈正相关[10]。神经外科干预导致易发癫痫的主要机制如下。

● 自由基产生：组织损伤可引起血管内物质渗出血管外。红细胞的外渗导致溶血，血红蛋白沉积于神经组织间。铁从血红蛋白中释放与周围组织中的过氧化氢反应生成自由基，而自由基可导致脑皮质异常兴奋并形成癫痫灶[11]。在实验模型中，抗氧化剂预处理可预防铁诱导的癫痫病灶形成[12]。在体外癫痫模型中，自由基与细胞死亡相关[13]。因此，自由基的产生与诱发癫痫的第二机制互为因果。

● 跨膜离子平衡紊乱：缺血或缺氧可以消耗腺苷焦磷酸酶，反过来引起 Na^+-K^+-ATP 酶失活，最终导致跨膜离子平衡失调，表现为膜内 K^+/ 膜外 K^+ 比值降低（Na^+ 与之相反）。表现为谷氨酰胺外流及神经兴奋性增高[14]。

● 麻醉药对抑制性中间神经元的调节异常：常用的麻醉药可诱发癫痫发作。已有研究表明亚麻醉剂量的硫喷妥钠可以诱发脑内植入电极患者的癫痫临床发作和脑电图可记录的发作[15]。阿片类药物可使边缘系统高代谢，证据为脑叶暂时性利用葡萄糖增加[16]，以及瑞芬太尼麻醉下电休克治疗后的患者，癫痫发作阈值降低[17]。在啮齿类动物模型中，阿尔芬太尼可诱发癫痫，且与海马损伤相关[18]。

（二）开颅术后癫痫发生率

据报道，成年人和儿童幕上手术后癫痫发生率分别为 37% 和 12%[19, 20, 21]。术后癫痫发生率与具体病变和手术操作失误密切相关。脑脓肿术后数年随访发现，发生迟发无端发作的癫痫发生率为 92%[22]。幕下术后两周内，癫痫发生率为 0%～5.9%[23, 24]。术后癫痫发作的发生率各不相同很大程度上取决于患者的情况，如原发性疾病和手术的类型和位置。尽管脑脓肿术后 5 年仍有新发癫痫的风险，但一般来说，术后时间越久，癫痫发作风险越低，6 个月发生新发癫痫的概率降低至 10% 以下[25]。20 世纪 70 年代，一项纳入某神经外科中心 877 名经历幕上神经手术患者（既往无癫痫发作史）的临床研究显示，17% 患者术后出现癫痫发作[25]。在这项试验中，合并脑脓肿的患者癫痫发生率为 92%，血管介入手术患者癫痫发生率为 22%。在发生术后癫痫的患者中，1 年内发作癫痫者占 77%，2 年内发作癫痫者占 92%[25]。发生术后癫痫的患者，任意时间段中，仅有 21% 的患者为单次癫痫发作。在经历幕上开颅手术的且既往无癫痫发作的儿童中，12% 患者至少发作 1 次癫痫或 6 个月时仍服用抗癫痫药物[26]。在一项纳入了 100 名接受幕上开颅手术患者的研究中（其中的 33 名患者术前有癫痫史），13% 患者至少出现一次早发癫痫，46% 患者至少有一次迟发癫痫[27]。

（三）术后癫痫发作的危险因素

毫无疑问，手术类型是术后癫痫发作的最重要危险因素（表 49-2），其中脑脓肿切除术后的癫痫发作风险最高。术中对脑组织操作越多，术后发生癫痫的风险越高[9]。据报道，在神经胶

表 49-2　术后长期新发癫痫的发生率随访结果

患者类型	发生率（%）	注　释
颅骨切开术幕上手术	8～17	
动脉瘤破裂	3～26	• 在最近的研究中比例更低；较高的发生率发生于包括出血时急性癫痫发作
合并 ICH	42	• ICH= 脑实质内出血
不合并 ICH	19	• MCA= 大脑中动脉
MCA 动脉瘤	9～38	• ACA= 大脑前动脉
ACA 动脉瘤	2～21	• ICA= 大脑后动脉
ICA 动脉瘤	8	• P. comm 后交通动脉
P. comm 动脉瘤	7～9	• 亨特和赫斯分级量表
基底动脉动脉瘤	6	• 未破裂数据仅源于 16 名患者（17）
Ⅰ级	2.5	
Ⅱ级	17	
Ⅲ – Ⅳ级	33	
未破裂	16	
AVM	8～57	• AVM= 动静脉畸形
幕上肿瘤	5～29	• 管旁（33%）或顶叶（42%）风险较高
脑膜瘤	9	• 至少有一些癫痫发作是由于胶质瘤患者的肿瘤进展和转移
神经胶质瘤 s/p 活检	20～36	• 仅有并发症，如脑积水
神经胶质瘤 s/p 手术	7～38	• 可能因颞叶收缩
转移	0～21	
鞍旁	0～5	
后窝	22	
听神经瘤	0～3	
颞下入路		
经迷路入路		
感染	69～92	• ＞10 年的风险仍然很高
脓肿	42～50	• 两组患者第一次发作可能在数年后
硬膜下积脓		
脑室分流器植入	0～24	
单次插入	6	
2 次以上重插	24	
后颅凹手术	0～5	
自发性，非动脉瘤性颅内出血	20	• 基于 15 名患者
颈动脉内膜切除术	0～1	• 通常是高灌注综合征的一部分
慢性硬膜下血肿	2～22	
创伤，手术或不手术	22～48	• ICH 任何类型的脑出血
ICH	22	
硬膜外	42	
硬膜下	48	
脑实质	3	
非脑出血	15	
颅骨骨折	25～28	
早期癫痫发作		

经许可转载，引自 Batjer HH, Loftus CM, eds. *Textbook of Neurological Surgery: Principles and Practice.* Philadelphia: Lippincott Williams and Wilkins; 2003:741–53.

质瘤切除的病例中，发生迟发癫痫的发生率为48%，其中组织学低分化以及术前癫痫史均为术后癫痫的危险因素[28]。一项研究表明，在术前无癫痫既往史的脑动静脉畸形的手术患者中，6%患者发生术后癫痫[29]。在行颅后窝手术中，术中体位影响术后癫痫发作风险，俯卧位和侧卧位癫痫发生率较坐位低[24]。

（四）其他类型神经手术后癫痫风险

Chen 等[30]发现，慢性硬脑膜下血肿钻孔引流术后癫痫发生率较低，为5.4%[30]，其中混合密度血肿患者中的风险最高（16.2%），低密度血肿为6.2%，等密度血肿为2.4%。单左侧硬膜下血肿病例的风险最高为9.4%。去骨瓣减压术后进行，颅骨成型术后癫痫发生率为15%。在这一队列的 36 名患者中，7 例发生即刻癫痫，2 例发生早发癫痫，27 例发生迟发癫痫（7 天后）[31]。

（五）外伤后癫痫

创伤后癫痫占所有症状性癫痫的20%[32]。Annegers 等[33]对 TBI 患者进行回顾性研究，对5 年内迟发创伤后癫痫发生风险按照如下标准进行分层，包括轻伤，0.7%；中等伤，1.2%；重伤 10.0%。创伤严重程度与癫痫发生风险的相关性已经过验证[34]。对于创伤后 30 年以上者，重伤癫痫发生率为16.7%，中度伤发生率为4.2%，轻伤发生率为2.1%。轻度头部外伤患者较一般人群 5 年内癫痫发生风险高，5 年后风险相似。创伤后手术次数与迟发创伤后癫痫发生风险呈正相关[10]。穿透性脑损伤中，创伤后癫痫发生风险为50%[35]。

对于严重 TBI（定义包括长期意识丧失、颅内血肿形成、CT 提示脑挫伤、凹陷性颅骨骨折），据美国神经病协会（American Academy of Neurology，AAN）指南指出，预防性使用苯妥英钠 7 天，可以降低早发创伤后癫痫风险[36]，且该疗法已得到 Meta 分析支持[37]。但该预防疗法效果仅限于 7 天以内。早期预防或治疗是否影响后续创伤后癫痫发作，或其他结局尚不清楚。然而，很多研究表明，长期预防性治疗（＞1～2 周）并不能预防或延后迟发癫痫发作，且增加不良反应，降低康复潜能。

三、预防

要　点

◆ 预防性治疗的目的在于预防即刻和早期术后癫痫，而无法降低迟发癫痫风险。
◆ 目前无证据表明持续超过 7 天的术后癫痫预防治疗能够带来获益。
◆ 苯妥英钠是研究最广泛的癫痫预防治疗药物；左乙拉西坦不良反应更少，不需要检测血药浓度，可作为一个备选药物。

（一）预防性治疗的争议

对新诊断的脑肿瘤[38]和严重 TBI[36]后癫痫的预防治疗，指南已经给出明确推荐，但对于开颅手术后癫痫的预防性治疗尚无指南可依。目前无针对开颅手术后癫痫的预防的随机对照试验[39]。不过，有多重原因支持药物预防治疗。开颅手术后 AED 预防的目的有以下三点。

• 预防早发癫痫及其可能的危害，如延长术后恢复时间，引起神经损伤，干扰神经检查，进展为癫痫持续状态。

• 降低术后癫痫症风险。尽管进行了多次论证，仍无证据表明 AED 能够预防癫痫发作。

• 发现抗癫痫药物其他潜在的神经保护作用。手术操作导致自由基形成，进而引起神经损伤。AED 具有神经保护作用（至少在动物水平），它可降低癫痫发作频率，并发挥其主要的药理作用（抑制阴离子穿过细胞膜）。例如，拉莫三嗪和非尔氨脂，在动物实验中具有神经保护作用[41]。很遗憾，目前尚无可靠证据能够证明在人中也有这种效应。

（二）哪类人应接受诊断性治疗

既往的 Meta 分析显示对幕上神外手术患者进行常规预防性 AED 治疗未能带来获益[39, 42]。因此，预防性治疗应仅限于极早期癫痫高风险者，且疗程不应超过术后 1 周。该作者认为，若癫痫风险超过 10%～15%，或如果一次癫痫发作即可产生灾难性后果，则应考虑预防性使用 AED[43]。短期的癫痫预防性治疗被推荐用于如下情况，如既往有癫痫发作史；术前有长期意识障碍；有神经定位体征；脑挫伤；脑出血。该作者团队建议如果术后出现早发癫痫，应进行癫痫再发的预防性治疗，尽管并不适用于 TBI[44]。对于此观点，作者予以支持，但应仅限于急危症患者。对于无癫痫患者（仅有急性症状性癫痫样发作），目前没有证据表明预防性治疗能为这类患者带来获益。常规切除脑肿瘤手术且无癫痫史的患者，术后癫痫发作风险低，预防性治疗的获益存疑[45]。

> **临床要点**：术后即刻或早期发作癫痫患者，并不代表一定会再发癫痫，不需要进行长期预防。

ANN 建议，不应对单个脑肿瘤切除术后，无癫痫样发作患者进行超过 1 周的癫痫预防治疗[38]。神经胶质瘤手术治疗的患者中，术后癫痫发生率为 48%，低级的组织学分型及术前癫痫史是其危险因素[28]。在经历脑动脉瘤手术患者中，大脑中动脉动脉瘤者，较大的颅内血肿者，术后血管痉挛伴晚期梗死者，以及分流依赖的脑积水者，术后癫痫发生风险最高[46]。同样，有专家认为[47]，对于发生过颅内出血者（不需要手术干预）及仅有一次癫痫发作患者，不推荐进行超过 1～2 周的持续性抗癫痫治疗。脑创伤基金会指南建议如果发生严重 TBI，应进行为期 1 周的苯妥英钠治疗[44]。

（三）药物治疗的选择

可选的药物治疗包括常规 AED，由于没有强有力的证据证明某一种药物的优势，应考虑不同患者的特殊性，以选择最佳药物（表 49-3）。例如，脑肿瘤患者最好避免使用强效 P_{450} 酶诱导物，如苯妥英钠、卡马西平、苯巴比妥和扑米酮，因为此类药物可减弱类固醇和化疗药物的效果[48]。本章将探讨被广泛研究过的用于术后癫痫预防的 AED。一些证据是从创伤后癫痫的治疗实践中得来的[49, 50]。在麻醉过程中出现癫痫发作，可应用麻醉药控制癫痫症状，直至启用 AED。患者被转送至 ICU 时，偶尔会给予注射丙泊酚，当应用 AED 后，丙泊酚可以逐渐减量。

表 49-3　术后癫痫的药物预防治疗

药　名	优　点	缺　点
苯妥英钠	• 围绕其使用的大量数据 • 便宜 • 不会引起意识障碍	• 需要监测血清水平 • 输液过快会引起低血压
左乙拉西坦	• 不需要监测血清水平 • 很少有药物相互作用	• 一种较新的药剂，不如苯妥英钠数据充足
苯巴比妥	• 有很强的抗惊厥作用	• 可引起低血压 • 有镇静作用 • 半衰期很长
丙泊酚	• 有很强的抗惊厥作用 • 半衰期极短，允许快速滴定	• 有镇静作用 • 需要在特护病房使用 • 只可静脉使用

> **临床要点：**
> • 诱导 P_{450} 酶 * 的麻醉药可干扰类固醇类药物和化学治疗的疗效，因此对于接受化疗的患者，应尽量避免使用。

*. 诱导 P_{450} 酶的抗癫痫药物：卡马西平、苯巴比妥、苯妥英、奥卡西平、托吡酯和非尔氨酯[51]。

1. 苯妥英钠

苯妥英钠一直是术后癫痫预防治疗的标准药物。目前临床对该药的研究透彻，且药物廉价应用广泛，不会损伤患者意识，且能够静脉注射。此外，它不需要进行血清药物浓度检测。常作为术后癫痫预防治疗试验中的"金标准"对照

臂 [20, 50, 52, 53]。尽管其对癫痫的长期预防有效，但其并不能预防癫痫灶的形成 [54]。

North 等 [55] 用苯妥英钠进行了一项为期 12 个月的实验，从术后恢复室之时起，进行为期 1 年的治疗（在恢复室内给予负荷量，随后 12 个月内予以 100mg，口服，每日 3 次），最终在 281 名行开颅手术患者中，苯妥英钠治疗组和对照组癫痫发生率分别为 12.9% 和 18.4%（值得注意的是这项研究中采用的是 30 年前的外科技术）。术后使用苯妥英钠的理论依据是预防创伤后迟发癫痫的实践中推测得出的 [49]。

它对预防术后第 1 周癫痫发作的效果并不清楚。De Santis 等 [56] 开展了一项前瞻性试验，该试验旨在验证苯妥英钠对术后短期（7 天内）癫痫的作用，90% 受试者已应用 AED。这项研究只纳入需行选择性开颅治疗幕上脑肿瘤的患者，尽管治疗组和对照组均有 30% 患者有不同程度癫痫发作史，该研究仍排除了术前 7 天内发作癫痫的患者。在手术当天，给予患者 18mg/kg 负荷剂量的苯妥英钠（与以往标准剂量一致 [57]），并连续给予 7 天治疗，使目标血清药物浓度达到 10～20μg/ml。治疗组和对照组早发癫痫的发生率分别为 13% 和 11%。这项研究意义重大，因为它排他性的研究脑肿瘤切除的病例，并未将头部创伤者包括在内（众所周知，苯妥英钠对头部创伤后早发癫痫有预防作用 [49]）。尽管它因不良反应的原因只能短期使用 [58]，但它对开颅切除幕上肿瘤术后早发癫痫病不起作用。Wu 等 [45] 支持这一结果。苯妥英钠重要的不良反应包括过敏反应、发热、酶诱导，以及可能的长期康复能力受损。考虑到可能影响认知，因此不推荐应用于蛛网膜下腔出血 [59]。

苯妥英钠可引起低血压和心律失常。在血流动力学不稳定的患者中（如术中失血过多的患者），应考虑到苯妥英钠的影响，应准备好应对血压的搏动，或选择能够替代的药物。

2. 左乙拉西坦

左乙拉西坦不需要检测血药浓度，与它有相互作用的药物较少，不良反应较小，很少引起过敏反应。它可通过静脉或口服给药。其良好的药代动力学特征，使其适用于同时合并恶性肿瘤化疗者，在术后其可用于替代苯妥英钠 [60]。在一组手术治疗高等级神经胶质瘤的队列中，左乙拉西坦对癫痫发作的结局并无明显影响，因此和苯妥英钠一样，左乙拉西坦是否应该用于治疗癫痫低风险患者尚无定论 [61]。

> 临床要点：在应用左乙拉西坦时，不需要检测血清药物浓度，且几乎无与其相互作用的其他药物。

Kern 等的一项试验 [53] 证明了在 235 名行幕上神外手术患者中，左乙拉西坦和苯妥英钠的疗效相当，研究人员认为为应对术后癫痫发作的风险，应进行术后 5 天以上的 AED 预防。当患者存在苯妥英钠禁忌证（如左室射血分数减低，心律失常或低血压），则将苯妥英钠改为左乙拉西坦。左乙拉西坦组和苯妥英钠组术后 7 天癫痫的发生率分别为 2.5% 和 4.5%（$P=0.66$）。

Milligan 等 [62] 以行幕上手术的无癫痫患者为研究对象，进行了一项回顾性研究，单用左乙拉西坦代替苯妥英钠，并进行为期 7 天的随访。这项研究中，210 名服用苯妥英钠的患者中有 9 例于 7 天内发生一次癫痫发作，而在 105 名服用左乙拉西坦患者中只有 1 例发生上述情况（但两组间并无统计学差异 $P=0.17$）。不过值得注意的是，左乙拉西坦组的不良反应要少得多（$P < 0.001$），导致 12 个月时，左乙拉西坦的依从性更好。目前对于左乙拉西坦的主要不良反应（行为改变）是否与严重疾病相关尚不清楚。不过，随着患者的恢复，急性躁动可能影响 ICU 内的护理。左乙拉西坦和可能的急性谵妄是否相关尚不清楚。值得注意的是，这是一个小型的回顾性的试验，且苯妥英钠组纳入了老年人。

3. 苯巴比妥

苯巴比妥是一种静脉用的巴比妥衍生物，由于容易引起低血压、镇静、呼吸抑制，以及半衰期长达 3 天，因此应用较为麻烦[63]。它同时是一个很强的酶诱导剂（与苯妥英钠相似），可与很多药物发生相互作用。一项纳入了 63 名经历幕上肿瘤手术的患者中，随机给予患者苯巴比妥（4mg/kg，静脉注射 5 天，后改口服），或苯妥英钠（10mg/kg，静脉注射 5 天，后改口服），结果显示两者效果并无明显差别[64]。

4. 卡马西平

一项小样本的单中心研究[20]证实，卡马西平（或苯妥英钠）在幕上开颅手术后癫痫的治疗中未发现获益。其并未减少 6 个月内癫痫发作。在动物实验中，苯妥英钠和卡马西平也并未发现具有抗癫痫效应[54]。其现在并无静脉制剂，同时它是 P_{450} 酶诱导剂，时常引发过敏反应。

5. 丙戊酸

丙戊酸在癫痫症和创伤后癫痫的治疗，以及颅内肿瘤患者癫痫预防中已有大量研究。对术后癫痫预防中，其有血小板减少症、血小板功能不全、低纤维蛋白原血症，以及其他出血倾向（至少存在理论上的隐患）。

Beenen 等[52]的一项前瞻性、随机、双盲、单中心试验中，给予患者为期 1 年的药物治疗（未设安慰剂组）。然而，因药物的不良反应，越来越少的患者停用丙戊酸钠。

在相应的文献中，可找到其他相关证据。Temkin 等[50]报道了一项随机、双盲、单中心试验，对比了丙戊酸钠（用药 1 个月或 6 个月）和苯妥英钠（给药 1 周）在（非必要的术后）创伤后癫痫管理中的疗效。用苯妥英钠和丙戊酸钠治疗对早期或晚期术后癫痫疗效并无明显差异。然而，丙戊酸钠组死亡率 13.4%，苯妥英钠组死亡率 7.2%，几乎达到统计学差异（$P=0.07$）。两种药物的凝血障碍发生率并无差异。在新确诊的颅内肿瘤中，丙戊酸对原发癫痫预防无效[65]。丙戊酸总体的耐受性良好，极少有过敏反应，但蛋白结合率高，可抑制其他药物的代谢（相对于苯妥英钠），可能加重出血，偶可影响肝功能。

6. 奥卡西平

奥卡西平尚未广泛应用于术后癫痫发作。Mauro 等[66]开展了一项奥卡西平在幕上神经胶质瘤切除术后早期癫痫管理中安全性的回顾研究。155 名患者术前 7 天每日分两次服用 900mg～1200mg 奥卡西平。术后第 1 周癫痫发生率为 2.7%。这项初步研究中，未设置安慰剂组和标准护理组作为对照。使用奥卡西平应特别警惕低钠血症可能，奥卡西平的此不良反应比卡马西平更为常见，对神经手术患者更应予以重视。

四、管理

> ### 要 点
>
> - 癫痫持续状态是指持续癫痫发作时间＞5min 或反复癫痫间歇期内精神状态不恢复。可以是惊厥性的或非惊厥性的。
> - 在紧急情况下，癫痫持续状态的管理必须与快速检查同时进行。
> - 顽固性癫痫持续状态（refractory status epilepticus，RSE）是指当癫痫持续状态患者对标准治疗方案（通常指前两种药物）无反应。

下文将结合术后患者的特殊情况，探讨术后早期癫痫发作（包括进展到癫痫持续状态）的处理。尽管术后癫痫发作可由手术区皮质刺激引起，手术野周围区域也有多种因素使癫痫易发，尤其是在易感个体中。不仅需要注意手术并发症（如颅内出血或血肿形成），还需关注麻醉和代谢因素（如脑耗盐综合征可能导致的低钠血症），以及抗利尿激素异常分泌综合征。

（一）定义

癫痫持续状态是指持续癫痫发作时间＞5min 或反复癫痫间歇期内无精神状态恢复[67]。癫痫持续状态可分为两种主要类型具体如下。

• 广义惊厥性持续癫痫：电记录的癫痫发作与四肢节律性震颤和精神状态改变相关。

• 非惊厥性持续癫痫（nonconvulsive status epilepticus，NCSE）：电记录的癫痫发作与癫痫活动的临床证据无关。在实践过程中，NCSE 有两种类型——一种发生于急诊患者，这类患者主诉严重混乱；另一种发生于濒死的 ICU 患者，通常具有精神状态的改变[68]。

> 临床要点：临床顽固性癫痫持续状态(refractory status epilepticus，RSE)是指当患者在癫痫状态下对标准治疗方案没有反应，通常指前两种药物使用无效[69]。

（二）调查

为寻找术后癫痫的病因（表 49-4）。初始检查如下。

表 49-4　术后癫痫发作病因

原　因	示　例
手术台上的局部皮质刺激	
血管事件	脑出血、硬膜外血肿或硬膜下血肿
代谢紊乱	如低血糖、尿毒症或低钙症
电解质紊乱	如低钠血症
败血症	
药物性因素	
降低癫痫阈值的麻醉药	如哌替啶、依托咪酯、氯胺酮、阿片类药物*
酒精或苯二䓬氮类药物戒断	
围术期 AED 管理不当	
低氧性脑损伤	如心搏骤停
高血压脑病	
感染过程	脑炎、脑内脓肿或脑膜炎

*. 如许多麻醉药一样，氯胺酮在低剂量时是促惊厥药，在高剂量时是抗惊厥药

• 实验室检查。

○ 末梢血糖。

○ 全血细胞计数。

○ 基础代谢功能检测全套。

○ 血钙。

○ 血镁。

○ 肝功能全套。

○ 白蛋白。

○ 动脉血气分析。

○ 血药浓度(如果患者正在服用抗癫痫药物)。

○ 肌钙蛋白（明确癫痫持续状态下的心脏损伤）。

• 脑 CT。

进一步检查（非紧急，视个体情况而定）

• 脑磁共振。

• 腰椎穿刺脑脊液分析。

• 毒物分析全套。

（三）术后持续癫痫的处理

关于术后癫痫状态的处理，本部分大量借鉴了神经危重症的护理社会指南[67]。除建议持续脑电图检测外，该指南内容与欧洲神经学会联合会颁布的指南基本相同[70]。

1. 建立 / 维持气道。

2. O_2 管理。

3. 持续检测生命体征（心率、血压、呼吸、氧饱和度和体温）。

4. 手指末梢血糖。

5. 验证 / 保持 IV 级探视。

6. 纠正低血糖（同时应用硫胺素）。

7. 紧急初始 AED 治疗——静脉注射劳拉西泮是首选的一线药物[71]。剂量可从最小每剂 0.1mg/kg 增加到最大 4mg 静注。

8. 体液复苏 *。

9. 通过以下法则进一步 AED 治疗。

紧急控制治疗：即使癫痫活动已被紧急初始 AED 成功控制，也应进行进一步的 AED 治疗。对于那些对紧急初始治疗有反应的患者，其

目标是继续维持治疗前获得稳定的血药治疗浓度。对于那些对紧急初始治疗没有反应的人，它的作用是终止癫痫活动。治疗选择包括以下几个方面。

(1) 静注苯妥英钠——20mg/kg 静脉注射

(2) 静注磷苯妥英——20mg PE/kg 静脉注射

(3) 丙戊酸钠——2～40mg/kg 静脉注射（此范围内上限剂量，通常用于 ICU 患者）

(4) 苯巴比妥——20mg/kg 静脉注射

(5) 左乙拉西坦——1000～3000mg 静脉注射

(6) 咪达唑仑或异丙酚 – 持续静脉输注

10. 神经系统查体。

11. 纠正潜在的代谢紊乱。

12. 持续 EEG 监测：持续脑电图检测适应证（由有判读 ICU EEG 经验的医生得出）列于表 49-5[67]。

> 临床要点：控制癫痫持续状态最重要的是维持安全的气道，优化气体交换，维持血流动力学稳定。

13. 难治性癫痫持续状态的治疗（发生于 40% 癫痫持续状态病例）[72]

A. 咪达唑仑输注

B. 异丙酚输注

C. 戊巴比妥输注

• 这些药物剂量是由 EEG 结果决定。建议将麻醉水平滴定至没有脑电图发作迹象，没有必要达到所谓"抑制 – 爆发模式"。

建议在治疗难治性癫痫持续状态时，撤除持续 AED 前，应进行 24～48h 的连续 EEG 监测图 49-1。

• 目前，没有证据支持癫痫持续状态中需达到某个血细胞比容目标值。然而，在有关重症监护的文献中，大部分研究倾向于保守而非自由的输血策略[73]。在急性冠状动脉综合征中，建议输血阈值为 8.0g/dl[74]，因为研究表明在该水平以上输血会增加死亡率。

（四）非惊厥性发作和持续性癫痫发作的脑电图

要 点

◆ 大多数关于术后癫痫发作管理和预防的文献仅仅关注惊厥性癫痫。而在住院患者中，非惊厥性癫痫很常见，不易被识别，且预后更差。

◆ 非惊厥性癫痫持续状态临床表现多种多样，需借助持续脑电图检测加以检测

◆ 非惊厥性癫痫持续状态与惊厥性癫痫持续状态的治疗方法应该基本相同。然而，非惊厥状态不像惊厥状态那样具有系统性的生理紊乱。因此，在使用麻醉药之前，尝试一种以上的非镇静性 AED 是安全的[75]。

表 49-5　持续 EEG 监测适应证

指　征	原理阐述	推荐等级
近期临床癫痫发作或 SE，未恢复基线＞10min	处于非惊厥状态，尽管肌动停止，风险为 18%～50%	I，B
昏迷，包括心搏骤停后	频繁的非惊厥癫痫风险为 20%～60%	I，B
EEG 最初 30min 内出现癫痫样活动或周期性放电	非惊厥癫痫发作的风险为 40%～60%	I，B
颅内出血，包括 TBI、SAH、ICH	频繁非惊厥癫痫发作，风险为 20%～35%	I，B
精神状态改变患者疑似非惊厥性发作	频繁非惊厥癫痫发作，风险为 10%～30%	I，B

经许可转载，引自 Brophy GM, et al. *Neurocrit Care*. 2012;17(1):3–23.

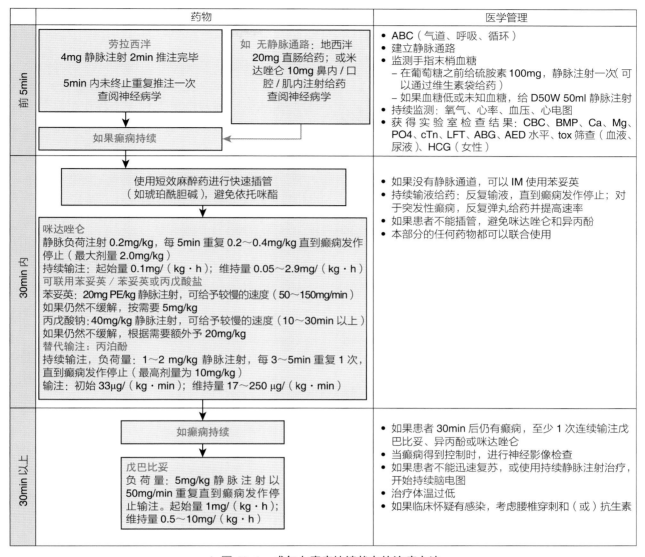

	药物	医学管理
前 5min	**劳拉西泮** 4mg 静脉注射 2min 推注完毕 5min 内未终止重复推注一次 查阅神经病学　　　　　　　　**如 无静脉通路**：地西泮 20mg 直肠给药；或米 达唑仑 10mg 鼻内 / 口 腔 / 肌内注射给药 查阅神经病学 **如果癫痫持续**	• ABC（气道、呼吸、循环） • 建立静脉通路 • 监测手指末梢血糖 　– 在葡萄糖之前给硫胺素 100mg，静脉注射一次（可以通过维生素袋给药） 　– 如果血糖低或未知血糖，给 D50W 50ml 静脉注射 • 持续监测：氧气、心率、血压、心电图 • 获得实验室检查结果：CBC、BMP、Ca、Mg、PO4、cTn、LFT、ABG、AED 水平、tox 筛查（血液、尿液）、HCG（女性）
30min 内	**使用短效麻醉药进行快速插管** （如琥珀酰胆碱），避免依托咪酯 **咪达唑仑** 静脉负荷注射 0.2mg/kg，每 5min 重复 0.2～0.4mg/kg 直到癫痫发作停止（最大剂量 2.0mg/kg） 持续输注：起始量 0.1mg/（kg·h）；维持量 0.05～2.9mg/（kg·h） 可联用苯妥英 / 苯妥英或丙戊酸盐 苯妥英：20mg PE/kg 静脉注射，可给予较慢的速度（50～150mg/min） 如果仍然不缓解，按需要 5mg/kg 丙戊酸钠：40mg/kg 静脉注射，可给予较慢的速度（10～30min 以上） 如果仍然不缓解，根据需要额外予 20mg/kg 替代输注：丙泊酚 持续输注，负荷量：1～2 mg/kg 静脉注射，每 3～5min 重复 1 次，直到癫痫发作停止（最高剂量为 10mg/kg） 输注：初始 33μg/（kg·min）；维持量 17～250 μg/（kg·min）	• 如果没有静脉通道，可以 IM 使用苯妥英 • 持续输液给药：反复输液，直到癫痫发作停止；对于突发性癫痫，反复弹丸给药并提高速率 • 如果患者不能插管，避免咪达唑仑和异丙酚 • 本部分的任何药物都可以联合使用
30min 以上	**如癫痫持续** **戊巴比妥** 负荷量：5mg/kg 静脉注射以 50mg/min 重复直到癫痫发作停止输注。起始量 1mg/（kg·h）；维持量 0.5～10mg/（kg·h）	• 如果患者 30min 后仍有癫痫，至少 1 次连续输注戊巴比妥、异丙酚或咪达唑仑 • 当癫痫得到控制时，进行神经影像检查 • 如果患者不能迅速复苏，或使用持续静脉注射治疗，开始持续脑电图 • 治疗体温过低 • 如果临床怀疑有感染，考虑腰椎穿刺和（或）抗生素

▲ 图 49-1　**成年人癫痫持续状态的治疗方法**
Yale-New Haven 医院提供

先前的讨论（实际上大多数关于术后癫痫发作的文献）都涉及惊厥性癫痫和惊厥性癫痫持续状态。然而，多数住院患者，包括垂危者，所患的都是非惊厥性癫痫 [76, 77] 非惊厥性癫痫持续状态的定义是连续或近连续的癫痫发作，持续时间至少 30min，且无明显临床表现。

NCSE 发生于 10% 的住院患者中，这些患者合并有意识水平改变 [78]。在全面癫痫持续状态结束后接下来的 24h 中，48% 患者会发生无惊厥性癫痫 [79]。非惊厥性癫痫和癫痫持续状态与不良预后相关，而早期诊断可改善预后 [80, 81]。其他类型

的癫痫发作，如一般性的周期放电，与更差的预后并无独立相关性 [80]。

> 临床要点：在全面癫痫持续状态结束后接下来的 24h 中，48% 患者会发生无惊厥性癫痫。

如果发生临床表现，则是多种多样的，包括行为上的细微变化，面部和肢体肌肉阵挛、眼偏、自主神经失调或麻醉苏醒延迟。NCSE 检测依赖连续脑电图。连续脑电图（Continuous encephalography，cEEG）用于指导非惊厥性癫痫的治疗，而非惊厥性癫痫比惊厥性癫痫更常见[77]。一种小剂量、快速的抗癫痫剂的试验可用于 NCSE 的明确诊断，框 49-1[82]

框 49-1　苯二氮䓬试验应用于无惊厥癫痫的诊断

患者
　脑电图显示有节律性或周期性局灶性或全面性癫痫，伴神经功能障碍
　监护
　脑电图、脉搏血氧仪、血压、心电图、配备专职护士的呼吸频率
抗癫痫药物试验
- 序贯小剂量速效、短效苯二氮䓬类药物，如咪达唑仑，每剂量 1mg
- 剂量间、反复临床和脑电图评估
- 试验在下列任何情况下停止
　- 脑电图长时间无法分辨（和重复检查）
　- 明确的临床改善
　- 呼吸抑制、低血压或其他不良反应
　- 达到最大剂量（如咪达唑仑 0.2 mg/kg，但慢性苯二氮䓬类药物可能需要更高剂量）
如果潜在的发作性脑电图缓解，或无正常脑电图模式以对比测试被认为是阳性：（如后显性"阿尔法"节律），但临床表现改善，则被认为测试阳性。如果脑电图改善，但患者临床表现没有改善，则结果是模棱两可的。

经许可转载，引自 Jirsch et al. *Clin Neurophysiol*. 2010;118(8):1660–70.

如果患者在惊厥停止后 10~30min 仍有持续脑电异常，或者根据麻醉药的药代动力学和头部影像学无法解释的麻醉苏醒延迟，则应考虑非惊厥性癫痫。由于短期检测会遗漏超过半数病例，因此长期检测是很有必要的[83]。对无昏迷患者，推荐进行 24hcEEG 监测；对于昏迷患者，则推荐进行 48h 监测。除非镇静性 AED 应先于麻醉药，用以终止脑电记录的癫痫发作外，非惊厥性癫痫持续状态和惊厥性癫痫持续状态的治疗是一样的。

> **临床要点**：如果患者在惊厥停止后 10~30min 仍有持续脑电异常，或者根据麻醉药的药代动力学和头部影像学无法解释的麻醉苏醒延迟，则应考虑非惊厥性癫痫。

五、总结

术后出现的癫痫可被分为即刻、早发和迟发癫痫三型，每一型都有不同的发病机制。术后即刻和早期的癫痫发作是由组织损伤引发后续自由基产生，跨细胞膜离子环境紊乱导致神经过度兴奋，以及抑制性神经元功能改变等因素导致的。在不同的研究中，术后癫痫发作的发生率为 17%~37%（某些亚组患者高达 92%）。根据手术指征、手术入路、手术部位和手术类型，可以对癫痫活动进行危险分层。创伤后癫痫占所有症状性癫痫的 20%，其发生率与创伤严重程度有关。根据脑损伤后癫痫的发生和发病率，作者发现，其可能与非创伤性颅内手术有关，作者的许多指南是从这类文献中推断而来。

对开颅术后的患者而言，术后不需要常规预防癫痫；然而，因低发病率与应用至少一种短效抗癫痫药物具有相关性，所以在实践中，术后通常会应用此类药物。仅在急性期对高危患者进行癫痫预防是合理的；高风险通常指具有 10%~15% 的风险发生术后早期癫痫。假使癫痫一旦发作可造成灾难性后果，如患者合并严重颅内高压或不安全的动脉瘤，或则应用 AED 是相当合理的。苯妥英是经过广泛研究的预防药物，但左乙拉西坦似乎同样有效且耐受性更好。还有其他可用药物，药物的选择应取决于患者的个体因素。所有幕上手术后精神状态持续不佳的患者，都应进行 cEEG 监测以评估非惊厥性癫痫，特别是对于已有临床癫痫发作者。对神经外科术后患者的术后癫痫持续状态的处理需要考虑很多因素，因为其潜在病因可能与非手术者不同。然而，基本原则都是一样的，维持气道稳定，优化血流动力学参数，促进最佳气体交换并解决潜在的原因的同时，实施合理的、分步的紧急药物疗法。

参 考 文 献

[1] Hwang SL, Lieu AS, Kuo TH, et al. Preoperative and postoperative seizures in patients with astrocytic tumours: analysis of incidence and influencing factors. *J Clin Neurosci*. 2001;8(5):426–429.

[2] Shaw MD, Foy PM. Epilepsy after craniotomy and the place of prophylactic anticonvulsant drugs: discussion paper. *J R Soc Med*. 1991;84 (4):221–223.

[3] Vespa P. Continuous EEG, monitoring for the detection of seizures in traumatic brain injury, infarction, and intracerebral hemorrhage: "to detect and protect" *J Clin Neurophysiol*. 2005;22(2):99–106.

[4] Vespa PM, O'Phelan K, Shah M, et al. Acute seizures after intracerebral hemorrhage: a factor in progressive midline shift and outcome. *Neurology*. 2003;60(9):1441–1446.

[5] Claassen J, Jetté N, Chum F, et al. Electrographic seizures and periodic discharges after intracerebral hemorrhage. *Neurology*. 2007;69 (13):1356–1365.

[6] Dube SK, Rath GP, Bharti SJ, et al. Causes of tracheal re-intubation after craniotomy: a prospective study. *Saudi J Anaesth*. 2013;7(4):410–414.

[7] Jennett WB. Early traumatic epilepsy. Definition and identity. *Lancet*. 1969;1(7604):1023–1025.

[8] Herman ST. Epilepsy after brain insult: targeting epileptogenesis. *Neurology*. 2002;59(9 suppl 5):S21–S26.

[9] Honeybul S, Ho KM. Long-term complications of decompressive craniectomy for head injury. *J Neurotrauma*. 2011;28(6):929–935.

[10] Englander J, Bushnik T, Duong TT, et al. Analyzing risk factors for late posttraumatic seizures: a prospective, multicenter investigation. *Arch Phys Med Rehabil*. 2003;84(3):365–373.

[11] Mori A, Yokoi I, Noda Y, Willmore LJ. Natural antioxidants may prevent posttraumatic epilepsy: a proposal based on experimental animal studies. *Acta Med Okayama*. 2004;58(3):111–118.

[12] Willmore LJ, Rubin JJ. Antiperoxidant pretreatment and iron-induced epileptiform discharges in the rat: EEG and histopathologic studies. *Neurology*. 1981;31(1):63–69.

[13] Frantseva MV, Velazquez JL, Hwang PA, Carlen PL. Free radical production correlates with cell death in an in vitro model of epilepsy. *Eur J Neurosci*. 2000;12(4):1431–1439.

[14] Nishizawa Y. Glutamate release and neuronal damage in ischemia. *Life Sci*. 2001;69(4):369–381.

[15] Kofke WA, Dasheiff RM, Dong ML, Whitehurst S, Caldwell M. Anesthetic care during thiopental tests to evaluate epileptic patients for surgical therapy. *J Neurosurg Anesthesiol*. 1993;5(3):164–170.

[16] Kofke WA, Attaallah AF, Kuwabara H, et al. The neuropathologic effects in rats and neurometabolic effects in humans of large-dose remifentanil. *Anesth Analg*. 2002;94(5):1229–1236. table of contents.

[17] Sullivan PM, Sinz EH, Gunel E, Kofke WA. A retrospective comparison of remifentanil versus methohexital for anesthesia in electroconvulsive therapy. *J ECT*. 2004;20(4):219–224.

[18] Kofke WA, Garman RH, Tom WC, Rose ME, Hawkins RA. Alfentanilinduced hypermetabolism, seizure, and histopathology in rat brain. *Anesth Analg*. 1992;75(6):953–964.

[19] Foy PM, Copeland GP, Shaw MD. The incidence of postoperative seizures. *Acta Neurochir (Wien)*. 1981;55(3–4):253–264.

[20] Foy PM, Chadwick DW, Rajgopalan N, Johnson AL, Shaw MD. Do prophylactic anticonvulsant drugs alter the pattern of seizures after craniotomy? *J Neurol Neurosurg Psychiatry*. 1992;55(9):753–757.

[21] Wang EC, Geyer JR, Berger MS. Incidence of postoperative epilepsy in children following subfrontal craniotomy for tumor. *Pediatr Neurosurg*. 1994;21(3):165–172. discussion 72–73.

[22] Legg NJ, Gupta PC, Scott DF. Epilepsy following cerebral abscess. A clinical and EEG study of 70 patients. *Brain*. 1973;96(2): 259–268.

[23] Lee ST, Lui TN, Chang CN, Cheng WC. Early postoperative seizures after posterior fossa surgery. *J Neurosurg*. 1990;73(4):541–544.

[24] Suri A, Mahapatra AK, Bithal P. Seizures following posterior fossa surgery. *Br J Neurosurg*. 1998;12(1):41–44.

[25] Foy PM, Copeland GP, Shaw MD. The natural history of postoperative seizures. *Acta Neurochir (Wien)*. 1981;57(1–2):15–22.

[26] Kombogiorgas D, Jatavallabhula NS, Sgouros S, Josan V, Walsh AR, Hockley AD. Risk factors for developing epilepsy after craniotomy in children. *Childs Nerv Syst*. 2006;22(11):1441–1445.

[27] Bartolini E, Lenzi B, Vannozzi R, Parenti GF, Iudice A. Incidence and management of late postsurgical seizures in clinical practice. *Turk Neurosurg*. 2012;22(5):651–655.

[28] Pace A, Bove L, Innocenti P, et al. Epilepsy and gliomas: incidence and treatment in 119 patients. *J Exp Clin Cancer Res*. 1998;17 (4):479–482.

[29] Piepgras DG, Sundt TM, Ragoowansi AT, Stevens L. Seizure outcome in patients with surgically treated cerebral arteriovenous malformations. *J Neurosurg*. 1993;78(1):5–11.

[30] Chen CW, Kuo JR, Lin HJ, et al. Early post-operative seizures after burr-hole drainage for chronic subdural hematoma: correlation with brain CT findings. *J Clin Neurosci*. 2004;11(7):706–709.

[31] Lee L, Ker J, Quah BL, Chou N, Choy D, Yeo TT. A retrospective analysis and review of an institution's experience with the complications of cranioplasty. *Br J Neurosurg*. 2013;27(5):629–635.

[32] Annegers JF, Coan SP. The risks of epilepsy after traumatic brain injury. *Seizure*. 2000;9(7):453–457.

[33] Annegers JF, Hauser WA, Coan SP, Rocca WA. A population-based study of seizures after traumatic brain injuries. *N Engl J Med*. 1998;338(1):20–24.

[34] Caveness WF, Meirowsky AM, Rish BL, et al. The nature of posttraumatic epilepsy. *J Neurosurg*. 1979;50(5):545–553.

[35] Salazar AM, Jabbari B, Vance SC, Grafman J, Amin D, Dillon JD. Epilepsy after penetrating head injury. I. Clinical correlates: a report of the Vietnam Head Injury Study. *Neurology*. 1985;35(10): 1406–1414.

[36] Chang BS, Lowenstein DH. Neurology QSSotAAo. Practice parameter: antiepileptic drug prophylaxis in severe traumatic brain injury: report of the Quality Standards Subcommittee of the American Academy of Neurology. *Neurology*. 2003;60(1):10–16.

[37] Schierhout G, Roberts I. Anti-epileptic drugs for preventing seizures following acute traumatic brain injury. *Cochrane Database Syst Rev*. 2001;4. CD000173.

[38] Glantz MJ, Cole BF, Forsyth PA, et al. Practice parameter: anticonvulsant prophylaxis in patients with newly diagnosed brain tumors. Report of the Quality Standards Subcommittee of the American Academy of Neurology. *Neurology*. 2000;54(10):1886–1893.

[39] Pulman J, Greenhalgh J, Marson AG. Antiepileptic drugs as prophylaxis for post-craniotomy seizures. *Cochrane Database Syst Rev*. 2013;2. CD007286.

[40] Temkin NR. Antiepileptogenesis and seizure prevention trials with antiepileptic drugs: meta-analysis of controlled trials. *Epilepsia*. 2001;42(4):515–524.

[41] Siniscalchi A, Zona C, Guatteo E, Mercuri NB, Bernardi G. An electrophysiological analysis of the protective effects of felbamate, lamotrigine, and lidocaine on the functional recovery from in vitro ischemia in rat neocortical slices. *Synapse*. 1998;30(4): 371–379.

[42] Kuijlen JM, Teernstra OP, Kessels AG, Herpers MJ, Beuls EA. Effectiveness of antiepileptic prophylaxis used with supratentorial craniotomies: a meta-analysis. *Seizure*. 1996;5(4):291–298.

[43] Deutschman CS, Haines SJ. Anticonvulsant prophylaxis in neurological surgery. *Neurosurgery*. 1985;17(3):510–517.

[44] Bratton SL, Chestnut RM, Ghajar J, et al. Guidelines for the management of severe traumatic brain injury. XIII. Antiseizure prophylaxis. *J Neurotrauma*. 2007;(24 suppl 1):S83–S86.

[45] Wu AS, Trinh VT, Suki D, et al. A prospective randomized trial of perioperative seizure prophylaxis in patients with intraparenchymal brain tumors. *J Neurosurg*. 2013;118(4):873–883.

[46] Keränen T, Tapaninaho A, Hernesniemi J, Vapalahti M. Late epilepsy after aneurysm operations. *Neurosurgery*. 1985;17(6):897–900.

[47] Gilmore E, Choi HA, Hirsch LJ, Claassen J. Seizures and CNS hemorrhage: spontaneous intracerebral and aneurysmal subarachnoid hemorrhage. *Neurologist*. 2010;16(3):165–175.

[48] Oberndorfer S, Piribauer M, Marosi C, Lahrmann H, Hitzenberger P, Grisold W. P450 enzyme inducing and non–enzyme inducing antiepileptics in glioblastoma patients treated with standard chemotherapy. *J Neurooncol*. 2005;72(3):255–260.

[49] Temkin NR, Dikmen SS, Wilensky AJ, Keihm J, Chabal S, Winn HR. A randomized, double–blind study of phenytoin for the prevention of post–traumatic seizures. *N Engl J Med*. 1990;323(8):497–502.

[50] Temkin NR, Dikmen SS, Anderson GD, et al. Valproate therapy for prevention of posttraumatic seizures: a randomized trial. *J Neurosurg*. 1999;91(4):593–600.

[51] Patsalos PN, Perucca E. Clinically important drug interactions in epilepsy: general features and interactions between antiepileptic drugs. *Lancet Neurol*. 2003;2(6):347–356.

[52] Beenen LF, Lindeboom J, Kasteleijn–Nolst Trenit´e DG, et al. Comparative double blind clinical trial of phenytoin and sodium valproate as anticonvulsant prophylaxis after craniotomy: efficacy, tolerability, and cognitive effects. *J Neurol Neurosurg Psychiatry*. 1999;67 (4):474–480.

[53] Kern K, Schebesch KM, Schlaier J, et al. Levetiracetam compared to phenytoin for the prevention of postoperative seizures after craniotomy for intracranial tumours in patients without epilepsy. *J Clin Neurosci*. 2012;19(1):99–100.

[54] Wada JA, Sato M, Wake A, Green JR, Troupin AS. Prophylactic effects of phenytoin, phenobarbital, and carbamazepine examined in kindling cat preparations. *Arch Neurol*. 1976;33(6):426–434.

[55] North JB, Penhall RK, Hanieh A, Frewin DB, Taylor WB. Phenytoin and postoperative epilepsy. A double–blind study. *J Neurosurg*. 1983;58(5):672–677.

[56] De Santis A, Villani R, Sinisi M, Stocchetti N, Perucca E. Add–on phenytoin fails to prevent early seizures after surgery for supratentorial brain tumors: a randomized controlled study. *Epilepsia*. 2002;43 (2):175–182.

[57] Levati A, Savoia G, Zoppi F, Boselli L, Tommasino C. Peri–operative prophylaxis with phenytoin: dosage and therapeutic plasma levels. *Acta Neurochir (Wien)*. 1996;138(3):274–278. discussion 8–9.

[58] Haltiner AM, Newell DW, Temkin NR, Dikmen SS, Winn HR. Side effects and mortality associated with use of phenytoin for early posttraumatic seizure prophylaxis. *J Neurosurg*. 1999;91 (4):588–592.

[59] Dewan MC, Mocco J. Current practice regarding seizure prophylaxis in aneurysmal subarachnoid hemorrhage across academic centers. *J Neurointerv Surg*. 2015;7(2):146–149.

[60] Lim DA, Tarapore P, Chang E, et al. Safety and feasibility of switching from phenytoin to levetiracetam monotherapy for glioma–related seizure control following craniotomy: a randomized phase II pilot study. *J Neurooncol*. 2009;93(3):349–354.

[61] Garbossa D, Panciani PP, Angeleri R, et al. A retrospective two–center study of antiepileptic prophylaxis in patients with surgically treated high–grade gliomas. *Neurol India*. 2013;61(2):131–137.

[62] Milligan TA, Hurwitz S, Bromfield EB. Efficacy and tolerability of levetiracetam versus phenytoin after supratentorial neurosurgery. *Neurology*. 2008;71(9):665–669.

[63] Tesoro EP, Brophy GM. Pharmacological management of seizures and status epilepticus in critically ill patients. *J Pharm Pract*. 2010;23 (5):441–454.

[64] Franceschetti S, Binelli S, Casazza M, et al. Influence of surgery and antiepileptic drugs on seizures symptomatic of cerebral tumours. *Acta Neurochir (Wien)*. 1990;103(1–2):47–51.

[65] Glantz MJ, Cole BF, Friedberg MH, et al. A randomized, blinded, placebocontrolled trial of divalproex sodium prophylaxis in adults with newly diagnosed brain tumors. *Neurology*. 1996;46(4): 985–991.

[66] Mauro AM, Bomprezzi C, Morresi S, et al. Prevention of early postoperative seizures in patients with primary brain tumors: preliminary experience with oxcarbazepine. *J Neurooncol*. 2007;81(3):279–285.

[67] Brophy GM, Bell R, Claassen J, et al. Guidelines for the evaluation and management of status epilepticus. *Neurocrit Care*. 2012;17(1):3–23.

[68] Shorvon S. What is nonconvulsive status epilepticus, and what are its subtypes? *Epilepsia*. 2007;48(suppl 8):35–38.

[69] Bleck TP. Refractory status epilepticus. *Curr Opin Crit Care*. 2005; 11(2):117–120.

[70] Meierkord H, Boon P, Engelsen B, et al. EFNS guideline on the management of status epilepticusinadults. *Eur JNeurol*. 2010;17(3):348–355.

[71] Treiman DM, Meyers PD, Walton NY, et al. A comparison of four treatments for generalized convulsive status epilepticus. Veterans Affairs Status Epilepticus Cooperative Study Group. *N Engl J Med*. 1998;339(12):792–798.

[72] Mayer SA, Claassen J, Lokin J, Mendelsohn F, Dennis LJ, Fitzsimmons BF. Refractory status epilepticus: frequency, risk factors, and impact on outcome. *Arch Neurol*. 2002;59(2):205–210.

[73] Marik PE, Corwin HL. Efficacy of red blood cell transfusion in the critically ill: a systematic review of the literature. *Crit Care Med*. 2008;36 (9):2667–2674.

[74] Garfinkle M, Lawler PR, Filion KB, Eisenberg MJ. Red blood cell transfusion and mortality among patients hospitalized for acute coronary syndromes: a systematic review. *Int J Cardiol*. 2013;164(2):151–157.

[75] Hirsch LJ, Gaspard N. Status epilepticus. *Continuum*. 2013;19(3 Epilepsy):767–794.

[76] Claassen J, Mayer SA, Kowalski RG, Emerson RG, Hirsch LJ. Detection of electrographic seizures with continuous EEG monitoring in critically ill patients. *Neurology*. 2004;62(10):1743–1748.

[77] Friedman D, Claassen J, Hirsch LJ. Continuous electroen-cephalogram monitoring in the intensive care unit. *Anesth Analg*. 2009;109 (2):506–523.

[78] Alroughani R, Javidan M, Qasem A, Alotaibi N. Non–convulsive status epilepticus; the rate of occurrence in a general hospital. *Seizure*. 2009;18(1):38–42.

[79] Koubeissi M, Alshekhlee A. In–hospital mortality ofgeneralized convulsive status epilepticus: a large US sample. *Neurology*. 2007;69(9):886–893.

[80] Foreman B, Claassen J, Abou Khaled K, et al. Generalized periodic discharges in the critically ill: a case–control study of 200 patients. *Neurology*. 2012;79(19):1951–1960.

[81] Chong DJ, Hirsch LJ. Which EEG patterns warrant treatment in the critically ill? Reviewing the evidence for treatment of periodic epileptiform discharges and related patterns. *J Clin Neurophysiol*. 2005;22 (2):79–91.

[82] Jirsch J, Hirsch LJ. Nonconvulsive seizures: developing a rational approach to the diagnosis and management in the critically ill population. *Clin Neurophysiol*. 2007;118(8):1660–1670.

[83] Pandian JD, Cascino GD, So EL, Manno E, Fulgham JR. Digital videoelectroencephalographic monitoring in the neurological–neurosurgical intensive care unit: clinical features and outcome. *Arch Neurol*. 2004;61(7):1090–1094.

第50章　神经外科术后感染
Postoperative Neurosurgical Infections

Adarsh Bhimraj　著

范劲慷　译

张洪钿　校

要　点

- 神经外科手术后感染可以是简单的切口感染，也可以是脑膜脑室炎、脑炎、中枢神经系统（central nervous system，CNS）脓肿和神经装置感染等复杂感染。

- 革兰阳性球菌中的表皮葡萄球菌和金黄色葡萄球菌是最常见的病原体，其次是革兰阴性杆菌（大肠杆菌、克雷伯菌、假单胞菌和不动杆菌）及厌氧菌，特别是短棒菌苗。不同病原体的当地发病率可能有很大差异，因此在经验性选择抗生素时应考虑历史机构数据以及药敏特性。

- 非感染性神经疾病和神经外科手术可导致相似的临床、脑脊液（cerebrospinal fluid，CSF）和影像学表现，导致难以做出中枢神经系统感染的诊断。

- 中枢神经系统感染的治疗，除了全身使用抗生素外，可能还需要在脑室内或鞘内使用抗生素，因为单靠静脉使用抗生素可能难以治疗这些感染。

- 通常，当脑脊液分流、脑脊液引流、脑深部刺激器导联或颅骨成形术等神经外科设备受到感染时，通常需要移除。脓肿和脓腔等局灶性聚集，特别是当它们很大或复杂时，需要充分引流。

一、概述

神经外科术后感染可从切口处皮肤和软组织感染，到深层感染，如脑膜脑室炎、脑炎或脑脓肿。对这些感染进行解剖学分类，在临床上是有用的。炎症的定位应基于病史、查体和影像学检查。需注意的是，在主要的手术适应证中（出血、肿瘤、创伤）或神经外科疾病（化学性脑膜炎），很难辨别炎症是否由感染引起。感染的分类显示于图 50-1 至图 50-3。

- 切口部位皮肤软组织感染。

- 踝下感染（开颅后）或筋膜下或颈部下感染（脊柱后手术）。

- 骨瓣骨髓炎（开颅后）或椎骨髓炎和椎间盘炎（脊柱后手术）。

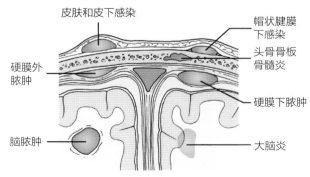

▲ 图 50-1　开颅术后感染

经许可转载，引自 Modified from Lewin JJ, LaPointe M, Ziai WC. Central nervous system infections in the critically ill. *J PharmPract*. 2005;18(1): 25–41.

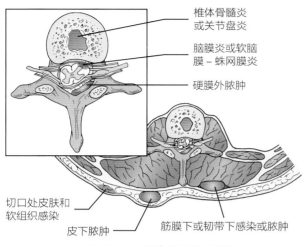

▲ 图 50-2　脊髓术后创口感染

图中标注：
椎体骨髓炎或关节盘炎
脑膜炎或软脑膜 - 蛛网膜炎
硬膜外脓肿
切口处皮肤和软组织感染
皮下脓肿
筋膜下或韧带下感染或脓肿

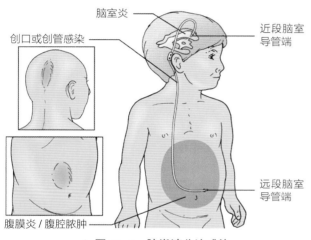

▲ 图 50-3　脑脊液分流感染

图中标注：
脑室炎
创口或创管感染
近段脑室导管端
远段脑室导管端
腹膜炎 / 腹腔脓肿

- 硬件或设备相关感染（颅骨修补网、脊柱硬件、深部脑刺激器）
- 硬膜外脓肿。
- 硬膜下脓肿。
- 神经外科手术后，腰椎引流或腰椎分流性脑膜炎（pia-arachnoidits）。
- 脑室分流或引流相关脑室炎。
- 脑炎和脑脓肿。

本章将着重于医疗保健相关脑室性脑膜炎（health care-associated ventriculomeningitis，HCAM）或神经外科手术后及导管相关性脑膜炎的诊断和处理。作者将简要讨论骨髓炎、器械相关和中枢神经系统局灶性化脓性感染的处理。危险因素、预防措施，包括预防性抗菌剂的使用、

抗生素浸润导管、手术技术，预防感染策略等在第 40 章和第 41 章中进行讨论。

二、流行病学、病因学和发病机制

开颅术后感染率为 0%～9%[1-3]。脑脊液分流感染的发生率为 5%～10%[4, 5]。脑室引流的感染率也在 10% 左右[6]。腰椎引流管感染率为 4.2%[7]。术后脊柱感染率为 1%～13%，器械置换术发生率更高[8-11]。

造成不同神外手术后感染的病原体是相当类似的。在这些手术中，作为病原体天然屏障的皮肤、颅骨和脑膜被破坏。这使得微生物有可能从皮肤或生活医疗环境中，侵入头骨、椎骨、脑膜和中枢神经系统。在脑室 - 腹腔（ventriculoperitoneal，VP）分流患者中，微生物很少能沿导管向上扩散进入脑室。在导管的表面，这些生物体可以形成生物膜，这是厚多糖层，使它们抵御抗菌作用[12, 13]。在皮肤上，尤其是头皮上定居的微生物是凝固酶阴性的葡萄球菌、金黄色葡萄球菌和痤疮杆菌。出现在医疗环境中的微生物有金黄色葡萄球菌（既有耐甲氧西林菌株，也有对甲氧西林敏感的菌株）和革兰阴性细菌，如大肠杆菌、克雷伯菌、假单胞菌和不动杆菌（有些菌株可具有多重耐药性）。

葡萄球菌是最常见的引起感染的病原体，表皮葡萄球菌（47%～64%）比金黄色葡萄球菌（12%～29%）更常见[4, 6, 14-16]。革兰阴性菌占感染中的 6%～20%[4, 14, 16, 17]。据报道，类白喉杆菌（包括痤疮类短棒菌苗）占感染的 1%～14%，但在一些研究中报道率较低，其原因可能是不适当的培养技术（如需要长时间的厌氧培养来检测痤疮类短棒菌苗）[4-6, 18-20]。尽管有文献报道存在真菌感染的案例，但真菌感染（如念珠菌感染）是罕见的[21]。不同病原体的局部发病率可能有很大差异，因此在经验性选择抗生素时应考虑历史机构数据以及药敏特性。

染、医院获得性肺炎和尿路感染所引起。

中枢神经系统化脓性感染如硬膜外脓肿和脑脓肿常表现为局灶性神经症状或体征，但有时可无定位体征。如果患者已存在潜在的神经系统疾病或手术造成的缺陷，仅根据症状和体征很难确定是否合并局灶性化脓性中枢神经系统感染。

四、诊断的研究

（一）常规化验和脑脊液诊断性检测

众多研究评估了神经外科术后感染患者的血液或血清标志物，如降钙素原、C 反应蛋白（C-reactive protein，CRP）和外周血白细胞（white blood cell，WBC）计数 [24, 27-30]。在一项开放的前瞻性研究中，连续招募了有脑室引流的患者，结果表明细菌性脑室炎的患者降钙素原水平明显增高（4.7 ± 1.0 vs. 0.2 ± 0.01ng/ml，$P < 0.0001$），CRP 水平（134 ± 29 vs. 51 ± 4mg/L，$P=0.0005$），外周血白细胞计数（16.1 ± 1.3 vs. $10.7 \pm 0.3 \times 10^9$/L，$P = 0.0008$）[27]。在其中一项研究中，降钙素原截断值在至少 1.0ng/ml，对脑室炎的特异性为77%，敏感性仅为68%，尽管它对社区获得性细菌性脑膜炎的诊断精度更高 [28]。在另一项研究中，疑似脑脊液分流感染的儿童中，感染者的血清 CRP 值高于非感染者（91.8 ± 70.2mg/L vs. 16.1 ± 28.3mg/L，$P < 0.0001$）[31]。尽管在一些研究中 P 值具有统计学意义，但计算灵敏度的置信区间很宽。虽然这些标志物很容易获得，而且通常被认为是感染的敏感指标，但在将其作为常规指标，以排除神经外科术后感染，特别是来自引起轻微炎症的潜在病原体的感染之前，还需要更多的设计良好的前瞻性研究。

研究评估了脑脊液标志物对 HCAM 的诊断准确性。和血液标志物研究一样，它们在设计和方法上都有局限性。这些研究的主要限制之一是 HCAM 参考诊断标准不一致。为了评估脑脊液参数或任何其他试验的诊断效用，需要与可接受的

三、临床症状和体征

切口部位感染常表现为局部炎症，如红斑、肿胀，或置于切口或皮肤中用于引流的器械的皮下部分和脑脊液导管引流出脓性液体。当同时存在较深的病灶感染，如骨瓣或颅内感染，通常仅根据症状和体征难以排除。

对于 HCAM，如果是致命的病原体感染，如金黄色葡萄球菌或革兰阴性菌，临床表现通常是急危重的；如果是低毒性的病原体感染，临床表现通常轻缓。一些病原体，如凝固酶阴性的葡萄球菌和痤疮类短棒菌苗是惰性的，引起的炎症反应轻微，在存在假体时致病性更高 [12, 13]。感染的脑脊液分流可在不累及脑膜的情况下引起脑室炎，或仅由于在导管内或导管上形成生物膜造成机械堵塞 [22]。在脑脊液分流感染中，发热只占约一半时间（52%）[23]。头痛（31%）和精神状态变化（29%）出现的时间少 [23]。这些患者中很少发现假性脑膜炎（4%）[23]，这可能是因为其中大部分脑室炎而不是脑膜炎。在开颅手术和脑脊液引流相关脑室脑膜炎中，临床症状和体征更不可靠，因为精神状态改变、发热 [24] 或假性脑膜炎等症状，同样也可解释为是其他神经疾病的表现，如颅内出血或其他原因引起的脑积水等。在神经重症监护病房内，发热可能是由于颅内出血、脑功能障碍（中央性发热）、血栓形成、药物治疗 [26]，以及非中枢神经系统感染，如血流感

参考标准进行独立比较。脑脊液培养常被用作许多研究的参考标准，但由于定植或污染，单次阳性脑脊液培养诊断脑室炎存在假阳性风险。更具体的诊断标准，如存在多种 CSF 培养 CSF 细胞增多或 CSF 糖分减少，加上临床体征和症状（发烧、头痛、畏光、颈部僵硬的意识水平下降），会有临床意义，但其作为一个参考标准来判断诊断的准确性，如敏感性和特异性是错误的，因为他们是参考标准定义的一部分，并不是独立的指标。

在脑脊液引流相关脑室炎中，脑脊液白细胞计数、葡萄糖和蛋白质的诊断的实用性受到限制，因为颅内出血和神经外科手术等非感染性因素也会导致这些参数的异常。Schade 等[32] 对 230 名脑室引流患者进行了前瞻性研究。1516 份脑脊液样本显示，脑室外引流术（external ventricular drain，EVD）相关脑室炎患者与非 EVD 相关脑室炎对照组脑脊液白细胞计数、蛋白浓度、葡萄糖浓度、脑脊液 / 血糖比值均无显著差异。他们评估了脑脊液参数的预测和诊断价值，使用受试者操作特征（receiver operations characteristic，ROC）计算截断值。所有的脑脊液参数，无一能建立一个敏感性和特异性至少为 60% 的截断值。Pfisterer 等[33] 对有脑室引流的患者进行了为期 3 年的前瞻性研究。结果发现，标准实验室参数，如外周血白细胞计数、脑脊液葡萄糖和脑脊液蛋白，并不是早期脑室导管感染的可靠预测因子。与脑脊液培养阳性的发生显著相关的唯一参数是脑脊液白细胞计数的升高（非配对 t 检验，$P < 0.05$）。在一项前瞻性研究中，Pfausler 等[34] 观察了细胞指数（cell index，CI）在预测脑室炎中的效用，该指标是脑脊液中白细胞与红细胞，以及外周血中白细胞与红细胞的比率。研究是在发生 EVD 的脑室出血患者中进行的。研究者认为，CI 可用于细菌性脑室炎诊断，较"常规诊断"快 3 天，"常规诊断"被描述为脑脊液细胞计数、脑脊液 / 血糖降低或脑脊液培养阳性。

很少有研究评估脑脊液参数对脑脊液分流感染的诊断准确性。在一项回顾性研究中，比较了有

VP 分流感染的儿童（$n = 10$）和对照组（$n = 129$），结果发现脑脊液白细胞计数 $> 100/mm^3$ 时，特异性为 96% 和敏感性为 60%。CSF 葡萄糖 $< 40mg/dl$ 的特异性为 93%，敏感性为 60%。本研究的参考标准（分流感染）定义为"临床症状和体征且脑脊液培养阳性"[35]。通常，毒性较弱的病原体，如表皮链球菌和痤疮杆菌，可能不会引起明显的炎症，所以较低的脑脊液白细胞计数可能会提高敏感性，但这项研究并没有提到这一点。然而，有时脑脊液感染并不一定伴有脑脊液白细胞计数增加。在对成人脑脊液分流感染的回顾性分析中，大约 20% 的脑脊液白细胞计数和乳酸浓度正常[22]。脑脊液参数的数值可能因采集脑脊液部位不同而有显著差异。在一项研究中，经腰椎穿刺（lumbar puncture，LP）（平均白细胞计数 $573 \times 10^6/L$；$P = 0.001$）和瓣穿刺（平均白细胞计数 $484 \times 10^6/L$；$P = 0.001$）采集的脑脊液白细胞计数显著高于脑室内脑脊液（平均白细胞计数 $8.5 \times 10^6/L$）[22]。在解释这些数值时，应考虑取样的位置，因为即使是脑脊液分流相关脑室炎患者，从脑室液中抽取的脑脊液中细胞数可能也不会升高。

开颅术后脑膜炎和脑室炎中的脑脊液参数的诊断准确性的研究还十分有限。通常手术本身会导致"化学性脑膜炎"或术后脑膜炎，尤其是颅后窝手术。脑脊液白细胞和葡萄糖值看起来与感染性脑膜炎非常相似，因此很难根据这些参数来区分。一项研究发现，只有白细胞极端值达 7500/microL（$7500 \times 10^6/L$）以上，且脑脊液葡萄糖水平 $< 10mg/dl$ 可区分神经外科手术后化学性脑膜炎和细菌性脑膜炎[36]。此外，值得注意的是，神经外科术后患者，脑脊液细胞增多和低葡萄糖可能是由于骨瓣感染、骨瓣下感染或术区深部感染，如脑炎或脑脓肿。

（二）脑脊液和中枢神经系统组织微生物学研究

脑脊液培养传统上被认为是诊断脑膜炎和脑室炎的参考标准，而疑似感染部位的组织培

养（骨瓣活检或脓肿液）是深部感染的参考标准。在社区获得性细菌性脑膜炎的背景下，脑脊液培养阳性的高致病性微生物，如肺炎球菌或脑膜炎球菌高度提示脑膜炎。在神经外科手术后感染，特别是 HCAM 中，常见的病原菌如表皮链球菌和痤疮丙酸杆菌，是皮肤的菌落，应考虑标本采集过程中污染的可能。与引起急性社区获得性脑膜炎的微生物不同，那些引起神经外科手术后感染的微生物在培养基上生长缓慢，需要厌氧培养基。在一项 HCAM 的研究中，大量的 CSF 阳性标本培养 3 天后才出现细菌，有些长达 10 天[37]。脑脊液或其他书中样本，应同时送需氧和厌氧培养。培养应超过 10 天，以达最佳效果。

微生物学研究的标本采集部位也很重要，特别是脑脊液分流感染。脑室导管感染的应采集脑室液；LP 分流感染应采集腰椎蛛网膜下腔脑脊液；对颅骨切开术后感染者，可术中采集脑室液或蛛网膜下腔脑脊液，也可选择组织培养。对于 VP 分流感染，可选择经 LP 通过"分流阀"（到达头皮下的储存器）采集脑脊液，或在分流术中进行（极少）。在 VP 分流管感染的研究中，直接在分流管中采集，培养呈阳性占 91%～92%，而采集自 LP 的脑脊液培养阳性率仅为 45%～67%[22, 38]。

聚合酶链反应（PCR）或许对培养中难以生长或生长缓慢的病原体有用。在一项使用 PCR 检测 86 份革兰阳性菌样本的研究中，有 42 份培养阴性但 PCR 阳性[39]。在脑脊液 PCR 阴性的患者中没有阳性培养结果，提示 PCR 阴性可以预测无感染。然而，在推荐 PCR 作为常规诊断手段前，还需要进行更多的研究。

（三）影像

成像研究，如大脑或脊柱的计算机断层扫描（computed tomography，CT）和磁共振成像（magnetic resonance imaging，MRI），应在怀疑深部感染时考虑使用。当头部 CT 显示颅骨局灶溶解或硬化，常提示骨瓣感染，但这种改变也可见非未感染的旧骨瓣上。头皮增厚、浅筋膜层脂肪减少或皮下液聚集与骨性改变有关，提示骨瓣感染。在脑 MRI 上，如果板障骨髓在 T_1 上信号强度降低，在脂肪抑制的 T_2 加权信号强度增加，则提示骨瓣感染[40]。

在头颅 CT 上，硬膜外脓肿表现为扁豆状积液，通常在开颅皮瓣附近；硬膜下脓肿表现为覆盖在脑凸区或沿大脑镰新月状积液。在 T_1 MRI 图像上，硬膜外和硬膜下脓肿信号低于皮质，而高于脑脊液。在流体衰减反转重建图像上，其信号高于脑脊液。在 T_1 和 T_2 图像中，脓肿信号高于慢性血肿，而 T_1 造影后图像中，脓肿比血肿有更多的周围强化[40]。不同于社区获得性局灶性化脓性中枢神经系统感染，因为限制弥散的缺失不足以排除开颅手术后化脓性感染，因此弥散加权成像对开颅后感染诊断效用不大[41, 42]。对于开颅手术后的病人，术后 CT 和 MRI 的改变往往很难辨认出细微的感染。通过比较一系列影像学图像，以识别逐步恶化的放射学特征，特别是与恶化的临床、实验室和脑脊液参数相结合，更有助于诊断。

对于脊柱手术后感染，如果脊柱 CT 显示骨破坏、软组织聚集或终板腐蚀改变，椎间盘间隙狭窄，提示感染。影像结果的判读常由于仪器相关的分散/伪影而受到限制。CT 也可用于引导术后椎间盘炎/骨髓炎的组织活检，或从脓肿腔穿刺吸脓，进行诊断性研究[16, 43]。对可疑区域进行增强磁共振检查，是一种选择。椎间盘炎的结果是椎间盘空间 T_1 信号减弱，T_2 加权像信号增强（Modic I 改变）或临近的终板 T_2 信号增强。MRI 显示，硬膜外脓肿在 T_1 加权像上与马尾或脊髓等强度，在 T_2 加权像上表现为高强度，造影后可见周围强化[43, 44]。皮下和筋膜下脓肿表现为边缘强化。

五、诊断方法

由于症状、体征、实验室、脑脊液化验和影像学研究的限制，神经外科术后感染（特别是 HCAM）的诊断通常比较困难。根据我们的临床经验，应用诊断标准和界值制订了一种实用的诊断方法。

（一）脑脊液引流脑室炎

Lozier 等[45] 提出脑室炎的分级系统，并根据感染的疑似概率进行分级诊断。这里提出的诊断分型是对以往分型的修改。除了在临床上有助于决定何时使用抗生素外，这种分类有望为未来的研究目的建立标准。

- 污染：孤立的脑脊液培养或革兰染色阳性，不伴有脑脊液细胞计数和葡萄糖异常，无相关症状或体征。

- 定植：多次脑脊液培养或革兰染色阳性，不伴有脑脊液细胞计数和葡萄糖异常，无相关的症状或体征。

- 可能为脑室炎：
  ○ 脑脊液白细胞计数或脑脊液 / 血糖比值较预期异常升高，但未达到极值（CSF 白细胞计数＞ 1000/ml）或脑脊液葡萄糖 / 血糖比值＜ 0.2 且稳定（不进行性恶化），有相关的症状或体征；革兰染色和培养阳性。

或

  ○ 脑脊液细胞指数进行性上升，或脑脊液葡萄糖 / 血糖比进行性下降；或脑脊液的白细胞计数达到极值（＞ 1000/ml）或脑脊液葡萄糖 / 血糖比值（＜ 0.2），有相关症状或体征，但革兰染色和培养阴性。

- 明确为脑室炎：细胞指数进行性上升或脑脊液葡萄糖 / 血糖比值进行性下降；或脑脊液白细胞计数达极值（＞ 1000/ml）或脑脊液葡萄糖 / 血糖比值（＜ 0.2），伴有相关症状和体征；且革兰染色和培养阳性。

污染和皮肤定植菌定植一般不需要治疗。是否用抗生素治疗污染或与微生物定植，存在很大争议，但当脑脊液培养金黄色葡萄球菌或革兰阴性杆菌阳性时，许多临床医生可能选择抗生素治疗。如果培养和革兰染色阴性，则应视情况决定是否对可能脑室炎进行抗菌治疗，其原因为有时蛛网膜下腔出血或神经外科手术引起的化学性脑膜炎可能导致脑脊液极端细胞增多或低血糖，临床医生可能不倾向治疗。由于先前使用抗生素或细菌生长缓慢，脑脊液培养可呈阴性，可能为脑室炎，临床医生可能会倾向于采用抗菌治疗。

（二）颅骨切开后感染

由于混杂有合并症，且细菌性脑膜炎与脑脊液引流感染相似，因此根据以前的标准，开颅后脑膜炎也可分为可能、极可能和确定三种类型。

如果切口部位有红肿或脓性引流，可以诊断皮肤和软组织感染。

骨瓣感染以临床和放射学表现（见影像学切片）、术中表现（骨坏死并有炎症特征或邻近区域有脓）或多次骨瓣培养阳性为依据。

硬膜外、硬膜下或脑脓肿的诊断依据放射学表现（见影像）或术中表现（颅内脓液），伴或不伴多次细菌培养阳性。

1. 脑脊液分流脑室炎

当脑脊液白细胞计数（来自分流器）＞ 10/ml 或脑脊液葡萄糖 / 血糖比＜ 0.4 时，伴有脑脊液培养阳性和相关症状，应考虑诊断脑脊液分流相关脑室炎。使用如此低的脑脊液白细胞计数截断值的原因是，大多数惰性病原体引起炎症较轻，但应基于个体化决定是否进行治疗。

脑脊液白细胞计数和葡萄糖正常，但有多个脑脊液培养阳性（来自多个分流器或植入的分流器近端）和相关症状，提示分流相关脑室炎。脑脊液分流感染可表现为病原体形成生物膜造成分流管阻塞，通常没有明显炎症反应。

2. 脊髓手术后感染

皮肤和筋膜下感染的诊断方法同颅骨切开术后感染。椎体骨髓炎、椎间盘炎和硬膜外脓肿的诊断将依据放射学表现（见影像）或术中表现（如硬膜外腔脓或骨坏死），伴或不伴多次培养阳性。

六、处理原则

神外术后感染，特别是 HCAM 和 CNS 脓肿，是具有挑战性的，原因如下。

1. 由于血液 - 脑脊液和血 - 脑屏障，静脉使用抗生素很难使脑脊液或脑中的药物浓度达到抗菌水平。

2. 类似葡萄球菌和革兰阴性杆菌这样的病原体，抗生素的最低抑制浓度（minimum inhibitory concentrations，MIC）往往比社区获得性病原体更高，这使得在脑脊液和大脑中达到抗生素有效的治疗水平更加困难。

3. 微生物常常在假体材料和骨骼上形成生物膜，抗菌剂不能很好地渗透到这些材料中。如果未移除感染的导管、网或其他植入装置，问题将更加特殊。

4. 静脉使用抗生素很难在脓胸和脓肿液中达到高水平的抗菌水平，特别是当脓胸和脓液很多或很复杂时。

（一）静脉使用抗生素

对肾清除率（肾小球滤过率）正常的成人静脉使用抗生素的建议如下。

1. 经验性静脉抗生素治疗

如果怀疑 HCAM，首先进行脑脊液培养，然后开始万古霉素（用于革兰阳性菌）经验性治疗，连续输注或分剂量（2～3 次）每天每公斤体重 60mg，负荷剂量为每公斤体重 15mg，和头孢他啶或头孢吡肟 2g，静脉注射，每 8 小时 1 次（用于革兰阴性菌）。

在青霉素过敏患者，可用万古霉素（与前剂量相同）和阿那曲唑 2g，静脉注射，每 6 小时 1 次进行经验性覆盖。

对于开颅或脊柱手术后深部感染，特别是脓肿，如果患者临床表现稳定，应推迟经验性抗菌治疗，直到通过开放或微创手术获得明确的培养结果。这将增加培养的效果和检测病原体检出机会。在获得微生物标本后，或患者病情严重，即可立即可开始使用与 HCAM 相同的抗菌方案。

2. 微生物特异的抗菌治疗

框 50-1 中的药物可作为抗生素敏感性特异

> **框 50-1　针对特定病原体的药物**
>
> - 耐甲氧西林金黄色葡萄球菌（methicillin-resistant *Staphylococcus aureus*，MRSA）和耐甲氧西林表皮葡萄球菌（methicillin-resistant *S. epidermidis*，MRSE），当万古霉素 MIC ≤ 1μg/ml，可采用万古霉素治疗（同先前剂量）。若留置导管，可加利福平 300mg，静脉注射，每 12 小时 1 次。
> - MRSA 和 MRSE，当万古霉素 MIC > 1μg/ml，或患者对万古霉素过敏，可用利奈唑胺 600mg，静脉注射或口服，每 12 小时 1 次治疗。
> - 对甲氧西林敏感的金黄色葡萄球菌（methicillin-susceptible *S. aureus*，MSSA）和甲氧西林敏感的表皮葡萄球菌（methicillin-susceptible *S. epidermidis*，MSSE）的特异性治疗，可用萘夫西林或苯唑西林 2g，静脉注射，每 4 小时 1 次。
> - 对痤疮类短棒菌苗的特异治疗，可用青霉素 2～4MU，静脉注射，每 4 小时 1 次。
> - 对假单胞菌的特异性治疗为头孢他啶 2g，静脉注射，每 8 小时 1 次或头孢吡肟 2g，静脉注射，每 8 小时 1 次或美罗培南 2g，静脉注射，每 8 小时 1 次。
> - 对大肠杆菌的特异性治疗，可用头孢曲松 2g，静脉注射，每 12 小时 1 次或美罗培南 2g，静脉注射，每 8 小时 1 次 [如果存在 ESBL 定植或感染的流行病学危险因素，则使用美罗培南（广谱 β 内酰胺酶抗生素）]。
> - 肠杆菌或柠檬酸杆菌的特异性治疗，可应用头孢吡肟 2g，静脉注射，每 8 小时 1 次或美罗培南 2g，静脉注射，每 8 小时 1 次。

抗菌治疗的起始药物，但还是应该熟悉当地抗菌谱和药敏用以直接指导治疗。

> 临床要点：在治疗中枢神经系统感染中一个常见的错误，是没有正确使用静脉抗菌药物或正确的剂量充分穿透中枢神经系统。例如，头孢他啶治疗假性脑膜炎的正确剂量是 2g，是肺炎的两倍。对于某些抗生素，如哌拉西林或他唑巴坦，虽然在体外被报告为敏感，但不应使用，因为它们不能充分穿透血脑屏障。

（二）脑室内和鞘内抗生素治疗

当患者对静脉治疗无反应或机体对抗生素有较高的 MIC 值时，可能需要在脑室内或腰椎鞘内（蛛网膜下腔）应用抗生素。这种给药途径可绕过血 - 脑脊液屏障，直接将药物释放到感染灶。

脑脊液药代动力学模型研究[46-49]表明大多数革兰阴性菌，如果对某些头孢菌素 MIC > 0.5μg/ml，或美罗培南 MIC > 0.25μg/ml，对革兰阳性细菌如果万古霉素 MIC > 1μg/ml，脑脊液中目标药代动力学 – 药效动力学（pharmacokinetic-pharmacodynamic，PK-PD）无法通过静脉给药实现。

尽管美国食品药品管理局还没有批准将抗菌药物用于脑室内和鞘内给药，现在成年人群中，已有关于其药代动力学、安全性和有效性的研究[50-56]。与单纯静脉注射相比，脑室内联合静脉注射给药能更快地达到脑脊液无菌和脑脊液参数的正常化。然而，根据最新的 Cochrane 系统回顾数据，不建议在婴幼儿中脑室内注射抗菌药物[57]。一项临床试验发现，庆大霉素治疗的脑膜炎患儿中，脑室注射联合静脉注射，较单独使用静脉注射疗法相比，死亡率增加 3 倍。尽管半数患儿注射剂量只有一种，但患儿死因的不确定性增加。

通过脑室内或鞘内途径使用的抗菌药物应不含防腐剂，且应在准备和操作的过程中严格遵守无菌原则。为避免颅内压增高（intracranial pressure，ICP），在给药之前，应将抽取与药物稀释液和生理盐水冲管等量的脑脊液。在经脑脊液给药后，可以使用生理盐水冲洗以尽量减少导管中的药物残留。当通过脑脊液引流管给药时，应将引流管夹紧 15～60min，使抗菌溶液在打开引流管前在脑脊液中达到平衡[58]。在术中和术后，应密切监测患者的意识水平和 ICP。在治疗脑脊液分流管相关的脑室炎时，抗生素可通过分流管流入腹膜腔；为避免这种情况，可以放置一个与分流器储存器分开的脑室通路装置，用来给药[59]。

由于不同患者在容量分布，脑室大小或引流后脑脊液清除存在差异，因此在药代动力学研究中，获得的相同脑室内剂量的脑脊液浓度差异很大，给确定给药剂量带来巨大挑战[50-55, 57]。英国神经外科感染抗生素化疗学会工作组专家共识建议，脑室内抗生素的初始剂量应取决于脑室容量[60]。对成年人而言，万古霉素的推荐剂量为

5mg，脑室大小正常的患者 10mg，脑室增大的患者 15mg～20mg。同样，氨基糖苷的初始剂量也可以根据脑室大小进行调整。该工作小组建议，应以每日脑脊液引流量为依据决定给药频率，即如果脑脊液引流 > 100ml/ 天，给予每天 1 剂；引流量 = 50～100ml/ 天，隔日 1 次；引流量 < 50ml/ 天，3 天 1 次。其他抗生素的脑室内或鞘内剂量 / 日范围，如框 50-2 所示。

框 50-2　脑室或鞘内抗生素注射剂量 / 日

- 庆大霉素：4～8mg
- 妥布霉素：5～20mg
- 阿米卡星：5～30mg
- 多黏菌素：10mg CMS 单位或 3.75mg CBA 单位（黏菌素碱活性）
- 达托霉素：2～5mg

另一种方法是，当药物水平可以监测时，可根据首次脑室内给药后脑脊液药物浓度决定药物剂量。然而，很少有研究评估脑脊液治疗药物监测，并给出不同抗菌药物在脑脊液中的清除率，且很难确定采集脑脊液以测定药物浓度的峰谷时间点。第一次给药 24h 后可获得脑脊液药物浓度，可推测为脑脊液峰谷浓度。脑脊液峰谷浓度除以该药物对微生物的 MIC 称为抑菌商，为达到脑脊液中稳定的灭菌浓度，抑菌商应超过 10～20[61, 62]。

> 临床要点：一个常见的错误是在严重脑室脑膜炎的早期没有在脑室内使用抗生素，特别是在有致命耐药微生物感染的情况下。脑室注射抗菌药物，可使脑脊液培养转阴更快，脑脊液参数更早恢复正常。

（三）手术治疗

感染性疾病治疗一般原则是，如果不通过手术移除感染的器械或假体，感染很难治愈。如果没有引流和清创，脓肿、坏死组织和骨感染很难治疗。目前对神经外科术后感染，对比手术方法和保守治疗效果的研究十分有限。局灶性化脓

性中枢神经系统感染，如颅硬膜外、硬膜下和脑脓肿，以及脊柱手术后的硬膜外脓肿，尤其当病灶体积大，多发和壁厚时，应充分引流。在治疗脑脊液引流管感染时，移除感染的引流管是一种谨慎且明治的方法。同样，考虑到保守治疗的困难，如果可行，应该移除感染的脊柱内固定装置和其他神经外科装置。骨瓣和颅骨成形术后补片感染[25]治疗需要在临床症状消失和CRP正常化3～6个月后移除感染的骨瓣或修补材料（颅骨切除术）并放置一个新的修补材料（颅骨成形术）。

一系列治疗脑脊液分流脑室炎的手术方法已经发表[63, 64]。一项决策分析[63]和一项系统回顾[64]合并了多项研究结果后，发现相对于一步手术治愈率（65%）二步手术组的治愈率更高（88%～96%）。一步手术是指在同一个手术

中，感染的脑脊液分流装置被移除并放置新的分流管管；分步手术具体指第一次手术清除脑室炎性感染，在第二次手术中移除受感染的脑脊液分流管并替换新的分流管。两种手术方法的治愈率都优于单独使用抗生素而不移除感染的分流管（34%～36%）[63, 64]。在分布手术的方法中，等待脑脊液培养，重新植入新的脑脊液分流器期间，可能需要临时的脑脊液外引流降低升高的ICP或脑积水。目前尚无研究探讨分流再植的最佳时机。早期再植入可增加复发的风险，但延迟再植入增加EVD继发感染的风险。应结合分离的微生物、脑室炎的严重程度、脑脊液参数的变化和抗生素对脑脊液灭菌情况的影响等因素，挑选个体化的再植的时机。这一领域的大多数专家至少会等待脑脊液培养无菌后7～10天再植入新的分流管。

参 考 文 献

[1] Savitz MH, Katz SS. Prevention of primary wound infection in neurosurgical patients: a 10-year study. *Neurosurgery*. 1986;18(6): 685–688.

[2] Blomstedt GC. Infections in neurosurgery: a retrospective study of 1143 patients and 1517 operations. *Acta Neurochir (Wien)*. 1985;78(3–4):81–90.

[3] van Ek B, Bakker FP, van Dulken H, Dijkmans BA. Infections after craniotomy: a retrospective study. *J Infect*. 1986;12(2):105–109.

[4] Tunkel A, Drake J. Cerebrospinal fluid shunt infections. In: Mandell G, Bennett J, Dolin R, eds. *Principles and Practice of Infectious Diseases*. 7th ed. Philadelphia: Churchill Livingstone; 2009:1231–1236.

[5] Arnell K, Cesarini K, Lagerqvist-Widh A, Wester T, Sjolin J. Cerebrospinal fluid shunt infections in children over a 13-year period: anaerobic cultures and comparison of clinical signs of infection with Propionibacterium acnes and with other bacteria. *J Neurosurg Pediatr*. 2008;1(5):366–372.

[6] Lozier AP, Sciacca RR, Romagnoli MF, Connolly Jr ES. Ventriculostomy-related infections: a critical review of the literature. *Neurosurgery*. 2008;62(suppl 2):688–700.

[7] Coplin WM, Avellino AM, Kim DK, Winn HR, Grady MS. Bacterial meningitis associated with lumbar drains: a retrospective cohort study. *J Neurol Neurosurg Psychiatry*. 1999;67(4):468–473.

[8] Weinstein MA, McCabe JP, Cammisa Jr FP. Postoperative spinal wound infection: a review of 2,391 consecutive index procedures. *J Spinal Disord*. 2000;13(5):422–426.

[9] Fang A, Hu SS, Endres N, Bradford DS. Risk factors for infection after spinal surgery. *Spine*. 2005;30(12):1460–1465.

[10] Kuo CH, Wang ST, Yu WK, Chang MC, Liu CL, Chen TH. Postoperative spinal deep wound infection: a six-year review of 3230 selective procedures. *J Chin Med Assoc*. 2004;67(8):398–402.

[11] Mackenzie WG, Matsumoto H, Williams BA, et al. Surgical site infection following spinal instrumentation for scoliosis: a multicenter analysis of rates, risk factors, and pathogens. *J Bone Joint Surg Am*. 2013;95(9):800–806. S801–S802.

[12] Snowden JN, Beaver M, Smeltzer MS, Kielian T. Biofilm-infected intracerebroventricular shunts elicit inflammation within the central nervous system. *Infect Immun*. 2012;80(9):3206–3214.

[13] Braxton Jr EE, Ehrlich GD, Hall-Stoodley L, et al. Role of biofilms in neurosurgical device-related infections. *Neurosurg Rev*. 2005;28(4): 249–255.

[14] Wang KW, Chang WN, Shih TY, et al. Infection of cerebrospinal fluid shunts: causative pathogens, clinical features, and outcomes. *Jpn J Infect Dis*. 2004;57(2):44–48.

[15] Dashti SR, Baharvahdat H, Spetzler RF, et al. Operative intracranial infection following craniotomy. *Neurosurg Focus*. 2008;24(6):E10.

[16] Jimenez-Mejias ME, de Dios Colmenero J, Sanchez-Lora FJ, et al. Postoperative spondylodiskitis: etiology, clinical findings, prognosis, and comparison with nonoperative pyogenic spondylodiskitis. *Clin Infect Dis*. 1999;29(2):339–345.

[17] Sells CJ, Shurtleff DB, Loeser JD. Gram-negative cerebrospinal fluid shunt-associated infections. *Pediatrics*. 1977;59(4):614–618.

[18] Brook I. Meningitis and shunt infection caused by anaerobic bacteria in children. *Pediatr Neurol*. 2002;26(2):99–105.

[19] Rekate HL, Ruch T, Nulsen FE. Diphtheroid infections of cerebrospinal fluid shunts. The changing pattern of shunt infection in Cleveland. *J Neurosurg*. 1980;52(4):553–556.

[20] Nisbet M, Briggs S, Ellis-Pegler R, Thomas M, Holland D. Propionibacterium acnes: an under-appreciated cause of post-neurosurgical infection. *J Antimicrob Chemother*. 2007;60(5):1097–1103.

[21] O'Brien D, Stevens NT, Lim CH, et al. Candida infection of the central nervous system following neurosurgery: a 12-year review. *Acta Neurochir (Wien)*. 2011;153(6):1347–1350.

[22] Conen A, Walti LN, Merlo A, Fluckiger U, Battegay M, Trampuz A. Characteristics and treatment outcome of cerebrospinal fluid shuntassociated infections in adults: a retrospective analysis over an 11-year period. *Clin Infect Dis*. 2008;47(1):73–82.

[23] Moores LE, Ellenbogen RG. Cerebrospinal fluid shunt infections. In: Hall WA, McCutcheon IE, AANS Publications Committee, eds. *Infections in Neurosurgery*. Park Ridge, IL: American Association of Neurological Surgeons; 2000:141–153.

[24] Girgis F, Walcott BP, Kwon CS, et al. The absence of fever or leukocytosis does not exclude infection following cranioplasty. *Can J Neurol Sci*. 2015;42(4):255–259.

[25] Bhaskar IP, Inglis TJ, Lee GY. Clinical, radiological, and

microbiological profile of patients with autogenous cranioplasty infections. *World Neurosurg*. 2014;82(3–4):e531–e534.

[26] Rabinstein AA, Sandhu K. Non–infectious fever in the neurological intensive care unit: incidence, causes and predictors. *J Neurol Neurosurg Psychiatry*. 2007;78(11):1278–1280.

[27] Berger C, Schwarz S, Schaebitz WR, Aschoff A, Schwab S. Serum procalcitonin in cerebral ventriculitis. *Crit Care Med*. 2002;30(8): 1778–1781.

[28] Martinez R, Gaul C, Buchfelder M, Erbguth F, Tschaikowsky K. Serum procalcitonin monitoring for differential diagnosis of ventriculitis in adult intensive care patients. *Intensive Care Med*. 2002;28(2): 208–210.

[29] Vogelsang JP, Wehe A, Markakis E. Postoperative intracranial abscess—clinical aspects in the differential diagnosis to early recurrence of malignant glioma. *Clin Neurol Neurosurg*. 1998;100(1): 11–14.

[30] Khan MH, Smith PN, Rao N, Donaldson WF. Serum C–reactive protein levels correlate with clinical response in patients treated with antibiotics for wound infections after spinal surgery. *Spine J*. 2006;6(3): 311–315.

[31] Schuhmann MU, Ostrowski KR, Draper EJ, et al. The value of Creactive protein in the management of shunt infections. *J Neurosurg*. 2005;103(3 suppl):223–230.

[32] Schade RP, Schinkel J, Roelandse FW, et al. Lack of value of routine analysis of cerebrospinal fluid for prediction and diagnosis of external drainagerelated bacterial meningitis. *J Neurosurg*. 2006;104(1): 101–108.

[33] Pfisterer W, Muhlbauer M, Czech T, Reinprecht A. Early diagnosis of external ventricular drainage infection: results of a prospective study. *J Neurol Neurosurg Psychiatry*. 2003;74(7):929–932.

[34] Pfausler B, Beer R, Engelhardt K, Kemmler G, Mohsenipour I, Schmutzhard E. Cell index—a new parameter for the early diagnosis of ventriculostomy (external ventricular drainage)–related ventriculitis in patients with intraventricular hemorrhage? *Acta Neurochir (Wien)*. 2004;146(5):477–481.

[35] Lan CC, Wong TT, Chen SJ, Liang ML, Tang RB. Early diagnosis of ventriculoperitoneal shunt infections and malfunctions in children with hydrocephalus. *J Microbiol Immunol Infect*. 2003;36(1): 47–50.

[36] Forgacs P, Geyer CA, Freidberg SR. Characterization of chemical meningitis after neurological surgery. *Clin Infect Dis*. 2001;32(2): 179–185.

[37] Desai A, Lollis SS, Missios S, et al. How long should cerebrospinal fluid cultures be held to detect shunt infections? Clinical article. *J Neurosurg Pediatr*. 2009;4(2):184–189.

[38] Noetzel MJ, Baker RP. Shunt fluid examination: risks and benefits in the evaluation of shunt malfunction and infection. *J Neurosurg*. 1984;61(2):328–332.

[39] Banks JT, Bharara S, Tubbs RS, et al. Polymerase chain reaction for the rapid detection of cerebrospinal fluid shunt or ventriculostomy infections. *Neurosurgery*. 2005;57(6):1237–1243. discussion 1237–1243.

[40] Sinclair AG, Scoffings DJ. Imaging of the post–operative cranium. *Radiographics*. 2010;30(2):461–482.

[41] Farrell CJ, Hoh BL, Pisculli ML, Henson JW, Barker 2nd FG, Curry Jr WT. Limitations of diffusion–weighted imaging in the diagnosis of postoperative infections. *Neurosurgery*. 2008;62(3):577–583 discussion 577–583.

[42] Kim YJ, Moon KS, Kim SK, et al. The difference in diffusion–weighted imaging with apparent diffusion coefficient between spontaneous and postoperative intracranial infection. *Br J Neurosurg*. 2014;28(6): 765–770.

[43] Chaudhary SB, Vives MJ, Basra SK, Reiter MF. Postoperative spinal wound infections and postprocedural diskitis. *J Spinal Cord Med*. 2007;30(5):441–451.

[44] Boden SD, Davis DO, Dina TS, Sunner JL, Wiesel SW. Postoperative diskitis: distinguishing early MR imaging findings from normal postoperative disk space changes. *Radiology*. 1992;184(3):765–771.

[45] Lozier AP, Sciacca RR, Romagnoli MF, Connolly Jr ES. Ventriculostomy–related infections: a critical review of the literature. *Neurosurgery*. 2002;51(1):170–181. discussion 181–182.

[46] Lodise TP, Nau R, Kinzig M, Drusano GL, Jones RN, Sorgel F. Pharmacodynamics of ceftazidime and meropenem in cerebrospinal fluid: results of population pharmacokinetic modelling and Monte Carlo simulation. *J Antimicrob Chemother*. 2007;60(5):1038–1044.

[47] Lodise Jr TP, Rhoney DH, Tam VH, McKinnon PS, Drusano GL. Pharmacodynamic profiling of cefepime in plasma and cerebrospinal fluid of hospitalized patients with external ventriculostomies. *Diagn Micro- biol Infect Dis*. 2006;54(3):223–230.

[48] Nau R, Prange HW, Kinzig M, et al. Cerebrospinal fluid ceftazidime kinetics in patients with external ventriculostomies. *Antimicrob Agents Chemother*. 1996;40(3):763–766.

[49] Ricard JD, Wolff M, Lacherade JC, et al. Levels of vancomycin in cerebrospinal fluid of adult patients receiving adjunctive corticosteroids to treat pneumococcal meningitis: a prospective multicenter observational study. *Clin Infect Dis*. 2007;44(2):250–255.

[50] Wang JH, Lin PC, Chou CH, et al. Intraventricular antimicrobial therapy in postneurosurgical Gram–negative bacillary meningitis or ventriculitis: A hospital–based retrospective study. *J Microbiol Immunol Infect*. 2014;47(3):204–210.

[51] Wilkie MD, Hanson MF, Statham PF, Brennan PM. Infections of cerebrospinal fluid diversion devices in adults: the role of intraventricular antimicrobial therapy. *J Infect*. 2013;66(3):239–246.

[52] Ng K, Mabasa VH, Chow I, Ensom MHH. Systematic review of efficacy, pharmacokinetics, and administration of intraventricular vancomycin in adults. *Neurocrit Care*. 2014;20(1):158–171.

[53] Tangden T, Enblad P, Ullberg M, Sjolin J. Neurosurgical gram–negative bacillary ventriculitis and meningitis: a retrospective study evaluating the efficacy of intraventricular gentamicin therapy in 31 consecutive cases. *Clin Infect Dis*. 2011;52(11):1310–1316.

[54] Imberti R, Cusato M, Accetta G, et al. Pharmacokinetics of colistin in cerebrospinal fluid after intraventricular administration of colistin methanesulfonate. *Antimicrob Agents Chemother*. 2012;56(8): 4416–4421.

[55] Ziai WC, Lewin 3rd JJ. Improving the role of intraventricular antimicrobial agents in the management of meningitis. *Curr Opin Neurol*. 2009;22(3):277–282.

[56] Remeš F, Tomáš R, Jindrák V, et al. Intraventricular and lumbar intrathecal administration of antibiotics in postneurosurgical patients with meningitis and/or ventriculitis in a serious clinical state. *J Neurosurg*. 2013;119:1596–1602.

[57] Shah SS, Ohlsson A, Shah VS. Intraventricular antibiotics for bacterial meningitis in neonates. *Cochrane Database Syst Rev*. 2012;7 CD004496.

[58] Cook AM, Mieure KD, Owen RD, Pesaturo AB, Hatton J. Intracerebroventricular administration of drugs. *Pharmacotherapy*. 2009;29(7): 832–845.

[59] Brown EM, Edwards RJ, Pople IK. Conservative management of patients with cerebrospinal fluid shunt infections. *Neurosurgery*. 2006;58(4):657–665. discussion 657–665.

[60] The management of neurosurgical patients with postoperative bacterial or aseptic meningitis or external ventricular drain–associated ventriculitis. Infection in Neurosurgery Working Party of the British Society for Antimicrobial Chemotherapy. *Br J Neurosurg*. 2000;14(1):7–12.

[61] Ellner PD, Neu HC. The inhibitory quotient. A method for interpreting minimum inhibitory concentration data. *JAMA*. 1981;246(14): 1575–1578.

[62] Tunkel AR, Hartman BJ, Kaplan SL, et al. Practice guidelines for the management of bacterial meningitis. *Clin Infect Dis*. 2004;39 (9):1267–1284.

[63] Schreffler RT, Schreffler AJ, Wittler RR. Treatment of cerebrospinal fluid shunt infections: a decision analysis. *Pediatr Infect Dis J*. 2002;21(7):632–636.

[64] Yogev R. Cerebrospinal fluid shunt infections: a personal view. *Pediatr Infect Dis*. 1985;4(2):113–118.